实用面部美容技术

下册

面部微创与整形美容手术

- ☑ 注射技术
- ☑ 面部埋线美容提升技术
- ☑ 面部常用美容外科手术

主　编

张小平

陶　波　雷晓兵

黎京雄　易阳艳

北方联合出版传媒（集团）股份有限公司

辽宁科学技术出版社

图书在版编目（CIP）数据

实用面部美容技术. 下册，面部微创与整形美容手术 / 张小平等主编. -- 沈阳：辽宁科学技术出版社，2024. 9. -- ISBN 978-7-5591-3727-2

Ⅰ. R625

中国国家版本馆 CIP 数据核字第 2024SQ9341 号

出版发行：辽宁科学技术出版社
（地址：沈阳市和平区十一纬路25号　邮编：110003）
印 刷 者：无锡童文印刷有限公司
经 销 者：各地新华书店
幅面尺寸：185 mm × 260 mm
印　　张：14.75
插　　页：4
字　　数：400 千字
出版时间：2024 年 9 月第 1 版
印刷时间：2024 年 9 月第 1 次印刷
责任编辑：凌　敏　于　倩
封面设计：刘　彬
版式设计：刘　彬
责任校对：闻　洋

书　　号：ISBN 978-7-5591-3727-2
定　　价：298.00元

联系电话：024-23284356
邮购热线：024-23284502
E-mail:lingmin19@163.com
http：//www.lnkj.com.cn

编写委员会

主　编　张小平　陶　波　雷晓兵　黎京雄　易阳艳

副主编　黄　琪　俞　舜　王新宇　陈　瑾　彭志鹏　罗　玲
曾衍胜　万彬华　李俊杰　周李燕　王　丹　张丽超

编　委　张小平　陶　波　雷晓兵　黎京雄　易阳艳　黄　琪
俞　舜　王新宇　陈　瑾　彭志鹏　罗　玲　曾衍胜
万彬华　李俊杰　周李燕　王　丹　张丽超　朱守超
杨子葳　杨　琴

作者（按姓氏笔画排列）

丁　颖：南昌大学第二附属医院

于志鑫：天津维美医疗美容医院

万彬华：北京安加医疗美容诊所

王　丹：江南大学附属医院

王玉英：江南大学附属医院

王新宇：杭州醉美桃花源医疗美容诊所

石晨龙：南昌大学第二附属医院

付　毅：深圳澳玛星光悦容医疗美容诊所

付淑玲：深圳香蜜丽格医疗美容诊所

朱亚丽：上海今识门诊部

朱守超：南京华韩奇致美容医院

刘　艳：无锡大尚美医疗美容医院

刘博婵：鹏爱集团深圳鹏爱医疗美容医院

许　阳：江苏省人民医院

孙　硕：无锡大尚美医疗美容医院

李俊杰：上海交通大学附属第九人民医院

李海游：湖南省衡阳市中心医院

杨文钰：无锡华韩医疗美容诊所

张小平：无锡大尚美医疗美容医院

张卫国：华秀医疗集团上海欧邦医疗美容分院

张丽超：南京医科大学附属无锡市人民医院

张超群：江阴澄美桃花源医疗美容诊所

陈　忱：昆明韩辰医疗美容医院

陈　瑾：重庆医科大学附属第一医院

罗　玲：佛山美莱医疗美容医院

杭怡宁：深圳联合丽格医疗美容门诊部

易阳艳：南昌大学第二附属医院

周李燕：江阴市中医院

郑晓晖：杭州时光医疗美容医院

俞　舜：江南大学附属医院

徐志庆：无锡大尚美医疗美容医院

殷剑波：无锡遇见桃花源医疗美容诊所

陶　波：无锡大尚美医疗美容医院

陶丛敏：南昌大学第二附属医院

黄　琪：无锡大尚美医疗美容医院

黄雄飞：上海颜鉴医疗美容门诊部

彭　鹰：南昌大学第二附属医院

彭志鹏：无锡卓迩医疗美容门诊部

董子瑄：南京艺星医疗美容医院

曾衍胜：赣州市皮肤病医院

雷　佳：南昌大学第二附属医院

雷晓兵：深圳半岛医疗集团股份有限公司

黎　炜：南昌大学第二附属医院

黎京雄：深圳香蜜丽格医疗美容诊所

学术秘书

杨子葳：上海馥云医疗美容诊所

杨　琴：无锡大尚美医疗美容医院

主编简介

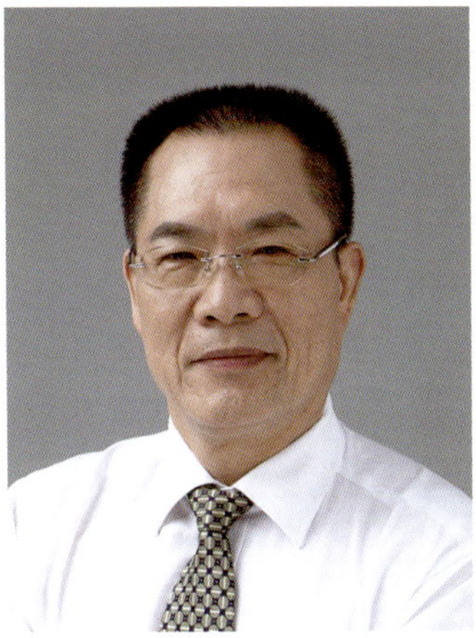

张小平

1984 年毕业于江西医学院医学系，硕士，皮肤病与性病专业主任医师，江苏省美容主诊医师。

曾任科主任、医务处主任、院长、63680 部队卫生系列评审委员会主任、总装备部卫生系列高级职称评委。发表学术论文 20 余篇，编写专著 10 部（其中医美图书有《秒变女神——医学美容必知道》《现代面部皮肤美容技术》），获军队科技进步奖 3 项。现担任无锡市医师协会美容与整形医师分会副会长、中国抗衰老促进会医学美容专业委员会常务委员、中国整形美容协会医学与艺术分会注射美容与微整形艺术专业委员会第一届常务委员、中国非公医疗机构协会皮肤专业委员会委员、无锡太湖学院客座教授等。

擅长项目：医院管理与皮肤病治疗，掌握激光、化学剥脱、电子注射、微针、肉毒毒素注射、私密抗衰等医疗美容技术。

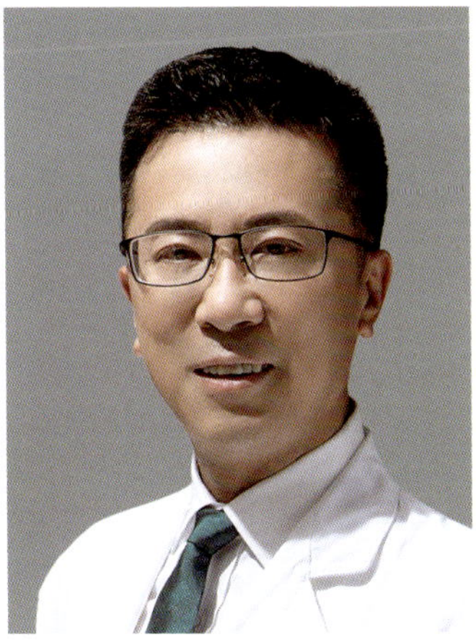

陶　波

1990 年毕业于东南大学医学院临床医疗系，1999 年赴上海第九人民医院整形外科和显微外科进修，师从上海第九人民医院张涤生院士、钱云良院长，于 2004 年创立无锡尚美整形美容医院（现为无锡大尚美医疗美容医院）。

从业期间获认证专利 8 项，发表学术论文 4 篇，获奖 1 篇。现担任无锡大尚美医疗美容医院总院长、无锡太湖学院副教授、郑州铁路职业技术学院终身客座教授、中国整形美容协会新技术新材料分会全国委员、江苏省整形美容协会乳房整形分会常务委员、江苏省整形美容协会抗衰老分会委员。

在微整形、抗衰老、五官整形、胸部整形、身体塑形等方面有独特的见解。

主编简介

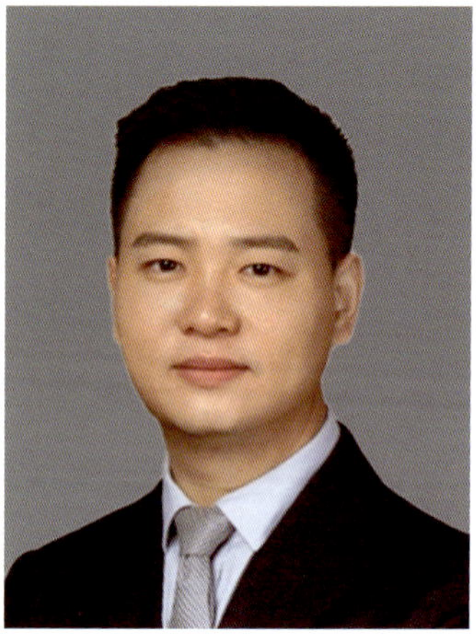

雷晓兵

- 普外科医生
- 半岛医疗集团董事长・CEO
- 复旦大学硕士学位
- 瑞士日内瓦大学博士学位
- 清华大学 & 美国明尼苏达大学经管博士在读
- 中国整形美容协会副秘书长、理事会理事
- 中欧智慧医疗研究院副理事长
- 深圳大健康产业联盟副会长
- 深圳大学机电与控制工程学院专业学位研究生校外导师

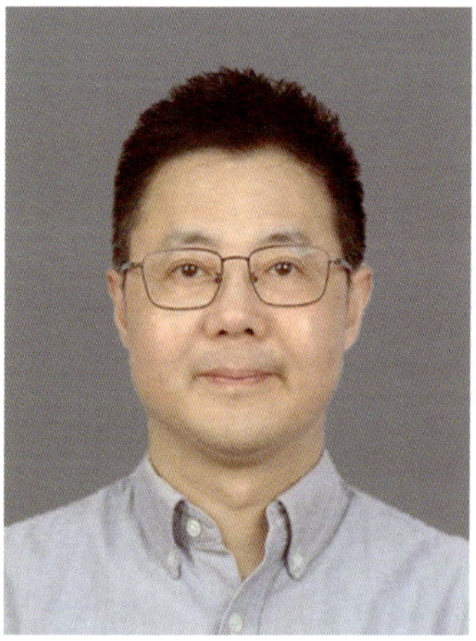

黎京雄

毕业于第四军医大学，曾任空军某部医院院长，2016 年创办深圳香蜜丽格医疗美容诊所。近几年获认证专利 3 项，发表学术论文 10 余篇。

现担任深圳香蜜丽格医疗美容诊所院长、深圳市整形美容行业协会执行会长、深圳市整形美容行业协会医学美学专业委员会主任委员、深圳福田社会医疗机构行业协会医疗美容专科分会副会长、欧洲之星 Fotona 4D Pro 星锐医师首席导师、欧洲 LAHA 激光学院 Fotona 国际临床培训专家、半岛超声炮金牌培训导师、Thermage 热玛吉规范化操作培训考官。在光电年轻化、面部轮廓打造、光电美肤等轻医美前沿领域，拥有深入的探索和独到的见解。多次受到人民网、新浪网、时尚芭莎、深圳直通车栏目等官方媒体与时尚媒体的专访与报道。

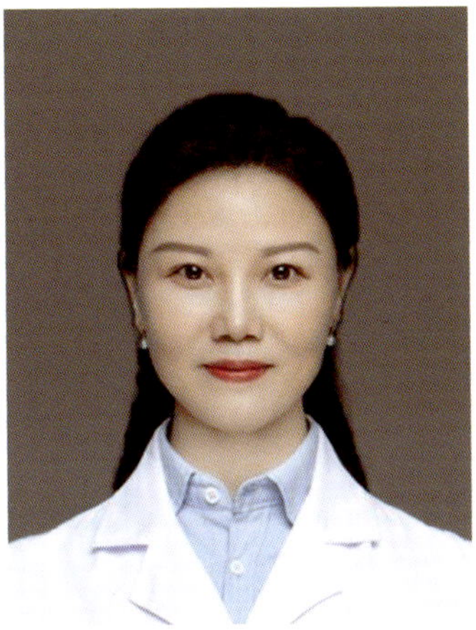

易阳艳

南昌大学第二附属医院医疗美容科科主任、江西省医学会医学美学与美容学分会主任委员、江西省整形美容质控中心主任、主任医师、教授、博士研究生导师。

从事整形美容临床工作30余年，先后主持国家自然科学基金项目3项、江西省自然科学基金重点项目2项、多项省级课题。近5年发表SCI论文8篇、国家级核心期刊论文40余篇。参与编写《上睑下垂专家诊治专家共识》《光声电治疗术后皮肤黏膜屏障修复专家共识》《面部年轻化手术》等著作。

擅长：医学审美、个性化眼、鼻整形、面部年轻化综合治疗、鼻综合整形、瘢痕整形、自体脂肪移植、乳房整形、注射美容（肉毒毒素、玻尿酸等）及问题性皮肤的光电治疗。

副主编简介

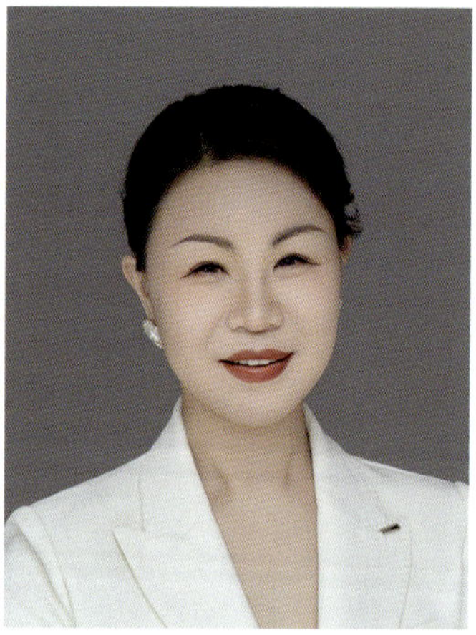

黄　琪

深耕医疗 33 年，拥有 28 年医疗管理经验，20 年医美运营经验，10 年国际外企经验。

东南大学医学院临床医学学士，中欧国际工商学院 EMBA 硕士，无锡太湖学院客座副教授，无锡大尚美医疗美容医院创始人，国家卫健委执业医师，医疗美容主诊医师，国家三级健康管理师。

《现代面部皮肤美容技术》副主编，B-H-H 终生美好理念倡导者，医美 - 抗衰 - 健康三位一体深耕者，中医 - 西医 - 营养学健康养生践行者。

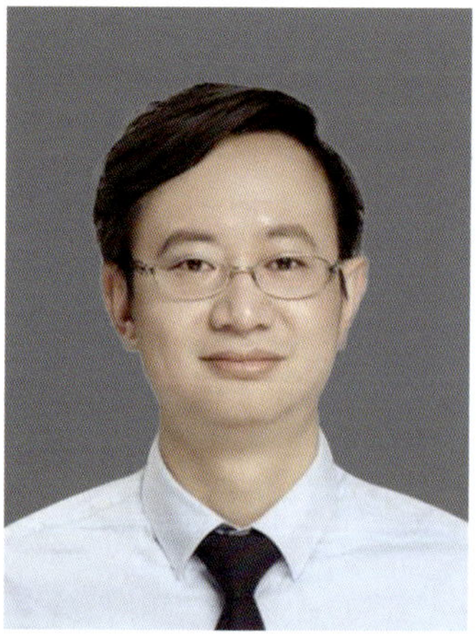

俞　舜

江南大学附属医院整形外科副主任，主任医师，硕士研究生导师，美容外科主诊医师。现任中华医学会医学美学与美容分会瘢痕修复组委员，中华医学会烧伤外科分会瘢痕医学学组委员，江苏省整形外科专业质量控制中心委员，江苏省医师协会整形与美容分会委员，江苏省整形美容协会常务理事，江苏省整形美容协会美容外科副主任委员，江苏省整形美容协会瘢痕分会副主任委员，江苏省整形美容协会眼鼻分会常务委员，无锡市医学会医学美学与美容分会副主任委员，无锡市中西医结合学会整形美容专业委员会主任委员，无锡市医师协会整形与美容分会会长。2012 年作为访问学者至韩国首尔三星医疗中心整形美容外科学习。擅长整形美容方面外科手术，包括常规眼、鼻整形手术，耳畸形整形手术，脂肪抽吸和移植，注射微整及光电年轻化，乳房整形，私密整形以及各类瘢痕的治疗、整形和美化。发表 SCI、中文核心论文 10 余篇，主编、参编专著 3 部，曾获无锡市新技术引进奖一等奖一项。

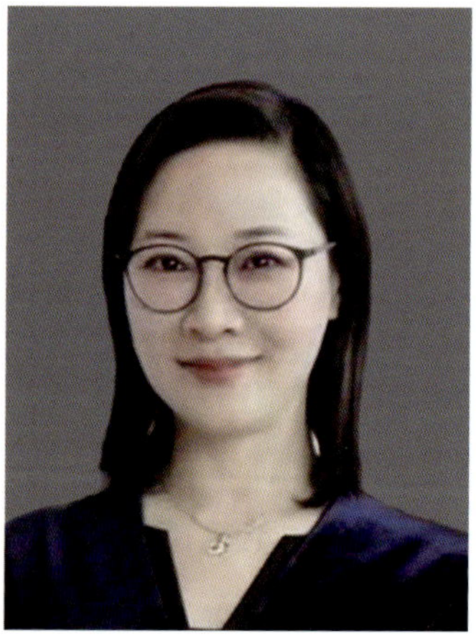

王新宇

醉美桃花源医美连锁机构联合创始人，副主任医师。

从事皮肤美容临床工作近 30 年，曾赴上海交通大学附属瑞金医院皮肤科、上海复旦大学附属华山医院激光美容中心进修，多次在国家一、二级期刊发表论文，《组织工程皮肤及肿瘤研究》荣获 2013 年贵州省医学科技一等奖。

目前担任乔雅登全国智囊团专家导师、乔雅登 & 保妥适培训导师、高德美培训导师、艾维岚培训导师、伊妍什培训导师、赛诺秀蜂巢皮秒培训导师、热玛吉培训导师、半岛超声炮培训导师、Jeisys 黄金微针培训导师等。

擅长项目：激光美容、微整形注射美容、轮廓提升、身体美容塑形、多层次多维度联合抗衰。提倡全面部美学设计，坚持以少量注射获得最优效果。

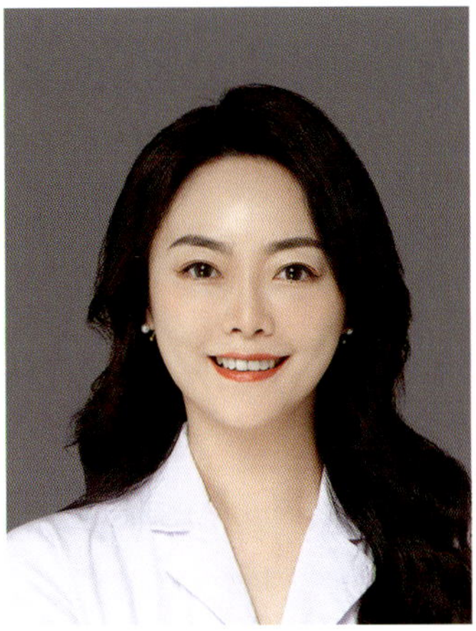

陈　瑾

博士，教授，博士研究生导师，美国芝加哥大学访问学者。重庆市医学会皮肤病学分会主任委员；中国医师协会美容与整形医师分会第七届委员会委员；中华预防医学会皮肤病与性病预防与控制专业委员会青年委员副主任委员；中华医学会皮肤科分会青年委员；中华医学会医学美学与美容学分会青年委员；重庆市妇幼医学会医学美容专业委员会主任委员；中华医学会皮肤科分会皮肤激光医疗美容学组委员；中华医学会医学美学与美容学分会美容技术学组委员；中华医学会医学美学与美容学分会激光美容学组委员；中国整形美容协会抗衰老分会常委；中国整形美容协会医疗美容继续教育分会常委；中国医师协会皮肤科医师分会皮肤激光物理治疗专业委员；中国中西医结合学会医学美容专业委员会注射美容专家委员会第一届常务委员；泛亚国际面部整形与重建外科学会中国分会理事；国家远程医疗与互联网医学中心整形美容专家委员会委员；中国非公立医疗机构协会皮肤专业委员会皮肤年轻化学组副组长；《中国美容医学》编委会秘书长、审稿专家；国家自然科学基金评审专家；第五届中国医师学会皮肤科分会优秀中青年医师；第三批重庆市学术技术带头人后备人选。第五批重庆市中青年医学高端人才；2022 年重庆英才创新领军人才。主持国家自然科学基金项目 4 项及多项省部级课题，发表 SCI 等论著 100 余篇。

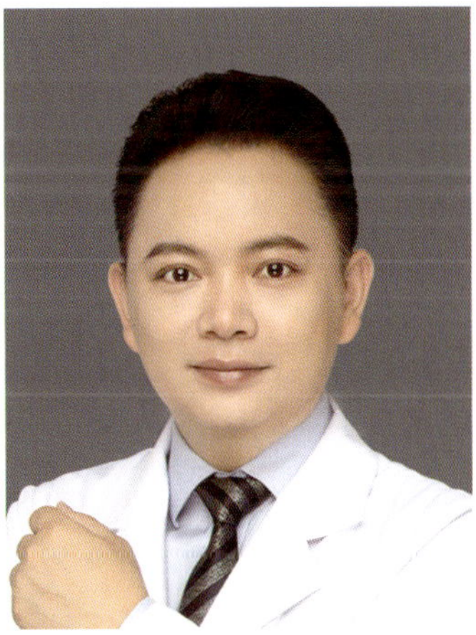

彭志鹏

- 主治医师，江苏省美容主诊医师
- 无锡卓迩医疗美容门诊部院长
- 无锡怡和妇产医院医疗美容中心主任
- 《现代面部皮肤美容技术》副主编
- 江苏省抗衰老学会皮肤再生与修复分会委员
- 瑞兰唯瑅指定注射医师
- 润百颜专业培训导师
- 韩国“秘特埋植线”无锡区域指定手术医师
- 艾维岚认证注射医师
- M22 AOPT 超光子逐光之星医师

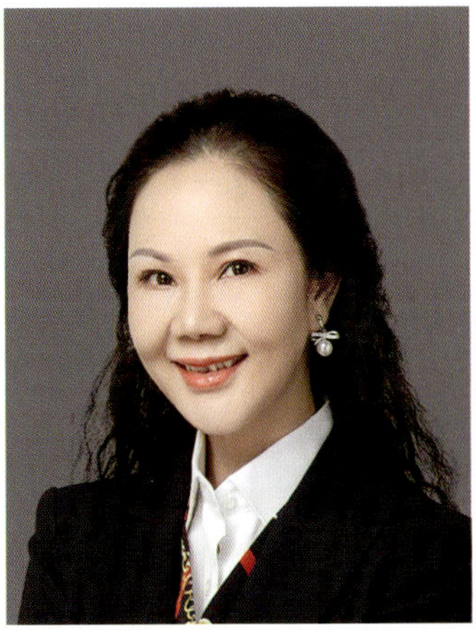

罗　玲

教授，佛山美莱医疗美容医院非手术中心院长。在三甲医院从事皮肤与激光医学美容的临床、教学、科研工作近 30 年，是国内最早从事医学美容的皮肤科专业医生之一，不仅在皮肤科常见病、多发病的诊断和治疗上积累了丰富的临床经验，而且在激光美容、皮肤年轻化、私密抗衰等方面具有较深造诣。主要学术任职：中国中西医结合学会医学美容专业委员会副主任委员；中国医师协会美容与整形医师分会激光专业委员会副秘书长；中华医学会医学美学与美容学分会激光专业委员会常委；中国女医师协会皮肤病专业委员会常委；中国整形美容协会面部年轻化分会常委；中国整形美容协会皮肤修复专业委员会常委；中国整形美容协会微针专业委员会常委；中国整形美容协会新技术与新材料理事会理事；中国抗衰老促进会医学美容专业委员会常委；亚洲医学美容协会激光美容分会学术委员等。

副主编简介

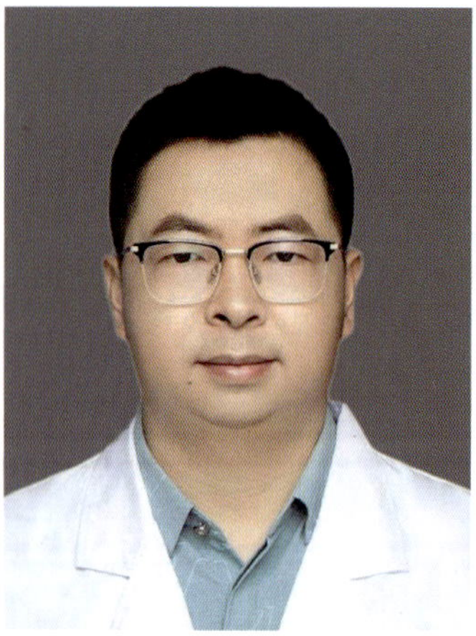

曾衍胜

赣州市皮肤病医院激光美容科主任，硕士研究生，副主任中医师，赣州市医学会激光美容分会主任委员，中国中西医结合学会医学美容专业委员会激光与皮肤专家委员会委员，江西省医学会第七届医学美学与美容分会激光美容学组副组长。

从事皮肤美容、激光美容临床工作 14 年，主持省、市级课题 3 项，在国家级杂志发表论文 6 篇。擅长：中重度痤疮、敏感肌肤、各种色素性皮肤病、外伤及各种术后瘢痕的光电治疗、光电术后及美容院各种祛斑不良反应修复；注射除皱（鱼尾纹、抬头纹、川字纹）、注射塑形（瘦脸、瘦腿、瘦肩）、黄金微针、光子嫩肤、水光注射、聚焦超声、玻尿酸注射等面部年轻化项目。

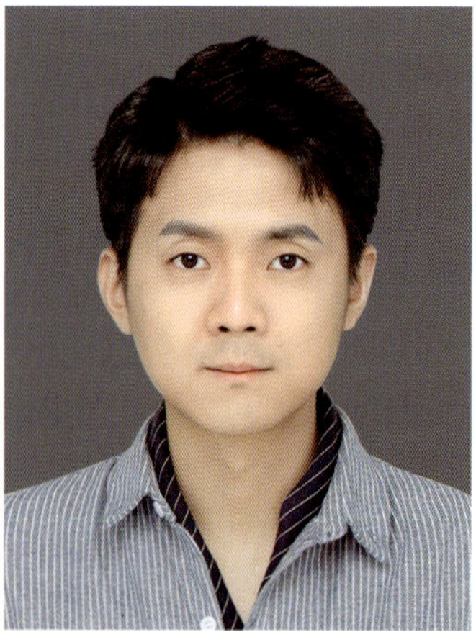

万彬华

· 皮肤科副主任医师
· 北京大学医学硕士
· 中国整合年轻化学会委员
· 中国解剖学会美容分会会员
· 中国非公立医疗机构协会整形与美容专业委员
· Fotona 4D 认证星锐医师
· 热玛吉操作认证医师

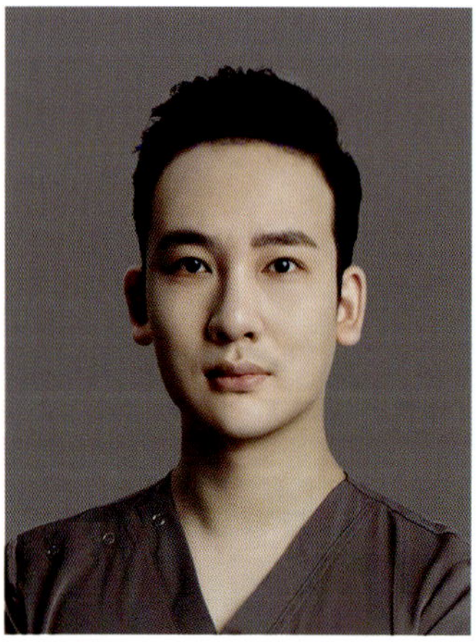

李俊杰

· 上海交通大学附属第九人民医院整形与修复外科医学博士
· 亚太抗加龄医协会常务理事 / 日本再生医疗学会荣誉委员
·《ELLEMEN》睿士杂志理容大赏特邀评委
· 法国里昂大学交流学者
· 台湾国立阳明大学交流学者
· 高德美公司注射导师
· 艾尔建情绪美学特邀讲师
· 伊妍仕少女针特邀讲者
· 华熙生物公司培训导师

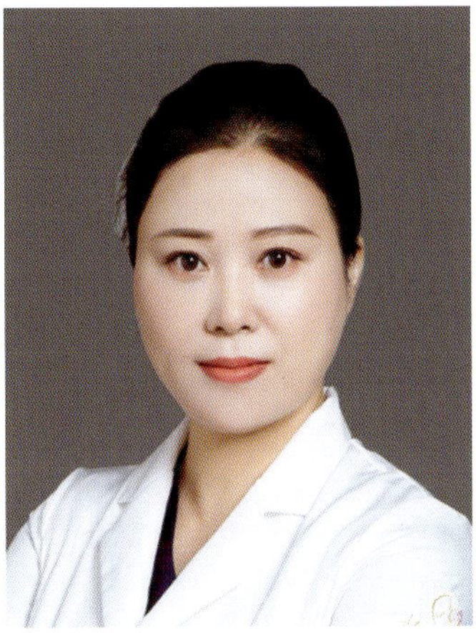

周李燕

· 副主任医师
· 江苏省美容主诊医师
· 江阴澄美桃花源医疗美容诊所创始人
· 中国非公立医疗机构协会皮肤专业委员会第三届委员会委员
· 中国非公立医疗机构协会皮肤专业委员会第三届委员会皮肤年轻化专业委员
· 中国非公立医疗机构协会整形与美容专业委员会青年委员会常务委员
· 保妥适注射认证医师
· Reaction 芮艾琨专家导师
· 科医人 M22 逐光之星认证医师
· Fotona 4D Pro 星锐医师
· 尖峰之星超声王认证医师
· 参编《精编临床皮肤病学》《现代面部皮肤美容技术》等

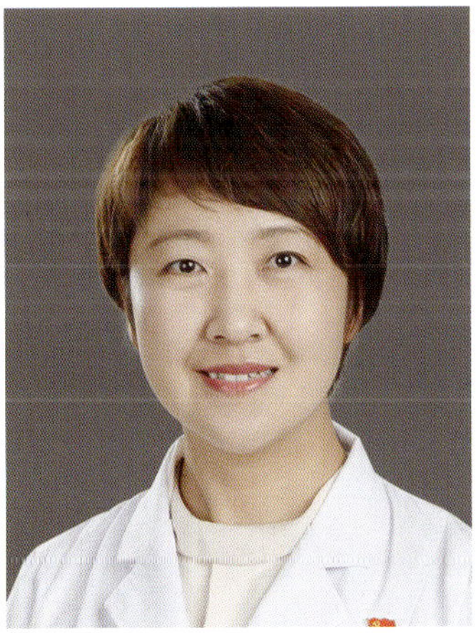

王　丹

· 江南大学附属医院整形外科副主任医师
· 无锡市中西医结合学会整形与美容专业委员会秘书
· 江苏省整形美容协会第三届微创与激光美容分会委员
· 中国中西医结合学会医学美容专业委员会激光与皮肤美容专家委员会委员
· 保妥适注射认证医师
· 超声炮推荐三星医师
· 主编《秒变女神——医学美容必知道》，参编《现代面部皮肤美容技术》等

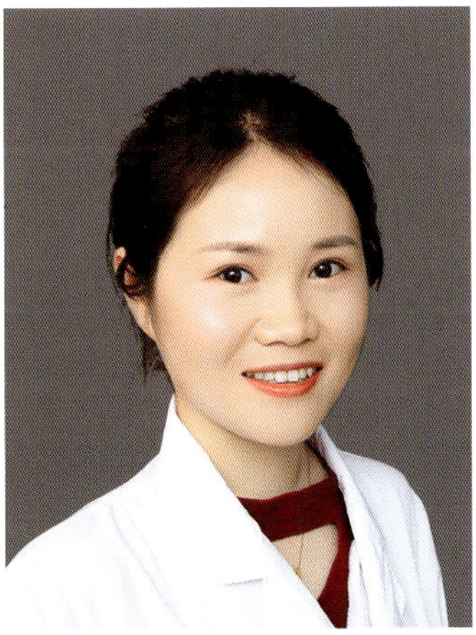

张丽超

· 南京医科大学附属无锡人民医院皮肤科主治医师，江苏省美容主诊医师
· 发表 SCI 及中华、核心期刊文章近 20 篇
·《只有皮肤科医生才知道——肌肤保养的秘密》第 1 版、第 2 版，副主编
· 江苏省整形美容协会微创与激光美容分会委员
· 江苏省医学工程学会临床健康分会委员
· 无锡市医师协会美容与整形医师分会委员
· 无锡市医学会医学美学与美容分会秘书

作者简介

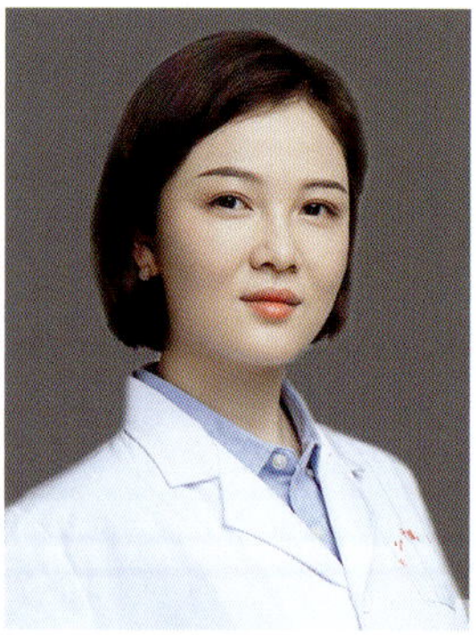

丁　颖

- 江西省皮肤美容主诊医师
- 主治医师，现就职于南昌大学第二附属医院整形美容科
- 江西省研究型医院学会中医皮肤美容分会委员
- 江西省研究型医院学会抗衰老美容分会委员
- 获第六届全国光电美容操作技能大赛二等奖

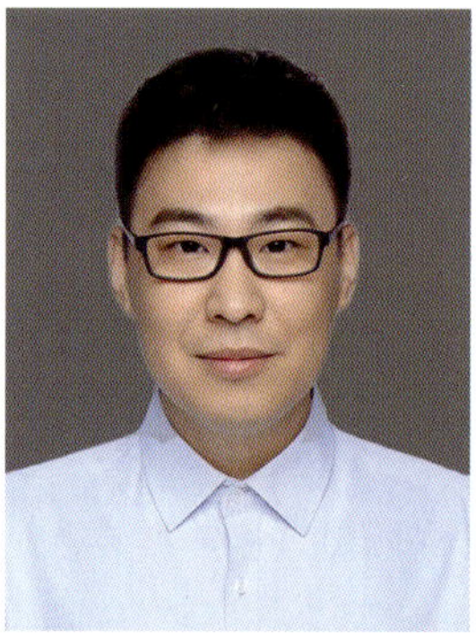

于志鑫

- 医学硕士
- 主治医师，现就职于天津维美医疗美容医院美容外科
- 天津医师协会美容整形医师会员
- 全国鼻整形大师杯优胜奖
- 美国射极峰综合鼻整形研究院指定鼻修复中心特聘专家
- 美国曼特波鼻综合整形研究院特聘专家
- 超体 Transplus 鼻整形指定医师
- 真质 ADM 脱细胞真皮基质全国指定医师

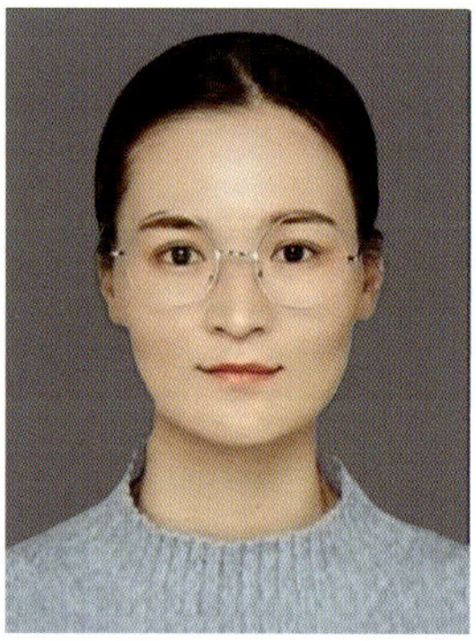

王玉英

- 江南大学附属医院整形科主治医师
- 整形外科硕士
- 主要专注于整形外科基础及临床研究
- 擅长体表肿物切除、腋臭微创手术、皮肤除皱以及眼部手术的诊治等

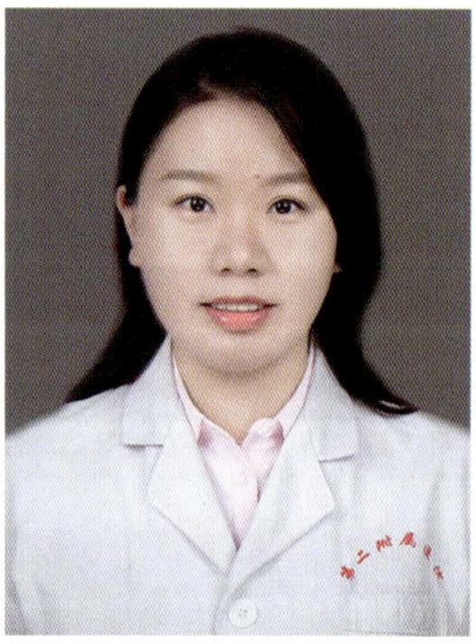

石晨龙

- 皮肤性病学主治医师
- 现就职于南昌大学第二附属医院整形美容科
- 江西省美容皮肤主诊医师，皮肤性病学硕士
- 江西省研究型医院学会中医皮肤美容分会委员
- 江西省医学会医学美学与美容学分会激光美容学组长
- 第四届全国光电美容操作技能大赛医美精英奖获得者

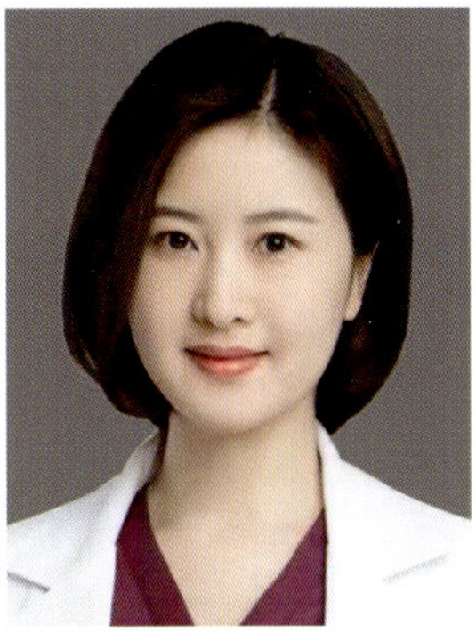

付　毅

· 美容皮肤科主诊主治医师
· 深圳澳玛星光悦容医疗美容诊所业务院长
· 中整协微创皮肤美容分会微针专业委员会委员
· 中国非公立医疗机构协会皮肤激光与物理治疗学组委员
· 广东省整形美容协会皮肤美容分会第三届委员

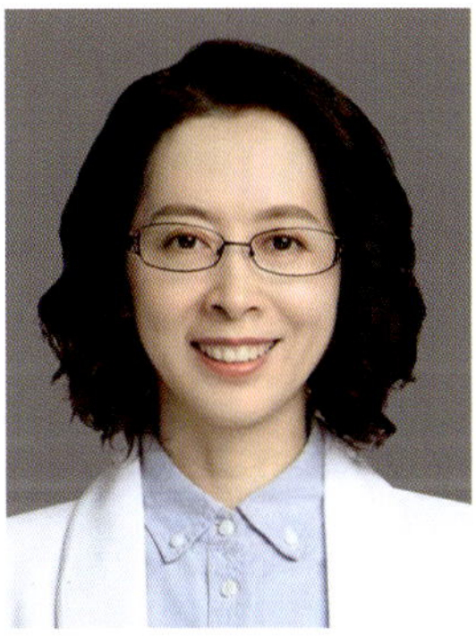

付淑玲

· 美容皮肤科主诊主治医师
· 深圳香蜜丽格医疗美容诊所技术院长
· 中国中西医结合学会医学美容专业委员会委员
· 第三届中医美容专家委员会委员
· 北京军区总医院皮肤外科与微创注射美容学会委员
· 内蒙古呼伦贝尔市医学会皮肤病分会委员会委员
· 公立医院皮肤科 20 余年工作经历

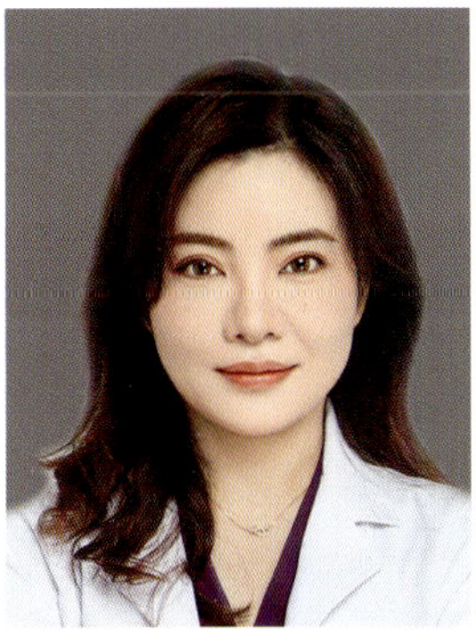

朱亚丽

· 上海今识门诊部美容皮肤院长
· 皮肤科副主任医师
· 中国非公立医疗机构协会皮肤专业委员会皮肤年轻化学组第一届委员
· 中国整形美容协会医美与艺术分会线雕美容艺术专业委员会第一届委员
· 中国妇幼保健协会医疗美容专业委员会面部年轻化学组第一届委员
· 新浪医美科普讲师
· 热玛吉官方认证培训导师
· 菲洛嘉中国中胚层疗法培训讲师
· 双美胶原指定注射医师
· 艾尔建中国乔雅登、保妥适高级注射医师

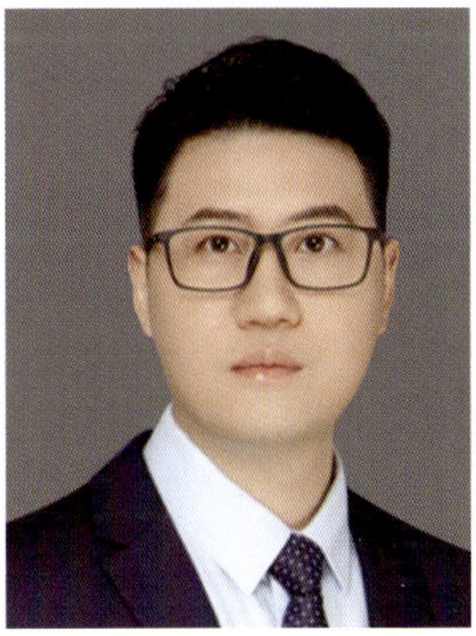

朱守超

· 南京华韩奇致美容医院美容外科技术院长
· 中国整形美容协会医学美学设计与咨询分会微整形与美学设计专业委员会会长
· 中国整形美容协会损伤救治康复分会常务理事
· 中国非公医疗机构协会整形与美容专业委员会常务委员
· 中国中西医结合学会医学美容专业委员会愈合再生医学分会常务委员
· 中国整形美容协会线技术分会理事
· 中国整形美容协会新技术新材料分会理事
· 中国整形美容协会精准与数字医学分会委员
· 中国面部整形与重建外科学会分会微创与注射美容分会委员

作者简介

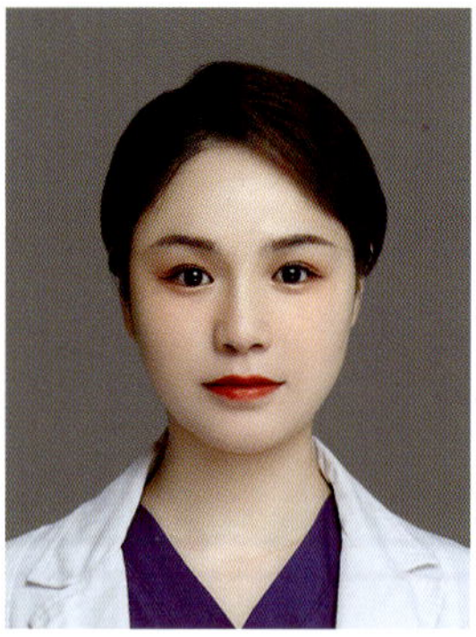

刘 艳

- 皮肤病与性病专业主治医师
- 江苏省美容主诊医师
- 中国整形美容协会微创与皮肤整形美容分会微针专业委员会委员
- 美国赛诺龙 Picoway 超皮秒认证操作医师
- 美国 SKIN CEUTICALS 品牌认证医师
- 法国 Revitacare、Filorga 实验室认证医师
- 北京爱美客嗨体注射医师
- 中国非公立医疗机构协会皮肤专业委员会聚焦超声面部年轻化临床应用标准化专家

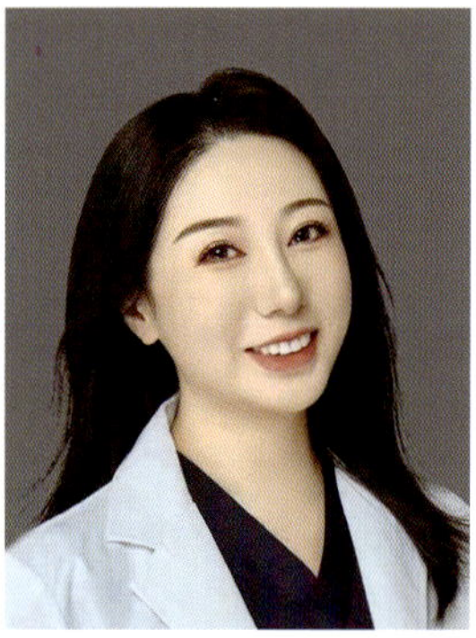

刘博婵

- 皮肤科主治医师
- 广东省美容皮肤科主诊医师
- 鹏爱集团深圳鹏爱医疗美容医院美容皮肤科主任
- 中国医师协会皮肤科分会会员
- 中国整形美容协会微创与皮肤整形美容分会会员
- 中国非公立医疗机构协会皮肤专业委员会会员
- 发表文章《Picoway 皮秒激光等治疗黄褐斑 2 例报告》《微针疗法联合水光注射治疗颈纹的临床疗效观察》等

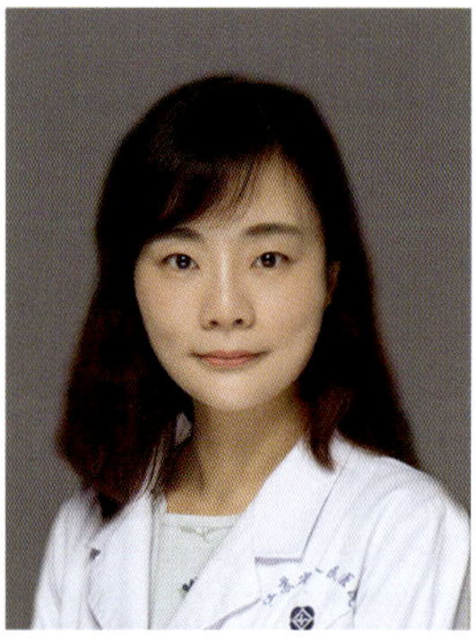

许 阳

- 江苏省人民医院皮肤科主任医师
- 副教授
- 硕士研究生导师
- 编写专著《见山：值得探讨的皮肤科学问题》及译著《皮肤影像学》
- 中华医学会医学美学与美容学分会美容皮肤学组委员
- 江苏省整形美容协会皮肤美容学组副主任委员等职务

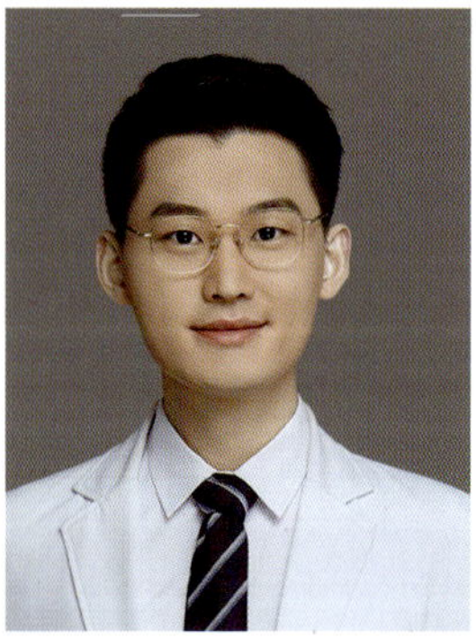

孙 硕

- 2016 年毕业于徐州医科大学临床医学系
- 美容外科执业医师
- 艾尔建注射认证医师
- 瑞蓝认证注射专家
- 擅长脂肪抽吸塑形手术、眼整形手术、鼻整形手术、注射美容术、面部皱纹淡化、瘦肩、瘦腿、面部轮廓紧致、面部立体度打造

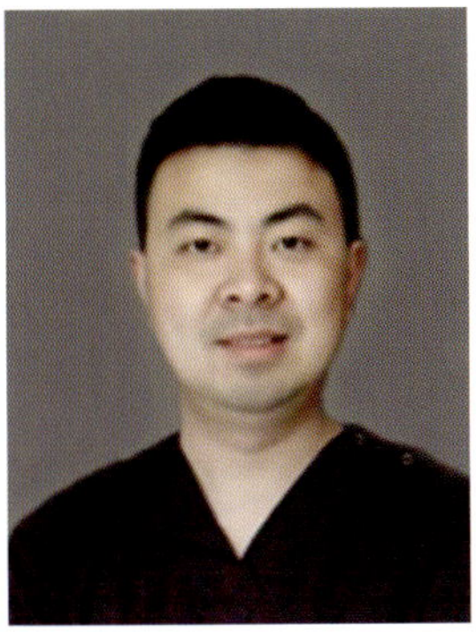

李海游

· 毕业于南华大学医学院临床医学专业
· 整形外科学硕士
· 整形外科主治医师
· 中国整形美容协会精准与数字医学分会第一届委员会委员
· 中国中西医结合学会医学美容专业委员会委员
· 湖南整形医疗美容医师协会面部年轻化分会专业委员会委员
· 中西医结合学会医学美容专业委员会脂肪专业委员会委员
· 中国整形美容协会精准数字医学分会第一届眼整形专业委员会委员

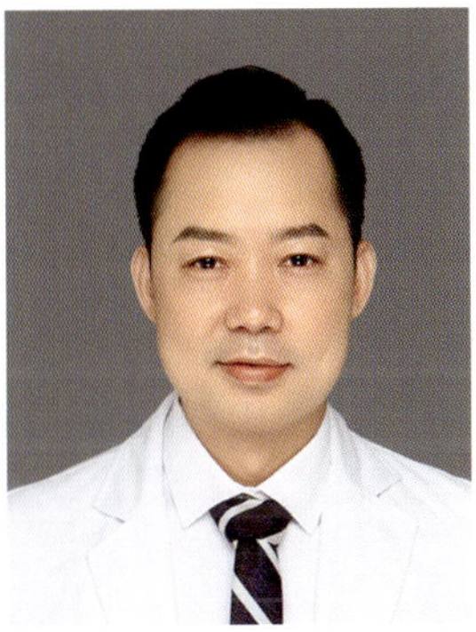

杨文钰

· 1999 年毕业于赣南医学院临床医学专业
· 无锡华韩医疗美容诊所皮肤科主治医师
· 江苏省美容皮肤科主诊医师
· 江西省医学会皮肤与性病学分会委员
· 江西省赣州市医学会皮肤与性病学分会委员
· 擅长常见皮肤病诊治、肉毒毒素注射、玻尿酸塑形、各种色素性皮肤病、痤疮、玫瑰痤疮、敏感肌和瘢痕修复等

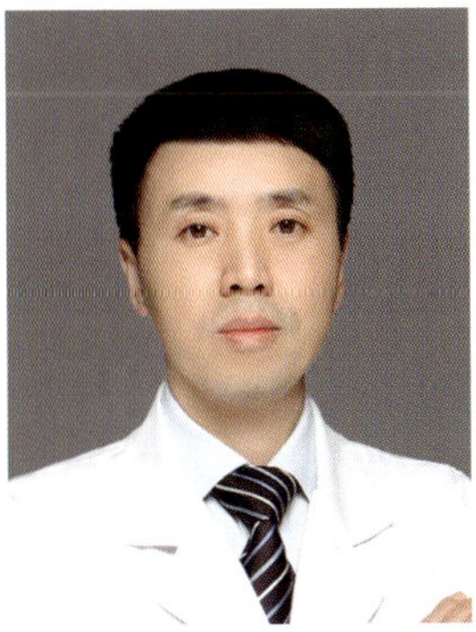

张卫国

· 华秀集团上海欧邦医疗美容分院行政技术院长
· 江苏大学临床医学系学士
· 中共党员
· 江、浙、沪美容皮肤主诊医师
· 皮肤科副主任医师
· 从医 20 余年
· 擅长面部抗衰、注射填充、化学焕肤、痘斑综治，专注毛发疾病与毛发移植

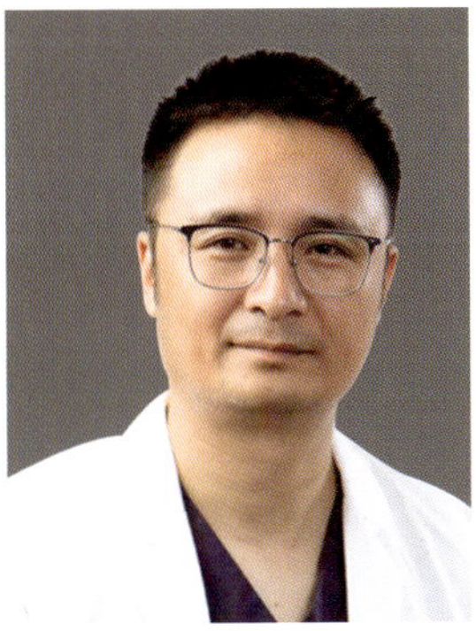

张超群

· 副主任医师
· 江苏省美容外科主诊医师
· 中国非公立医疗机构协会整形与美容专业委员会青年委员会常务委员
· 中国非公立医疗机构协会皮肤专业委员会毛发医学与头皮健康管理学组委员
· 中国非公立医疗机构协会整形与美容专业委员会线技术学组委员
· 中国整形美容协会医美与艺术分会注射美容与微整形艺术专业委员会委员
· 江苏省整形美容协会美容外科分会委员

作者简介

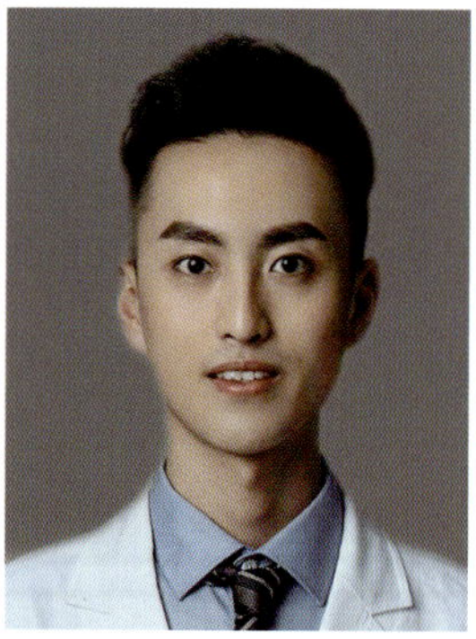

陈 忱

· 皮肤科主治医师
· 皮肤外科医师
· 云南省美容皮肤科主诊医师
· 云南省整形美容协会微整形美容分会理事
· 云南省整形美容协会激光美容分会理事
· 云南省整形美容协会脂肪医学分会委员

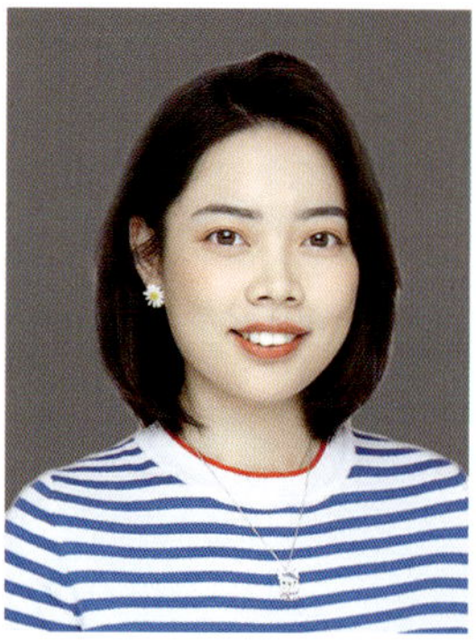

杭怡宁

· 中西医结合皮肤方向博士
· 主治医师、美容主诊医师
· 热玛吉官方认证医师
· 半岛超声炮三星认证医师
· Fotona 4D 星锐医师
· 赛诺龙 5 G Max 新锐医师
· 超皮秒新锐医师
· 科医人超光子 AOPT 逐光之星医师
· 保妥适、艾维岚官方认证注射医师

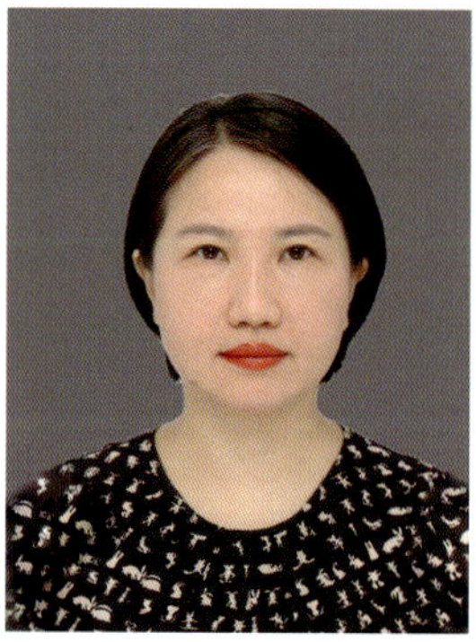

郑晓晖

· 医学硕士
· 副主任中医师
· 现就职于杭州时光医疗美容医院，副院长
· 中国整形美容协会微创与皮肤整形美容分会微针亚专业委员会常务委员
· 中国整形美容协会面部年轻化分会委员
· 浙江省医学会医学美学与美容分会皮肤外科学组委员
· 浙江省中西医结合学会皮肤性病分会微创美容学组委员

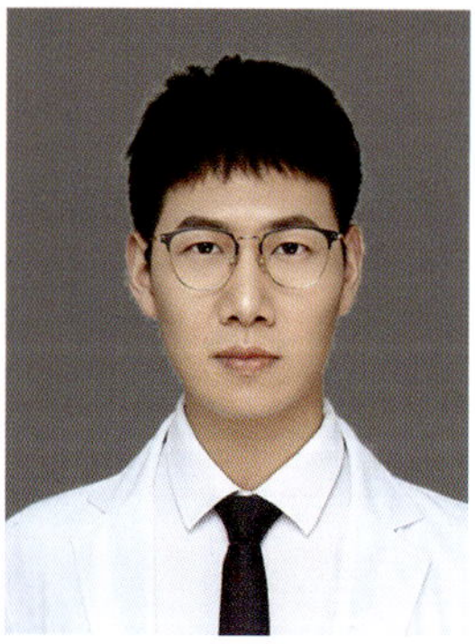

徐志庆

· 2014 年毕业于江苏省徐州医学院临床系
· 安徽医科大学整形外科硕士
· 整形外科主治医师
· 江苏省美容主诊医师
· 中国整形美容协会整形外科分会委员
· 中国整形美容协会口周整形分会委员
· 擅长面部抗衰的微整形注射及手术治疗、眼周年轻化的综合治疗

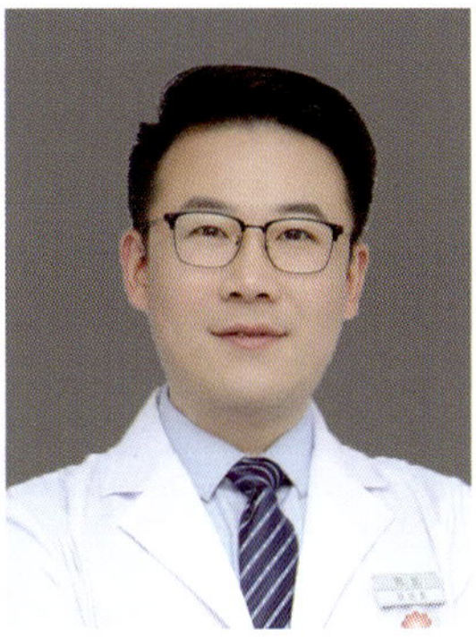

殷剑波

· 副主任医师
· 江苏省美容主诊医师
· 无锡遇见桃花源医疗美容诊所创始人
· 原无锡妇幼保健院美容科主治医师
· 上海第九人民医院激光美容中心进修
· 中国整形美容协会海峡两岸分会委员
· 江苏省抗衰老学会皮肤再生与修复分会委员
· 著作《现代面部皮肤美容技术》副主编
· 国内外杂志发表多篇医学论文，并获“无锡市自然科学优秀学术论文”奖

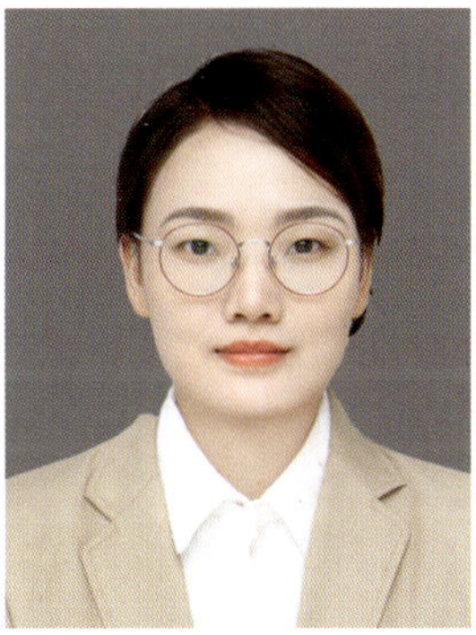

陶丛敏

· 皮肤病与性病学硕士
· 主治医师
· 美容主诊医师
· 现就职于南昌大学第二附属医院整形美容科
· 擅长血管性疾病、痤疮及面部年轻化综合治疗
· 发表核心期刊论文 3 篇

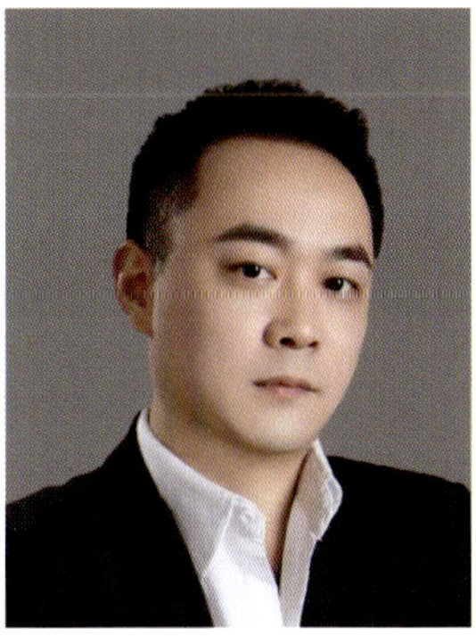

黄雄飞

· 整形外科副主任医师
· 医疗美容主诊医师
· 无锡卓迩医疗美容门诊部技术院长
· 成都青羊雅肤媛医疗门诊整形外科副主任医师
· 任职于贵州医科大学附属白云医院
· 中国中西医结合协会医学美容专业委员会专家委员
· 强生珵珀西中国精英术者顾问委员会委员
· 美国强生曼托系列、傲诺拉系列胸假体指定授权医生
· 曼特波鼻综合整形研究院高级特聘专家
· TRANSPLUS 超体整形手术指定医师
· 余光网脂肪室复位技术指定医师
· 微创胸部悬吊复合胸技术创始者

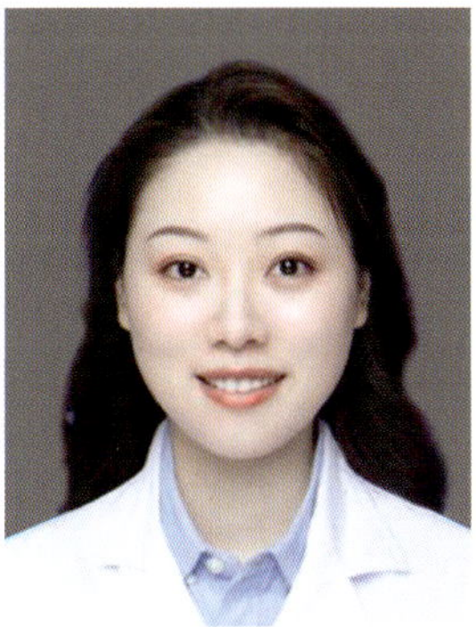

彭　鹰

· 2020 年硕士研究生毕业于中国医学科学院皮肤病医院
· 皮肤病与性病专业主治医师
· 江西省美容主诊医师
· 现就职于南昌大学第二附属医院整形美容科
· 硕士毕业于中国医学科学院皮肤病医院
· 擅长面部提升紧致、射频紧肤、收缩毛孔、改善皮肤质地等面部年轻化治疗及色素类（太田痣、雀斑等）、血管类（鲜红斑痣、毛细血管扩张等）及痤疮等损容性皮肤问题的光电治疗

作者简介

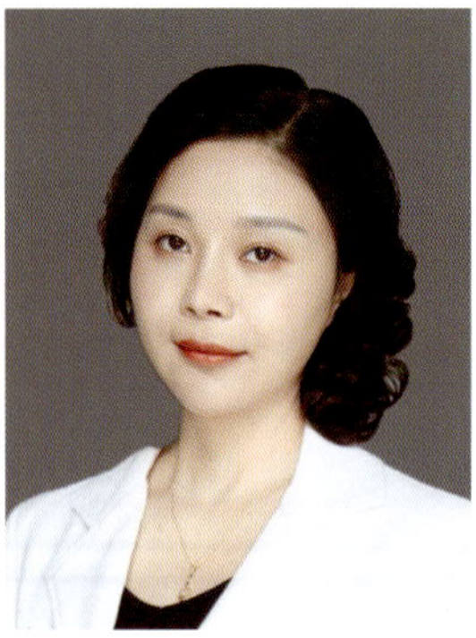

董子瑄

· 毕业于延边大学临床医学系
· 皮肤科主治医师
· 江苏省美容主诊医师
· 南京艺星医疗美容医院皮肤科院长
· 擅长色素增加性皮肤病及血管性皮肤病的诊治、面部损容性皮肤病的诊治、黄金微针、光子联合超声治疗皮肤老化

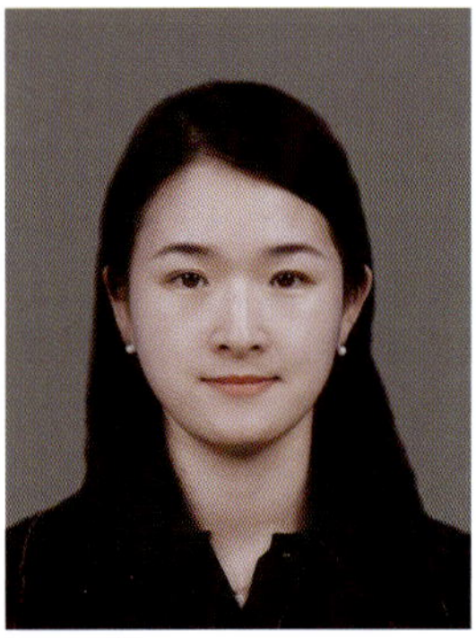

雷　佳

· 2010 年毕业于南昌大学医学院医学系
· 现就职于南昌大学第二附属医院
· 皮肤性病学主治医师
· 皮肤美容主诊医师
· 擅长面部常见色素性疾病（雀斑、脂溢性角化、褐青色痣、太田痣、咖啡斑）的治疗，黄褐斑、敏感肌的长期调理；痘坑、毛孔粗大、瘢痕的治疗；超声炮、黄金微针面部抗衰的治疗

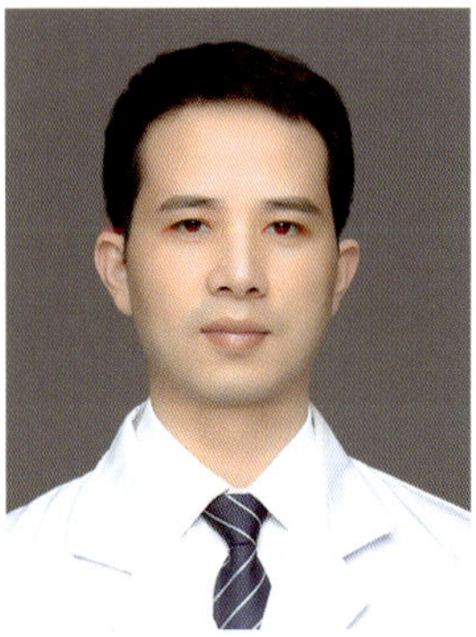

黎　炜

· 2020 年毕业于广东医科大学皮肤病与性病专业
· 医学博士
· 现就职于南昌大学第二附属医院医疗美容科
· 皮肤性病学专业住院医师
· 江西省皮肤美容主诊医师
· 江西省医师协会美容与整形医师分会委员
· 参与国家自然科学基金项目 2 项
· 以第一作者或通讯作者发表 SCI 论文 3 篇

前言

4年前，《现代面部皮肤美容技术》一书面世，获得了业内同道和求美者的关注，不少读者纷纷与我们交流心得、分享感悟、进言献策。大家普遍认为该书既是医美从业者有章可循的教科书，又是求美者求知求美的指导书。3年前，美沃斯平台邀请我们参加了该书音频版的制作，让更多的医美从业者和求美者能够通过多种媒介接触到该书的内容，荣幸之至！凡此种种，除了让我们感受到传授知识的快乐外，也有更新完善该书的想法。

《现代面部皮肤美容技术》出版后，我们内心一直有一个遗憾，就是这本书缺少面部常用美容外科手术部分，加之近几年医疗美容行业快速发展，新观点、新理论、新产品、新技术相继面世，这就要求我们的图书编纂工作必须与时俱进、不断迭代。《实用面部美容技术》很好地完成了这项工作，全书瞄准学术前沿、追踪学科进展、破旧立新，对近年来面部美容技术的新进展做了翔实系统的更新。

本书聚焦于大家关注的一系列问题，特别是介绍了面部抗衰及年轻化的最新技术。全书共分为6篇、36章，包含约400张图片、60个技术操作规范视频，文笔流畅、言简意赅、条理清晰、通俗易懂、资料翔实、实用性强，突出技术原理、适应证、操作流程、并发症处理、联合应用及应用效果案例展示，特别是针对每项技术都精心制作了操作规范视频。这种图文并茂、音影结合、条分缕析的解读，让读者更为直观、清晰地了解面部美容技术的核心要义。全书分上下册：上册为皮肤保养与光声电技术，主要包括面部皮肤保养、刷酶技术、光声电技术；下册为面部微创与整形美容手术，主要包括注射技术、面部埋线美容提升技术、面部常用美容外科手术。全书具备专业性、系统性、新颖性、实用性，能够让医美从业人员更系统地学习和了解医美知识，并能做到让大家在实际操作过程中既有理论基础的支撑，又有实际章法的参考。

本书编写过程中得到了多方面的关心和帮助。无锡大尚美医疗美容医院是总牵头单位，在作者协调、书稿编辑、视频及二维码制作等方面做了大量的工作；上海馥云医疗美容诊所杨子葳助理、深圳香蜜丽格医疗美容诊所李钊助理及无锡大尚美医疗美容医院王心音主治医师为全书进行了认真细致的审核；辽宁科学技术出版社为本书顺利出版给予了大力支持；上海海聚信顶智学院王建中院长从医美培训机构需求等方面给出了很好的建议；还有为本书编纂工作辛勤付出的作者们，在此一并致谢！

由于本书是多位作者共同完成的技术专著，难免存在不足之处。希望广大读者和同仁不吝赐教，提出宝贵意见，以便再版时修正。

谨以此书献给所有从事医疗美容行业的相关人员及广大的求美者！

《实用面部美容技术》编委会

2024年9月

二维码操作及加入主编交流群使用说明

本书收录了60个医美操作规范技术视频，获取本书所有权的用户，同时应获得一个激活码，用于获取本书视频的观看权限。切记，勿将激活码分享给他人，以免失去自己观看视频的机会。本书视频为赠品，会随着医美技术的发展，随时可能下架，请知悉。

一、观看本书视频的准备工作

（1）观看本书视频，需要手机安装并登录微信，且保证手机上网正常。

（2）建议用户使用自己常用的微信操作，一旦激活，就绑定了该微信号。

（3）观看视频，比较消耗网络流量，建议在手机连接了无线网络（WiFi）的情况下操作。否则，请留意自己的手机剩余流量。

二、观看本书视频的具体操作方法

（1）激活：先将右图激活码刮开，使用手机微信扫一扫，扫描该激活码，授权本微信观看身份，一次激活永久有效。注意，一旦激活成功，激活码就失效了，不能再次使用。

（2）观看：打开书中章节，扫描书中二维码，即可观看视频。可反复观看本书所有视频。

0305

三、本书增值福利

（1）加入主编交流群的方法：购书后，微信添加主编交流群助理（微信号：ysarana），将由助理邀请您入群。

（2）进群后，本书主编亲自为您答疑解惑、群内分享专家线上讲座，与各地医生探讨真人案例。

目录

PART 1
第一篇
注射技术

第一章
A 型肉毒毒素注射技术

第一节　引言

A 型肉毒毒素（BoNT-A）是一种来源于革兰氏阴性肉毒杆菌的具有神经毒性的蛋白质，它通过抑制神经肌肉接头处的乙酰胆碱的释放，导致局部化学去神经化，暂时性减少肌肉的收缩。在特定部位注射一定剂量的 A 型肉毒毒素，可以达到放松肌肉、缓解肌肉痉挛、改善动态皱纹的目的。

肉毒毒素最初用于治疗眼睑和面部痉挛以及其他肌肉运动紊乱症，专科医生用它来放松肌肉神经，以此达到停止肌肉痉挛的目的。1978 年，美国眼科医生 Alan Scott 第一次用肉毒毒素治疗斜视，后来经过众多医学工作者的不断尝试，逐渐发展为治疗各种局限性肌张力障碍性疾病。

20 世纪 80 年代，加拿大医生 Jean Carruthers 在治疗眼睑痉挛求美者的过程中，发现求美者眼睑痉挛得到缓解的同时，眉间和眼周的皱纹也随着一同消失了，因此诞生了第一篇肉毒毒素治疗皱纹的文献。经过几十年的发展，肉毒毒素最终成为治疗动态皱纹的常规药物。

近 10 年来，随着注射用 A 型肉毒毒素的适应证不断增加，其临床应用也越来越广泛，早已超越传统的除皱治疗范围，成为医疗美容领域的常规操作项目。

第二节　技术原理与制剂分型

一、技术原理

皱纹的产生来自肌肉的运动，特别是表情肌的频繁运动，肌肉运动由神经递质乙酰胆碱进行支配和调节，肉毒毒素可以通过与神经肌肉连接的突触前胆碱神经终端结合，来抑制乙酰胆碱的释放（图 1-1-2-1），从而达到放松肌肉的目的，继而暂时消除动态皱纹并预防静态皱纹的产生。

肉毒毒素注射后并不能马上发挥作用，通常注射后 3 天左右开始起效，1 ~ 2 周达到高峰。A 型肉毒毒素的“化学去神经”效果并不是永久的，随着神经突触伸出新末梢，其递质传输功能恢复，肉毒毒素作用开始减弱，肌肉功能会在 1 ~ 3 个月逐渐恢复，与此同时，神经轴突通过长出新芽恢复自身功能，肌肉力量也随之恢复，若要继续保持治疗效果，3 ~ 6 个月后需再次注射。

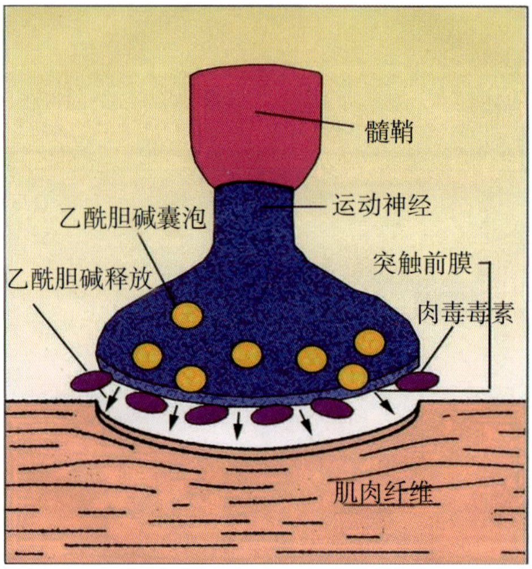

图 1-1-2-1 肉毒毒素在神经肌肉接头处与突触前胆碱神经终端结合后抑制乙酰胆碱的释放

二、制剂分型

根据免疫学特性，肉毒毒素分为 A、B、C1、C2、D、E、F、G 共 7 个分型（除 C2 属细胞毒素外，其他都是神经毒素，其中 A 型肉毒毒素效力最强），各型肉毒毒素的药效和作用时间各不相同，其中 A、B 型肉毒毒素属于注射型肉毒毒素。

目前应用最广泛的是 A 型肉毒毒素，其效力和持续时间也是最强的；B 型肉毒毒素作用于人体肌肉的麻痹效果远不及 A 型肉毒毒素，如要达到相同的效果，需要将剂量增加 100 倍，B 型肉毒毒素作用时间也较短，仅为 4 周，因此 B 型肉毒毒素主要用于对 A 型肉毒毒素产生抗体的求美者。

Onabotulinum toxin A 是美国艾尔建公司的产品，也是世界上应用最广泛、迄今为止全球销量第一的肉毒毒素产品，在中国商品名为保妥适，在其他国家商品名分别是 Botox（美国、加拿大）、Vistabel（法国）、Botox Vista（日本）、Vistabex（意大利）。它的特点是分子量为单一恒定的 900 kD，规格有 50 U、100 U、200 U 共 3 种，使用人血白蛋白作为赋形剂，真空干燥法进行干燥，需 2 ~ 8 ℃冷藏，有效期为 36 个月。该产品纯度高、安全性好，在组织内弥散度均一、作用精准，不易产生过敏和耐药。目前保妥适已经在全球 100 余个国家批准上市。

BTX-A 产地为中国，由兰州生物制品研究所有限责任公司生产，根据其不同的销售区域，商品名有所不同，国内商品名为衡力，国外商品名为 Lantox、Lanzox、Prosigne、Redux、Liftox 等，于 1993 年首次在中国获得国家食品药品监督管理局（CFDA）批准上市。衡力在全球 20 多个国家均有销售，其分子量为 300 ~ 900 kD，赋形剂是猪来源的明胶蛋白，通过冻干法进行干燥，保质期为 36 个月，规格为 50 U、100 U，需要 2 ~ 8 ℃冷藏。

其他 A 型肉毒毒素还包括丽舒妥（Ipsen，英国）、希尔敏（Merz，德国）、Neuronox、Innotox、Botulax、Nabota（韩国）等。

B 型肉毒毒素则以美国生产的 Myobloc 为代表。

肉毒毒素是生物制剂，其生产过程中的制造工艺决定了产品的特性，不同品牌的肉毒毒素在效力、弥散度、分子量、赋形剂、纯化方法上皆有不同，因此不同品牌的肉毒毒素不具有等量换算的特点，也绝对不能混合在一起联合使用。

需特别指出的是，目前国内（不包含港澳台地区）获得 CFDA 认可的肉毒毒素产品只有 5 个品牌：美国 Allergan 生产的保妥适（Botox）、中国兰州衡力生产的 BTX-A、英国 Ipsen 生产的吉适（Dysport）、韩国 Hugel 生产的乐提葆（Letybo）及德国 Merz 生产的西马（Xeomin）。2009 年美国肉毒毒素保妥适进入中国市场，2020 年 6 月英国肉毒毒素吉适获批，2020 年 10 月韩国肉毒毒素乐提葆获批，2024 年 2 月德国肉毒毒素西马获批。目前，获得 CFDA 批准的肉毒毒素见表 1-1-2-1。

表 1-1-2-1　CFDA 批准的肉毒毒素一览表

商品名称	保妥适（Botox）	衡力（BTX-A）	吉适（Dysport）	乐提葆（Letybo，白毒）	西马（Xeomin）
公司	Allergan	兰州生物	Ipsen	Hugel	Merz
国家	美国	中国	英国	韩国	德国
NMPA 获批时间	2009 年 9 月	1993 年	2020 年 6 月	2020 年 10 月	2024 年 2 月
国内合作企业	无	国药控股	博福 - 益普生	四环医药	精鼎医药
分子量	900 kD	300/500/900 kD	300/500/900 kD	900 kD	150 kD
弥散面积	小，0.5 cm^2	大，1 cm^2	0.5~1.0 cm^2	小，0.5 cm^2	—
使用部位	精准部位（眉间纹、鱼尾纹、瘦脸）	大面积部位（瘦肩、瘦腿、瘦脸）	大面积部位（瘦肩、瘦腿、瘦脸），也可用于精准部位（眉间纹等）	精准部位（眉间纹、鱼尾纹、瘦脸）	眉间纹
赋形剂	人血白蛋白（不易产生过敏反应）	医药明胶（易产生过敏反应）	人血白蛋白（不易产生过敏反应）	人血白蛋白（不易产生过敏反应）	—
生产工艺	真空干燥	冻干干燥	冻干干燥	冻干干燥	真空干燥
保存温度	2～8 ℃冷藏或 -5 ℃以下冷冻保存	2～8 ℃冷藏	2～8 ℃冷藏	2～8 ℃冷藏	室温储存
维持时间	4～6 个月	4～6 个月	4～6 个月	4～6 个月	—

第三节　应用及操作规范视频二维码

一、适应证

（一）消除动态皱纹

肉毒毒素治疗皱纹主要是针对面部动态皱纹，如抬头纹、眉间纹、鱼尾纹、下睑皱纹、鼻横纹、口周纹、颏纹等。

（二）抑制肌肉收缩，降低局部肌肉张力

肉毒毒素可以通过精准注射，抑制特定肌肉的全部或部分的收缩功能，降低局部肌肉张力，从而达到相应的治疗目的。如肉毒毒素注射提上唇鼻翼肌改善露龈笑，注射眼轮匝肌外上缘抬高眉尾或调整眉形，注射降口角肌改善动态木偶纹及口角下垂，注射颈阔肌改善颈阔肌条索以及提升下颌缘等。

（三）局部塑形

肉毒毒素通过抑制肌肉运动，能从视觉上缩小肌肉体积，改变肌肉外在轮廓，从而使求美者局部线条更流畅美观。如肉毒毒素注射肥大的咬肌改变面部轮廓，注射肥大的腓肠肌改善小腿线条，注射发达的斜方肌改善肩颈线条使其美观等。除注射咬肌的项目外，其他不再赘述。

（四）改善肤质，抑制汗腺分泌

肉毒毒素可以阻断乙酰胆碱分子到达皮脂腺受体的过程，令皮脂腺分泌减少的同时，皮肤的立毛肌亦被神经阻滞，由此产生缩小毛孔、紧致皮肤的效果，使皮肤变得细腻、光滑；肉毒毒素通过抑制乙酰胆碱释放，可减少汗液的产生，从而治疗原发性腋下多汗症和手部多汗症；另外，通过多点、微量、浅表注射肉毒毒素，还可以改善面部潮红。

二、禁忌证

（一）绝对禁忌证

（1）已知对 A 型或 B 型肉毒毒素及其赋形剂任意成分（白蛋白、明胶、右旋糖酐、琥珀酸钠等）过敏者。

（2）系统性神经肌肉接头疾病，如重症肌无力或 Lambert-Eaton 综合征求美者，即使注射最小剂量也会造成求美者吞咽困难或者系统性的肌肉瘫痪。

（3）注射部位存在感染，或存在皮肤病（湿疹、银屑病等）。

（4）治疗区域出现疱疹暴发。

（5）严重心肺功能不全，严重血液病。

（6）没有孕妇使用的充分资料，孕妇不应使用本品。对哺乳期妇女，缺乏本品是否会从乳汁分泌的资料，不推荐哺乳期妇女使用。

（二）相对禁忌证

（1）对于干眼症求美者，在眉外侧注射时需注意，避免进一步影响泪腺分泌。

（2）患有精神心理疾病或对注射效果期望值过高者。

（3）对肉毒毒素过度依赖者。

（4）服用氨基糖苷类抗生素会增加 A 型肉毒毒素与神经肌肉连接的药效，因此不应在服药期间注射。

（5）使用筒箭毒碱和丹曲林等肌松剂的求美者不应注射 A 型肉毒毒素，否则会增加肌肉松弛或呼吸困难等风险。

三、肉毒毒素注射操作流程及操作规范视频二维码

术前评估与沟通

↓

评估求美者面部静态与动态皱纹情况，有无肌力不足和表情不对称，了解其求美诉求，有无不切实际的求美期望

↓

收集求美者的一般资料、现病史、既往病史、药物过敏史

↓

耐心向求美者讲解肉毒毒素注射的方法、过程、预期效果及可能的不良反应等

↓

充分沟通后，签署肉毒毒素注射知情同意书

↓

求美者洁面，术前拍照存档

↓

护士带求美者进入注射室

↓

护士准备注射所需物品，三查七对，并现场配制注射所需的肉毒毒素

↓

医生进入注射室，戴口罩和帽子，洗手，戴无菌手套

↓

求美者在治疗床上取坐位或者平卧位（注射瘦腿需俯卧位）

↓

医生为求美者消毒，嘱求美者做相应表情并设定注射点位

↓

医生为求美者注射

↓

注射中密切观察求美者的反应，有无出血及其他不适

↓

注射完毕，按压注射点位 1 分钟，观察有无皮下淤血

↓

护士引导求美者出注射室

↓

护士安排求美者在留观室休息

↓

向求美者交代注射后注意事项及复诊时间

↓

术后，定期电话或微信回访

肉毒毒素注射操作规范视频二维码

四、除皱

（一）抬头纹

（1）注射靶目标：额肌。

（2）局部解剖：抬头纹是由于额肌收缩所致，额肌位于额部皮肤和皮下脂肪层深层，起于发际和帽状腱膜连接处，与颅顶肌延伸肌腱交会，额上部的左右两侧额肌相互分开从外上向内下走行，与眼轮匝肌、皱眉肌、降眉间肌的肌纤维交织在一起，止于眉毛和额上部眉间处的皮肤（图 1-1-3-1）。额肌收缩可使额部肌肉和眉毛上抬，并且通过抬眉和抬上睑使双眼张开、张大。

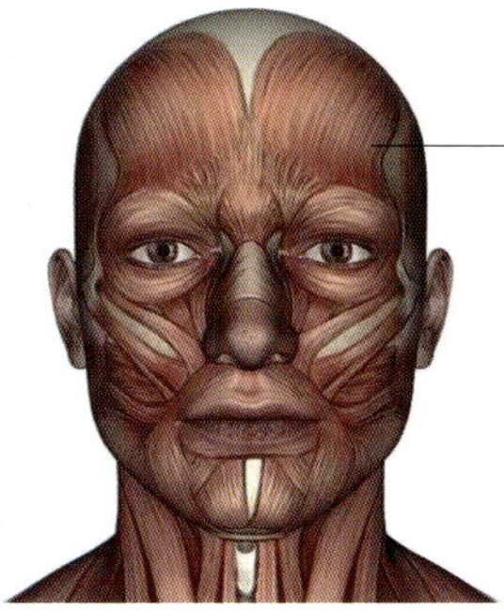

图 1-1-3-1　额肌

（3）药物配制：注射用肉毒毒素针剂 100 U/ 支（以下均以保妥适为例），加入无菌生理盐水 2.5 mL，配制成每 0.1 mL 含 4 U 肉毒毒素的溶液。初学者可以抽取此溶液 0.25 mL，再加入无菌生理盐水稀释至 1 mL，使之成为每 0.1 mL 含 1 U 肉毒毒素的溶液。

（4）注射点位及剂量：沿着额正中线水平错位注射两排，额头较窄的可注射一排，根据额纹分布位置，一般每排 6 ~ 8 个点位，应距离眶上缘 2 cm 以上，两点之间距离 1 cm（图 1-1-3-2）。每个点位注射 0.5 ~ 1 U，总量 10 ~ 15 U。

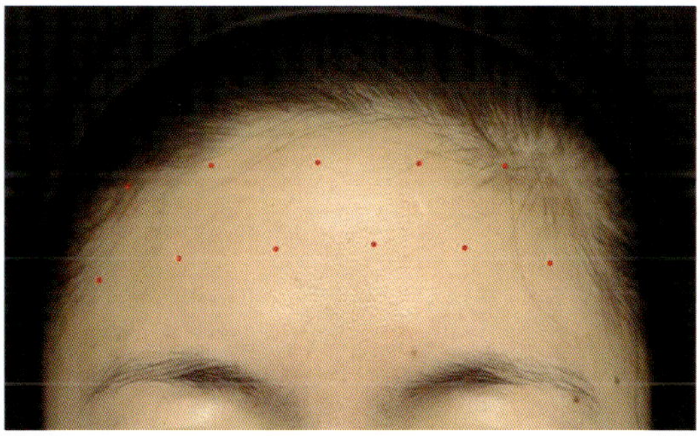

图 1-1-3-2　额肌肉毒毒素双排注射点位

（5）注射层次：针尖斜面朝上，针体与额部成 30° 角斜向上进针，注入皮下或额肌浅层（当针尖斜面完全进入皮肤后即可注射）。

（6）注意事项：

- 注射前需评估抬头纹的分布及额肌大小，嘱求美者做抬眉动作，确定注射点位的分布及注射剂量。

注射时应注意注射点位及注射剂量的对称性，以免造成左右眉毛的外形不对称。如果在额中部注射剂量过多或者在两侧的注射剂量不足，两侧的额肌收缩会向外上方拉扯眉毛，形成吊梢眉。若要纠正吊梢眉，可在额肌上外侧收缩最明显处进行补充注射，注射点位应在眶缘上至少 1 cm 处，每个点位补充注射 0.5 ~ 1 U（图 1-1-3-3A、图 1-1-3-3B）。

- 注射点位于眉上缘 2 cm 以上，以免影响靠近眉毛的额肌，造成抬眉无力或眉下垂。

● 通过额肌的代偿性收缩抬眉以弥补提上睑肌肌力不足的求美者，注射肉毒毒素可能会加重上睑下垂，甚至睁眼困难，应少量注射。

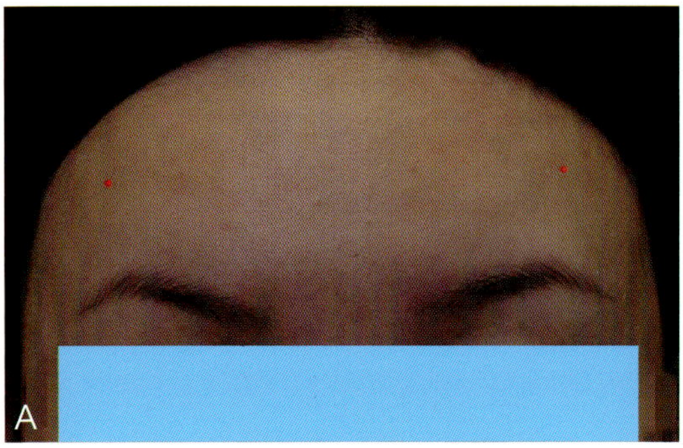

图 1-1-3-3A　注射后眉外侧过度上挑，在标记点位各注射 1 U 肉毒毒素

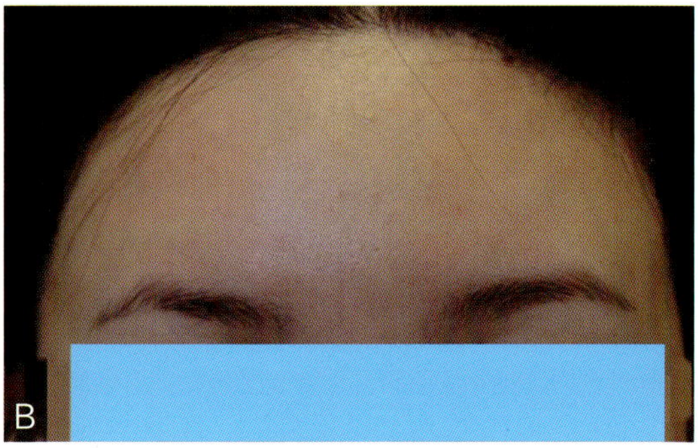

图 1-1-3-3B　注射后 2 周复诊，眉外侧较之前低平

（二）眉间纹

（1）注射靶目标：皱眉肌、降眉肌、降眉间肌和部分额肌。

（2）局部解剖：参与眉间纹形成的表情肌包括皱眉肌、降眉肌和降眉间肌这 3 组肌肉（有些求美者的眉间纹形成还包括部分额肌参与）。皱眉肌位于眼轮匝肌深部，起自眶内上缘的额骨鼻突，逐渐向外上和浅表走行，止点插入眉毛中央上方的真皮内，大部分被眼轮匝肌和降眉间肌所覆盖。降眉间肌起自鼻骨和鼻外侧软骨连接处，插入眉间的皮肤内，其肌纤维与额肌垂直纤维互相交错，故收缩时下拉眉间皮肤产生水平皱纹。降眉肌位于眼轮匝肌的内侧，起自睑内侧韧带，止点呈扇状插入眉毛内侧真皮，很难区分降眉肌和降眉间肌，降眉间肌在中间，降眉肌在两侧。皱眉肌收缩时可以形成眉间的川字纹，而降眉肌和降眉间肌收缩时可形成眉间下部和鼻根部横纹（图 1-1-3-4），所以注射时需要同时针对这 3 组肌肉。

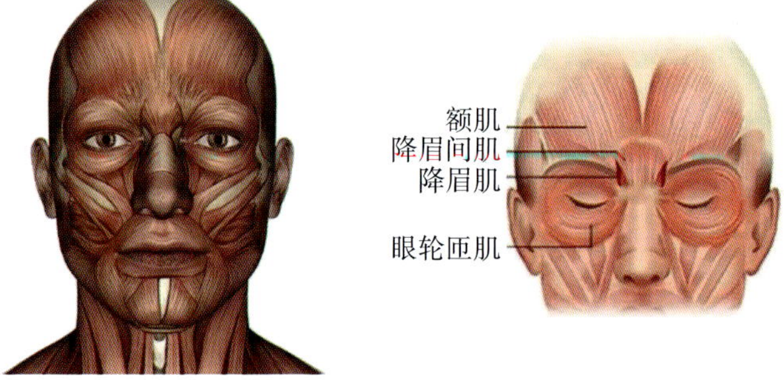

图 1-1-3-4　降眉肌和降眉间肌、皱眉肌位于眼轮匝肌深部

不同的求美者其肌肉形态和肌力大小各不相同，故可形成不同的眉间纹外观。根据其外观的不同，有学者将其分为 U 型、V 型、Ω 型、倒 Ω 型、向内集中型等。其中以 U 型和 V 型最多见，各占眉间纹的 1/3，表现为纵向的眉间纹伴有鼻根部的横纹，由皱眉肌（引起纵向皱纹）、降眉肌和降眉间肌（引起横向皱纹）联合收缩而产生，因此需要对这 3 组肌肉进行注射；向内集中型表现为以纵向的眉间纹为主，基本上没有横纹，因此可以判断主要收缩的肌肉是皱眉肌，注射时可将其作为目标肌肉；Ω 型较少见，表现为纵向的眉间纹伴有其上方的横向额纹，主要是由皱眉肌和其上方的少量额肌收缩引起，需要注射皱眉肌和其上方的额肌；倒 Ω 型表现为纵向的眉间纹伴随上下横纹，其相关的肌肉为皱眉肌、降眉间肌及降眉肌，还有其上方的额肌，需要同时注射这 4 组肌肉。

（3）药物配制：注射用肉毒毒素针剂 100 U/ 支，加入无菌生理盐水 2.5 mL，配制成每 0.1 mL 含 4 U 肉毒毒素的溶液。

（4）注射点位及剂量：

- U 型、V 型眉间纹：五点法也是最经典注射法，第 1 点是降眉间肌注射点，即降眉肌和降眉间肌起点稍上方，位于眉毛和内眦连线形成的交点处。皱眉肌注射点：第 1 组位于左右内眦上方，即皱眉肌肌腹的稍上方；第 2 组是在瞳孔中线的眉上缘，即皱眉时眉弓上方出现凹陷的位置，是皱眉肌肌尾的止点（图 1-1-3-5）。

在皱眉肌两侧起点各注射 2 ~ 4 U，止点各注射 1 U，降眉肌与降眉间肌一共注射 2 ~ 4 U，额肌每点注射 0.5 ~ 1 U，总注射剂量 10 ~ 15 U。

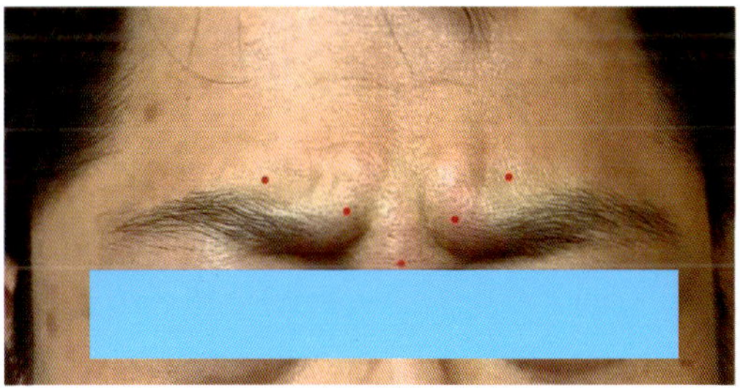

图 1-1-3-5　U 型、V 型眉间纹注射点位

- 向内集中型眉间纹：目标肌肉是皱眉肌，可根据皱眉肌做四点注射（图 1-1-3-6）。

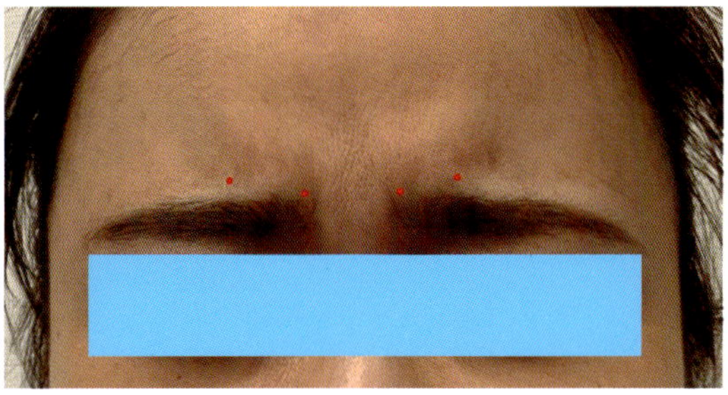

图 1-1-3-6　向内集中型眉间纹注射点位

- Ω 型眉间纹：目标肌肉是皱眉肌及其上方的少量额肌，需要针对这两块肌肉做四点注射或六点注射（图 1-1-3-7）。

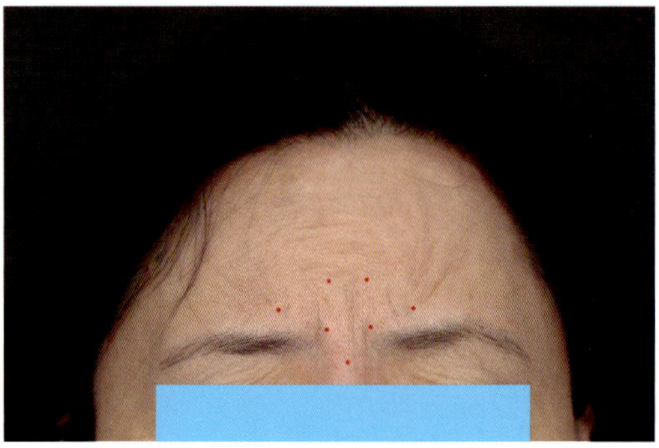

图 1-1-3-7　Ω 型眉间纹注射点位

（5）注射层次：

- 降眉肌与降眉间肌：注射到肌肉中层，垂直进针，感觉针头碰到骨面，略微后退针尖开始注射。
- 皱眉肌：内侧皱眉肌起点注射时可以垂直进针或沿皱眉肌走行斜向外上方进针，感觉针尖碰到骨面时停止，略微后退针尖开始注射；外侧皱眉肌止点斜向内侧进针，行皮内注射。

（6）注意事项：

- 根据眉间纹形态设计注射点位。
- 皱眉肌止点即外侧的注射点位尽量不要超过瞳孔中线，避免药物弥散到提上睑肌。
- 避免注射点位过高，以免影响额肌。
- 注射点位不低于骨性眶缘，以免导致眼睑下垂和复视。
- 注射皱眉肌内侧点位时，可以用左手指指腹按住其下缘，以免药物向下弥散影响到提上睑肌。

（三）鱼尾纹

（1）注射靶目标：眼轮匝肌。

（2）局部解剖：眼轮匝肌是扁环形的括约肌，眼轮匝肌覆盖范围较广，覆盖整个眼周，远超上下睑的范围，上缘与额肌纤维交错，覆盖皱眉肌，可达眉上缘，下缘可覆盖提上唇肌群的起始部及鼻翼。眼轮匝肌外缘到外眦的长度可达 3 cm（图 1-1-3-8）。眼轮匝肌对眼睑起括约作用，其功能是闭眼和眨眼。眼轮匝肌外侧纤维收缩与鱼尾纹的形成有关，眼轮匝肌用力收缩时也可下拉眉毛尤其是眉尾。

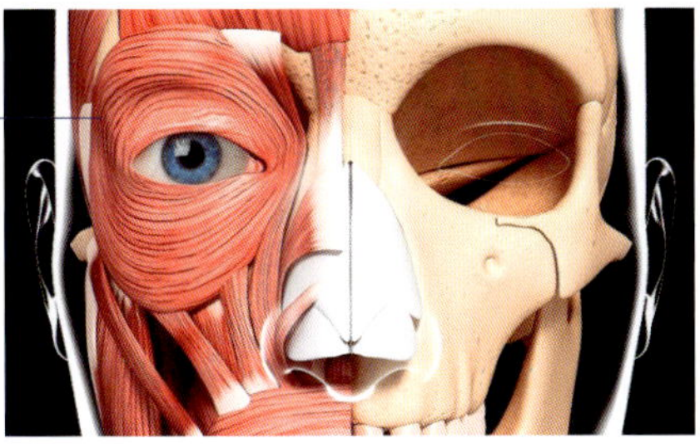

图 1-1-3-8　眼轮匝肌

（3）药物配制：注射用肉毒毒素针剂 100 U/ 支，加入无菌生理盐水 2.5 mL，配制成每 0.1 mL 含 4 U 肉毒毒素的溶液。

（4）注射点位及剂量：注射点位取决于鱼尾纹的范围，注射前嘱求美者用力眯眼，观察鱼尾纹范围，一般每侧注射 3 ~ 6 个点位，但注射范围必须在眼轮匝肌内，按此范围标记注射区域和注射点位。先确定外眦正外侧处 1 ~ 1.5 cm 为一个点位，再在此点位上下方 1 cm 处各选取 1 个点位，如果鱼尾纹较长、范围较大，相应增加注射点位，间隔 1 cm 错位标记其余点位（图 1-1-3-9）。

外眦各注射点位根据皱纹深浅每点注射 1 ~ 2 U，左右眼尾各注射 10 U，两侧注射总量为 20 U。

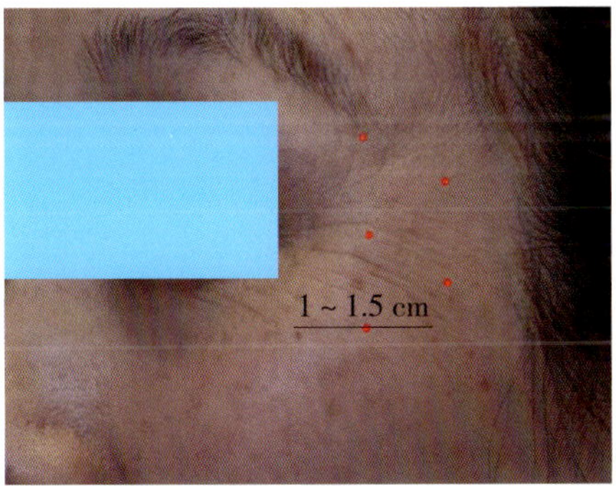

图 1-1-3-9　鱼尾纹注射点位

（5）注射层次：眼轮匝肌紧贴皮肤深层，外眦皮肤较薄，注射层次为皮内或皮下浅层。针与皮肤表面成 30° 角，斜向外进针，针尖斜面没入皮肤即可注射。

（6）注意事项：

- 避开下睑正下方或颧骨以下的部位，以免肉毒毒素弥散到中面部的表情肌，引起表情不自然及面颊下垂。
- 眼轮匝肌是环形括约肌，放松外侧肌肉后，内侧肌肉会代偿性收缩，从而加重内眦皱纹，如果内眦皱纹比较严重，可在内眦增加一个注射点位，注射剂量为 0.5 ~ 1 U。若注射过量，会导致眼轮匝肌过度松弛，造成眼袋。
- 干眼症求美者尽量不要在外眦区域注射，尤其是外眦上方的泪腺部位，以防止进一步抑制泪腺分泌。

（四）皱鼻纹（Bunny 纹）

（1）注射靶目标：鼻肌。

（2）面部解剖：皱鼻纹是微笑或者皱鼻时，鼻肌收缩将鼻外侧组织拉向内上方而出现在鼻部两侧的斜向上方的皱纹。皱鼻纹主要由鼻肌收缩产生，提上唇鼻翼肌位于鼻肌外侧缘，也能参与皱鼻纹的形成（图 1-1-3-10），但治疗皱鼻纹时需避免注射提上唇鼻翼肌。

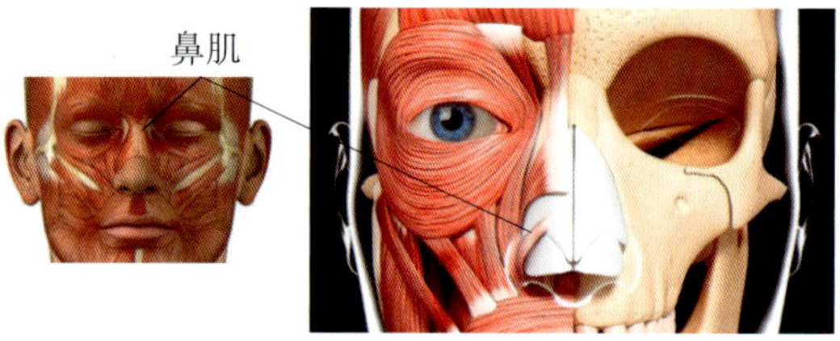

图 1-1-3-10 鼻肌

（3）药物配制：注射用肉毒毒素针剂 100 U/ 支，加入无菌生理盐水 2.5 mL，配制成每 0.1 mL 含 4 U 肉毒毒素的溶液。

（4）注射点位及剂量：注射点位选择在鼻根与鼻翼连线内，鼻腔外侧壁左右各 1 个点位，每个点位注射 1 ~ 2 U，第 3 点选择在鼻背中间，此点注射 1 U，总注射剂量为 2 ~ 5 U（图 1-1-3-11）。

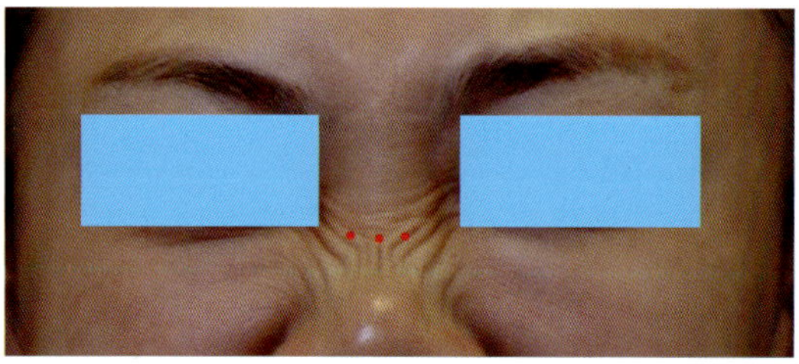

图 1-1-3-11 皱鼻纹注射点位

（5）注射层次：垂直进针，行皮下注射。

（6）注意事项：

- 两侧的注射点位不能太靠外，以免影响提上唇鼻翼肌，导致上唇下垂或不对称。
- 两侧注射点位不能太靠上，以免累及眼轮匝肌睑内侧，干扰泪液引流，导致溢泪。
- 避开血管，以免引发出血和血肿。

（五）颏部凹坑

（1）注射靶目标：颏肌。

（2）局部解剖：颏肌又称颏提肌，位于降下唇肌的深层和内侧，起于颏部正中央的最深处，侧切牙下方的牙槽骨，止于颏部真皮层，两侧肌纤维相互纵横交错。颏肌收缩可上提颏部皮肤，并使下唇前伸，做出噘嘴的动作，部分求美者正常闭嘴时，颏肌不自觉锁紧，从而形成砾石样外观。颏肌松弛后，颏部的轮廓会略显尖，砾石般皱坑会减少（图 1-1-3-12）。

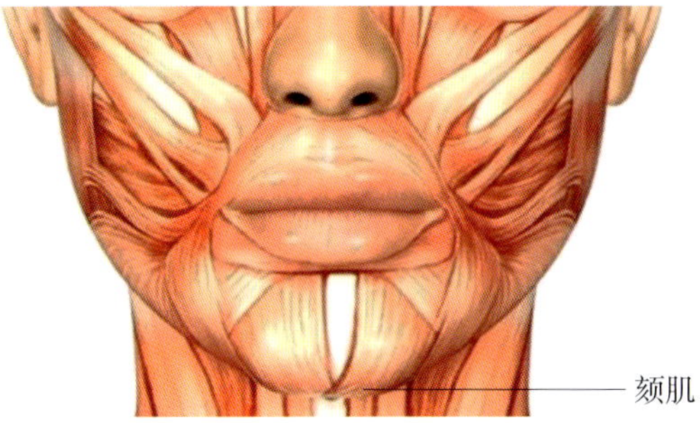

图 1-1-3-12 颏肌

（3）药物配制：注射用肉毒毒素针剂 100 U/ 支，加入无菌生理盐水 2.5 mL，配制成每 0.1 mL 含 4 U 肉毒毒素的溶液。

（4）注射点位及剂量：

- 单点法：在颏部下缘正中单点注射 5 U。
- 两点法：在颏部下缘正中线两侧，间隔 0.5 ~ 1 cm 各选一个注射点位（图 1-1-3-13），每个点位注射 2.5 U，总注射剂量为 5 U。

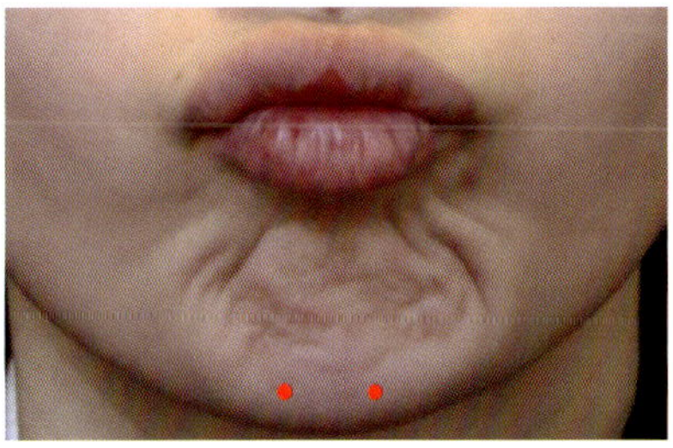

图 1-1-3-13 颏肌注射点位

（5）注射层次：深、中、浅各层次的注射都可以引起减弱颏肌收缩力的作用，深层次注射比较安全，不会影响到周围肌肉。

（6）注意事项：紧邻下颌缘上方进针，注射点位不可过高，颏肌上方为口轮匝肌，如果受累会导致下唇松弛和功能障碍；注射点位不可过度外移，颏肌的两侧为降下唇肌，如果其受累会导致口唇左右不对称。

（六）口周纹

（1）注射靶目标：口轮匝肌。

（2）局部解剖：口轮匝肌是环绕口唇部的括约肌，收缩力量强大，口轮匝肌对口唇部起括约作用，收缩时口唇闭合，使上下唇与牙紧贴。口轮匝肌长期收缩加上局部软组织容量减少形成上下唇缘放射状的皱纹（图 1-1-3-14）。

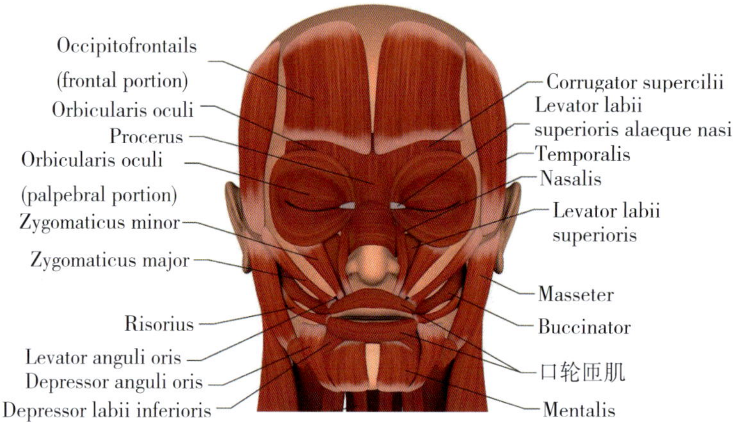

图 1-1-3-14　口轮匝肌

（3）药物配制：注射用肉毒毒素针剂 100 U/ 支，加入无菌生理盐水 2.5 mL，配制成每 0.1 mL 含 4 U 肉毒毒素的溶液。

（4）注射点位及剂量：上唇注射点位选择在人中嵴两侧距口角约 1 cm 区域的唇缘上方，距唇缘不超过 0.5 cm，两侧以相同间隔各对称注射 2 个点位，每个注射点位注射 0.5 ~ 1 U，总注射剂量为 2 ~ 4 U；下唇注射点位选择在正中线两侧唇缘下方，距离口角至少 2 cm，左右各 1 个点位，每个点位注射 0.5 ~ 1 U，总注射剂量为 1 ~ 2 U（图 1-1-3-15）。

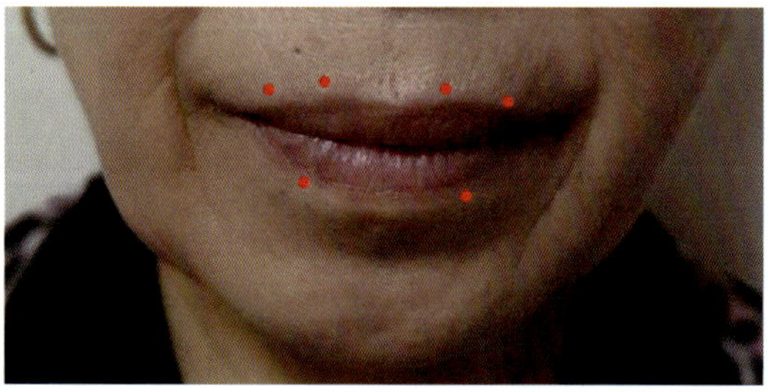
图 1-1-3-15　口周纹注射点位

（5）注射层次：皮下注射。

（6）注意事项：

- 注射剂量一定要小，若一次注射过多会影响发音和饮食，应小剂量分次注射，2 ~ 4 周复查，再根据情况调整。尽量做到注射位置、深度、注射量一致。
- 注射点位应远离口角，以免造成口关闭不全。

- 注射后短时间内影响发声，声音工作者（如歌手、播音员等）及管弦乐演奏者不适合此治疗。

五、抑制肌肉收缩，降低局部肌肉张力

颈阔肌条索

（1）注射靶目标：颈前部颈阔肌。

（2）局部解剖：颈阔肌为一皮肌，薄而宽阔，起自胸大肌和三角肌表面的筋膜，向上内止于口角、下颌缘下缘及皮肤表面，止点最高可达眼轮匝肌的外缘，作用是牵拉口角和使下颌向下，颈部的纵向条索是部分颈阔肌痉挛性收缩使肌束明显而导致的，年龄越大越明显（图 1-1-3-16）。发音“yi”下拉口角时，颈阔肌收缩会暴露纵向条索。需要通过注射肉毒毒素进行肌肉松解。

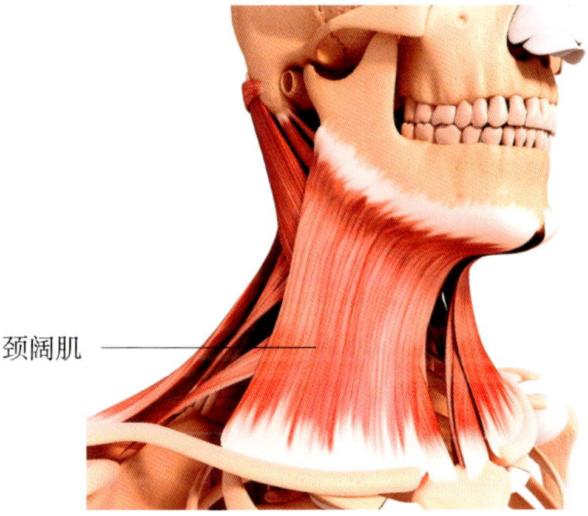

图 1-1-3-16　颈阔肌

（3）药物配制：注射用肉毒毒素针剂 100 U/ 支，加入无菌生理盐水 2.5 mL，配制成每 0.1 mL 含 4 U 肉毒毒素的溶液。初学者可以抽取此溶液 0.5 mL，再加入无菌生理盐水稀释至 1 mL，使之成为每 0.1 mL 含 2 U 肉毒毒素的溶液。

（4）注射点位及剂量：使劲下拉口角，暴露颈阔肌束，每个条索设计 3 ~ 8 个点位，每点间距 1 ~ 1.5 cm，捏住条索进行注射（图 1-1-3-17）。每个点位注射 0.5 ~ 1 U，单侧总注射剂量为 20 ~ 25 U，双侧总注射剂量为 40 ~ 50 U。

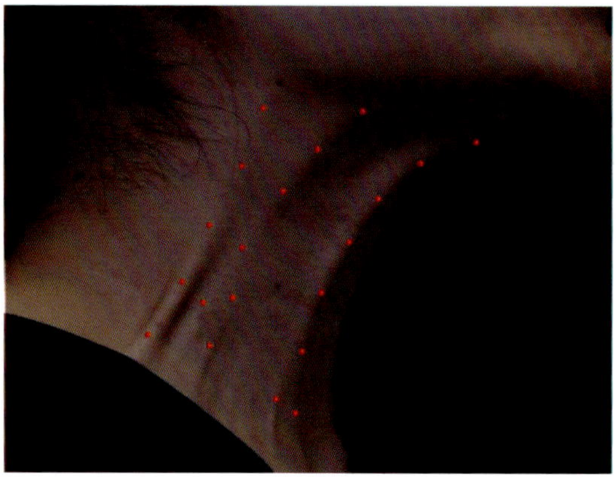

图 1-1-3-17　颈阔肌条索注射点位

（5）注射层次：皮下浅层注射。

（6）注意事项：

- 注射点位应在气管外 1 cm，高于锁骨缘至少 4 cm。
- 药物注射过量或者过深可能会弥散至颈阔肌下方的其他肌肉导致吞咽困难、发声困难、颈部肌肉力量弱。

六、瘦脸

（1）注射靶目标：双侧咬肌。

（2）局部解剖：咬肌位于腮腺深层，参与构成下面部的宽度，其体积较大，厚度达 15 ~ 20 mm，收缩力强大，起于上颌骨颧突和颧弓，止于下颌骨（图 1-1-3-18），收缩时出现咬合动作。其中咬肌浅层起于上颌骨颧突、颧弓下缘前 2/3，止于下颌骨咬肌粗隆下颌支外侧下半部；中层起于颧弓前 2/3 深层，止于下颌支中部；深层起于颧弓深层，止于下颌支上部和喙突。咬肌下部有咬肌下深筋膜（Deep inferior tendon，简称 DIT），比较致密，如果将肉毒毒素注射在 DIT 深层，DIT 可阻断肉毒毒素向浅层弥散，咬肌浅部的肌肉未被麻痹，收缩时形成蛙腮。

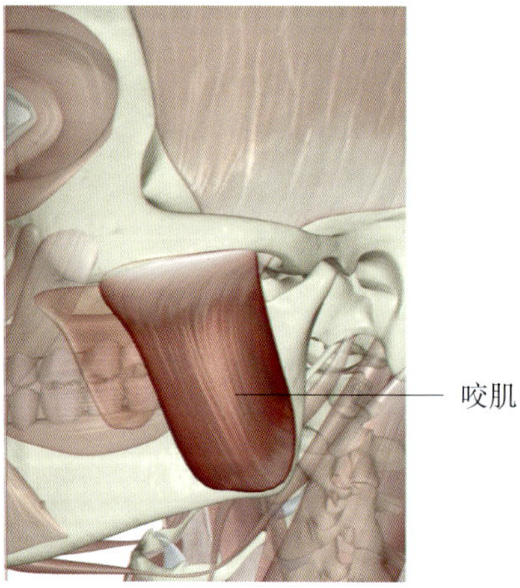

图 1-1-3-18　咬肌

（3）药物配制：注射用肉毒毒素针剂 100 U/ 支，加入无菌生理盐水 2.5 mL，配制成每 0.1 mL 含 4 U 肉毒毒素的溶液。

（4）注射点位及剂量：

- 五点法：适用咬肌特别肥厚的求美者。沿耳屏（耳垂更安全）与口角作连线，为注射安全参考线的上界，下颌缘的下缘为注射的下界。嘱求美者咬牙，标出咬肌的前后缘为注射的前后边界，在咬肌最厚处标注第一个点位，然后在该点上、下、左、右 1 cm 处各标注一个注射点位，每个点位注射 6 ~ 8 U，两侧总注射剂量为 60 ~ 80 U（图 1-1-3-19）。

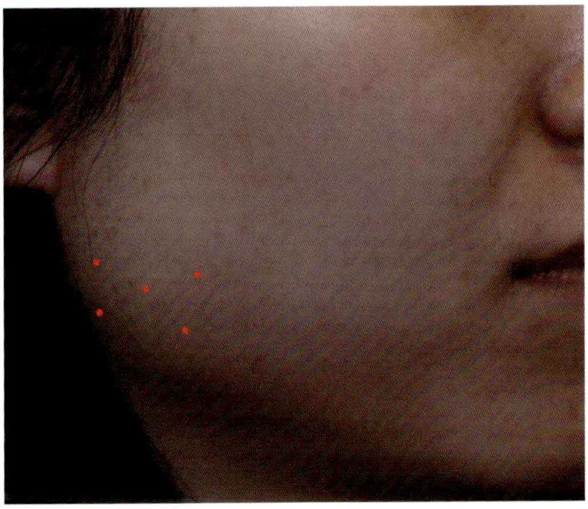

图 1-1-3-19　咬肌五点法注射点位

- 三点法（最常使用的方法）：适合绝大多数的求美者，以咬肌最厚处为中心，设定 3 个注射点位，每个点位间隔 1 ~ 1.5 cm，单侧最厚处单点注射剂量为 8 ~ 10 U，两侧总注射剂量为 50 ~ 60 U（图 1-1-3-20）。

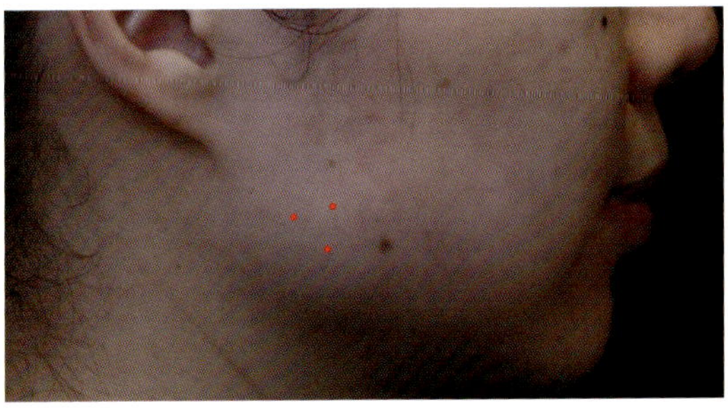

图 1-1-3-20　咬肌三点法注射点位

（5）注射层次：肌肉深层注射，垂直进针，针尖触到骨膜后稍稍退针。

（6）注意事项：

- 针头深入肌肉深层后，回抽确认不在血管内，再缓慢推药，使药物均匀弥散。
- 咬肌越肥大的求美者，治疗效果越好，但需多次注射才能达到较好的效果；下颌角过宽而咬肌体积较小的求美者不适合此项治疗，若求美者强烈要求治疗，应小剂量注射，仅限于使下颌线条更加柔和。

● 对于年纪大于 40 岁、下颌松垂、面颊脂肪不足或凹陷的求美者，应谨慎实行此项治疗，因为年纪大的求美者皮下组织较薄，咬肌反倒撑起面颊轮廓，若治疗不慎，反而会显得面颊消瘦下垂。

● 应告知面颊脂肪过多的求美者效果有限，因为仅靠缩小咬肌的体积无法有效改善面颊脂肪过多的情况。

● 注射后 1～2 周会有轻度咬合力下降的情况，1～2 个月能自行缓解，尽量避免咀嚼坚硬的食物。

七、下颌缘提升

（1）注射靶目标：颈阔肌。

（2）局部解剖：颈阔肌为一皮肌，薄而宽阔，起自胸大肌和三角肌表面的筋膜，向上内止于口角、下颌缘下缘及皮肤表面，止点最高可达眼轮匝肌的外缘，作用是牵拉口角和下颌向下，加重面部下垂，导致老龄化的外观（图 1-1-3-21）。针对下颌缘部位的颈阔肌做多点表浅的肉毒毒素注射，降低其向下牵拉侧面部的力量，可以起到提升侧面部的作用。

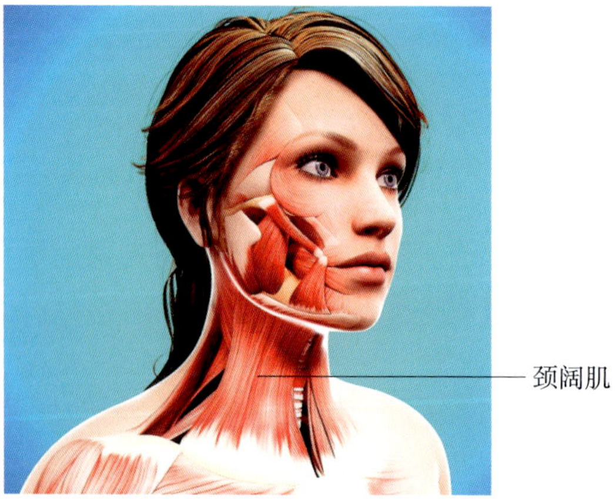

图 1-1-3-21　颈阔肌

（3）药物配制：注射用肉毒毒素针剂 100 U/ 支，加入无菌生理盐水 2.5 mL，配制成每 0.1 mL 含 4 U 肉毒毒素的溶液。初学者可以抽取此溶液 0.5 mL，再加入无菌生理盐水稀释至 1 mL，使之成为每 0.1 mL 含 2 U 肉毒毒素的溶液。

（4）注射点位及剂量：注射点位设定在下颌骨下缘 0.5～1 cm 处，鼻翼与口角连线外侧区域，按相同间距设定 2～3 排，每排 5 个点位，每个点位注射 1～2 U，单侧注射剂量为 20 U，注射总剂量为 40 U（图 1-1-3-22）。

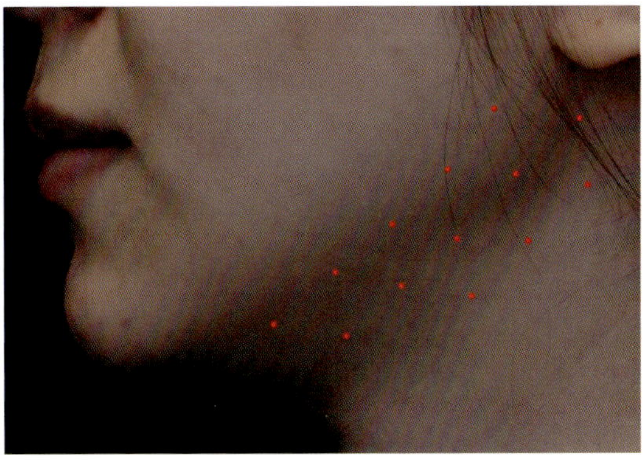

图 1-1-3-22　下颌缘提升注射点位

（5）注射层次：皮内或皮下注射。

（6）注意事项：

- 注射点位避开降口角肌。
- 每个注射点位的注射剂量需保持一致。

八、改善颈纹

（1）注射靶目标：部分颈阔肌。

（2）局部解剖：颈部的皱纹有两种。一种是横向的皱纹，是由于颈阔肌长期收缩和皮肤松弛所致，表现为环绕颈部的粗细不等的横向皱纹。另一种是颈部的纵向皱纹，是部分颈阔肌痉挛性收缩及颈部老化的结果。

（3）药物配制：注射用肉毒毒素针剂 100 U/ 支，加入无菌生理盐水 2.5 mL，配制成每 0.1 mL 含 4 U 肉毒毒素的溶液。初学者可以抽取溶液 0.25 mL，再加入无菌生理盐水稀释至 1 mL，使之成为每 0.1 mL 含 1 U 肉毒毒素的溶液。

（4）注射点位及剂量：沿颈部横向皱纹两侧，每间隔 1 ~ 2 cm 标记一个注射点位，可以在皱纹较多、颈阔肌比较突出的部位做多点位注射，每个点位注射 0.25 ~ 0.5 U，总注射剂量不超过 20 U（图 1-1-3-23）。

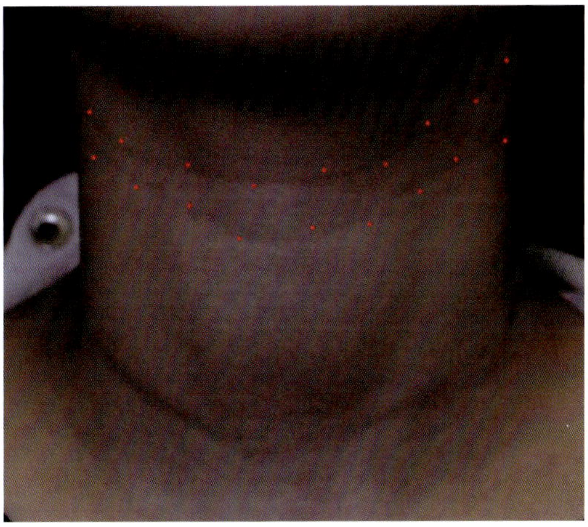

图 1-1-3-23　颈纹注射点位

（5）注射层次：皮内或皮下注射。

（6）注意事项：

- 注射层次宁浅勿深，以免肉毒毒素弥散到其他肌肉。
- 注射点位应避开气管所在区域。

九、改善毛孔、皮肤潮红及毛细血管扩张

（1）注射靶目标：局部皮肤。

（2）作用机制：肉毒毒素治疗玫瑰痤疮的机制可能为抑制皮肤内周围自主神经释放乙酰胆碱，继而抑制其引发的毛细血管扩张。肉毒毒素治疗玫瑰痤疮安全有效，由于价格较贵，不建议首选推荐，可作为治疗玫瑰痤疮的选择方案之一。

（3）药物配制：注射用肉毒毒素针剂 100 U/ 支，加入无菌生理盐水 2.5 mL，配制成每 0.1 mL 含 4 U 肉毒毒素的溶液。初学者可以抽取溶液 0.25 mL，再加入无菌生理盐水稀释至 1 mL，使之成为每 0.1 mL 含 1 U 肉毒毒素的溶液。

（4）注射点位及剂量：双侧瞳孔做纵轴线，双侧眼睑下 1 ~ 2 指做横连线，交点处为注射点位，向外侧延伸，间隔 1 cm 注射一个点位，横排设计 3 ~ 4 个注射点位，共注射 4 排，避开口轮匝肌。鼻头部注射 7 个点位，每个点位之间间隔 1 cm，注射范围完全覆盖面部红斑和潮红区域。以上每个点位注射剂量为 0.25 ~ 0.5 U，单侧注射剂量为 10 ~ 15 U，两侧注射总剂量不超过 30 U（图 1-1-3-24）。

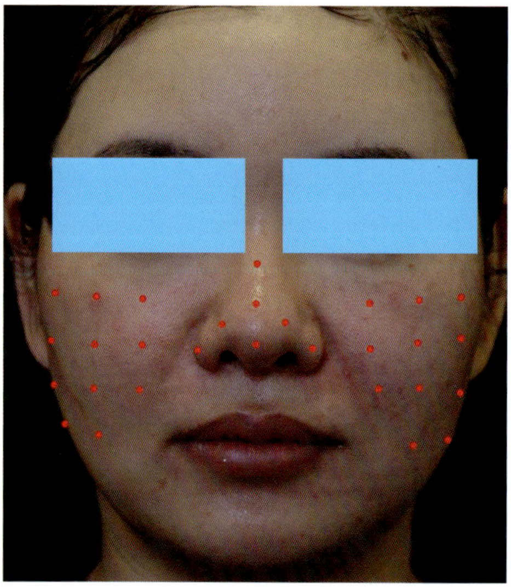

图 1-1-3-24　肉毒毒素治疗玫瑰痤疮注射点位

（5）注射层次：真皮内注射。

（6）注意事项：

- 注射层次为真皮内，不可过深，避免影响面部表情肌。
- 注射剂量不可过大，弥散过度易影响面部表情肌，引起表情僵硬或表情不对称。

十、肉毒毒素的其他应用

肉毒毒素的适用范围很广，除了用于上述适应证之外，还可以用于瘦肩、瘦腿、手足多汗症和腋臭等。由于这些适应证是面部美容之外的项目，在此不再赘述。

十一、并发症及处理

（一）全身中毒

（1）主要表现：注射肉毒毒素后的不良反应包括面神经分支麻痹、咀嚼无力、口腔干燥、偶发头痛、乏力、浑身不适等类似感冒的症状。这些症状可能是药物弥散出肌肉组织至相应部位所致，严重程度与肉毒毒素的注射剂量相关，并随着药物的代谢逐渐缓解。

（2）预防措施：要使用合法合规的产品，在注射过程中，医生要充分了解肌肉及周围组织的解剖结构，准确把握注射部位的层次和注射剂量，提前预判药物在组织内弥散的广度和深度，精准注射，降低此类事件发生率。

（二）过敏反应

（1）主要表现：轻度的过敏反应表现为局部的丘疹、红斑、水肿、瘙痒、风团，重度的过敏反应可表现为全身症状甚至休克、心跳呼吸停止等。

（2）治疗措施：注射场所必须配备肾上腺素和氧气等必要的抢救药品和设施，注射后嘱求美者留观 15 分钟以上。对于高敏求美者，可以注射前做皮试，以确保安全性。

（三）上睑下垂

（1）主要表现：上睑下垂主要见于上睑注射求美者，发生率为 10%～15%，与医生的治疗经验和每个点位的注射剂量有关，是由于肉毒毒素弥散至提上睑肌所致，多发生于注射后 2～3 天，一般在 3～6 周自行恢复。

（2）预防措施：在注射抬头纹时，避免在上睑中央进行注射，以免影响提上睑肌。如果出现上睑下垂，需要等待数周甚至数月才能自行恢复。如果症状明显，可在白天使用交感神经兴奋性滴眼液，如萘甲唑啉或去甲肾上腺素滴眼液，暂时兴奋 Muller 肌使眼裂增大，从而缓解症状。

（四）复视

（1）主要表现：复视表现多见于斜视求美者，发生率约为 2%。可能是注射肉毒毒素引起上直肌不全麻痹所致。复视的发生与肉毒毒素的注射部位和剂量相关，随着注射剂量的增加，复视的发生率也会增加。

（2）预防措施：在眼周注射时需要避开眼球，细心准确，避免注射过量，尤其不要注射过深，以免影响眼球周围的眼外肌。出现复视或斜视只能等其自行恢复。

（五）眼睑闭合不全

（1）主要表现：眼睑闭合不全是由眼轮匝肌麻痹所致，比较罕见。长期眼睑闭合不全可引起角膜溃疡，影响视力。

（2）预防措施：向眼睑注射肉毒毒素后，应常规使用氯霉素眼药水滴眼，睡前向眼内涂红霉素眼膏。

（六）下面部无力

（1）主要表现：由肉毒毒素的局部弥散所致，发生率约为 0.9%，表现为口角轻度下垂、流涎。颧部肌肉麻痹可引起一过性鼻唇沟消失和口唇闭合不全，病情与肉毒毒素的注射剂量相关。

（2）预防和治疗措施：需要注意肉毒毒素的注射剂量、注射容量、注射层次 3 个因素。

（七）发音异常

（1）主要表现：发音异常轻者表现为下唇位置活动异常，部分文字发音不准；重者可表现为声音嘶哑甚至吞咽障碍。

（2）治疗措施：发音异常大多由口唇周围注射、下颌部注射、喉部过度注射肉毒毒素引起，需要等待数月后自行恢复。

（八）免疫反应

（1）主要表现：肌体对所有具有抗原性的物质都会产生抗体，对肉毒毒素也可能产生抗体。如果抗原抗体结合出现免疫反应，就会导致再次注射时效果不佳。

（2）预防措施：抗体的产生目前无法预测，应尽量不要在短时间内重复给药，否则容易产生抗体。对于产生抗体的求美者，再次注射时可以改用其他类型的肉毒毒素，如 B 型肉毒毒素。

（九）局部注射反应

（1）主要表现：局部注射反应包括疼痛、瘀青、水肿等，一般无须处理，数天内即可消退。注射额部和眼周后，少数人会在注射后出现上睑水肿，可能和肌肉收缩力下降及淋巴回流受阻有关。注射时如果刺破小血管，在针眼附近会出现瘀青，一般需要 3 ~ 7 天才能逐渐消退。

（2）预防措施：勤换针头，30 G 针头很尖锐，重复注射后易变钝，穿透皮肤时易造成疼痛及瘀青。可以在注射时使用细小的针头（30 G 或更细的针头），注射后局部压迫 5 分钟以上并冷敷，以最大限度地减轻局部注射反应。敷麻药可以收缩血管功能，注射前敷麻药，有助于减少瘀青发生的可能性。

第四节　联合应用

一、肉毒毒素联合皮肤填充剂注射

肉毒毒素联合皮肤填充剂是最常见的组合应用，通常在肉毒毒素注射后 1～2 周，给予填充剂注射。对于皮肤动态皱纹伴静态皱纹如抬头纹、眉间纹或颏部填充等，肉毒毒素注射后可以减少局部肌肉的活动，可以使该部位的填充剂不易移位，维持更久的时间。皮肤填充剂也可以提高肉毒毒素的除皱效果，同时提升填充静态皱纹后的效果（具体见皮肤填充剂章节）。

二、肉毒毒素联合电子注射

电子注射中混合肉毒毒素可以缩小毛孔，改善浅表细纹，一般全面部水光针可混合肉毒毒素 10～20 U，不可量过大，量过大会影响浅表表情肌，也可能导致面部表情僵硬。

三、肉毒毒素联合药物及激光治疗瘢痕

实验表明，肉毒毒素可以抑制成纤维细胞增殖和瘢痕增生，其机制可能为干扰血管周围交感神经突触前膜乙酰胆碱的释放，抑制血管神经源性收缩，从而提高血管周围组织的氧合作用和灌注，起到软化组织和抑制瘢痕生长的作用。注射肉毒毒素还能松解瘢痕周围肌肉，减轻肌肉对瘢痕的牵拉作用。

瘢痕内注射药物主要包括糖皮质激素、5- 氟尿嘧啶（5-FU）、A 型肉毒毒素等；联合脉冲染料激光可改善瘢痕的毛细血管扩张和充血潮红，联合二氧化碳点阵激光可以刺激表皮和真皮再生重建，在皮肤内注射治疗变平后联合浅层放疗可有效降低瘢痕的复发率。

四、肉毒毒素联合其他治疗

肉毒毒素还可以联合美塑疗法、光电、线雕等进行面部年轻化治疗，联合治疗的功效始终大于单一治疗。

第五节　应用效果案例

案例见图 1-1-5-1 ~ 图 1-1-5-8。

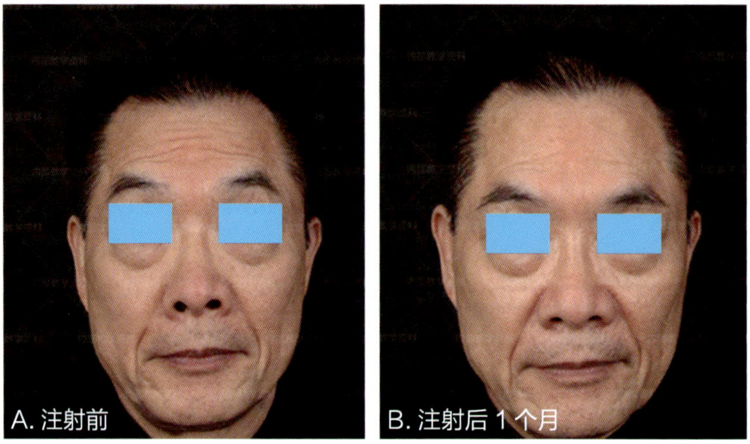

图 1-1-5-1　抬头纹肉毒毒素注射效果对比图

抬头纹分 2 排注射，每排 10 个注射点位，每个点位注射 1 U，皮下或额肌浅层注射。

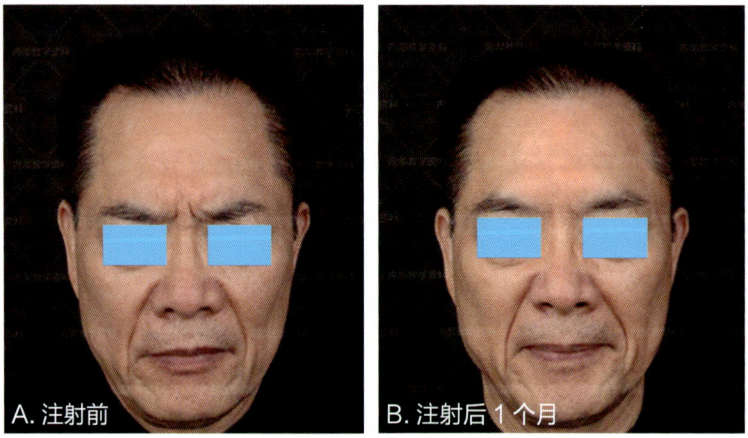

图 1-1-5-2　眉间纹肉毒毒素注射效果对比图

眉间纹采用五点法注射，肌肉或皮下注射，共注射 20 U。

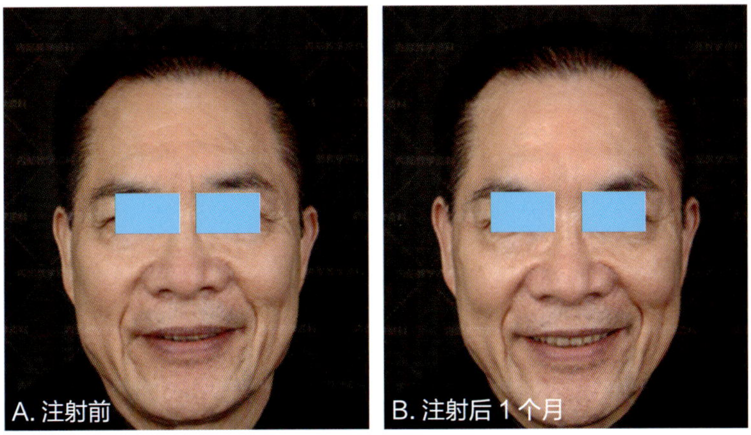

图 1-1-5-3　鱼尾纹肉毒毒素注射效果对比图

鱼尾纹采用微滴注射，两边共设计 20 个点位，皮内或皮下浅层注射，共注射 20 U。

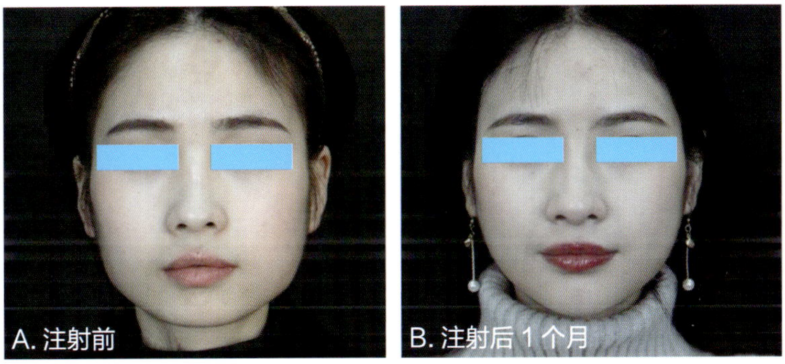

图 1-1-5-4　瘦脸注射效果对比图

五点法注射，每个点位注射 8 U，肌肉注射，单侧注射 40 U，注射总剂量 80 U。

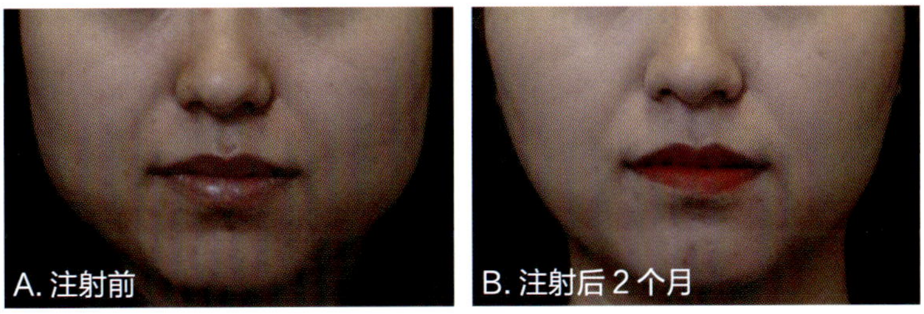

图 1-1-5-5　瘦脸注射效果对比图

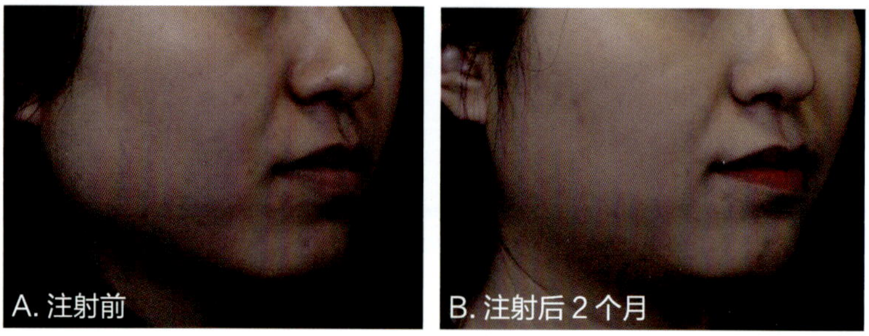

图 1-1-5-6　瘦脸注射效果对比图

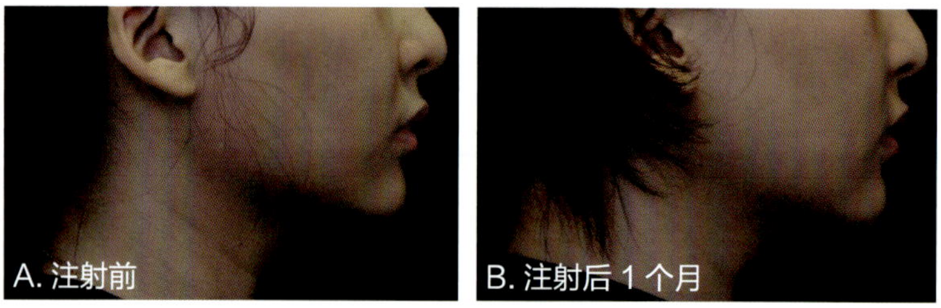

图 1-1-5-7　下颌缘提升效果对比图

两侧下颌缘，各设计 3 排，共 20 个点位，每个点位注射 2 U，皮内注射。

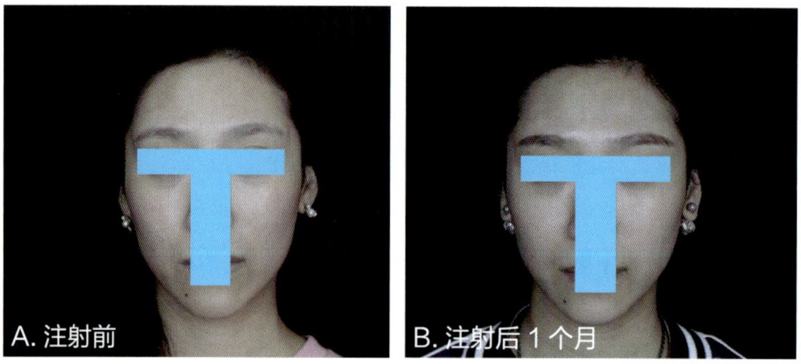

图 1-1-5-8　下颌缘提升效果对比图

第二章
填充剂注射技术

第一节　引言

注射美容技术是将某些药物或医用材料（包括人工材料和自体组织或细胞）注射到人体内，以提高容貌美或形体美的技术。常用的注射材料包括肉毒毒素、填充剂等。填充剂注射技术的临床应用远早于肉毒毒素的注射，早在数百年前就有使用石蜡油注射填充面部及胸部的记载，20 世纪 20 年代更是一度盛行。Bruning 教授在 1919 年注射脂肪矫正鼻畸形，Johnson 教授在 1983 年开始使用自体脂肪填充臀部和乳房；1981 年 McGhan 公司生产的胶原获得 FDA 批准，在 2004 年以前牛胶原一直是临床上最常用的皮肤填充剂；2002 年牛胶原和聚甲基丙烯酸甲酯（PMMA）微球的混合型胶原类制剂爱贝芙获得中国 CFDA 批准；2003 年由 Inaned 公司制造了唯一一款获美国 FDA 批准的人类胶原制剂；2010 年中国台湾 Sunmax 公司生产的双美胶原蛋白获得 CFDA 批准。自 1934 年美国哥伦比亚大学眼科教授 Karl Meyer 和 John Palmer 从牛眼的玻璃体内首次发现透明质酸后，其一直被广泛应用于眼科、骨科、普外科和护肤品领域，但直到 2003 年美国 FDA 才批准其用于皮肤填充注射美容领域，我国在 2009 年才获准。

注射类填充剂的种类繁多，有人体来源也有其他动物来源；有直接提取并纯化的，也有人工合成的；有永久性填充材料也有非永久性填充材料。目前市场上的填充剂通常分为生物降解和非生物降解两大类。前者包括脂肪、牛胶原蛋白、透明质酸、羟基磷灰石钙、聚左乳酸、富血小板血浆等；后者为永久性填充剂，主要包括聚甲基丙烯酸甲酯微球、液体可注射性硅胶、聚己内酯微粒。虽然随着医学的迅猛发展，填充材料的种类和质量都得到了很大的提高，但透明质酸由于有非动物来源、无免疫原性、维持时间较长、降解产物对人体无害等诸多优点，占领了填充剂大约 80% 的市场。本章重点介绍透明质酸相关知识及注射技术，其他填充剂见本篇其他章节。

第二节　透明质酸相关知识

一、透明质酸基本情况

透明质酸（Hyaluronic Acid，HA），也叫玻尿酸，是一种酸性黏多糖，由单位 D- 葡糖醛酸及 N- 乙酰葡糖胺组成的高级多糖，平均分子量为 100,000 ~ 10,000,000 道尔顿。因含有大量的羟基及羧基，可以与水分子形成氢键，故有强大的吸水性，而且 HA 分子将其结合的水分子锁定在其双螺旋柱状结构中，使水分不易流失，因此具有特殊的保水作用，理论上保水能力可高达 500 mL/g，是目前自然界中保湿性能最好的物质，被称为理想的天然保湿因子（Natural Moisturizing Factor，NMF）。HA 广泛分布于人体各部位，包括皮肤、眼玻璃体、关节腔、肌腱、肌腱鞘等，HA 还具有其他多种重要的生理功能，如润滑关节、调节血管壁的通透性、调节蛋白质及水电解质平衡、促进创伤愈合等。HA 没有种属和组织特异性，因此纯的透明质酸制剂没有免疫原性。HA 的来源主要有动物提取法及微生物发酵法，目前多数 HA 制备所使用的提炼方法为细菌发酵。无论是外涂皮肤上或注射于皮下（填充型）的 HA，还是真皮中天然存在的 HA，都会在短时间内被透明质酸酶降解。为了减缓这一生理过程，我们将 HA 与各种化合物交联进行化学修饰，这就是我们所说的交联型透明质酸，产生交联作用的化合物称交联剂。

二、透明质酸交联剂及透明质酸的分类

HA 交联剂主要有 1，4- 丁二醇二缩水甘油醚（BDDE）和二乙烯基砜（DVS），DVS 修饰与 BDDE 修饰的交联型透明质酸存在显著差异。DVS 的分子量（118）比 BDDE 的分子量（202）小。这种差异导致透明质酸交联的性状差异。较小的分子量可使交联的构造形成厚实的网状结构，它的分子结构更小、更稳定，而不像较大分子量的透明质酸分子交联结构那么长。但因为其毒性，DVS 交联的透明质酸钠已经于 2010 年在美国下市，国内也很少使用。经 BDDE 交联后的 HA 凝胶保留了良好的生物相容性及高度亲水性，吸附水分后，可形成三维网状的凝胶结构，不溶于水。在这样的结构下，原本可被透明质酸酶催化裂解的 β-1，4 糖苷键得到了更好的保护，因此减缓了多糖链的降解过程。这样就增加了透明质酸酶降解交联型透明质酸的难度，同时它是三维立体的而不是线型的结构，形成了笼状的分子结构，使得它的稳固性增加，也提升了其对抗酶解反应的能力。交联剂在完成使命后将被洗脱，若有残留可能导致产生免疫反应，常见的反应为在机体抵抗力下降的时候出现红肿。

HA 制剂分为颗粒型和非颗粒型，也称双相型和单相型。单相型 HA（非颗粒型）是只含交联的 HA，通过研磨法把 HA 凝胶块研磨成平滑均质的凝胶状，质地类似于果冻。由于其黏弹性好，易于塑形，临床上已在骨科、口腔颌面外科的修复中得到广泛的应用。双相型 HA（颗粒型）则是通过筛分法，把交联的 HA 凝胶块筛成颗粒状，然后混合非交联的 HA 原液，类似于西米露。非交联 HA 的作用是作为载体和增加凝胶的润滑性，降低注射时的阻力（表 1-2-2-1）。

表 1-2-2-1　单相型与双相型 HA 比较

透明质酸	单相型	双相型
性状	均质凝胶（果冻型）	颗粒状凝胶（西米露型）
透明质酸	单相	双相
性状	同质凝胶（果冻型）	颗粒状凝胶（西米露型）
交联度	较高，6%～13%	较低，1%～5%
黏弹性与塑形能力	黏性高，可用于提升，不易移位扩散，塑形能力强	弹性高，易扩散
维持时间	12～18 个月	6～12 个月
产品浓度	90% ～100%	70% ～90%
推注力	稳定平衡，容易回抽	有波动，不易回抽

在选择合适的透明质酸填充的时候，单相型 HA 的选择和交联度相关，通常交联度低的 HA 填充层次较浅，交联度高的 HA 则填充层次较深，比如骨膜上的注射。双相型 HA 的选择则需要同时考虑颗粒的大小，通常较小颗粒的 HA 产品适合注射到较表浅的部位，而大颗粒 HA 适合注射到较深的部位。

三、有效性和安全性及国内的透明质酸产品

透明质酸（HA）是目前在全世界应用最广泛的面部填充剂，其外观自然、使用方便，具有可逆性和并发症发生率低的优点。商业上使用的交联技术延长了该类产品的效果维持时间。当注射到皮肤或者皮下时，HA 可以结合水分子增大体积，以达到更好的填充作用，其效果可以持续 4～12 个月，甚至更久。体内的 HA 最终会被降解代谢，也有研究表明透明质酸可以促进胶原纤维再生，因此即使过了 HA 的有效时间，填充效果也不会完全消失。和其他填充剂相比，交联的透明质酸没有免疫原性，维持时间较长，不需要冷藏，支撑力较强，并且有其降解药品——透明质酸酶。在注射后若对注射效果不满意则可以使用透明质酸酶来降解，其降解物为水和二氧化碳，对人体无害。以上的诸多优点，使得 HA 类产品相对其他产品更受医生和求美者的欢迎，也比较适合初学者，是目前应用最广的填充剂。

目前国内有证的 HA 种类很多，经原国家食品药品监督管理局 CFDA（即现在的国家药品监督管理局 NMPA）批准的注射用 HA 已经有近 20 个品牌。其中进口的有艾尔建美学的乔雅登家族（共有 7 款产品在国内获批：采用 Hylacross® 技术的 U 系列的雅致® Ultra、极致® Ultra Plus 和盈致®；采用 Vycross® 技术的 V 系列的丰颜® Voluma、缇颜® Volift、质颜® Volbella 和朔颜® Volux，适应症涵盖面颊部、鼻唇沟、唇部、鼻部、下颌轮廓的治疗）、瑞蓝（瑞蓝® 2 号、瑞蓝® 瑞瑅、瑞蓝® 丽瑅、瑞蓝® 丽瑅® 丽多、瑞蓝® 定采和瑞蓝® 丰采）、公主（Princess）、艾莉薇、伊婉（YVOIRE Classic 和 YVOIRE Volumes）。瑞蓝 2 号产自瑞典，是国内最早（2008 年 12 月）拿到国家药品监督管理局批文并引进的透明质酸。其

中乔雅登、艾莉薇、公主是单相型 HA，从生产工艺上来说黏弹性更好，更利于塑形。定采和风采是采用 OBT 技术生产的网状玻尿酸，具有更好的拉伸力，适合做动态区域的填充。。2024 年 8 月 14 日，艾尔建美学旗下创新产品乔雅登“盈致”获国家药品监督管理局注册批准。乔雅登“盈致”用于注射到面部真皮组织的中层至深层部位，以纠正中度鼻唇沟皱纹，内含利多卡因，减少治疗过程中求美者的疼痛。国产的品牌主要有润致、润百颜、逸美、爱芙莱、宝尼达、海薇、姣兰、舒颜、欣菲聆、芙媄登、法思丽、贝丽姿、德蔓等。其中润致、爱芙莱、德蔓是含有麻醉剂利多卡因的透明质酸，可以缓解注射时的疼痛感。逸美、宝尼达并非纯透明质酸，宝尼达含有 80% 透明质酸凝胶、20%PVA 微球，它的聚乙烯醇微球、羟丙基甲基纤维素会延缓填充剂被吸收，从而使填充后效果延长至 5 年以上。不过，并不是注射填充剂维持的时间越久越好，因为体外材料长时间不吸收可能增加诸如迟发性红肿的发生率。用 HA 做填充时，需要根据不同的部位选择相对更合适的产品，以达到期望的效果。任何研究或多或少都存在各种偏倚，HA 产品也因其理化性质的不同而有其局限性，临床医生应当熟知不同 HA 的特性，结合自己的临床观察，为具体注射部位选择合适的产品。

第三节　技术原理与设计

一、技术原理

填充注射是通过补充丢失的无形间质成分，进而改变细胞的代谢环境以及水分和离子平衡，从而增加皮肤的黏弹性及局部的容量，以达到改善容貌的效果。

二、设计

（一）要求和原则

1. 一般要求

为了确保安全有效，操作过程一定要规范，全面记录所有治疗相关的资料，包括门诊病历的各项信息要完整、准确地填写，记录治疗的全过程，并要求求美者签署知情同意书。

注射前拍摄标准化照片（正面、侧面 90°和侧面 45°），必要时增加抬头和低头的角度，或者让求美者做出不同的表情，比如大笑、噘嘴、收下颌等。

光线：注射室光线应充足，从上方照射的无影灯源有助于精确地发现需要矫正的部位。在注射过程中可以让求美者使用镜子以便随时沟通，以确保求美者在离开前对效果满意。

注射椅：尽可能保证求美者状态放松，体位舒适并适合医生操作。

减压物件：注射室应备有减压球、抱枕等物件，可以让求美者转移注意力，以缓解紧张及疼痛感。

急救箱：注射室应备有透明质酸酶以及氧气瓶、去甲肾上腺素等抢救用品及药物，以防止出现透明质酸栓塞或求美者晕针、过敏等状况。

2. 技术要求

制定合理的治疗方案：对每一位求美者都进行仔细的分析，以制定出最合理的个性化方案。透明质酸注射都有相应的维持时间，需要定期注射，且很多时候需要多次注射后才能达到自然、完美的效果。与求美者充分沟通，尽量达到双方都认可，以保证求美者能按治疗计划配合治疗。

术前交代可能发生的不良反应：比如注射时会出现疼痛、出血，注射区出现瘀青、肿胀，甚至误入血管导致栓塞，告知求美者可能发生的概率，但请尽量不要增加求美者的恐惧感。

选择合适的麻醉方式：可根据需要选择外用表麻药、神经阻滞麻醉、注射局麻药，或者选择含有利多卡因的透明质酸，或是在针尖加入局麻药等，以尽可能地减轻求美者的疼痛感。

合理选择填充剂的类型：优先选择生物降解型填充材料。

注射剂量采取宁少勿多原则：过量注射会使注射部位看起来不自然，在做表情时尤其明显。

注射深度：羟基磷灰石为深层填充材料，如果注射到浅层，可导致结节长时间存在和凹凸不平；注射透明质酸在安全的前提下采取宁深勿浅原则，对于真性皱纹的填充例外，以真皮内及皮下浅层注射为宜。为了节省注射剂量和达到最佳效果，可以联合深浅两个层次同时注射。

出现不良反应：如果出现过度矫正或未达到预期效果，与求美者做好沟通，以取得理解，并保持联系让求美者安心。如果出现瘀青，告知求美者瘀青可在 1 周左右消退，并嘱求美者 3 天内冷敷或冰敷，外用活血化瘀的药物（如喜辽妥软膏），3 天后热敷以促进瘀血消散。出现明显肿胀、胀痛，可予以冷敷或冰敷减轻水肿，疼痛明显者可口服非甾体抗炎药（散利痛等）缓解疼痛。出现血管栓塞时应立即注射透明质酸酶，根据症状可酌情加大剂量，多层次、大范围地注射。

（二）治疗方案

1. 简介

医美治疗不同于其他的医学治疗，医生不是唯一做决定的一方，求美者也是制订治疗方案的重要参与者。医生必须和求美者充分沟通，了解其需求，并将自己的设计思路告知求美者，达成一致方可执行治疗计划。如果双方意见有分歧，且都无法说服对方，建议有分歧的部分可以暂缓治疗。不要给求美者过高的期望值，不要给不能正确认识自己容貌的求美者做治疗。

由于注射填充的效果立竿见影，没有太多的不良反应且体验感较好，越来越多的求美者选择注射填充来改善面部轮廓。新型的注射填充剂如雨后春笋般应运而生，同时涌入市场，这就要求注射医生能够正确、合理地选择相应的产品。为了更好地帮助年轻医生快速掌握注射技巧，本章将制定出为大多数注射医生认可的各部位填充的基本注射方法和技巧。待经验丰富以后则可以在此基础上灵活变通，因为注射本身就是集医术和艺术为一体的综合技术。同一个求美者，不同的医生来设计可能会获得大相径庭的效果，毫厘之差体现的就是水平，这也正是注射填充的魅力所在。

2. 治疗方案的制定

（1）求美者的选择：理想的注射填充适应人群是那些能正确认识自身的问题所在，并有着理性期望值的求美者。他们明白自己的需要，也能够很好地理解医生的设计方案，且接受医生预估的治疗后效果。但事实上医生和求美者之间很难达成共识，尤其是初诊的求美者，由于对医生没有足够的信任，或是他们过度追求完美，都可能导致双方意见难以统一。这时候就需要医生耐心地分析和讲解，从专业角度为求美者做充分讲解。尤其是年轻的求美者，往往很容易受当前“网红脸”的影响，把五官做得非常夸张，也许镜头上看起来还好，但现实中真的很夸张，也不耐看，随着“流行风”刮过以后，只能重新修复。所以，医生在治疗前就要和这一类求美者充分交流，至少也要双方中和一下意见。另外，我们在做设计的时候并不是千篇一律完全照搬评估标准，做成千人一面。我们要做的是与求美者气质、职业等相吻合的个性化的自然美，使最终效果一定要呈现出治疗后比治疗前更好看、更年轻。

（2）面部美学评估：面部美学评估通常从以下几个方面单独并联合评估，以期达到五官与轮廓、部分与整体的和谐统一：

①脸形：脸形是指面部轮廓的基本形状，在面部美学的评估中，脸形是非常重要的。2000 年 Terino 教授和 Flowers 教授提出了从正面观和侧面观的面部分形。脸形的正面

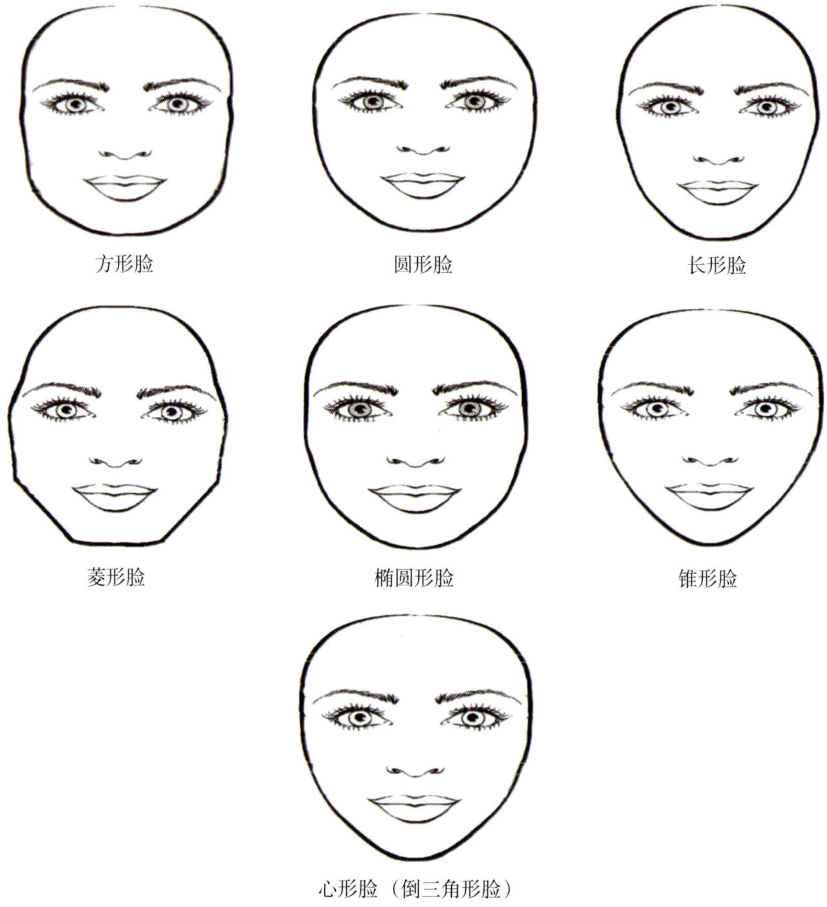

图 1-2-3-1 脸形

分形可分为椭圆形脸、心形脸、圆形脸、方形脸、圆脑袋方形下巴、圆脑袋卵圆形下巴等 6 种脸形。我国人则常分为长形脸、菱形脸、椭圆形脸、心形脸、圆形脸、方形脸、V 脸（也称锥形脸）等（图 1-2-3-1）。2010 年，韩国 SeungChul Rhee 和 SooHyang Lee 两位整形医生在国际美容整形外科学会（ISAPS）下属刊物《美容整形外科》中发表了一篇论文 *Attractive Composite Faces of Different Races*，文中对全球各国最漂亮的各种肤色女艺人的脸形进行了分析，并电脑合成出了下图的“标准美女脸”（图 1-2-3-2）。椭圆形脸因为最符合黄金比例，因此被称为完美脸形。但也不是说椭圆形脸就一定比其他脸形好看，主要还是要结合五官及个人的性格、气质，也就是说，每种脸形都可以很美丽。另外，和注射填充相关的脸形评估除了天生的骨性轮廓外，还要考虑是否伴有皮肤及皮下软组织的松弛、下垂。

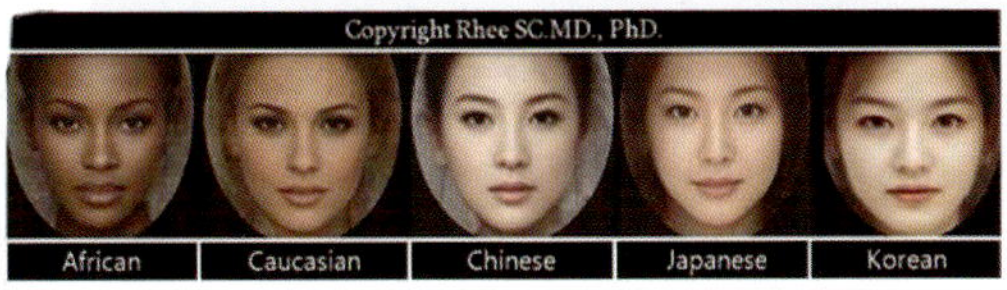

图 1-2-3-2　电脑合成的标准美女脸

Terino 教授和 Flowers 教授认为除了正面脸形的评估外，还需要观察侧面面形，侧面的面形包括突出形、直线形、凹陷形（图 1-2-3-3）。侧面面形的影响因素除了和面部皮肤及皮下软组织相关外，骨骼的原因也是很重要的，因此用填充剂注射的方法，对于直线形和轻微凹陷形的轮廓相对容易矫正，严重的凹陷或突出的侧面外观则效果欠佳。

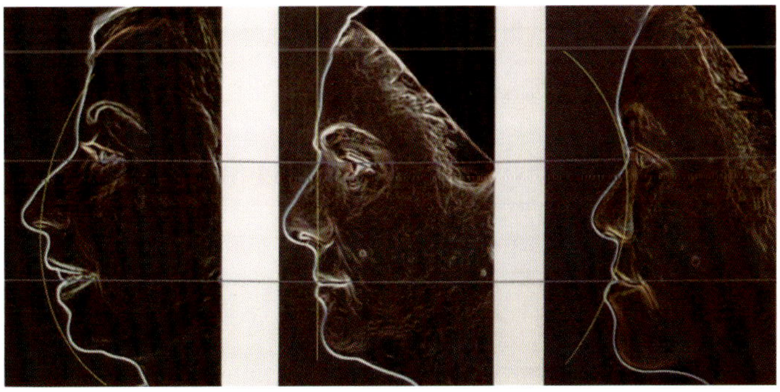

突出形　　直线形　　凹陷形

图 1-2-3-3　侧面面形包括突出形、直线形、凹陷形

②额头的高度：常说的天庭饱满就是指额头要饱满，不要有凹陷；发际线不要过高或过低。

③眉毛的形状：眉毛在五官中通常算眼睛的一部分，修改眉毛的形状可以快捷地修饰脸形。眉毛内侧缘和鼻翼外侧缘垂直对齐（图 1-2-3-4 中 *a*）；眉峰最高点在眉毛全长的 2/3 处（鼻尖外侧到瞳孔外侧之间的对角线）（图 1-2-3-4 中 *b*）；眉尾不能低于眉头，眉头到眉尾适当上扬能使脸形拉长，使人显得精干机敏，过度上扬则会略显凶像；略平的眉

毛，给人和气慈祥之感；过度下垂的八字眉则有点苦相脸；眉尾最佳长度以图 1-2-3-4 中 b 为标准，再拉一条线到外眼角，组成的斜角线（图 1-2-3-4 中 c）就是最完美的眉尾长度（图 1-2-3-4 中 d）。另外，颞部（太阳穴）是否饱满也可以影响到眉形的完美。

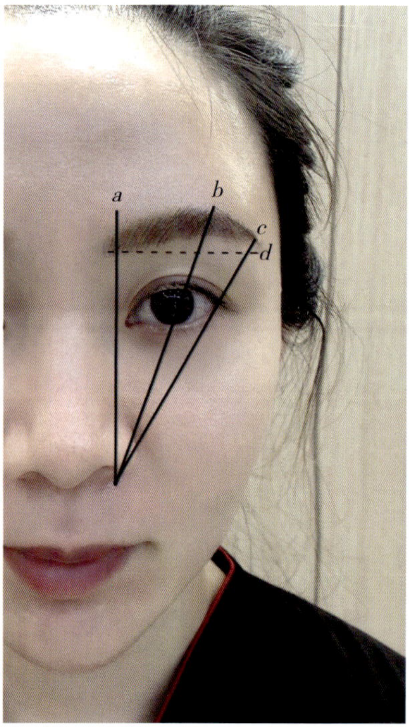

图 1-2-3-4　眉毛的形状

④眼睛的大小和两眼间距：内眦间距等于 1 个眼长，上睑缘与同侧眉毛间距为 15 ~ 20 mm，睑裂上下径为 10 ~ 12.5 mm，左右径为 30 ~ 36 mm；角膜直径为 12 ~ 13.6 mm，角膜露出率为 75% ~ 80%；内眦睑裂角为 48° ~ 55°，外眦睑裂角为 60° ~ 70°；睁眼时重睑线宽度为 2 ~ 3 mm，闭眼时为 6 ~ 8 mm（图 1-2-3-5）。

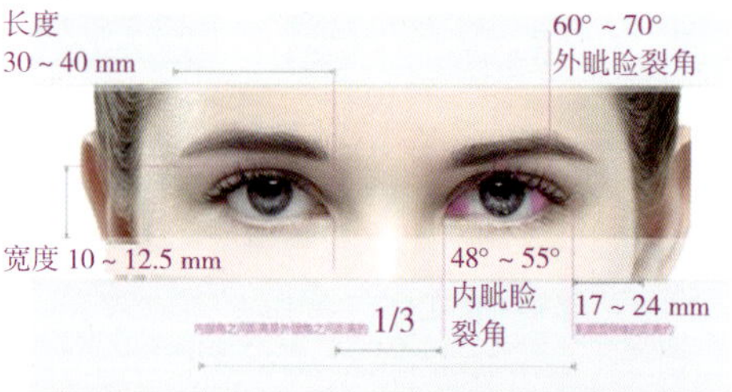

图 1-2-3-5　眼睛的大小和两眼间距

⑤鼻形：鼻子是整个面部的视觉中心和中轴线的重要组成，也是面部最高、最突出的器官。同时还担负着连接和协调面部轮廓及其他五官的作用。首先要强调的是正、挺、直，

正面观鼻子以鼻根部最窄，沿鼻背向下逐渐增宽，鼻翼部最宽。鼻孔最外侧不超过内眦的垂线，超过即为鼻翼肥大。以下数字可供参考：鼻子的长度为颜面长度的1/3，鼻根部鼻梁的高度一般不能低于9 mm，女性一般为11 mm；鼻尖高度相当于鼻子长度的1/2。鼻唇角（鼻小柱前端至鼻底与鼻底至上唇唇红间夹角）为90°~120°；鼻额角（鼻背与眉间所形成的角）为115°~130°；鼻面角（面前垂直平面与鼻背线之间的夹角）为30°~40°；鼻颏角（从鼻尖至颏前点连成鼻颏线，与鼻背线构成的夹角）为120°~130°（图1-2-3-6）。

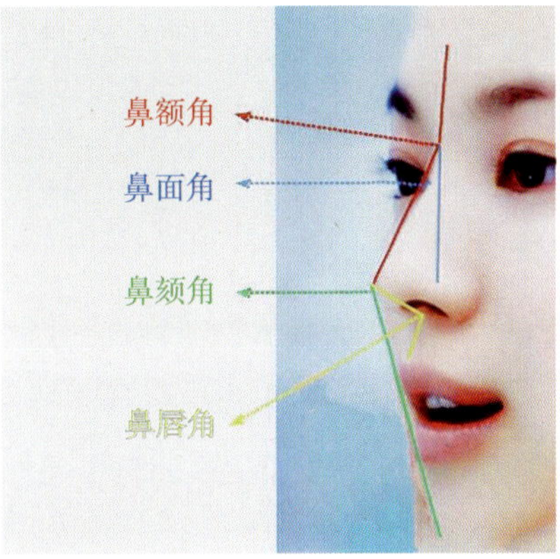

图1-2-3-6　鼻部的美学评估

完美的鼻底形态近似于等腰三角形，鼻孔呈泪滴形（图1-2-3-7），鼻翼壁挺直甚至轻度内凹，鼻尖:鼻孔=1:2（图1-2-3-8）。

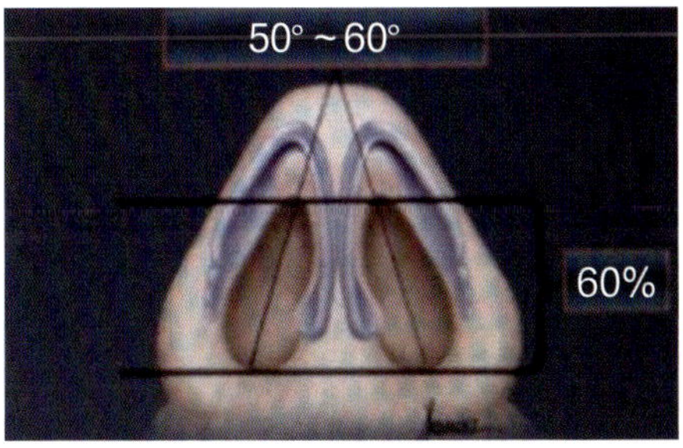

图1-2-3-7　泪滴形鼻孔

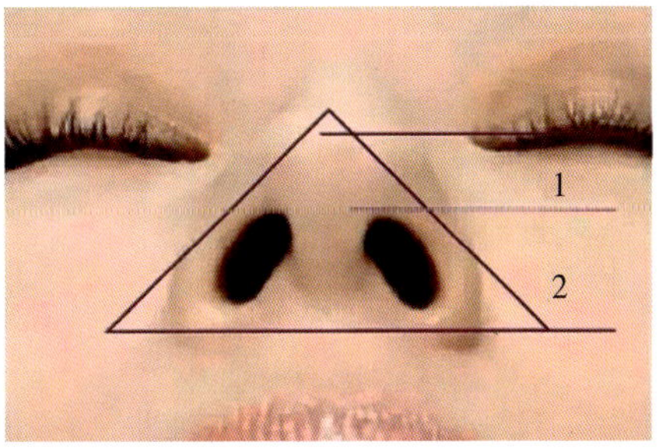

图1-2-3-8　鼻尖:鼻孔=1:2

⑥唇形：上唇厚度为5~8 mm，下唇厚度为10~13 mm，上下唇厚度比约为1:1.618；口唇宽=瞳孔间距，口角向上垂线通过瞳孔中央；口角间距与内眦间距之比为1.618:1；唇形要丰盈突出，有明显的唇线、唇珠、唇峰及人中（图1-2-3-9）。

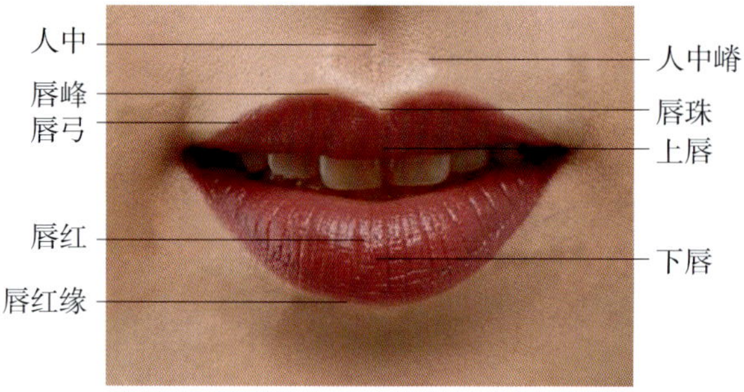

图 1-2-3-9　唇形的美学评估

⑦下颏：颏唇沟深约 4 mm；形状长而兜，即既有长度又有凸度。鼻尖、下唇和下颏尖在一条直线上（图 1-2-3-10）。

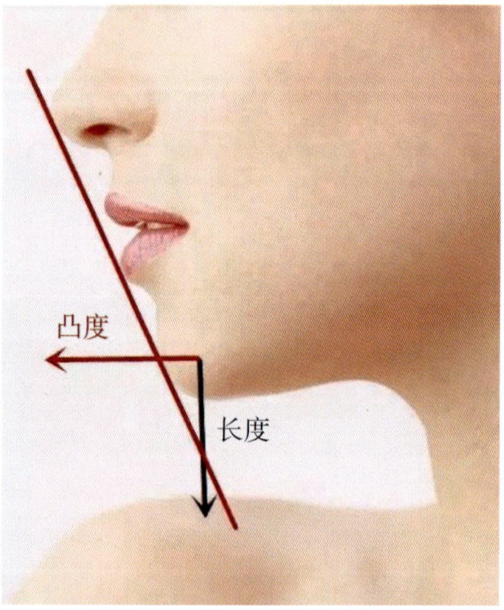

图 1-2-3-10　颏部的美学评估

⑧美丽角：下颚垂直部分与面部正中线的平行线的夹角即美丽角（图 1-2-3-11）。“美丽角”太小，视觉上看起来会有脸大的效果。通过调整咬肌增大“美丽角”，可以使脸看起来小很多（图 1-2-3-12）。

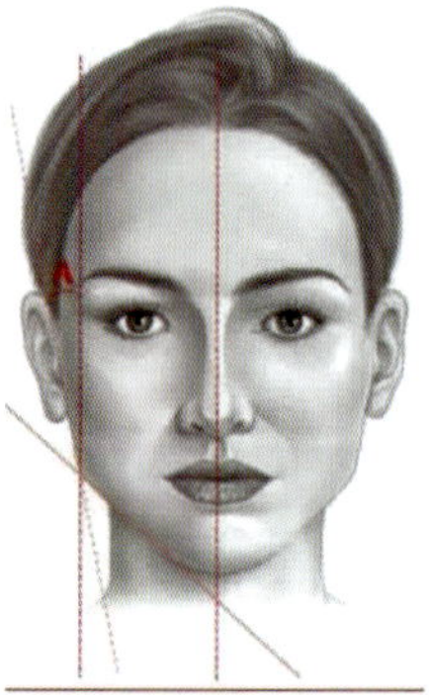

图 1-2-3-11　美丽角

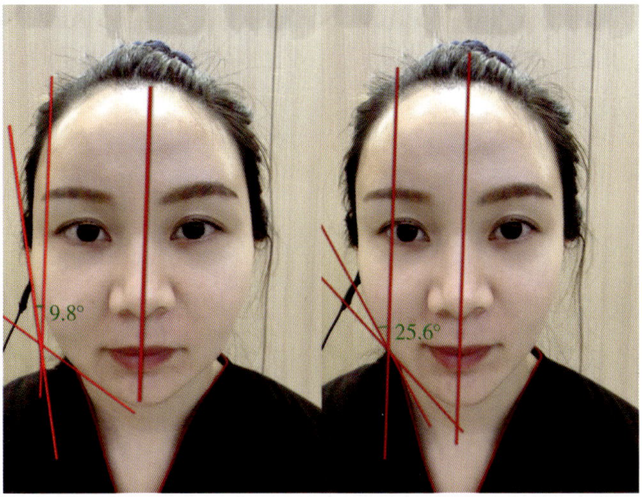

图 1-2-3-12 美丽角增大，脸变小

⑨皮肤的评估：主要从肤色、皮肤的弹性、毛孔的粗细、有无皮肤病等方面进行评估。

⑩全面部综合评估：欧式的鼻子高、挺、直，但是如此完美的鼻形如果放在一张很古典的东方人脸上，看起来会不伦不类。整形美容牵一发而动全身，一个部位的改变往往需要其他细节的呼应，如果仅仅使一个部位改变巨大，其他部位不做相应的调整，往往会显得生硬、突兀、虚假，即哥斯塔效应（整体大于各部分之和）。因此，我们要做到从五官轮廓到皮肤质地进行全面评估、综合设计，才会获得协调、最佳的效果。全面评估也有一些常用的标准，除了对称性以外，还有黄金比例、三庭五眼、四高三低、Ogee 曲线等。

- 黄金比例：据说，有一次毕达哥拉斯经过一家铁匠铺时，听到打铁声极为悦耳。通过反复试验，这个声音的来源比例被他用数理方式表达出来：当一个整体一分为二，较大部分与较小部分之比等于整体与较大部分之比，其比值约为 1:0.618（图 1-2-3-13）时，事物结构最稳固，视觉上也最为柔和美丽。0.618 这个最具审美意义的比例数字，蕴藏着极为神奇的美学价值，并普遍存在于自然界中，大至银河系，小至贝壳。虽然由于后天环境和修养等因素，很多女孩子不能达到天生丽质，但通过后天美容整形等最新医疗技术，将面部比例适度调整以接近黄金比例（图 1-2-3-14），也一样可以实现恍若天成的美丽。

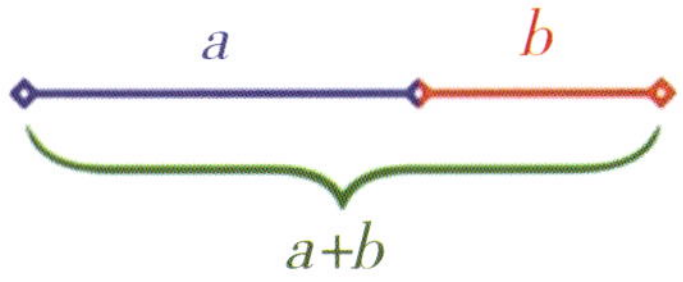

图 1-2-3-13 黄金比例

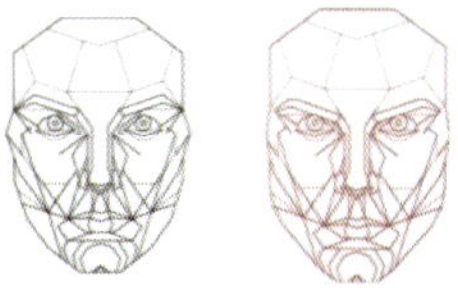
图 1-2-3-14 面部的黄金比例

● 三庭五眼（图 1-2-3-15）、四高三低（图 1-2-3-16）：也是遵循黄金分割比例的。以眉毛和鼻基底的水平线把面部划分为上、中、下 3 部分，每部分各占 1/3。以眼睛的内眦、外眦的垂线将脸的宽度分成 5 等份，每份等于 1 个眼睛的长度。鼻尖、下唇、下颏三点连成一条线，上唇与下唇两者略缩于该线。

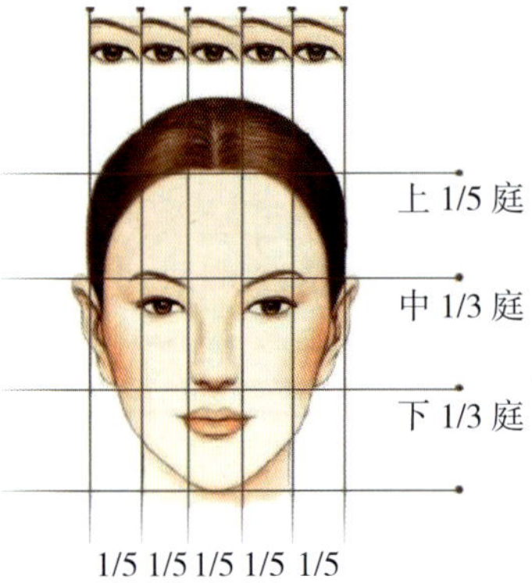

图 1-2-3-15　三庭五眼

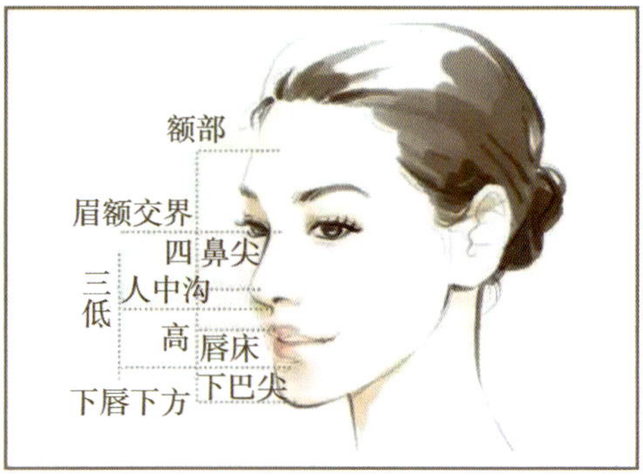

图 1-2-3-16　四高三低

● Ogee 曲线：是面部的反向双曲线，即“S”曲线，是衡量侧面完美弧度的指标，展现了女性柔和的曲线之美。从额头到鼻背，从卧蚕到苹果肌，从下唇到下颏，完美的面部轮廓可以找到诸多的“S”形（图 1-2-3-17）。当面部组织开始出现容量流失后，苹果肌变平甚至凹陷，泪沟、法令纹、木偶纹出现，下脸颊脂肪堆积，甚至双下颏，这些都使 Ogee 曲线不那么完美甚至消失。

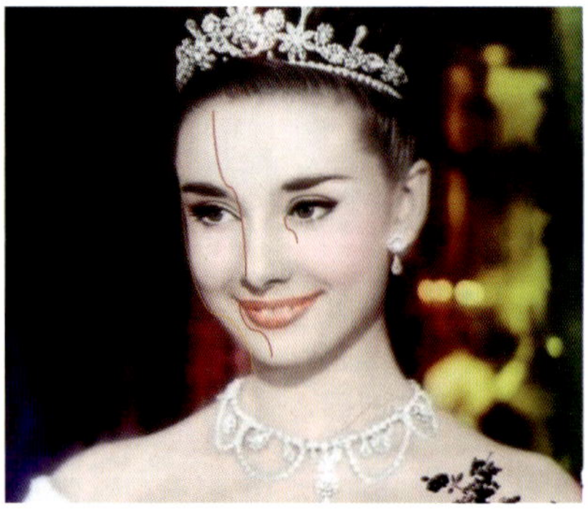

图 1-2-3-17　Ogee 曲线

（三）麻醉和镇痛

注射填充的效果立竿见影，因此对求美者来说有非常大的吸引力。但因为在注射时仍然有些许痛感，尤其是在特别敏感的部位，比如唇部注射的时候，同时因为紧张而使这些不适感加重。如果注射的体验感不好，则会影响再一次治疗。因此，注射的医生要学会运用麻醉的方法减轻疼痛，使求美者更舒适。为了减轻这些不适感，使得求美者得到更好的体验感，我们通常需要使用各种不同的局部麻醉方法。

1. 简介

面部的感觉主要来自面神经和三叉神经。三叉神经为混合神经，支配面部、口腔、鼻腔的感觉和咀嚼运动，由眼支、上颌支、下颌支 3 部分组成，分别支配眼裂以上、眼裂和口裂之间、口裂以下的感觉和咀嚼肌的收缩。面神经为运动神经，分为 5 个不同的神经束：颞支、颧支、颊支、下颌缘支和颈支。注射填充局部麻醉即可，最常用的方法为局部表面麻醉，可以减少进针时及浅层注射（真皮层）的痛感。深层注射（骨膜上）时可以在针尖加局麻药，既有利于回抽以判断针头是否误入血管，又使推注后局麻药即刻发挥效果，推药时可以不同程度地减轻胀痛感。对于特别敏感的部位（比如唇部），可以表面麻醉联合神经阻滞麻醉，以更好地减轻痛感。另外，选择含有利多卡因的透明质酸制剂及使用钝针注射，也可以不同程度地减轻痛感。

2. 注射前评估

注射前需要做两方面的评估。一是需要详细地询问求美者的既往史，有无高血压、心脏病等基础疾病史，如果求美者有高血压或心脏病病史，麻醉时添加盐酸肾上腺素可能使血压上升得很快、很高。有无饮酒史、麻醉药物过敏史或麻醉剂耐药情况，有无吸毒史，比如娱乐性的毒品可卡因等。二是注射前有效评估以帮助选择用何种形式的麻醉方法，以及治疗后是否仍需要予以解热镇痛药。

3. 表面麻醉

表面麻醉是在注射填充的临床中最常用的麻醉方法，尤其是浅层的注射。对于深层注射，虽然不能缓解推注时的胀痛感，但可以减少针刺时的疼痛感，故常作为常规麻药使用。国内常用的是清华紫光的含有 2% 的利多卡因乳膏，也是目前唯一被批准使用的表麻药膏。冷冻麻醉也属于表面麻醉，简单地使用冰袋有时候也可以很好地缓解注射时的疼痛感，不建议使用含氯乙烷等表面冷冻剂喷雾，防止冻伤。

4. 局部浸润麻醉

注射填充时的局麻主要用于钝针注射前进针点和埋线部位的麻醉，以减少开口针穿刺及钝针和提升线进出时的疼痛感；还可以作为神经阻滞麻醉时的补充，比如使用钝针注射额部时，除了可以选择进针点的局麻外，还可以联合眶上神经和滑车上神经阻滞，并在麻醉阻滞不完全的额部两侧增加局部浸润麻醉。

5. 神经阻滞麻醉

神经阻滞麻醉是在神经干、神经丛、神经节的周围注射局麻药，阻滞其冲动传导，使其支配的区域产生麻醉作用。神经阻滞只需注射一处，即可获得该神经所支配的较大区域的麻醉，但对操作准确度要求高，且有引起严重并发症的可能，故操作时必须熟悉局部解剖结构。卧蚕注射可以选择眶下神经阻滞麻醉或局部表面麻醉。额部填充可以选择眶上神经和滑车上神经阻滞，因麻醉阻滞不完全仍首选局部浸润麻醉，或是神经阻滞麻醉＋局部浸润麻醉。

眶上神经阻滞麻醉：眶上神经起自眶上切迹，将针头直接刺入眉下，在眶上切迹附近注射麻醉剂，要注意避免将麻醉剂注射到眼眶内。若有部分侧支未被常规神经阻滞，可在眼眶上方约 1 cm 处追加注射。眶上切迹位于额骨瞳孔正中线的内侧，如果从外部无法找到眶上切迹，可以通过寻找眶上孔来确定。

滑车上神经阻滞麻醉：少数情况下（约 30%），滑车上神经与眶上神经在眶上切迹一同出现，此时可以与眶上神经阻滞同时进行。多数情况下（约 70%），滑车上神经单独来源于额切迹，此时就需要在面中线外侧约 15 mm 处，即额部中线外约 1 食指宽的距离处，进行补充注射。

眶下神经阻滞麻醉：眶下孔位于眶下缘口角垂线的上 1/3，即眶下缘中点的下方约 0.8 cm 处，眶下血管及神经由此穿行。可在额部眶下孔投影位置直接进针注射。有部分医生习惯从鼻翼外侧进针，向外上方注射眶下神经，但这种方法到达眶下孔的途径更为复杂。还有一种经口内入路的方法，即将注射针平行于上颌第二前磨牙长轴，向上方缓慢进针，当针尖到达眶下孔区时注射麻醉剂。这两种入路都需要谨慎操作，切忌将麻醉剂注射到眼眶内，以免出现复视。

颏神经阻滞麻醉：与眶下神经阻滞类似，颏神经阻滞可以通过口外入路或口内入路完成，两种入路的目标均是垂直口角下方 2 cm 处的颏孔。口外入路针头斜向后，或从内上方指向颏孔缓慢进针；口内入路可从下颌第二前磨牙区刺入，向后下方缓慢进针，在到达颏孔区后再注射麻醉剂。

颊神经阻滞麻醉：颊神经于近上颌第二磨牙处进入口腔黏膜，然后向上走行至牙列内侧，另有一些分支向内下走行，颊神经主干支配整个颊区，包括口角外侧的黏膜和皮肤。颊神经阻滞应在近下颌第二磨牙颊侧进针，进针后平行于咬合面，沿下颌第二磨牙或下颌斜线颊侧缓慢注入麻醉剂。

6. 不良反应

神经阻滞麻醉容易损伤神经和血管，可出现较长时间的感觉迟钝或血肿、瘀青。真正由麻醉剂引起的过敏反应非常少见，应用剂量大于推荐剂量，或不慎将麻醉剂注射至血管内可导致全身的中毒反应。临床表现为视物模糊、运动肌震颤、耳鸣、唇舌感觉异常，甚至痉挛、失去意识、昏迷和呼吸循环抑制。

7. 局部麻醉的缺点

局部麻醉剂可能导致暂时性的皱纹减轻，局部注射麻药可以改变唇形等，容易使我们的评估出现偏差，增加了矫正不足或矫正过度的风险。作者最初做透明质酸丰唇的时候，因求美者赶时间没有敷表麻药，但又怕痛，当时由于经验不足，予以局部注射了 2% 的利多卡因，随后进行透明质酸丰唇，即刻效果满意，但当局麻药吸收以后，求美者对唇形是不满意的。

8. 注射技巧、诀窍和要点

在敏感区域注射时，最好选择含有利多卡因的填充剂，如果不含麻醉剂，可以将局麻药和填充剂充分混合后使用；或直接将局麻药加入针尖，既可以保证有效回抽以初步验证针尖不在血管内，同时又可以减少注射时的不适感。注射含有局麻药的填充剂时，因为麻醉需要 3 ~ 5 秒的时间起效，所以一定要放慢注射速度。整个注射过程医生和求美者都需要尽量放轻松，盲目地追求速度除了造成求美者体验感不好外，还会增加填充剂栓塞血管的概率。

第四节 应用及操作规范视频二维码

透明质酸注射可以用于皱纹的填充，比如填充抬头纹、眉间纹、鱼尾纹、泪沟、法令纹、口角纹；更常用于改善轮廓，比如丰颞部、丰额部、填充颊部、丰苹果肌、隆鼻、丰唇、丰下颌等。巴西的整形外科医生 Dr.Mauricio de Maio 在自己多年临床注射经验的积累下，提出了 MD Codes 液态拉提的概念，将乔雅登透明质酸通过 MD Codes 精准注射以达到改善松弛（Less Saggy）、改善倦容（Less Tired），使脸更小巧（Slimmer）、更年轻（Younger）的效果。比如在颧骨和颧弓处进行注射以提升中面部，原因就是要补充眼轮匝肌下脂肪。这是深层脂肪，随着年龄增长会逐渐萎缩，给它做补充注射，起到支撑作用，会使整个面部有向上提升的感觉。中国台湾的黄耀主教授发现在进行中面部提升的时候，MD Codes 中的部分点位注射效果特别好，而有些点位对于亚洲人群来说却没有那么明显的作用。经过大量的解剖研究后，黄教授发现，通过点位注射如果需要形成良好的支撑，则需要借助真性韧带的帮助。因此，挑选了 5 个支撑力较强的韧带区域，形成了 True Lift 提升法。“True”就是真性韧带，“Lift”就是用相应方式和注射技巧把韧带提升、拉紧。关于透明质酸注射，还有很多临床医生根据自己多年的经验设计出了不同的注射方法，比如中国台湾彭于宾教授的“YES 金字塔”注射法、上海九院崔海燕教授的“未来”注射法。

一、透明质酸注射的基本方法

透明质酸注射可以根据填充效果及安全性综合考虑，通常有浅层注射和深层注射之分。真皮内及真皮层注射常被称为浅层注射，如皱纹及皮肤褶皱的填充，应选择较柔软的中小分子透明质酸。皮下及骨膜上注射常称为深层注射，如颞部、颏部的骨膜上填充，常选择塑形较好的大分子透明质酸。填充注射的具体操作有点状（图 1-2-4-1a）、线状（图 1-2-4-1b）、扇形（图 1-2-4-1c）、交叉（图 1-2-4-1d）注射等多种方法。不同部位、不同层次可以酌情选用不同方法。通常深层（骨膜上）锐针注射选用点状注射，如颞部、颏部的填充注射；皮肤皱纹选用浅层的真皮内和皮下注射，可选择线状注射；皮下或更深层次的钝针注射可选择线状、扇形或交叉注射，如颊部凹陷、颞部凹陷、鼻唇沟凹陷及苹果肌的填充。

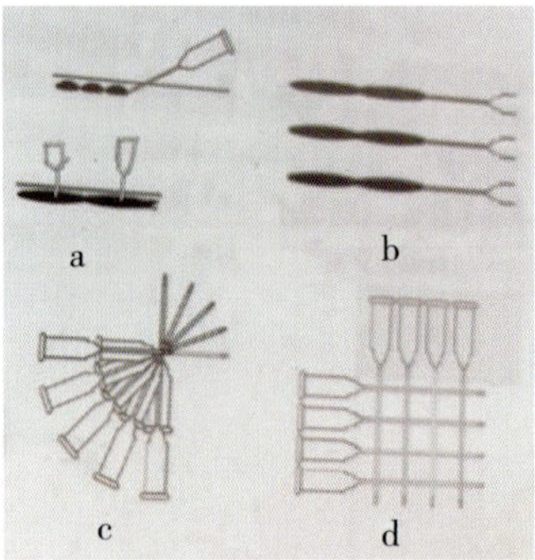

图 1-2-4-1 填充注射的操作手法

二、常见注射美容操作讲解

（一）额部和眉间区

中国人常有“天庭饱满”一说，圆润而饱满的额头符合东方人的审美。额部不平整或窄小、不饱满，可以通过注射填充剂来改善。从侧面看，完美的额部具有优美的弧度，从额部至鼻尖形成一条柔和自然的“S”形曲线。也有专家认为只要额部平整没有凹陷即可，无须填充出一定的弧度，容易有“寿星公”的假面感。

（1）相关解剖：滑车上动脉比眶上动脉的走行更表浅，锐针在此区域进行真皮层或皮下组织层注射时，有损伤及栓塞滑车上动脉的风险。外眦的纵向平面上、眉上 2 cm 处有颞浅动脉的额支经过，进针点可选择在前额外侧缘、外眦上方 2 cm 以内。

（2）注射要点：如果凹陷范围较小，可以选用小分子透明质酸锐针局部多点深层（骨膜上）注射。根据缺失的程度，每个点位的注射剂量为 0.05 ~ 0.3 mL，不建议过量注射，以免按压塑形不平整，出现皮肤凹凸不平的现象。如果凹陷范围较大，建议选择大分子透明质酸锐针深层（骨膜上）注射，如需联合额颞部填充衔接，因额部肌肉、脂肪较薄，建议选择中小分子透明质酸用钝针做深层（骨膜上）注射（图 1-2-4-2）。

额部填充注射操作规范视频二维码

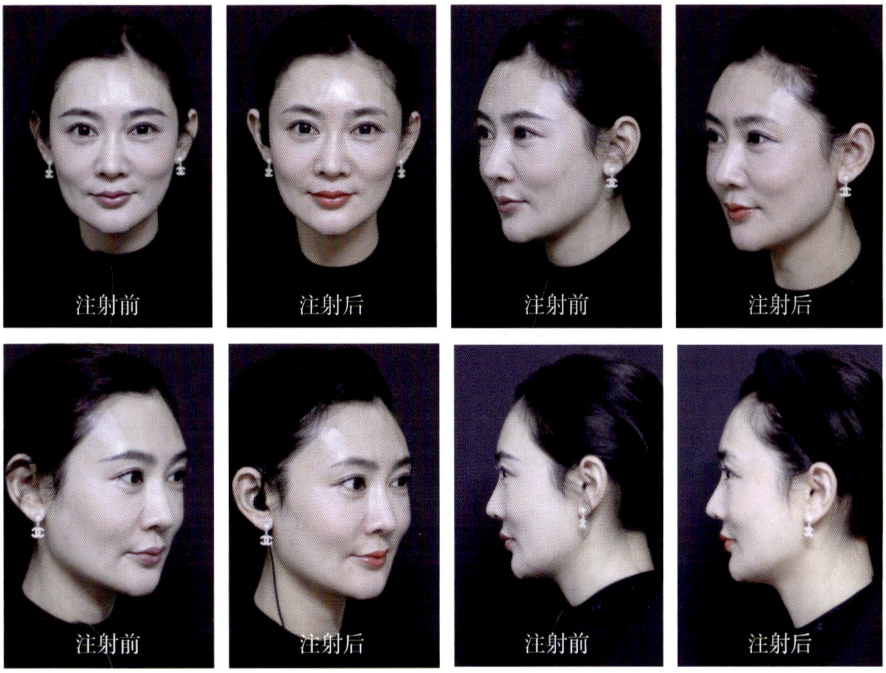

图 1-2-4-2 额部和眉间区填充前后对比图

（二）颞区

颞部共有 9 个层次，由浅入深依次是皮肤、皮下、颞浅筋膜、颞中筋膜、颞深筋膜浅层、颞浅脂肪垫、颞深筋膜深层、颞肌、骨膜。颞部的血管分布密集，栓塞血管后除引起局部脱发外，也有导致求美者失明的报道。

（1）相关解剖：注射时避免损伤颞浅动静脉、颞中静脉、哨兵静脉、颞深动静脉。

（2）注射要点：颞部注射通常有两个层次。一是大分子透明质酸骨膜上的深层注射（锐针垂直进针）；颞部填充的注射位置理论上选择凹陷最明显的部位进针，安全起见常选择颧弓上方 2 cm 处，为了同时起到提眉、提外眼角的效果，可选择齐眉水平或稍上的位置。二是选择中小分子透明质酸皮下或颞浅、颞深筋膜之间注射，用钝针平铺，优点是节约透明质酸的用量，缺点是对层次掌握和推注的要求较高，皮肤容易出现凹凸不平（图 1-2-4-3）。

颞部填充操作规范视频二维码

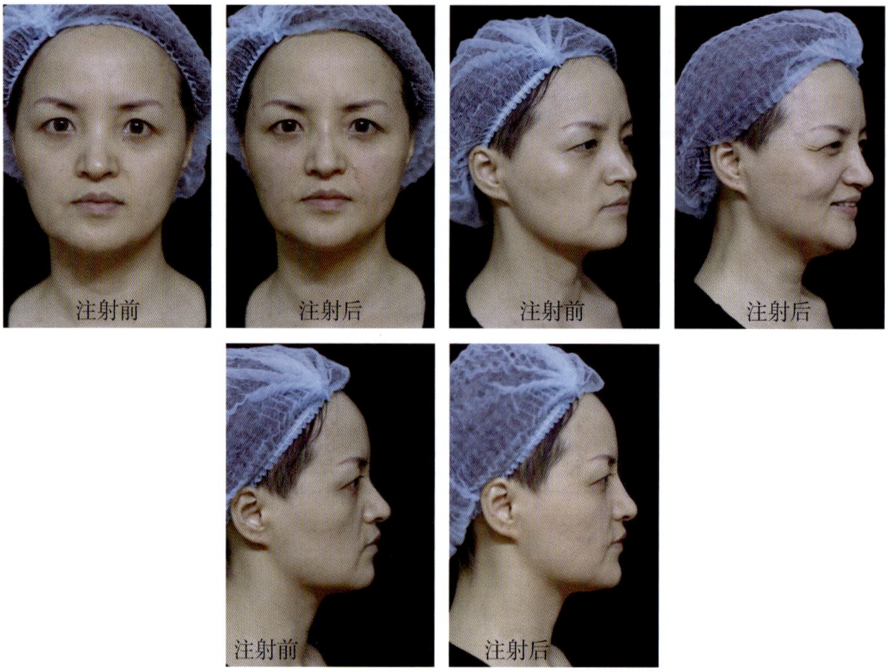

图 1-2-4-3　颞部填充前后对比图

（三）眉弓

眉弓是指额下长眉毛处突出如弓形的部位，又称为眉骨，标志着眼眶的上缘。东方人的眉弓和西方人相比较平，轮廓感不够清晰。随着年龄的增长出现骨质的溶解吸收，使眉弓看起来更加平塌，再加上皮肤及皮下组织的松垂，让眉尾及眼梢均有下移，呈现明显的老态。眉弓部的填充可以补充流失的骨质部分，上提松垂的皮肤及皮下组织，让求美者在注射后可即刻呈现年轻化。不过，中、重度的眉下垂往往无法完全通过注射填充获得满意的效果，可以联合切眉等治疗。

（1）相关解剖：眉弓是位于眶上缘上方、额结节下方的弓状隆起。该处注射需注意避开眶上切迹和眶下孔。眶上切迹位于眶上缘的内、中 1/3 相交处，距正中线约 2.5 cm，眶上血管和神经在此通过。眶下孔位于眶下缘中点下方约 0.8 cm 处，眶下血管及神经由此穿行。

（2）注射要点：首先须用手指向上提拉眉弓处皮肤以评估是否需要对整个眉弓进行填充，还是仅填充眉尾即可，均须注意眉形的变化。做眉尾处的局部填充可以直接用锐针在眉尾的眉弓处骨膜上注射，为了增加眉弓处轮廓的丰满度，也可以在肌肉层和真皮下做少量的填充。这种局部的填充总剂量控制在 0.2 mL 左右为宜，注射量过多除了导致局部凸起明显外，还会导致眉尾过度抬高使眉尾有飞起的感觉，会显得有凶像。如果需要对整个眉弓进行填充，建议使用钝针以减少瘀青和栓塞的风险。填充的部位可以和眉毛一致，或在眉毛的稍偏上或稍偏下处，注射完及时按压止血，然后

眉弓填充操作规范视频二维码

塑形。该处注射还需要注意防止填充物游走至上睑，除了多层次、少量填充外，需嘱求美者 2 周内避免此处过度做表情，如提眉等。必要时可在注射区用胶布粘贴、固定（图 1-2-4-4）。

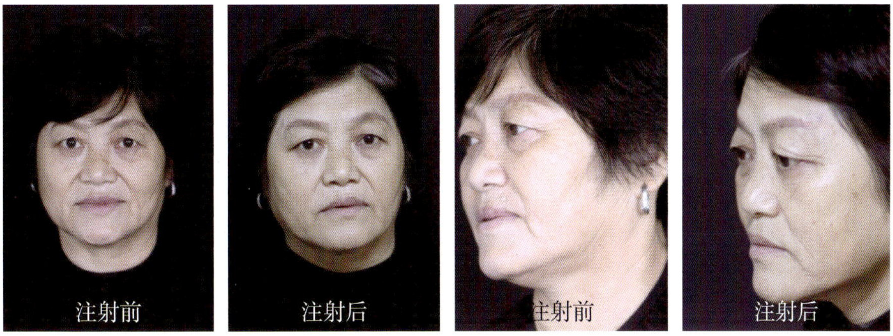

图 1-2-4-4　眉弓注射前后对比图

（四）上睑凹陷

也称上眼窝凹陷（图 1-2-4-5），指上睑区眶下缘处出现的凹陷，常常伴有眼睑皮肤松弛下垂。上睑凹陷是随着年龄的增长脂肪萎缩或局部骨骼吸收造成的，上睑处容量缺失而皮肤松弛容量相对富余，从而出现上眼窝处凹陷性的阴影，是上睑老化的临床表现之一。这种后天因衰老而产生的上眼窝凹陷给人疲倦的感觉，改善上眼窝凹陷可以明显减轻眼睛的疲倦感和衰老的状态。该区对注射的剂量和注射层次的掌握方面要求非常高，否则求美者注射后向下看时，上睑容易有鼓包等现象。因此，该处注射不建议初学者尝试，最好在能熟练地填充泪沟后才能尝试上眼窝凹陷的填充。也可以选择嗨体 1.5 mL 进行多次填充，除了体积占位以外，其内的 L- 肌肽可以诱导胶原蛋白的生成，从而使上睑轻微凹陷因皮肤张力增加而改善。上睑凹陷使用透明质酸填充的优点之一是，一旦出现填充过量可以使用透明质酸酶溶解。医生可以根据凹陷程度、注射技术以及求美者的需求来选择相应的填充材料。

（1）相关解剖：标记眶上切迹，术中注意防止损伤眶上血管和神经。

（2）注射要点：使用钝针注射减少瘀青及栓塞的发生率。求美者取坐位，先标记眶缘下凹陷的区域，消毒后在外侧眶缘处局麻后用开口针开口，使用 27 G 钝针首先沿着眶缘进针至最内侧做扇形注射，退针给药，单侧注射剂量不超过 0.3 mL，以防量多引起局部凸起。注射时应用双手操作，注射层次不要太深，以防损伤眶隔。如仍感觉注射剂量不足，可以在眼轮匝肌下和皮下同样采用扇形注射，退针给药。进针时用手撑开局部皮肤，以保证进针位置正确，进针过程中可以看到针头的位置。注射完毕让求美者向下看及转动眼球，以确认上睑处有无凸起或不适。

上睑填充操作规范视频二维码

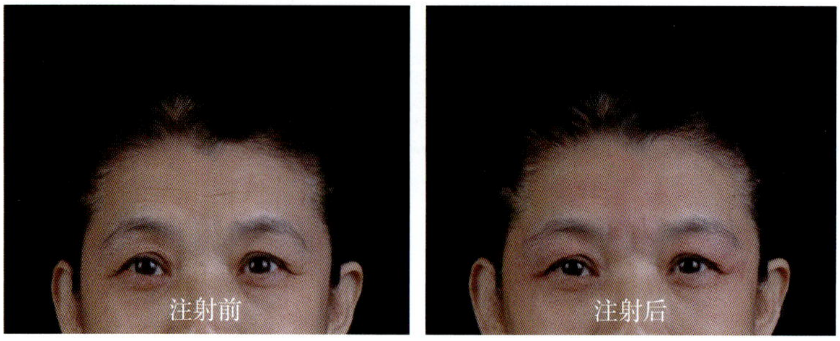

图 1-2-4-5　上睑凹陷注射前后对比图

（五）泪沟

泪沟通常分为 3 个等级，第 1 级是单单只有泪沟出现，也就是“初老”的一种现象。当老化延伸到外眶、外侧的下眶缘，形成睑颊沟的时候，称为第 2 级。两边的老化加深，逐步向中间集中，出现中颊沟和印第安纹的时候，称为第 3 级。

（1）相关解剖：眼轮匝肌在结构上大致分为 3 个部分。和眶部骨头接触的部分叫眼轮匝肌眶部。和眼皮接触的部分叫眼轮匝肌睑部。两者中间有一层眼轮匝肌支持韧带，分割了上下眼轮匝肌，并经由骨、骨膜穿过肌肉后与真皮层连接。通常年轻人的眼轮匝肌支持韧带较紧、较短。

（2）注射要点：泪沟凹陷常伴有眶颧沟的凹陷及苹果肌的平塌，因此临床上常采用大分子透明质酸联合中小分子透明质酸钝针注射一并解决，大分子透明质酸用在瞳孔中线外侧以支撑和提升，小分子透明质酸用于泪沟处的皮下直接填充该处凹陷。单纯的泪沟轻度凹陷，可选择锐针在凹陷处沿着眶骨缘做微量点状注射。

泪沟填充操作规范视频二维码

（3）钝针注射：求美者取坐位低头并向上看，以确定泪沟凹陷的区域及程度，用记号笔标记后消毒，颧骨的外下方进针点局麻后，用开口针开口，沿着骨面向外眦方向进针，直达外眼窝凹陷处，退针给药，针头退出后逐渐向内侧做扇形注射，退针给药，注意避免注入眶内，直至瞳孔中线处后退出。注射的目的是支撑起原来应该有的组织和浅部的脂肪垫，实现支撑和提升作用。苹果肌平塌者可根据情况酌情在进针点周围做深层（骨膜上）的点状或扇形平铺注射。经过以上治疗后眶颧沟得到明显改善，泪沟也有一定程度的减轻。泪沟的填充建议选择小分子透明质酸，钝针直抵内眦皮下层，肉眼可清晰地看到针头，在凹陷处做扇形注射，凹陷明显处注射剂量稍多，两侧注射剂量逐渐减少，单侧注射剂量建议不超过 0.2 mL。如泪沟凹陷明显，可以联合锐针凹陷处进行深层（骨膜上）点状注射。对于眼轮匝肌收缩有力的求美者，建议再搭配肉毒毒素一起注射，以减少副反应的发生（图 1-2-4-6）。

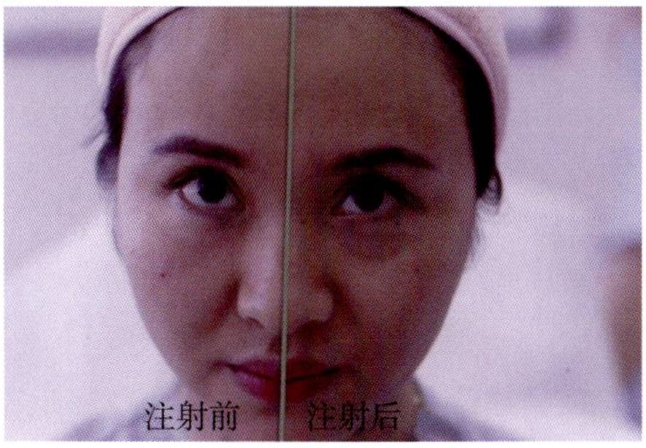

图 1-2-4-6　泪沟注射前后对比图

（六）卧蚕

卧蚕是紧贴下睫毛根部的宽约 5 mm 的长弧形凸起，像蚕宝宝一样故得名“卧蚕”，笑起来更为突出，是漂亮眼睛的标配。卧蚕填充适用于下睑扁平、眼部无神，希望通过“笑眼”实现高亲和力和甜美风的人群。卧蚕在笑的时候比较明显，是动态变化的，而通过注射塑造出的卧蚕是静态的，打不好很容易造成眼袋的错觉，所以不建议注射卧蚕，尤其是初学注射的医生。卧蚕的设计通常为外侧 1/3 较内侧略宽，力求自然，切忌过量注射。

（1）相关解剖：卧蚕处有下睑内侧动脉穿行，该动脉是眼动脉的一条分支，在内眦处其直径约为 1 mm。若使用锐针注射，切记勿注射过深，以防刺破该血管引起瘀青，甚至直接注射入眼动脉引起栓塞。韩国与泰国多位学者通过 21 具尸体样本（韩国 13 具、泰国 8 具）的 31 个半脸解剖研究，将下睑内侧动脉分为 4 种分布类型（图 1-2-4-7）（STA：滑车上动脉；SMPA：上睑内侧动脉；OA：眼动脉；IMPA：下睑内侧动脉；AA：内眦动脉）。

- 类型Ⅰ：上下睑内侧动脉分别单独从眼动脉上分支，眼动脉在额部与滑车上动脉汇合。
- 类型Ⅱ：眼动脉上分支出一条短小血管，此血管又分支为上下睑内侧动脉，眼动脉与滑车上动脉汇合。
- 类型Ⅲ：上下睑内侧动脉从眼动脉上同一点分支，眼动脉与滑车上动脉汇合。
- 类型Ⅳ：上下睑内侧动脉组成了眼动脉的终末分支，滑车上动脉起源于内眦动脉。

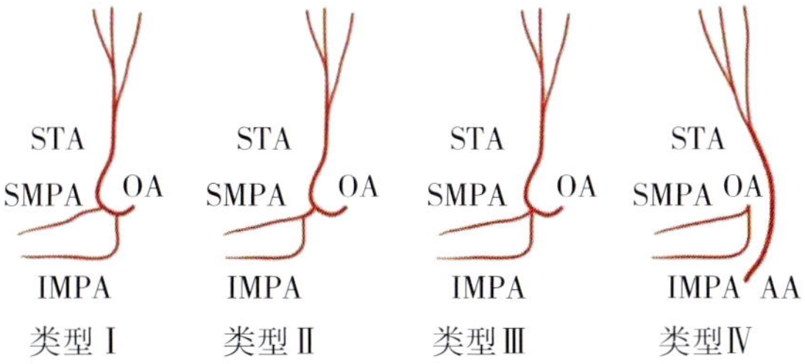

图 1-2-4-7　下睑内侧动脉的 4 种分布类型

下睑内侧动脉的分布类型中以类型Ⅰ和类型Ⅱ最常见。另外，研究还发现下睑内侧动脉有两种延伸类型：

类型 A：下睑内侧动脉横穿整个下眼睑睑板，在外眦与下睑内侧动脉汇合，占 70%。

类型 B：下睑内侧动脉在到达外眦之前穿透进入睑板，占 30%。

图 1-2-4-8、图 1-2-4-9 为下睑内侧动脉 4 种分布类型及两种延伸类型的解剖图。

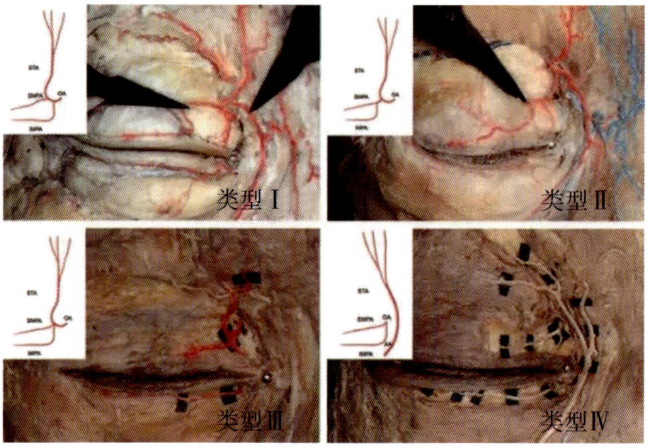

图 1-2-4-8　下睑内侧动脉的 4 种分布类型解剖图

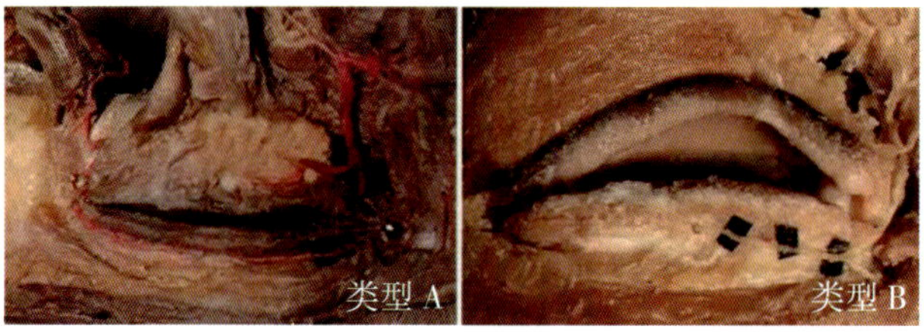

图 1-2-4-9　两种延伸类型的解剖图

（2）注射要点：

● 钝针注射：外眦处利多卡因加肾上腺素常规混匀后局部进针点麻醉，用 25G 锐针针头开口后，使用 27/30G 钝针沿着下睑缘睫毛下进针到内眦，真皮下微量线状注射透明质酸。注射层次为真皮下、眼轮匝肌上（图 1-2-4-10），切忌注射入眼轮匝肌；注射层次也不能太浅，以防很长一段时间内都会出现水肿、发蓝的外观。退针给药，为保证注射的均匀，可以注射 2 ~ 3 条。注射剂量采取宁少勿多原则。为了追求相对自然的形状，注射剂量可以中间多两侧偏少，以形成过渡。注射的剂量一侧为 0.1 ~ 0.2 mL，两侧建议不超过 0.5 mL，注意卧蚕和眼睛的比例要协调，应该不超过 0.4:1，过大看起来会很不自然。

● 锐针注射：锐针注射适合求美者原有卧蚕偏小或两侧不对称做调整，可以用锐针局部点状注射。如果整条卧蚕注射，则可以先将下睑分成 4 ~ 6 个点，用锐针注射后塑形，使两点之间衔接好即可（图

卧蚕填充操作规范视频二维码

1-2-4-11)；注射层次同钝针注射。锐针注射相对简单，优点是损伤小且形状容易控制；缺点是非常容易发生瘀青。因此临床上不常用，常用于钝针注射后的精细调整；或是本来就有卧蚕，两边大小不太对称的时候用锐针注射调整（图 1-2-4-12）。

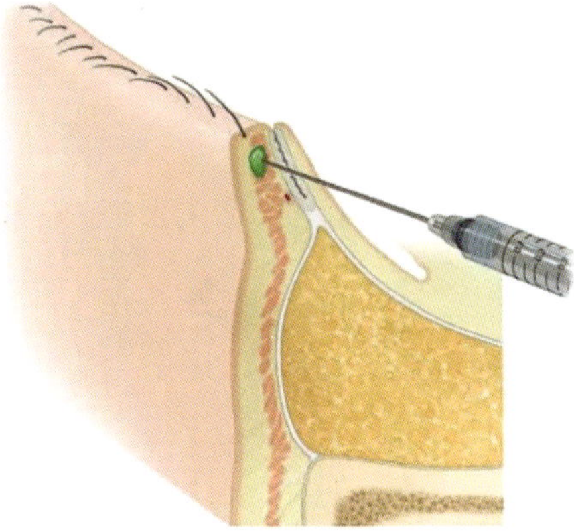

图 1-2-4-10　钝针注射卧蚕的层次

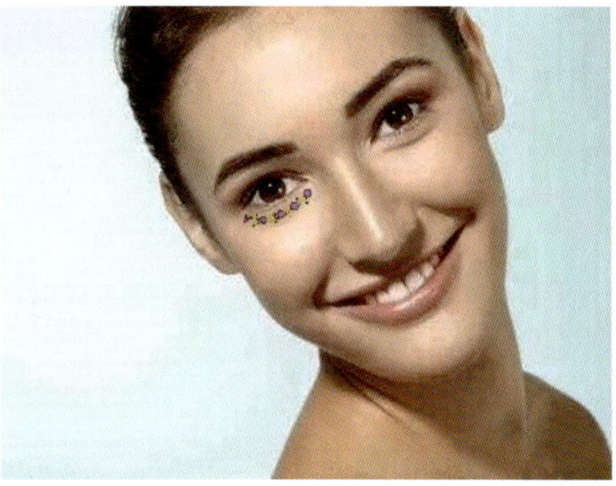

图 1-2-4-11　锐针注射卧蚕的点位

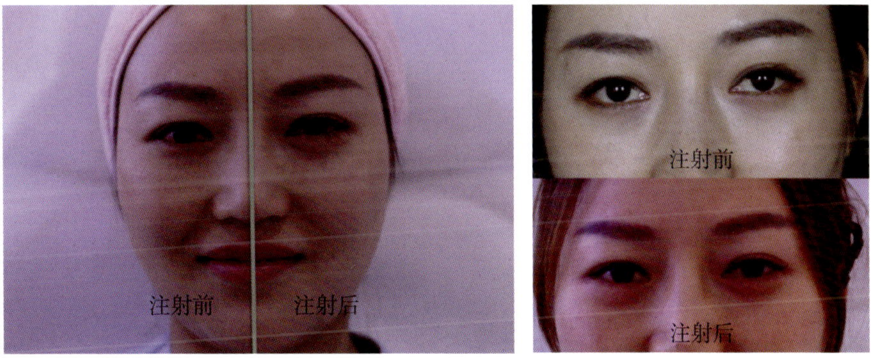

图 1-2-4-12　卧蚕注射前后对比图

（七）苹果肌

苹果肌在解剖学上的眶颧区，属于颧骨前的脂肪组织（主要为颊内侧脂肪垫，为深层脂肪垫），大概位置是眼睛下方 2 cm 处呈倒三角状的组织。微笑时会因为脸部肌肉的挤压而稍稍隆起，看起来就像个圆润的苹果，故得名“苹果肌”，又因饱满的苹果肌常见于年轻女孩，也有“少女颊”之称（图 1-2-4-13 左图）。随着岁月的流逝，透明质酸、胶原蛋白、皮下脂肪的流失和生成比例失衡，苹果肌不再饱满圆润，甚至逐渐塌陷（图 1-2-4-13 右图）。

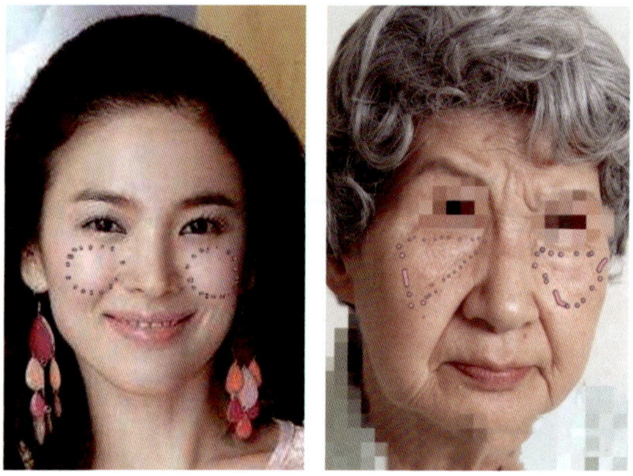

图 1-2-4-13　苹果肌

西方学者会用 Hinderer 线（口角与同侧外眦角的连线）表示颧部突出的前缘，口角到同侧耳屏下方连线表示颧部突出的侧缘和下缘（三角形底边），其高点位于下睑缘水平线处。颧部突出的椭圆形外观在这些连线所组成的三角形中，并与连线相切。最后，从外眦做三角形底边的垂线（三角形的高度）。颧部突出的高点位于这条连线的外眦下方约 1/3 处。这个特定的点位于颧部卵圆形的一个偏心位置（图 1-2-4-14 红色星号处）。这是西方人对于颧部突出高点的定义，由于东西方人种族差异和审美差异，往往通过 Hinderer 定位法来确定颧部的最高点，即口角与外眦连线和鼻翼下缘与耳屏上缘连线的交点（图 1-2-5-14 黄色星号处）。

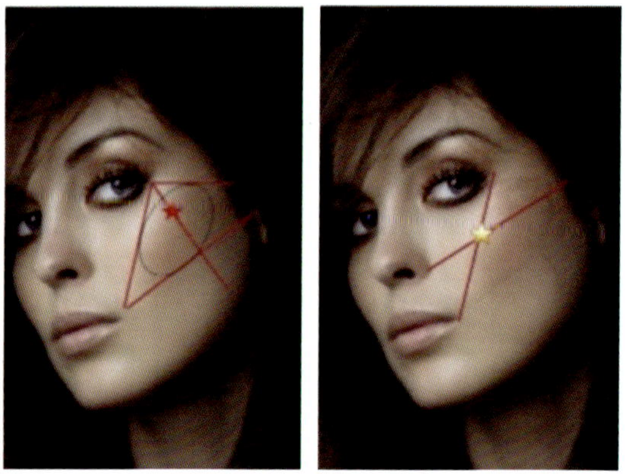

图 1-2-4-14　西方人的颧骨最高点

（1）相关解剖：苹果肌的上边是眶睑沟，内侧边是鼻唇沟上方的隆起，外侧边是颧骨的隆起。注射时需注意避开眶下缘下方 0.8 ~ 1.0 cm 的眶下孔的血管和神经。

（2）注射要点：根据医生个人的习惯和苹果肌的情况可以用锐针进行深层（骨膜上）注射，或是钝针行骨膜上或皮下脂肪层注射，也可以钝针与锐针联合应用。

● 锐针注射：求美者取坐位，消毒后轻轻拉起颧部皮肤，在上述确定的颧骨最高点位稍下方垂直进针直抵骨膜上，有效回抽无血后缓慢行点状注射，如容量缺失较多，也可以酌情在周围增加 1 ~ 2 个点位的注射，单侧注射剂量不超过 1 mL。轻轻按摩以使填充剂均匀铺开，直至外观平整。苹果肌容量缺失严重者可根据情况酌情联合锐针和钝针注射。

苹果肌填充操作规范视频二维码

● 钝针注射：颧骨的外下方进针点局麻后，用开口针开口，垂直进针到达需要的层次（骨膜上或皮下脂肪层）后针头放平向内上方进针，在苹果肌区域做扇形注射，退针给药。注射完毕轻轻按摩以使填充剂均匀铺开，直至外观平整（图 1-2-4-15）。

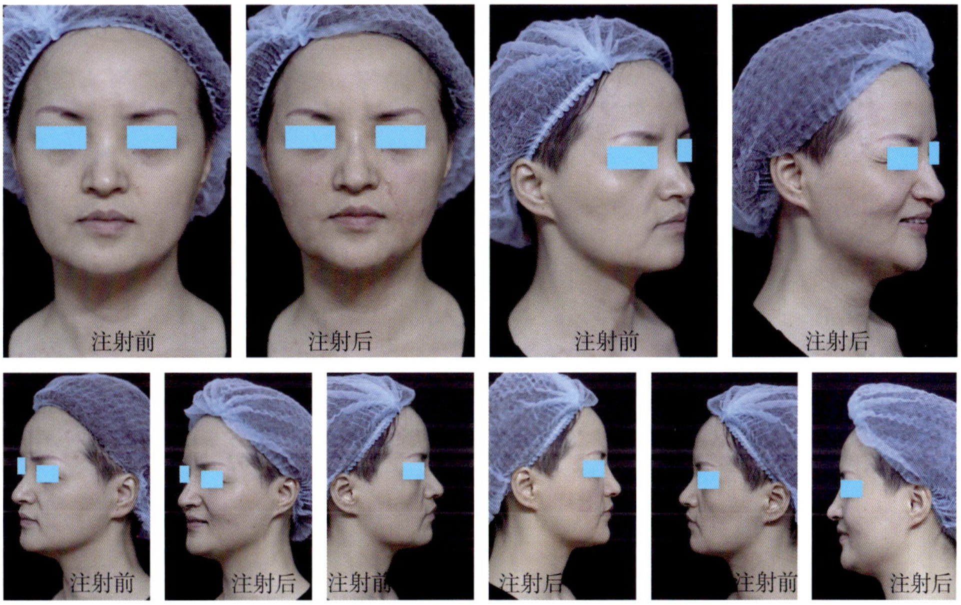

图 1-2-4-15　苹果肌注射前后对比图

（八）鼻部

鼻部由多个亚单位组成，任何一个亚单位出现问题，都会导致鼻整体外形的不协调。因此为达到理想的美学效果，不应仅单纯提高鼻根、鼻背的高度，而是需要对鼻根、鼻背、鼻尖、鼻小柱等亚单位进行整体塑形。

（1）相关解剖：鼻部为注射栓塞最多发部位。鼻根部锐针注射导致的瘀青通常和内眦静脉损伤相关，外观上容易和栓塞混淆。因为鼻小柱分支血管的解剖学特点，在鼻头注射时可能会引起唇部栓塞的发生。鼻部主要的血管走行于皮下组织深层，鼻背中线为乏血管区，因此，鼻背注射时应严格沿中线进行注射，且尽可能避开皮下组织深层。

（2）注射要点：根据医生个人的习惯和鼻部的基础，可以用锐针行多层次（骨膜上、皮下）注射，或是用钝针行骨膜上注射，也可以钝针与锐针联合应用。

● 锐针注射：求美者取半卧位或平卧位，标记鼻尖最高点、黄金点（两眉之间和两个内侧眼角的中点各画一条直线，把两条直线连线的中点再垂直相连，得到第三条线，这条连线的中点即为黄金点）。消毒后按顺序在鼻小柱、鼻尖、鼻根、鼻背行多层次注射，也有医生喜欢从上往下注射，即鼻背、鼻根、鼻尖、鼻小柱。鼻根及鼻背的注射层次可做深层（骨膜上或软骨膜上）注射，尽量沿中线注射，尽可能做到有效回抽，以减少栓塞及瘀青发生的概率。单纯行骨膜上层次注射将不可避免地出现鼻根变宽现象，若深层注射后鼻根及鼻背立体感欠佳，皆可在皮下适量注射，以获得较高且窄的鼻根外观。有注射学者推荐骨膜上、肌肉、皮下注射剂量比例为 2:1:1。作者建议骨膜上与皮下注射剂量比例为 4:1 以上，或皮下注射剂量不超过 0.3 mL，皮下注射少量即可有很好的效果，注射剂量过多会出现鼻根及鼻背透光。对于肌肉活动较活跃的求美者须同时行眉间纹和鼻背纹的肉毒毒素注射，以降低骨膜上层透明质酸的压力，防止鼻根变宽。注射过程中用手指感受局部压力并观察皮肤颜色，如有局部发白、突然疼痛等异常反应，应立即停止注射，密切观察局部有无出现皮肤发红、青紫及视力障碍、头晕头痛等不适症状。若注射局部出现发白、青紫、花斑等栓塞表现，可采用透明质酸酶溶解、穿刺或切开减压、扩张血管、抗感染及高压氧等方法治疗。即使反应消失，也不建议继续补量，防止因皮肤张力大压迫血管引起缺血症状，血管外压迫及血管内栓塞是血管源性并发症出现的两大主要原因。

- 钝针注射：求美者取坐位或半卧位，常规消毒后，鼻尖处局麻。用针头开口后从鼻尖进至鼻背黄金点，退针给药，边推药边塑形。退至鼻尖后针头挑起，在鼻尖处填充 0.05 ~ 0.1 mL，后转折向下，沿着鼻小柱方向向下，到达预估的部位后退针给药。重新消毒进针点处，人工皮覆盖创口。鼻背也可以联合锐针皮下浅层注射，以增加鼻背高度且后期不容易变宽（图 1-2-4-16）。

透明质酸隆鼻操作规范视频二维码

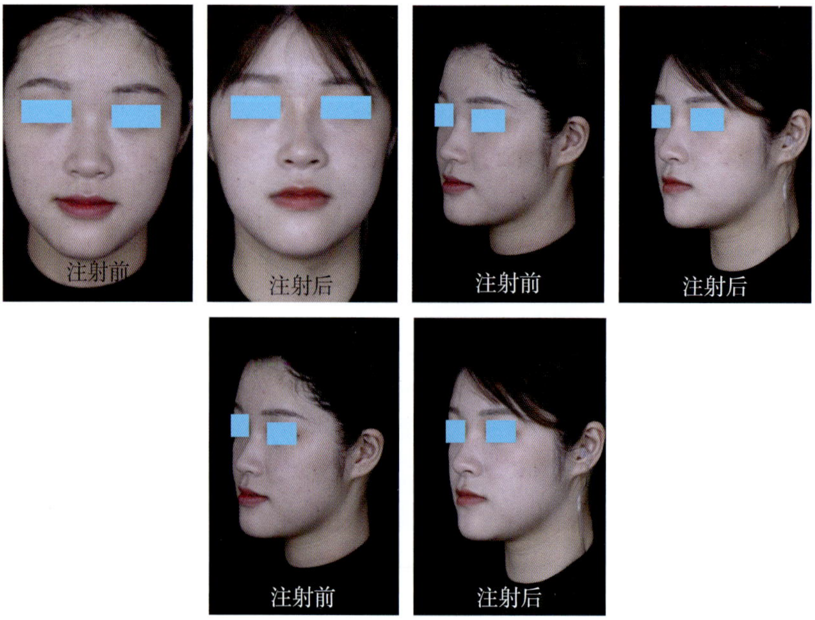

图 1-2-4-16 透明质酸隆鼻前后对比图

（九）颊部

年轻人的面颊是丰满的，如果有容量缺失可以导致阴影部分增加，轻微的缺失可能使面部轮廓更具面部个性化的辨识度，呈现高级脸的效果。如果容量缺失较多，则给人以瘦削、清冷的感觉，尤其是不符合以圆润为美的东方人的审美。

（1）相关解剖：除了面颊部皮肤有弹性下降的情况外，面颊部主要有颧大肌和颧小肌以及颊脂肪垫的支撑，但随着面部皮肤及皮下各层的老化，中面部支持结构的松弛和缺失导致颊部凹陷。填充时还需要注意此区有腮腺和面横动脉，须避免损伤腮腺和避免误注入血管。

（2）注射要点：可以行钝针脂肪深层注射和锐针皮下浅层注射。求美者取坐位时用记号笔标记颊部凹陷的区域后，根据容量缺失的程度选择注射方式，通常缺失的容量较少时直接行锐针皮下局部填充即可，注意透明质酸的材料可以选择较柔软的中小分子。如果缺失的容量较大，建议选择钝针注射，以防止皮肤凹凸不平，并减少栓塞的概率。钝针注射前先在凹陷的内下方局部麻醉后，开口利于钝针 30° 角刺入，行扇形注射，退针给药。注意填充的剂量主要分布在凹陷的上外侧，有提拉的效果；内下方尽可能减少注射剂量，以防止脸变大的视觉效果。注射完成后轻柔按摩，使透明质酸分布均匀，如果有小的未填充到的位置，可以用锐针局部少量补充注射。必要时可以多层次注射，比如深层脂肪层、皮下浅层。缺失容量较大者可以分次填充，以防止填充过度（图 1-2-4-17）。

颊部凹陷填充操作规范视频二维码

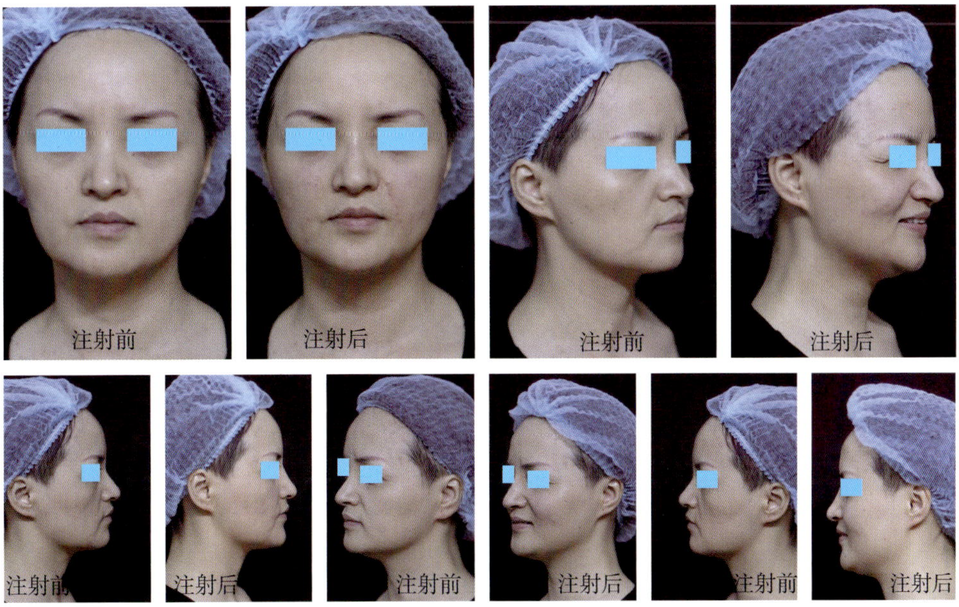

图 1-2-4-17　颊部凹陷注射填充前后对比图

（十）鼻唇沟

鼻唇沟的改善除了直接填充外，还可以通过提拉的间接注射法来减轻鼻唇沟的深度和长度。注射前需全面评估鼻唇沟加深的原因，做综合设计，才能保证获得满意的注射效果。该部位注射除了防止进入血管引起栓塞外，单次注射的剂量不建议超过 1 mL，以防止过量压迫局部血液循环导致皮肤局部坏死。

（1）相关解剖：鼻唇沟起自鼻翼外上方，向上唇侧面走行。由颧脂肪垫底内侧沿鼻唇线止点走行的提上唇肌和颧大肌共同构成。鼻唇沟的填充主要是避开面动脉及其分支，面动脉是颈外动脉的分支，从下颌角咬肌前缘走行至鼻根部附近，其分支有下唇动脉、上唇动脉、外鼻动脉及角动脉。

（2）注射要点：通常有鼻翼两侧梨状窝深层和鼻唇沟浅层两个注射层次。因面动脉走行越向上越表浅，梨状窝处面动脉走行浅，因此宜多在深层进行注射填充。若在浅层注射宜用钝针，以减少血管栓塞的风险。注射后让求美者身体前倾，观察鼻唇沟改善情况，确保这个体位下鼻唇沟也有明显改善。

- 直接注射法：首先做鼻翼两侧梨状窝深层注射。求美者取坐位或半卧位，在鼻翼两侧的梨状窝处骨膜上注射，每侧注射剂量通常为 0.5 ~ 1 mL，凹陷非常严重者可以酌情增加到 1.5 mL。对于鼻唇沟的浅层凹陷可按照皱纹的治疗方法，顺着皮肤褶皱方向，接近水平进针至真皮深层，针尖斜面朝上，边退针边给药（隧道注射法）；接近鼻翼处的三角凹陷区域可以用扇形注射把皮下组织撑起，再行隧道注射；注射后需按摩压平以塑形，防止皮肤出现凹凸不平。

- 间接注射法：如果鼻唇沟凹陷和苹果肌平塌松弛有关，可以填充苹果肌。颊部凹陷明显者，可以填充颊部，除了使颊部看起来丰满，还有很好的减轻鼻唇沟凹陷的效果（图 1-2-4-18）。

鼻唇沟填充（直接注射法）操作规范视频二维码

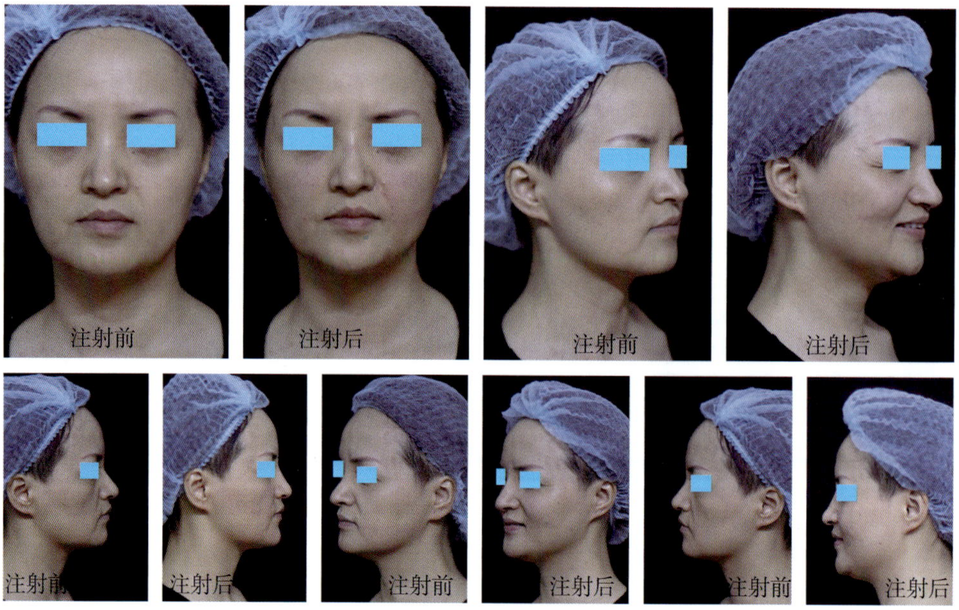

图 1-2-4-18 鼻唇沟注射填充前后对比图

（十一）唇部

丰唇适用于唇体过薄或由于衰老导致唇部萎缩老化者。

（1）相关解剖：唇部的血管非常丰富，容易瘀青；也正因为该部位血管的分支较多，因此即使栓塞通常也很少引起相对严重的局部皮肤坏死。

（2）注射要点：唇部对疼痛非常敏感，因此做好注射前的麻醉可以很好地提高求美者的舒适度。唇部填充常规选择表面麻醉，如果效果不足时，建议叠加使用眶下神经和颏神经的神经阻滞麻醉。完整的丰唇包括唇线、唇珠、下唇及微笑线的注射。唇部注射多选用锐针，沿着唇缘（唇红白交界处）行线状注射，退针给药，丘比特弓处可适当增加用量。在丘比特弓正中唇线点进针，注射 0.1 mL 左右填充唇珠，下唇中线两侧各注射 0.1 ~ 0.2 mL 填充下唇。两侧口角下方三角区行扇形注射使口角上扬，打造微笑线，每侧注射剂量为 0.1 ~ 0.2 mL；为增加效果，可以在双侧口角上外方 1 cm 处半弧形线状填充各 0.1 mL 左右。对于有露龈笑的求美者，须联合在提上唇鼻翼肌处注射肉毒毒素（图 1-2-4-19）。

透明质酸丰唇操作规范视频二维码

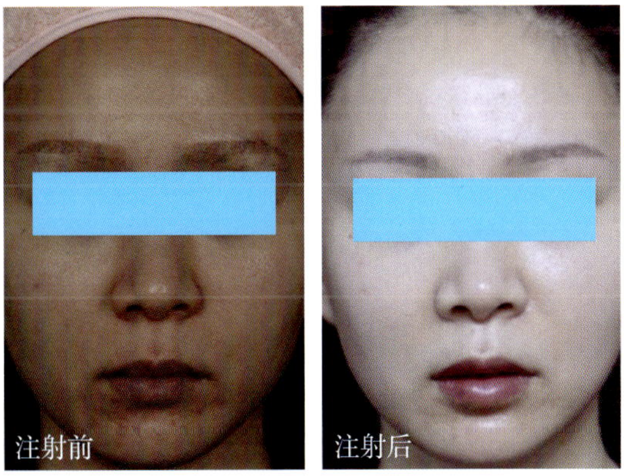

图 1-2-4-19 丰唇前后对比图

（十二）下颏

东方人下颏后缩比较普遍，同时有上下颌骨前凸（鼓嘴）的外观。

（1）相关解剖：下颏处有穿过颏孔的颏动脉、面动脉的分支——下唇动脉，且有较多的黏膜穿支血管，因此虽然是相对安全的注射部位，但也时有栓塞的发生。

（2）注射要点：求美者取坐位或半卧位，常规消毒后以颏部正中垂直入针达骨膜回抽，无回血则一只手提起下颌限制填充剂扩展，另一只手缓慢推注。正中线注射达预期容量后需要再将两侧进行补充填充，让整个下颏轮廓更流畅协调，抽针后按压止血并按摩塑形。注射

透明质酸丰下颏操作规范视频二维码

剂量单次不建议超过 2 mL，因为透明质酸吸水的特性，3 ~ 7 天内会肿胀，同时由于颏部皮肤张力较大，注射剂量过多导致胀痛明显。如果缺失容量较多，可以多次注射，两次间隔时间以 1 ~ 3 个月为宜。男性的颏部填充不建议在正中线处进针，可以在中线两侧两点进针，必要时下颌韧带处进行衔接，以防塑形后的颏部过尖，导致偏女性化（图 1-2-4-20）。

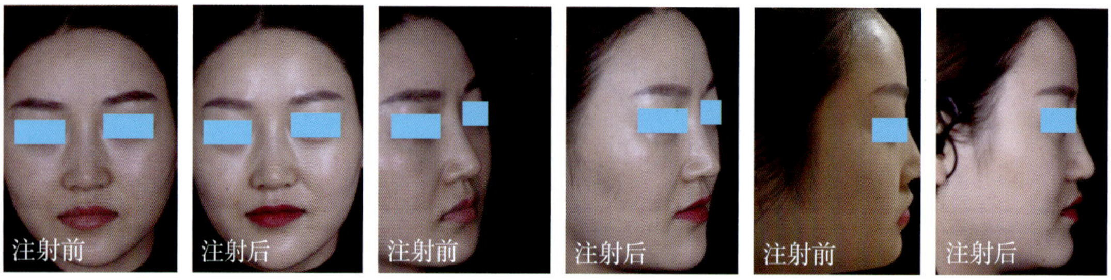

图 1-2-4-20　丰下颏前后对比图

（十三）耳垂

古往今来，大耳垂一直作为有福气的标志，从面部美学评估的角度来看，三庭五眼的庭也是指耳廓，过小的耳垂也可能会影响面部三庭的比例。耳垂的平均长度约为 18 mm，占全耳长度的 20%。随着年龄的增长，耳垂会因为皮下脂肪的萎缩形成松垂和褶皱，注射填充剂不但可以增大耳垂，同时也可以让耳垂呈现年轻化的外观。

注射要点：注射时绷紧皮肤，锐针行皮下团注 0.2 ~ 0.5 mL 较柔软的透明质酸，如果有耳洞也可以沿着耳洞周围做多点位注射，并轻轻按摩以保证耳垂呈现均匀、柔和的弧度。如果耳廓边缘过于干瘪，为了整体的协调也可以在耳廓边缘做多点位填充注射，或者行钝针线状平铺注射，以达到耳廓整体外观的协调（图 1-2-4-21）。

耳垂填充操作规范视频二维码

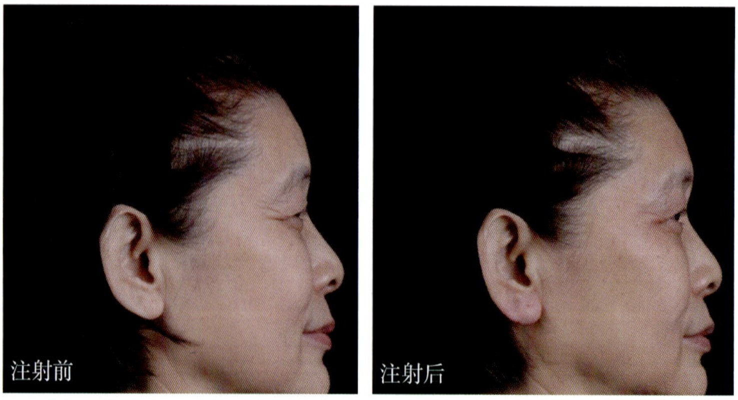

图 1-2-4-21　耳垂注射前后对比图

（十四）皱纹和皮肤褶皱

肌肉的活动和皮肤弹性的下降可导致皮肤皱纹的产生，随着时间的推移，即使没有表情也会有深陷的静态皱纹，此时，单纯使用透明质酸填充褶皱并不能很好地改善皱纹，应联合使用肉毒毒素放松肌肉。

（1）额纹：分为静态皱纹和动态皱纹，静态皱纹（图 1-2-4-22）可以注射填充剂，动态皱纹可以注射肉毒毒素。

注射要点：求美者取平卧位，选择中小分子透明质酸，注射层次为真皮内及皮下，顺皱纹方向，接近水平进针至真皮深层，针尖斜面朝上，边退针边给药（隧道注射法）；较宽较深的皱纹可以行扇形注射把皮下组织撑起，再行隧道注射；注射后需按摩压平以塑形，防止皮肤出现凹凸不平。

（2）眉间纹：皱眉肌和降眉间肌的活动导致眉间纹的形成，因形成“川”字最常见，故又称“川字纹”。

注射要点：求美者取仰卧位或半卧位，选择中小分子透明质酸，注射层次为真皮深层、真皮浅层、皮下、骨膜上。顺皱纹方向，针尖斜面朝上，深入真皮深层，行隧道注射法至皮肤微凸，再按压平整；对于眉间凹陷过深者，须同时进行眉间凹陷处皮下层次的填充，但因肌肉、腱膜下注射透明质酸容易移位至鼻旁，且该区域有内眦动脉和滑车上动脉的上行，须小心谨慎，防止发生血管栓塞。

（3）鱼尾纹：眼周因眼轮匝肌为环形肌肉，故皱纹的方向呈放射状，通常行肉毒毒素放松后可以得到很好的改善，除非有很明显的静态皱纹。下睑皱纹因肉毒毒素注射过量非常容易出现卧蚕消失和眼袋出现或加重，因此对于静态的鱼尾纹和下睑皱纹，可以考虑注射透明质酸，须注意透明质酸最好为小分子，或者充分稀释后再注射。

注射要点：求美者取仰卧位或坐位，选择小分子透明质酸，注射层次为真皮中层，顺皱纹方向，针尖斜面朝上 10°～20°进针，深入真皮中层，行隧道注射法使皮肤微微凸起，注射后再按压平整。

皱纹和皮肤皱褶填充操作规范视频二维码

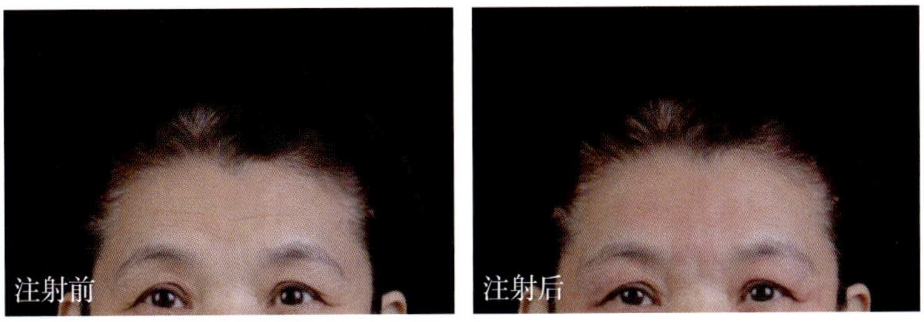

图 1-2-4-22　额纹注射前后对比图

（十五）轮廓固定

以上我们分析了面部不同分区及单位的局部注射方法，其实在我们的临床工作中，整理评估、设计及注射更加考验医生的综合能力。很多时候，求美者不仅仅是为了饱满的额头、坚挺的鼻子，而是为了全面部打造，得到一个更加年轻、更上镜、更显高级气质的个性化的新面孔。这就要求医生根据求美者的自身特点，结合美学标准，利用美学设计，给求美者一个个性化的综合设计方案。其中轮廓固定是一个非常重要的设计思路。轮廓固定（轮廓固定不是非常严谨的学术名词，但由于目前在临床应用广泛，医生和求美者沟通交流起来有利于理解，在此就使用轮廓固定来阐述这类注射思路）就是通过注射填充等方式改善面部轮廓的立体度和紧致饱满度，从而达到年轻化治疗的效果。轮廓固定起源于巴西整形外科医生 Dr.Mauricio de Maio 的 MD codes 液态拉提，现在在临床上使用的瑞蓝 TRUELIFT 注射，中国台湾的彭于宾医生的“YES 金字塔”注射，崔海燕教授的“未来”注射等，都是基于轮廓固定的设计思路，从而达到提升后再填充的效果。

（1）轮廓美学（图 1-2-4-23）：面部有正面和侧面之分。

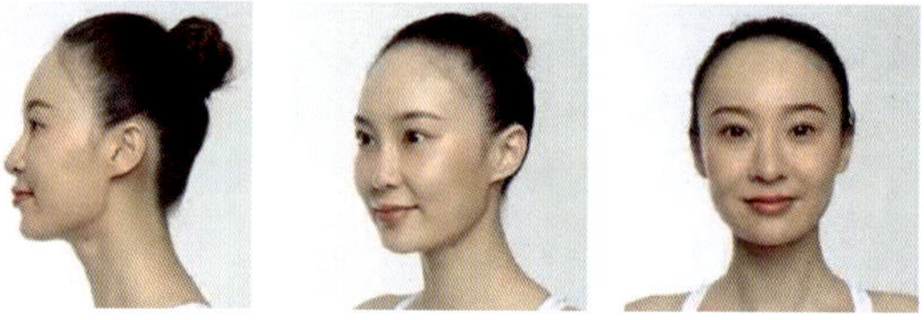

图 1-2-4-23　轮廓美学的综合评估

从正面观，由内而外，面部分为 T 区、内轮廓、外轮廓及大外轮廓（图 1-2-4-24）。T 区为眉弓和中轴线区域，中轴线包括鼻部、唇部及颏部（下颏）；T 区的固定点在眉弓、鼻梁、鼻基底、下颏尖。内轮廓为眉弓 – 苹果肌 – 口角；内轮廓的固定点在眉弓、颧骨、鼻梁、鼻基底。外轮廓就是我们通常说的脸形，由额部 – 颧弓外侧 – 下颌角 – 下颏组成的区域；外轮廓的固定点在额骨、颧弓、下颌角、下颏。外轮廓之外的称为大外轮廓，也有的医生做轮廓固定会将大外轮廓考虑进去，比如近期流行的精灵耳、高颅顶的注射都是在大外轮廓做点位提升，虽然短期效果很好，但是长期效果还有待验证，目前已经出现的填充剂移位、栓塞等问题也应引起重视。

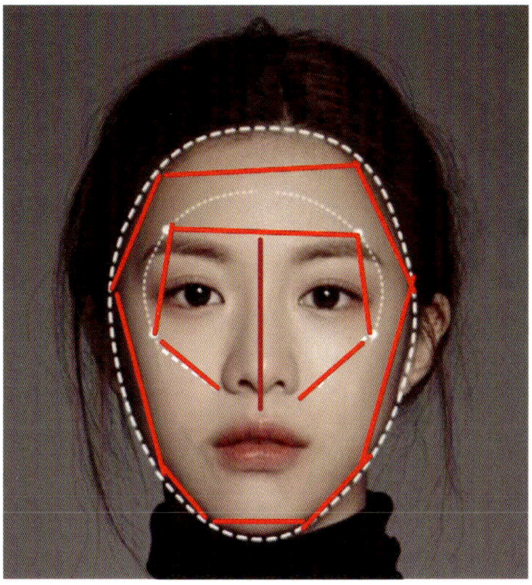

图 1-2-4-24　面部轮廓

从侧面 45°观，我们需要打造的美学效果是 Ogee 曲线（图 1-2-4-25），Ogee 曲线是面部的反向双曲线，即“S”曲线，是衡量侧面完美弧度的指标，展现了女性柔和的曲线之美。从额头到鼻背，从卧蚕到苹果肌，从下唇到下颏，完美的面部轮廓可以找到诸多的“S”形。

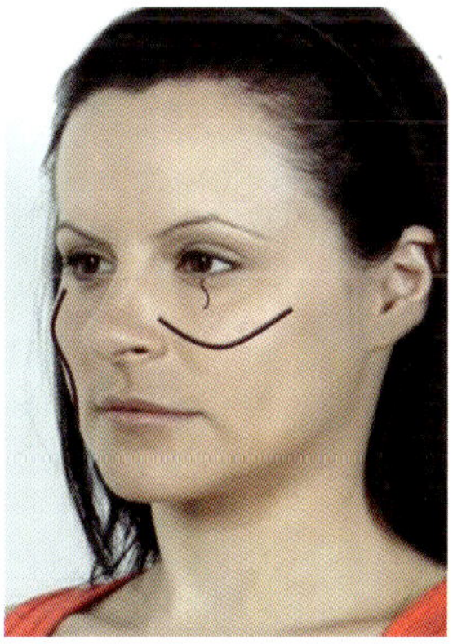

图 1-2-4-25　Ogee 线

从侧面 90°观，我们既要考虑四高三低，也要考虑侧面面形。

（2）轮廓固定的层次及材料：轮廓固定的层次除了骨膜上、真性韧带处以外，筋膜层也是常规的注射层次，比如颞区的颞中筋膜层，除了有很好的提升效果外，因为层次较骨膜上层浅，具有更好的填充效果。能够用于轮廓固定的材料一定具有很好的支撑性和不易移位的高黏弹性，因此，除了大分子颗粒型或者高硬度凝胶型透明质酸以外，再生材料，比如伊妍仕少女针也是一种很好的选择。

三、禁忌证

（1）有严重过敏反应病史者。

（2）凝血功能异常者。

（3）注射过永久性填充剂或不明填充剂的部位。

（4）活动性皮肤病、炎症、感染及相关疾病的部位或邻近部位。

（5）瘢痕体质者评估风险后再进行注射。

（6）女性生理期及孕期不建议进行填充剂注射。

四、注意事项

（一）术前

（1）术前询问 1 周内有无口服阿司匹林类活血药物或具有活血作用的保健品等，因阿司匹林等活血药物可能会使血小板的凝集功能降低导致出血较多和瘀青；尽量避开女性的月经期，尤其是注射隆鼻和丰唇。

（2）注射前拍照存档，以备疗效判定；签署注射填充剂知情同意书。

（3）酌情做好表面麻醉，按照设计方案做好标记，常规消毒。

（4）注射前准备好透明质酸酶，以保证出现血管栓塞时立即溶解透明质酸。透明质酸酶一瓶 1500 U，分次共加 10 mL 生理盐水稀释成 150 U/mL 的浓度。常用的方法是：1500 U（一支透明质酸酶）+3 mL 生理盐水→分成 10 支，每支 0.3 mL 溶解酶再加生理盐水 1 mL，1 mL 配制好的溶解酶可以溶解 1 mL 的透明质酸，具体注射多少溶解酶按照注射透明质酸的剂量来计算。当出现栓塞时可以酌情提高透明质酸酶的浓度，增加注射的剂量，但一次总的注射剂量不超过 1500 U。需要注意的是，注射溶解酶前一定要先做皮试。溶解酶皮试的方法为：取 150 U/mL 浓度的药液 0.02 mL 皮内注射，如 5 分钟内出现具有伪足的疹块，持续 20 ~ 30 分钟，并有瘙痒感，示为阳性。需注意的是，如果是在局部出现一过性红斑，是由于血管扩张所引起的，则并非为阳性。

（二）术中

（1）选择合适的体位。

（2）常规碘伏消毒，酒精 / 生理盐水 / 维生素 C 注射液脱碘。

（3）必要时针尖加局麻药既可以增加注射的舒适度，也有利于回抽防止注入血管。

（4）根据情况选择合适的注射层次、剂量和注射方法，遵循宁深勿浅、宁少勿多的原则。动作轻柔、缓慢推注，密切观察局部和求美者的反应。

（三）术后

（1）予以冷敷 15 ~ 20 分钟防止渗血、瘀青，留观半小时以上，观察皮肤色泽及局部肿胀情况。

（2）拍术后照片以对比效果，认真填写相关资料。

（3）锐针注射 4 小时内、钝针注射 24 小时内注射点位避免接触生水；术后 1 周内保持注射部位清洁。

（4）1 周内禁食海鲜、辛辣、烟酒等刺激性食物。可适度进行正常的体育锻炼活动，以利于消肿。

（四）注射产品、医生、求美者相关的障碍

透明质酸有不同的品牌、类型及交联剂，给我们较多选择空间的同时，也增加了一定的选择难度。如果我们错把大颗粒或高密度透明质酸填充到浅层，皮肤可能会出现明显的凹凸不平或条索的现象；相反，把小颗粒或低密度透明质酸填充到深层，虽然起到了填充的作用，但是由于没有很好的支撑作用和黏聚性，容易从需要的位置上发生移位。因此，我们必须熟练地掌握每款透明质酸的性能和功效，以及产品的优缺点，这样才能让产品更好地发挥疗效。

当然，填充剂的治疗效果和注射医生的技术经验也是密切相关的，尤其是做全面设计的时候。如果我们的技术不全面，并不是每个部位的注射都很有经验，而求美者恰恰需要做我们不擅长的部位填充时，我们该做的是推荐到更有经验的注射医生那里。相比技术缺陷，准确地评估自己的设计方案在求美者身上是否能达到医患双方的期望值，这个至关重要。这要求医生拥有全面的知识，包括透明质酸的性质、美学评估，甚至要吻合求美者的工作、气质等。

求美者如果能够对自己的情况有准确的认识，并听从医生的建议，这自然是非常理想的，但事实往往并非如此。求美者通常会犯“小镜子病”，经常对着镜子关注一个点的问题不放。比如法令纹加深，医生评估下来可能除了梨状窝处的凹陷以外，还有颧脂肪垫下移、皮肤的松弛等多种因素。但求美者会要求医生只填充法令纹，如果按照求美者的意见来执行，结果一定不满意。因此，医生和求美者之间一定要做好沟通，尽可能达成一致意见，如果意见相差太大，建议先不做治疗，以免引起纠纷。

五、并发症及处理

透明质酸填充剂可以有效地改善皮肤静态皱纹及面部轮廓，但随着其在面部微整形领域的广泛应用，注射后可能产生的相关不良反应也是每一位医生必须要关注的。注射部位的疼痛和瘀青比较常见，酌情选择合适的麻醉方法，和求美者充分沟通缓解其紧张和恐慌；熟知解剖结构，尽量避开血管，术后及时按压止血和做好冷敷。对于比较严重的不良反应，如血管栓塞、感染等，除了掌握正确的注射方法以积极避免外，一旦发生要积极处理，确保尽快消除。

（1）注射相关的疼痛：注射时针刺可以引起疼痛，透明质酸注入后局部张力增大可有胀痛感，注射中若发生剧烈疼痛则要考虑是否出现了血管栓塞。

预防及处理：冰敷或外用麻药降低疼痛敏感度，术前与求美者充分沟通以稳定其情绪，更换针头以保证锐针的尖锐或使用钝针，注射时动作轻柔，推注缓慢。出现剧烈疼痛

须立即停止注射，观察局部皮肤反应，以排除血管栓塞。

（2）血管栓塞：血管栓塞后的早期出现剧烈疼痛并逐步加重；皮肤苍白继而出现花斑样青斑，可持续数十秒，缺血时间长可导致皮肤出现蓝色或蓝黑色改变。毛细血管灌注时间在正常情况下，局部压迫毛细血管后恢复充盈时间为 1～2 秒，动脉栓塞表现为充盈时间延长；静脉栓塞表现为充盈时间缩短。血管栓塞后的晚期可出现皮肤毛囊炎样的脓疱，甚至皮肤坏死等。如出现一过性或反复性黑蒙，患侧眼视力即刻下降，视野缺损甚至失明，伴有眼疼痛，瞳孔散大，对光反射消失，则为眼动脉栓塞症状。脑动脉栓塞非常罕见，主要为缺血性脑卒中的表现。

预防及处理：熟练掌握面部组织解剖，与求美者充分沟通了解其既往外伤史、美容手术史，严格遵循宁少勿多、宁深勿浅的原则，轻柔操作并及时观察皮肤反应，出现可疑症状立即停止操作，严密观察。术后冰敷并留观 30 分钟，嘱求美者按时随访。一旦发现栓塞症状立即停止注射，及早按摩以破坏聚合物，并立即注射足量透明质酸酶（具体方法参见透明质酸酶的使用）。必要时加用血管扩张药，使用高压氧舱治疗，或使用糖皮质激素等。

（3）丁达尔效应：注射部位的皮肤出现淡蓝色改变，好发于皮肤菲薄的部位，如泪沟。原因为注射了较多皮肤填充剂，且层次偏浅，在光线的照射下出现了色泽变化。

预防及处理：尽量深层注射，注射剂量宜少不宜多，或选择非透明质酸产品，比如胶原蛋白填充。已经出现丁达尔效应者，可以使用透明质酸酶溶解或待其吸收消退。

（4）炎性反应：和填充剂注射相关的炎性反应表现有 3 种。非感染性炎性反应，以迟发性红肿较为常见；感染性炎性反应，为致病微生物感染引起红、肿、热、痛；血管栓塞导致局部炎性反应（缺血导致的无菌性炎性反应或条件致病菌感染）。非感染性炎性反应还有一种表现是肉芽肿，为一种异物引起的迟发性过敏反应，往往是在注射后数月或数年后出现，其边界不清。发生原因尚未完全明了，可能与填充剂的成分、透明质酸的交联程度或是颗粒大小、注射的手法与层次相关。也可能是由于注射过程中残留化妆品、粉末等物质随针头进入注射部位引起的组织异物反应性结节，无菌操作不严谨而致慢性医源性感染。

预防及处理：术前仔细消毒穿刺区域皮肤，术中严格执行无菌操作；掌握好适应证，局部注射部位附近有炎症或感染时不进行注射；注射后尽量保持进针点不被污染，24 小时内避免化妆，按时随访。出现迟发性红肿反应可口服抗过敏药物或是糖皮质激素，抗生素宜选择抗炎和免疫调节兼备的美满霉素。如不能控制病情再使用透明质酸酶溶解。选择质量佳、组织相容性好的产品，注射前彻底清洁皮肤、全程无菌操作可以有效降低肉芽肿的发生率。出现感染性炎性反应、血管栓塞导致局部炎性反应须使用抗生素，必要时行细菌培养及药敏试验，注意分枝杆菌感染的可能性。

（5）结节和隆起：由于皮肤或皮下组织内注射过多的填充剂引起，尤其是浅层组织内注射过多，导致了皮肤表面隆起，或组织内部出现结节。注射后 1～2 周水肿消退后出现，其边界清晰。

预防及处理：根据注射的层次选择相应的透明质酸。注射剂量应严格遵循宁少勿多，宁深勿浅的原则。由透明质酸分布不均匀产生的小结节可以进行热敷、射频等保守治疗；

一般不使用外科手术切除，除非特别突起、药物治疗无效的才考虑手术切除。

（6）填充剂移位：重力作用或人体组织活动的挤压作用均可以导致填充剂的移位，比如鼻唇沟部位填充后随着表情肌的运动（张口等），透明质酸向上移位，使鼻唇沟上方隆起，导致鼻唇沟更深。眉弓注射填充剂游走至上睑区域使上睑区发生水肿样改变。

预防及处理：合理设计，分层注射，注射剂量宁少勿多，避免在疏松层次注射，避免将小分子透明质酸做深层注射。出现了填充剂移位的处理方法为使用透明质酸酶溶解。

（7）其他并发症：偶有发生急性细菌感染、急性过敏反应（过敏性休克、血管性水肿等）。

预防及处理：急性细菌感染首先经验性使用抗生素，如大环内酯类抗生素，可做细菌培养和药敏；48 小时无好转，可根据药敏结果选择抗生素；如有脓肿，及时清创引流；感染控制后注射透明质酸酶，防止结节生成；禁用激素类药物。术前仔细询问求美者手术史、过敏史；出现急性过敏反应予以急救、抗休克治疗；血管性水肿可使用醋酸泼尼松 10 mg 口服，1 天 2 次，连服 3 天。

六、联合应用

（一）与 A 型肉毒毒素联合应用

与 A 型肉毒毒素联合应用在临床上最为常用。较深的额纹、川字纹除了用透明质酸直接填充外（改善静态皱纹），还需要根据具体情况联合 A 型肉毒毒素放松额肌、皱眉肌、降眉间肌等（改善动态皱纹）。伴有颏肌紧张的下颏后缩，想要获得更佳的效果，可以在注射透明质酸后联合 A 型肉毒毒素放松颏肌。

（二）与声光电治疗及埋线提升联合应用

面部衰老除了透明质酸的流失外，还有胶原蛋白的代谢增加，导致皮肤松弛、下垂。对于已经有松垂的面部，如果只是单纯填充，虽然可以使外观变得饱满，但并没有很好地达到面部年轻化的效果。如果先用光电治疗及埋线提升改变松垂，再做填充，不但可以使面部看起来更紧致和精致，同时填充的剂量也会大大减少甚至不需要填充。填充剂通常注射的层次在真皮层及真皮以下，目的为填充皱纹、补充容量等，联合光电治疗也可以改善肤色、色斑、红血丝及皮肤弹性等。如果填充剂注射联合光电治疗，可以先做深层注射，再做剥脱类激光治疗；浅层注射和光电治疗不建议在同一天进行，最好间隔 1 周以上时间。深层注射和非剥脱类激光可根据需要选择顺序。填充剂注射和射频类治疗能否联合应用取决于填充的层次和射频穿透的深度，通常射频不会影响深层注射，保险起见可以先做射频治疗，等皮温正常后再填充。填充剂注射和埋线联合应用，先做埋线提升后再做填充，最佳方案是埋线后等红肿消退再做填充。

（三）与化学焕肤联合应用

化学焕肤能改善皮肤状况，使肤色变亮、皮肤弹性增加、毛孔变小等，联合填充剂注射能全面改善外观。除了深层焕肤外，化学焕肤可以和填充剂注射在同一天进行，建议先注射后做焕肤治疗。深层焕肤需要待皮肤红肿完全消退后才能进行注射。

（四）外科手术联合应用

填充剂注射既可以修复外科手术后不完美，比如去眼袋手术联合泪沟注射、重睑术联合上眼窝凹陷的填充，也可以给予害怕手术或对手术效果不确定者先做填充注射模拟手术的效果。通常假体手术处不做填充，比如隆鼻术或隆下颏术后局部不完美。需讲清楚可能会增加感染或迟发性红肿的概率，如果求美者坚持要填充，可以在手术后至少 1 个月在知情同意书签字后酌情予以填充。

第三章
胶原蛋白注射技术

第一节　引言

自 1981 年第 1 支胶原蛋白注射剂 Zyderm Ⅰ经美国 FDA 批准上市用于注射除皱已有 40 多年的历史，1983 年第 2 款胶原蛋白注射剂 Zyderm Ⅱ经美国 FDA 批准上市。1985 年胶原蛋白注射剂 Zyplast 经美国 FDA 批准上市。1981—1992 年间超过 750,000 人使用胶原蛋白注射剂 Zyderm 和 Zyplast。由于胶原蛋白在临床应用的 20 多年来并无严重并发症发生，美国 FDA 于 1998 年取消了对Ⅰ型胶原蛋白的观察，SunMax 双美胶原蛋白由 Zyplast 团队进行技术支持，1995 年开始研发，于 2001 年 2 月在中国台湾设厂生产。2006 年 SunMax 双美胶原蛋白取得中国台湾 TFDA 批准上市，2009 年、2012 年和 2019 年 3 款产品先后取得中国 NMPA（原 CFDA）国家药品监督管理局批准上市。2012 年由长春博泰研发生产的弗缦胶原蛋白（原名：肤美达）取得中国 NMPA 批准上市。2021 年锦波生物研发的薇旖美在国内批准上市。2024 年 bellafill® 贝丽菲尔在国内批准上市。胶原蛋白具有填补纹路、愈合组织、填充塑形等功能，可解决静态皱纹、凹陷性瘢痕，以及雕塑面部轮廓等问题，备受医美消费者青睐。未来随着求美者需求的增加，我国胶原蛋白在医美领域中的应用空间还将高速增长。

第二节　技术原理与相关产品

一、技术原理

胶原蛋白是一种三维螺旋结构的蛋白质，人体皮肤中真皮的构成约有 70% 是胶原蛋白，随着年龄增长而出现的皮肤问题，如皱纹、老化、松垮、色斑等，与胶原蛋白的流失密不可分。胶原蛋白具有：

（1）保湿性。胶原蛋白分子中含有大量羧基与羟基等亲水基团，使得胶原蛋白分子极易与水形成氢键，因此胶原蛋白具有良好的保湿性能。

（2）低免疫原性。胶原蛋白具有甘氨酰（Gly）-X-Y（脯氨酸经常占据 X 位，羟脯氨酸占据 Y 位）的重复结构，是一类免疫原性很低的蛋白质大分子，其主要抗原决定簇存在于胶原分子两端的非螺旋区。在胶原蛋白的提取过程中，可用胃蛋白酶将引起免疫原性的端肽选择性切掉，进而使其本已很弱的免疫原性进一步降低。

(3) 良好的机械性能。胶原蛋白分子的 3 条 α 肽链相互缠绕形成的右手螺旋结构，以及分子内、分子间基团的交联，均使得胶原具有良好的强度和弹性。

(4) 生物可降解性。胶原蛋白在胶原酶的水解作用下，胶原肽键会发生断裂，其螺旋结构随即被破坏，断裂的胶原多肽能被大多数蛋白酶水解。

(5) 促凝血功能。胶原蛋白一旦与血液接触，血液中的血小板会迅速吸附于胶原纤维形成纤维蛋白，加速血凝块形成，起到促进止血的作用。

通过直接在真皮内、皮下注射胶原蛋白，以补充自体胶原蛋白的不足，有效维持皮肤张力和保持皮肤的弹性，填平凹陷，使皱纹变浅或消失，实现面部年轻化。作者一般采用以锐针约 15°或钝针约 45°的角度刺入皮肤的真皮层或皮下层，缓慢地边退针边注射，然后用拇指指腹及纱布轻轻地按压塑形即可。胶原蛋白在组织内大约可以维持 5～10 个月，需要多次注射才能获得满意效果。

二、相关产品

胶原蛋白（Collagen）是最早使用的注射填充剂之一，主要来源有牛、猪和人。胶原蛋白是真皮的主要成分之一，可减少注射过程中的瘀青和疼痛，并将衰老皮肤中丢失的结构成分恢复，有利于改善皮肤弹性，增加皮肤含水量，减少皱纹，是各类与皮肤相关抗衰老研究的重点。研究表明，胶原蛋白可维持 12～18 个月，但需冷藏保存，储存成本较高。注射胶原蛋白最常见的不良反应是致敏，在使用牛和猪胶原蛋白之前，必须进行皮肤试验。相比之下，人源化胶原蛋白填充剂不需要皮肤测试，副作用更少（此处特指不含微球的、注射类纯胶原蛋白产品）。胶原蛋白是一种生物高分子，是动物结缔组织中的重要组成部分，大约占人体蛋白质总量的 30%。目前国内市场上获批的产品有中国台湾双美旗下的猪胶原蛋白“肤柔美”“肤丽美”“肤莱美”，以及长春博泰旗下的牛胶原蛋白“弗缦（原肤美达）”、锦波生物的“薇旖美人纯源化Ⅲ型胶原”、江苏优创猪胶原来源的微粒化脱细胞真皮基质“mADM”、美国 Suneva Medical 公司研发的 80% 牛胶原蛋白溶液、20%PMMA 微球和 0.3% 利多卡因构成的“bellafill® 贝丽菲尔等，其中常用的胶原蛋白注射剂如表 1-3-2-1 所示。

表 1-3-2-1 国际及国内市场胶原蛋白注射剂获批情况

市场	产品名称	成分组成	适用范围	胶原蛋白来源	获批时间
海外市场	Zyderm Ⅰ	65 mg/mL 胶原蛋白（含利卡多因）	适用治疗表皮层缺陷、细纹和痤疮	牛源去端肽胶原蛋白	1981 年
	Zyderm Ⅱ	35 mg/mL 胶原蛋白（含利多卡因）	适用治疗皮肤表皮中度凹陷和深度痤疮	牛源去端肽胶原蛋白	1983 年
	Zyplast	35 mg/m 胶原蛋白（含利多卡因）	适用治疗皮肤深层缺陷	牛源去端肽胶原蛋白	1985 年
	CosmoDerm	35 mg/mL 胶原蛋白（含利多卡因）	适用治疗表皮层缺陷、浅层皱纹和痤疮	人成纤维细胞培养	2003 年

续表

市场	产品名称	成分组成	适用范围	胶原蛋白来源	获批时间
	CosmoPlast	35 mg/mL 交联胶原蛋白（含利多卡因）	适用治疗皮肤深层缺陷和深层皱纹	人成纤维细胞培养	2003 年
	Resoplast	35 mg/mL、65 mg/mL 胶原蛋白	适用治疗浅表层皱纹和瘢痕	牛源去端肽胶原蛋白	/
	Evolence	35 mg/mL 交联胶原蛋白	适用治疗中度和深度面部皱纹	猪源去端肽胶原蛋白	2009 年
国内市场	台湾双美肤柔美	35 mg/mL 胶原蛋白	适用于面部真皮组织填充改善动力性皱纹	猪皮 I 型胶原蛋白	2009 年
	台湾双美肤丽美	35 mg/mL 胶原蛋白	适用于深层注射，治疗鼻唇沟重力性皱纹	猪皮交联 I 型胶原蛋白	2012 年
	长春博泰弗缦	35 mg/mL 牛胶原蛋白、0.3% 盐酸利多卡因	适用于治疗中重度鼻唇沟	活性牛源胶原蛋白	2012 年
	台湾双美肤莱美	35 mg/mL 胶原蛋白（含利多卡因 3 mg/mL）	适用于面部缺陷矫正，皱纹填充	SPF 猪皮胶原蛋白	2019 年
	锦波生物薇旖美	2 mg/ 瓶、4 mg/ 瓶、6 mg/ 瓶、8 mg/ 瓶、10 mg/ 瓶，用相应计量的生理盐水稀释	适用于治疗额部动力性皱纹及眼周年轻化	人源 Ⅲ 型胶原蛋白	2021 年
	美国 Suneva Medical bellafill® 贝丽菲尔	80% 胶原蛋白溶液、20%PMMA 微球、0.3% 利多卡因	适用于注射到真皮深层以矫正中度至重度的鼻唇沟皱纹	牛源去端肽胶原蛋白	2024 年

我国国内经 NMPA 批准上市的填充类胶原蛋白有双美胶原蛋白、弗缦胶原蛋白、薇旖美及 bellafill® 贝丽菲尔等。

第三节　应用及操作规范视频二维码

一、适应证

（1）消除静态皱纹：胶原蛋白可针对面部产生的静态皱纹，如鱼尾纹、额纹、眉间纹、下睑纹、口角纹、颈纹等。

（2）纠正软组织缺陷：胶原蛋白可填充以矫正如泪沟、颧颊沟、鼻唇沟、凹陷性瘢痕等软组织缺陷导致的局部凹陷。

（3）应用于面部塑形：胶原蛋白可填充以矫正包括鼻部、下颏、唇部、颞部、颊部，塑造面部立体感。

二、禁忌证

（一）绝对禁忌证

（1）严重肝、肾、心、脑疾病，孕妇和严重血液疾病求美者。

（2）胶原蛋白过敏试验阳性者。

（3）对利多卡因过敏者。

（4）过敏体质与免疫抑制剂使用的求美者。

（5）手术部位有皮肤感染性疾病、肿瘤病灶者。

（6）患有自身免疫性疾病、结缔组织疾病求美者和风湿性疾病等其他严重疾病的求美者。

（二）相对禁忌证

（1）女士处于月经期间。

（2）有精神病疾患、心理障碍或要求过高及不符合实际期待值者。

（3）明显瘢痕体质者。

（4）18 周岁以下人士须得到监护人签字同意。

三、操作流程及操作规范视频二维码

（一）术前准备

（1）签署知情同意书。

（2）清洁面部皮肤。

（3）拍照记录。

（4）表面麻醉，在注射局部皮肤表面涂抹麻膏，并用保鲜膜封包，时间为 20 ~ 30 分钟。

（二）术中操作

（1）术区画线标记。

（2）面部皮肤用碘伏或其他皮肤消毒剂消毒，范围大于操作区。

（3）用 1 mL 注射器抽取 2% 利多卡因做进针点局麻，开口针在泪沟最外下方旁开 1 cm 处行皮肤开孔。

（4）用 23 G 或 25 G 钝针针头内抽取 2% 利多卡因套于胶原蛋白注射器上，从皮肤开口处入针，在皮下进针至泪沟凹陷最内侧，边退针边给药，呈扇形平铺推注，注射剂量宁少勿多，术后利用拇指指腹按压塑形。仍有皱纹凹陷处，用 30 G 锐针进针至真皮内，微量缓慢边退针边给药，进行精细化修饰，以刚好抚平皱纹凹陷为宜。

（5）用生理盐水清洁面部皮肤，进针点用抗生素软膏涂抹保护。

（三）术后护理

（1）术后拍照。

（2）即刻对术区进行冰袋冷敷。

（3）告知术区 4 小时内严禁碰水，1 周内勿按压注射区，可适当加强局部补水保湿。

（4）如施术部位有瘀青，告知求美者 1 周左右即可消退。

详细步骤如下：

卸妆、面部清洁

↓

用相机或具有 3D 功能的皮肤分析仪拍照

↓

评估求美者治疗部位结构形态，收集求美者的一般资料、现病史、既往史、药物过敏史等

↓

向求美者讲解胶原蛋白注射矫正泪沟畸形的材料、方法、预期效果，以及可能出现的不良反应等，签署知情同意书

↓

在治疗部位皮肤表面敷麻膏并封包，时间为 20～30 分钟

↓

准备手术用物品：1 mL 注射器、25 G 或 23 G 钝针、30 G 锐针、一次性弯盘、无菌纱布、无菌手套、胶原蛋白、利多卡因、生理盐水、碘伏、抗生素软膏、压力球

↓

卸麻膏，清洁皮肤，术区画线标记，碘伏消毒术区皮肤

↓

进针点麻醉，从皮肤开口处入针，在皮下进针至凹陷处，边退针边给药，呈扇形平铺推注，注射剂量宁少勿多，术后利用拇指指腹按压塑形

↓

用生理盐水纱布清洁皮肤，抗生素软膏涂抹进针点

↓

施术结束，拍照，即刻进行局部冰袋冷敷

胶原蛋白注射技术
操作规范视频二维码

四、注意事项

（一）术前

（1）了解求美者的诉求，以防期望值过高。

（2）治疗前保持肌肤的清洁，任何化妆品和护肤品都需要清洁干净。

（3）为防止注射部位出血和肿胀，治疗前 1 周内，不要服用阿司匹林类药物，注射区可冰袋冷敷 10 分钟。

（4）注射区内有炎症者，待炎症治愈后方可注射。

（二）术中

（1）术区消毒充分，避免感染。

（2）外形不满意，可能是由于注射剂量不足或过量注射导致。

（3）出现局部皮肤凹凸不平，塑形不充分。

（4）注射过程疼痛，可予局麻降低疼痛度。

（5）锐针注射时须回抽针筒，无出血方可推注。

（6）胶原蛋白过敏者须谨慎对待。

（三）术后

（1）注射后避免用力按压注射区，以免造成胶原蛋白移位、变形。

（2）嘱求美者严禁在注射部位热敷、蒸桑拿等，影响胶原蛋白的代谢和持续时间。避免剧烈运动而致加速血液循环，影响注射效果。

（3）嘱求美者术后 4 小时内避免碰水，4 小时后可进行日常护肤。

（4）嘱求美者清淡饮食，食用有营养的食物，避免辛辣、刺激、易致过敏，以及易诱发皮肤肿胀反应的食物。

（5）嘱求美者避免服用抗凝药物。

五、并发症及处理

（1）胶原蛋白注射后常见的不良反应表现为暂时性肿胀、轻度发红、略感不适等，这些症状一般在 24 ~ 48 小时内消失。注射操作时务必轻柔、缓慢推注，术后即刻冰敷，间断冷敷，减轻肿胀。

（2）胶原蛋白注射可造成表皮下形状不规则，淡色的胶原结节或粟样丘疹改变，有时会出现皮肤色素沉着。进针注射时，掌握好注射层次，术后塑形要到位。

（3）胶原蛋白注射后出现局部感染迹象。尽早应用抗生素治疗。

（4）胶原蛋白注射后会出现水肿、结节、压痛、瘙痒和红斑等过敏反应，甚至可能出现溃疡或囊性肉芽肿反应。胶原蛋白注射前须进行皮试，试验阳性者禁止注射。即使皮试阴性者仍有可能出现过敏反应。一旦发生过敏反应，尽早进行抗过敏治疗。

（5）胶原蛋白注射后导致血管栓塞，可能出现皮肤坏死、失明等情况，虽然比较少见，一旦发生将给求美者带来灾难性后果，且处理棘手，效果欠佳。因胶原蛋白无特效溶解酶，应及早用粗针头在栓塞部位进行多点穿刺放血，释放局部压力，必要时手术尽可能取出注射物。

第四节　联合应用

（一）与A型肉毒毒素联合应用

胶原蛋白联合A型肉毒毒素是最常使用的联合应用组合，可于胶原蛋白填充治疗后即刻注射A型肉毒毒素，亦可于A型肉毒毒素注射后1～2周行胶原蛋白填充治疗。对于动态皱纹伴静态皱纹的情况，胶原蛋白可填充抚平静态皱纹，而A型肉毒毒素作用于肌肉，减少肌肉的过度活动，缓解动态皱纹，同时可抑制肌肉运动，从而减少胶原蛋白移位，使其效果维持更久。

（二）与强脉冲光联合应用

强脉冲光有嫩肤、改善皮肤质地的功效，但强脉冲光有热效应，短时间内可引起皮肤干燥，胶原蛋白分子中含有大量亲水基团（如羧基、羟基），使其极易与水结合形成氢键，起到锁水保湿功效，从而两者对治疗效果起到协同作用。可于当天强脉冲光治疗后行胶原蛋白注射，亦可在强脉冲光治疗后1周进行胶原蛋白注射。

（三）与线技术联合应用

线技术在微创年轻化治疗中可达到即刻提升松垂组织的效果，但很难有效解决因组织容量不足导致的局部凹陷。两者联合应用，可互相取长补短，通常先进行线技术提升，即刻行胶原蛋白注射填充。

（四）与透明质酸联合应用

胶原蛋白属于皮肤营养填充剂，支撑力相较于交联透明质酸要弱，两者联合应用时，透明质酸做深层支撑，胶原蛋白做浅层填充及营养皮肤，可以使用量更少，效果更佳。

第五节　常用产品的注射方法及应用效果案例

一、常用产品注射方法

动物胶原蛋白“双美”猪源胶原蛋白为Ⅰ型胶原蛋白，含有3个剂型，肤莱美因其含有塑形剂维持时间较久，为6～12个月。肤丽美维持时间短于肤莱美，为6～8个月，肤柔美不含塑形剂，维持时间为 3 ~ 6 个月，也常作为美塑疗法改善肤质，提亮肤色。“弗缦”牛源胶原蛋白主要成分为Ⅰ + Ⅲ型胶原，不含塑形剂，对于肤质肤色改善作用更加明显，其效果维持时间为 6 ~ 8 个月，建议约 3 个月进行补充注射。

薇旖美 100% 人源化，无蛋白标签，以有序排列功能结构形态直补以整合素等细胞活性位点自主调控再生，无炎性诱导过程，无纤维化等远期风险。薇旖美主要用于真皮和真皮深层，效果显著，当然从相关报道及文献数据反馈材料来看，其对脂肪细胞增殖、肌腱、韧带、黏膜也有修复作用。4 mg/ 瓶用生理盐水稀释后行真皮深层注射，每月 1 次，3 次为 1 个疗程，10 mg/ 瓶活性位点更多，用生理盐水稀释后行真皮深层注射，推荐 45 天 1 次，3 次为 1 个疗程。

起效和维持时间：动物胶原蛋白类维持时间为 0.5 ~ 1.0 年（重组Ⅲ型人源化胶原蛋白冻干纤维不具有填充效果）。维持时间受很多主观和客观因素影响，比如求美者和医生的角度和要求不同，再比如年龄、性别、体质、生活方式、工作环境等均有一定影响，新品贝丽菲尔是长效制剂，一般效果可以维持 5 ~ 7 年。

二、应用效果案例

案例见图 1-3-5-1。

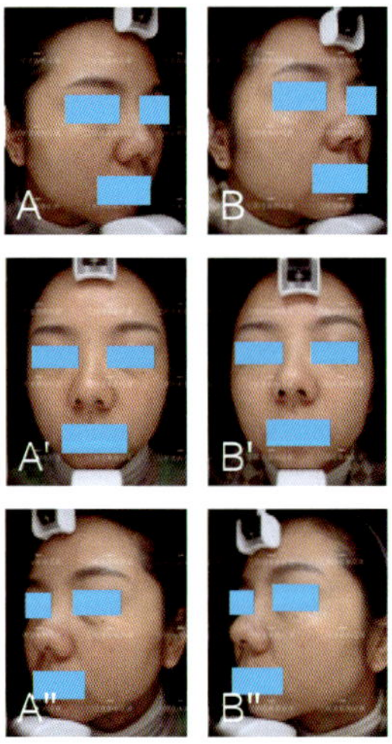

图 1-3-5-1 **弗缦胶原蛋白填充泪沟效果对比图**

A、A'、A''. 治疗前。B、B'、B''. 治疗后即刻

第四章
“再生”材料注射技术

第一节　引言

近 20 年来都把与胶原产生相关的填充材料称为“再生”材料，并掀起了一股“再生”概念热潮。但实际上，并不是所有刺激胶原“再生”的材料都可以称为“再生”材料，因为究其本质，理想的“再生”材料应当具有以下基本特征：一是可安全降解，二是具有生物活性，三是应与再生医学概念一致。再生医学是通过研究肌体的正常组织特征与功能、创伤修复与再生机制及干细胞分化机理，寻找有效的生物治疗方法，促进肌体自我修复与再生，或构建新的组织与器官，以改善或恢复损伤组织和器官的功能的科学。其实，现有的“再生”材料进入组织后一般是产生胶原蛋白。国家药品监督管理局也并未批复任何一款“再生”类填充剂，作者也曾请教过行业内的解放军总医院第八医学中心石冰教授、广东省第二人民医院罗盛康教授、解放军总医院第四医学中心陈敏亮教授等国内知名专家，认为国内“再生”材料概念是市场行为，未形成专家共识。目前，此类材料建议称为生物活性与组织诱导材料、胶原蛋白诱导剂或组织“再生”刺激剂。

“再生”材料除了具有激活自身胶原蛋白重生的优势，还能有效弥补透明质酸填充带来的 2 个问题：吸水引起肿胀且容易移位、即刻效果维持短。“再生”材料注射技术就是把“再生”材料产品按医疗规范要求注射到皮肤等组织，刺激人体自身的组织产生胶原蛋白等，起到结构重塑和容量填充的作用，以达到抗衰老的目的。虽然“再生”材料在注射后的恢复过程中，能够使求美者获得持续的颜值提升，但同时对医生的水平要求更高，医生面对的挑战是后续如何修补来维持更好的效果。

2021 年是“再生”医美的元年，目前为止，国家批准的“再生”材料有很多，其中韩国知名医美企业研发的聚乳酸面部填充剂艾塑菲（AestheFill）为 2024 年 1 月 17 日最新获批的一款“医美再生注射剂”。本章主要介绍常用的产品：艾维岚（PLLA）、伊妍仕（PCL）、濡白天使（PLLA-b-PEG）系列、菲林普利 CaHA（L、M、S）系列，另外，艾塑菲案例只在艾维岚案例后进行分享。

第二节 相关产品与技术原理

一、艾维岚产品及技术原理

2021 年 4 月 22 日艾维岚通过国家药品监督管理局审批，注册名称“聚乳酸面部填充剂”（商品名：艾维岚），俗称“童颜针”，注册证号为国械注准 20213130276，生产商为长春圣博玛。艾维岚是国内首款合法的聚乳酸面部填充剂，也是国内首款“童颜针”。艾维岚的作用原理是利用聚左旋乳酸（PLLA）微球降解后产生的乳酸来刺激皮肤成纤维细胞，诱导Ⅲ型和Ⅰ型胶原蛋白的再生，从而改善面部皱纹和凹陷，使皮肤更加细腻紧致和年轻化。艾维岚的优势在于其作用原理是诱导自身胶原蛋白再生，不会产生视觉上的颗粒感，因此效果更加自然真实。艾维岚除了手针注射还可以水光针导入，皮肤紧致效果大于填充效果，适用于比较柔软、容易变薄老化的的部位，如眼周、口周和面颊等。

二、伊妍仕产品及技术原理

2021 年 4 月 13 日伊妍仕通过国家药品监督管理局审批，注册名称“注射用聚己内酯微球面部填充剂”（商品名：Ellansé 伊妍仕），俗称“少女针”，注册证号为国械注进 20213130100，生产商为华东医药英国全资子公司 Sinclair。伊妍仕是国内首款获批的“少女针”，其成分为 70% 羧甲基纤维素（CMC）凝胶加 30% 聚己内酯（PCL）微球，CMC 弹性模量远超过交联透明质酸钠（HA），因此即刻的塑形能力和稳定性更强；PCL 微球均匀分散在 CMC 凝胶中，可诱导Ⅲ型和Ⅰ型胶原蛋白再生。注射后 2 ~ 3 个月 CMC 代谢结束后，PCL 刺激新生的胶原蛋白继续维稳效果。伊妍仕适合一些骨骼线条部位的填充，包括眉骨、鼻子、下颌骨和下颏。

三、濡白天使产品及技术原理

2021 年 6 月 25 日濡白天使通过国家药品监督管理局审批，注册名称“含左旋乳酸 - 乙二醇共聚物微球的交联透明质酸钠凝胶”（商品名：濡白天使），俗称“童颜针”，注册证号为国械注准 20213130460，生产商为北京爱美客濡白天使是国内首款获批上市的聚左旋乳酸微球修饰的 HA 填充产品，也是国内第二款“童颜针”。其主要成分为 18% PLLA 加 81.7% 交联 HA，其原理是 PLLA 刺激产生胶原蛋白接替和维持 HA 的即刻塑形效果，稳定持久性类似于“少女针”。

四、菲林普利产品及技术原理

目前，菲林普利已经取得我国Ⅲ类医疗器械 NMPA 认证。菲林普利俗称“果冻针”，由羟基磷灰石（CaHA）和交联 HA 混配，其中 CaHA 微球作为支架诱导刺激成纤维细胞产生胶原纤维，HA 作为载体起即刻填充作用。不同于“少女针”和“童颜针”的光滑实心微球结构，CaHA 微球是中空多孔结构，刺激胶原蛋白生成更快、更高效，从而接替和维持 HA 代谢后的填充效果。S 型号适合填充眼周和口周浅表部位，有遮盖黑色素的作用；M 型号稍大分子结构有一定的支撑性，可用于面颊、额头和颞部等大面积部位；L 型号适用于面部的骨性支撑，比如眉骨和下颌。

五、胶原蛋白

见本书第一篇第三章。

六、产品的共性和差异

（一）相同点

4 款产品的相同点在于：都具有自然抗衰效果、维持时间久、可完全被人体降解代谢。

（1）可刺激真皮内成纤维细胞，并激发自身胶原“再生”，增加皮肤紧致度，填补凹陷部位。

（2）维持时间优于普通透明质酸，四款产品平均维持时间均可达 1～2 年。

（3）所含成分可完全被人体降解代谢。

（二）不同点

（1）材料不同：艾维岚是聚左旋乳酸微球的冻干粉，注射前需预混合；菲林普利是粉状物，需要和 HA 预混合；濡白天使为含左旋乳酸－乙二醇共聚物微球等成分的乳白色填充剂，添加了盐酸利多卡因成分，注射体验更舒适；伊妍仕少女针为含有 PCL 微球和水溶性凝胶载体 CMC 的复合填充剂，后两者均不需要复配，临床使用更加便利。

（2）作用效果：艾维岚适合软组织区域填充，无即刻填充的效果；濡白天使、伊妍仕作为凝胶形态产品，黏滞性更强、塑形力更好，两者都兼具了即刻填充的效果，因此在注射后 1 年内可以维持效果恒定；而菲林普利按照微粒大小分为 L、M、S 型，分别适用于骨性支撑、深层填充和表浅皱纹的改善。

（3）疗程方案：

①艾维岚一瓶 340 mg 冻干粉可溶成 3～5 mL，有的专家溶成 2.0 mL 高浓度使用，这样也增加了远期不良反应的发生，一次注射多使用一瓶至多瓶，艾维岚注射周期较长，整个疗程需要注射 2～3 次；每次时间间隔 3～8 个月。

②濡白天使和伊妍仕单支规格分别为 0.75 mL/1.0 mL/1.0 mL，根据注射部位凹陷程度需要 2～5 支，仅需注射一次，后期少量补打；伊妍仕 1～2 次 / 年（国际上有 S、M、L、E 4 款，国内只有 S 款获批上市）。

③菲林普利 L 型 250 mg+1.0 mL 交联透明质酸用于骨性支撑，M 型 100 mg+1.0 mL 交联透明质酸用于软组织容量补充，S 型 50 mg/100 mg+2～3 mL 非交联透明质酸用于皮肤年轻化。菲林普利有 S、M、L 共 3 个规格，支撑性由弱到强，L 型大约需要注射 1 次成形，6～8 个月补充注射。

七、国家批准的常用“再生”材料比较

目前，国家批准的以上四种“再生”材料比较如下（表 1-4-2-1）：

表 1-4-2-1　国家批准的常用“再生”材料

商品名称	艾维岚	伊妍仕	濡白天使	菲林普利
规格	150 mg/5 mL；367.5 mg/5 mL	1 mL/ 支（S）	0.5 mL、0.75 mL、1.0 mL、1.5 mL、2.0 mL、2 × 0.5 mL、2 × 0.75 mL、2 × 1.0 mL	L：250 mg/ 支 S：100 mg/ 支 M：50 mg/ 支
外观	白色冻干粉	乳白色凝胶	乳白色凝胶	白色冻干粉
组成成分	微球：PLLA 载体：CMC+ 甘露醇	微球（30%）：PCL 载体（70%）：CMC	微球（18%）：PLLA-PEG 载体（81.7%）：交联 HA+ 盐酸利多卡因	微球：CaHA 载体：透明质酸
治疗效果	术后 6 周逐渐见效（渐进式效果）	术后即刻（持续性效果）	术后即刻（持续性效果）	术后即刻（持续性效果）
使用方法	用前需进行调配溶解	直接使用	直接使用	用前需进行调配溶解
可消除性（用酶降解）	不可消除	不可消除	可部分消除（载体可消除，微球不可消除）	可部分消除（载体可消除，微球不可消除）
胶原再生能力	可刺激胶原再生	可刺激胶原再生	可刺激胶原再生	可刺激胶原再生
维持时间	2～3 年	1～4 年	1～2 年	L：2～3 年 S：18～24 个月 M：6～8 个月

第三节　应用及操作规范视频二维码

一、适应证

（1）静态皱纹。艾维岚、菲林普利可针对面部产生的静态皱纹，如鱼尾纹、额纹、眉间纹、下睑纹、口角纹、颈纹等。

（2）软组织缺陷。伊妍仕、濡白天使、菲林普利等产品可以矫正如颧颊沟、鼻唇沟、凹陷性瘢痕等软组织缺陷导致的局部凹陷。

（3）面部塑形。伊妍仕、濡白天使、菲林普利等产品可以矫正鼻部、眉弓、颞部、颊部、下颌的形状和饱满度，塑造立体感。

二、禁忌证

（一）绝对禁忌证

（1）严重肝、肾、心、脑疾病和严重血液疾病。

（2）对产品成分有过敏反应。

（3）对利多卡因过敏。

（4）近 1 个月使用激素或免疫抑制剂。

（5）手术部位有皮肤感染性疾病、肿瘤病灶。

（6）活动性脓毒症、自身免疫性疾病等其他严重疾病。

（7）孕妇、哺乳期妇女。

（二）相对禁忌证

（1）女士处于月经期间。

（2）有精神病疾患、心理障碍、要求过高或有过高期望值者。

（3）瘢痕体质。

（4）18 周岁以下人士须得到监护人签字同意。

三、操作流程及操作规范视频二维码

（一）术前

（1）沟通评估，签署知情同意书。

（2）清洁面部皮肤。

（3）拍照记录。

（二）术中

（1）术区画线设计标记，体位选择仰卧位或半卧位。

（2）面部皮肤用碘伏消毒，消毒范围大于术区。

（3）用 1 mL 注射器抽取 2% 利多卡因注射液做进针点局麻或者复方利多卡因乳膏做表面麻醉。

（4）用 23 G 或 25 G 钝针，针头内抽取 2% 利多卡因注射液套于注射器上，从进针点穿刺孔处入针，再使用钝针，根据需要决定平铺还是条状注射（放射状注射或条状注射，边退针边给药，术后利用拇指指腹按压塑形）。如使用较短的锐针，需要做分段分层注射。

（5）根据需要决定注射剂量，尽量使用足够的剂量以充分矫正，使求美者看到良好的注射效果，但不必矫枉过正。

（6）用生理盐水清洁面部皮肤，进针点用抗生素软膏涂抹保护。

（三）术后

（1）术后拍照。

（2）即刻术区冰袋冷敷。

（3）告知求美者术区 6 小时内严禁碰水，1 周内勿按压注射区，可适当加强局部补水保湿。

（4）如术区有瘀青，告知求美者 1 周左右可消退。

详细步骤如下：

卸妆、面部清洁

↓

相机与 VISIA 拍照

↓

评估求美者治疗部位结构形态，收集求美者的一般资料（现病史、既往史、药物过敏史等）

↓

向求美者讲解注射材料、方法、预期效果及可能出现的不良反应等，签署知情同意书

↓

在治疗部位皮肤表面敷麻膏并封包，时间为 40～60 分钟

↓

准备手术用物品：1 mL 注射器、23 G 或 25 G 钝针、27 G 锐针、一次性弯盘、无菌纱布、无菌手套、注射材料、利多卡因注射液、生理盐水、碘伏、抗生素软膏、压力球

↓

卸麻膏，清洁皮肤，术区画线设计标记，碘伏消毒术区皮肤

↓

也可直接做局部麻醉，在钝针中抽取利多卡因注射液，套于注射材料的注射器上，在需要注射的部位，边退针边给药，注射剂量宁少勿多，术后利用拇指指腹按压塑形

↓

用生理盐水纱布清洁皮肤，抗生素软膏涂抹进针点

↓

施术结束，拍照，即刻局部冰袋冷敷

羟基磷灰石 L 型注射操作规范视频二维码

艾维岚注射操作规范视频二维码

四、注意事项

（一）术前

（1）了解求美者的诉求，以防求美者有过高的期望值。

（2）治疗前保持肌肤的清洁，任何化妆品都需要清洁干净。

（3）为防止注射部位出血和肿胀，治疗前 1 周内，不要服用阿司匹林等抗凝药物，注射区可冰袋冷敷 10 分钟。

（4）注射区内有炎症者，待炎症治愈后方可注射。

（二）术中

（1）术区消毒充分，避免感染。

（2）严格控制注射剂量，切忌注射剂量不足或过量注射，以防对外形不满意。

（3）严防局部皮肤出现凹凸不平、塑形不充分。

（4）注射过程疼痛，可予局麻降低疼痛度。

（5）锐针注射时须回抽针筒，无回血方可推注。

（三）术后

（1）注射后避免用力按压注射区，以免造成注射材料移位、变形。

（2）嘱求美者严禁在注射部位热敷、蒸桑拿等，以免影响胶原蛋白诱导材料的代谢和维持时间。避免剧烈运动而致血液循环加速，影响注射的效果。

（3）术后 6 小时内避免碰水，6 小时后可进行日常护肤。

（4）嘱求美者清淡饮食，食用有营养的食物，避免食用辛辣、刺激、易致过敏以及易诱发皮肤肿胀反应的食物。

（5）避免服用抗凝药物。

五、并发症及处理

（1）注射“再生”材料后常见的不良反应表现为暂时性肿胀、轻度发红、略感不适等，这些症状一般在 24 ~ 72 小时内消失，个别人需要 1 周时间恢复。注射操作时务必轻柔、缓慢推注，术后即刻冰敷及间断冷敷，减轻肿胀。

（2）“童颜针”注射可造成表皮下形状不规则、结节或粟丘疹样改变，有时会出现皮肤色素沉着。进针注射时，掌握好注射层次，术后塑形要到位。

（3）注射“再生”材料后如果出现局部感染迹象，应尽早应用抗生素治疗。

（4）注射“再生”材料后如果出现水肿、结节、压痛、瘙痒和红斑等过敏反应，以及可能出现溃疡或肉芽肿反应，要抗过敏治疗，如使用激素或抗组胺药。

（5）注射“再生”材料后导致血管栓塞，可能出现皮肤坏死、失明等情况，虽然比较少见，一旦发生将给求美者带来灾难性后果，且处理棘手，效果欠佳。因“再生”材料无特效溶解酶，及早用粗针头在栓塞部位进行多点穿刺放血，释放局部压力，必要时手术尽可能取出填充物。

第四节　联合应用

一、与A型肉毒毒素联合应用

“再生”材料联合A型肉毒毒素是最常使用的联合应用组合，可在填充治疗后即刻注射A型肉毒毒素，亦可在A型肉毒毒素注射后1～2周行填充治疗。对于动态皱纹伴静态皱纹的情况，可填充改善静态皱纹，而A型肉毒毒素作用于肌肉，减少肌肉的过度活动，缓解动态皱纹，同时可抑制肌肉运动，从而减少“再生”材料移位，使其效果维持更久。

二、与面部埋线提升技术联合应用

面部埋线提升技术在微创年轻化治疗中可达到即刻提升的效果，但很难有效解决因组织容量不足导致的局部凹陷。两者联合应用，可取长补短，通常先做面部埋线提升后，即可行“再生”材料注射填充。

三、与透明质酸联合应用

“再生”材料如伊妍仕属于填充剂，其含有CMC在2～3个月被人体完全吸收，会有回落期。与交联透明质酸联合应用时，可使效果更佳，提高求美者的满意度。同理，艾维岚也可以联合交联透明质酸，弥补前期的即刻填充效果。

四、与超声、射频技术联合应用

“再生”材料与超声、射频技术联合应用可以起到1+1＞2的效果。联合顺序为：先进行超声或射频治疗，再注射“再生”产品；如果是先注射“再生”产品，则需要间隔3个月左右才能做超声或射频治疗。

第五节　“再生”材料注射方法及应用效果案例

一、术前准备及术后护理

参见本章第三节相关内容。

二、四种产品注射方法及应用效果案例

四种产品注射方法见表 1-4-5-1。

表 1-4-5-1　四种产品注射方法介绍

艾维岚	伊妍仕	濡白天使	菲林普利
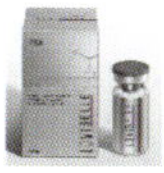	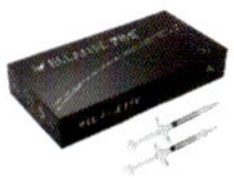	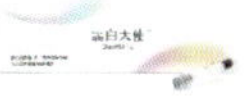	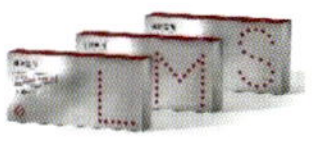
适应证：矫正中重度鼻唇沟皱纹	适应证：矫正中重度鼻唇沟皱纹	适应证：矫正中重度鼻唇沟皱纹	适应证：1. 各种原因导致的骨缺损修复或填充 2. 各种原因导致的软组织修复或增强
注射层次：真皮深层	注射层次：皮下层	注射层次：真皮深层、皮下浅层及深层	注射层次：真皮浅层、真皮深层、皮下浅层及深层
注射技巧：见本节（一）艾维岚	注射技巧：见本节（二）伊妍仕	注射技巧：见本节（三）濡白天使	注射技巧：见本节（四）菲林普利

（一）艾维岚

目前市面上艾维岚产品规格为 340 mg/ 支，艾维岚在面部的真皮层、皮下层、韧带及骨膜层上均可注射使用。浓度建议真皮层 5 ~ 6 mL/ 支、皮下层 4 mL/ 支、骨膜层 3.0 mL/ 支。针型选择：27 G/30 G、13 mm 锐针，25 G 钝针，水光 32 G、4 mm 锐针。

1. 术中操作

（1）术区画线设计标记，体位选择仰卧位或半卧位。

（2）面部皮肤用碘伏或皮肤黏膜消毒剂消毒，消毒范围大于操作区。

（3）进针点可用 1 mL 注射器抽取 2% 利多卡因注射液做进针点局麻或者利多卡因乳膏做表面麻醉。

（4）艾维岚在头面部治疗中使用范围较广，本治疗方法以鼻唇沟为代表进行阐述。艾维岚 340 mg/ 支用生理盐水 3 ~ 4 mL（每支复配液中建议加入 2% 利多卡因注射液 0.3 ~ 0.5 mL）充分稀释混匀，鼻基底骨膜层用 30 G、13 mm 锐针充分有效回抽后，单点注

射 0.3 ~ 0.5 mL，皮下浅、深层使用 25 ~ 27 G 钝针行扇形平铺技术，每条单线建议注射 0.1 ~ 0.2 mL，锐针行皮下浅层多点注射，单点注射剂量为 0.05 ~ 0.1 mL。所有注射治疗完成后均应按压平整，避免形成条索（图 1-4-5-1）。

2. 具体部位

（1）鼻唇沟（表 1-4-5-2）。

表 1-4-5-2　鼻唇沟注射要求

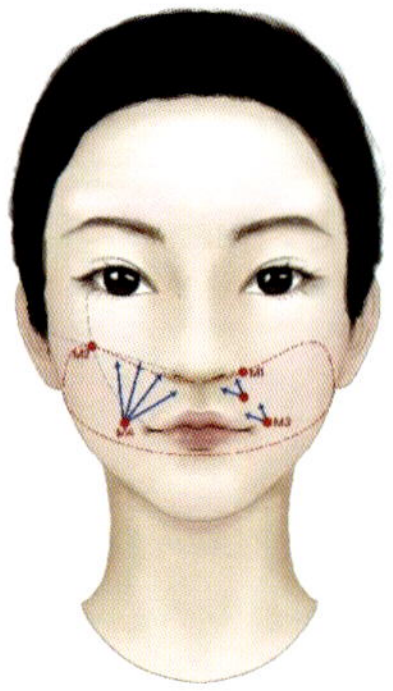

注射部位	鼻唇沟
注射层次	骨膜上；颧皮韧带；皮下
进针点	M1 鼻翼（基底部）旁开 0.5 cm 处；M2 外眦 – 口角连线与鼻翼 – 耳屏上缘连线的交点；M3 鼻唇沟褶皱线上多点；M4 鼻唇沟褶皱延长线外下方约 1 cm 处
注射针头	25 ~ 27 G 钝针；30 G、13 mm 锐针
注射方案	1. 深层：M1 ~ M2 点锐针垂直进针至骨膜上，单点注射剂量为 0.3 ~ 0.5 mL 2. 浅层：钝针在鼻唇沟及面颊方向行皮下扇形平铺技术，单线注射剂量为 0.1 ~ 0.2 mL；锐针在皮下行多点注射，单点注射剂量为 0.05 ~ 0.1 mL
复溶浓度	深层：3 mL/ 支 浅层：4 mL/ 支
建议用量	340 mg × 2 支
注意事项	回抽 10 秒以上，注射后按压平整，避免形成条索

（2）额部注射（表 1-4-5-3）。

表 1-4-5-3　额部注射要求

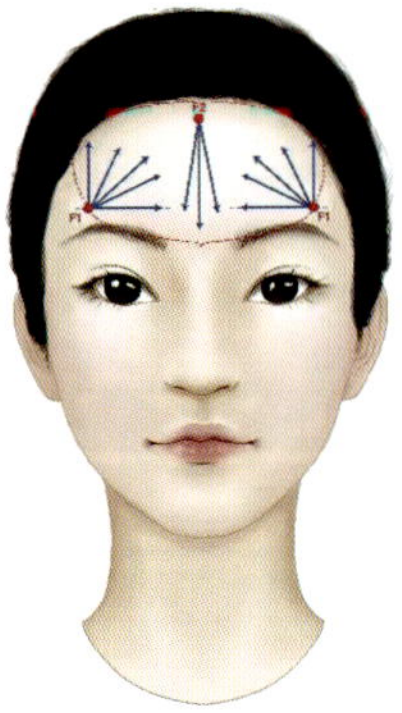

注射部位	额部
注射层次	帽状腱膜下；骨膜上
进针点	F1 外眦垂线与额颞线交点 F2 发际线中间点，F2 点按针的长度适当调整
注射针头	27 ~ 30G 钝针
注射方案	深层：钝针在帽状腱膜下方骨膜上方行扇形平铺技术，单线注射剂量为 0.2 mL
复溶浓度	深层：3 mL/340 mg
建议用量	340 mg × 2 支
注意事项	避免注射额肌，注射后即刻按摩 5 分钟

（3）外轮廓注射（表 1-4-5-4）。

表 1-4-5-4　外轮廓注射要求

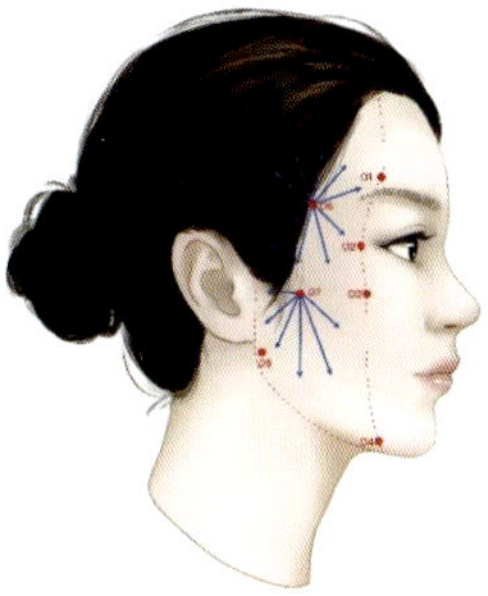

注射部位	外轮廓
注射层次	骨膜上；皮下
进针点	O1 颞结合部；O2 眶外侧增厚区；O3 颧皮韧带；O4 下颌韧带；O5 颈阔肌耳筋膜；O6 颧弓上 1 cm 发际缘；O7 颧弓下方
注射针头	25 ~ 27 G 钝针；30 G、13 mm 锐针
注射方案	1. 深层：锐针在颞融合部、眶外侧增厚、颧皮韧带、下颌韧带、下颌角抵骨膜注射，单点注射剂量为 0.2 mL 2. 浅层：钝针在颞部皮下浅层脂肪垫（含发际线后方区域），颊外侧浅层脂肪垫皮下行扇形平铺技术，单线注射剂量为 0.1 ~ 0.2 mL
复溶浓度	深层 / 浅层：3 mL/340 mg
建议用量	340 mg × 4 支
注意事项	注射后按压平整，避免形成条索

3. 应用效果案例

案例见图 1-4-5-1 和图 1-4-5-2。

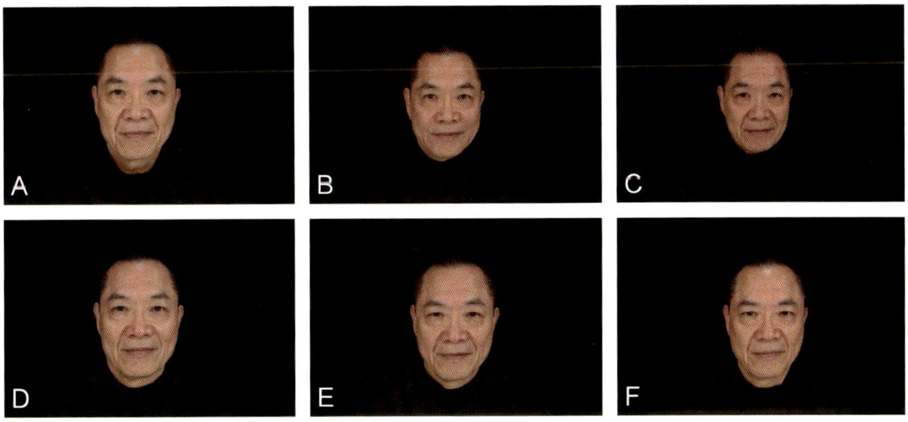

图 1-4-5-1　艾维岚注射治疗效果对比图

A. 治疗前。B. 治疗后即刻。C. 治疗后 10 天。D. 治疗后 1 个月。E. 治疗后 2 个月。F. 治疗后 3 个月

注射部位

鼻基底、鼻唇沟、下颏部。

注射剂量

聚乳酸面部填充剂 340 mg × 2 支，用 6 mL 生理盐水 +2 mL 利多卡因稀释后使用。

注射效果

注射后即刻水肿明显，10 天后恢复到注射前，1 个月开始有效果，2 ~ 3 个月效果更佳。

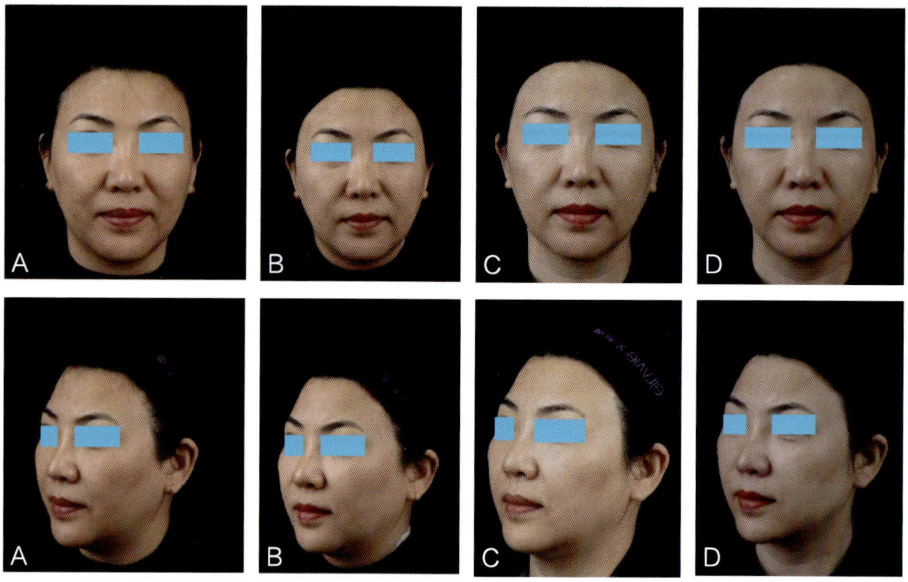

图 1-4-5-2　艾塑菲注射治疗效果对比图

A. 治疗前。B. 治疗后 72 小时。C. 治疗后 1 个月。D. 治疗后 2 个月

注射部位

颞部，颧前部，颊部，鼻唇沟，下颌前沟。

注射剂量

PDLLA 200 mg 2 支 5 mL 稀释（4.0 mL 注射用水 +1.0 mL 利多卡因）。

注射效果

注射后即刻水肿明显，72 小时后还有水肿，1 个月开始有效果，2 个月后效果更佳。

（二）伊妍仕

伊妍仕近 3 年相应推出 2 套注射方法，分别是鼻唇沟纹及中面部治疗 PCL 注射法和外轮廓注射法。

1. 术中操作

（1）术区画线设计标记，体位选择仰卧位或半卧位。

（2）面部皮肤用碘伏或皮肤黏膜消毒剂消毒，消毒范围大于操作区。

（3）进针点可用 1 mL 注射器抽取 2% 利多卡因注射液做进针点局麻或者利多卡因乳膏做表面麻醉。

（4）鼻唇沟纹及中面部治疗 PCL 注射法和外轮廓注射法。

①鼻唇沟纹及中面部治疗 PCL 注射法（图 1-4-5-3、图 1-4-5-4）。

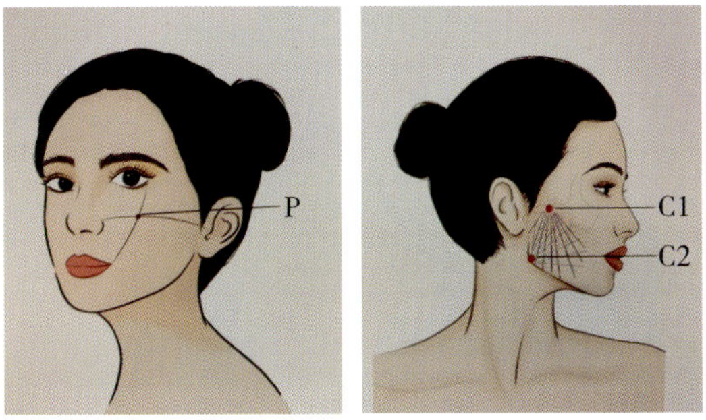

图 1-4-5-3　P 点位、C1 点位、C2 点位标注方法

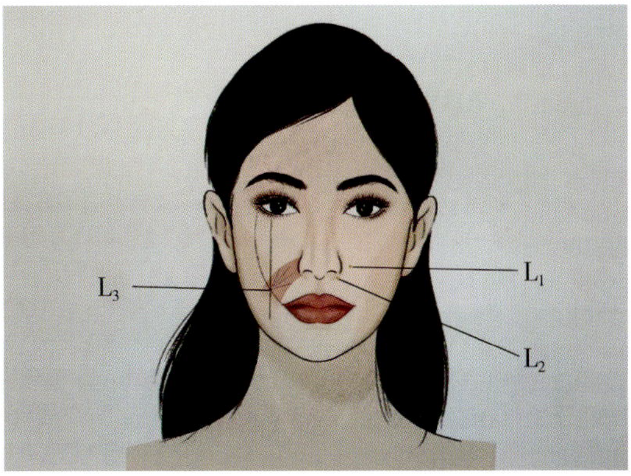

图 1-4-5-4　L_1、L_2、L_3 点位标注方法

此方案系国内 Ellanse 专家共识工作组于 2022 年 3 月发表的《Ellansé 的材料特性及鼻唇沟填充的专家共识》中首次被提出。具体如下：P 点进针点位于外眦、口角连线与耳屏、鼻翼连线的交点，注射层次在骨膜上，用 27 G 锐针行单点注射。C1 点进针点为颧弓发际线前缘 0.5 cm，注射层次为皮下脂肪层，用 23 G 针行扇形注射；C2 点进针点为下颌角，注射层次为皮下脂肪层，用 23 G 钝针行扇形注射（图 1-4-5-3）。L_1 点进针点为鼻翼旁开 0.5 cm，注射层次为骨膜上，用 27 G 锐针行单点注射；L_2 点进针点为鼻翼正下方与上唇交界处，注射层次为骨膜上，用 27 G 锐针行单点注射；L_3 点进针点为角膜外侧缘直下与外眦、口角连线的交汇处，用 23 G 针在皮下脂肪层行扇形注射，建议单点注射剂量不超过 0.2 mL，如需更多剂量建议分点注射（产品 1000 万 /1.0 mL 微球），避免单点 / 团过大致远期硬结发生，22 G ~ 25 G 钝针，从进针点穿刺孔处入针，再使用钝针以鼻唇沟尾部为中心向鼻翼侧做放射状均匀注射，边退针边给药，宁可偏向内侧也不要偏向外上侧，以免注射物上移，术毕适当按压塑形。

每侧的注射量为 0.5 ~ 1 mL，剂量适中以达到矫正治疗目的，可分次治疗，使求美者看到良好的注射效果，但不必矫枉过正。

用生理盐水清洁面部皮肤，进针点用抗生素软膏涂抹保护。

解读：PCL 注射方案的目的是从多角度、多维度与多层次解决鼻唇沟问题，涉及 3 个区域的点位，但实际上这只是一个区域的理念，并非是上述固定不变的具体点位。P 点位位置相当于颊外侧脂肪间隔，但是实际上我们要兼顾 SOOF 区域，眶下区提升以及增容均可以间接改善鼻唇沟。C1、C2 点位是从不同角度支撑了腮腺咬肌筋膜韧带，不仅通过填充改善了此区域的凹陷，而且通过即刻拉伸以及后续新生胶原的收缩与紧致，间接改善了鼻唇沟及下颌缘形态。L_1、L_2 点位实际上是通过 2 个进针点在骨膜层共同对颊内侧脂肪间隔进行容量的补充，而且支撑与放松了颊上韧带，是鼻唇沟的直接改善注射方法。这两点也可以设计为一个点位，通过在组织内改变针尖方向来实现。而 L_3 点位是浅层的修饰与过渡，需要注意注射层次应在皮下浅层，以免损伤血管或者造成栓塞，而且注射剂量不可过多，以免影响鼻唇沟的动态呈现而造成表情僵硬。

②外轮廓注射法（图 1-4-5-5）。

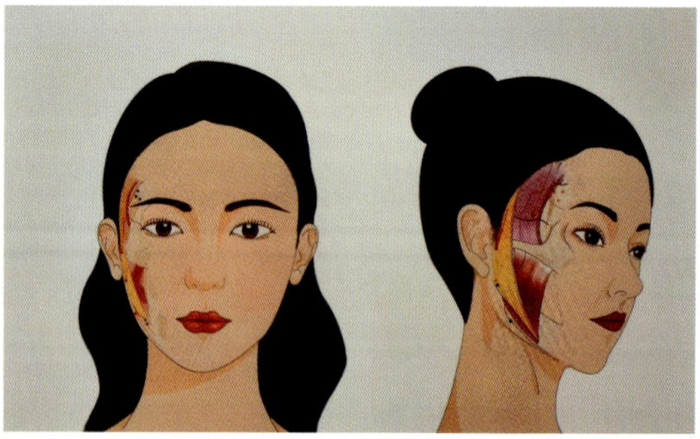

图 1-4-5-5　外轮廓点位标注方法

此注射方案系国内在积累 PCL 材料一定应用经验的基础上，由罗盛康、林上立教授等 10 余位专家医生经反复研讨后初步提出的由外轮廓塑造间接改善鼻唇沟的注射方案。

进阶方案设计点位：此方案主要通过面部外轮廓多部位、多层次注射，使面部软组织外展，进一步矫正鼻唇沟。点位设计包括颞区、颊区以及下颌缘区（图 1-4-5-5），可注射层次包括皮下层、颞深筋膜与颞浅筋膜之间。

进阶方案相关理论基础：面部内侧表情肌区以主动移动为主，而面部外侧筋膜区被动移动更强。中面部内侧表情动力区韧带部位注射后，软组织会被提升。因此，可以通过注射韧带部位改善面部内侧沟壑，以及固位并提拉软组织。通常先予外上方浅层注射，再行内侧注射。通过注射颞部皮下脂肪层可以改善颞部外轮廓，同时中面部尤其侧面颊松垂的软组织会被提拉（图 1-4-5-6）。

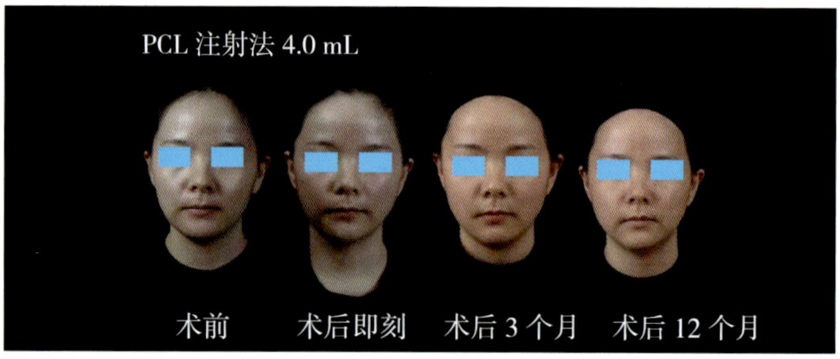

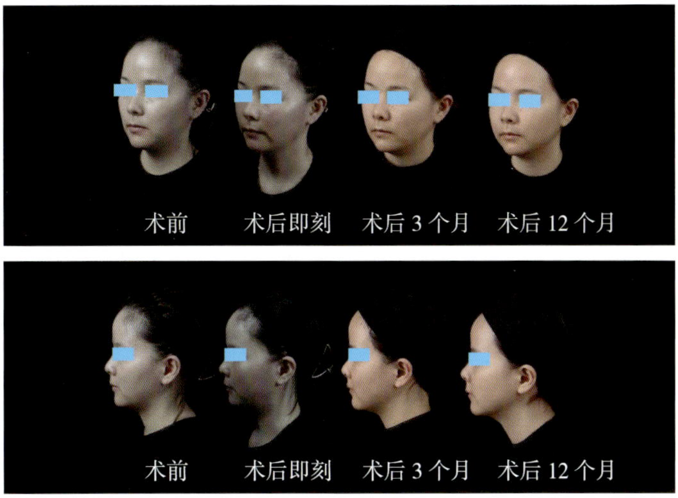

图 1-4-5-6 伊妍仕 4 mL 治疗颧前部、鼻唇沟、面颊对比图

2. 应用效果案例

案例见图 1-4-5-7。

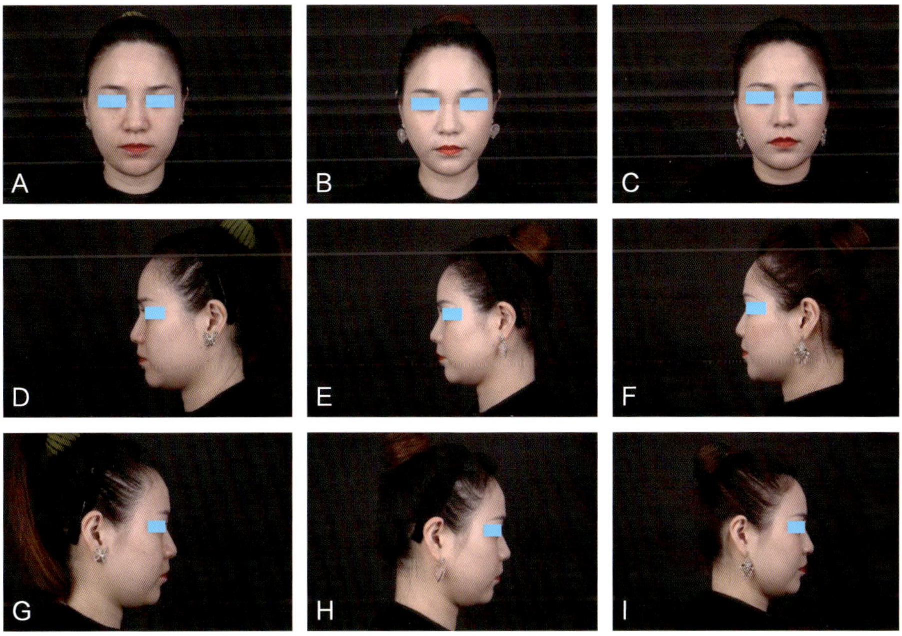

图 1-4-5-7 伊妍仕注射治疗效果对比图

A、D、G. 治疗前。B、E、H. 治疗后 3 天。C、F、I. 治疗后 2 个月

注射部位

苹果肌固定，鼻基底、法令纹填充，侧缘提升。

注射效果

效果明显，2 个月后收紧良好。

（三）濡白天使

濡白天使特性如图 1-4-5-8 所示。

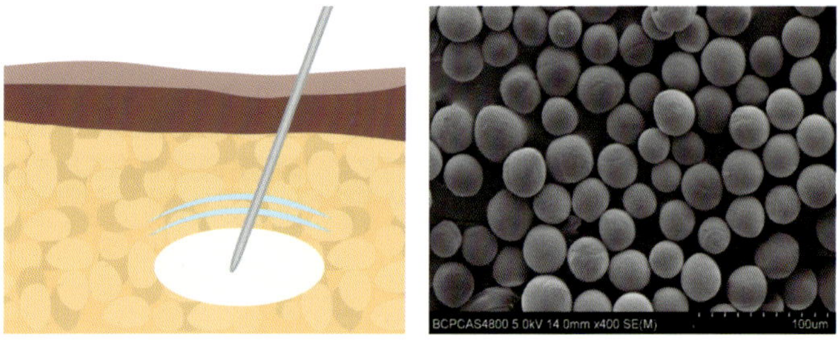

图 1-4-5-8　濡白天使即刻塑形、物理刺激胶原再生图

1. 术中操作

（1）术区画线设计标记，体位选择仰卧位或半卧位。

（2）面部皮肤用碘伏或皮肤黏膜消毒剂消毒，消毒范围大于操作区。

（3）进针点可用 1 mL 注射器抽取 2% 利多卡因注射液做进针点局麻或者利多卡因乳膏做表面麻醉。

（4）濡白天使产品主要成分为含左旋乳酸 – 乙二醇共聚物微球的交联透明质酸钠凝胶，其注射方法和传统中大分子透明质酸类似。锐针建议原装 27 G 或薄壁 27 G 针头内可抽取 2% 利多卡因注射液，有效回抽后行骨膜层注射，建议单点剂量不超过 0.3 mL。如需更多剂量可分层治疗，22 G ～25 G 钝针从进针点穿刺孔处入针，再使用钝针以鼻唇沟尾部为中心向鼻翼侧做放射状均匀注射，边退针边给药，在梨状窝偏向内侧注射，更少剂量可获得更好效果，每侧的注射剂量为 0.5 ~ 1 mL，剂量适中以达到矫正治疗目的。可分次治疗，使求美者看到良好的注射效果，但不必矫枉过正，术毕适当按压塑形。用生理盐水清洁面部皮肤，进针点可用抗生素软膏涂抹保护。

2. 应用效果案例

案例见图 1-4-5-9。

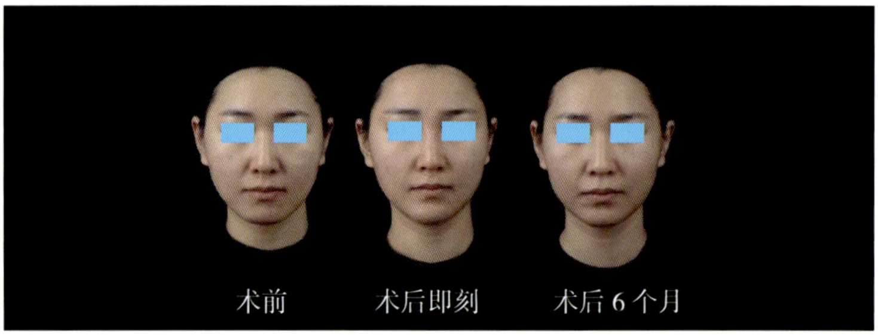

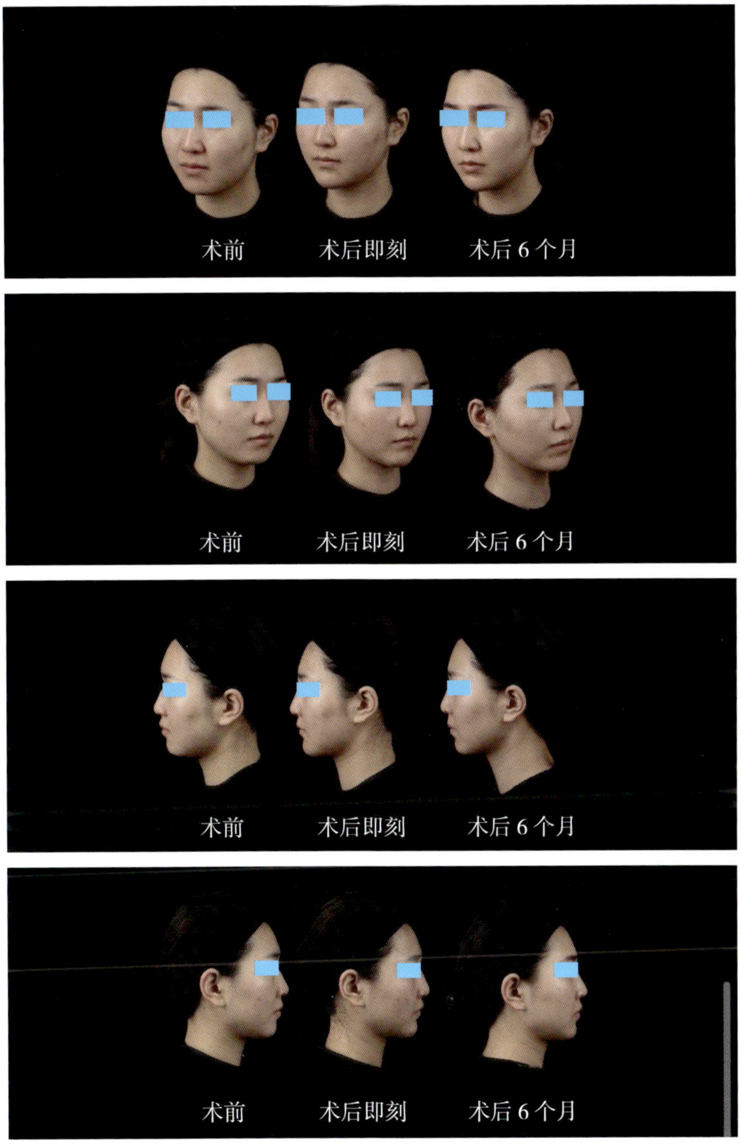

图 1-4-5-9　濡白天使 6.75 mL 治疗眉弓、颞部、鼻山根部、颧前部、鼻唇沟、面颊、颏部效果对比图

（四）菲林普利

1. 术中操作

（1）术区画线设计标记，体位选择仰卧位或半卧位。

（2）面部皮肤用碘伏或皮肤黏膜消毒剂消毒，消毒范围大于操作区。

（3）进针点可用 1 mL 注射器抽取 2% 利多卡因注射液做进针点局麻或者复方利多卡因乳膏做表面麻醉。

（4）菲林普利产品使用相较于上面 3 款复配流程相对复杂。产品打开后可用生理盐水或 2% 利多卡因注射液稀释混合后在未沉淀前用注射器及时吸出，稍加静置，待产品沉淀后将稀释液推出，然后使用二通管或三通管和交联透明质酸做充分混合后方可使用。产品配比（图 1-4-5-10～图 1-4-5-13）：菲林普利 L 型 250 mg+1 mL 交联 HA+0.2 mL

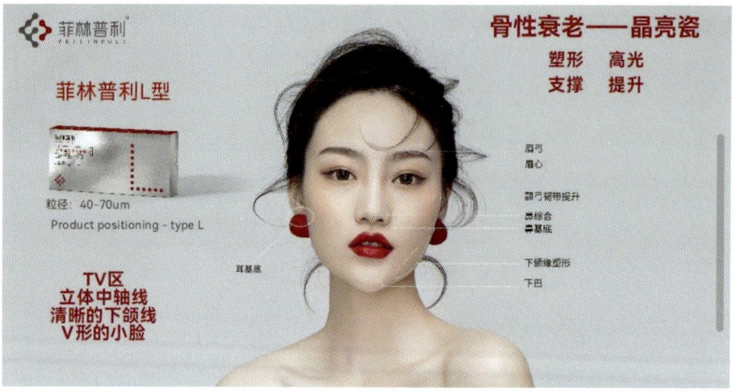

产品配比：菲林普利 L 型 250 mg+1 mL 交联 HA+0.2 mL 非交联 HA

图 1-4-5-10　菲林普利 L 型与交联、非交联透明质酸配比图

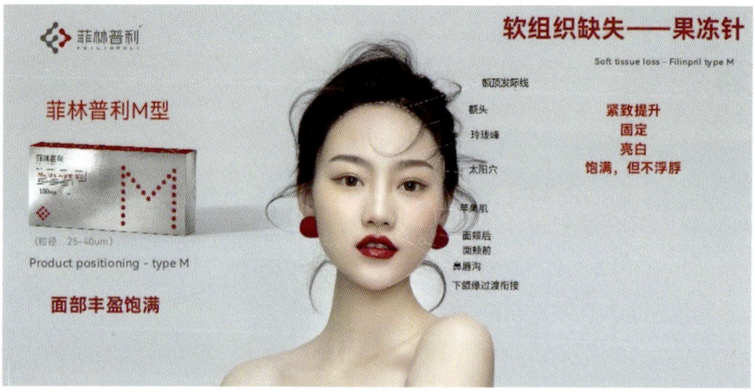

产品配比：菲林普利 M 型 100 mg+1 mL 交联 HA+0.2 mL 利多卡因注射液
不建议治疗的部位：唇部、卧蚕

图 1-4-5-11　菲林普利 M 型与交联透明质酸、利多卡因配比图

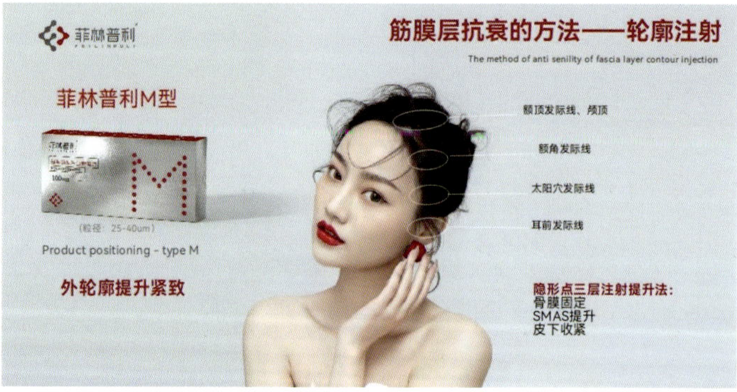

产品配比：菲林普利 M 型 100 mg+2 mL 交联 HA+0.2 mL 利多卡因 +3 mL 生理盐水

图 1-4-5-12　菲林普利 M 型与交联透明质酸、利多卡因、生理盐水配比图

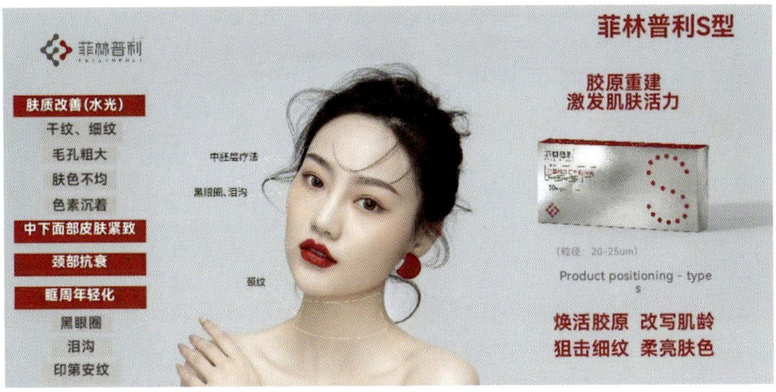

产品配比：菲林普利“CaHA”S 型 50 mg+2 mL 非交联 HA+3 mL 生理盐水（水光机全面部，深度 0.8～1 mm）
菲林普利“CaHA”S 型 100 mg+3 mL 生理盐水 +2 mL 非交联 HA+1 mL 利多卡因（中下面部皮肤紧致，钝针平铺）
菲林普利“CaHA”S 型 50 mg+1.5 mL 生理盐水 +0.5 mL 利多卡因 +1 mL 非交联 HA（颈横纹）

图 1-4-5-13　菲林普利 S 型与图中相关产品配比图

非交联透明质酸，菲林普利 M 型 100 mg+1 mL 交联 HA+0.2 mL 利多卡因注射液，L 型按中大分子透明质酸使用，M 型参照中分子透明质酸使用方式。菲林普利“CaHA”S 型 50 mg+2 mL 非交联 HA+3 mL 生理盐水（水光机全面部施打，深度 0.8～1 mm），菲林普利“CaHA”S 型 100 mg+3 mL 生理盐水 +2 mL 非交联 HA+1 mL 利多卡因注射液（中下面部皮肤紧致，钝针平铺），菲林普利“CaHA”S 型 50 mg+1.5 mL 生理盐水 +0.5 mL 利多卡因注射液 +1 mL 非交联 HA（颈横纹）。

2. 应用效果案例

案例见图 1-4-5-14。

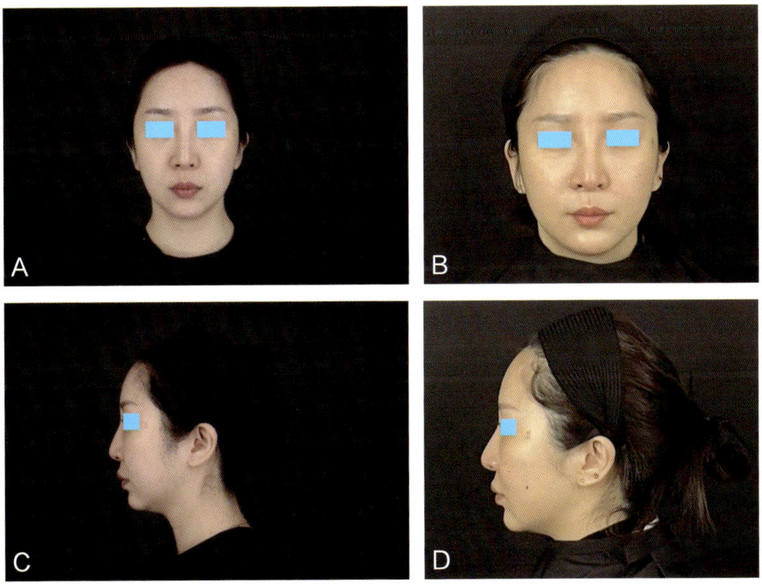

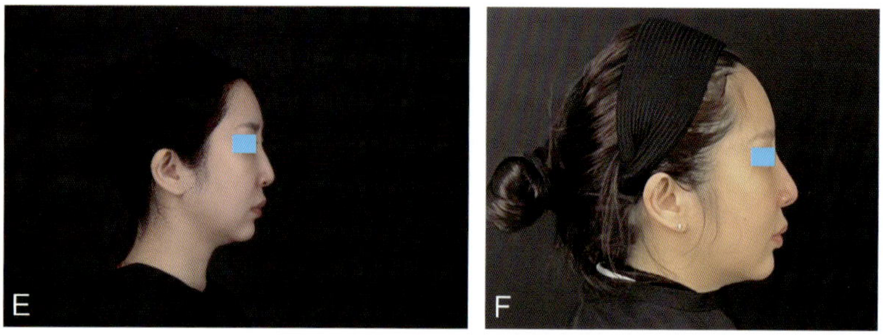

图 1-4-5-14 菲林普利注射治疗效果对比图

A、C、E. 治疗前。B、D、F. 治疗后即刻

注射部位

双侧眉弓、鼻小柱、鼻尖、鼻基底填充。

注射效果

即刻效果明显。

（五）联合应用案例（图 1-4-5-15）

为了节省篇幅，联合应用只介绍伊妍仕联合菲欧曼（AF）透明质酸进行面部填充（伊妍仕：眉弓、鼻部；透明质酸：颞部、颧前部、面颊、鼻唇沟、下颌前沟）。

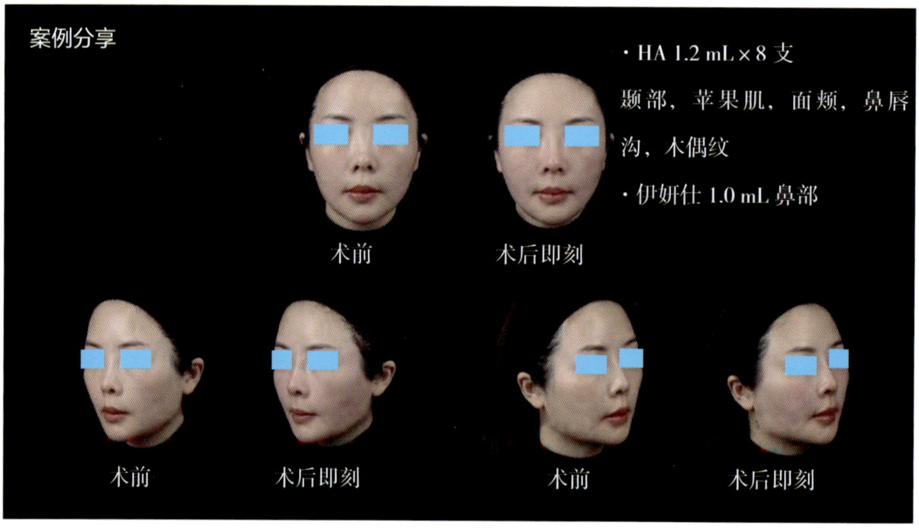

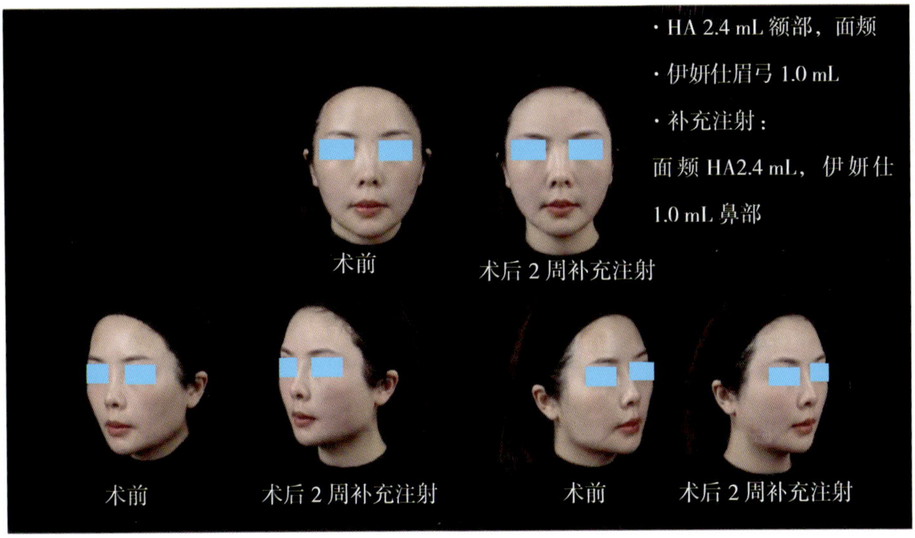

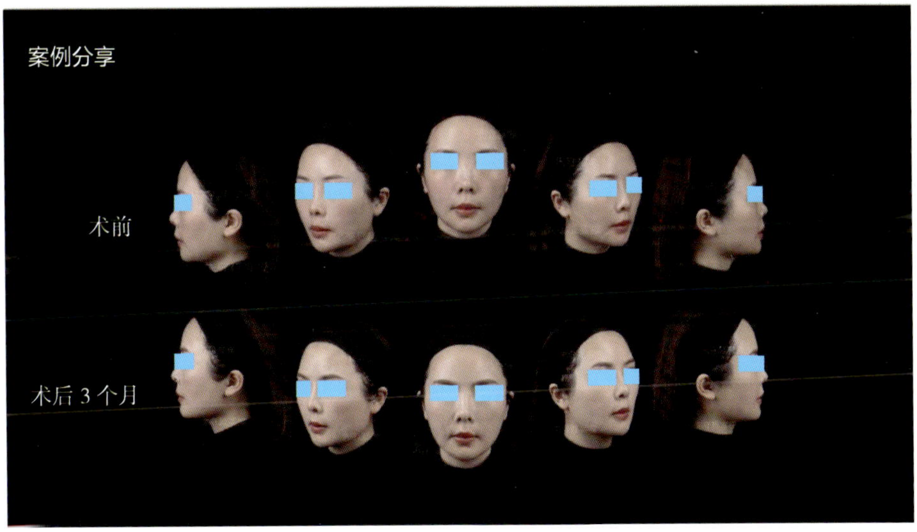

图 1-4-5-15　伊妍仕联合透明质酸面部填充效果对比图

第五章 美塑疗法

第一节 引言

美塑疗法（Mesotherapy）也叫中胚层疗法，因注射层次不仅限于中胚层，目前常称为美塑疗法，是借助多点位小剂量皮下或皮内注射，将特异性靶向制剂（顺势疗法药物、植物提取物、维生素和生物活性物质等）注射到表皮、真皮或皮下组织，治疗局部或区域性病变的治疗方法。其特点是在病变部位注射剂量非常低的药物，避免系统产生不良反应。其效果取决于药物选择及配给、给药部位、注射深度、适应证把握及操作者对技术的掌握程度。

1952 年法国医生 Pistor 在治疗哮喘求美者时，静脉输入 10 mL 普鲁卡因，求美者气道症状没有得到改善，但耳聋症状却得到了缓解，于是他尝试在耳聋求美者耳周表皮内局部多次注射药物，为美塑疗法的最初应用。随后，美塑疗法的适应证逐渐增加。法国在 1964 年成立 Mesotherapy 学会，并于 1976 年在法国首次召开 Mesotherapy 学术会议。1987 年法国医学会将 Mesotherapy 治疗技术批准为一项医学专业治疗技术。目前，在法国已有 15,000 余名医生应用 Mesotherapy。1988 年意大利皮肤科医生发现，将大豆卵磷脂注入皮下，具有溶脂、消脂的效果，因而有力地推动了美塑疗法在医学美容领域的应用。近年来，在欧美等地将美塑疗法推广应用于体形塑造、减肥、治疗橘皮样皮肤，并取得了较好的效果。美塑疗法在欧洲与南美洲较流行，由于缺少有效的临床与科学研究，应用于美国时仍饱受争议。直到 2004 年，美塑疗法才开始在美国和中国广泛开展。但关于美塑疗法在美容方面的有效性、安全性的临床与科学研究仍非常少，2005 年 *American Journal of Mesotherapy* 出版后，越来越多学者开始了美塑疗法的临床试验与研究。

美塑疗法包括皮内注射、皮下注射，甚至肌肉关节注射。在医学美容领域内从最初的瘢痕注射、脱发的治疗、眼袋的消除、局部身材的雕塑等开始，目前已经进展到皮肤抗老化，或所谓美塑注射拉皮术（MedoLift）、肉毒毒素美塑注射术（MesoBotox）等。根据注射目的的不同，也有称为“美容回春针”“抗老针”“减肥溶脂针”“头皮育发针”。近年来，Mesotherapy 在美容方面的应用有了质的飞跃，出现了各种真皮层和皮下层注射技术，如可降解填充的真皮内注射技术、不可降解填充的真皮内注射技术、组织工程产物的皮下注射技术、筋膜间隙的注射填充技术、脂肪融解酶（卵磷脂和 / 或脱氧胆酸酯）注射技术、肉毒毒素注射技术、酶增强剂（胶原蛋白酶和透明质酸酶）注射技术、代谢促进剂（乙二醇酸和维甲酸）注射技术、肌原纤维松解剂（二甲基氨基二醇）注射技术、营养物（复方维生素、超微量元素等）皮下注射技术、自体组织注射技术、激光技术（包括低能量激光溶脂技术）、面部提升技术、脂肪抽吸技术等。

美塑疗法是一种局部给药、精准治疗的方式，能够在真皮层和皮肤组织局部给药改善局部皮肤和抗衰、塑形问题，比较大的一个优势是可以减少药物在体内代谢，减少药物对身体产生的副作用。目前，美塑疗法正处于一个蓬勃发展的时期。很多药品和材料推陈出新，在使用的过程中也产生非常明显的改善效果。我们也要就这种目前正在进行的改变做以详述。

第二节 技术原理与疗法分类

一、技术原理

过去医生若要治疗皮肤或结缔组织的疾病或症状，只能给予口服药物或外用药膏来治疗，口服药物经由肝脏及身体层层的吸收代谢后，能到达治疗部位的药物浓度事实上已经所剩无几。而外用药膏的吸收浓度也会因皮肤本身所具有的强大防御能力，使得疗效不如预期的好。

美塑疗法具有用药剂量少，且极少经体内代谢循环的优点，在注射部位直接发挥作用。能够进行注射的药物选择相当多，美塑疗法治疗方式不仅能减少给药剂量还能获得直接治疗的效果，当然更能达到缩短治疗时间的目的。多采用鸡尾酒注射疗：将数种作用药物混合，微量而多点位注射到皮肤不同的层次，以达到治疗目的。

从美塑疗法的观点来看，疏松结缔组织是一种来源于中胚层的组织，这种组织存在于人体的所有器官、组织和细胞之间。对这种组织，尤其是所有由纤维（如胶原纤维、弹性纤维和网状纤维等）构成的细胞间物质，这些纤维给细胞间物质以韧性、弹性和细胞间无定型材料。其形态可以因为年龄、温度、pH 的差异而有所不同。而这种无定型物质的扩散能力取决于它在组织液中的浓度，这种组织液由黏多糖加以维持。所谓的“组织液”pH 为 6.5，组织内压力为 6 mmHg（0.7 kPa）。它来源于血浆，但其蛋白质和钠离子的含量较低，而氯离子的含量较高。上述这些区别决定了这样一种循环：它能保证人的机体细胞的新陈代谢功能。由于它与血液循环和淋巴循环十分相似，因此被 Multedo 命名为“第三循环”。

药物在组织液中的扩散主要取决于其分子量，当分子量高的时候，扩散速度慢，需要巨噬细胞的介入。在一个小的扩散范围内，扩散速度与分子量大小成反比。而注射的部位越浅，吸收的时间就越长。

我们的皮肤层次分为表皮、真皮、皮下组织层，美塑疗法主要的给药层次是在我们的真皮层和皮下组织层。表皮角质层对皮肤的吸收有强力阻碍作用，美塑疗法一是通过机械损伤直接透过表皮给药，明显增加药物的渗透吸收，从而使药物发挥更大的作用。二是通过对真皮给药向上对基底细胞、角质形成细胞进行改善，帮助改善表皮色素及含水量问题。同时在真皮层进行注射填充，改善真皮含水量和新生胶原，达到真皮抗衰的目的。三是对脂肪层进行药物注射，可以促进脂肪的代谢，真皮组织和脂肪间的筋膜是美塑疗法的治疗对象，可使皮肤获得紧致抗衰的效果。

用放射性物质标记的探针对美塑疗法的药物动力学进行研究并得出以下结论：

（1）注射层次越深，药效越快、越强，持续时间也越短。

（2）注射层次越浅，药效越慢、越弱，持续时间也越长。

（3）美塑疗法总的生物可利用率与静脉注射相似。

（4）美塑疗法不经肝肾代谢，所以药物利用度更高、更有效，代谢耐受性也更好。

（5）美塑疗法是在发病部位进行注射，能够在最需要的部位提供最佳药物浓度。

二、疗法分类

（1）根据治疗效果分为：美塑消脂、美塑眼袋治疗、美塑回春、美塑橘皮样组织治疗、美塑肉毒毒素治疗、美塑提升、美塑生发、美塑膨胀纹治疗等。

（2）根据注射方法分为：手针注射、电子注射器注射、微针导入、电穿孔导入等。

（3）根据治疗深度分为：表皮刺激法（1 mm）、真皮浅层注射法（2 mm）、真皮深层注射法（2 ~ 4 mm）、真皮皮下注射法（4 ~ 10 mm）、关节腔内注射法。

第三节 美塑疗法的药物和材料

美塑疗法根据治疗层次和功效，选择不同治疗药物和材料。

在表皮色素改善方面，主要有抗氧化的一些药品：如氨甲环酸、还原型谷胱甘肽、硫辛酸、维生素 C 等。药物通过对酪氨酸酶的调节来抑制色素细胞的分泌和促进色素颗粒的代谢，主要治疗黄褐斑和日晒引起的肤色暗沉。

在真皮层改善方面，一是通过对透明质酸钠的补充增加真皮含水量，使皮肤充盈水润，主要有非交联透明质酸钠，可联合多种维生素、微量元素。二是再生和微填充材料。如聚合多核苷酸、PRP、左旋乳酸聚合物、胶原蛋白、交联透明质酸钠等，这些材料可以刺激真皮胶原再生，改善细小皱纹，达到皮肤紧致、饱满、细腻、通透的感觉。三是对真皮胶原病理性的异常增生，也可以通过曲安奈德的真皮注射进行真皮胶原的抑制。

在皮下组织注射时，作用靶目标主要有：一是皮下脂肪细胞，可以加强脂肪局部代谢，甚至使脂肪细胞凋亡，减少局部脂肪细胞数量，达到局部塑形的目的。主要药物有大豆卵磷脂、左卡尼丁、类咖啡因物质等。二是对筋膜组织的刺激、紧致作用，达到提升紧致局部组织的效果，主要药物有有机硅、帝美尼（DMAE）等。2015 年，美国 FDA 批准首款溶脂产品，商品名 Kybella®，含脱氧胆酸钠 10 mg/mL，用于治疗成年人中度至重度“双下巴”。不同部位美塑疗法的溶脂效果因脂肪的质量和数量不同而不同。需要注意的是：吸脂术后的瘢痕区域，血液循环较差的肢体末端，胸前、颊部以上、眼袋（脂肪垫），上腹部等脂肪垫很薄的部位，以及皮肤又厚又紧的部位应避免注射。

除以上治疗常见药物和材料，还有一些植物提取物比较常用，比如白芍提取物，具有

第六节　应用效果案例

案例见图 1-5-6-1～图 1-5-6-3。

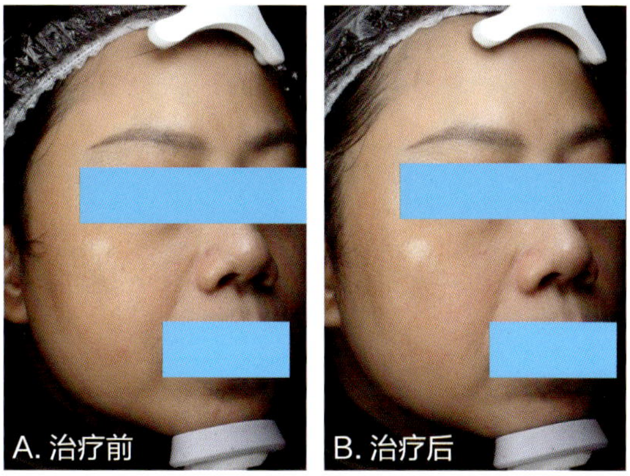

图 1-5-6-1　皮秒联合英诺褪黑素及氨甲环酸效果对比图

女性，42 岁，颧骨褐青色痣、黄褐斑。给予超皮秒治疗一次，参数为局部 4 mm 光斑，1.6 J/cm^2，激光后即刻给予无创透皮导入仪导入英诺褪黑素，局部加手针注射氨甲环酸（浓度为 10 mg/mL），一次治疗半个月后皮肤肤色变亮，色斑减淡，小细纹减轻。

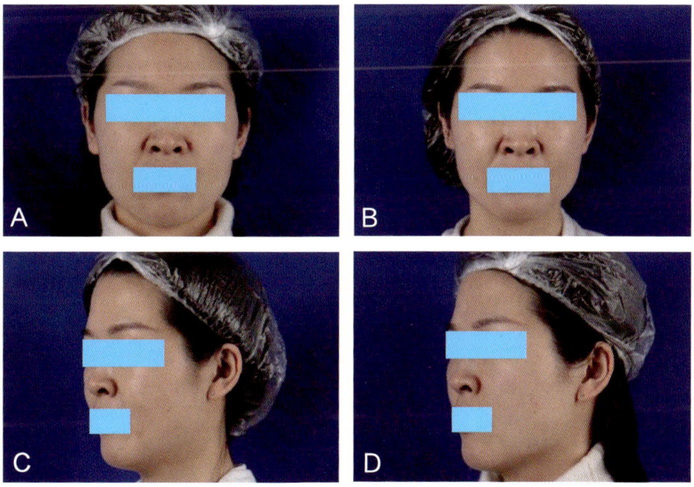

图 1-5-6-2　帝美尼治疗前后效果对比图

A、C. 治疗前。B、D. 治疗后

女性，32 岁，紧致类中胚层治疗，注射材料为帝美尼，方法为 SMAS 筋膜注射，选用 0.5 mm*50 mm 钝针注射。一次治疗可见苹果肌和下颌缘明显改善。

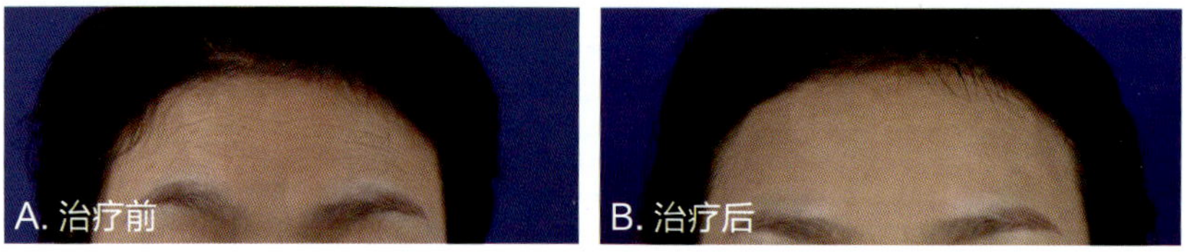

图 1-5-6-3　唯瑅联合肉毒毒素治疗效果对比图

女性，65 岁，皱纹给予微交联透明质酸（唯瑅 2 支）皮内及皮下注射，联合肉毒毒素 8 U，额纹明显得到改善，额部饱满。

第六章
电子注射技术

第一节　引言

电子注射技术（水光疗法）是通过空心微针将营养物质及药物精准注射到皮肤特定层次，有效补充透明质酸、多种维生素等营养物质，刺激胶原蛋白生成，使皮肤变得水润光泽，有效延缓皮肤衰老，改善肤质，还是一种能通过注射药物来治疗疾病的方法。

美塑疗法出现后，为了避免手工注射疼痛、层次难以精准把握、注射针数量多、效率低等缺点，研发出一代代的电子注射器技术（俗称水光注射）。电子注射器最早起源于欧洲，发展出单针自动注射器，后由韩国进一步改进，出现负压多针自动注射器。目前在我国均有使用。

第二节　技术原理与相关设备

一、技术原理

利用循环负压吸起皮肤，同时多个空心微针刺入皮肤特定层次，注入营养物质或药物，随后负压消失，注射器和皮肤自动分离，会产生机械刺激后的自我修复机制，以及药物导入后的相应作用，实现定位、定向、定层、定量的浅层皮肤养护。

二、相关设备

国内市场常用的几款电子注射器：

（1）EME 手持式微量注射枪：为单针无负压注射，具有以下特点：安全可靠——经过 CFDA 认证的注射枪，值得信赖；精准度高——自动推进注射器，精准控制每次注射的速度、频率、层次和剂量；稳定性好——完美的结构和程序设计，原装进口电机，确保产品性能稳定；满意度高——进针、回针速度快，减轻求美者的疼痛感；皮肤稳定器避免震颤，减少求美者的疼痛和炎症的发生概率；人性化设计——产品设计美观，更符合人体工学，加强医生的操作手感，减轻求美者的心理压力；操作便捷——操作简单，携带方便，不受场地限制。

（2）德玛莎水光注射仪：此为国内应用最广泛的电子注射器，带负压智能抽吸技术，手、颈部等敏感部位同样适用；31 G 针头，微创无疼痛，快速恢复；5 针头或 9 针头快速注射，实现 15 分钟真正“午餐美容”；超轻注射手柄，操作方便；药物控制系统，药物零损失；智能调控系统，精准深度注射。

（3）美立方一代水光针：精准调节注射深度为 0.2 ~ 5 mm；精准调节注射剂量为 7 ~ 30 μL；调节注射速度为 1 ~ 6 秒 / 次；负压吸引；可装注射器为 1/2/3/5 mL。

（4）Derma Queen：采用声控负压技术，可以准确无误地在真皮层 1.28 mm 深度下补充肌肤所需营养物质，它的原理是在微针进入前利用声压机将皮肤稍微提起，使得皮肤维持紧实后针头进入准确的层次用多针来注射营养物（如透明质酸和胶原蛋白）。注入剂量的调节是在装备的后面 OLED 画面上便可简单地按键调节。另外，微针在出来前就已经放开了注射器的压力，因此不会带来营养物的损耗。

第三节　应用及操作规范视频二维码

一、适应证

皮肤干燥、粗糙，面颈及手部皱纹、肤色暗黄、色素沉着、黄褐斑、皮肤油脂分泌过多、毛孔粗大、粉刺、痤疮瘢痕、脱发、膨胀纹等。

二、禁忌证

（1）绝对禁忌证：伴有糖尿病、恶性肿瘤等严重系统性疾病者；注射部位存在开放性创面或活动性皮肤感染者；对注射成分或麻醉剂中任意成分过敏者；心理障碍及精神疾病者。

（2）相对禁忌证：注射部位有皮肤病并且处于急性期或进展期（如活动性痤疮、急性湿疹、接触性皮炎、急性特应性皮炎、银屑病等炎性疾病、白癜风等）；正在使用抗凝剂、活血剂者，至少停用 1 周后才可接受水光针治疗；孕妇及哺乳期妇女。

三、操作流程及操作规范视频二维码

（一）术前

（1）清洁皮肤。

（2）拍照记录。

（3）表面麻醉：注射部位适量、均匀厚涂麻药（建议全面部不低于 10 g），并用保鲜膜封包，敷麻药时间以 60 分钟为宜，后用清水洗净麻药。

（4）术前消毒：①操作医生术前戴一次性手术帽、医用口罩，洗手，戴一次性无菌无粉手套；②消毒注射器：用酒精消毒注射器前端、注射器数值调节界面、按钮及一次性负压管等与皮肤密切接触的部位；③面部消毒：用碘伏由中心向两侧消毒面部，消毒 3 次后用生理盐水脱色 1 ~ 2 次；负压导管及一次性无菌注射针必须一人一换。

（二）术中

（1）注射过程中严格遵守无菌操作原则，选用正规的仪器和针头，以避免感染。

（2）打开德玛莎电子注射器开关，打开负压，检查负压是否正常，推荐负压强度设置为 20% ~ 40%，循环负压设置为 50%，负压停顿时间设置为 80%。负压过大容易引起疼痛和瘀斑。

（3）连接注射器和注射针头，根据求美者或求美者的皮肤状态调整注射层次，最佳的注射层次为 0.6 ~ 1.5 mm。注射过深则容易引起瘀斑和疼痛。

（4）将注射器针管安装在德玛莎电子注射器手柄上，连接负压管。手柄界面设置：注射速度为 Very Fast；注射模式为 Dose 模式、Asp 模式；后退值建议设置为 50%；单次注射量设置应低于 0.031 3 mL。设置结束后推动注射器检查每个针头出药是否均匀。

（5）操作顺序：建议按照下颌—面颊—眼周—颞部—额头—鼻翼的顺序进行注射；注射针应垂直于皮肤表面，待负压吸起皮肤后轻轻提起皮肤，踩脚踏进行注射，注射结束后提示音响，提示音结束后松开脚踏，负压自动消失，注射器与皮肤分开，再移动到下一部位进行注射。

（6）轻微渗血无须擦拭，渗血严重则用无菌棉签轻轻擦拭。

（7）因注射针较细，多次注射会引起皮肤组织阻塞针头，引起疼痛和漏液，所以注射次数超过 100 ~ 120 次应更换一次性无菌注射针头。

（三）术后

（1）术后即刻护理：注射结束后，敷贴冷藏的医用修复面膜，并可配合红 / 黄光照射，缓解疼痛，消除红斑，提高求美者术后满意度，缩短恢复时间。

（2）家庭护理：注射后 1 周是皮肤修复的关键时期，因注射过程中短暂地破坏了皮肤屏障的完整性，使皮肤敏感性增加，个别情况下会出现皮肤干燥或不适，所以在术后恢复阶段对皮肤的日常护理尤为重要，需要进行补水保湿护理，嘱求美者每天至少敷贴一片医用保湿修复面膜，同时加强防晒。

面部清洁

↓

拍照，单反相机结合 VISIA 图像分析系统

↓

评估求美者治疗部位的皮肤情况，收集求美者的一般资料、现病史、既往史、药物过敏史及有无治疗禁忌证等

↓

向求美者讲解电子注射疗法的方法、过程、预期效果及不良反应等，签署知情同意书

↓

治疗部位敷麻药，利多卡因软膏局部封包 30～50 分钟

↓

准备治疗物品：注射药品、一次性弯盘、无菌纱布灭菌手套、碘伏、生理盐水、一次性注射针头、三通管等

↓

严格消毒，先用碘伏消毒，然后用生理盐水擦拭脱去碘伏颜色

↓

将注射器安装在电子注射器手柄上，连接负压管。手柄界面设为：注射速度 Very Fast；注射模式：Dose 模式，Asp 模式；后退值建议设置为 50%；单次注射量应低于 0.031 3 mL。设置后推动注射器检查每个针头出药是否均匀

↓

施术完毕予修复膜外敷，局部加冰袋冷敷

↓

观察求美者术后反应，交代注意事项

电子注射操作规范视频二维码

四、注意事项

（1）术前：详细询问求美者过敏史，观察求美者皮肤敏感度，注意局部外敷表面麻醉剂接触性皮炎。如敏感度过高可以先涂用凡士林保护以减少表麻药物刺激。

（2）术中：根据皮肤问题及求美者皮肤厚度调整治疗参数和进针深度。治疗超过 120 次时及时更换针头，以防针头漏液。

（3）术后：应预防针眼感染，促进修复。嘱求美者注意前 3 天使用医用无菌护肤产品，术后 2 周注意补水保湿，以避免透明质酸钠在皮下吸水造成皮肤更加干燥不适。

五、并发症及处理

应用电子注射（水光疗法）治疗后可能出现如下并发症和不良反应：

（1）疼痛：疼痛是治疗的必然主观感受，具有个体差异性，而且与注射的成分相关（如注射维生素 C 可引起疼痛），如果治疗过程中出现疼痛不耐受，应对求美者进行安抚，缓解其紧张情绪，还可使用减压球缓解疼痛。

（2）瘀斑：除了注射层次过深、负压过大等因素外，注射时正在服用抗凝药物，血液处于低凝状态也可引起瘀斑，另外一些特殊体质者也易形成瘀斑。瘀斑形成后可给予冷湿敷促进瘀斑消退，必要时在专业医生指导下进行治疗。

（3）感染：感染与消毒不严格，违反无菌操作规范，重复使用负压导管等因素相关。感染部位可外用抗生素软膏（如红霉素），必要时在专业医生指导下治疗感染。

（4）过敏：求美者对麻药成分或注射剂成分过敏，或术后对护肤品成分过敏。术前应详细询问求美者过敏史、外用药物及护肤产品使用史，以避免发生过敏反应。如遇过敏，应立即终止治疗，并对症处理，必要时在专业医生指导下进行治疗。

（5）色素沉着：色素沉着发生的原因包括术后未严格防晒、注射剂中有光敏成分、感染和过敏等。如出现色素沉着，应在专业医生指导下治疗。

第四节 联合应用

电子注射技术治疗层次在皮肤真皮层。故治疗效果主要在皮肤抗氧化美白及真皮胶原增加嫩肤方面，联合治疗与美塑疗法类似。经常联合治疗的疗法有与光电治疗联合应用，如联合光子嫩肤改善皮肤肤质。与调 Q 激光联合应用，改善激光治疗后色素沉着。与点阵激光联合应用加速真皮胶原修复再生。电子注射技术与表皮无损伤的光电治疗可以同一天完成。比如聚焦超声治疗后，或射频治疗后可以马上进行电子注射治疗。如表皮有损伤则在损伤基本愈合后再进行电子注射治疗，一般与光电治疗两者间隔时间为 2 ~ 4 周。电子注射技术具有减轻光电对表皮的损伤，改善色素沉着等作用，常在光电治疗后联合应用。

为增加对表皮或真皮的治疗强度，电子注射技术常与微针治疗联合应用，如与 0.5 mm 以下微针联合应用以加强表皮治疗，改善色斑及光老化。与 0.5 mm 以上微针联合应用加强真皮刺激强度，改善毛孔及肤质。

第五节　应用效果案例

案例见图 1-6-5-1、图 1-6-5-2。

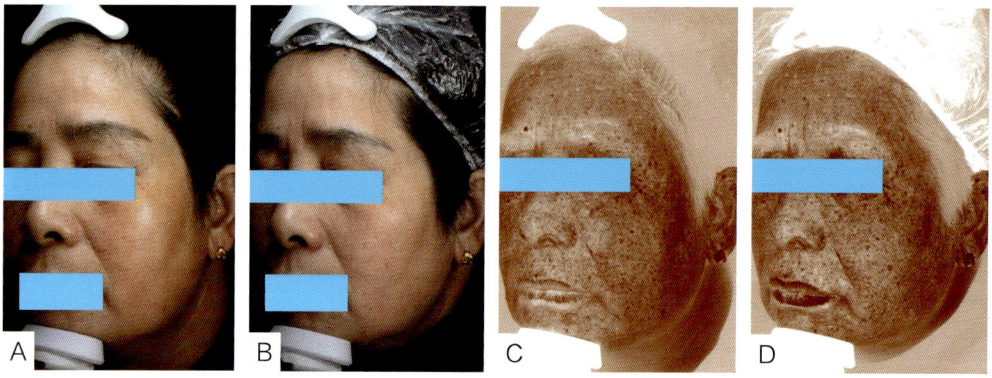

图 1-6-5-1　强脉冲光、皮秒联合氨甲环酸等效果对比图
A、C. 治疗前。B、D. 治疗后

女性，60 岁。黄褐斑、脂溢性角化。给予强脉冲光、局部超皮秒、美塑疗法综合治疗。科医人强脉冲光 M22，590 nm，2 个子脉冲，17 J/cm^2，超皮秒 532 nm，3 mm 光斑，0.4 J/cm^2，美塑疗法选用氨甲环酸联合还原型谷胱甘肽针，治疗方法为电子注射。治疗一次后，脂溢性角化斑明显减淡，黄褐斑得到改善。

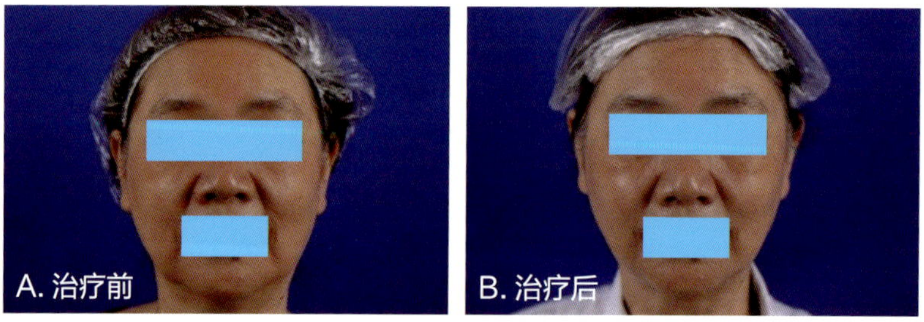

图 1-6-5-2　微交联透明质酸电子注射效果对比图

女性，68 岁。水光注射微交联透明质酸 4 mL（润致娃娃针），德玛莎二代电子注射仪，针剂剂量 2/3 mL，每次推注量为 0.016 7 mL，半个月以后可以观察到求美者的细纹得到明显改善，皮肤的光泽度增高，皮肤变得紧致。

第七章
微针技术

第一节　引言

微针治疗就是利用微针上许多微小的针头刺激皮肤，在短时间内微针可以做出超过200 000个微细孔道，令活性成分有效渗入皮肤，配以祛皱、美白、修复、祛瘢痕等特效产品，从而达到减淡皱纹、治疗瘢痕及妊娠纹、美白肌肤、淡化色斑、改善眼部皱纹、祛黑眼圈、紧致及提升面部皮肤等理想效果。

微针疗法的概念内涵有以下特征：微细针状器械刺激皮肤；机械式点阵刺激或损伤皮肤软组织；皮肤微细孔道建立开放；直观肯定的药液成分直接渗透或导入；借助微针导入有效光能、电能及相关刺激强化。

微针疗法的必要概念区别：微针疗法不等于注射美容，它不仅以注入药液或材料为目的，还可导入有效光能、电能；微针疗法不同于化妆品涂抹，有显著的微孔或通透性开放，具有及时超强有效透皮吸收能力；微针疗法不是针灸治疗（针灸是以中医理论为指导，研究经络、腧穴及刺灸方法，探讨运用针灸防治疾病规律的一门学科；微针疗法则以基于皮肤软组织的致密的微针刺激作用加上顺势导入针对药液或有效成分等带来的局部作用为目的）；微针疗法所用材料是具备无菌、无色素香精防腐剂、无毒无刺激诸多要求的医学或类医学产品。微针疗法属于严肃的医疗技术，具有极强的医学属性：组织开放或损伤，至少是微损伤属性；组织液或血液的流出或渗出的交换性；实施过程中疼痛以及镇痛措施；强调无菌操作原则；具有过敏、感染、损伤过度等可能性。

第二节　技术原理与微针分类

一、技术原理

（1）机械透皮吸收机制：密集的微细针状器械（微针）形成的深至表皮、真皮或至皮下微损伤通道，有利于有效药剂或活性成分的直接补充。

（2）局灶点阵损伤效应：由足够细小的微细针状器械（微针）形成足够穿刺损伤深度的局灶性、点阵式皮肤软组织损伤。这种微细点阵损伤数量众多，可达表皮、真皮或皮下层，并引起相应组织损伤效应。

（3）胶原新生重塑效应：由于局灶损伤深及真皮或皮下层，部分胶原组织被切断、损伤或受到刺激，或伴有射频热能等的强刺激或损伤，胶原组织及细胞会启动创伤修复机制以及再生重建机制，胶原分泌及新生，以及重构重塑胶原结构与形态，恢复皮肤质地、弹性及形态。

（4）表皮无瘢痕修复机制：由于表皮或瘢痕表面损伤的孔径足够细小（微米级），并以点阵式损伤方式呈现，表皮或瘢痕表面再生修复能力足以快速修复这种表皮或瘢痕表面微细损伤，而不会形成瘢痕。这一原理成为微针疗法对于美容治疗的良好基础。

（5）深层正向修复机制：局灶性、点阵式深层损伤效应带来深层组织的“封闭式”损伤修复和组织再生，基于表皮无瘢痕修复机制（表皮完整或正常情况下），这种“封闭式”损伤修复和再生具有正向修复和组织结构趋于正常化再生重塑的特征。

（6）皮肤肌能活化效应：皮肤组织如同肌体一样，受到损伤以及刺激作用，组织将做出积极反应。再加上伴有有效药物或活性成分的渗入，能有效激活组织自我修复活动。

（7）有效活性产品作用：优质、安全、有效的产品匹配使用构成微针疗法的重要组成部分。各种修复因子类药物或产品成为主流。针对问题的产品也是必要的，如左旋维生素C、传明酸等，滋养类、养护类产品的应用是常态。

二、微针分类

（1）中医的毫针：直径 0.18 mm 或 0.20 mm，长 13 mm，局部取穴，可疏通面部经络，调和气血，改善皮肤血液循环，减少色素沉着，改善面部皱纹、黄褐斑等。

（2）梅花针：用于治疗斑秃、白癜风等。

（3）平面的盖章式微针：用于敏感肌肤的修复。

（4）滚轮微针：利用滚轮上许多微小的针头，瞬间建立大量的皮肤微通道，使药物有效渗入皮肤，同时针刺本身启动皮肤产生创伤后修复，改善皮肤问题。

（5）纳米微针：主要是让药物更好地透过皮肤屏障，增加皮肤对药物的吸收，改善肤色等。

（6）射频微针：微针和射频能量结合，改善皮肤质地、肤色，刺激胶原新生，紧致皮肤。

第三节 应用及操作规范视频二维码

一、适应证

根据适应证不同，选择不同长度的微针：

（1）1.5 mm 及 1.5 mm 以上的微针：细致毛孔、治疗结节囊肿型痤疮、修复瘢痕肌肤、抗皱、紧致皮肤、改善妊娠纹等。

（2）0.5 mm 及 1.4 mm 的微针：肌肤美白、淡化色斑、改善眼部皱纹、祛黑眼圈、新瘢痕修复。

（3）0.5 mm 以下的微针：治疗脱发、家用护理、有效输送养分及红血丝治疗、抗敏修复、增厚角质层。

二、禁忌证

（1）绝对禁忌证：蛋白类过敏或正处于急性过敏状态的人不能使用；哺乳期、怀孕期禁用；有严重高血压、冠心病、糖尿病及凝血功能障碍者禁用；白癜风求美者禁用；治疗部位皮肤有感染者禁用。

（2）相对禁忌证：瘢痕体质、月经期、激素依赖性皮炎、治疗部位皮肤或邻近部位有急性皮炎、湿疹等求美者慎用。

三、操作流程及操作规范视频二维码

操作流程的关键：第 1 步看诊，确定治疗方案，分析治疗适应证，了解有无治疗禁忌证，签署知情同意书；第 2 步拍照，建议单反相机结合 VISIA 图像分析系统了解色素分布、皮肤炎症、毛囊大小及皮肤细小皱纹；第 3 步进行治疗；第 4 步术后修复保湿护理。详细步骤如下：

面部清洁

↓

拍照，单反相机结合 VISIA 图像分析系统

↓

评估求美者治疗部位的皮肤情况，收集求美者的一般资料、现病史、既往史、药物过敏史及有无治疗禁忌证等

↓

向求美者讲解微针疗法的方法、过程、预期效果及不良反应等，签署知情同意书

↓

治疗部位敷麻药，利多卡因软膏局部封包 30～50 分钟

↓

准备治疗物品：治疗药品、一次性弯盘、无菌纱布、灭菌手套、碘伏、生理盐水、一次性微针用品、一次性注射器、三通管等

↓

卸麻药，严格消毒、先用碘伏消毒，然后生理盐水擦拭脱去碘伏颜色

↓

微针用生理盐水冲洗，用一次性注射器（5 mL）抽取治疗药物，涂抹于治疗部位，手握微针无序滚动治疗，由内向外、由下往上治疗，边治疗边涂药

↓

施术完毕予修复面膜外敷，局部加冰袋冷敷

↓

观察术后反应，交代注意事项

滚针导入胶原蛋白操作规范视频二维码

微针导入外泌体操作规范视频二维码

四、注意事项

（一）术前

（1）治疗前仔细分析求美者皮肤状况及需要改善的问题。根据治疗目的和皮肤状态选择合适的微针长度。敏感皮肤选用短针，小于 0.5 mm；美白治疗选择 0.5 mm 长度；改善毛孔、瘢痕，选择 0.5 mm 以上长度。

（2）0.5 mm 及以下微针疼痛感较轻，可以不敷麻药。0.5 mm 以上的微针需要敷表麻。麻药对皮肤有刺激性，皮肤干燥、角质层薄的人容易患接触性皮炎。可以在敷麻药前外涂油性软膏，减少麻药刺激。

（二）术中

（1）严格消毒，尤其在头发交界部位及鼻部。

（2）治疗区周边毛巾、衣领等避免滚轮钩挂污染及划伤皮肤。

（3）操作原则——由内向外、由下往上。滚轮不可按美容手法，要多变向（不规则滚动避免色素沉着）。分板块区域完成，尽量避免板块重复引起疼痛。边操作边取适量配制好的产品擦抹。

（4）微针治疗除与皮肤深度直接相关外，滚针施力手法也直接影响治疗深度。根据部位的不同，以及治疗部位敏感程度的区别，在治疗中选择合适的力度，达到最佳治疗效果及最低副作用。以药物渗透为主，手法宜轻柔。以嫩肤、改善毛孔瘢痕治疗为主，手法宜略重。

（三）术后

（1）操作结束后用指腹搔刮（轻擦）渗血部位，预防形成细小血痂。

（2）详细交代求美者注意事项，微针治疗后有暂时性皮肤屏障受损，会有 1～2 周修复期，自觉皮肤粗糙、暗沉，注意保湿，使用修复性功效性护肤品。术后 2 个月注意防晒。

（3）微针治疗后皮肤通道打开，建议在 3 小时内可以多次涂抹治疗药物，更好地渗透，以达到更好的治疗效果。

五、并发症及处理

（1）做深导除皱或祛痤疮凹坑的时候，治疗部位有红印。这是治疗效果明显、组织增生明显的表现。新生组织色泽鲜红，1～3 个月内消退。

（2）敏感加重：反复潮红、干燥、脱屑、丘疹；正处于敏感特别严重时禁用；敏感肌肤选择合适的针长，尽量选择 0.5 mm 以下针长；延长治疗间隔时间；口服抗过敏药及外用修复保湿乳液治疗。

（3）术后有皮肤干燥、脱屑；需加强保湿修复治疗约 2 周，以尽快恢复皮肤屏障功能。

第四节　联合应用

微针治疗适应证广泛，常与其他治疗联合应用。

（1）微针与光子治疗联合应用改善肤质和肤色，选择同时治疗时，先光子治疗再微针导入抗氧化、维生素、微量元素等药物，起到美白嫩肤作用。

（2）微针与肉毒毒素注射联合应用改善皱纹，选择同时治疗时，先微针改善皮肤细纹，导入表皮生长因子、成纤维细胞生长因子等，再行肉毒毒素除皱治疗。

（3）微针与射频类光电设备联合应用改善皮肤紧致度及细小皱纹、妊娠纹等。可以间隔 2 周以上分开治疗。

（4）微针与 PRP 联合应用改善皮肤敏感，微针将 PRP 导入皮肤真皮层，可以改善皮肤潮红，增厚表皮厚度，恢复皮肤屏障功能。

（5）微针与其他美塑疗法联合应用增加药物渗透，同时密集的滚针可以启动皮肤修复，改善肤色和肤质。

第五节 应用效果案例

案例见图 1-7-5-1、图 1-7-5-2。

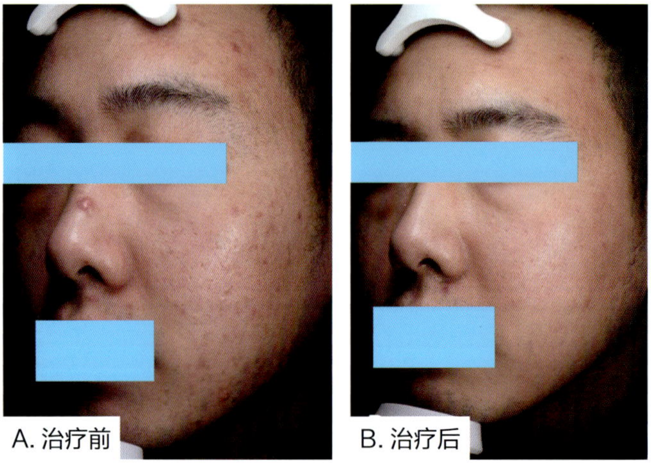

图 1-7-5-1 非剥脱点阵激光联合微针治疗效果对比图

男性，20 岁，痤疮求美者，给予非剥脱点阵激光 1565 nm 联合微针治疗，非剥脱点阵激光参数为密度 250 spots/cm^2，能量 30 mJ。激光治疗半月后行微针治疗，微针为伊肤泉平复修复套组，针长 1 mm。治疗两次后效果。

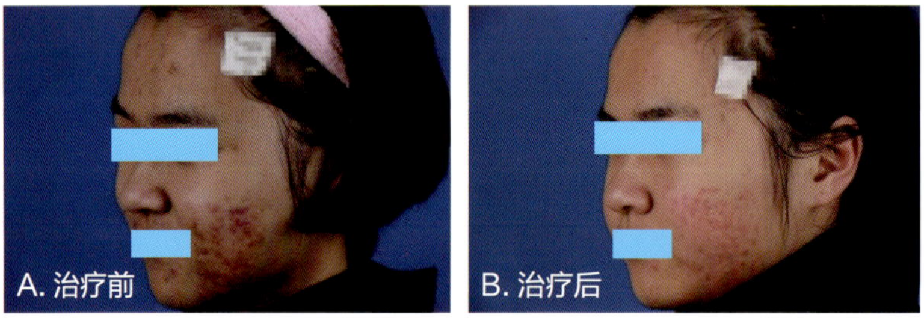

图 1-7-5-2 微针治疗痤疮效果对比图

女性，20 岁，痤疮 4 级、炎性结节、脓疱。予微针治疗，选择伊肤泉控油祛痘联合平肤修复套组，滚针长度 1.0 mm。治疗间隔 1 个月，两次治疗后效果。

第八章
纳米微晶片技术

第一节　引言

纳米微晶片技术是近些年发展起来的透皮导入技术，它是通过高纯度单晶硅经过纳米微加工技术微雕而成，可以在不伤害皮肤真皮层，保证皮肤完整性的条件下，穿透到皮肤表皮棘细胞层，安全无创、快速打开皮肤渗透通道，使得营养成分更易进入皮肤组织，提高吸收效率，被广泛应用于皮肤美容以及脱发等很多领域的治疗。

从实用价值来看，纳米微晶片技术在促进营养物质吸收渗透的功效上有着一定的优势。而同类型离子超声波导入仪，一是仪器贵，二是对介质要求高。相较于普通水光微针来说，其舒适度和术后修复期短也备受很多求美者青睐。纳米微晶片技术的主要作用是促进营养物质的渗透和刺激胶原蛋白再生。其效果主要看导入介质的功效，例如导入维生素C、氨甲环酸、虾青素、白藜芦醇等可以美白祛痘印，导入生长因子、肌肽等可以起到营养作用，对皮肤细纹毛孔改善也有一定疗效。另外，对于导入的介质要求不高。

第二节　技术原理与相关设备

一、技术原理

纳米微晶片由高纯度单晶硅经过纳米微加工技术微雕而成，针尖触点小于80 nm，针尖长度为80～300 μm，可以在不伤害皮肤真皮层、保证皮肤完整性的条件下，穿透皮肤的表面吸收屏障，安全无创、快速打开皮肤渗透通道，使得营养成分输送至皮肤深层，提高其吸收效率。其技术原理是通过纳米微晶导入仪瞬间穿透人体的表皮角质层，短时间内在表皮上建立营养物质吸收通道，同时直接刺激纤维组织和胶原蛋白的再生，促进BFGF（碱性成纤维细胞生长因子）、KGF（角质细胞生长因子）等生长因子的分泌，激活受损老化的细胞，从而获得修复表皮，减少皱纹等效果。单晶硅的生物兼容性对角质层损伤小，特别对黄褐斑的导入治疗有很好的疗效及安全性。

二、相关设备

现在市场上常见的品牌有纳米微晶（图1-8-2-1）、舒健微莱、秋水堂等，操作都非常简单且安全便捷。

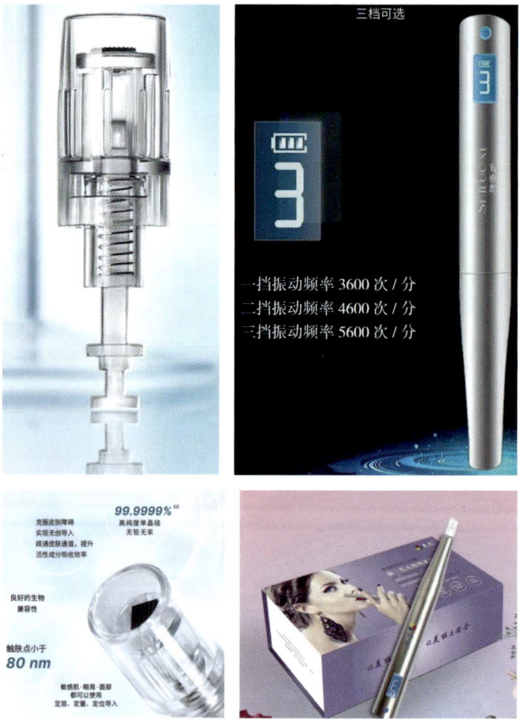

图 1-8-2-1　纳米微晶导入仪

第三节　应用及操作规范视频二维码

一、适应证

纳米微晶片技术在皮肤美容领域应用广泛，根据导入的介质成分不同而起到多种效果，同时因其安全微创、恢复期短而应用于皮肤美白、淡化色斑、改善皮肤皱纹、黑眼圈，以及瘢痕修复和治疗脱发等，同时可以通过透皮技术输送各种营养物质。

二、禁忌证

（一）绝对禁忌证

处于急性及亚急性皮肤过敏状态下不能使用；哺乳期、孕妇禁用；有严重高血压、冠心病者禁用；白癜风进展期者禁用；治疗部位皮肤有感染者禁用。

（二）相对禁忌证

瘢痕体质、女性生理期、激素依赖性皮炎、治疗部位皮肤及邻近部位有急性皮炎、湿疹等求美者禁用。

三、操作流程及操作规范视频二维码

面诊确定治疗方案，分析治疗适应证，了解有无禁忌证，签署知情同意书，术前清洁皮肤后拍照，治疗部位常规消毒后进行治疗，术后进行修复、保湿护理。详细操作步骤如下：

面部清洁
↓
拍照
↓
面诊评估
↓
签署知情同意书
↓
操作区域常规碘伏消毒、脱碘
↓
操作区均匀涂抹导入介质
↓
使用纳米微晶导入仪全脸导入 2~3 遍
↓
术后敷贴修复面膜
↓
观察术后反应，交代术后注意事项

纳米微晶片技术操作规范视频二维码

四、注意事项

（一）术前

仔细分析求美者皮肤情况、排除禁忌证，以及了解求美者的需求，根据治疗目的和皮肤状态选用合适的导入介质。注意不是所有产品都可以用于纳米微晶的导入，含酒精、防腐剂、香料、刺激性成分，以及 pH 过高或者偏低的产品不适合做导入，面霜、乳液、霜状面膜、特别浓稠的精华和原液也不适合做导入。选用医学护肤品中的水剂、透明质酸原液、胶原蛋白原液、冻干粉、水剂药物等无刺激、无防腐剂的产品导入。另外，纳米微晶的规格是由需要治疗的皮肤问题决定的，敏感皮肤治疗和普通皮肤护理选择低挡（Ⅰ挡），只需要打开角质屏障就可以；黄褐斑、透明质酸导入使用中挡（Ⅱ挡），需要到达表皮棘细胞层；除皱护理、除妊娠纹、除痘坑需要使用高挡（Ⅲ挡）。切记，不是针的长度越长越好，要根据皮肤状况和导入产品选择。

（二）术中

严格消毒，尤其在头发交接部位及鼻部。导入物质需要均匀涂抹于治疗区，导入仪轻贴皮肤操作 2 ~ 3 遍，一边涂抹一边导入，手法轻柔，终点反应为皮肤微红。纳米微晶的导入深度和吸收能力是由晶片上硅针的深度决定的，采用提拉或盖章式移动，切忌滑动打圈，以防划伤皮肤，导致皮肤发红或者刺痒。低挡（Ⅰ挡）采用提拉式操作，中挡（Ⅱ挡）和高挡（Ⅲ挡）纳米微晶采用盖章式操作，施打部位不超过 3 次。纳米微晶导入的原理是使用超微晶片在皮肤上打孔，促进营养和活性成分的吸收，导入时间越久，空隙开放时间越久，水分丢失越多，所以只要晶片覆盖全部治疗区域，导入 3 遍就足以达到治疗效果。剩余导入液可以在导入后涂抹于面部，轻柔按摩至吸收即可。也可以用在面膜前打底。

（三）术后

操作结束后观察皮肤无不良反应后及时使用修复面膜。治疗后疼痛、红肿、有划痕，主要是因为晶片选择不对或手法操作不当，可冰敷。纳米微晶导入产品后，通道很快关闭，细菌和其他成分都无法进入皮肤，当天可以正常洗脸护肤，不会导致皮肤感染。

五、并发症及处理

操作完纳米微晶后当天或者第 2 天会出现皮肤红、干燥、热、脱皮等情况，很多人会诊断为过敏或者刺激。其实是皮肤做完纳米微晶导入后经表皮失水率增加，皮肤干燥而出现的反应，正确处理方法是用透明质酸面膜敷贴 + 保湿喷雾 + 透明质酸原液精华 + 保湿面霜做好皮肤的保湿锁水工作。

第四节　联合应用

纳米晶片透皮导入技术适应证广泛，常与很多治疗联合应用，可联合光子、激光治疗改善肤色肤质，可联合射频、超声技术改善皮肤紧致度及细小皱纹等，也可以联合化学剥脱术改善皮肤的各种色斑及痘印问题，还可以与其他美塑疗法联合治疗进行皮肤的多层次补水保湿营养。

第五节　应用效果案例

案例见图 1-8-5-1、图 1-8-5-2。

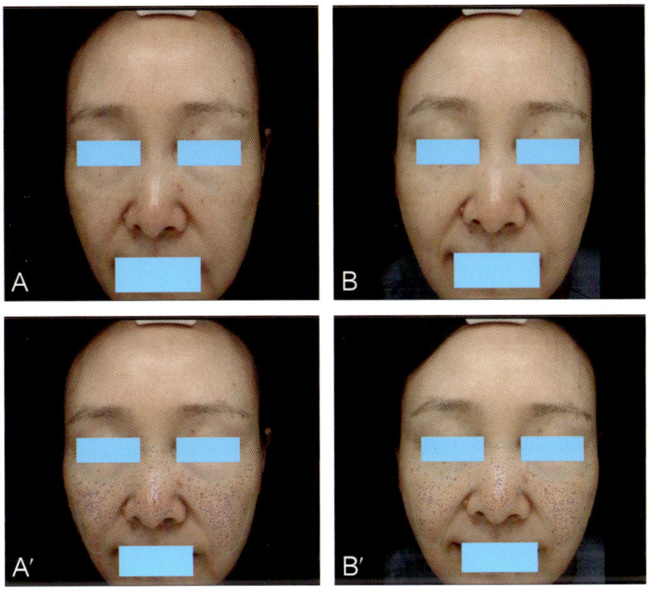

图 1-8-5-1　纳米微晶片技术治疗对比图

A、A′. 治疗前。B、B′. 治疗 1 次后

纳米微晶片技术导入透明质酸原液 2 mL+ 氨甲环酸 1 mL 治疗面部肤色暗黄、毛孔粗大 1 次后效果，肤色提亮、毛孔缩小。

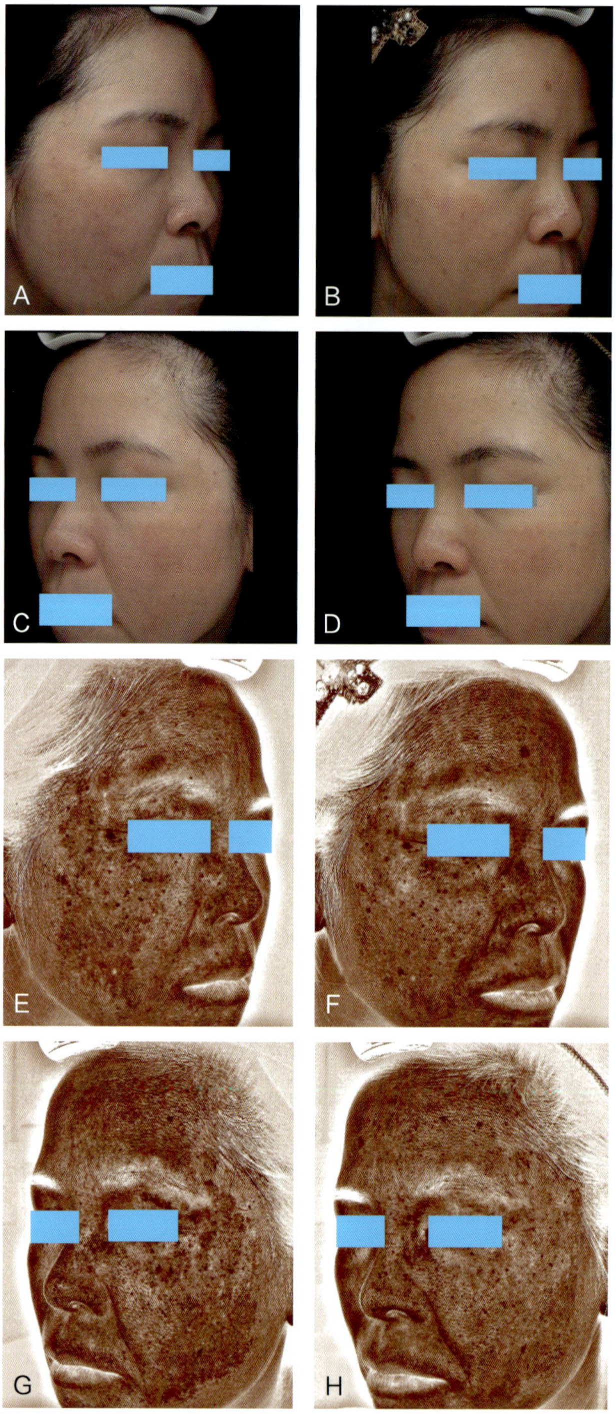

图 1-8-5-2　纳米微晶片技术治疗对比图

A、C、E、G. 治疗前。B、D、F、H. 治疗 7 次后

纳米微晶片技术导入透明质酸原液 2 mL+ 氨甲环酸 1 mL 治疗黄褐斑 7 次后效果，黄褐斑得到明显改善。

参考文献

[1] 吴溯帆 . 注射美容整形技术 [M]. 杭州：浙江科学技术出版社，2015.

[2] Flynn TC, CarruthersJ, CarruthersA. Botulinum – A toxin treatment of the lower eyelid improves infra orbital rhytides and widens the eyes[J], Dermatol Surg, 2002, 27: 703–708.

[3] CarruthersJ, CarruthersA.Using botulinum toxin cosmetically[M]. New York: In–forma Healthcare, 2003.

[4] 汤晓芙，王荫春 . 肉毒毒素临床治疗手册 [M]. 北京：人民卫生出版社，2005.

[5] Gordin E A, Luginbuhl A L, Orlip T, et al. Subcutaneous vs intramuscular botuli–num toxin : split–face randomized study [J]. JAMA Facial Plast Surg, 2014, 16(3): 193–198.

[6] Carruthers A, Carruthers J. 肉毒毒素与医学美容：美容皮肤科实用技术 [M]. 王荫椿，主译 . 北京：人民军医出版社，2007.

[7] 徐丘一 . 亚洲人肉毒毒素注射 [M]. 骆叶，孙燚，朱全超，主译 . 沈阳：辽宁科学技术出版社，2018.

[8] 何黎，郑志忠，周展超 . 实用美容皮肤科学 [M]. 北京：人民卫生出版社，2018.

[9] 吴溯帆 . 注射美容整形技术 [M]. 杭州：浙江科学技术出版社，2015.

[10] Flynn TC, CarruthersJ, CarruthersA. Botulinum–A toxin treatment of the lower eyelid improves infra orbital rhytides and widens the eyes[J], Dermatol Surg, 2002, 27: 703–708.

[11] CarruthersJ, CarruthersA. Using botulinum toxin cosmetically[M]. New York: Informa Healthcare, 2003.

[12] 汤晓芙，王荫春 . 肉毒毒素临床治疗手册 [M] 北京：人民卫生出版社，2005.

[13] Gordin E A, Luginbuhl A L, Orlip T, et al. Subcutaneous vs intramuscular botulinum toxin : split–face randomized study [J]. JAMA Facial Plast Surg, 2014, 16(3): 193–198.

[14] Carruthers A, Carruthers J. 肉毒毒素与医学美容：美容皮肤科实用技术 [M]. 王荫椿，主译 . 北京：人民军医出版社，2007.

[15] 徐丘一 . 亚洲人肉毒毒素注射 [M]. 骆叶，孙燚，朱全超，主译 . 沈阳：辽宁科学技术出版社，2018.

[16] 何黎，郑志忠，周展超 . 实用美容皮肤科学 [M]. 北京：人民卫生出版社，2018.

[17] Lowe NJ, Maxwell CA, Lowe P, et al. Hyaluronic acid skin fillers: adverse reactions and skin testing[J]. J Am Acad Dermatol. 2001, 45(6): 930–933.

[18] Terino EO, Flowers RS(eds) The art of alloplastic facial contouring. Mosby, St.Louis. 2000.

[19] Farkas LG, Kolar JC, Munro IR Geography of the nose: a morphometric study. Aesthetic Plast Surg. 1986, 10(4): 191–223.

[20] 吴溯帆，吴华，徐达传，等 . 注射美容整形技术 [M]. 浙江：浙江科学技术出版社，2015.

[21] Laskin DM Diagnosis and treatment of complications associated with local anaesthesia. Int Dent J c x 1984; 34(4): 232–237.

[22] Brown DT, et al. Allergic reaction to an amide local anaesthetic. Br J Anaesth; 1981; 53(4): 435–437.

[23] 于江，朱灿，曹思佳 . 微整形注射美容 [M]. 北京：人民卫生出版社，2013.

[24] 林崇韬，文胡实，孙宏晨，等 . 乙酸溶解一酶消化法制备医用胶原膜 [J]. 吉林大学学报（医学版），2004，30（1）：75，78.

[25] 刘秉慈 . 胶原蛋白作为医用生物材料的应用 [J]. 基础医学与临床 , 1992，12（6）：30–32.

[26] 李卫林，曹健，汤克勇，等.胶原蛋白结构和稳定性关系研究 [J]. 中国皮革，2005，34（23）：14-16.
[27] 王碧，林炜，马春辉，等.皮革废弃物资源回用－胶原蛋白的利用基础、现状及前景 [J]. 皮革化工，2001，18（3）：10-14.
[28] 徐平，杨国才.胶原蛋白在临床医学中的应用 [J]. 医学信息，2014（24）：31-2.
[29] Taylor MS, Daniels AU, Andriano KP, et al. Six bioabsorbablpolymers: in vitro acute toxicity of accumulated degradatioproducts[J]. J Appl Biomater, 1994, 5(2): 151-157.
[30] Eppley BL, Dadvand B. Injectable soft-tissue fillers: clinicaloverview[J]. Plast Reconstr Surg, 2006, 118(4): 98e-106e.
[31] Redaelli A.Rzany B, Eve L, et al. European expert61recommendations on the use of injectable poly-L-lactic acid forfacial rejuvenation[J]. J Drugs Dermatol, 2014, 13(9): 1057-1066.
[32] Kontis TC. Contemporary review of injectable facial fillersJAMA Facial Plast Surg, 2013. 15(1): 58-64.
[33] Yutskovskaya Y. Kogan E, Leshunov E, et al.A randomizedSplit-face, histomorphologic study comparing a volumetriccalcium hydroxylapatite and a hyaluronic acid-based dermalfiller[J]. J Drugs Dermatol, 2014, 13(9): 1047-1052.
[34] Woodruff MA, Hutmacher DW. The return of a forgotterpolymer-Polycaprolactone in the 21st century[J]. Progress irPolymer Science, 2010(10): 1217-1256.
[35] Galadari HAbel Dv, Nuami KAl, et al. A randomizedprospective, blinded, split-face, single-center study comparinpolycaprolactone to hyaluronic acid for treatment of nasolabifolds[J]. J Cosmet Dermatol, 2015, 14(1): 27-32.
[36] Jacovella PF. Use of calcium hydroxylapatite (Radiesse) for facialaugmentation[J]. ClinIntervAging, 2008, 3(1): 161-174.
[37] Goldberg D, Guana A, Volk A, et al. Single-arm study for thecharacterization of human tissue response to injectable poly-Llactic acid[J]. Dermatol Surg, 2013, 39(6): 915-922.
[38] Sun HMei L.Song C, et al The in vivo degradation, absorptionand excretion of PCL-based implant[J]. Biomaterials, 2006, 27(9): 1735-1740.
[39] Gleadall A, Pan J, Kruft MA, et al. Degradation mechanisms oibioresorbable polyesters. Part 1. Effects of random scission, encscission and autocatalysis[J]. Acta Biomater, 2014, 10(5): 22-23.
[40] 40.Ma G, Song C, Sun H, et al. A biodegradable levonorgestrelreleasing implant made of PCL/F68 compound as tested inrats and dogs[J]. Contraception, 2006, 74(2): 141-147.
[41] Sun H, Mei L, Song C, et al. The in vivo degradation, absorptionand excretion of PCL-based implant[J]. Biomaterials, 2006, 27(9): 1735-1740.
[42] Nicolau PJ, Marijnissen-Hofst J. Neocollagenesis afteinjection of a polycaprolactone based dermal filler in a rabbit[J]. Eur Cell Mater. 2013, 3(1): 19-26.
[43] Nicolau PJ. Long-lasting and permanent fillers: biomaterial influence over host tissue response. Plast Reconstr Surg, 2007, 119(7): 2271-2286.
[44] Baroni ERV, Biondo-Simes MLP, Auersvald A, et al. Influencof aging on the quality of the skin of white women: the role ofcollagen[J]. Acta Cir Bras, 2012, 27(10): 736-740.

[45] Gritzalas K. Preliminary results in using a new dermal fillerbased on poly-caprolactone[J]. Eur J Aesthetic Med Dermatol, 2011, 1(1): 22-26.

[46] Moers-Carpi MM, Sherwood S.Polycaprolactone for the correction of nasolabial folds: a 24-month. prospectiverandomized, controlled clinical trial. Dermatol Surg, 2013, 39(3pt1): 457-463.

[47] Bae B, Lee G, Oh S, et al, Safety and long-term efficacy oforehead contouring with a polycaprolactone-based dermafiller. Dermatol Surg, 2016, 42(11): 1256-1260.

[48] de Melo F, Marijnissen-Hofste J. Investigation of physicaproperties of a polycaprolactone dermal filler when mixed witllidocaine and lidocaine/epinephrine. Dermatol Ther, 2012, 2(1):13.

[49] Moradi A, Watson J. Current concepts in filler injection. FaciaPlast Surg Clin North Am, 2015. 23(4): 489-494.

[50] Sykes IM, Cotofana S, Trevidic P, et al. Upper face: clinic anatomy and regional approaches with injectable fillers. PlasReconstr Surg, 2015, 136(5 suppl): 204S-218S.

[51] Breithaupt AD, Jones DH, Braz A, et al. Anatomical basis for safe and effective volumization of the temple. Dermatol Surg, 2015, 41(suppl 1): S278-S283.

[52] Wang LL, Friedman O. Update on injectables in the nose. CurrOpin Otolaryngol Head Neck Surg, 2017, 25(4): 307-313126] Sherman RN.Avoiding dermal filler complications. ClinDermato] 2009, 27: S23_S32.

[53] DeLorenzi C. Complications of injectable fillers, part I. AesthetSurg J, 2013, 33(4): 561-575.[281 De Lorenzi C.Complications of injectable fillers, part 2 vascular complications. Aesthet Surg J, 2014, 34(4): 584-600.

[54] Casabona G, Frank K, Koban KC, et al. Lifting vs volumizingThe difference in facial minimally invasive procedures wherespecting the line of ligaments.I Cosmet Dermatol 2019.8.12.

[55] Casabona G, Frank K, Koban KC, et al. Lifting vs volumizingThe difference in facial minimally invasive procedures wherespecting the line of ligaments.J Cosmet Dermatol, 2019,8, 12.

[56] Freytag DL, Alfertshofer MG, Frank K, et al. The difference irfacial movement between the medial and the lateral midface: 3-dimensional skin surface vector analysis. Aesthe Surg J, 2022, 42(1): 1-9.

[57] Suwanchinda A, Webb KL, Rudolph C,et al. The postcriotcmporal supra SMAS minimally invasive lifting techniquusing soft-tissue fillers. J Cosmet Dermatol, 2018. 17(4): 617-624.

[58] Suwanchinda A, Webb KL. Rudolph C, et al. The posterioltemporal supra SMAS minimallv invasive lifting techniquusing soft-tissue fillers. J Cosmet Dermatol, 2018, 17(4): 617-624.

[59] Casabona G, Bernardini FP, Skippen B, et al. How to besutilize the line of ligaments and the surface volume coefficienin facial soft tissue filler injections. J Cosmet Dermatol, 2020, 19(2): 303-311.

[60] Hernandez CA. Frevtas DL. Gold MH, et al. ClinicalValidation of the Temporal Lifting Technique using Soft TissucFillers. J Cosmet Dermatol. 2020, 19(10): 2529-2535.

[61] de Melo F, Nicolau P. Piovano l, et al. Recommendations foivolume augmentation and rejuvenation of the face and hand;with the new generation polvcaprolactone-based collagestimulator (Ellanse). Clin Cosmet Investig Dermatol, 2017,10: 431-440.

[62] Ellanse 专家共识工作组 . Ellanse 的材料特性及唇沟填充的专家共识 [J]. 中国医疗美容，2022, 12（3）：1-7.

[63] 石冰 . 微创面部年轻化新材料与新技术规范化应用 [M]. 北京：北京大学医学出版社，2023.
[64] Rose AE, Day D. Esthetic rejuvenation of the temple[J]. Clin PlasSurg. 2013, 40(1): 77–89.
[65] Casabona G, Bernardini FP. Skippen B, et al.How to best utilizthe line of ligaments and the surface volume coefficient in facial soft tissue filler injections[J]. J Cosmet Dermatol, 2020, 19(2) 303–311.
[66] Cong LY, Duan J, Luo C–E, et al. Injectable filler technique for face lifting based on dissection of true facial ligaments[J]. AestheSurgJ, 2020, 41(11): NP1571–NP1583.
[67] Wagner RD, Fakhro, Cox JA, et al. Etiology, preventioand management of infectious complications of dermal fillerSemin Plast Surg. 2016, 30(2): 83–86.
[68] Bailey SH, Cohen JL, Kenkel JM. Etiology, prevention, antreatment of dermal filler complications. Aesthet Surg J, 2011, 31(1): 110–121.
[69] Lemperle G, Gauthier–Hazan N, Wolters M, et al. Foreign bodgranulomas after all injectable dermal fillers: part 1. Possiblcauses, Plast Reconstr Surg, 2009, 123(6): 1842–1863.
[70] Lemperle G, Gauthier–Hazan N. Foreign body granulomaafter all injectable dermal fillers: part 2.Treatment options. PlasfReconstr Surg, 2009, 123(6): 1864–1873.
[71] Ozturk CN, Li Y, Tung R, et al. Complications followininjection of soft–tissue fillers. Aesthet Surg J, 2013, 33(6): 862–877.
[72] Wollina U. Facial rejuvenation starts in the midface: threedimensional volumetric facial rejuvenation has beneficial effecton nontreated neighboring esthetic units. J Cosmet Dermatol, 2016, 15(1): 82–88.
[73] Pistor M. What is mesotherapy? [J]. Chir Dent Fr, 1976, 46(288): 59–60.
[74] Nachbar JM. Computer imaging/surgical simulation[J]. Plastic Surgery. Educational Foundation DATA Committee[J]. Plast Reconstr Surg, 1997, 100(7): 1905–1906.
[75] Matarasso A, Pfeifer TM. Mesotherapy for body contouring[J]. Plast Reconstr Surg, 2005, 115(5): 1420–1424.
[76] Matarasso A Pfeifer T M. Plasticsurgery educa tional found bion data committee. Mesetherapy for body contouring[J]. Plast Reconstr Surg. 2005, 115(5): 1420–1424.
[77] ROHRICH RJ. Mesotherapy: What is it? Does It work[J]? Plast Recostr Surg, 2005, 115(5): 14–25.
[78] NAGORE E, RAM GSP, BOTELLA–ESTRADA R, et a1. Cutaneous infection with Mycobecterium for tuitum after localized microinjections(mesotherapy) treated successfully with a triple drug regimen[J]. Acta Derm Venereol, 2001, 81(4): 291–293.
[79] ALLAN M AGAZINER. Mesotherapy: your alternative to cosmetie surgery and Liposuction[EB/OL]. [2006–01–12]. http://WWW.drmagaziner.com/mesotherapy.htm.
[80] Savoia A, Landi S, Baldi A. A new minimally invasive mesotherapy technique. for facial rejuvenation[J]. Dermatol Ther (Heidelb), 2013, 3(1): 83–93.
[81] Deglesne PA, Arroyo R, Ranneva E, et al. In vitro study of RRS HA injectable mesotherapy/biorevitalization product on human skin fibroblasts and its clinical utilization[J]. Clin Cosmet Investig Dermatol, 2016, 9(1): 41–53.
[82] Ahmed NA, Mohammed SS, Fatani MI. Treatment of periorbital dark circles: Comparative study of carboxy therapy vs chemical peeling vs mesotherapy[J]. J Cosmet Dermatol, 2019, 18(1): 169–175.

[83] Nisi G, Cuomo R, Brandi C, et al. Carbon dioxide therapy and hyaluronic acid. for cosmetic correction of the nasolabial folds[J]. J Cosmet Dermatol, 2016, 15(2): 169–175.
[84] Mckay C, Price C, Pruett L. Vascular injury after deoxycholic acid injection[J]. Dermatol Surg, 2019, 45(2): 306–309.
[85] 丁晓倩，侯国冉，武迎双 . 系统康复护理在烧伤后行瘢痕挛缩修复术求美者中的应用效果 [J]. 中西医结合护理（中英文）, 2023, 04–15.
[86] 王聪敏，申琳，郭丽英 . 皮肤美容技术护理操作流程 [M]. 北京：中国医药科技出版社，2018.

PART 2
第二篇
面部埋线美容提升技术

第一节　引言

面部埋线美容提升技术（以下简称埋线）也就是人们通常说的“线雕”，是通过在人体容易松弛下垂的部位（如：面部、颈部、下颌部、臀部、胸部、腹部、会阴部等）埋置数量、长短、粗细不同的线材，达到填充、提升、复位、固定松弛组织的一种医疗美容技术。

面部埋线美容提升技术是埋线美容提升技术的一部分，也是面部皮肤美容抗衰老的一个小分支。自 1975 年医生 Sulamanidze 开始探索利用埋线方式进行面部提升，到如今面部埋线提升技术已经走过了将近半个世纪的时间。线材从最初的不可吸收多股编织线到可吸收单股倒刺线，埋线操作从单一的提升到全面部美学设计，线的材质和操作手法都有了质的飞跃。

面部埋线美容提升技术因其创伤小、停工期短、提升效果立竿见影，受到越来越多的求美者的青睐。特别是最近几年，随着医疗技术的飞速进步、材料学的蓬勃发展，面部埋线提升技术的方法和使用材料日新月异，为广大求美者提供了更多、更好、更安全的求美选择。

本篇着重介绍当前面部埋线美容提升技术的常用技法和线材，注重实用性和可操作性。

第二节　技术原理与线材分类

一、技术原理

人体在完全发育成熟后，衰老便悄悄开始有迹可循，随着时间的推移和年龄的不断增长，衰老的速度逐渐加快。

人体的衰老是从内到外各个器官、组织全方位的生理功能减退的过程，但每个个体器官与组织的衰老速度，因各人的生活习惯和工作特点及保养方式的不同而存在明显的个体差异，这就为我们人为干预、减缓组织的衰老提供了可能。

人体的衰老在面部主要表现在：钙质流失引起的骨骼轮廓的退行性改变，真假性支持韧带及 SMAS［表浅肌肉腱膜系统（Superficial musculoaponeurotic system）］筋膜的松弛造成组织的下垂、移位，皮下脂肪与脂肪垫的萎缩造成局部容量的减少，胶原蛋白含量降低与弹力纤维变性造成皮肤的干瘪、老化及皱纹的产生。

面部埋线美容提升术的原理是：将特定的线材以套管针或导引针引导埋置于面部真皮层、筋膜层、脂肪层，线材埋置于人体组织后，除了线材本身的物理提升和填充特性外，线材在体内降解、吸收的过程中，会刺激组织产生一系列生物应激反应，如胶原纤维、弹力纤维等结缔组织增生导致局部组织的修复重塑，从而达到延缓衰老的目的。

线材埋置层次和部位不同，可以起到不同的美容抗衰效果：

(1) 提升复位：将倒刺线埋置于 SMAS 筋膜浅层，可以将松弛的组织和下移的脂肪垫向上提升、复位并锚定于真性韧带，让面部恢复紧致外观。

(2) 填充：将平滑线或者螺旋线呈扇形或网格形埋置于组织凹陷部位，可以起到填充作用，改善局部容量不足；或者将平滑线呈线形埋置于静态皱纹的真皮层下，可以改善细纹。

(3) 嫩肤紧致：将平滑线或者螺旋线以网格状埋置在真皮层，在收紧松弛皮肤的同时，可以刺激胶原纤维和弹力纤维的增生，让皮肤变得细腻紧致。

(4) 支撑塑形：在鼻部联合埋置鼻背线、鼻小柱线、收鼻翼线，通过线材的支撑塑形作用，可以综合打造立体轮廓。

(5) 溶脂：将平滑线埋置于脂肪层，线材在降解过程中，有促进脂肪组织溶解吸收的作用，对于脂肪堆积过多的部位，可以改善局部臃肿的外观。

二、线材的分类

埋线线材的发展，经历着从不可吸收线到可吸收线再到不可吸收线的交替进程，其过程可能还会交替进行下去，这就造成市面上线材的种类和规格纷繁复杂，让人目不暇接，仿佛无从挑选。但是，我们只要把握其材质和功能这两个核心，就能从容应对。

（一）按埋线线材材质分

1. 可吸收线

(1) PDO（对二氧环已酮 P-dioxanone）：人体代谢周期为 6 ~ 9 个月，代表品牌：快翎、强生鱼骨线、韩士生科秘特线。

(2) PPDO 聚对二氧环已酮 poly（P-dioxanone）：人体代谢周期为 6 ~ 9 个月。代表品牌：美迪塑、优雅斯、恒生、威宁、美思科。

(3) PLA（聚乳酸 Polyactic acid）：人体代谢周期为 18 个月。代表品牌：微拉美。

(4) PCL 聚己内酯及其共聚物 poly（ε -caprolactone）人体代谢周期为 24 个月。代表品牌：翊品。

(5) PLA -CL（聚乳酸己内酯）：人体代谢周期为 18 ~ 24 个月。代表品牌：悦升。

2. 不可吸收线

(1) PA6/66（聚酰胺聚合物）：人体代谢周期为 4 ~ 5 年。代表品牌：普立蒙。

(2) ePTEF（多聚四氟乙烯 Polytetrafluoroethylene）：目前国内尚无此类线材用于埋线。

（二）按埋线线材功能分

可分为以提升、悬吊功能为主的倒刺线（也称锯齿线），以及以填充、嫩肤功能为主的平滑线。其中，空心悬锥线（也就是我们通常所称的铃铛线）、微拉美提拉线和恒生的鼻小柱线，因其形态和功能与倒刺线相似，我们也将之归为倒刺线；螺旋线、网管线与须须线等特殊线材因线体不含倒刺，本质上也归属为平滑线。

1. 倒刺线

（1）单向倒刺线：线体上倒刺按同一方向排列，提拉力度较大，但需成组埋置，打结固定，或者缝合锚定。

（2）双向倒刺线：线体上的倒刺分为前后两段，倒刺按相反方向排列，前端倒刺负责组织提拉，后端倒刺负责固定，可单根埋置。

（3）螺旋倒刺线：是在螺旋线的基础上添加倒刺线，兼具提升与紧致功能。

（4）空心悬锥线：线体上固定一定数量的空心悬锥体，形如铃铛，线体前后两段悬锥体的锥口朝向相反，类似双向倒刺线。提拉力度大，固定效果好。

（5）提拉带：为长条形带体，带体中央有一排小孔，方便埋置后组织包绕生长，带体一面两侧，有并行排列尖刺，悬吊力强，提拉效果好。

2. 平滑线

（1）单根平滑线：每根套管针里只含有一根平滑线，适合多根组合埋置。

（2）须须线：每根针上固定有 6 根平滑线，适合鼻唇沟等较深层皱纹的填充。

（3）螺旋线：平滑线以螺旋方式固定于针体，除了填充，对局部还有一定的收紧作用。

（4）网管线：线体呈网管状，不带倒刺，埋置于皮下深层，主要用于凹陷部位的支撑及容量的填充。

线材除了上述分类之外，根据套管针和导引针的形状不同，可分为锐针、钝针、半钝针、双针、万向导引针等，根据线材的长短粗细、作用部位不同，还有更多的细分类型（表 2-2-1 及表 2-2-2），在此不做赘述。

表 2-2-1　韩士生科秘特线规格

名称	商品名	产品型号	规格					适用范围及功效	材质
			针径	针长	针类型	线径	线长		
360°螺旋形双向锯齿线	MINIT Lift 43	MINIT Lift ML1043	17G		需搭配套管针（钝针及锐针）	1-0	43 cm	适用于植入 SMAS 及浅层组织以纠正鼻唇沟皱纹，产生胶原蛋白，紧致提拉	PDO
	MINIT Lift 17	MINIT Lift minI 1017	17G		需搭配套管针（钝针）	1-0	17 cm		
	MINIT Lift EASY	MINIT 43BN1913	19G	130 mm	锐针	1-0	43 cm		
	MINIT Lift FINE	MINIT 15WC1810	18G		带套管	2-0	15 cm		

韩士生科公司的秘特埋植线是2019年获得CFDA许可的一款可吸收压印锯齿线。这款线材采用了独特的360°压印制模的专利技术，其压印方式是直接对原材料加压加力，生产过程中不会损伤线体本身，因此线材在植入组织后，物理受力范围更大，拉力也更强。

可吸收埋植线线材的溶解一般是从线体最脆弱的地方开始，秘特埋植线线材采用压印方式制造，相比采用切割工艺的线材，不存在明显损伤部位，因此不易在线材吸收过程中发生断裂，其提升效果维持时间也相应更长。

秘特埋植线独特的360°压印制模技术，令线材的锯齿以360°环绕于整个线体，相较大多数采用180°切割工艺的线材，具有更多的组织锚定面，能够更加有效地提拉更多的组织，从而增强提升效果。

表2-2-2　意大利悦升线规格表

系列	型号	线体名称	包装（盒）	用量	适用部位
1	UH395AQ	自由移动线 12 cm	6	6根	苹果肌塑形， 改善法令纹
2	UH16AKAQ	锚钩线 31.6 cm	10	4～12根	中侧面，口角囊袋提升
3	UH12AK	双针线 12 cm	6	2～4根	眉眼提升，下颌缘提升， 下颌双下颏收紧
4	UL690AT	双针线 23 cm	6	2根	颈部收紧，腹部收紧
5	UH543	鼻形线 9 cm	3	3根	改善鼻头高度，鼻翼收缩
6	UH534	博卡线 7 cm	3	1～2根	嘴角提升，丰满唇形轮廓
7	UH697 KAH	I针线 23 cm	4	1根	肥胖型双下颏
8	UH66CAT	美索格 50 cm	4	1～4根	眼角皱纹，手臂腰腹收紧， 背部松弛，大腿环形
9	UH564	私密紧致收紧线	6	2根	会阴修复，阴道收紧， 压力性尿失禁，改善敏感度
10	UH545AT	挺美胸部提升套盒	28	28根	胸部提升
11	UH16AAQ	臀部线	12	12根	臀部提升
耗材		套管针 15 cm	1根/盒	1根/人	自由移动线/鼻形线
		套管针 9 cm	1根/盒	胸部线6根/人 博卡线1根/人	自由移动线/胸部套盒/博卡线
		打孔器	1个/包	1个/人	锚钩线/I针线/胸部套盒

第三节　应用及操作规范视频二维码

一、求美者评估与选择

求美者的评估与选择，是决定埋线美容提升技术能否取得满意效果的第一步。对有埋线意向的求美者，医生除了要询问其有无埋线禁忌证，还需要对求美者做从心理到生理及整体轮廓的全面评估。

对求美者心理的评估涉及求美者意愿、心态、目的和期望值。对于那些意愿过低或过分强烈、心态不健康、目的不单纯，以及期望值过高的求美者，需进行必要的心理疏导和正确的医学宣教。对于疏导与宣教不成功的求美者，坚决拒绝其手术要求。

对求美者生理的评估包括对其既往史、现病史、家族史、传染病史的详细评估，实验室相关检查评估，女性求美者还需询问其月经史和生育史。

对求美者整体面部轮廓的评估，包括其面部骨骼左右对称的情况，面部五官的比例情况，骨骼轮廓因钙质流失引起的退缩性改变程度，面部脂肪室萎缩下垂移位的程度，肌肉、韧带及筋膜的松弛程度，以及皮肤松弛老化的程度。

根据以上评估选择适合埋线的求美者，以便设定合理的埋线方案。

（一）适应证

希望改善面部轮廓、改善面部组织松垂及皮肤老化状态且生理心理健康的成年求美者。

（二）禁忌证

1. 绝对禁忌证

（1）患有糖尿病、高血压、心脏病等系统性疾病者。

（2）凝血功能异常者。

（3）瘢痕体质者。

（4）孕妇或哺乳期女性。

（5）心理疾病或偏执型人格者。

（6）埋线部位患有皮肤病或感染者。

（7）对手术效果期望值过高或者不切实际者。

（8）正在使用抗凝药物者。

（9）注射过大量填充剂出现感染或硬化者。

2. 相对禁忌证

（1）埋线部位皮下脂肪过少或过多者。

（2）埋线部位组织过于松垂者。

（3）异于大众审美者。

二、术前沟通

医生在手术前需仔细倾听求美者的诉求和期待，耐心讲解面部埋线美容提升技术的原理方法，以及术中术后可能出现的一些正常的不良反应，交代术后的注意事项，取得求美者理解。

医生合理预估术后可能获得的美容效果，降低求美者不切实际的心理预期。双方达成一致后，签署面部埋线美容提升技术术前告知暨知情同意书。

三、面部埋线路径设计

面部埋线路径设计总体思路是先局部再整体，最后再到局部；是局部要服从整体，整体要考虑局部的美学设计，是局部美与整体美的和谐统一。面部埋线美容提升的目的是改善复位松弛下垂的组织，而不是无限过度的提升，不能仅仅为提升而提升，如果因过度或错误的提升而失去了美感，那么提升也就失去了意义。

（一）全面部设计

面部组织间隙的塌陷移位，皮下脂肪容量的改变，以及脂肪室（也称脂肪间隔）向下移位是面部软组织呈现松垮下垂的重要原因。全面部设计根据面部组织的松弛程度，各个脂肪室的移位情况，标出需要复位的脂肪室和组织，然后选择合适的进针点、止针点（导引针止于皮下组织内部，不穿出皮肤表面）或出针点（导引针穿出皮肤表面），进针点与止针点或出针点之间的连接线即为线材埋置的路径，最后根据埋线路径的长短选择合适的线材。

1. 倒刺线的设计

本篇所述倒刺线特指以套管针封装的双向倒刺线。其进针点的设定一般选在侧面部和发际内等局部组织比较致密且相对隐秘的部位，布线路径尽可能穿过面部韧带区域，一方面能更好地隐藏进针点的创口，一方面有利于固定悬吊提升组织。

本篇所述进针点都用英文字母“S”表示，出针点用英文字母“E”表示，既出针又进针的点称为返折点，用英文字母“S/E”表示，为区别不同进、出针点和返折点，会以英文字母加数字组合加以区分。止针点为导引针针尖在组织内停留的位置，因其不穿出皮肤，图示中不做特殊标识（图 2-3-1）。

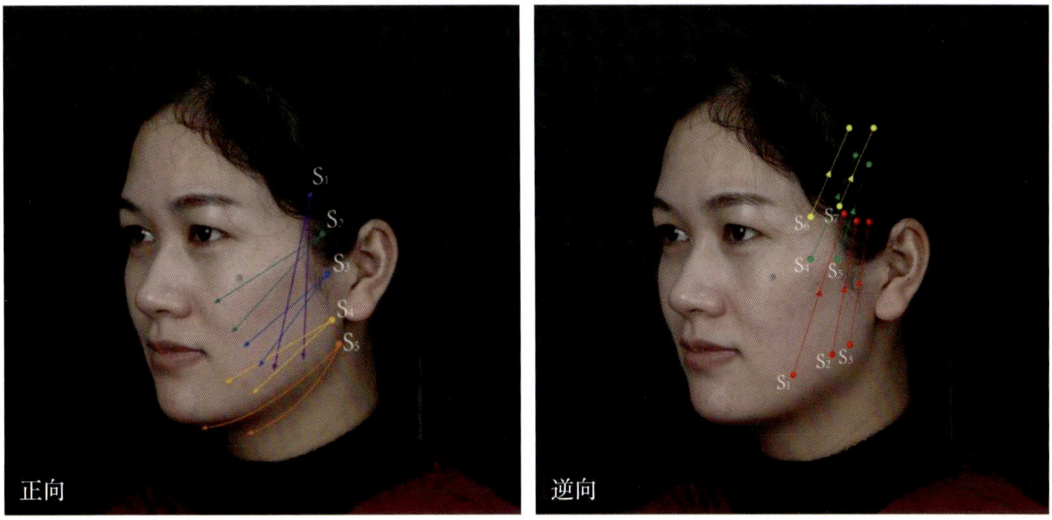

图 2-3-1　双向倒刺线（大 V 线）正向、逆向提升设计

（1）双向倒刺线（大 V 线）正向提升设计

S_1 点： 眉弓水平线与发际缘交汇处。

穿过颧韧带往下颌方向布线，止于下颌缘上方组织松弛的部位，可以提升中间颊区、外侧颊区和下颌区脂肪室，改善下颌缘线条，间接改善法令纹及木偶纹。

S_2 点： 目外眦水平线与鬓角发际交汇处。

穿过颧韧带往鼻翼方向布线，止于鼻唇沟皮嵴最高处外缘，可以提升中间颊区、颧区和鼻唇沟区脂肪室，改善中上面部松弛，改善法令纹。

S_3 点： 耳屏前 1.5 cm 处。

穿过皮肤咬肌韧带往口角方向布线，止于鼻唇沟连线的外侧缘，可以提升中间颊区、内侧颊区、下颌区脂肪室，改善中下面部松弛，减轻木偶纹，改善口角囊袋。

S_4 点： 耳垂下前缘。

穿过颈阔肌耳韧带往下颏方向布线，止于鼻唇沟连线的外侧缘，可以提升外侧颊区、下颌区脂肪室，改善下颌缘线条，改善木偶纹。

S_5 点： 下颌角后缘。

穿过颈阔肌耳韧带沿下颌骨下缘往下颌正中方向布线，止于下颌正中线，可以收紧下颌线，改善下颌松弛下垂。

需要特别说明的是：以上进针点、止针点和布线路径为正向提升的路径，逆向提升路径与正向提升路径相反，即正向提升的止针点为逆向提升的进针点。

（2）双向倒刺线（大 V 线）逆向提升设计

S_1、S_2、S_3 3 个进针点彼此间隔 1 ~ 2 cm，在眼尾垂直线外侧、下颌缘上 1 cm 左右、组织最松处，向上穿过颧弓韧带止于颞浅筋膜。可以提升下颌区脂肪室及松弛组织，改善下颌缘线条及木偶纹。

S_4、S_5 两个进针点位于颧弓上缘或者下缘，根据求美者的松弛情况而定，斜向上穿过颞浅筋膜止于发际内的帽状腱膜。可以提升中间颊区、颧区脂肪室，改善中上面部松弛，改善法令纹。

S_6、S_7 两个进针点位于眼尾外侧 1 cm，彼此间隔 1~2 cm，斜向上穿过颞浅筋膜，止于发际内的帽状腱膜。可以改善眼尾及眉尾下垂。

正向提升是从高位组织固定端进针，将低位活动端的松弛组织上提复位。逆向提升则相反，从低位活动端进针，将松弛组织向高位固定端提升，利用线材倒刺锚定在致密组织上。

正向提升的手术创口更隐蔽，而逆向提升在改善高颧弓脸形方面有优势，所以在全面部埋线设计中，根据实际需要，往往正向提升与逆向提升相结合。进针点的选择也可以灵活多变，进针点选择多，则每个进针点埋置的线材数量相对要少一些；进针点选择少，则每个进针点埋置的线材数量就相应要多。单个进针点的多根线材，一般呈扇形均匀分布，以增加线材向上提升的受力面。

2. 双针线的设计

双针线按针体形态可分为双直针、双弯针、弯针 + 直针（锚钩线），双针针体之间为双向倒刺线，线体长度因生产厂家不同有不同规格。

（1）双直针“L”形设计（以悦升 23 cm 双针线为例，图 2-3-2）。

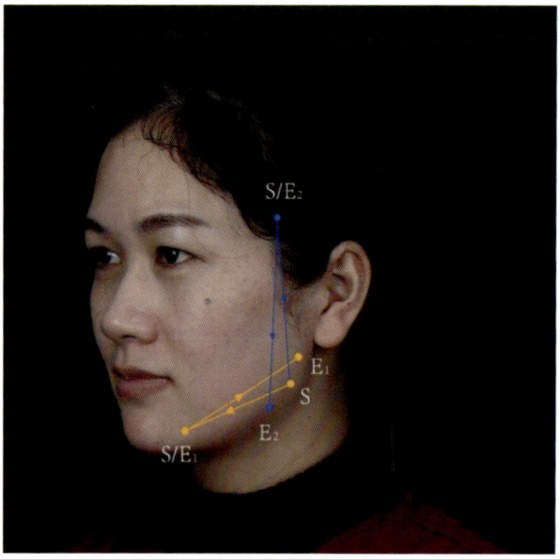

图 2-3-2 悦升双直针“L”形提升设计

进针点“S”位于下颌角前缘 0.5 ~ 1.0 cm 处，一端针体沿下颌缘向面部正中线布线，距离面部正中线 1.0 cm 处“S/E_1”点出针，牵引出多余的线体，使线体中央无倒刺区置于“S”点，再从“S/E_1”点以 15° 角折返向耳垂方向布线，于耳垂下缘“E_1”点出针；另一端针体从“S”点进针垂直向颞区发际方向布线，于眉弓水平位置“S/E_2”点出针，然后以 15° 角折返向下，于下颌缘组织松弛下垂处“E_2”点出针。

“L”形设计可以提升外侧颊区、下颌区脂肪室，收紧下颌缘轮廓，提升下颌缘。

（2）双直针“W”形设计（以悦升 23 cm 双针线为例，图 2-3-3）。

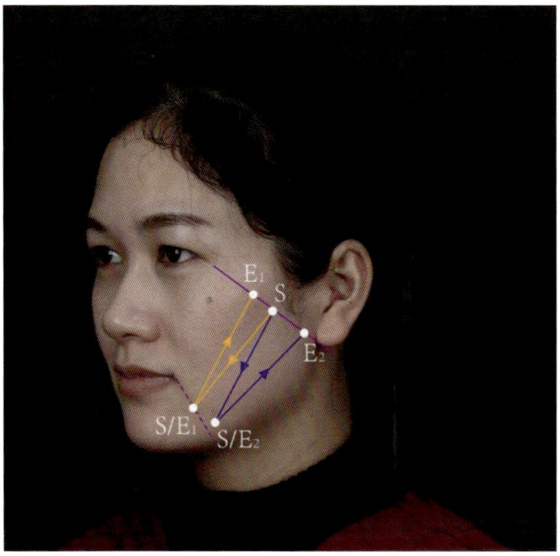

图 2-3-3　面部悦升双直针“W”形提升设计

耳屏水平线与目外眦耳垂连线的交叉点为进针点“S”，两端针体以一定夹角分别向木偶纹方向布线，先后从“S/E_1”点和“S/E_2”点出针，再分别以 15° 角向颧弓和耳垂方向折返，“E_1”“E_2”点出针。

面部“W”形设计可以提升外侧颊区、中间颊区、下颌区脂肪室，改善木偶纹和口角囊袋。

进针点“S”为下颌角后下缘，两端针体以适当夹角分别向前正中线方向布线，先后从“S/E_1”点和“S/E_2”点出针，再分别以 15° 角向下颌角后缘折返，从“E_1”“E_2”点出针。

下颌缘“W”形设计（图 2-3-4）可以收紧下颌缘，改善下颌缘轮廓。

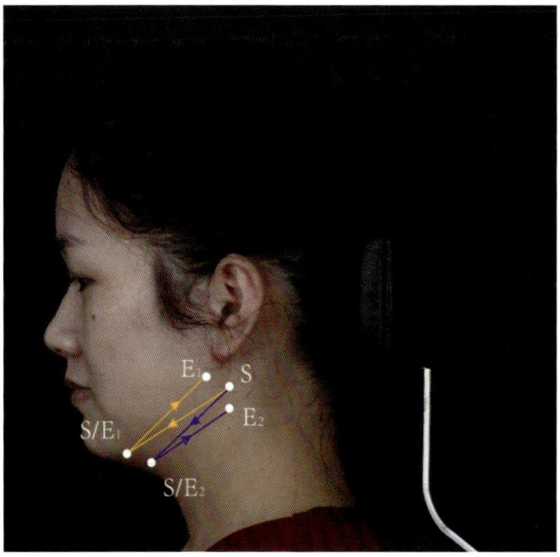

图 2-3-4　下颌缘悦升双直针“W”形提升设计

（3）锚钩线设计（以悦升锚钩线为例，图 2-3-5）。

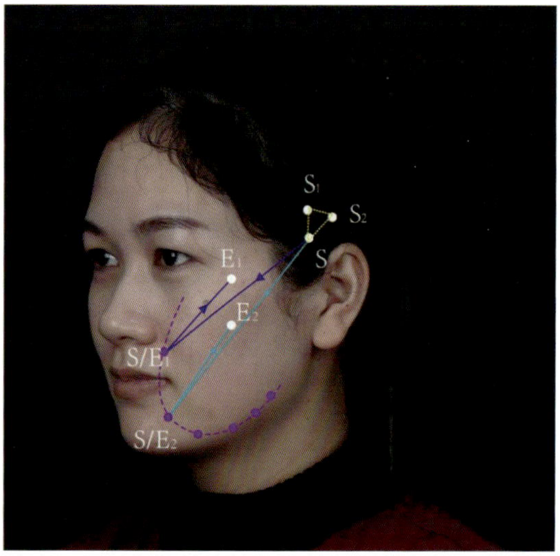

图 2-3-5　悦升锚钩线提升设计

在外眦水平线上方的发际内选择 3 个点“S”“S_1”“S_2”组成一个边长为 1.5 cm 的等边倒三角，弯针沿“S”→“S_1”→“S_2”→“S”的顺序在颞浅筋膜缝合并打结作为锚定点。直针从“S”点进入，向上唇方向布线，从“S/E_1”点出针并以小于 15°角向颧弓方向折返布线，从“E_1”点出针。以同样的方式布第 2 根线，根据求美者面部松弛程度，半侧脸可以布 4～6 根锚钩线。

锚钩线设计可以提升外侧颊区、中间颊区、内侧颊区、鼻唇沟区、下颌区脂肪室，紧致面部轮廓，提升中面部，改善木偶纹、法令纹和口角囊袋。

（4）面部扇形设计（以快翎 0# 45 cm × 45 cm 双弯针线为例，图 2-3-6）。

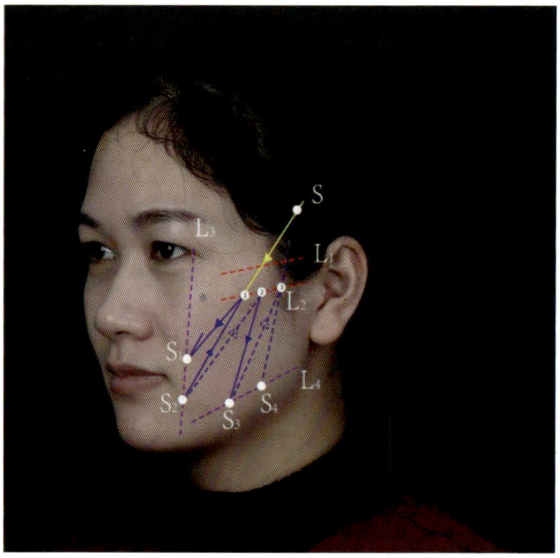

图 2-3-6　快翎线面部扇形提升设计

在颧弓上、下缘各标记一条水平线“L_1”“L_2”，目外眦标记一条垂直线“L_3”，“L_3”

线内侧为表情区，外侧为功能区，布线止针点尽量不要跨越“L_3”线进入表情区，防止术后左右面部表情不对称。下颌缘上 1 cm 标记一条水平线“L_4”，向下布线的止针点尽量不要跨越“L_4”。

进针点“S”为眉弓水平与发际交汇处，止针点“S_1”位于鼻翼外下缘水平线与“L_3”的交叉点，“S_2”位于鼻唇沟延长线与“L_3”的交叉点，“S_3”位于“L_3”线上咬肌前缘，“S_4”为“S”点垂线与“L_4”的交叉点。

将线材从中间平滑段剪断，装入 18 G、10 cm 半钝针，从“S”点进针向“S_1”布线，退针到颧弓下缘，依次向“S_2”“S_3”“S_4”布线，最后将针体从“S”点退出（1，2，3 为线材折返次数标记，作为线在组织内的折返点，其实为同一点，为直观表示，示意图中将其分开展示）。

面部扇形设计可以提升外侧颊区、中间颊区脂肪室，紧致面部轮廓，提升中下面部。

3-0# 鱼骨线置入不带针芯的套管针，也可以使用以上设计操作。

（5）面部双“U”形设计（图 2-3-7）。

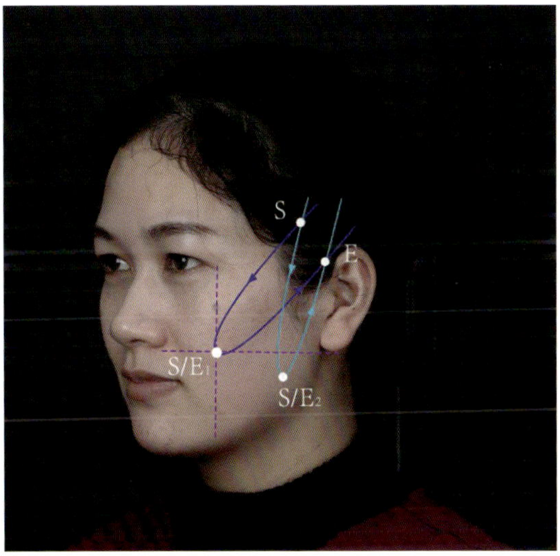

图 2-3-7　面部双“U”形提升设计

进针点“S”为眉弓水平与发际的交汇处，出针点“E”位于发际内、目外眦水平线上，两者距离约 2 cm。

从“S”点进针向“S/E_1”布线，弧形折返向“E”点出针；第 2 根线由“S”点进针向“S/E_2”点布线，弧形折返向“E”点出针，将两根线线尾在进针点和出针点分别打结。

双“U”形设计可以提升外侧颊区、中间颊区、内侧颊区脂肪室，丰盈苹果肌，改善中下面部松弛。

（6）双针空心悬锥线（铃铛线）“n+L”形设计（图 2-3-8）。

“n”形设计：颧弓上下缘各设定一个进针点“S_1”“S_2”，两点相距 1.5 cm，出针点“E_1”在法令纹皮嵴高点，“E_2”落点在木偶纹。先以导引针从“S_2”点穿透“S_1”点，将线体中段不带悬锥的平滑部分置于“S_1”至“S_2”之间，一端针体从“S_1”点进针，“E_1”点出针，另一端针体从“S_2”点进针，“E_2”点出针。

“L”形设计：下颌角前缘下颌线上 1 cm 设定进针点“S”，出针点“E_3”位于下颌缘上 1.0 cm 鼻唇沟延长线上，“E_4”点在颧弓上发际。一端针体从“S”点进入，“E_3”点出针，另一端针体从“S”点进入，“E_4”点出针。

空心悬锥线“n+L”形设计（图 2-3-8）可以提升外侧颊区、中间颊区、内侧颊区脂肪室，提升中下面部，改善下颌线轮廓，改善木偶纹、法令纹和口角囊袋。

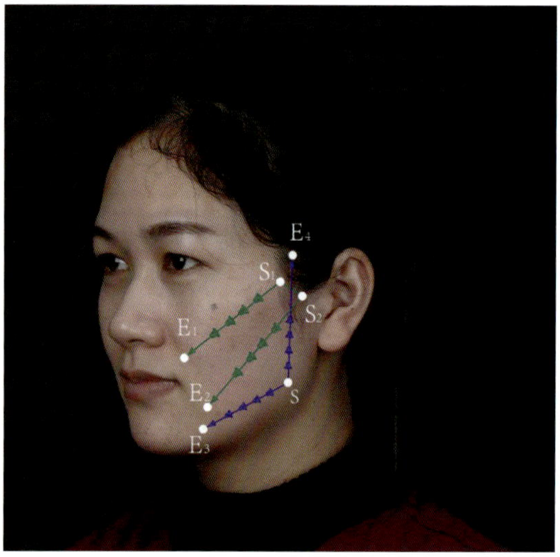

图 2-3-8 双针空心悬锥线（铃铛线）“n+L”形设计

3. 鱼骨线的设计

眉弓水平线与发际交汇处设定进针点“S_1”，耳屏前缘 1 cm 处设定进针点“S_2”。每个进针点埋置两组方向相反的鱼骨线，1 根鱼骨线正向埋置，1 根以 120° 夹角逆向埋置，埋置完毕，在进针点将两根线尾端打结。

“S_1”点两根正向提升鱼骨线布线方向为下颌缘，止针点位于下颌线上 1 cm 组织松弛下垂处，逆向提升线的布线方向为耳后发际；“S_2”点两根正向提升鱼骨线布线方向分别为法令纹和木偶纹，止针点位于目外眦垂直线上，逆向提升线的布线方向为额角发际。

鱼骨线正向与逆向设计一般选用 1#、2-0# 线，可以提升外侧颊区、中间颊区、内侧颊区脂肪室，改善中下面部松弛，改善高颧弓脸形。

3-0# 鱼骨线可以装入不带针芯的套管针内做扇形埋置（图 2-3-9），此种埋置方式无须另外反向埋置打结锚定。

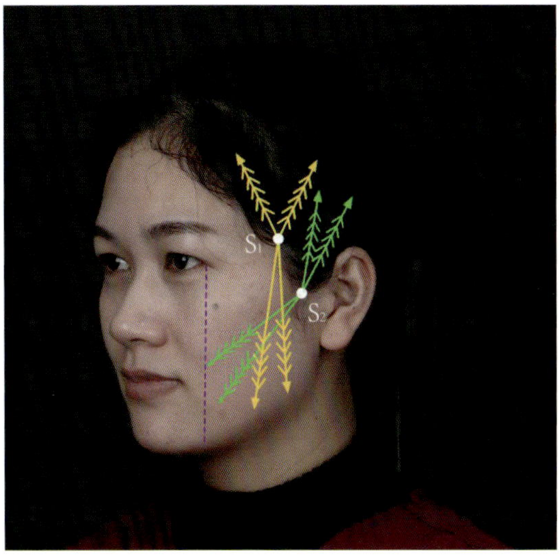

图 2-3-9　强生鱼骨线提升设计

4. 秘特线的设计

（1）秘特线面部扇形设计（图 2-3-10）：在眉弓水平线与耳屏垂线相交的颞部区域选择 2 两组进针点："S_1" 与 "S_2" 为 1 组，"S_3" 与 "S_4" 为另外 1 组。每组的两个进针点之间相距 2.0 cm 左右。出针点 "E_1" 与 "E_2" 位于法令纹皮嵴最高点，"E_3" 与 "E_4" 位于下颌线上 1.0 cm 水平线。

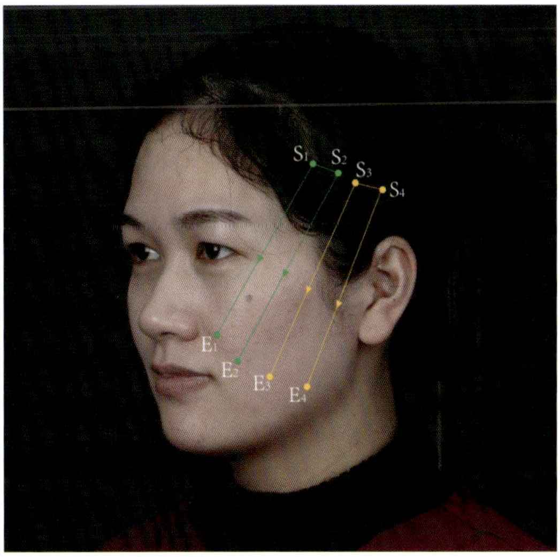

图 2-3-10　秘特线面部扇形设计

进针点 "S_1" 与 "S_2" 用 11# 刀片开孔，以专用的颞部弯针将秘特线中段无倒刺部分固定在 "S_1" 与 "S_2" 之间的颞深筋膜上。再以专用的带针芯套管针从 "S_1" 点进入，向出针点穿行，到达出针点 "E_1" 皮下后，拔除套管针内的针芯，然后使用外部套管在 "E_1"

点刺穿皮肤，接着将一端的秘特线从“S_1”点插入套管内，直至“E_1”点穿出，最后从“E_1”点抽出套管，从而将线材留置在设计好的埋线路径内。以同样方式将另一端线材埋置在“S_2”至“E_2”的路径上。

另外1组线材埋置方式与上述方法相同，全部线材埋置完毕后，剪除出针点处多余的线材，调整线材的提升力度，使其互相之间受力均匀，避免出现凹坑。

秘特线面部扇形设计可以提升外侧颊区、中间颊区脂肪室，紧致面部轮廓，提升中下面部，改善法令纹。

（2）秘特线面部菱形设计（图2-3-11）：在眉弓水平线与耳屏垂线相交的颞部区域选择“S_1”“S_2”两个进针点，作为两组线材的共同进针点，“S_1”“S_2”两个进针点之间相距2.0 cm左右。出针点“E_1”位于法令纹皮嵴最高点，“E_2”“E_3”与“E_4”位于下颌线上1.0 cm左右组织松垂部位。

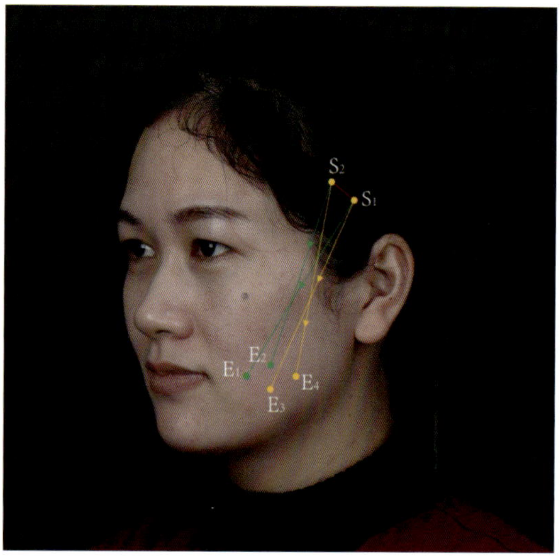

图2-3-11　秘特线面部菱形设计

第1组埋线路径是：线的一端从“S_1”点至“E_1”点，另外一端从“S_2”点至“E_2”点。第2组埋线路径是：线的一端从“S_1”点至“E_3”点，线的另一端从“S_2”点至“E_4”点。埋线方式与秘特线扇形埋置相同，不同之处在于每组线形成交叉路径。

秘特线面部菱形设计可以提升外侧颊区、部分中间颊区脂肪室，从而提升侧面部松弛组织，改善侧面部轮廓。

秘特线面部菱形设计在其埋线路径上存在线与线之间的交叉，因此在组织内有更好的稳定性和附着力。当然，如果操作不当，也更容易在面部留下凹坑。

（3）秘特线颞部方形设计（图2-3-12）：在颧弓上缘选取“S_1”“S_2”两个进针点，眉弓水平线上方的颞部区域选取“E_1”“E_2”两个出针点，下颌缘上1 cm水平线选取另外两个出针点“E_3”“E_4”。

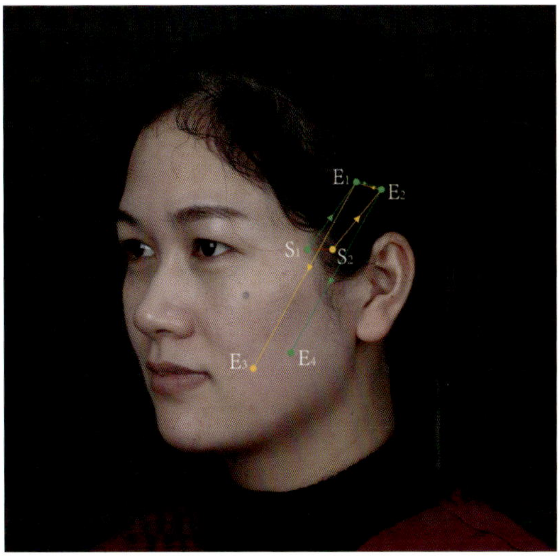

图 2-3-12　秘特线颞部方形设计

埋线路径为：线的一端从"S_1"点至"E_1"点折返至"E_2"点再至"E_4"点出针，另一端从"S_2"点至"E_2"点折返至"E_1"点，最后从"E_3"点出针。

秘特线颞部方形设计操作较复杂，在线的埋置过程中，同时存在逆向与正向进针以及折返，因此操作难度较大，是埋线提升技术中的高阶术式，不建议初学者使用。

5. 平滑线的设计

平滑线设计（图 2-3-13）根据不同埋置部位可分为：水平布线、网格布线、聚点扇形布线、鱼尾交叉织网布线、单纯叠加布线等。

（1）水平布线：线材以水平方式平行排列。多用于口周、眶周等不适合交叉埋线的部位。

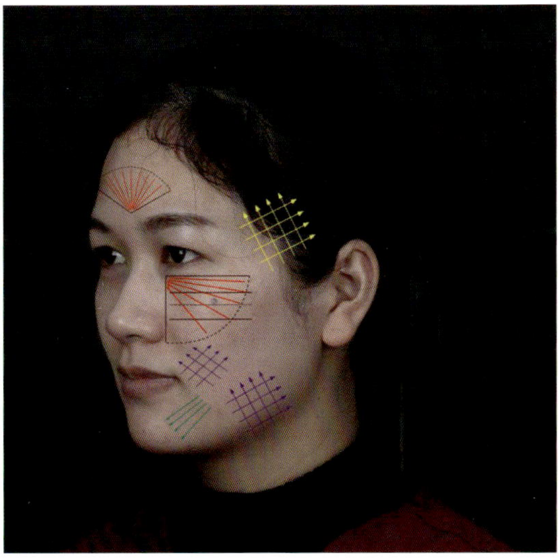

图 2-3-13　面部平滑线设计

（2）网格布线：线材以“井”字形交叉排列，多组线上、下、左、右交叉布线，线材在组织内呈网格状。多用于面颊、额、颞、下颌等面积较大的区域。

（3）聚点扇形布线：所有线材从不同的进针方位向一个固定的点布线，或者线材从同一个进针点进入不同方位布线，形成扇形。多用于泪沟填充、苹果肌的塑形、局部凹陷的填充。

（4）鱼尾交叉织网布线：所布线体在组织内部呈“X”形交叉，好似鱼尾状。多用于鱼尾纹的填充。

（5）单纯叠加布线：在同一进针点、同一布线方向，反复叠加布线。多用于较深的皱纹填充。

（二）局部特殊部位设计

1. 苹果肌（颧部）成形

目外眦与耳垂连线上设计进针点“S_1”“S_2”“S_3”。“S_3”点距离外眦 1.5 cm，“S_1”点距离“S_3”点 1.0 cm，“S_2”距离“S_1”点 1.0 cm。目内眦与鼻翼连线上设计出针点“E_1”“E_2”，“E_1”点在眶下缘 1.0 cm 处，“E_2”在“E_1”点下方 1.0 cm 处。

以 18 G、10 cm 半钝空心套管针从“S_1”点进针，“E_1”点出针，然后将双向倒刺线穿入套管针，确保双向倒刺线线体处于“S_1”至“E_1”点之间，拔出套管针，将线体留在组织内。以同样方式从“S_2”点向“E_2”点布线。

以带双向倒刺线的套管针从“S_3”点进针，向法令纹方向弧形布线，止针点位于法令纹上方中间颊区脂肪室最松弛处。

苹果肌塑形设计（图 2-3-14）可以提升中间颊区、内侧颊区脂肪室，改善泪沟与法令纹。

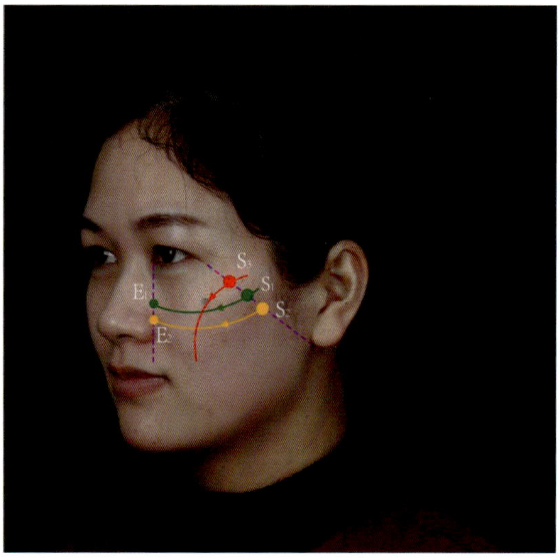

图 2-3-14　苹果肌（颧部）成形设计

2. 鼻部塑形

进针点“S”在鼻尖下小叶（也可在鼻腔内相应位置设置进针点，方便隐藏伤口），鼻背线止针点“E_1”位于鼻正中线与内眦连线的交叉点，鼻小柱线止针点“E_2”位于上颌骨浅层。

鼻背线从“S”点进针沿骨膜浅层向“E_1”点布线，水平埋置3～5根线。鼻小柱线从“S”点进针，向“E_2”点垂直布3根线（图2-3-15）。

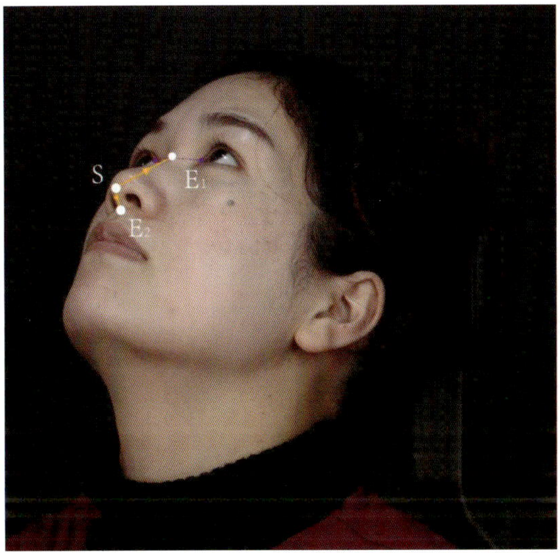

图2-3-15　鼻部塑形设计

3. 眉及眉尾提升

眉尾提升（以快翎7 cm×7 cm双针线为例，图2-3-16）进针点“S”位于眉尾上方、

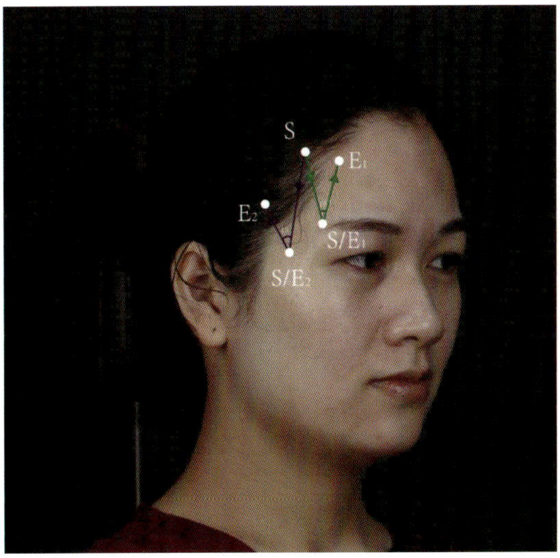

图2-3-16　快翎线双直针眉尾提升设计

发际线内 0.5 cm，折返点“S/E_1”位于眉尾，折返点“S/E_2”为“S”点向下垂直线与颧弓上缘的交叉点。一端针体从“S”点进针向“S/E_1”布线，然后以 15°角向眉峰上缘折返布线，从“E_1”点出针；另一端针体从“S”点进针向“S/E_2”点布线，然后以 15°角向鬓角发际折返布线，从“E_2”点出针，线体中央平滑段置于“S”点。

提眉（以悦升 12 cm 双针线为例，图 2-3-17）。

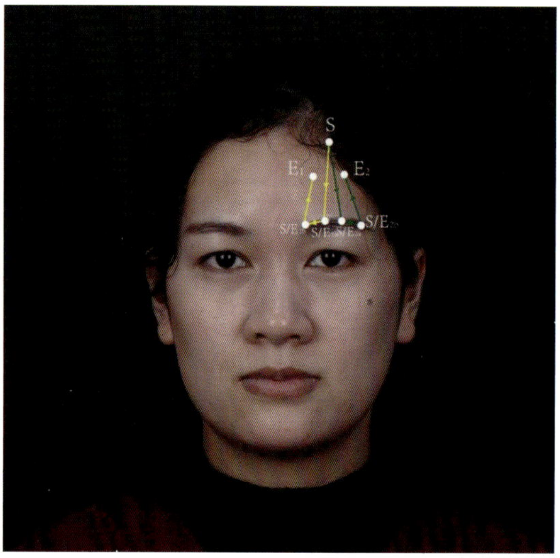

图 2-3-17　悦升双直针提眉设计

进针点“S”为眉中部垂线与发际的交汇点。在眉正中左右各 0.5 cm 设定折返点“S/E_{1a}”“S/E_{2a}”，眉头设定折返点“S/E_{1b}”，眉尾设定折返点“S/E_{2b}”，出针点“E_1”“E_2”分别位于“S”点左右 0.5 cm 处。

一端针体从“S”点向“S/E_{1a}”至“S/E_{1b}”点布线，在眉头向“E_1”点折返出针；另一端针体从“S”点向“S/E_{2a}”点至“S/E_{2b}”点布线，在眉尾向“E_2”点折返出针。

眉部提升设计，可以将眉部整体提升，并改善上睑下垂、眉间纹和抬头纹。

4. 双下颏收紧

（1）倒刺线双下颏收紧（以美迪塑 19 G，100 mm，0# 双向倒刺线为例，图 2-3-18）进针点“S_1”“S_2”分别位于左右两侧下颌角后缘。第 1 组线进针后沿下颌骨下缘 1.0 cm 向对侧布线，在正中矢状线处做交叉，第 2 组线进针后沿甲状软骨上 1.5 cm 水平线向对侧布线，每个进针点对称布线 2 ~ 3 根。

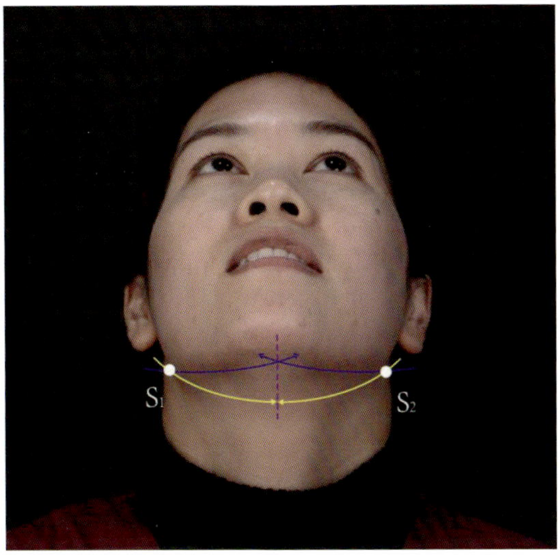

图 2-3-18　倒刺线双下颏收紧设计

（2）悦升双针线收紧双下颏（图 2-3-19）：进针点“S”设置在甲状软骨上缘 0.5 cm 处，出针点“E”设置在颏下缘正中凹陷处。从“E”点沿下颌骨外缘间隔 2.5 cm 分别设置折返点“G”“X”，以“G”“X”为起点沿下颌骨两侧每间隔 1.5 cm 分别设置一个折返点“a3、b3”“a2、b2”“a1、b1”“a、b”，每侧共设定 5 个折返点。

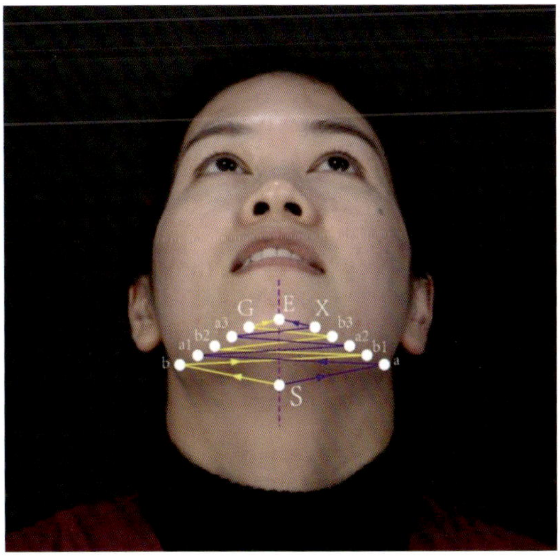

图 2-3-19　悦升双直针线收紧双下颏设计

小号蚊式钳夹住中间无倒刺区域，将线等分，一端针体从“S”点进针走向“b”点，在骨膜表面悬挂出针，再从“b”点同孔进针到“b1”点出针，折返进针到“b2”出针，继续进针到“b3”点出针，接着再进针到“G”点出针，最后进针到“E”点出针，然后将针体剪掉。松开蚊式钳以同样方式操作，另一端针体从“S”点进针到“a”点出针，再从

“a”点同孔进针到“a1”点出针，折返进针到“a2”点出针，继续进针到“a3”点出针，最后进针到“E”点出针，将针体剪掉与另一端线尾打结埋入“E”点。

“a”点与“b”点必须要挂在骨膜表面，每个出针点间距要一致，不可太密，否则容易造成组织堆积。双下颏收紧设计可以收紧松弛的下颌缘，改善颌下轮廓。

(3) 秘特线收紧双下颏（图 2-3-20）：在甲状软骨上缘与颏下缘之间选择两个进针点“S_1”“S_2”，两侧下颌角后下缘各选择两个出针点“E_1”“E_2”“E_3”“E_4”。

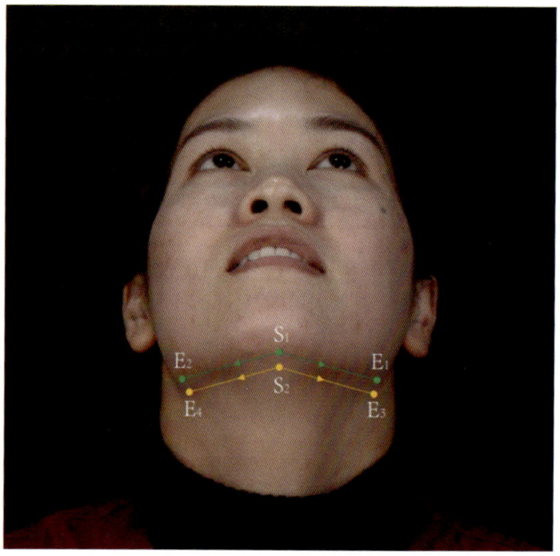

图 2-3-20　秘特线双下颏收紧设计

一组线从“S_1”点进针，分别向“E_1”“E_2”出针布线；另一组线从“S_2”点进针，分别向“E_3”“E_4”点出针布线。两组线埋置完毕后，可在两侧出针点将两根线的线尾通过皮下隧道连接并打结，以增强收紧效果。

（三）锚定点的选择

面部埋线美容提升技术术中使用双向倒刺线时，线体一端为提升端，另一端为固定端，固定端也就是我们常说的锚定端。锚定端的稳定，是保证埋置线材的提升力与悬吊力的关键，也是面部埋线提升效果的保证。为了加强提升和固定的效果，一般会在锚定端设定几个相对稳定性较好的锚定点。

锚定点一般选择穿过比较致密的区域和韧带，其中直接锚定于骨性组织，连接皮肤与骨膜的韧带称为真性韧带，面部埋线提升常用的真性韧带有眶韧带、颧韧带、下颌支撑韧带；不直接锚定骨性组织，只存在于深浅筋膜之间或皮肤和筋膜之间的一些相对致密的结构称为假性韧带，面部假性韧带有颈阔肌耳韧带、皮肤咬肌韧带。真假性韧带兼有的是颊上颌韧带，这些假性韧带也是锚定点经常选择的区域。

锚钩线和秘特线的锚定点可以选择在颞深筋膜。

（四）不同线材的设计思路

面部埋线美容提升技术虽然其宗旨是向上提升组织，但根据不同线材的各自特点，其设计思路会略有不同。

带套管针的双向倒刺线因其进针方便、操作简单，相应的其在设计上就会比较灵活多变，根据需要可以做正向、逆向直线形设计，也可以做弧线形设计。

不带套管针的双向倒刺线（也称自由线），可以连接万向导引针，做“U”形和“O”形闭环设计。

双针线其两端带针可双向布线，多用于“W”形、“M”形、“N”形、“L”形等设计。

以鱼骨线为代表的倒刺为单向倒刺，需要成组设计，每组两根，一根正向提升，另一根逆向提升，且两根线线尾必须打结。

（五）不同线材的联合应用

在埋线美容提升技术中，每种线材都有其独特的优势和特点，要做好面部整体的美容与提升，常常需要医生根据求美者的不同状态，选择多种不同线材联合应用。

面部埋线常用的线材联合应用有：

（1）倒刺线与平滑线、螺旋线的联合应用。

（2）倒刺线与铃铛线的联合应用。

（3）倒刺线与压印锯齿线的联合应用。

（4）倒刺线与双针线的联合应用。

四、准备物品（图 2-3-21）

无菌手术包，内含 9 cm 布巾钳 4 把、眼科剪 1 把、眼科有齿镊 1 把、25 mL 不锈钢量杯 1 个、中号弯盘 2 个、卵圆钳 1 把、12.5 cm 蚊式止血钳 3 把、持针器 1 把、3# 手术刀柄 1 把、皮肤巾 4 条、洞巾 1 条、无菌纱布若干。

另备碘伏 1 瓶、无菌注射用水 10 mL、生理盐水 100 mL × 1 瓶、2% 利多卡因 5 mL × 2 支、肾上腺素 1 支、25 G 和 70 mm 钝针 1 根、0.5 mm × 50 mm 小针刀 1 根（进针点破皮专用，也可用 20 mL 注射器针头代替）、11# 手术刀片 1 片、20 mL/1 mL 注射器各 1 个、无菌手术手套 2 双。

若使用悦升锚钩线，需再备专用打孔器 1 个；使用快翎双弯针线，需备 18 G、16 mm 锐性套管针或万向导引针；若使用鱼骨线和秘特埋置线需另备各自专用的带针芯套管针。

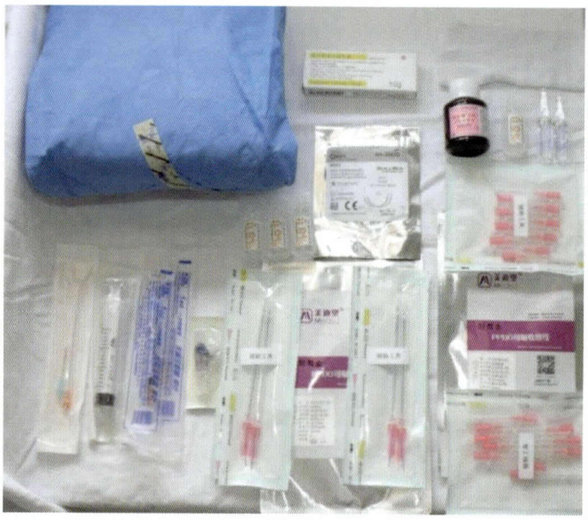

图 2-3-21 面部埋线美容提升术物品准备

五、面部埋线的常用麻醉方式

（1）表面麻醉：采用 5% 浓度的利多卡因麻药膏敷涂术区，保鲜膜封包 30 分钟。此麻醉方式多用于平滑线的埋置。

（2）浸润麻醉：采用 2% 盐酸利多卡因注射液，用钝针做埋线路径行皮下隧道麻醉，或者用锐针做术区表皮放射浸润麻醉、局部肿胀麻醉。

（3）阻滞麻醉：采用 0.5% ~ 1.0% 利多卡因和肾上腺素按 1:200,000 配比的混合液做术区的神经阻滞麻醉，根据术区的神经干或其主要分支合理选择阻滞点，每个点位注射麻药 1 ~ 2 mL。

六、不同线材的操作技巧

（一）双向倒刺线的操作

首先，医生根据求美者的面部松弛情况以及颧弓的高低和预定提升的部位选择 1 ~ 5 个进针点位（图 2-3-1）。对于高颧弓脸形的求美者，医生选择 S_1、S_2 作为进针点时尽可能做逆向提升，除了能有效防止求美者面部因提拉而变宽之外，还能有效改善高颧弓脸形。

选定好进针点后，避开血管用 18 G 锐针破开进针点皮肤，直达 SMAS 筋膜层，医生右手持套管针从进针口进入，沿设定好的布线路径在 SMAS 筋膜浅层行针，左手轻微捏起行针路径上的皮肤，一方面辅助右手行针，一方面感受行针的层次，以确保行针过程中层次的均一。

针尖到达预定的止针点后，左手中指压紧针尖，右手缓慢匀速退出套管针。在套管针退出的过程中，左手食指沿退针路径向上推捋皮肤，以确保留在体内的倒刺线均匀有效地挂住需要提升的组织。

以同样的方式埋置剩下的倒刺线，埋置完毕后检查两侧面部提升度是否对称，轻微的不对称可以通过拉紧线尾做细微调整，明显不对称需在提升度较弱的一侧增加埋置线。

最后，将同一进针点的线尾以两根为一组打结（也可不打结），剪除外露的线体，或将线尾重新插入套管针内反向将多余线材置入组织中。

倒刺线在行针中一般以直线行针，但也可根据特定部位提升需要弧线行针；可以线体随针体一起进入组织，也可先以带针芯套管针进入，穿透组织后，再穿入线体，最后抽出套管针将线材留在组织内（例如：秘特线的操作。图2-3-10～图2-3-12、图2-3-20)。

（二）单向倒刺线（以强生鱼骨线为例）的操作

在进针点（图2-3-9）先以11#手术刀片切开一长约0.5 cm的纵向切口，用蚊式钳钝性分离皮下组织到达SMAS筋膜浅层，以带针芯套管针从切口进入，按预先设计的路径沿SMAS筋膜浅层行针，到达止针点后，拔出套管针中的针芯，插入鱼骨线直达止针点，然后拔出套管针将线体留在组织内。在同一进针口以120°夹角反向埋置另一根鱼骨线，最后将两根线线尾打结并剪除多余线材，使线结深埋皮下。

因为鱼骨线是单向倒刺线，所以在做线形埋置时，需成对朝不同方向埋置并打结，形成有效反向锚定。如果以3-0#鱼骨线做扇形埋置时（图2-3-6)，因单根线材在组织内反复折叠，形成相互牵拉锚定状态，所以无须另外反向埋置线材打结锚定。

（三）平滑线的操作

平滑线的埋置分为直线行针、蛇形行针、波浪行针。

（1）直线行针：针尖斜面向上与皮肤表面成15°～45°角，从预定的进针点刺入组织，到达所需层次后，水平向止针点行针，针体在同一解剖层次穿行直至全部针体进入组织内，左手按住针体上的固定海绵，右手旋转拔出针体，防止线体外露。

（2）蛇形行针：进针、出针方式与直线行针方式相同。针体进入组织后，针尖以一定幅度左右摆动前进如蛇形。此行针方式可增加线体在同一解剖层面组织间的纠缠，有助于紧致皮肤。

（3）波浪行针：进针、出针方式与直线行针方式相同。针体进入组织后，针尖以一定幅度上下波动前行如波状。此行针方式可使线体连接不同解剖层面的组织，有利于组织间的收紧提升。

平滑线埋置（图2-3-13）根据埋置部位不同和所需达到的手术目的不同，可以埋置在真皮层、皮下层和浅层脂肪层。平滑线埋置在真皮层可以起到嫩肤、紧致皮肤、改善细纹的作用；埋置于皮下层可以起到填充作用；部分专家认为，埋置于浅层脂肪有一定的溶脂作用。

（四）空心悬锥线（铃铛线）的操作

首先，以18 G锐针刺破进针点皮肤直达SMAS筋膜层（同一根线选择两个进针点时，需从一个进针点经皮下穿透另一个进针点，使两个进针点之间形成皮下隧道，方便将线体中央平滑段放置于此)。适当分离皮下组织，右手持一端针体从进针点进入，左手轻微捏起皮肤，使针体沿 SMAS 筋膜浅层按设定的布线路径前行，到达出针点后，刺穿皮肤拔出针体，并引导针体后端的空心悬锥线均匀埋置在预定位置。

然后，右手轻拉另一端线尾，左手向上轻推皮肤，让埋置于体内的悬锥线顺利挂住所需提升的组织。

最后，以同样方式埋置另一端悬锥线。埋置完毕，适当调整线材提拉力，观察无皮肤凹陷，剪除两端针体后连接的多余线材，将线材断端埋入皮下，勿使线头外露。

空心悬锥线埋置时（图 2-3-8）同一根线可以选择 1 个或 2 个进针点，选择一个进针点时，一端针体牵引空心悬锥线做正向提升，另一端针体牵引空心悬锥线做逆向提升，线体中央平滑段置于进针口皮下；选择 2 个进针点时，将线体中央平滑段置于两个进针点之间的皮下组织内作为锚定段，线体两端皆为正向提升。

（五）双针线的操作

双针线操作时，为防止一端线体进入另一端线材的埋线路径中，在手术开始操作之前，先用蚊式钳夹住双针线中央平滑段，作为将线材分成前后两段相等的标记。

右手持一端针体以 45° 角从进针点穿透皮肤到达 SMAS 筋膜层，然后沿 SMAS 筋膜浅层水平穿行到预定折返点出针，轻拉针体使线体中间平滑段置于进针点皮下，并牵引出折返路径所需的线材，然后再从折返点进针，以 15° 角在相同解剖层次向进针点方向折返，于出针点出针，出针后切勿用力牵拉针体，防止皮肤组织凹陷。以同样方式埋置另一端的线体。埋置完毕观察无皮肤凹陷后，剪掉多余的线材。

双针线因其线体两端都带导引针，可以从不同的方向进针布线，所以布线方式和行针操作较为灵活多变（图 2-3-2～图 2-3-5、图 2-3-16、图 2-3-17、图 2-3-19），但需注意两端导引针向不同方向布线时，要把握好线体两端提升力的平衡，以免因线体两端提升力的差异造成局部凹陷。

（六）秘特线的操作

秘特线操作时，一般选用 2 个或多个进针点，每两个进针点为一组，同组的进针点相距约 2 cm。每组进针点埋置 1 根或多根线材。因其锚定点选择在颞深筋膜，使用的线材长达 43 cm 且需分段埋置，所以进针点开口相应要大一些，最好使用 11# 刀片开孔，再用剪刀拓宽进针点，方便后续操作。

进针点开口处理完毕后，用专用颞部弯针将秘特线中段无倒刺部分固定在 2 个进针点之间的颞深筋膜上，再将专用的带针芯的套管针从其中一个进针点进入，向出针点穿行，到达出针点皮下后，拔除套管针内的针芯，使用留在组织内的外部套管在出针点刺穿皮肤，接着将秘特线的一端从进针点插入套管内，直至从出针点穿出，最后抽出套管，从而将线材留置在设计好的埋线路径内，以相同手法埋置其他路径的线材。埋线完毕，剪除多余线材，并将线的残端深埋皮下（图 2-3-10、图 2-3-11）。

（七）操作流程及操作规范视频二维码

面部埋线美容提升技术操作流程

术前评估与沟通

↓

评估求美者面部松弛及容量缺失情况，有无凹陷及左右脸不对称问题

↓

与求美者沟通，了解其诉求，有无不切实际的期望值

↓

收集求美者的一般资料、现病史、既往病史、药物过敏史及有无手术禁忌证。完善相关实验室检查，以明确有无凝血功能障碍及传染病等

↓

耐心向求美者讲解埋线美容提升的方法、过程、预期效果及可能的不良反应等

↓

充分沟通后，签署面部埋线美容提升手术知情同意书

↓

求美者洁面，拍术前照片存档

↓

求美者更换病号服进入手术等待区

↓

护士为求美者做常规术前准备（固定过长的头发，刮除埋线进针处的部分毛发）。医生用记号笔为求美者设计埋线方案及埋线路径

↓

医生按无菌流程进入手术室，换洗手衣、戴口罩帽子、洗手、消毒、穿手术衣、戴无菌手套

↓

求美者由护士带领，从患者通道进入手术室，上手术床，取平卧位，充分暴露手术部位

↓

护士准备手术包及无菌物品

↓

手术助手为求美者面部消毒，铺无菌巾

↓

医生按提前设计好的埋线方案，选择合适规格及数量的线材

↓

医生为求美者麻醉，在等待麻药生效的间隙，检查所选取的线材型号规格是否合适，数量是否充足

↓

医生按既定的手术方案进行手术，术中密切观察求美者的反应，有无疼痛出血及其他不适

↓

手术完毕，观察两侧面部手术效果是否对称，检查有无活动性出血，进针处敷无菌敷料，外用弹力头套固定

↓

护士引导求美者出手术室

↓

护士安排求美者在留观室休息，纱布包裹冰袋冰敷约 30 分钟

↓

密切观察求美者手术后有无水肿及皮下淤血

↓

向求美者交代注意事项及复诊时间

↓

术后，定期电话或微信回访

面部埋线美容提升操作规范视频二维码

七、注意事项

（一）术前注意事项

（1）术前相关实验室检查：术前完善血常规、凝血功能、血压、心电图、传染病等实验室检查。

（2）术前手术区清洁：术前一天充分清洗头发和清洁面部皮肤，禁止化浓妆。

（3）术前生理心理准备：术前一天保证充足睡眠和愉悦心情，禁止饮酒和熬夜。

（二）术中注意事项

（1）布线层次：也就是埋线的深度，平滑线一般埋置在真皮层、皮下层或浅层脂肪，倒刺线一般埋置于 SMAS 浅层，当线与线形成交叉时，适当错开一定解剖层次。

（2）布线间距：大量埋置倒刺线时，要注意布线间距，若间距过稀，则提升效果差；若间距过密，则易造成表情僵硬、局部严重水肿等问题。

（3）进针点及出针点选择：避开血管及神经密集分布的区域。

（4）折返点的层次与角度：双针线在折返布线过程中，折返点的出针与进针应在同一个破皮口、同一个解剖层次，折返角度以 15°左右为宜，这样能有效避免折返点处的组织凹陷。

（三）术后注意事项

（1）嘱求美者术后戴弹力头套 1 周，适当冰敷，防止延迟性出血及水肿。

（2）嘱求美者术后 3 天内手术区禁止沾水，1 周内禁止化妆，保持创口清洁干燥，预防伤口感染。

（3）嘱求美者保证充分睡眠，避免熬夜，禁止饮酒及食用刺激性食物。

（4）嘱求美者防晒，严禁熏蒸，远离温泉、桑拿、火锅等高温高湿场所，避免大量出汗。

（5）嘱求美者禁止做剧烈运动及大笑等夸张表情，防止线体倒刺滑脱。

（6）嘱求美者禁止局部按摩、剧烈摩擦、搔抓等外力刺激。

八、并发症预防及处理

1. 面神经的麻痹与损伤

形成原因：麻药弥散过深造成一过性面神经麻痹，埋线过程中针尖挫伤或离断神经，线体倒刺钩住神经分支，造成持续牵拉损伤。

预防及处理：局部浸润麻醉时，麻药用量尽可能减少，麻醉深度不要过深。一过性面神经麻痹在麻药完全代谢后能自行恢复；神经的轻微挫伤可以在 2 周左右自行修复；线体倒刺牵拉神经引起的损伤需及时松解倒刺，解除倒刺对神经的牵拉。如果对神经持续牵拉，损伤将与神经离断损伤一样，给求美者造成不可逆的伤害。

2. 腮腺导管的损伤

形成原因：埋线层次过深，暴力操作刺破腮腺导管。

预防及处理：埋线层次尽量在 SMAS 浅层，埋线过程中遇到较强阻力时，勿暴力穿刺，调整进针方向和深度再行针。

3. 偏头痛

形成原因：锚定点固定在颞肌筋膜、线体倒刺钩住神经分支、过度牵拉都可能引发偏头痛。

预防与处理：口服镇痛药，如果疼痛长时间得不到缓解，需松解疼痛部位线体倒刺，或者直接取出线材。

4. 面部水肿、埋线部位血肿及瘀青

形成原因：局部麻药用量过多，手术操作时间过长，在埋线路径上反复进针退针，埋置线材过多过密，都易造成面部水肿；进针口及行针路径刺破血管会造成术中皮下血肿及术后局部瘀青。

预防及处理：局部浸润麻醉尽量使用钝针或者使用神经阻滞麻醉，控制麻药的用量，合理布局线材间隔，埋线过程避免暴力操作，避开大血管及血管密集区域。术后佩戴弹力头套加压，适当冰敷，皮下淤血严重者可口服云南白药胶囊或者龙血竭胶囊。

5. 线体外露

形成原因：线材埋置层次过浅、剪线时线头保留过长都可造成线体外露。

预防及处理：线材埋置深度要恰当；倒刺线剪线时需适当拉紧线端剪线，使得线的断端能回缩到皮下。发现线体外露，压紧皮肤剪掉外露部分，若出现合并感染，则需取出线体。

6. 进针口、出针口及埋线路径的感染和色素沉着

形成原因：消毒不严格，不注意无菌操作，进针口带入毛发，术后伤口护理不当。

预防及处理：术前严格消毒，术中确保无菌操作，术前清除进针口毛发，术后伤口涂抹消炎药膏，保持伤口清洁干燥，1 周内避免碰水。小部位感染，口服抗生素，如果感染扩散到整个埋线路径，需及时取出线材。

7. 埋线部位凹凸不平和单纯局部凹陷

形成原因：埋线层次过浅或单根线体布线路径深浅不一，折返点出针与进针不在同一解剖层次，逆向提升时过度提拉线尾，均会造成局部凹陷。布线不均匀或埋线数量过少，使向上拉力出现不均衡会造成线与线之间的皮肤隆起；不同布线路径在面部交叉时没有错开解剖层次会造成线与线之间的互相牵拉，从而形成凹陷。

预防及处理：倒刺线埋线层次需在 SMAS 浅层，单根线体埋置层次需均一；多组线埋置时，线与线的间距需均等；不同路径线材相交叉时，需错开一定层次。若发生凹陷，用钝针松解凹陷周围组织，配合手法让线体部分倒刺脱钩。布线不均造成的皮肤隆起则需增加埋线数量，让其达到均匀支撑的效果。

8. 过敏反应

形成原因：求美者对线材某些特定成分过敏。

预防及处理：口服抗组胺药物，过敏严重者加服糖皮质激素。

9. 埋线路径线迹明显

形成原因：埋线层次过浅。

预防及处理：无明显不良反应者无须特殊处理，等待线体自行吸收即可；有明显不适及特殊美容需求者，及时取出线材。

10. 线体锚定端滑脱

形成原因：锚定点选择不恰当，造成术后求美者夸张的面部表情。

预防及处理：选择合适的锚定点，避免术后做夸张表情。一般不需特殊处理，对手术

效果有异议的求美者，可择期补充埋置线材。

11. 皮下硬结

形成原因：单个进针点埋置过多线材，线尾打结后没有深埋皮下。

预防及处理：埋置线材数量较多时，需多设定几个进针点。线尾打结后需深埋皮下。硬结一般无须特别处理，可自行吸收。若合并感染，需对症抗炎处理。

12. 提升效果不佳

形成原因：埋线布局不合理，埋置层次过深或过浅，线材用量过少，锚定点固定不到位，求美者组织过度松弛，埋线提升技术的局限性等，都会造成提升效果不佳。

预防及处理：选择适合埋线的求美者，使用恰当足够的线材，掌握精准的埋线层次和路径，选好支撑力强劲的锚定点。

第四节 联合应用

一、与超声刀、超声炮、射频溶脂联合应用

对于一些面部脂肪过多的求美者，为保证埋线提升的效果，可提前使用射频或聚能超声仪器适当溶掉部分过多脂肪，待脂肪分解吸收后再行埋线手术。

超声热能聚焦技术（通常称为超声刀或超声炮）能将每秒 600 ~ 1200 万次的矩阵分子能量波深入皮下 1.5 ~ 4.5 mm 的深度，使皮下温度提升到 60 ~ 75 ℃，令组织产生有效热损伤，引发肌体启动修复机制，除了有一定溶脂的作用，最主要的是能刺激胶原蛋白新生，修复筋膜功能，提升松弛下垂组织，收紧皮肤，改善细纹。对于面部较为松弛或浅层脂肪较多的求美者，可先行超声刀或超声炮治疗，1 个月后再行埋线手术，能起到事半功倍的效果。

二、与肉毒毒素联合应用

肉毒毒素因其能阻断胆碱能神经传导，引起骨骼肌暂时麻痹松弛，可快速解决因表情肌运动产生的皱纹、细纹，所以是面部抗衰最常用的产品，也是埋线美容提升术中最常用的联合治疗方式。

肉毒毒素注射后肌肉运动减少，可以减轻肌肉对线材的过度对抗张力，为埋线术后肌体组织修复提供了足够的空间和时间，并且能让埋线美容提升手术效果得到加强。肉毒毒素注射时间一般选在埋线手术术前或者术后 1 周，尽量不要同时进行，防止因埋线手术造成的局部肿胀、解剖移位影响肉毒毒素的弥散，从而引发左右表情不对称等问题。

三、与透明质酸联合应用

在行埋线美容提升术后，部分求美者虽然面部松弛得到了一定的改善，但局部软组织容量缺失仍没有很大的改观，为了达到更好的整体美容效果，需要医生在求美者组织容量缺失严重的部位适当注射填充剂，改善局部因软组织容量减少而引起的凹陷。

透明质酸是目前填充剂中较为理想的可降解材料，对于矫正求美者的颞部凹陷、颊部前面（苹果肌）凹陷、颊部侧面凹陷和鼻唇沟凹陷，有立竿见影的效果，特别是鼻部埋线后配合透明质酸填充塑形，能使鼻形更自然，可以达到假体隆鼻的效果。

埋线结合透明质酸注射填充，考虑到埋线提升术操作过程中造成的血管损伤，可能增加注射风险，所以注射填充剂最好选择在埋线美容提升术开始前或者在埋线美容提升术后一段时间，求美者面部肿胀完全消退后再行注射。注射时机的选择，医生可根据求美者的整体状态和诉求灵活掌握。

四、与嗨体联合应用

嗨体是一种专门用于真皮层注射的透明质酸钠复合溶液，含有透明质酸、L- 肌肽和多种氨基酸、维生素，能辅助肌体自身成纤维细胞分泌大量胶原蛋白，通过胶原蛋白合成、胶原纤维生成、胶原纤维重建的三重聚合形成胶原纤维，恢复真皮层容量及弹性，使皮肤呈现年轻健康状态。

埋线联合嗨体应用能更好地解决面部皮肤的老化松弛和细纹，还原皮肤真皮层弹性和光滑度。可在埋线美容提升术前后行嗨体注射，注射层次为皮肤真皮层，采用点状或线状注射，1 个月注射 1 次，3 次为 1 个疗程。

第五节　应用效果案例

案例见图 2-5-1 ~ 图 2-5-5。

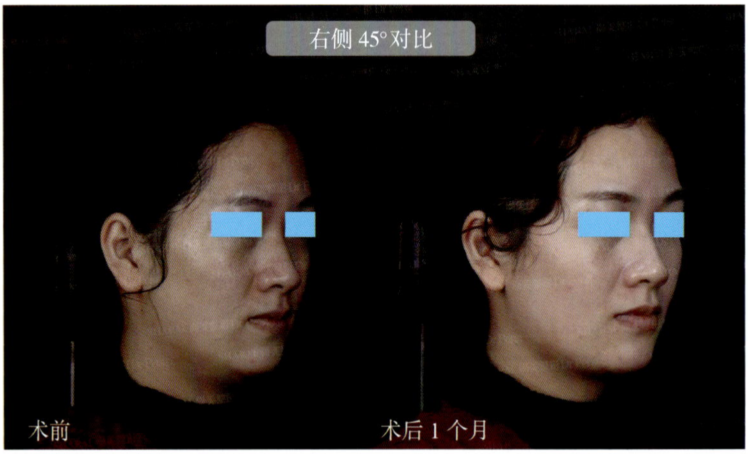

图 2-5-1　术后 1 个月右侧 45° 对比图

右侧：中下面部埋置美迪塑大 V 线 3 根，进针点为外眦水平线与发际交汇处，布线方向分别为法令纹、口角纹和咬肌前缘，正向提升；下颌缘埋置美迪塑大 V 线 2 根，进针点为下颌角后缘，布线方向为正中矢状线，正向提升。

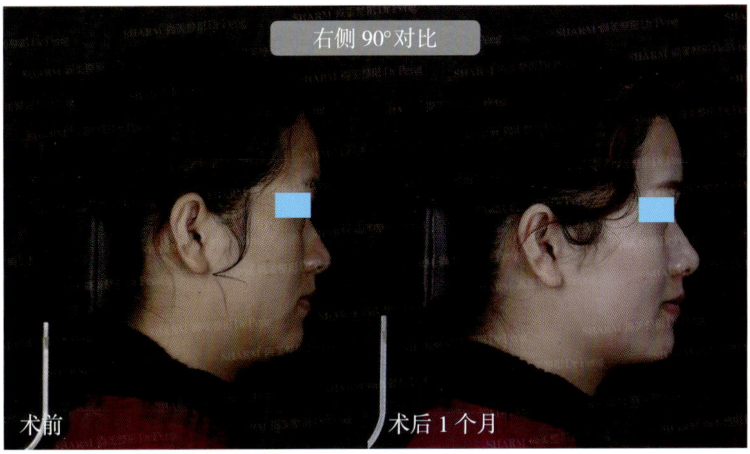

图 2-5-2　术后 1 个月右侧 90°对比图

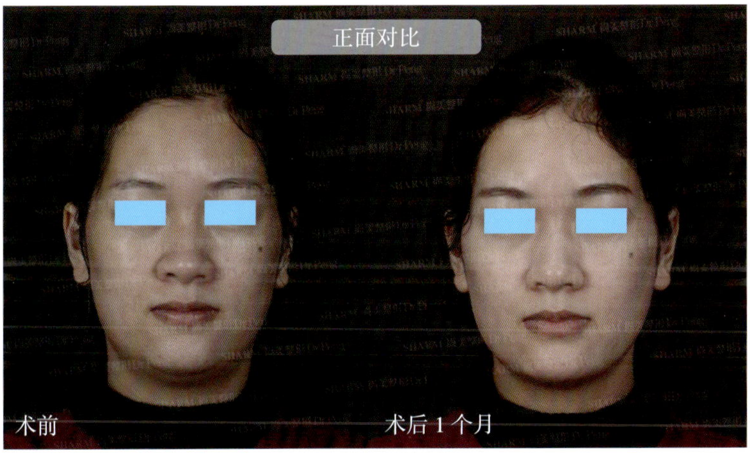

图 2-5-3　术后 1 个月正面对比图

手术效果：中下面部得到明显提升，下颌线变清晰，下颌缘轮廓收紧上扬，双下颏得到明显改善。

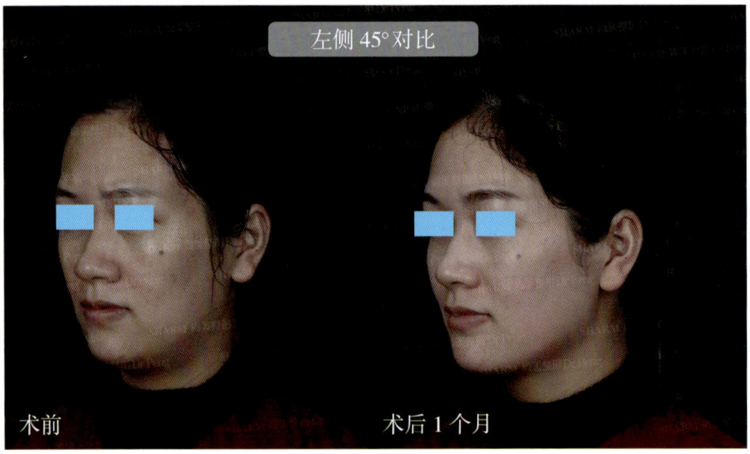

图 2-5-4　术后 1 个月左侧 45°对比图

左侧：中下面部埋置美迪塑大 V 线 3 根，进针点为外眦水平线与发际交汇处，布线方向分别为法令纹、口角纹和咬肌前缘，正向提升；下颌缘埋置美迪塑大 V 线 2 根，进针点为下颌角后缘，布线方向为正中矢状线，正向提升。

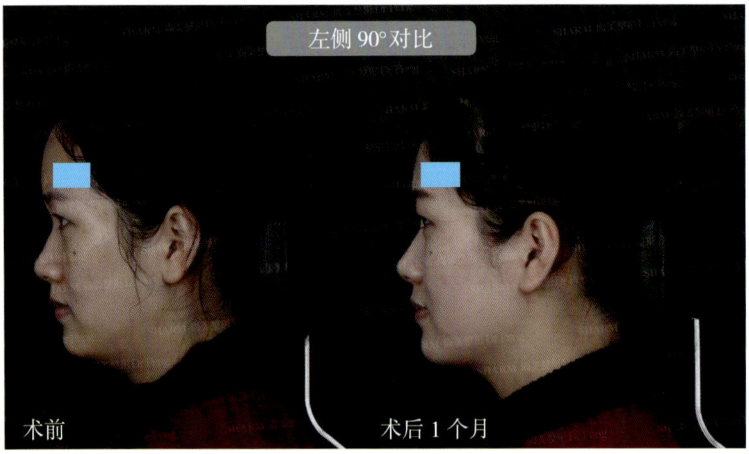

图 2-5-5　术后 1 个月左侧 90°对比图

参考文献

[1] 石冰 . PPDO 埋线提升面部年轻化应用 [M]. 北京：北京大学医学出版社，2014.

[2] 范巨峰，杨蓉娅，李勤 . 埋线美容外科学 [M]. 北京：人民卫生出版社，2017.

[3] 张宗学 . 实用可吸收线材美容技术 [M]. 沈阳：辽宁科学技术出版社，2016.

[4] 金海波，顾威，杜锡萍，等 . 精修线雕埋线抗衰老综合临床实用指南 [M]. 沈阳：辽宁科学技术出版社，2018.

[5] Mitz V, Peyronie M. The superficial musculo–aponeurotic system (SMAS) in the parotid and cheek area [J]. Plast Reconstr Surg, 1976, 58 (1): 80–88.

[6] 张宗学，孙仲生 . 线雕与咨询 [M]. 杭州：浙江科学技术出版社，2017.

[7] 王玮 . 整形外科学 [M]. 北京：人民卫生出版社，1999.

[8] 俞光岩，顾晓明，蔡志刚，等 . 周围性面瘫 [M]. 北京：人民卫生出版社，2005.

[9] 王海平 . 面部分区解剖图谱 [M]. 沈阳：辽宁科学技术出版社，2010.

[10] 范巨峰 . 注射美容外科学 [M]. 北京：人民卫生出版社，2015.

[11] M.Navarro, M.P.Ginebra, J.A.Planell, et al.In vitro degradation behavior of novel bioresorbable composite material based on PLA and a soluble Cap glass[M]. Acta Biomaterial, 2005.

[12] 闫迎军，黄渭清，方柏荣，等 . 从解剖学角度探讨应用锯齿线行面部提升术的可行性 [J]. 中国美容医学杂志，2006，15（8）：900–902.

[13] 张立言 . 倒钩线应用于额面部除皱的初步探讨 [J]. 中国实用美容整形外科杂志，2006，17（2）：98–99.

[14] 温永堂，郭振友 . 聚对二氧环已酮医用可吸收缝合线性能研究 [J]. 天津纺织工学院学报，1998，17（5）：34–39.

[15] 刘晓燕，黄威，邱涛，等 . 颧颊部解剖学研究与“佛手”式颧颊纤维脂肪垫连续悬吊术矫正面中下部老化松垂 [J]. 中国美容整形外科杂志，2007，18（6）：414–418.

[16] 孙素姣，何黎 . 与美容相关的皮肤结构特点 [J]. 中国美容医学杂志，2008，17（2）：305–307.

[17] 陈静涛，徐政，顾其胜 . 胶原蛋白研发的最新进展 [J]. 生物医学工程学进展，2004，25（2）：52–55.

PART 3 第三篇

面部常用美容外科手术

第一章
眼部美容外科手术

第一节　引言

在中国，眼部整形手术有着悠久的历史。周朝时期即有黑颜画眉的记载，《韩非子集》中也说：粉以敷面，黛以画眉。近代，特别是近30年来，眼部美容手术技术取得巨大进步。具体眼部美容手术可分为：重睑成形术、上睑下垂矫正术、眼袋祛除术、内（外）眦赘皮矫正术、眉提升术等。由于观念的改变，随着人民生活水平的不断提高，过去15年里，尤其是近10年来我国重睑成形术量一直居于美容外科手术的首位，占门诊手术总数的60%以上。各种创新的、改良的重睑成形术方法层出不穷。对眼睑的解剖及重睑皱襞线的形态、宽窄、长短的研究也越来越细，对重睑皱襞形成的机制也有争议，这些都不断提高了重睑成形术的科学性和学术性（图3-1-4-1～图3-1-4-5）。

第二节　眼部美容手术分类及美学设计思路

一、眼部美容手术及美学设计思路

（一）眼睛的美学标准

双眼位于面部中间，双侧形态大小对称。古人以“三庭五眼”为美。所谓“三庭”，就是将脸部纵向分为三等份，眼睛应该位于中庭上方。而“五眼”就是横向将脸部分为五等份。睑裂长度应当等于五等份之一。上睑缘和眉弓之间的距离为20 mm左右。睑裂长27～30 mm，高度在平视时为8～10 mm，尽力睁眼时可达12～14 mm。角膜横径一般为11 mm。正常眼睛的角膜部分被上睑覆盖，露出率为75%～80%。若小于此比例，则为上睑下垂；若超越此比例，则会呈惊讶状外观。一般内眦圆钝，外眦呈锐角。东方人内、外眦角连线和水平线的夹角一般为10°左右。

（二）重睑的动静美感

眼睛是最能接收、表达、传递情感的器官，能让人产生深刻而又丰富的美感体验。重睑线走行于上睑缘与眉弓之间，它给上睑增加了一种曲线美，又给睑裂增加一条“帽状”装饰，会产生令人心醉的美感。重睑使整个眼睛出现阶梯状层次变化，能产生相互对比、互相衬托的感觉，克服了平面单调、枯燥的缺点。通过眼睛、眉毛、眼睑乃至脸部表情可以展示人的内心世界与性格特征。重睑在接收与表达情感的过程中，主要依靠其灵巧的运动功能发挥作用，使眼神在眼睑灵巧的开合中得到充分的表现与自如的运用。

（三）上睑下垂矫正术设计

首先我们要了解什么是上睑下垂。在平视前方时，上睑覆盖角膜上缘及瞳孔，上睑覆盖角膜上缘超过 2 mm，可诊断为上睑下垂。

1. 上睑下垂程度的判断

单侧上睑下垂者可与正常侧做对比，两眼原位平视前方时，睑裂高度之差即为下垂量。如为双侧上睑下垂，上睑缘正好位于瞳孔上缘与角膜上缘之间的中间水平线，即覆盖角膜 1.5 ~ 2 mm。如上睑缘位于瞳孔上缘，其下垂量为 1 ~ 2 mm，称为轻度下垂；上睑缘遮盖瞳孔上 1/3，下垂为 3 ~ 4 mm，称为中度下垂；如上睑缘下落到瞳孔中央水平线，其下垂量约为 4 mm 或 4 mm 以上，称为重度下垂。

2. 上睑下垂程度的分类

（1）肌源性上睑下垂：各种原因引起的提上睑肌强度和收缩性能下降导致的上睑下垂是最为常见的类型，还可合并有内眦赘皮、小睑裂综合征等。

（2）腱膜性上睑下垂：腱膜大多伸长变薄或从睑板表面分离，多见于老年人，又称为退行性上睑下垂。

（3）神经源性上睑下垂：由 Horner 综合征及动眼神经发育异常、功能不全所致。

（4）机械性上睑下垂：上睑皮肤松弛、眼睑水肿及眼睑肿瘤等上睑重量增加引起的上睑下垂，提上睑肌肌力正常。

上睑下垂矫正术的美学设计与重睑手术的美学设计基本相同，切口位置就是重睑位置。术前一定要评估求美者的肌力，在正常睁眼的基础上，用拇指按压眉上方，排除额肌对肌力的影响。

二、眼袋祛除术及美学设计思路

眼袋是指下睑部组织臃肿膨隆，呈袋状。眼袋的临床表现也呈多种形式，如单纯皮肤松弛型、眶脂肪疝出型、眶脂肪增多型、单纯眼轮匝肌肥厚型。手术的目的是去除下睑多余组织，让求美者变年轻。目前有外入路术和内入路术两类眼袋矫正术式。外入路术更有利于下睑眼袋的整形，其适应证广，尤其对于中重度眼袋的矫治，此术式最为适宜；而内入路术因为不能同时处理眼袋前壁，故只适用于年轻人眼袋内容物轻度膨出的情况。但外入路术的术后并发症也更多，医生需谨慎操作。

三、眉提升术（包括上睑松弛矫正术）及美学设计思路

眉形在面部美学中占有重要的位置。先天性的“八字眉”“三角眉”和面部衰老所引起的眉下垂等均可致眉形不佳，影响人的容貌美。眉提升术是矫正此类问题，改善面部外观的良好方法。术前求美者取坐位，根据求美者的要求、年龄、职业、面形、眉形、眉睑

间距及皮肤松弛等情况，遵循眉部美学标准设计切口的位置，用亚甲蓝确定提眉的范围。

眉部美学标准：

（1）眉头为内眦向上的延长线。

（2）眉尾为鼻翼与外眦向上的延长线。

（3）眉峰在眉的中外 1 /3 处。

（4）眉与上睑缘距离为睁眼状态下，上下睑缘间的高度。按照“ 5 点”法，即以美学标准设计的眉头设定为点 1，眉峰为点 3 ，眉尾为点 5 ，点 1 ~ 3 中间设定为点 2 ，点 3 ~ 5 中间设定为点 4 。在分别紧靠眉毛上缘或眉毛下缘部位设计眉上切口或眉下切口，注意要紧贴眉毛设计。切口长度为 4.2 ~ 5.6 cm，宽度为 0.7 ~ 1.5 cm。切口最宽处应在眉外 1/3 处，即眉峰。

四、内眦成形术及美学设计思路

内眦赘皮是位于内眦角前方的一片呈斜向或垂直向分布的半月形皮肤蹼状皱襞。赘皮的存在，遮掩了内眦的正常外形和部分视野，而且使得两侧内眦距离增宽，鼻梁塌平，影响容貌。临床上我们采用手术最主要的目的是暴露内眦角，使眼裂外观增大，重睑线条流畅。手术设计简单：嘱求美者睁眼、闭眼，动态观察变化，重点观察求美者内眦部皮肤的折叠状态，测量两眼间距以及两眼内眦点分别至鼻背中线的距离，连接原内眦点与术后设计的新内眦点即可。

第三节 应用及操作规范视频二维码

一、重睑成形术

（一）适应证

（1）单睑求美者。

（2）上睑皮肤松弛、下垂，不但缺乏美感，而且影响视野，求美者眼部常有沉重感（中老年人较多见）。

（3）一单一双睑者，以重睑侧作为标准，在单睑侧进行手术，注意两侧的对称性。

（4）“内双”重睑者。

（5）某些眼睑疾病如“内翻倒睫”、上睑下垂等在手术矫正治疗的同时也能一并做成重睑。

（6）曾做过重睑成形术，但术后重睑形态不满意或手术失败者，可考虑二次修复。

（二）禁忌证

（1）患有严重心、肝、肾、脑等脏器疾病者。

（2）患有严重的出血性疾病者。

（3）精神病求美者或精神状态异常者。

（4）面神经瘫痪且伴有睑裂闭合不全者。

（5）青光眼等严重眼病求美者。

（6）妇女怀孕、月经期间应避免手术。

（7）瘢痕体质、过敏体质者避免手术。

（8）眼部患有感染性疾病者不宜手术，待炎症治愈后可酌情选择手术。

（9）对手术期望值过高，抱有不切实际要求者最好避免手术。

（10）亲属不同意者暂时不做手术。施行重睑成形术前一定要征得亲属的同意，倘若亲属不同意，应列为暂时的禁忌证。

（三）手术流程及操作规范视频二维码

生理性重睑手术方法：依据美学标准、结合求美者的年龄、个人需求等设计重睑线，重睑线高度一般为 7 mm，在 6.5 ~ 8.0 mm 范围内。根据求美者皮肤的松弛程度、皮肤弹性设计去皮量，一般为 4 mm 左右。常规碘伏消毒后铺巾，常规使用 1% 利多卡因加 1:200,000 盐酸肾上腺素做局部浸润麻醉。约 10 分钟（麻药吸收后）后沿设计线切开并去除多余皮肤、切口下眼轮匝肌等，靠近切口下唇的眼轮匝肌尽量保留，游离切口下唇眼轮匝肌，暴露睑板前筋膜及其上的提上睑肌，打开眶隔后将眶隔内的脂肪团给予游离，根据求美者具体情况决定是否去除部分脂肪，然后止血处理；分离提上睑肌腱膜及其眶隔膜后壁，将其在睑板下缘约 1 mm 处固定制作矮墙，用 7–0 尼龙线将制作好的矮墙与切口上、下唇眼轮匝肌做有效缝合固定。求美者坐立位再次观察重睑的形态和高度、双眼的对称性，如需调整，给予调整至满意为止。

重睑成形术＋内眦赘皮矫正术操作规范视频二维码

（四）注意事项

1. 术前

（1）受医学水平发展和每位求美者基础条件所限制，不能完全满足人们的需求，术前手术医生应与求美者充分沟通，客观认识美容手术的美容效果，以免术后发生医患纠纷。

（2）正确判断出求美者是否存在上睑下垂，及时和求美者做好沟通工作。

（3）同时存在上睑皮肤松弛表现的部分求美者，适合一期做眉提升术，二期行重睑成形术，方能改善两侧眉尾下方皮肤松弛。

（4）未满 18 岁或限制行为能力、无行为能力的求美者应由其监护人陪同就医签字。

（5）女性手术应尽量避开月经期。

2. 术中

（1）术中切除眶脂肪时应止血彻底，以防术后发生眶内血肿，同时注意切除眶脂肪不能过多，以避免术后形成上睑塌陷。

（2）双侧去脂肪量应根据术前判断，力求两侧相等，以免术后双侧不对称，若有多余睑皮肤可酌情去除。

（3）若术中发现眶隔松弛明显或菲薄、有破口，可酌情缩短、修补、加固。

3. 术后注意事项

（1）嘱求美者伤口不能碰水，1 周拆线。

（2）嘱求美者冰袋冰敷 72 小时，并注意不要让水浸润纱布。

（3）嘱求美者禁食辛辣、刺激食物，防止伤口刺激红肿。

4. 并发症及处理

（1）感染：发生概率低，一旦出现感染，应尽早拆线，局部用抗生素湿敷，严重的可全身应用抗生素。临床上有时发生线头感染，拆线后即可好转，但往往会有比较明显的瘢痕。

（2）血肿：一般血肿会自行消退和吸收。如果术后早期就发现有明显的血肿，建议尽早打开切口，清除血凝块，电凝止血后再重新缝合。

（3）瘢痕：一般瘢痕可在 3 ~ 6 个月后消退。也可适量辅助用去瘢痕药物。如果瘢痕增生或粘连严重，可以用曲安奈德进行瘢痕内注射，每次 0.3 ~ 0.5 mL，每周 1 次，一般 3 ~ 4 次为宜。

（4）晚期并发症：根据文献及多年的临床经验，我们把常见的不良重睑归纳为以下几种：①重睑线过宽或过窄；②重睑线弧度不佳；③重睑线消失；④重睑线不对称；⑤上睑凹陷；⑥上睑睁眼乏力。严重的重睑畸形有睑板损伤、睑部变形等。医生在术前应综合考量术前设计问题、手术操作问题、求美者个体差异问题，减少手术失败的概率。

二、上睑下垂矫正术

（一）适应证

上睑下垂有别于单纯重睑手术，因其更倾向于疾病的治疗而不是单纯的美观问题。所以只要是上睑下垂，且已经影响到求美者的学习、工作及生活，都应该在合适时间内选择手术治疗。

（二）禁忌证

同上述重睑成形术。

（三）手术操作

常规消毒、铺巾，与求美者充分沟通后用亚甲蓝进行重睑线设计。2% 盐酸利多卡因（1:100,000 肾上腺素）皮下局部浸润麻醉后，按设计线切开皮肤，用眼科剪在眼轮匝肌与皮肤之间向下分离至睫毛根部，注意保护眼轮匝肌，肌肉特别肥厚者可适当去除。掀起眼轮匝肌可见到下垂的眶隔，用蚊式钳夹住眶隔下端，眼科剪剪开眶隔前壁，在眶隔脂肪深层的疏松层分离，暴露提上睑肌腱膜眶隔面，若发现条索状束带需将束带剪除松解。在睫毛根部水平，用眼科剪剪开睑板前宽 1 ~ 2 mm 的提上睑肌腱

眉提升术操作规范视频二维码

膜，将腱膜末端游离，形成宽 3 ~ 5 mm 的腱膜瓣。去除眶隔内多余的脂肪，眼轮匝肌下ROOF 层肥厚者去除部分 ROOF 结构。完成以上步骤后嘱求美者坐位睁眼，观察睁眼情况。如睁眼大小恢复，则将腱膜瓣掀起后插入眼轮匝肌切口，用 6–0 强生 PDS 缝线将其与眼轮匝肌切口下缘进行皮下间断缝合，用 7–0 丝线将上睑皮肤间断缝合，完成重睑重建。如睁眼仍呈现睁眼无力的下垂状态，则继续在睑板面解剖提上睑肌腱膜超过睑板上缘，用 4–0 黑丝线将提上睑肌腱膜前徙缝合至睑板中上 1/3 处，共在睑板内、中、外侧缝合 3 针。缝合完成后嘱求美者坐起观察睁眼矫正状态及双侧对称度，调整完成后按照前述重睑缝合方法将提上睑肌腱膜瓣插入眼轮匝肌间进行分层缝合。

（四）注意事项

1. 术前

需综合考虑上睑下垂的病因、严重程度，以及对视力的影响程度等，选择合适手术时间采取合适的手术方案。如轻中度的先天性上睑下垂患儿以 3 ~ 5 岁为宜。严重的上睑下垂求美者可提前到 2 岁。重症肌无力的求美者待病情稳定 1 年后方可手术。

2. 术中

在注射局麻药时，注射层次应在皮下，避免局麻药浸润至提上睑肌从而加重下垂。术中操作时应止血彻底。医生应熟练掌握解剖学分层，以免损伤提上睑肌。准确判断出术后双眼的对称度。

3. 术后

（1）术后冰袋冰敷，最好不间断冰敷，连续 3 天。但冰敷时注意不要让水浸湿纱布，一定保持伤口干燥。

（2）术后第 2 天早上就可以拆掉包扎纱布，用碘酒或酒精清洗伤口消毒。眼部有血痂时可以用普通眼药水湿润后擦掉。

（3）封眼护理。这是上睑下垂术后最重要的操作，由于上睑下垂术后 1 ~ 6 个月，都会出现或多或少的闭合不全，此时必须在晚上睡觉时进行封眼护理。同时在白天活动时，由于无法封眼，此时需要使用眼药水湿润眼球，1 ~ 2 小时一次即可。

（4）手术后 6 ~ 7 天拆线，拆线后两天可以正常洗脸、碰水。

（五）并发症及处理

（1）矫正不足：①术前对提上睑肌肌力和下垂量的测量有误，选择手术方法不当。②术中提上睑肌缩短量或额肌悬吊术中悬吊的高度和张力不够。③提上睑肌或筋膜条、肌瓣与睑板的结合点松脱。第 2 次矫正手术应在术后 3 ~ 6 个月，待肿胀彻底消退、正确判断原因后再进行。

（2）矫正过度：由于提上睑肌缩短过量或悬吊过紧所致，多见于老年性上睑下垂，因为虽然下垂明显，但肌力尚好，所以手术时应略保守。

提上睑肌缩短术后 2 周内，如发现有矫正过度现象，可用力闭眼做上睑向下加压按摩。对严重的矫正过度现象，及时手术改善。

（3）睑裂闭合不全：任何一种上睑下垂矫正手术，一般认为都应按照矫枉过正 1 mm 设计为好。一般 1～3 个月后睑裂闭合会随时间推移逐渐减轻和好转，所以在这段时间，嘱求美者晚上睡前一定要上眼膏，以防角膜暴露感染。

（4）暴露性角膜炎及干眼症：术后眼睑闭合不全，可使用人工泪液预防及治疗。严重的角膜炎未见好转时需手术松解悬吊。

（5）睑内翻、倒睫：此现象主要是因睑板切除过多，或提上睑肌腱膜或额肌瓣、阔筋膜条在睑板上的新附着点过高所致。可重新调整睑板上附着点的位置。轻者也可将切口打开，切除 1～2 mm 的切口下缘皮肤。

（6）上睑皱襞不对称：当下垂侧皱襞过宽，如为明显矫正不足，则按矫正不足处理；如矫正满意，而皱襞过宽，可能是皮肤切口缝合时挂住睑板的高度太高，应该重新调整。

三、眼袋祛除术

（一）内入路术

1. 适应证

年轻的求美者，因下眶脂肪过量膨出形成的眼袋，而无明显的皮肤松弛。伴有下睑退缩不适合行外入路术的求美者。

2. 禁忌证

皮肤严重松弛或单纯肌肉肥厚者。

（二）外入路术

1. 适应证

因皮肤及肌肉松弛，眶脂凸出者；下睑眼轮匝肌异常肥厚者；单纯下睑皮肤松弛者；皱纹过多者。

2. 禁忌证

年纪轻、皮肤未见明显松弛，且伴有下睑退缩或先天性轻度外翻的求美者。

（三）手术流程及操作规范视频二维码

（1）内入路术：2% 利多卡因加少许肾上腺素行术区局部浸润麻醉。翻开下睑，使用 5-0 尼龙线穿过睑板处睑结膜，助手提拉牵引充分暴露切口。用刀片在睑板下方睑结膜处做一长约 3 mm 的小切口，穿透睑结膜。在切开处用血管钳深入，剪一小口，至眼轮匝肌下方，寻找眼轮匝肌与眶隔膜之间的疏松腔隙，并用剪刀钝性分离。直到看到眶隔脂肪自行膨出。用电刀切开眶隔，再轻压眼球，即可见眶隔内的中间脂肪团进一步膨出，紧接着找到两侧脂肪团。适量剪去多余脂肪。彻底止血，伤口可不予缝合。

（2）外入路术：求美者取仰卧位，下睑放平，双眼向额区方向注视，此时下睑皮肤处于紧张状态。距下睑缘最下排睫毛 1.5 mm 处，由下泪小点下方开始，平行最下一排睫毛，自内向外，直达外眦角部，然后转向外眦角外下方，顺鱼尾纹方向延伸 5～8 mm，画出切口主线。嘱求美者轻闭双眼，以切口主线为基线，用眼科无齿镊于下睑内、中、外 3 处向下夹起下睑松弛的皮肤，以局部皮肤平整且不造成下睑外翻及睑球分离为度，画出切口辅线，其两端与主线弧形相交。两线之间的皮肤宽度和范围即为将要切除的皮肤量。局部麻醉后切开和分离，沿皮肤切口主线切开皮肤全层达眼轮匝肌表面，自皮肤切口沿眼轮匝肌表面向下分离，直达眶下缘下 1 cm 处，使皮肤与眼轮匝肌分开呈刀形皮瓣，创面出血点可用电凝等方法止血。充分暴露下睑创面和眼轮匝肌表面，于眶下缘稍上方处顺眼轮匝肌纤维方向水平钝性分离眼轮匝肌，暴露下睑眶隔膜，轻压眼球，此时可见眶隔脂肪推拥眶隔膜向前膨突。横行剪开眶隔膜，即可见眶隔脂肪自行疝出，继而剪开、剥离眶隔脂肪包膜，用止血钳夹住疝出的多余眶隔脂肪予以剪除，剪除的眶隔脂肪断端若有出血可用电凝或结扎止血；眶隔膜若有松弛无力可酌情用 5-0 丝线缝合，若无松弛也可不缝合。眼轮匝肌若有松弛变性可给予单纯折叠缝合，部分切除缩短或做眼轮匝肌悬吊紧缩。切除多余皮肤，将皮肤展平，与切口主线自然对合，并修剪外眦部三角区多余的皮肤，切口用 6-0 或 7-0 美容线间断缝合，包扎创面。

眼袋祛除术（内路）操作规范视频二维码

（四）注意事项

1. 术前

选择合适的手术方式，获取求美者的知情同意。

2. 术中

（1）掌握外入路术皮肤的切除量，以免术后出现睑外翻。

（2）切除脂肪时不可向外过多牵拉或切除过量，以防术后出现下睑凹陷畸形。

（3）注意术后的对称度。

（4）创面要充分止血。

3. 术后

（1）酌情应用抗生素、止血剂、激素类药物。

（2）术后第 2 天解除加压包扎，清洁结膜囊，并嘱求美者用抗生素眼液每日滴眼 4 次，每晚涂抗生素眼膏 1 次。

（3）嘱求美者酌情行局部冷敷。

（4）术后 1 周拆除缝线。

（五）并发症及处理

（1）淤血和水肿：眼袋整形术后皮下组织有轻度淤斑，一般术后 1 周可逐渐消退；少数求美者由于术中止血不彻底造成术后血肿，血肿可发生硬结化，消退吸收的过程较漫长。为防止血肿出现，术前要仔细检查求美者有无高血压史、近期内有无使用血管活性药、血小板及出凝血时间是否在正常范围等。术中要严格止血，术后需要加压包扎。一旦术后发生血肿，术后 3 天内可以拆除 1～2 针，清除淤血；如有活动性出血须立刻止血。一般性淤斑、青紫在术后 2 周内可自行消退，如有血肿硬结，可做理疗以促进吸收。

（2）下睑不平：下睑眼袋眶隔脂肪有3团，其中间一团比较容易膨出，如果去除脂肪时不注意，很容易造成脂肪残留不均匀；每个人眶隔脂肪分布不同，如果术前没有仔细观察，术中去脂量判断不准，很容易造成下睑不平；眼轮匝肌和皮肤较松弛没有展平缝合，可半年后手术改善。

（3）下睑外翻、下睫毛外翻、泪点外翻是眼袋整形术后较严重的并发症。原因是：①术中皮肤、眼轮匝肌切除过多；②术中创伤过大，术后血肿化，瘢痕挛缩；③切口太靠近睑缘，同时下睑板前眼轮匝肌未能很好地保留，瘢痕与睑板粘连挛缩，造成睑缘外翻。

处理：一般轻度下睑外翻可在3～6个月内自行恢复，平时可用手指轻柔地向上按摩下睑皮肤，使皮肤渐渐松弛，使下睑外翻尽快恢复；适当的理疗也有助于恢复下睑外翻。如果下睑外翻严重，3个月后还未恢复，可考虑再次手术修复。

四、眉提升术

（一）适应证

（1）先天性眉形不佳，如“八字眉”或“三角眉”及有不良文眉者。

（2）因皮肤松弛，眉下垂严重者。

（3）眉睑距离短于一个睑裂高度者。

（4）短眉、眉外1/3无眉毛生长、眉形欠佳者。

（二）禁忌证

同重睑术。

（三）手术流程

面部行常规消毒，铺巾。用眼科镊反复提捏皮肤，再次确定皮肤需切除的宽度和长度，用钢尺测量。局部浸润麻醉，每侧眉注射约2 mL利多卡因。沿设计线切开皮肤、皮下组织（刀刃略倾斜以保护毛囊）；将设计线内的全层皮肤切除后，用眼科剪沿切缘向下潜性分离至眼轮匝肌浅层，电凝彻底止血。5-0丝线间断缝合皮下，7-0无损伤线间断缝合表皮，间隔0.3 mm。用条形纱布包扎，胶布固定。

重睑＋提肌＋下睑外翻矫正术操作规范视频二维码

（四）注意事项

1. 术前

（1）术前要了解求美者有无高血压、糖尿病、心脑血管疾病史。

（2）检查求美者上睑皮肤松弛程度及皮肤弹性，是脱垂还是萎缩。

（3）检查求美者有无泪腺脱垂。

（4）检查求美者提上睑肌肌力是否正常。了解有无眉下垂，以及眉毛和上睑缘间的距离。

2. 术中

（1）去除的皮肤量应根据上睑皮肤的松弛程度而定，一般上睑内 1/3 的皮肤应少去除或不去除；若外侧皮肤松弛较明显，可适当多去除些。

（2）上睑切口线尽量不要延伸到眼角水平以下，以免影响淋巴回流。

（3）切口上下缘应等长，以免伤口缝合后两端起皱。切开眶隔时应避免损伤提上睑肌，以免术后导致上睑下垂。

（4）外眦区常有外侧脂肪垫或泪腺脱垂，应将其暴露清楚后适当处理，若为泪腺脱垂应还纳泪腺，并上吊缝合于眶骨骨膜上，切勿将其当眶内脂肪切除，以防术后导致干眼症。

（5）根据睑部皮肤的松弛程度及脂肪的多少决定皮肤、眼轮匝肌和眶脂肪的去除量。

3. 术后

（1）嘱求美者伤口不能碰水，1 周拆线。

（2）嘱求美者冰袋冰敷 72 小时，并注意不要让水浸润纱布。

（3）嘱求美者禁食辛辣、刺激食物，防止伤口刺激红肿。

4. 并发症及处理

（1）感染：发生概率低，一旦出现感染，应尽早拆线，局部用抗生素湿敷，严重的可全身应用抗生素。临床上有时发生线头感染，拆线后即可好转，但往往会有比较明显的瘢痕。

（2）血肿：一般血肿会自行消退和吸收。如果术后早期就发现有明显的血肿，建议尽早打开切口，清除血凝块，电凝止血后再重新缝合。

（3）两侧不对称：和术前测量有关。若两侧差异大，可借助二期手术治疗。

（4）睑外翻、睑裂闭合不全：是术中切除上睑皮肤过多所致，眉提升术去皮原则宁少勿多。早期观察，若后期症状改善不佳，采取手术修复。

（5）上睑下垂：大部分是由于老年性上睑下垂，术前未做仔细检查，因皮肤松弛，掩盖了肌力不足情况。应尽早做提上睑肌缩短术。

（6）上睑凹陷：老年人多因眶隔脂肪萎缩出现上睑凹陷。术前因皮肤松弛弱化凹陷，后期可行自体脂肪移植术加以改善。

（7）眼睛干燥，眼睑紧缩：术后 2 周左右出现，这是由于手术瘢痕挛缩所致，一般 3 个月后症状会自行消退，可嘱求美者行局部按摩和热敷，以加速症状消退。

（8）瘢痕：术后可涂抹去瘢痕药物给予改善，一般瘢痕可在 3 ~ 6 个月后消退。如果瘢痕增生或粘连严重，可以用曲安奈德做瘢痕内注射，每次 0.3 ~ 0.5 mL，每周 1 次，一般 3 ~ 4 次为宜。

第四节　手术效果案例

案例见图 3-1-4-1 ~ 图 3-1-4-5。

第二章 鼻部美容外科手术

第一节 引言

鼻位于人体面部的中央，也是呼吸道的起点。无论从美学还是肌体功能的角度来看，鼻部在面部都占有重要地位。鼻整形手术是目前国内最流行的整形美容手术之一，也是整形美容行业最近几年发展最快的亚专业之一，同时还是最早开展的外科手术之一。古印度时期，著名外科医生苏斯拉塔为被处以“割鼻”刑罚的罪犯进行鼻修复手术，他将面颊皮瓣移植到鼻部，并在鼻孔内放置木制空管以保障通气功能，这已经形成了鼻整形手术的雏形。

随着近代外科医学的迅速发展，鼻部手术已经从最初的缺损再造发展为更追求美观的鼻综合手术，包括隆鼻术、长短鼻矫正术、鼻基底填充术、驼峰鼻矫正术、鼻翼肥大矫正术等。相较于西方人种，东亚人种面部轮廓更扁平，鼻背较低平，鼻头较宽大。隆鼻术可以显著改善鼻背高度，增加轮廓立体感，因此备受欢迎。目前隆鼻术主要术式包括肋软骨隆鼻术、假体（硅胶、膨体等）+ 耳软骨隆鼻术、异体骨隆鼻术。

硅胶假体是最常用的隆鼻材料，植入人体后假体高度稳定，组织不会长入假体，便于取出。缺点是在强光下会有透光现象。

膨体也是隆鼻常用的材料，无透光现象。由于表面有密集的孔隙，植入人体后组织会长入假体，结合更加牢固。

近年来由于使用自体肋软骨隆鼻案例的增多，临床医生通过对比发现，自体肋软骨是很好的隆鼻移植材料。其优势是可以提供足量的软骨原料，对于严重鼻背缺损的求美者尤为适合。自体肋软骨作为支架材料，不会发生排异反应，其感染和移位的发生率也较低。以肋软骨为材料整形的鼻部可以达到鼻尖原本的质感，术后发生鼻背透光的可能性也较低。此外，自体肋软骨移植从心理学方面和伦理学方面也更易被接受。因此，随着整形美容求美者要求的不断提高，肋软骨移植隆鼻术受到越来越多的求美者青睐！本章节将着重介绍肋软骨隆鼻术、假体隆鼻术（图 3-2-4-1 ~ 图 3-2-4-7）。

第二节　鼻部美容手术美学设计思路

影响整个鼻部的美学、功能因素有很多，除做好术前病例分析，得出明确诊断外，还需要对美学知识、解剖学知识的充分了解（图 3-2-2-1～图 3-2-2-3）。鼻整形手术前，我们不仅需要关注某个或某些需要手术矫正的异常亚单位区域，还需要重视外鼻与面部整体比例关系和协调性，以及面部轮廓不对称和异常等因素对鼻整形手术的影响。例如，我们首先了解求美者鼻尖的高度，鼻尖表现点的位置，鼻背的长度，鼻额角的角度，鼻翼缘是否后缩，鼻基底区域是否凹陷，鼻额角、鼻唇角、鼻根的高度，鼻根的宽度等。然后再根据求美者的要求及求美者的基础条件给出一个合理的设计方案。

肋软骨隆鼻术因有肋软骨为材料，可以提供对鼻小柱良好的支撑力，因此当求美者鼻尖高度不足时，采用肋软骨搭建支架配合假体加高鼻背高度，可以使术后鼻部更符合美学标准。当前假体隆鼻材料常见的硅胶、膨体、超肋虽特性各不相同，但美学设计理念是一

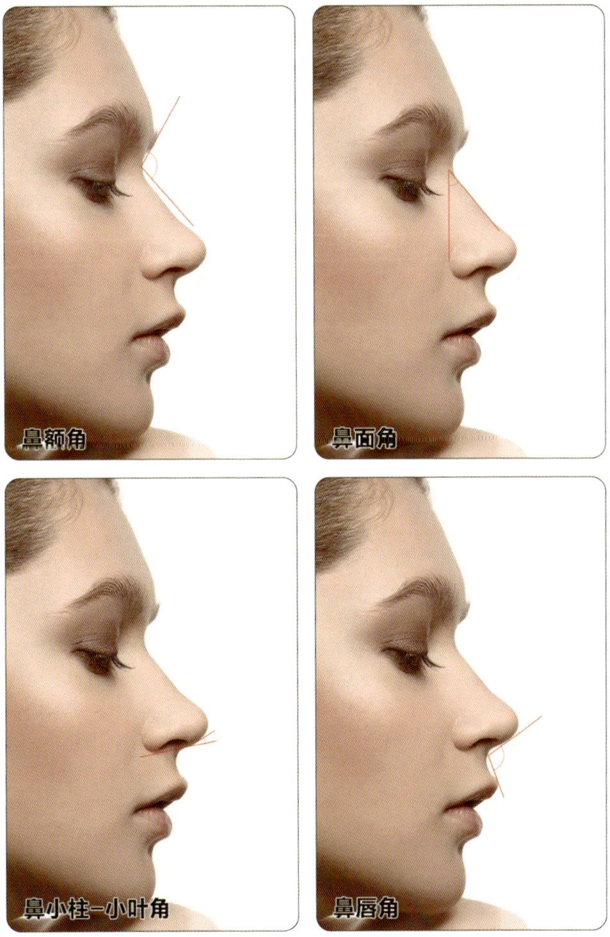

图 3-2-2-1　鼻额角、鼻面角、鼻小柱－小叶角、鼻唇角

致的：即结合求美者面部总体情况，依据求美者主要诉求，使术后鼻外形长度、宽度、角度更加贴近美学标准。

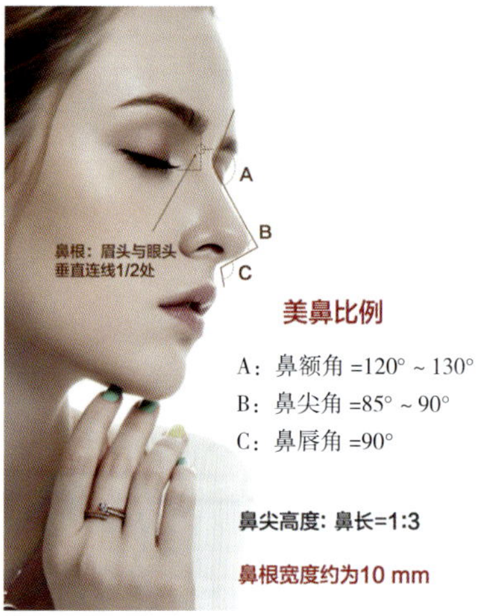
A
B
C
鼻根：眉头与眼头垂直连线1/2处
美鼻比例
A：鼻额角 =120° ~ 130°
B：鼻尖角 =85° ~ 90°
C：鼻唇角 =90°
鼻尖高度：鼻长=1:3
鼻根宽度约为10 mm

图 3-2-2-2 美鼻比例

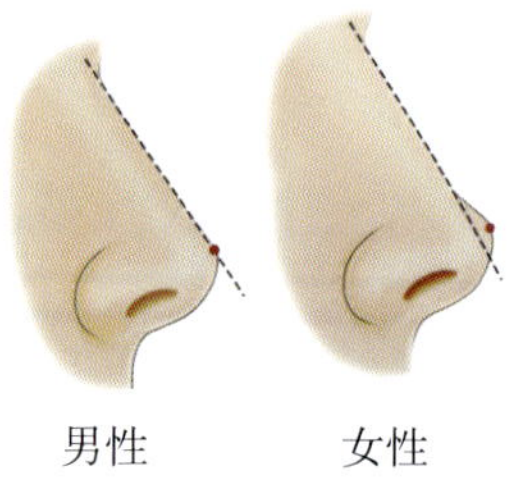

图 3-2-2-3 鼻背线与鼻尖表现点的关系

鼻尖高度:鼻长 =1:3。

鼻根为额头与内眦垂直连线的 1/2。

鼻根宽度为 8 ~ 10 mm。

女性鼻背鼻尖连线为稍凹曲线，男性鼻背鼻尖连线为直线。

第三节 应用及操作规范视频二维码

一、肋软骨隆鼻术

（一）适应证

（1）鼻孔畸形较严重，鼻孔外露畸形（朝天鼻）者。

（2）需要对全鼻进行改造者。

（3）反复整形失败，而且必须再整形并用填充材料时，只能用自体肋软骨组织。

（4）严重扁平鼻畸形、全鼻再造手术，需要支架材料。

（5）对其他的隆鼻方法产生过敏者。

（6）对隆鼻效果要求比较高者。

（二）禁忌证

（1）孕妇，妊娠期、月经期女性，未成年人。

（2）近期接受过中大型手术者。

（3）传染性疾病者。

（4）瘢痕性皮肤，并且有瘢痕增生体质者。

（5）肋软骨钙化明显者。

（三）手术相关流程及手术规范操作视频二维码

肋软骨隆鼻术操作规范视频二维码

第 1 步探讨手术方案，签署知情同意书，拍照；第 2 步常规消毒，铺无菌手术单；第 3 步先取肋软骨，然后修剪肋软骨片；第 4 步鼻部切口，搭建肋软骨支架，放置鼻背假体，形态满意后关闭切口；第 5 步包扎固定。

1. 取肋软骨

按术前标记选择右侧胸骨旁第 7 肋骨水平线横切口，长约 2 cm。依次切开皮肤、皮下组织，钝性分离，显露肌膜，切开肌膜，显露腹直肌。按照肌肉走向钝性分离，暴露其下肋软骨。用尖刀纵向切开肋软骨骨膜，长约 4 cm，将骨膜剥离，充分暴露肋软骨。设计好取肋软骨的长度，用 D 型刀在设计好的肋软骨两端处横向切断，充分将肋软骨与骨膜剥离，将肋软骨取出。

将取出的肋软骨切片备用（长 2.5 ~ 3 cm，宽 0.5 cm，厚 0.2 cm），肋软骨骨膜修整折叠为 0.8 cm × 0.8 cm 方形筋膜片。

鼻部切口，搭建肋软骨支架，放置鼻背假体。

2. 切口

在鼻小柱最窄处选择鼻小柱倒 V 切口，鼻小柱侧方切口位于鼻小柱皮肤皱褶头侧 1.5 ~ 2 mm 处。通常情况下需要注意避免过于靠近头侧，以免损伤下外侧软骨。使用双头拉钩置于鼻孔点两侧（大约在软三角位置），中指抵住鼻尖穹隆，完全暴露后，在钩齿前庭皮肤刺入点的头侧，接上述内侧脚尾侧缘切口切开。使用双齿拉钩拉开鼻翼缘，无名指顶住鼻尖部外侧脚区域，暴露外侧脚软骨尾侧缘轮廓，沿轮廓切开，避免过度损伤。

3. 鼻小柱皮瓣掀起

使用 45° 鹰嘴剪刀，从右侧鼻小柱切口刺入，经内侧脚表面间隙，与对侧切口贯穿。撑开剪刀，经切口扩开。将鼻小柱横向切口剪开，形成鼻小柱皮瓣。并见鼻小柱动脉，术中若有出血，可使用电凝止血。

4. 下外侧软骨分离

用 3 mm 双齿拉钩拉起鼻小柱皮瓣后可见下外侧内侧脚的尾侧缘。在内侧脚软骨骨膜表面分离并扩大软组织腔隙，剪开切口处部分软组织连接，扩大术野，充分暴露下外侧软骨的内侧脚和中间脚。然后用鹰嘴剪沿此层次在下外侧软骨外侧脚骨膜表面进行剥离后，再将外侧脚尾侧缘切口处的软组织剪断。同样操作左侧下外侧软骨浅层。最后在中间脚的中线区域，沿骨膜表面剪开软组织并越过软骨穹隆，下外侧软骨充分暴露。

5. 上外侧软骨分离

向头侧分离皮肤软组织，自动拉钩向头侧牵拉鼻小柱皮瓣，分离左右两侧外侧脚头侧卷轴区，离断与 SMAS 层连接的卷轴区垂直韧带，暴露上外侧软骨尾端。然后将中线部位的软组织剪开，暴露鼻尖上方的薄弱三角。再用鹰嘴剪在中部穹隆的软骨膜表面进行分离，头侧达拱顶区，并剪开该处部分梨状孔垂直韧带，暴露近似三角形的上外侧软骨。

6. 鼻骨的分离

在拱顶区中线的左侧，鼻骨尾侧缘上 2 ~ 3 mm 处，使用骨膜剥离子插入鼻骨表面骨膜，向头侧分离达手术所需的水平线，外侧约距离中线 0.5 cm，形成一个放置假体的腔隙。

7. 鼻中隔尾端的暴露

在双侧下外侧软骨之间分别夹住两侧的下外侧软骨中间脚，向两侧牵拉，鹰嘴剪在软骨间及膜性鼻中隔内向下垂直分离，暴露鼻中隔前后角，分别用软骨镊夹住两侧的下外侧软骨内侧脚，鹰嘴剪向后分离直达鼻棘，显露鼻中隔尾侧端。

8. 鼻中隔支架搭建

将雕刻好的肋软骨片分别置于鼻中隔两侧软骨上，以延长鼻中隔尾端，再将一片肋软骨片置于鼻棘上，与另外两块肋软骨形成稳固的三角形支架，鼻唇角为 95° ~ 105°。将鼻棘处肋骨片的两侧分别植入一片肋软骨片（2+3），缝合固定（建议使用 5–0 PDS 线）。将筋膜片放置于三角形支架顶端鼻尖处，观察鼻尖形态，调整好鼻尖角，85° ~ 90°。

9. 鼻背移植物

根据求美者鼻背情况雕刻假体（硅胶 / 膨体 / 超体），起自鼻根点，止于鼻尖支架部。鼻额角为 120° ~ 130°，鼻根宽度为 8 mm。将雕刻好的假体置于鼻背腔隙内，鼻根高度合适，确定鼻背形态良好无歪斜。

10. 引流及手术切口关闭

将两侧外侧脚提起与鼻尖支架缝合（使用 5–0 PDS 线），然后用 5–0 线进行鼻小柱三针定位固定缝合，第 1 针始于倒 V 切口的尖端，第 2、3 针缝合的位置是鼻小柱皮瓣远端左右两侧对称部位。于一侧鼻腔内切口置入引流管。然后依次在左右鼻腔内切口进行缝合。注意缝合时进、出针的层次一致，避免携带切口上缘的软骨。鼻中隔需进行贯穿式缝合 2 ~ 3 针，以避免鼻中隔黏膜残留腔隙，形成血肿。

11. 包扎及固定

用褐色 3M 胶带按顺序固定鼻背皮肤，先使用交叉的 2 条胶带固定，然后在鼻根部到鼻背部固定 3 条胶带。胶带固定完毕后再用夹板外固定。它的作用一是固定外形，使改变后的支撑结构与皮肤软组织更加紧贴。二是压迫、封闭可能存在的腔隙。三是保护、防止外力对手术部位的损害。鼻孔可填塞膨胀海绵，防止可能存在的无效腔，减少血肿及血清肿发生的概率。

（四）注意事项

1. 术前

（1）美容手术有一定的风险和不可预料性。可能存在并发症，若出现异常情况，应及时就医。

（2）受医学水平发展和每位求美者基础条件所限制，不能完全满足人们的需求，术前手术医生应与求美者充分沟通，客观地认识美容手术的美容效果，以免术后发生医患纠纷。

（3）隆鼻手术有假体歪斜或者位置不理想的风险（如术前鼻部有歪斜的求美者，隆鼻手术未必能完全矫正）。

（4）驼峰鼻手术后鼻背仍有可能轻度隆起、凹陷、歪斜，术前需向求美者明确交代清楚。

（5）未满 18 岁或限制行为能力、无行为能力的求美者应由其监护人陪同就医签字。

（6）女性手术应尽量避开月经期。

2. 术中

（1）鼻尖不宜过高，若鼻尖张力过高，日久有使鼻尖局部皮肤变薄、顶出和穿出皮肤的风险。

（2）避免暴力牵拉组织。

（3）鼻部血运丰富，止血要尽可能彻底。

3. 术后

（1）鼻假体为人工材料，若出现排异或异常情况（红肿、渗出、假体顶出等），须及时复诊，将假体取出。以免产生严重后果。

（2）肋软骨支架存在因自体吸收而引起鼻尖形态改变的可能，须向求美者说明并在术后半年、一年回访。

（五）并发症及处理

（1）嗅觉障碍：术中多为鼻中隔两侧分离范围过大、损伤筛板引起的嗅神经损伤。需要熟知嗅区的分布范围。

（2）血肿、血清肿：分离鼻中隔软骨时应观察有无活动性出血并止血彻底，否则容易形成血肿、血清肿，并可能继发感染形成脓肿。该并发症最重要的预防措施是创面彻底止血；应用 5-0 可吸收线贯穿缝合两侧黏膜，以起到闭合黏膜腔隙的作用；术后负压引流。

（3）黏膜破损，穿孔：术中黏膜破损多为分离层次不对，粗暴操作所致。单侧黏膜破损，或者破损在 0.5 cm 以内的可以不予处理，如果双侧黏膜破损，但不是贯通破损，术后也会逐渐愈合。建议在破损处进行鼻中隔的贯穿缝合，以促进加快愈合。

（4）气胸：切取肋软骨引发的气胸属于医源性胸膜壁层损伤。

术中表现：①出现与呼吸运动相关的嗞嗞样或者吸吮样声音；②取完肋软骨，切口内倒入生理盐水，盐水渗漏或者鼓肺出现气泡。

术后表现：①胸痛，继而胸闷，呼吸困难，并产生刺激性干咳；②气体量较多时患侧胸部饱满，呼吸运动减弱，触觉语颤减弱或消失，叩诊鼓音、听诊呼吸音减弱或消失；③胸部正位片显示气胸表现。

其处理方法如下：

①闭合气胸破口，应用切口附近的肌肉、软骨膜或者腹直肌等组织覆盖并缝合破口。不要直接缝合胸膜，因为胸膜非常薄，容易导致伤口撕裂，进而扩大。

②正压鼓肺，封闭漏口之前，请麻醉师给予正压鼓肺，排出大部分气体，并在鼓肺末

端快速缝合创口。

③闭合切口，气胸破口封闭后，逐层严密缝合手术切口。

④术后心电血氧监护 24 小时，复查胸部 X 线片。如破口较大，无法缝合，请胸外科医生会诊或转诊。

（5）血气胸：取肋软骨时若发生胸膜壁层破损，并伴有胸廓内动脉、肋间动脉等血管破裂，则血液进入胸膜腔，形成血气胸。血气胸是取肋软骨最严重的并发症，一旦明确或者怀疑血气胸，建议立即请胸外科医生会诊或者转诊。

（六）联合应用

（1）如求美者鼻基底凹陷，可术中直接与鼻基底填充术联合应用。

（2）鼻骨宽者，可与截骨内推术联合应用，改善鼻骨宽度。

（3）鼻翼宽大者，可与鼻翼缘缩小术联合应用。

二、假体 + 耳软骨隆鼻

（一）适应证

（1）鼻孔畸形较严重，鼻孔外露畸形（朝天鼻）者。

（2）需要对全鼻进行改造者。

（3）严重扁平鼻畸形、全鼻再造手术，需要支架材料。

（4）对其他的隆鼻方法产生过敏者。

（5）对隆鼻效果要求比较高的求美者。

（6）鼻尖皮肤较薄的求美者。

（二）禁忌证

（1）孕妇、妊娠期女性、月经期女性、未成年人。

（2）近期接受过中大型手术者。

（3）传染性疾病者。

（4）瘢痕性皮肤，并且有瘢痕增生体质者。

（三）手术相关流程及操作规范视频二维码

假体 + 耳软骨隆鼻为目前最基础的隆鼻方式。我们首先根据求美者自身的情况及求美者对鼻部术后的要求来决定选择哪种隆鼻方式。对于选择假体 + 耳软骨隆鼻的求美者，我们首先要确定求美者自身鼻部基础条件不错，鼻部形态尚可，对于术后鼻部要求比较自然。

耳软骨联合肋软骨及鼻假体综合隆鼻术操作规范视频二维码

第 1 步探讨手术方案，签署知情同意书，拍照；第 2 步常规消毒，铺无菌手术单；第 3 步取耳软骨，然后修剪耳软骨片；第 4 步鼻部切口，分离鼻背腔隙，放置鼻背假体，形态满意后关闭切口；第 5 步包扎固定。

1. 获取耳软骨

耳后入路——对耳轮后切口：在对耳轮相对应的耳后部位设计切口，长为 3 ~ 4 cm，常规消毒术区，分别在术区的前、后两面皮下进行局部浸润麻醉，至手术分离区域皮肤隆起、发白为止。将耳廓向前翻转，沿手术设计线切开至软骨膜上层，并在该层分离耳后皮肤软组织，达到预定范围后，用尖刀切开软骨至耳甲前侧皮下组织，应用组织剪插入耳前软骨膜表面进行分离，至所需切取软骨大小的范围，切取软骨，创面止血。使用 6–0 尼龙线间断缝合切口并加压包扎。

手术方式主要有两种：

一是侧鼻孔入路，手术切口选择一侧鼻孔内，距鼻翼缘 2.5 mm 左右切开，分离鼻背腔隙，植入假体，于假体鼻尖部覆盖耳软骨，以防止假体顶出鼻尖皮肤。此种手术优点为切口隐蔽，外观上无手术切口瘢痕，手术操作简单；缺点是术后由于切口处瘢痕挛缩，多数求美者会出现鼻头歪向一侧或鼻孔不对称。

二是鼻小柱开放入路，手术切口在鼻小柱最窄处选择倒 V 形切口，鼻小柱侧方切口位于鼻小柱皮肤皱褶头侧 1.5 ~ 2 mm 处。通常情况下需要注意避免过于靠近头侧，损伤下外侧软骨。将双齿拉钩置于鼻孔点两侧，大约在软三角附近，用中指抵住鼻尖穹隆，完全暴露后，在钩齿前庭皮肤刺入点的头侧，接上述内侧脚尾侧缘切口切开。使用双齿拉钩拉开鼻翼缘，无名指顶住鼻尖部外侧脚区域，暴露外侧脚软骨尾侧缘轮廓，沿轮廓切开，避免过度损伤。

2. 掀起鼻小柱皮瓣

使用 45° 鹰嘴剪从右侧鼻小柱切口刺入，经内侧脚表面间隙，与对侧切口贯穿。撑开剪刀，经切口扩开。将鼻小柱横向切口剪开，形成鼻小柱皮瓣，并见鼻小柱动脉，电凝止血。

3. 分离鼻背腔隙

S 拉钩提起鼻小柱皮瓣，用 45° 鹰嘴剪分离鼻骨尾侧缘上 2 ~ 3 mm 处，使用骨膜剥离子插入鼻骨表面骨膜，向头侧分离达手术所需的水平线，外侧距离鼻中线约 0.5 cm 处形成一个放置假体的腔隙。

4. 雕刻假体材料及耳软骨

根据求美者鼻部情况修剪假体材料（这里应当注意假体鼻背弧度、厚度、宽度、长度与求美者匹配。女性求美者假体应当修剪出适宜的弧度，男性求美者假体则应笔直）。将修剪好的鼻背假体植入鼻背腔隙。再将修剪好的耳软骨置于假体尖部，以防止假体顶出皮肤。

5. 包扎及固定

用 3M 胶带按顺序固定鼻背皮肤，先使用交叉的 2 条胶带固定，然后在鼻根部到鼻背部固定 3 条胶带。胶带固定完毕后在用夹板外固定。它的作用：一是固定外形，使改变后的支撑结构与皮肤软组织更加紧贴；二是压迫、封闭可能存在的腔隙；三是保护、防止外力对手术部位的损伤。鼻孔可填塞膨胀海绵，防止可能存在的无效腔，减少血肿、血清肿发生的概率。

（四）注意事项

1. 术前

（1）未满 18 岁或限制行为能力、无行为能力的求美者应由其监护人陪同就医签字。

（2）女性手术应尽量避开月经期。

2. 术中

（1）避免暴力牵拉组织。

（2）鼻部血运丰富，止血要尽可能彻底。

（3）鼻尖不宜过高，若鼻尖张力过高，日久有使鼻尖局部皮肤变薄、顶出和穿出皮肤的风险。

3. 术后

（1）术后应观察鼻尖部是否有皮肤变薄、发红、耳软骨显形、顶出鼻尖皮肤的情况。

（2）如术后发生假体感染，需取出假体。

（五）并发症及处理

（1）嗅觉障碍：多为术中鼻中隔两侧分离范围过大、损伤筛板引起的嗅神经损伤。需要熟知嗅区的分布范围。

（2）血肿、血清肿：术中应彻底止血，术后负压引流。

（3）继发感染：术后 3 天坚持使用抗生素，伤口保持清洁干燥。

（六）联合应用

（1）如求美者鼻基底凹陷，可术中直接与鼻基底填充术联合应用。

（2）如求美者鼻骨宽，可与截骨内推术联合应用，改善鼻骨宽度。

（3）如求美者鼻翼宽大，可与鼻翼缘缩小术联合应用。

第四节　手术效果案例

案例见图 3-2-4-1～图 3-2-4-7。

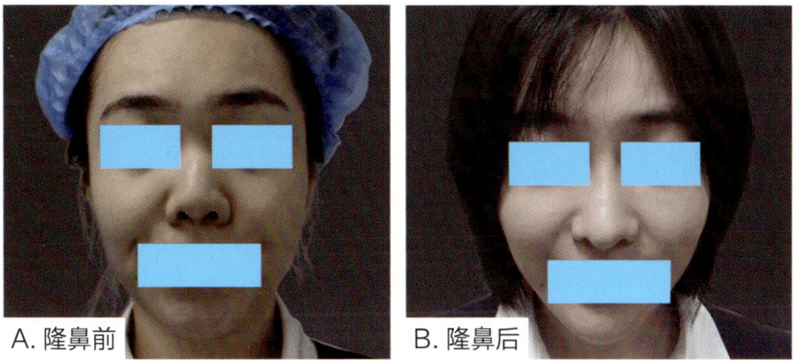

图 3-2-4-1　肋软骨隆鼻对比图

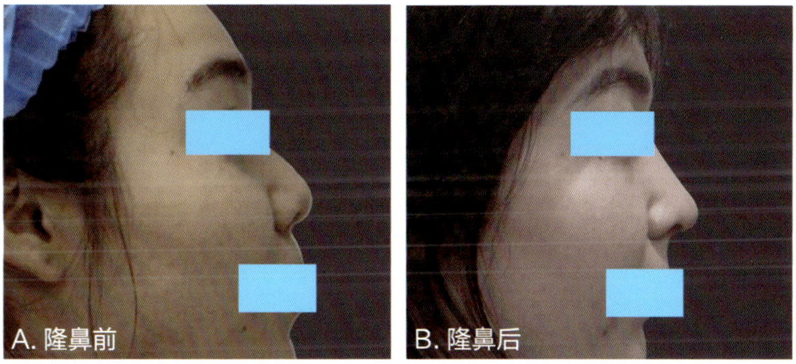

图 3-2-4-2　肋软骨隆鼻对比图

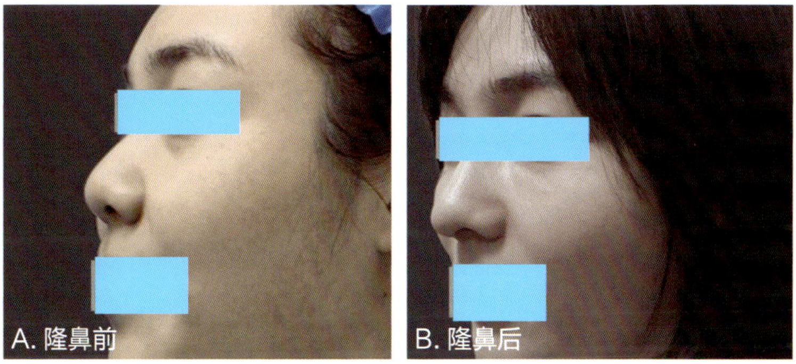

图 3-2-4-3　肋软骨隆鼻对比图

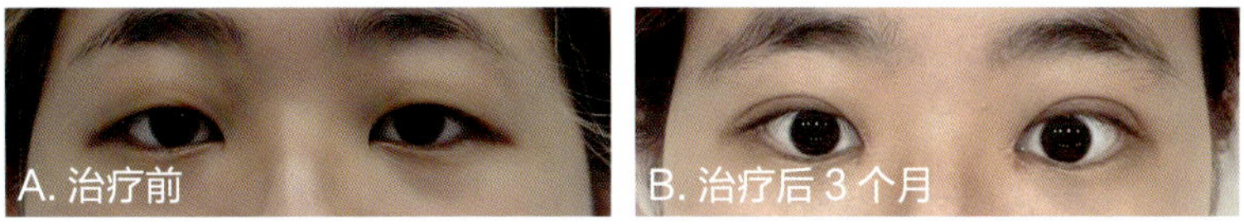

图 3-1-4-1 重睑 + 内眦 + 提肌对比图

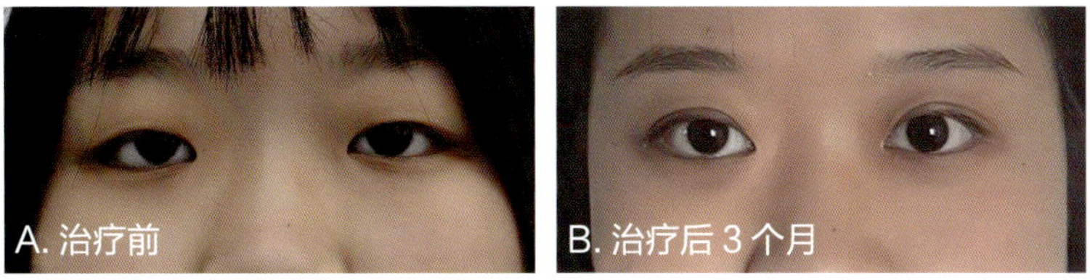

图 3-1-4-2 重睑 + 内眦 + 提肌对比图

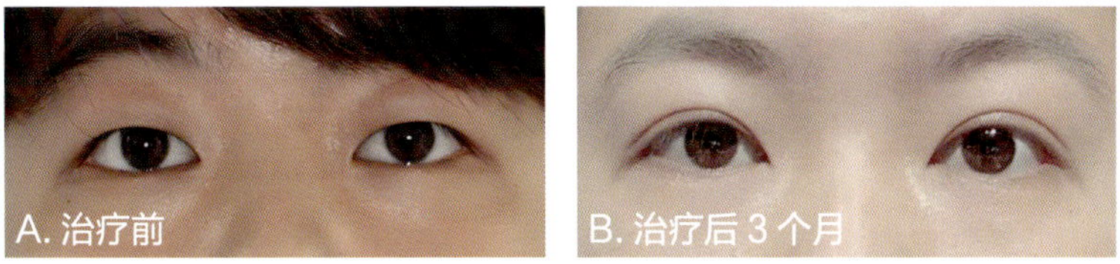

图 3-1-4-3 重睑 + 提肌 + 下睑倒睫对比图

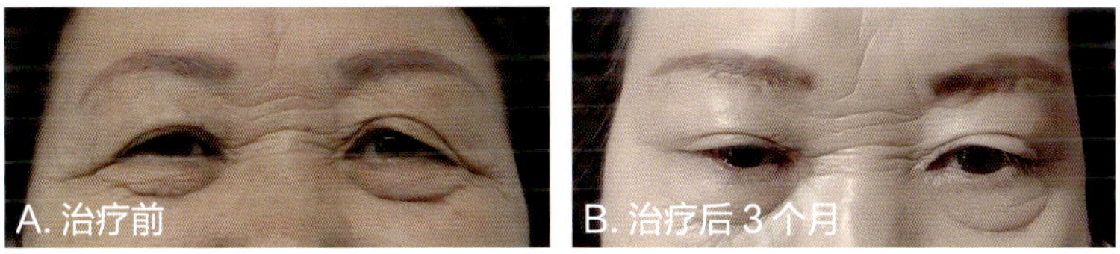

图 3-1-4-4 眉提升术对比图

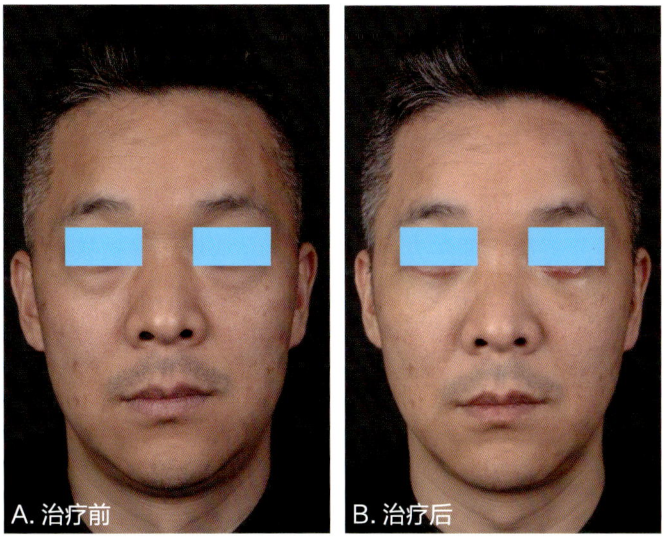

图 3-1-4-5 眼袋祛除术对比图

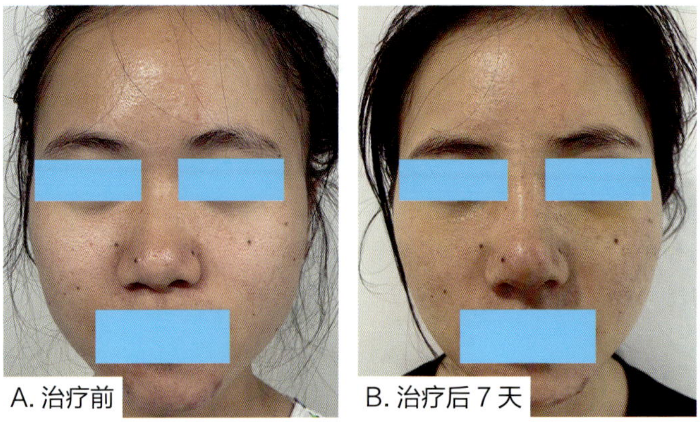

图 3-2-4-4　耳软骨联合超肋及鼻假体隆鼻术对比图

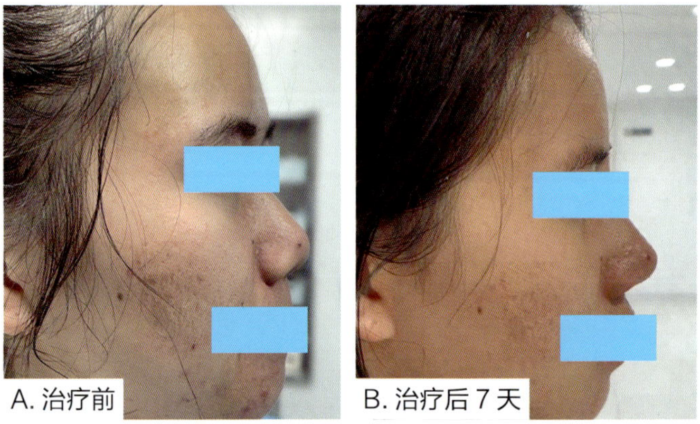

图 3-2-4-5　耳软骨联合超肋及鼻假体隆鼻术对比图

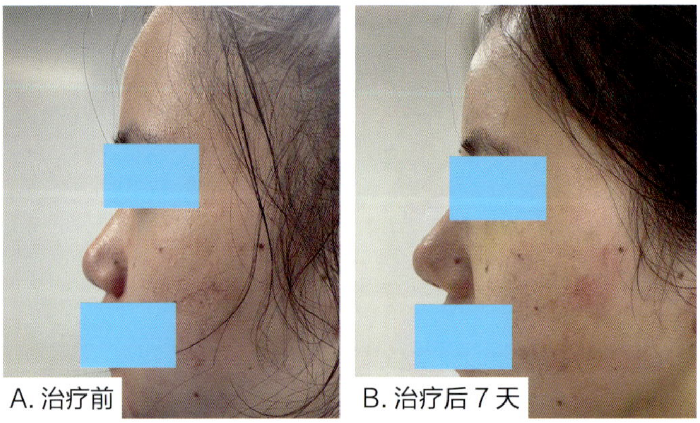

图 3-2-4-6　耳软骨联合超肋及鼻假体隆鼻术对比图

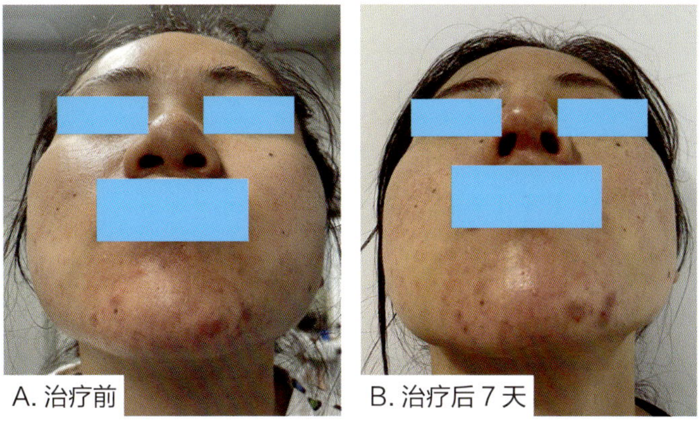

图 3-2-4-7　耳软骨联合超肋及鼻假体隆鼻术对比图

第三章
口周部美容外科手术

第一节 引言

口周部包括上唇唇白、上唇唇红、口角、下唇唇红和颏部。如果说眼睛是情感之窗，鼻子是气质之梁，那么嘴唇就是情欲之门。从近年的时尚杂志模特经常拥有丰满的嘴唇可以看出，双唇饱满已经被越来越多的人认为是性感迷人的象征。在中老年求美者中，如果忽视口周，往往会导致面部的不和谐。口周不做年轻化治疗，周围面部却又实现了年轻化，不会让求美者看起来年轻或是衰老，只会让求美者看起来很奇怪。目前最常见的口周部美容外科手术为厚唇改薄术及假体隆颏术（图 3-3-4-1、图 3-3-4-2）。

第二节 唇部及颏部的美学设计思路

一、唇部的美学设计

上唇是面部一个重要的美学单位，年轻丰满的上唇明显增加了面部的吸引力及美学观感。上唇美学的要点包括：上唇高度：从鼻基底水平线至唇红上缘的距离应小于或等于眉头至下睑睫毛线的距离；人中：人中处应形成中央凹陷、两侧凸起的外观，且与唇红上缘结合处宽度为 10 ~ 11 mm；丘比特弓：唇缘清晰，唇珠突出，中央最低点的唇珠上缘至唇峰的连线与水平线夹角应为 10° ~ 20°；位置：上唇应较下唇更为凸出。随着年龄增长，上唇逐渐老化。老化上唇主要表现为：上唇纵向皱纹加深、上唇扁平、嘴角下垂。“厚唇”是指男性唇厚度上唇超过 9 mm，下唇超过 10.5 mm；女性上唇超过 8 mm，下唇超过 9 mm。其实，美唇最高的标准在于面部整体的和谐，以及与其他器官比例的匀称，这才是最美的唇（图 3-3-2-1）。

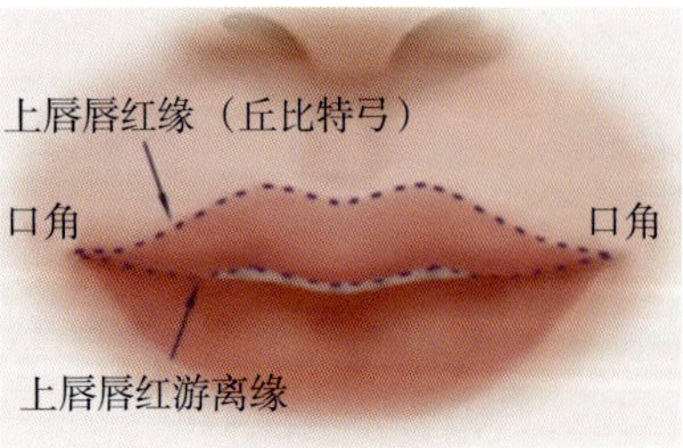

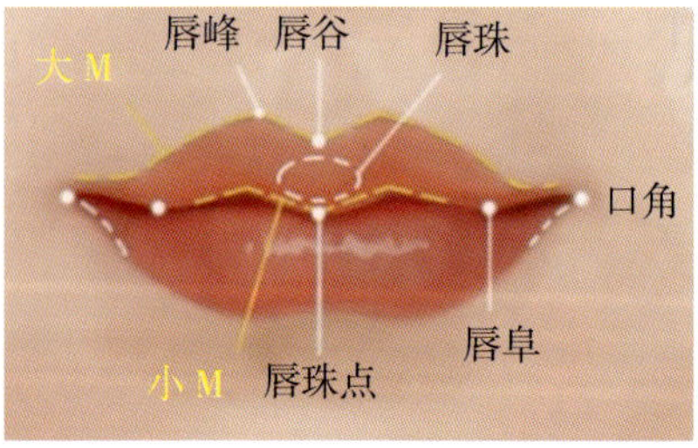

图 3-3-2-1 唇部 M 形曲线

二、颏部的美学设计

协调的面部可分为上、中、下三等份，下面部的高度应等于或略大于中面部高度，且在下面部中，上唇高及下唇颏高的比例关系应为 1:2（女性可略小于 1:2），故理想的颏高度应占下面部的 2/3，颏部过长或过短均不利于面部和谐。颏凸度应满足颏前点轻贴于鼻根点垂线，过于前凸或后缩会影响颏部侧面轮廓。除了颏高度和颏凸度，颏部美观应注意其对称性，颏中线偏斜、颏结节凸度不对等，以及颏下缘不对称都会影响颏部形态，从而影响整个面部的对称性与和谐性。此外，下唇、颏唇沟与颏部构成了颏唇复合体，它们之间的结构关系决定了颏部的侧面轮廓，尤其是颏唇沟的深度。颏唇沟位于下唇与颏下点之间，它不仅受颏部高度与凸度的影响，也受颏部软组织厚度的影响，过于“丰满”的颏部往往颏唇沟过浅，颏部侧面轮廓变模糊且不自然。

Ricketts 提出以鼻尖到颏前点的连线平面（Ricketts 审美平面）为标志，理想的鼻唇颏关系应为双唇位于该平面后方 2 ~ 4 mm，其中上唇约距 4.0 mm，下唇约距 2.0 mm。口裂位于鼻下点与颏下点之间上 1/3 相交处。综上所述，理想的颏部形态应位于下面部的 2/3，对称且满足 Ricketts 审美平面，适量的软组织覆盖以保持颏部轮廓的圆润，颏唇沟深度自然且轻微上翘。

第三节　应用及操作规范视频二维码

一、厚唇改薄术

（一）适应证

（1）先天性唇肥厚者。

（2）唇红内侧口腔黏膜发育过度者。

（3）唇红慢性炎症增生求美者。

（二）禁忌证

（1）孕妇、妊娠期女性、月经期女性、未成年人。

（2）近期接受过中大型手术者。

（3）传染性疾病者。

（4）瘢痕性皮肤，并且是瘢痕体质者。

（三）手术相关流程及手术操作规范视频二维码

厚唇改薄术操作规范视频二维码

第 1 步探讨手术方案，签署知情同意书，拍照；第 2 步测量唇红厚度，依据求美者要求唇形设计合适宽度的梭形切口；第 3 步常规消毒，铺无菌手术单；第 4 步按设计切除口腔黏膜和适量肌肉；第 5 步伤口彻底止血，直接牵拉缝合切口，抗生素药膏涂抹切口。

1. 手术设计

根据求美者个体脸形及本人要求而灵活运用；上唇唇红厚度平均值，男性为 7.775 mm，女性为 7.682 mm，超出 10 mm 属厚唇。下唇唇红厚度平均值，男性为 10.513 mm，女性为 9.695 mm，说明男性比女性唇厚 1 mm，下唇唇红比上唇厚 2 ~ 3 mm。术前与求美者充分沟通，用细记号笔在上唇画出切口设计线，该线为“W”形，以及切除的唇红范围。

2. 消毒铺单

常规消毒面部皮肤，铺巾，再次用 0.5% 碘伏纱球消毒口腔。用 1% 利多卡因 5 mL+ 肾上腺素（1:200,000）于双侧眶下神经阻滞麻醉，麻醉后 5 分钟开始手术。

3. 切开及缝合

首先沿设计线轻轻划破黏膜表皮，再楔形切除范围内的唇黏膜组织，包括腺体组织和部分口轮匝肌，切除量要保持两侧对称，同时要清除切口缘和创面内破碎残留的黏液腺，创缘两侧不需做分离，在三角瓣基底做适当的钝性分离；充分止血后，黏膜下层内缝合减少切口张力，用 7–0 尼龙线直接缝合黏膜切口，缝合时边距不可过小，注意两侧对称及口角猫耳。用金霉素眼膏涂抹切口。

（四）注意事项

（1）术前：①未满 18 岁或限制行为能力、无行为能力的求美者应由其监护人陪同就医签字。②女性手术应尽量避开经期。

（2）术中：①避免暴力牵拉组织。②唇红部血运丰富，止血要尽可能彻底。

（3）术后：切除唇红后存在一定的回缩现象。

（五）并发症及处理

（1）感染：一旦发生感染，应尽快到医院及时处理。

（2）肿胀：由于唇部组织疏松，且血管丰富，术后容易发生肿胀。一般不需特殊处理，术后 3 ~ 4 天内即可自行消退，较长时间者通常在 2 周左右消退。

（3）切口缘不整齐：唇部黏膜柔软，切除时固定不当可致切口不整齐，可再次行手术矫正。

（4）闭口时牙外露：可由切除过多唇红组织而引起。一旦发生牙外露，可考虑用 V–Y 推进的手术方法进行矫正。

二、假体隆颏术

（一）适应证

（1）轻中度小颏畸形（矢状向颏凸度≤ 10 mm，垂直向颏高度 4 mm 以内）。
（2）下颏过短。
（3）颏唇沟较浅。

（二）禁忌证

（1）孕妇、妊娠期女性、月经期女性、未成年人。
（2）近期接受过中大型手术者。
（3）传染性疾病者。
（4）瘢痕性皮肤并且是瘢痕体质者。

（三）手术相关流程及手术操作规范视频二维码

假体隆颏术操作规范视频二维码

第 1 步探讨手术方案，签署知情同意书，拍照；第 2 步常规消毒麻醉，铺无菌手术单；第 3 步假体雕刻；第 4 步假体植入；第 5 步包扎固定。

1. 消毒麻醉

常规消毒面部皮肤，铺巾，再次用 0.5% 碘伏纱球消毒口腔。无菌干纱布置于唇齿间，在两侧尖牙下，距唇龈沟 5 mm，口腔黏膜上用美蓝标记长为 1 ~ 1.5 cm 的倒 V 形切口。采用肿胀麻醉技术，局部注射 0.25% 利多卡因 + 肾上腺素（1:200,000）盐水行双侧颏神经阻滞麻醉及切口和剥离区骨膜上浸润麻醉。

2. 假体的雕刻

根据求美者脸形、颏短缩程度，以及自身要求的效果，选择假体的型号，一般要求隆起的部分饱满，去除的部分较薄。首先观测所选假体的长度、宽度、厚度、弧度和倾斜度，根据要达到的矫正效果进行雕刻。要求在确定颏假体向下所要延伸面部的长度时，针对仅做颏部加翘的求美者，其假体的两翼以不超过双侧颏神经为宜；假体的宽度以不超过颏下点到颏顶点垂直距离 0.5 cm 为宜；假体的厚度应遵循颏前点到颜面前面的垂线（VAFR）的垂直距离；假体背面的横断位弧度与颏骨的横断面角度相吻合；假体背面的矢状位弧度要求内侧凹槽尽可能贴合颏骨的弧度；假体的侧方斜度要求假体背面的横断位弧度与颏骨的横断位弧度相吻合。在整体形态上，要求将假体前面修尖些或略圆钝些；假体背面修雕尽量贴合颏部轮廓以减少假体与骨间的空腔；假体两翼及上下两边缘与颏骨交界处尽量雕刻得较薄并且平顺，使假体边缘过渡良好自然。

3. 假体植入

手术采用口内入路。于下唇唇龈沟唇侧黏膜切开，长度为 1 ~ 1.5 cm，切开骨膜达颏骨表面，行骨膜剥离显露颏骨骨面，显露双侧颏神经以便于保护。分离腔隙以能植入假体且固定为适度（图 3-3-1），对于需要加长加翘的求美者，其向下剥离腔隙下界稍低于下颌骨中间线的最低点，继续沿下颌骨下缘侧面向外侧剥离，避免向外侧剥离过度以保护颏神经，形成一个向斜上方倾斜的隧道。仅做加翘的求美者，假体下界应稍高于下颌骨中间线的最低点，以防发生颏部下垂。将雕刻好的假体贴附于颏骨骨面，调整至理想位置后，用注射针头自皮肤穿刺固定假体，将假体上缘与肌层缝合固定后，逐层关闭切口。

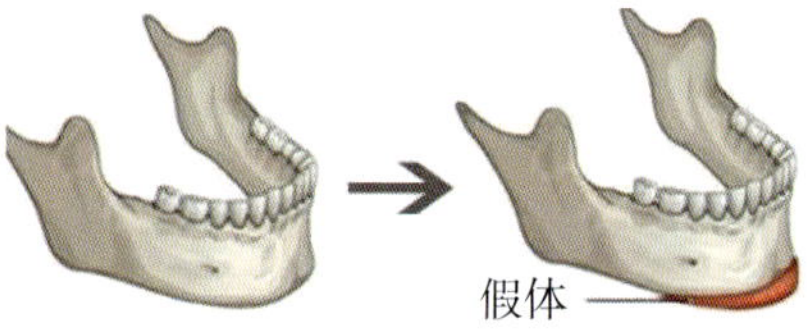

图 3-3-3-1　假体植入位置

（四）注意事项

（1）术前注意事项：①未满 18 岁或限制行为能力、无行为能力的求美者应由其监护人陪同就医签字。②女性手术应尽量避开月经期。

（2）术中注意事项：①避免暴力牵拉组织。②为防止术后假体移位，可将假体与骨膜缝合固定。③行肌层、黏膜两层缝合，用折叠的纱布加胶布在皮肤外固定以防假体移位。

（3）术后注意事项：预防性应用抗生素，保持口腔卫生。

（五）并发症及处理

（1）出血：隆颏假体一般置于骨膜下或颏肌与骨膜之间，并尽量不破坏颏肌附着部位，故出血一般较少。

（2）感染：目前假体植入隆颏术一般采用口内切口，口腔属于相对无菌部位，再加上术后饮食后食物残渣可能滞于手术切口间隙，或术前未发现的局部隐匿性感染，以及求美者自身抵抗力低下，术中没有进行严格无菌操作等原因导致颏部感染。一旦出现颏部反复的红肿热痛、术后伤口不愈合、脓性分泌物溢出、全身发热等症状，症状轻者行保守治疗，严重者需将假体取出。

（3）颏神经损伤：表现为颏唇部的麻木，感觉异常、减退或消失，可能与牵拉、压迫和离断相关，牵拉造成的神经症状一般在术后可慢慢恢复，若为植入体压迫导致则须手术取出移植物，或进行修剪后再植入，但神经离断若不及时吻合可能会造成永久性损害，故术中一定要找到颏孔，分离与保护颏神经。

（4）颏部骨质吸收：一项研究表明，颏部假体植入后，骨质吸收的速度可以达到每月 0.1 mm，主要与假体对骨质的压力、假体的不牢固，以及假体阻断了骨质的血流供应有关，而这些与假体的种类、大小和位置都相关。

（5）假体移位：硅胶假体容易发生移位，甚至出现皮肤破损、假体外露等并发症，导致需要取出假体。目前只能通过减少剥离腔隙，选择合适的假体，或者用 3D 打印技术术前制作个体化假体来增加假体与骨面的摩擦以降低发生移位的风险。

（6）矫形不足或过度：相对于矫形不足，矫形过度会更令求美者不满。矫形不足可以通过局部适量注射透明质酸来修饰，但需要在术后 6 个月进行。矫形过度则需要将假体取出后重新调整后再植入。一般认为，矫形过度的原因可能与忽略颏部软组织厚度以及颏与下唇、颏唇沟的关系有关。

第四节　手术效果案例

案例见图 3-3-4-1～图 3-3-4-2。

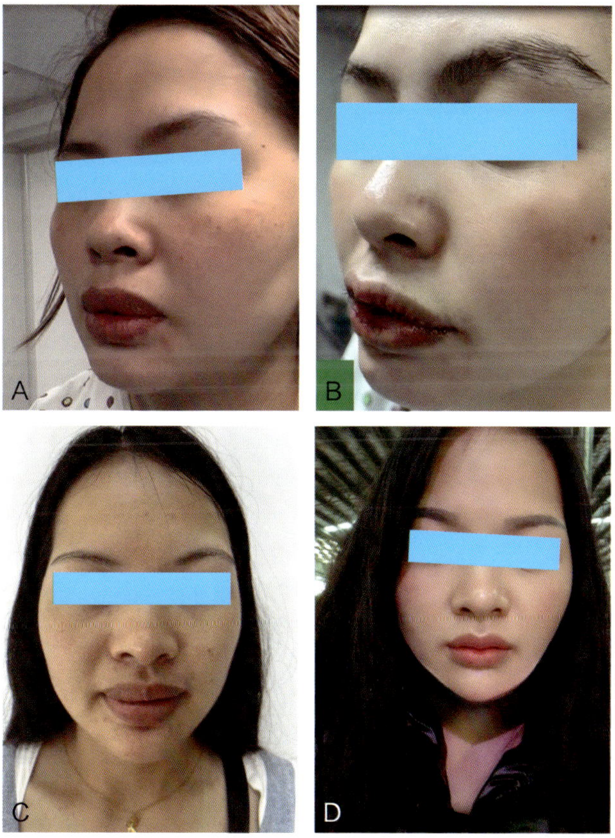

图 3-3-4-1　厚唇改薄术效果对比图

A. 治疗前。B. 治疗后即刻。C. 治疗前。D. 治疗后 3 个月

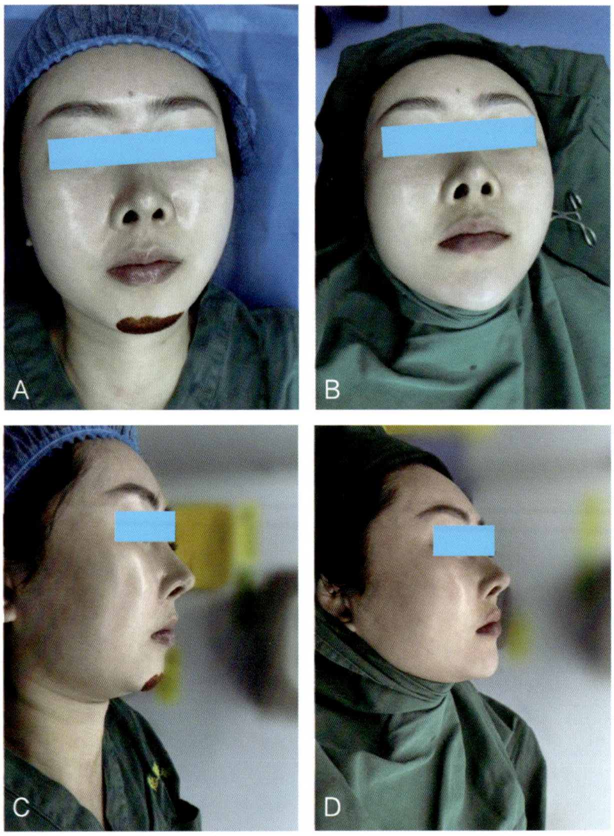

图 3-3-4-2　隆颏术效果对比图

A. 治疗前。B. 治疗后即刻。C. 治疗前。D. 治疗后即刻

第四章 面部脂肪平衡术

第一节　引言

20世纪70年代开始，现代脂肪抽吸术逐渐形成雏形，在过去的40年间，脂肪抽吸术取得了快速的发展，目前已经成为全世界最为普遍的美容外科手术之一。面部抽吸术改变面部轮廓包括皮下脂肪组织减少的直接效果和术后皮下纤维组织收缩引起的皮肤紧缩作用，通过抽吸皮下脂肪，使皮下组织造成创伤，纤维组织的刺激性重建增多，愈合和挛缩使皮肤收缩变紧，改善和减轻了软组织松垂区域的重力性下垂的状况；吸脂部位的皮肤有一定程度的回缩，因而达到紧致的目的。自体脂肪移植是指应用一定的方法获取自体脂肪组织，在体外经处理后进行局部移植，以达到治疗畸形、修复缺损、改善功能或美化身体轮廓等目的的一项技术。自体脂肪填充术能有效地补充面部缺失的容量，同时明显改善局部肤质。脂肪填充在加强面部立体感方面需要注意协调吸脂部位和填充部位的边界，以及中央区域的平滑衔接。随着自体脂肪移植术的广泛应用，促进了大量研究文章的出现，人们逐渐认识到了脂肪移植的并发症及局限性。因此，许多学者提出了有关干细胞脂肪移植术的改良方案，核心目的是提高移植脂肪的成活率，减少术后并发症的发生。近年来，以ADSCs为核心的细胞疗法逐渐在再生医学和美容医学领域得到开展，如细胞辅助的脂肪移植，皮肤缺损修复，神经组织再造、皮肤美白等。本章将介绍面部脂肪平衡术，就是抽吸面部堆积的脂肪或填充面部凹陷部位的一种美容外科手术。

第二节　面部脂肪平衡手术类型及美学设计思路

“面部脂肪平衡美容”是指面部脂肪精细注射和面部脂肪微量抽吸相结合的综合技术。面部衰老形态学改变主要继发于脂肪的改变，因此使衰老面部焕发青春最合理的途径就是重构脂肪，将其恢复年轻时的状态。因此，提出了以面部脂肪精细注射为主要方法的“面部脂肪平衡美容”。这种方法以面部萎缩区域的脂肪精细注射为主，而对脂肪堆积和下垂区域进行微量脂肪抽吸。

一、口下颌沟和下颌缘曲线

（一）形态特点

口下颌沟又称木偶纹，为口角外侧下方的弧状凹陷，是下面部衰老的重要标志，严重者由口角延伸到下颌缘。年轻时面部下颌表面平坦，不存在口下颌沟。与鼻唇沟不同，口下颌沟主要是由局部皮下脂肪的容量丢失所致，容量丢失使口角外侧下方空虚凹陷。该沟形成的另一个重要因素是口下颌沟外侧皮下脂肪局部肥大和向下移位，严重者该部位呈“羊腮”状。口下颌沟凹陷与“羊腮”肥大相互夸大视觉效果更显衰老形态。年轻时下颌缘外观呈光滑柔和转折的弧线，随着腮腺区及口下颌沟的容量丢失，口下颌沟外侧脂肪肥大及组织松垂，下颌缘线呈现波浪状曲线。下颌缘波浪状曲线亦是下 1/3 颜面衰老容貌的重要标志。

（二）美学设计思路

下颌区域的年轻化治疗旨在消除口下颌沟外侧的皮下脂肪局部肥大，恢复下颌缘平滑的弧线。治疗方法为在口下颌沟做脂肪移植填充和做口下颌沟外侧脂肪抽吸，亦可重建平滑的下颌缘曲线。传统的拉皮术仅可解决下颌缘沿切线方向的皮肤松弛问题，不能解决与切线方向垂直的皮下脂肪的厚薄不均问题，而且维持时间较短。在下颌缘曲线凹陷处填充脂肪，同时抽取下颌缘曲线凸起处——“羊腮”肥大的皮下脂肪，实质性恢复该区域皮下脂肪年轻化的均匀厚度的软组织结构。

二、鼻唇沟

（一）形态特点

鼻唇沟是从鼻翼到口角外侧的局部凹陷。鼻唇沟区域是相对低陷的区域，鼻唇沟的低陷是生理性正常的形态，由它分割并组成了面颊部及上唇的前凸形态。儿童和青年时期也有鼻唇沟，微笑时鼻唇沟更加明显，而不笑时恢复平缓。年轻容貌的鼻唇沟处，面颊部到上唇的过渡平滑而柔和。而中面部衰老时鼻唇沟会发生一系列变化，表现为鼻唇沟的凹陷逐渐加深，早期时这些凹陷呈现动力性，晚期静态时也会呈现。

（二）美学设计思路

鼻唇沟加深形成的原因是多种的，主要原因为容量丢失。衰老时鼻唇沟区域皮下脂肪丢失，鼻唇沟加深。颧颊部容量丢失导致韧带松弛，颧颊部组织在重力作用下加重了鼻唇沟的形态。鼻唇沟形态与肌肉收缩和韧带松弛也存在联系。这些肌肉收缩使口角向颧骨方向提升，形成动态的鼻唇沟。衰老时这些肌肉提升与下垂的颧颊部共同加深鼻唇沟。脂肪填充可改善鼻唇沟的衰老凹陷。颧面部的脂肪移植因容量提升对鼻唇沟亦有改善作用。鼻翼下方的提升可减少鼻唇沟外侧与上唇间的高度差，鼻翼下方梨状孔外下缘的骨性支撑使填充起到明显的提升效果。如果不充分填充鼻翼下方支撑，单纯填充鼻唇沟，可能会使鼻唇沟凹陷内移。

三、下睑、眶下区

（一）形态特点

眶下区主要有面颊前部，向外侧与颧部区域过渡，共同构成 1/3 中面部。衰老所致的容量丢失使中面部失去年轻状态的饱满度，使中面部轮廓平滑弧线变成波浪状曲线，并逐渐形成不同区域深浅不一的沟壑。常见的有泪槽、睑颊沟和颊中沟。泪槽凹陷位于眼睑与面颊交界处、下眶缘内侧和中间的浅层。轻度的泪槽凹陷可见于年轻求美者。衰老时泪槽凹陷产生并逐渐加深和延长，严重者与其外侧的睑颊沟及外下方的颊中沟相连。睑颊沟位于下睑与颧部之间，下眶缘外侧的浅层。颊中沟位于中面部，内上方接泪沟，向外下方延续。下睑皮肤色素沉着，在视觉上形成“黑眼圈”。衰老时眶骨变形、眶隔松弛及眶内容物膨出而形成眼袋。泪槽凹陷深化了眼袋突出。泪槽凹陷、睑颊沟及颊中沟打破了上睑与面颊部的连续性，破坏了中面部的轮廓曲线，使人在形态上显得苍老，神态上显得疲惫。

（二）美学设计思路

衰老时眶下区的变形是由于容量丢失、骨骼改变及韧带松弛引起，外表不平坦甚至凹陷。容量饱满对中面部皮肤有支撑作用，失去容量支撑后相对多余的皮肤向下移位出现松弛。泪沟由皮下脂肪和眼轮匝肌下脂肪萎缩、颧脂肪垫减小、韧带及眶隔松弛和深层骨骼的变化导致。泪沟上方皮肤菲薄，由浅至深的层次为皮肤、皮下层、眼轮匝肌及眼轮匝肌下、眶隔。可被用于移植脂肪的层次是皮下层、眼轮匝肌下及眶缘骨膜上。下睑移植脂肪容易导致皮肤表面凹凸不平。而泪沟下方皮肤较厚，软组织丰厚，皮下层、肌层及骨膜上均可植入脂肪，皮肤表面不易产生凹凸不平。眶下区向下方延续为颊部，衰老时浅层的皮下脂肪和深层颊脂肪垫的萎缩导致口颊部凹陷。颊部由浅入深层次依次为皮肤、皮下层、肌层、肌下层、颊黏膜。颊部脂肪移植以肌层移植为主，肌层内可注射较大量的脂肪且易于成活，不易产生皮肤表面的凹凸不平，皮下层可作为补充或辅助注射的层次。颊部脂肪移植注射于肌层下会形成向口腔内凸起或结节。颊部有面神经的分支和腮腺导管穿行，应使用钝针轻柔操作。

四、上睑

（一）形态特点

上睑位于眉毛与上睑缘之间，眼睑的形态和饱满度因种族、年龄等因素变化差异较大。中国人眉眼间距离宽，上睑饱满。衰老时随着眶骨外下缘向外下方移位以及眶内容物容量减少，出现上睑凹陷。上睑轻度凹陷也见于年轻者，是正常眼形的一种类型，这种眼形显得眼睛深邃且大，具有一定美感。年老凹陷的上睑则使人显得苍老而憔悴，眼部呈洞穴状，这种情况需予脂肪移植填充。重睑者衰老时上睑中部皮肤松弛内陷，双眼皮褶皱消失。上睑填充脂肪后双眼皮会自然重现，这一现象可用手指捏起上睑中部皮肤再让求美者睁眼，即可看见部分重现的双眼皮褶皱线。

（二）美学设计思路

上睑解剖极具特点和复杂性，脂肪移植难以达到满意效果。上睑皮肤菲薄，皮肤色素沉着及静脉透见可使上睑颜色加深并加重凹陷。而且上睑小血管及血管网丰富，操作时容易发生出血。上睑脂肪填充与其他部位填充不同之处在于需注意其运动特性，因为在求美者闭目状态下塑造的形状，睁开眼睛时变得不能被接受，在仰卧位塑造的形状在坐直时不能被接受。上睑脂肪移植建议重点填充于眼轮匝肌下，将容量主要分布于靠近眶缘处，向睑缘方向逐渐递减过渡。

五、额颞部

（一）形态特点

主要涉及额部、颞部、眉间以及眉弓区域。年轻时额头饱满、光滑，自发际至眉弓形形成前凸弧状结构，自左向右亦形成柔和过渡的前凸弧线。这两条弧线在正中段 3～5 cm 范围弧度小，接近直线。眉间位于前额正中，可以微凸或平坦，前额的高度应占面部 1/3，符合“三庭五眼”的比例。颞部位于前额部与颧弓之间。颞部的形态可以微凸、平坦，亦可以轻微凹陷。颞部与前额的过渡要柔和、不能成角。衰老时额颞部形态改变，主要表现为前额部干瘪不平坦、颞部凹陷、眉弓凸出。额部衰老另一个显著表现是额纹和眉间纹，额纹和眉间纹均为深陷的沟状皱纹，与额肌和降眉肌、皱眉肌强力收缩相关，软组织萎缩使肌肉对皮肤的折叠作用更为直接。

（二）美学设计思路

前额部的脂肪注射应以额肌内注射为主，脂肪移植于肌肉内或肌肉表面有较高的成活率，额肌对额部脂肪移植有重要意义。额肌内脂肪注射方式采用平铺法注射，使各脂肪团紧密相邻排列。对于需增加移植量或需调整表面平整度的可再行皮下层注射，皮下推注量过大易造成皮肤凹凸不平。由于肌肉的组织结构相对较为疏松，因此在额肌内注射时应避免反复过多穿刺，以及避免强力按压。不可将颗粒脂肪注射于帽状腱膜下，该层次过于疏松，血供稀薄，不利于脂肪团的固定和成活。但在前额发际或发际以上的区域额肌已消失，只可注射于帽状腱膜下的层次。颞部在颧弓上方的解剖层次依次为皮肤、皮下层、颞浅筋膜、颞中筋膜、颞中筋膜下、颞深筋膜浅层、颞浅脂肪垫、颞深筋膜深层、颞肌、骨膜。颞部脂肪移植以颞中筋膜下为主，该层次虽然与帽状腱膜下在同一平面，但此区域结缔组织较为致密、血运丰富，有利于移植脂肪，在此层次注射脂肪，皮肤表面柔和凸起，不易产生结节。颞部皮下层亦可注射脂肪团，皮下层注射用于弥补移植量不足和细节调整。而严重颞部凹陷者可进行深筋膜下的脂肪注射，但在深筋膜下注射时要特别小心误注入血管。前额部额肌外侧缘外侧与颞肌间的区域，没有额肌可以利用，脂肪移植成活率相对较低，在此需给予更多的注射剂量。

第三节 应用及操作规范视频二维码

一、适应证

自体脂肪移植可以治疗全面部的皱纹、额颞部凹陷、眉弓高耸、上睑凹陷、泪槽凹陷、面颊部凹陷、鼻唇沟、口下颌沟（木偶纹）、下颌缘凹凸曲线等。额部、面颊部除皱拉皮或合并 SMAS 筋膜提升、眼睑成形术等，不能充分解决凹陷问题。自体脂肪移植对多数非严重松弛型，尤其是消瘦型衰老面容的治疗较传统的切除和紧致皮肤的治疗方法，具有更真实、更自然的效果。治疗消瘦型衰老面容如果仅做拉皮提升手术会显得面容更加憔悴且不自然。对于有明显松弛衰老的面容，脂肪移植结合拉皮提升手术效果会相得益彰。

二、禁忌证

对于有感染病灶的受区，不能做脂肪移植；有严重精神疾病或各种心理疾病者；有血液疾病或凝血机制异常者；有严重糖尿病或心脑肝肾等疾病者；经手术难以达到美容目的者；家属坚决反对者；对于脸部已注射过不明填充剂者应慎重对待；对于注射过透明质酸或胶原蛋白类可吸收填充剂者，待填充剂消失后再进行脂肪移植；对于接受过聚丙烯酰胺凝胶注射的部位，不宜进行脂肪移植。

三、手术相关流程及操作规范视频二维码

第 1 步探讨手术方案，签署知情同意书，拍照；第 2 步常规消毒，铺无菌手术单；第 3 步术前进行美学设计，对相应的美学亚单位进行抽吸填充塑形（图 3-4-4-1～图 3-4-4-4）；第 4 步观察双侧面部情况，形态满意后关闭切口；第 5 步包扎固定。

面部脂肪抽吸术操作规范视频二维码

自体脂肪移植面部填充术操作规范视频二维码

（1）按术前标记于双侧耳垂下、颏底部分别做长为 0.5 cm 的切口，按术前设计向双侧颏底部、下颌缘注入肿胀液各 150 mL（肿胀液配比：0.9% 氯化钠注射液 1000 mL+2% 利多卡因 40 mL+5% 碳酸氢钠 10 mL+0.1% 肾上腺素 1.0 mg）。

（2）停留 15 分钟，向双侧颏底部、下颌缘皮下脂肪层负压抽吸脂肪。

（3）观看双侧颏底部、下颌缘臃肿改善，皮肤平整。观察皮下脂肪厚度及面部轮廓对称性，手术效果满意，用 7-0 尼龙线间断缝合切口。无菌敷料覆盖，颌颈套加压固定。

（4）按术前标记于髂骨外侧上 1 cm 处分别做长为 0.5 cm 的切口，于腹部注入肿胀液 200 mL（肿胀液配比：0.9% 氯化钠注射液 1000 mL+2% 利多卡因 40 mL+5% 碳酸氢钠

10 mL+0.1% 肾上腺素 1.0 mg)。停置 15 分钟后术区扇形均匀地负压抽吸深层浅层脂肪约 50 mL，抽取脂肪经离心提取去除油脂及肿胀液。

(5) 局部注射于额部骨膜层、颞部深筋膜浅层、双侧面颊部浅层，注射后按压均匀，针口用红霉素软膏封闭。

四、注意事项

(一) 术前

(1) 美容手术有一定的风险和不可预料性。可能存在并发症，术前告知求美者若出现异常情况，应及时就医。

(2) 受医学水平发展和每位求美者基础条件所限制，不能完全满足求美者的需求，术前手术医生应与求美者充分沟通，客观地认识美容手术的效果，以免术后发生医患纠纷。

(3) 术后术区可能会出现轻度隆起、凹陷及不对称的可能，术前需向求美者明确交代清楚。

(4) 术前 1 周尽量停止服用中药、活血化瘀等药物，女性手术应尽量避开月经期。

(二) 术中

(1) 严格注意无菌操作。

(2) 根据术前美学设计要求，对各个美学亚单位进行抽吸填充塑形。避免暴力操作，以免损伤组织。

(三) 术后

(1) 嘱求美者术后常规服用抗生素 3 ~ 5 天以预防感染，术区 5 天内禁止碰水，5 天后拆除外固定后，可以用清水洗脸，但不要搓擦按压，术后 2 周内禁止化妆。

(2) 嘱求美者饮食以清淡半流质、高蛋白质为主，忌油腻辛辣食物，术后 1 周内尽量不做面部表情活动，减少咀嚼活动，平时保持头高位，避免持续低头。

(3) 嘱求美者术后 1 个月，受区部位不得进行按摩挤压，不得进行热敷等物理治疗。

(4) 嘱求美者术后 3 个月内，术区禁止注射其他填充剂。

五、并发症及处理

(1) 血管损伤：穿刺针在盲视操作过程中，刺破血管可造成血管损伤。要减少血管损伤的发生，首先要了解面部解剖学特点以及血管神经的走行，在血管神经的走行区域穿刺应特别注意。在局部浸润麻醉液中加入肾上腺素可使局部血管收缩，减少血管损伤的机会。在操作中使用钝针可极大减少出血的概率。在术中一旦发现出血应立即拔出穿刺针，进行压迫止血。少量的皮下出血形成的瘀斑可在 1 ~ 2 周内自然吸收消散。大量的出血及血肿吸收消散过程可达 1 ~ 2 个月，术后 1 周后尚未消散的出血可予热敷，促进其吸收。

(2) 神经损伤：面部脂肪注射术中穿刺针可损伤面部神经。面部神经暂时性损伤时有发生，而永久性损伤并不常见。为避免神经损伤，穿刺时在接近出口处应避免紧贴骨面推进，以防穿刺针尖端与骨面产生剪切伤及神经。采用钝针操作及轻柔操作是避免神经损伤的较好方法。

（3）感染：面部脂肪移植的感染发生率极低。手术器械中布类及金属器械予高压蒸汽消毒，胶管类予气体灭菌。术中严格执行无菌操作。在脂肪移植过程中，应减少血肿形成和避免大量脂肪液化坏死，以防止感染的发生。面部脂肪移植每推注射量一般不超过 0.2 mL，不会发生大量脂肪坏死。嘱求美者术后常规口服 3 天广谱抗生素。

（4）栓塞：穿刺针进入血管内注射脂肪形成栓塞可产生灾难性的后果。为防止栓塞，术前注射局麻药，在局麻药内加入肾上腺素，使局部血管收缩可减少血管损伤的概率。应采用钝针，尤其是在颞部深层和眼周区域更应采用钝针注射。应采用较小的 1 mL 注射器用较低的压力注射，而且每推注射量应减小，以防止大量的脂肪被注入血管。用退行性方式注射有助于避免注入血管。

（5）硬结及皮肤表面凹凸不平：硬结和皮肤凹凸不平是颜面部脂肪移植最常见的并发症，硬结为脂肪移植后外观孤立的凸起，触之其下方有结节感。硬结和皮肤凹凸不平产生的主要原因是注射了较大的脂肪团块，脂肪团排列不均匀或注射层次过浅。对于硬结和凹凸不平，修复方法是进行第 2 次脂肪移植做淡化处理，应选择浅层的微粒注射。如果硬结过大，可考虑局部脂肪抽吸，降低其高度，亦可局部注射长效类固醇药物促进其萎缩。

（6）过度吸收和过度生长：移植脂肪出现过度吸收的现象很常见，这涉及脂肪移植整个过程的基本技术问题。使用正确的方法制备颗粒脂肪，在面部不同区域根据局部结构不同给予 20% ~40% 的超量注射，可平衡成活率差异的问题。脂肪过度吸收处理的方法为进行第 2 次脂肪移植。脂肪过度生长的情况偶有发生，表现为局部膨隆。处理的方法是进行局部的脂肪抽吸，也可考虑注射长效类固醇药物，但脂肪抽吸会更可控。

第四节 手术效果案例

案例见图 3-4-4-1 ~ 图 3-4-4-4。

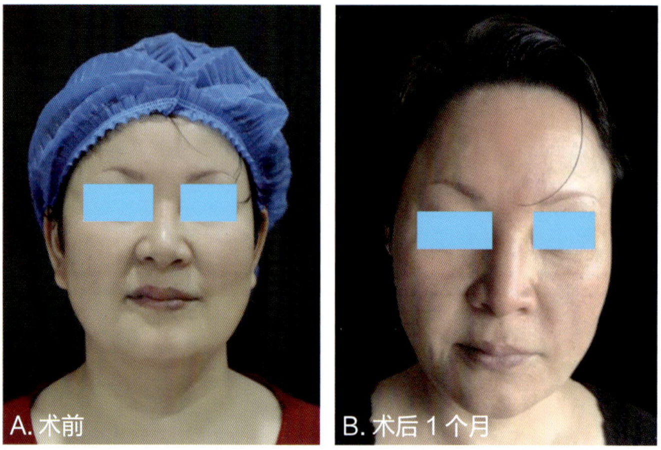

图 3-4-4-1 面部脂肪下颌缘抽吸术对比图

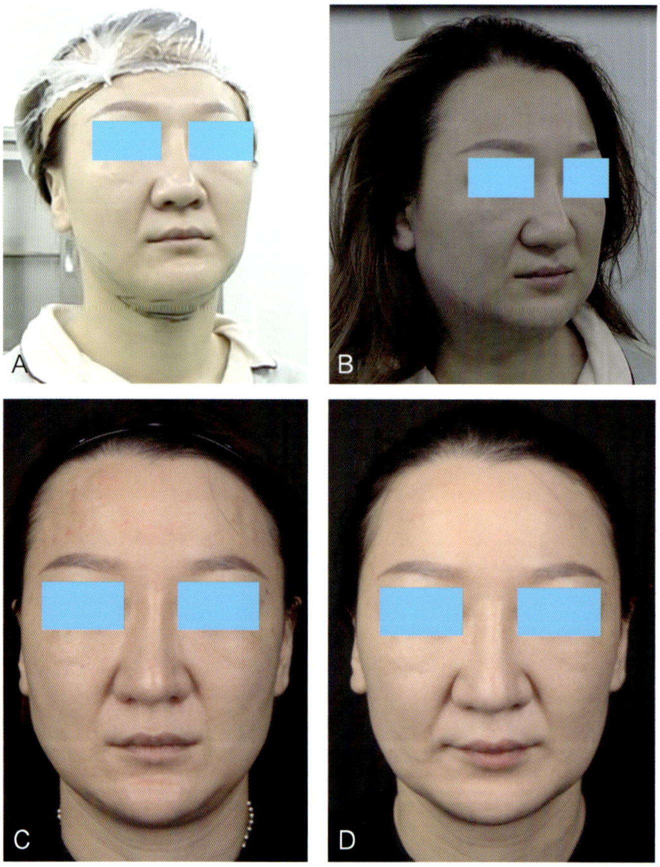

图 3-4-4-2 面部脂肪抽吸术对比图

A. 术前。B. 术后即刻。C. 术前。D. 术后 7 天

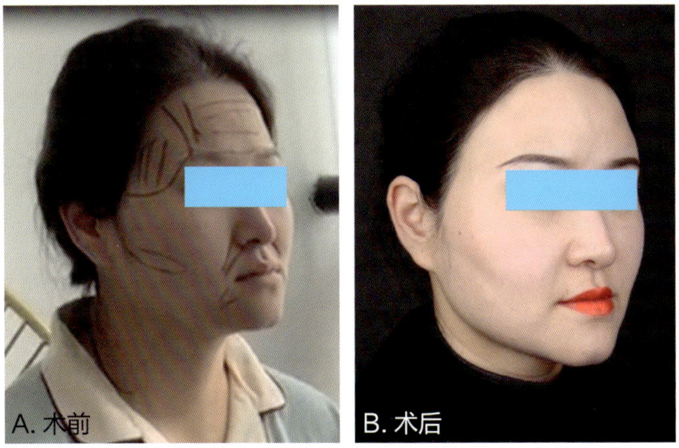

图 3-4-4-3　自体脂肪移植面部填充术对比图

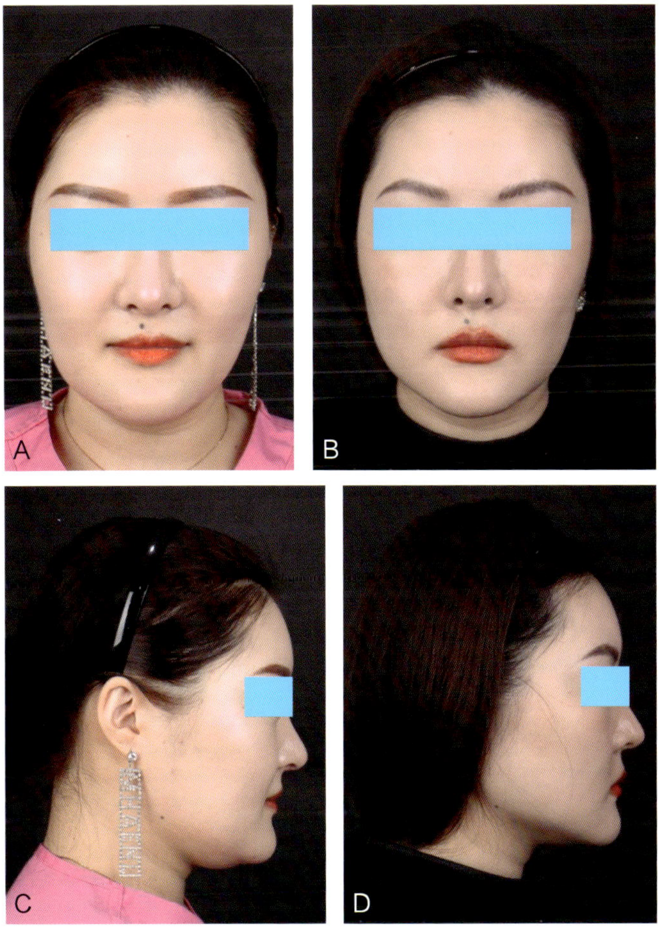

图 3-4-4-4　自体脂肪移植面部填充术对比图

A. 术前。B. 术后。C. 术前。D. 术后

第五章
中面部提升术

第一节 引言

随着生活水平的提高，人们热切地希望自己衰老的面容变得年轻化。以往抗衰的方法主要是通过直接切除多余的皮肤，以达到面部年轻化，但缺点是常遗留明显的瘢痕。随后又开展了 SMAS 筋膜提升、骨膜下除皱等术式，但中面部年轻化的治疗效果始终不尽如人意。中面部指的是面部中间的 1/3 的部位。从东亚人种面部解剖学角度出发，认为上界以外眼角到耳廓角做连线，下界以口角到耳垂做连线，两段连线之间区域即为中面部。中面部年轻化旨在解决眶下、面颊、耳前区域内皮肤及皮下组织松弛下垂的问题。为此人们尝试不同的手术方法，如深层组织的复合除皱术、联合 SMAS 筋膜部分切除或单纯骨膜上除皱、颧部脂肪垫即眼轮匝肌脂肪（SOOF）垫悬吊术，以及为提升中面部复合组织瓣的颧弓和上颌骨骨膜下除皱术。尽管已有很多关于中面部矫正手术的文献报道，但与面部其他部位（如额部、颞部、眶部、眼部、颈部等）相比，中面部提升，因“骨性支持”不够，使得该部位年轻化手术方法仍需要进一步探索。

第二节 中面部的美学设计思路

通过简单的皮肤切除和再覆盖技术，使得眶下区域平坦紧致，中面部线条流畅是手术医生所寻求达到的美学效果。

第三节 应用及操作规范视频二维码

一、适应证

适用于额部皱纹和颏颈部的皮肤老化症状不明显，而眼周部皱纹明显及面颊部皮肤松弛的求美者。

二、禁忌证

（1）眼裂到口裂之间皮肤不松弛者。

（2）患有严重心、肝、肾、脑等脏器疾病者。

（3）患有严重的出血性疾病者。

（4）精神病求美者或精神状态异常者。

（5）面神经瘫痪者。

（6）瘢痕体质、过敏体质者避免手术。

（7）对手术期望值过高者。

（8）亲属不同意者暂时避免手术。

三、手术流程及操作规范视频二维码

第 1 步探讨手术方案，签署知情同意书，拍照；第 2 步依据求美者要求设计耳前切口及提拉方向；第 3 步常规消毒，铺无菌手术单；第 4 步按手术设计线切开，折叠耳前筋膜；第 5 步确定悬吊高度，修整多余皮肤，直接拉拢缝合切口，抗生素药膏涂抹切口。案例效果对比见图 3-5-4-1。

中面部提升术操作规范视频二维码

（1）消毒铺单及麻醉：术区用碘伏常规消毒铺巾。用 1% 利多卡因 5 mL+ 肾上腺素（1:200,000）于耳前做浸润麻醉，沿面部设计线于皮肤下用钝针做网格式浸润麻醉。

（2）切开及剥离：沿设计线切开皮肤，切口仅深及浅筋膜层。耳前区面前行浅层剥离，剥离平面在浅部皮下组织层，剥离范围为：向上达外眦水平，向下达口角水平，向前达到颧弓内侧缘垂线。

（3）悬吊及提升：将不可吸收线按“U”字形穿越并收紧打结，将筋膜折叠提拉。确定多余皮肤宽度后先在耳廓上缘剪开并固定 1 针，确定悬吊高度，修整切口皮肤。向下分离到耳垂水平，形成 SAMS 瓣，垂直向上悬吊 SMAS 瓣，在颧弓水平固定 SMAS 瓣于腮腺咬肌筋膜，去除多余的组织，根据皮肤松弛的情况及求美者的诉求按照设计的角度向斜上方悬吊筋膜，使中面部的皮肤松弛得到复位矫正，提升后切除少许多余的皮肤，并逐层缝合切口。

四、注意事项

（一）术前

（1）医生应充分了解及掌握相关解剖学知识。

（2）求美者停用活血类药物 1～2 周。术前 1 天注射止血药物，血压范围符合手术要求，降低术中及术后出血。

（3）告知求美者手术过程及风险，完善手术知情同意书。

（二）术中

（1）术中层次解剖到位，充分止血。

（2）皮瓣分离不能过薄，以免影响血供，导致组织坏死及毛囊损伤。

（3）分离至面神经及耳大神经时，需直视下行钝性分离，避免误伤神经。

（三）术后

（1）术后放置引流管及加压包扎，避免血肿。

（2）酌情应用抗生素、止血剂及活血剂、激素类药物。

（3）术后 7 ~ 10 天拆线，抗瘢痕治疗半年。

五、并发症及处理

（1）血肿：术后血肿体积不同，处理方式也不同。少量血肿多在去除敷料或面部术区消肿后才被发现，待血肿液化后尽早使用注射器抽出或拆除部分缝线后取出，再配合物理治疗等方法。大量广泛血肿可导致皮瓣坏死、瘢痕形成、术后感染、呼吸窘迫、颜面水肿、感觉异常等。当血肿较大或进行性增大时，有必要重新打开伤口，手术探查，确切止血，放置引流管，并在观察一定时间确定无活动性出血后拔除引流管。大血肿的出现通常发生在术后 12 ~ 24 小时，表现为异常的疼痛和肿胀，多为单侧颜面。

（2）皮肤坏死：可分为表皮坏死和全层坏死，最常见的原因是皮肤张力过大。皮肤坏死的治疗方法是拆除缝线，减少张力以及长期换药、逐步清除坏死组织，等待创面二期愈合，再对愈合结果进行处理。

（3）神经损伤：多数神经损伤是局部的、暂时性的，数周乃至数月均可恢复。若术中确认有神经干被离断，应立即行神经吻合术。术后发现面瘫，一经确诊，尽早行探查神经修复术。

（4）感染：因头面部切口清洁且血供丰富，除皱术后感染的发生率较低。然而，一旦感染可能会导致皮肤脱落或瘢痕形成等后遗症，严重影响面部外观。对于伤口感染的预防措施，目前暂未达成一致共识。此外，尽管大量证据表明手术后 24 小时继续预防性使用抗生素并无临床意义，但仍有很多外科医生坚持使用。目前被广泛认可的有效预防措施包括避免术中低体温和积极戒烟。

（5）瘢痕：面部除皱术后不良瘢痕多出现在颞部和耳后乳突区，原因与该区域的高张力相关。避免出现不良瘢痕的关键是合理处理张力，宜在轻度张力下缝合，积极早期处理瘢痕问题，特别注意瘢痕体质的求美者。

（6）腮腺损伤：腮腺损伤典型的临床表现为皮下肿胀和清亮的浆液性引流，有研究表明引流液中淀粉酶超过 10,000 U/L 有诊断意义。治疗方面，目前推荐先保守治疗，即清淡饮食、早期穿刺引流，可配合唾液分泌抑制剂，如腮腺注射肉毒毒素和东莨菪碱贴剂等。如保守治疗无效，应考虑探查伤口、切除瘘管或囊肿，修补腮腺。

（7）耳畸形：在除皱手术中，如果耳周切口缝合后张力过大，耳垂可能会被向前下牵拉，造成耳垂的畸形和耳长轴的改变。最常见的一种畸形改变是“精灵”耳，即耳垂被向前下方牵拉，形成一个三角形的耳垂外观，形似“精灵”的耳朵。“精灵”耳的修复方法为在耳垂 – 脸颊连接部做楔形切除，重新缝合，恢复正常的耳垂形状。

六、联合应用

如果后期出现局部形态欠佳、衔接不流畅等情况，可以选用透明质酸或线雕技术进行修饰。

第四节　手术效果案例

案例见图 3-5-4-1。

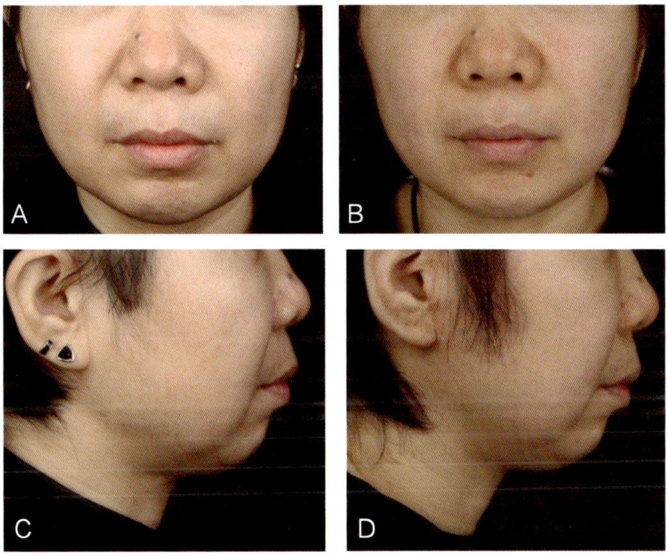

图 3-5-4-1　中面部提升术效果对比图
A. 术前。B. 术后 1 年。C. 术前。D. 术后 1 年

参考文献

[1] 王炜 . 整形外科学 [M]. 杭州：浙江科学技术出版社，1999.
[2] 宋建星，杨军 . 眼睑整形美容外科学 [M]. 杭州：浙江科学技术出版社，2015.
[3] 王炜 . 整形外科学 [M]. 杭州：浙江科学技术出版社，1999.
[4] 刘萍，刘毅，宋玫，等 . 眉上下切口提眉术的临床效果评价 [J]. 中国美容整形外科杂志，2013，24（5）：303–304.
[5] 刘萍，刘毅，张晓萍，等 . 眉美容整形的美学设计 . 中国美容医学，2004，13（6）：701–702.
[6] 董东亮，余苗，李能仙 . 生理性重睑术的临床应用 [J]. 中国医疗美容，2021，11（3）：5–7.
[7] 刘菲，肖霞，金锐，等 . 单睑合并轻度和中度上睑下垂的生理性治疗 [J]. 中华医学美学美容杂志，2017，23（5）：300–302.
[8] 王炜 . 整形外科学 [M]. 杭州：浙江科学技术出版社，1999.
[9] 于璐，李芯，马继光 . 亚洲人肋软骨鼻整形的发展及现状 [J]. 中国美容整形外科杂志，2016，27（10）.
[10] 陈露，程丽英，张余光 . 上唇年轻化治疗的研究进展 [J]. 组织工程与重建外科，2020，16（4）.
[11] 朱胜军，叶飞，厚唇与重唇修薄手术方法的改进 [J]. 中国美容医学，2010，19（6）.
[12] 朱国明，匡永琴，刘慧 . 新型厚唇削薄术治疗厚唇 12 例体会 [J]. 遵义医学院学报，2002，25（3）.
[13] 刘波，祝葆华 . 隆颏术硅胶假体的雕刻技巧及临床效果 [J]. 中国美容医学，2016，25（8）.
[14] 杨莉亚，卢建建 . 隆颏术的临床应用进展 [J]. 医学综述，2014，20（16）.
[15] 王志强，任学会，郭向阳，等 . 面部脂肪美容整形外科学 [M]. 北京：北京大学医学出版社，2019.
[16] 周宇，李森恺，李强 . 面部除皱术的外科进展 [J]. 中国美容整形外科杂志，2017，28（1）.
[17] 奚青，李青峰 . 中面部年轻化手术进展 [J]. 中国美容医学，2006，15（5）.

更多精彩内容见

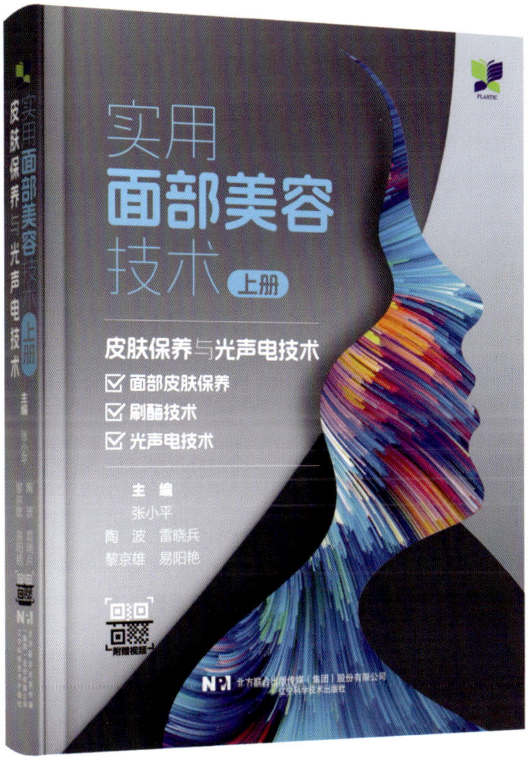

《实用面部美容技术·上册》

◀通用语言文字系列工具书▶

TONGYONG WEIWANYU CIDIAN

通用委婉语词典

特别顾问／许嘉璐
编委会主任／袁贵仁
主　编／朱景松
编写者／陈冬艳　何　薇　赖慧玲　门　玮　钱晓敏　王　虎　王　晶　张明辉　朱景松　朱晓琴

语文出版社·北京·

目　录

序

曹先擢

在纪念《中华人民共和国国家通用语言文字法》颁行一周年的时候,语文出版社推出一套“通用语言文字系列工具书”,这是很有意义的。

宣传和贯彻国家通用语言文字法,需要各方面的配合,而出版工作尤为重要。20 世纪初,国语运动的倡导者钱玄同、黎锦熙、赵元任等人,在推广国语(今称普通话)的同时,积极编纂《国音字典》和《国语辞典》,其中真正能记录北京语音的《国音字典》到 1948 年才问世,历时 30 年之久。为什么要抓住辞书不放呢?因为语言文字规范标准的推行是离不开相应的辞书的。语文出版社是教育部、国家语委直属出版社,借助工具书宣传、落实国家语言文字政策法规和规范标准,促进语言文字规范化,应该是义不容辞的。20 世纪 90 年代,语文出版社出版了由吕叔湘先生作序、李行健先生主编的《现代汉语规范字典》,在社会上得到广泛好评,荣获第三届国家辞书奖一等奖和第四届国家图书奖提名奖;后来又出版了颇有影响的《小学生规范字典》。现在,在新世纪的开端,语文出版社又推出这套系列辞书,以期再创佳绩,可谓与时共进了。

这套工具书以“通用”命名,一方面表明它所阐释的主体对象是国家通用语言文字,即普通话和规范汉字,另一方面也表明它对普通读者的实用价值。可以看出,这套工具书在这方面是经过深思熟虑的。首先是选题贴近社会语文生活的实际,适合读者的需要,有的选题还填补了语文辞书的空白。其次是该系列工具书的说解部分注重实际应用,通过提示、备考、辨析等多种形式,解决人们在实际应用中遇到的疑难问题,有很强的针对性。

这套工具书把规范性与通用性挂钩,这是极有见地的,我非常赞成。在我看来,能否正确认识和处理规范性与通用性的关系,应该是这套工具书成功与否的关键所在。规范性指标准的一致性,通用性指使用的普遍性。这两个方面是辩证的统一。对语言文字来说,规范性是实现通用性的必要条件,离开了规范性,就难以达到通用性的目的;而通用性则是规范性的基础,离开了通用性,规范性就失去了依据,就难以立足和推行。20 世纪初在确定国语的语音标准时,“老国音”虽然以北京音作为基础,但是为了照顾其他方音,又保留入声,分别尖团,这种脱离社会语文生活实际的“规范”有如空中楼阁,结果自然是事与愿违——社会上没有人会说这样的话,无法推

广,遑论通用?规范性和通用性应该是一致的,但是处理不好也会有矛盾。这套工具书为实现二者的有机结合,特别注意了这样几点:

1. 贯彻规范标准。解析国家现行语言文字规范标准,说明规范标准的使用条件和适用范围,把规范原则具体化,一一落实到相关字词中去,使辞书成为规范与应用的桥梁。

2. 遵守约定俗成。对尚未制订规范和不便制订规范的问题,按照约定俗成、普遍通行、为社会广泛接受的原则处理。

3. 坚持正面引导。对规范标准以宣传、推荐、提倡为主,按照规范标准和使用层面的不同情况,注意在某些标准的处理上对一般使用者保持一定程度的弹性。

4. 注意适度包容。对标准之外社会上比较通行而又存有争议、一时难于统一的问题,不强行定于一尊,非此即彼,而是在表明倾向性意见的同时允许、认可其并存。

我认为,以上几点充分体现了规范性与通用性的结合,这样做,既坚持了规范的标准,又达到了通用的目的。

叶圣陶先生说,规范化"就是定个标准的意思"。(《什么叫汉语规范化》,见《现代汉语规范问题学术会议汇编》)标准可以分为两种,一种是具体的、规定性的,像简化字、《普通话异读词审音表》中所审定的音等皆是;一种是原则的、提倡性的,像词汇的规范、语法的规范,就无法做硬性的规定(术语审定除外)。凡属规定性的,贯彻起来相对好办一些,而提倡性的欲有效推行,难度就大得多。我们做语言文字工作,大量的是在提倡这个层面上。即使是规定性标准,推行时也要分别不同情况。曾长期主管国家语言文字工作的胡乔木同志强调:语言文字具有历史的继承性和很强的社会性,语言文字工作必须"顺乎自然,因势利导,做促进工作";语言文字的应用"主要是宣传、教育的问题";对已经取得的包括规范标准在内的工作成果要"充分消化"。(《胡乔木谈语言文字》第 323 页、351 页、345 页)因此,语言文字工作要在提倡方面更多地下功夫,把工作做扎实。上面讲的这套辞书在编写中注意的四个方面,有三个属于提倡方面的内容,我认为是抓到点子上了。

说到提倡,我认为,辞书的倡导作用,除了语言方面,还有文学方面。普通话是标准语,是文学语言(书面语言),应该用它来影响我们的口语。提高全民的文化素养,在语言上也应有相应要求。胡适先生提倡"国语的文学,文学的国语",是很有道理的。老舍先生说,他小时候听说有许多人拿《红楼梦》当作学习北京话的课本,"这说明一个问题,文艺作品在思想教育而外还有一种责任,就是教给大家怎么写文章和说话"。(《大力推广普通话》,见《现代汉语规范问题学术会议汇编》)我们的辞书,应该注意自己在这方面所应起的作用。据报道,有的词典收了不少污言秽语，这与我们所提倡的词典的文化品位完全背道而驰，会对青少年造成危害。辞书编纂必须坚持中国先进文化的前进方向。

这套工具书主要面向学生和教师，兼顾编辑、记者、播音员、主持人、文秘人员等社会语言文字实际工作者的需要。这个定位很好。这些人是语文学习和语文运用的主要群体，对国家通用语言文字的规范、丰富和发展负有特殊重要的责任。我相信，这套工具书一定会受到读者的欢迎。

2001年12月2日
（曹先擢，中国辞书学会会长，
国家语言文字工作委员会原副主任）

前 言

《中华人民共和国国家通用语言文字法》第六条规定:“国家颁布通用语言文字的规范和标准,管理国家通用语言文字的社会应用,支持国家通用语言文字的教学和科学研究,促进国家通用语言文字的规范、丰富和发展。”本词典就是遵循国家颁布的通用语言文字的规范和标准而编写的,是“通用语言文字系列工具书”中语汇类辞书的一种。

一、委婉表达与委婉语

说话、写文章通常要明言,但有时却必须委婉。鲁迅《祝福》里写到:

“刚才,四老爷和谁生气呢?”我问。
“还不是和祥林嫂?”那短工简捷地说。
“祥林嫂? 怎么了?”我又赶紧地问。
“老了。”
“死了?”我的心突然紧缩,几乎跳起来,脸上大约也变了色。

说到祥林嫂死,短工说“老了”,这是委婉;“我”追问说“死了”,这是明言。

朱自清《背影》说到父亲信中的话:

我北来后,他写了一信给我,信中说道,“我身体平安,唯膀子疼痛厉害,举箸提笔,诸多不便,大约大去之期不远矣。”我读到此处,在晶莹的泪光中,又看见那肥胖的,青布棉袍,黑布马褂的背影。唉! 我不知何时再能与他相见!

父亲信中说的“大去”,指生命结束、死亡到来,是人死亡的委婉说法。

采用委婉表达,可以把一句话说得很婉转,也可以把一段甚至一篇话、一篇文章表达得很婉转。从这个意义上说,委婉是一种表达方式,一个表达系统。

委婉表达,可以用委婉语,也可以不用委婉词语而通过上下文或说话环境来暗示。《文汇报》2013 年 5 月 18 日第 1 版登载了新华社记者徐海涛的一篇报道,题目是《安徽潜山小学生遭性侵事件调查——小学校长怎成“恐怖色狼”?》。报道中写到:

2012年8月,在北京工作的程女士回安徽老家,与邻家几个孩子聊天时,说起英国的“儿童十大宣言”。当介绍到“背心裤衩覆盖的地方不许别人摸,小秘密要告诉妈妈”等内容时,一个14岁的女孩突然站起来说:“我有一个秘密,天明学校的杨老师是个坏人,小学三年级时侮辱过我。”

程女士说“背心裤衩覆盖的地方”,这是委婉地暗示女孩身体的隐私部位,但是“背心、裤衩、覆盖、地方”都是普通场合使用的词语。把这些词语组合到一起,加上“不许别人摸”“小秘密”,而且是对小学女生说话,程女士暗示的意思,小女孩明明白白。委婉表达作为一种表达方式,是在特定语言环境之下的暗示,不一定非用到委婉词语。

即便是委婉的词语,有的甚至也要在特定语境下才能显现委婉意义。比如“睡觉”表示进入睡眠状态。可是老舍在《鼓书艺人》中写到:

不管她是靠卖唱挣钱,还是靠跟男人睡觉挣钱,妈都不会有满意的时候。

王朔《过把瘾就死》也写到:

我跟人睡过觉也不代表我就爱他——我只爱你!

在表示男女关系时说“睡觉”,就表示男女睡在一起,发生了性关系。

虽然一句、一段甚至一篇委婉话语可以不出现委婉词语,但是委婉语所在的语言片段,一定是委婉表达形式。委婉语是表达委婉意义的词或常用短语,具有相对稳定的委婉意义,是构成委婉表达的语言片段的关键词语。

二、委婉语使用的领域

有些领域的意思,人们都不愿直言,无论哪一个民族都尽量采用委婉表达;但是,有些意思某个民族可以直言,而另一个民族却必须委婉。委婉表达、委婉语具有普遍性,也具有民族性。

委婉语表达的对象,是按民族习惯、文化传统、社会规范、道德标准、个人或社会心理而言,在公众场所不宜或不便直接说出,所说内容多半是人们不愿提起,会引起不快的,一般是消极意义的。

(一)人死亡,以及相关的活动、用品

古往今来都忌讳说“死”,于是出现了很多表示死亡的委婉说法。除“老了、大去”之外,还有“安息、闭上了眼睛、不讳、大故、大归、飞天、归天、驾鹤西去、见阎王、入土、上西天”等。

不同的人死亡有不同的说法。父亲去世称“父忧”,遭逢父

亲丧事称“丁父忧”,母亲去世称“母忧”,遭逢母亲丧事称“丁母忧”,遭逢父母亲的丧事称“丁艰、丁忧、丁家艰”。革命者去世可以说“见马克思”,为正义事业而死说“捐躯、牺牲、献身”,为正义事业被杀害说“就义”。长辈死亡叫“见背”,短命而死称“夭逝”。僧尼死称“寂灭、入寂”,道士死称“尸解”。死亡随时可以在不同年龄的人中出现,表达这种情形说“黄泉路上无老少”。

不同死法有不同的委婉说法。人老而自然死亡称“寿终正寝”或“无疾而终”,人无牵挂地死去称“瞑目”,僧徒安坐而死称“坐化”,被兵器杀死道教称为“兵解”。

丧葬用品以及与丧葬有关的地方、事务多用委婉语。医院里停放尸体的房间称“太平间”,为死者送终的衣裳叫“寿衣”,装殓尸体的棺木叫“长生板、吉祥板、寿材”,埋葬死者的地方叫“寿穴”,死后到达的地方称“冥乡”。丧事称“白事”,高寿老人死亡称“白喜”,料理丧事叫“办后事”,给丧家送的礼金、奠仪称“白礼”。

(二)生病

生病是痛苦的事,严重的会危及生命,一般不直接提起,而说“不适、不舒服、采薪之忧、欠安”。

不同的病有不同的委婉说法。性病等称“脏病”,得了天花、麻疹、水痘等称“见喜”,阿尔茨海默症,即常说的老年痴呆称“脑退化症、失智症”,腹泻称“腹疾、跑肚子”,说不出口的疾病如性病等称“暗疾、隐疾”,歪嘴病称“面瘫”,男性不育、性功能障碍等特有的疾病称“男性病”,妇女特有的病症如月经失调、带下病等统称“妇女病”,产妇在产后6~8周内发生的产道感染称“月子病”。病危称“大渐”。传播快、危害面广的病,常常用代号指称,避免直接提起,如鼠疫称“一号病”,霍乱称“二号病”。

(三)年龄

中国人一般不讳言自己的年龄。三四十岁正是一个人血气方刚的时节,但从恋爱、结婚、生育来说,则认为年龄偏大。到了结婚的年龄还没有恋爱对象、没有结婚,便不能如实地说出他的年龄,甚至不宜提及年龄,于是有“大龄”一类委婉的说法:

(1)王广山已是大龄青年,听家里人讲黄父已同意将女儿许配给他,自然是恨不得马上结婚。(野村、蒙生《愚昧,使她作了小小新娘》)

年岁大,事业有成,受人尊敬,但也就意味着一天一天走向生命的终点。于是,对老人,特别是多病的老人,往往不能直接说他年龄大,而说“高龄、年事已高”。

(2)陈叔通将心中郁结了几十年没有说出的话告诉了吴贻

芳，两位高龄老人禁不住老泪纵横。（平文《吴贻芳和她的引路人陈叔通》）

(3)老两口年事已高，按说该雇个保姆帮助做些杂事。（毕淑敏《血玲珑》）

与老年人有关的事业、事物、行为，也常常采用委婉表达，如“夕阳产业、夕阳工程、夕阳红、夕阳婚、夕阳恋、夕阳市场”。

（四）人体与性和排泄有关的器官、行为、用品等

1. 性器官及相关用品、行为

性器官所在部位是隐私部位，不能公开提起。女子过多地露出肢体等称“暴露”，有意无意地露出身体敏感部位称“泄露春光”。

生殖器尤其不能直言，可说“不便处、私处、下半身、下边、下截、下身、下体、阴部、左边的”；男性生殖器称“尘根、命根子、男根、男阴、内具”，阴囊称“肾囊”；女性生殖器称“女阴、阴户、阴门、羞处”，乳房也用“胸部”泛称。

来月经是正常生理现象，但不直言，而说成“老朋友、例假、月事”，或“大姨妈”；月经带说成“卫生带”。

遮蔽人体敏感部位的用品往往会引起联想，也不宜直言。女性内衣称“小衣”，遮蔽乳房，或为乳房塑形的用品称“文胸、胸罩”，由遮蔽面积很小的裤衩和乳罩组成的女子泳衣称“比基尼、三点式”。

向女性乳房内注入填充物，或内服、外用某种药物，使乳房坚挺、变大，称“丰乳、丰胸、隆乳、隆胸”。

2. 与性有关的欲望、行为、对象、场所

女子的姿色容貌称“色相”，贪恋美色称“色迷”，与异性发生性关系的念头称“色念”，为满足性欲而表现出来的胆量称“色胆”，男女性欲称“色情、色欲”，沉迷情欲的人（多为男子）称“色情狂”。

少女思慕异性称“怀春、思春”，男女相爱的感情称“风怀”，男女爱情的事称“风流韵事”，男女有私情、轻浮放荡称“风流”，男女私情引发的纠葛称“风流债”，男女私情引发的过错称“风流罪过”，仙女、僧尼爱慕异性称“思凡”。

男子与处女发生性行为称“破瓜、破身”，有过性行为、处女膜已经破裂的女子称“破璧”，女子第一次过性生活的时机称“初夜”。

男女过性生活，称“床笫、发生关系、房事、肌肤之亲、男女之事、行房、枕席之爱、周公之礼”。

男女发生不正当性关系称“苟合、苟且之事、野合”，已婚男子包养情妇过性生活（多为富有或有权势的男子）称“包二奶”，已婚女子包养男人过性生活（多为富有或有权势的女子）

称"包二爷"。

提供性服务,从中获取收益称"皮肉生意":

(4)人们再见到她时,她已染上毒瘾,操起皮肉生意。(文夕《罂》)

娼妓以出卖肉体为生称"皮肉生涯":

(5)面对金钱与毒品的诱惑,泰勒一次又一次地重操皮肉生涯。(王大卫《扫黄学校》)

在卖淫者与嫖客之间撮合的人称"皮条客":

(6)由他为公安机关做线耳,使得车站上、旅馆前的"皮条客"一个个进入法网。(傅旗平《孙大怪传奇》)

以出卖色相为生的处境、生涯称"风尘"。卖淫这一行称"贱业"。提供性服务以换取钱财称"卖春、卖身、卖笑"。花钱换取性服务称"买春、买笑"。招妓女来陪席称"叫局、叫条子"。妓女接待嫖客称"接客"。

妓女称"春妇、词史",现在称"鸡、野鸡"。妓女群体称"花界"。最红的妓女称"花魁"。歌女、娼妓称"花娘"。妓女在妓院用的名字称"花名"。

妓院称"风月场、花柳场、花门柳户"。最下等的妓院称"花烟间、白房子"。娼家称"花柳人家"。妓院聚集的街市称"花街柳市"。

性主题的书籍称"房中书",增加性欲或强化性生活效果的方术称"房中术",男女性生活用品称"情趣用品",男女性生活场面称"床战",电影或电视剧中的性爱情节称"床上戏"。

演出节目中带有色情的段子称"荤段子"。黄色歌曲、淫歌称"荤歌"。低级下流,多含性爱内容的话称"荤话"。在表演中,为了吸引观众而使用的陈旧、低俗的语言称"荤口"。

3. 排泄器官及功能、行为、场所

人体其他某些部位或器官,尤其是排泄器官及其活动,也是委婉表达的对象。肛门称"谷道、后门、后窍、后阴"。迫切要排泄大小便称"内急"。粪便称"大秽"。厕所称"卫生间、洗手间"。上厕所称"出恭、方便、更衣、解手、如厕"。

(五)相貌不好看,肢体残疾,有生理缺陷等

相貌不好看,以相貌"平常"带过:

(7)媳妇相貌平常,但是性情温厚,待致秋很好,净变法子给他做点好吃的,好让他的"火炉子"烧得旺旺的。(汪曾祺《云致秋行状》)

身有残疾,有不同的委婉说法。身体一部分功能有障碍称"残障"。大脑有缺陷或伤残而导致的智力障碍称"弱智、智障",大脑功能有缺陷的人称"智残人"。唇裂、唇部先天畸形称"缺嘴"。耳聋、听觉失灵称"耳背、耳沉、耳生、失聪、听障、重听",因病变而导致听力减弱称"弱听"。失去视力称"丧明、失明、视障”,一只眼瞎了称“偏盲”。先天体质极度脆弱,无法像正常人一样弹跳、奔跑或运动,一旦受伤,就会血流不止的人称“玻璃人”。

身体过度肥胖或过度消瘦都是不正常状态,表达这种情况必须委婉。身体胖(多指成年人)称“发福、富态”,男子因发胖而形成的向前腆起的腹部称“将军肚”,人消瘦称“清减”。

(六)令人不快、令人恐怖的事物、现象

令人厌恶的、恐怖的对象,一般不愿正面提起,须采用委婉说法。比如:

供大小便用的盆状器皿称“便盆、便器”,桶状器皿称“便桶”。男人夜间或病中卧床小便的用具称“便壶、夜壶”。大便及手纸等污秽之物称“黄白之物”。

内容多色情或暴力血腥,不适合儿童观看的节目称“成人节目”,有色情内容的小说称“三级小说”,私生子称“非婚生子女”。

此外,有暴力、色情、恐怖等内容的影片称“三级片”。内容多色情或暴力血腥的电影称“成人电影”。成年人生活中用到的物品(多为性生活用品),特别是可以增强性欲,提高性生活质量,给性健康带来正面效果的用品称“成人用品”。

说大话,外表雄伟,令人震惊称“牛逼、牛皮”,夸口称“吹牛”。

吸食冰毒的女子称“冰妹”。

令人恐惧、破坏性很大的火称“丙丁”,用火烧掉称“付丙、付丙丁”。

(七)不幸的、不顺利的境遇

一个人身处窘境,遇到困难,常不直言。事情进展不顺利,周折多称“一波三折”。使人出丑、难堪,犯难称“要……好看”。经济拮据,手头没有钱称“不便、不凑手儿、囊中羞涩、手头不便、手头紧”。穷得连饭也吃不上,资金困难,无法正常生产称“揭不开锅”。

意外祸患称“不测”。意想不到地严重受挫称“跌跤”。不小心发生差错或失误称“马失前蹄”。因缺乏经验导致工作失误而付出代价称“交学费”。第二次被拘留或判刑称“二进宫”。看透人生,采取消极避世、无所作为的处世态度称“看破红尘”。

在所负责的督察责任上有疏失称“失察”。策略上、做法上有错误称“失策”。指导不当、引导不当、缺少疏导称“失导”。行事不适当、不恰当称“失当”。行为违反规范称“失范”。失败、输了、打了败仗称“失利”。行事不得当称“失宜”。行为不检点称“失检”。泄露了机密称“失密”。说话、写文章不符合事实称“失实”。没有记下、没有记住称“失记”。

离婚或丧偶称“失婚”。妇女不情愿地与男子发生性关系,失去操守称“失身、失贞”。人堕落或犯了严重错误称“失足”。

(八)羞于出口之事

《论语·里仁》:“子曰:‘君子喻于义,小人喻于利。’”君子不言利,因而把银子称为“白物”:

(8)今日先有十两白物在此,送你开手。([明]冯梦龙《醒世恒言》)

诗文书画作者索取相应报酬,或付给他们报酬,碍于情面,婉称“笔润、笔资、濡润、润笔、润格、润例、润资”。

行为不光明正大,不可告人,有不正当男女关系称“暧昧”。优点缺点共存,或虽有优点但也有缺点称“瑕瑜互见、白璧微瑕”。笔下写错了称“笔误”。

中国人的传统习惯是,请人吃饭由东家付费。但是新的生活方式进入了年轻人的生活,聚餐或其他集体消费,结账时消费者平均分摊,各人付钱是新起的做法,称“AA 制”。

有些负面的情况不愿正面说,而从积极的角度提起。不好的、消极的情绪称“负情绪”。相反的、人们不期望的、不好的效应称“负效应”。增长数为零,即没有增长称“零增长”。减少,下降称“负增长”。利率低于物价上涨幅度称“负利率”。利息为零,不收利息称“零利率”。没有利润,即以成本价格营销称“零利润”。全免息,即不收利息称“零利息”。

违犯法纪的活动,不正派、不正常的行为称“不轨”。超越道德规范称“越轨、越界”。

中药材的名称是汉语使用委婉语的一个特殊领域。有的取材于动物某些部位,有的取材于普通的或有毒植物的根茎叶,有的取材于某种废弃物,为了让用药的人能顺利内服或外用,减少负面的心理作用,甚至让服药人相信药物,产生能治愈的信心,常常取一个响当当的名字。灶心土极为普通,入药,内服或外用,具有温中止血、止呕、止泻的功效,称“伏龙肝”。铁冬青的树皮或根皮入药,内服或外用,具有清热解毒、利湿、止痛的功效,称“救必应”。凝结在尿桶或尿缸中的灰白色薄片或块状物,加工后供内服或外用,称“秋石、人中白”。用甘草末置于竹筒内,在粪坑中浸渍后的制成品,内服,具有清热、凉血、解毒的功效,称“人中黄”。寒号鸟、飞鼠等动物的粪便,内服或外用,具有活血散瘀的功效,称“五灵脂”。

(九)待人接物,处理人际关系,评论是非等

1. 求人办事

利用职权给他人行方便或给予他人某些不应有的利益称“开后门”。通过送礼、说情,或利用各种关系,采用不正当方式办事,以达到某种目的称“走后门”。给有权势的人送礼行贿,以达到自己的目的,就如同给神佛上香,祈求愿望达成,称

“拜佛”。用赠送钱物的方式表达感谢、祝贺之意,或进行行贿(含被迫的意思)称“表示表示”。送礼或贿赂以表示心意,希望办成某种事情称“意思”,送的礼物或贿赂的钱物也称“意思”,象征性地给点钱物称“意思意思”。

求人宽恕或施与恩惠,称“高高手儿”。请人收下礼物称“哂纳”。把自己的著作送给人,请人指正称“哂正”。大胆地说话、办事,还表白自己没有慎重考虑就轻率行事,说“不揣冒昧”。

向对方表示歉意,责备自己礼貌不周称“失敬”。没有亲自迎接(向对方表示歉意)称“失迎”。

2. 拒绝别人

拒绝别人时必须注意说话的分寸。拒绝与比自己地位高的人往来,甚至拒绝与一般人结交,称“不敢高攀”。不认同别人的意见,称“不敢苟同”。觉得某些事物、做法不好,自己不愿说好,说“不敢恭维”。婉言谢绝,显示内心同情但无力帮助,称“爱莫能助”。

3. 评论人和事

不轻易说笑,态度庄重严肃称“不苟言笑”。不讲义气,不顾及情分,称“不够意思”。不顾及情谊称“不够交情”。不肯顾及情分,当面批评指责,称“不给面子”。说话太过直白称“不会拐弯”。不假思索,说出不恰当的话称“口不择言”。不注意场合,说出不该说的话称“口无遮拦”。处理利害相关的事情时向自己一方倾斜,称“胳膊肘朝内拐”。言行举止不合乎应有的礼貌称“失态”。无意说出本不打算说或不该说的话称“失口、失言”。双方由和睦变得不和睦称“失和”。

大大咧咧,不检点,称“不拘小节”。不够好,甚至很不好,称“欠佳”。行事不妥当称“欠妥”。

有不可推卸的责任称“难辞其咎”。隐藏在规则之下,背离正义观念或制度,通过私下交易而支配社会运行的规矩称“潜规则”。没有明说的言外之意称“潜台词”。

(十)相对落后的事物、现象、状态

处于落后地位,称“下游、后进”。跟不上客观形势称“掉队”。

一个国家或地区发展水平低,甚至很落后,称“欠发达”。经济、社会方面发展程度较低的国家称“不发达国家、发展中国家”。经济、社会等发展水平最低的国家,最落后的国家称“最不发达国家”。国际或地区组织中经济发展不够好的国家成员称“发展中成员”。这些都是以积极的、向前看的态度说话。

(十一)外交辞令

外交辞令常使用委婉语,这样用的委婉语比较定形。不愿意进一步说,称“无可奉告”。一国拒绝接受,或要求派遣国召回,或限期令其离开的外交人员,称“不受欢迎的人”。低调同意某种说法称“不提出异议”。人们普遍知道但不便明说的原因称“众所周知的原因、种种原因”。实有所指,但没有明说的某个或某些国家称“有关国家”,例如:

(9)有关国家不要为了谋求“狭隘”和“短期”的国家利益而置全球利益于不顾。(《人民日报》1993年7月)

(10)我们希望有关国家认真记取历史教训,坚持走和平发展道路,以争取亚洲各国和世界人民的谅解与信任。(《人民日报》1995年10月)

三、汉语委婉语形式的构成

委婉语包括表示委婉意义的词,也包括表示委婉意义的短语。委婉语依托于一个民族语言的词汇、语法、修辞,依托于记录语言的文字。所以,不同民族语言的委婉语的构成有共同之处,也有一些不同之处。

(一)专门造词

为委婉意义造词,这是最直截了当的方法。避孕套称“安全套、保险套”。书画作者取得的酬劳称“润笔”。不小心写了错字称“笔误”。战斗中受伤流血称“带彩、带花”。

中药材的取名是典型的例子。人胎盘入药称“紫河车”。雄麻雀粪便晒干入药称“白丁香”。蚯蚓入药称“地龙”。兔子的粪便入药称“望月砂”。枫香树的干燥果实入药,具有祛风通络、利水除湿的功效,称“路路通”。玉米须入药称“龙须”。这样造出的词,掩盖了令人不快的一面。有的命名让人产生联想,增加信心。蝙蝠的干燥粪便,内服或外用,具有清热明目、散血消积的功效,为了突出其明目的功效,取名“夜明砂”。

有些词是成批造出来的。关于男女私情、性事,用“春”造了“春色(色情)、春事(男女欢爱)、春宵(男女共度一夜时光)、春心(两性间相思爱慕的情怀)、春兴(情欲)、春药(刺激性欲的药物)、春意(两性爱恋的情意)、春宫图(描绘男女交合的淫秽图画)”,此外还有“春风、春妇、春话、春情”等。用“性”造了“性关系、性贿赂、性交易、性接触、性解放、性虐待、性侵犯、性骚扰、性生活、性行为”等词。用“艳”造了“艳福、艳情、艳诗、艳史、艳事、艳闻、艳舞、艳星、艳遇、艳照、艳照门”等词。用“野”造了“野合、野模、野偶、野食儿、野鸳鸯”等词。

(二)组成短语

表示委婉意义的短语,通常是相对固定的短语。有的短语出现时间不长,但却是经过推敲的。

出卖色相的女子,过去称“卖淫女”。2010年12月11日公安部治安管理局局长刘绍武在公安部工作会议上表示,“以前叫卖淫女,现在可以叫失足妇女”。于是,“失足妇女”成了卖淫女的特称,比较笼统,减少刺激性。

据报载,对性贿赂存在争议,入罪难,专家建议,扩大传统意义上贿赂标的物范围,用“不正当好处”来定义,这就涵盖了传统的贿赂行为和非物质贿赂(包括性贿赂)。

很多作为委婉语的短语是很早就形成的。比如,用“不”加反义词构成的短语有“不发达国家、不敢高攀、不敢恭维、不敢苟同、不给面子、不苟言笑、不提出异议”等。

用“特殊”构成的短语表达委婉意义。“特殊服务”指性服务。“特殊教育”指以盲人、聋哑人、智障人为施教对象的教育。“特殊群体”指情况特殊、需要给予更多关注的一群人。

用表示上位意义的组合形式代替下位意义,此类形式很多。“生活问题、作风问题、男女关系、夫妻生活”都是义域很宽的短语。“生活问题、作风问题”应该涉及生活或作风的所有方面,生活上遇到困难也是生活问题,官僚主义也是作风问题,但是作为委婉语,这两个短语的意义范围缩小,实际上表示存在“男女关系”问题。“男女关系”也应该涵盖男女之间互相联系、互相往来的所有方面,但作为委婉语,专指性关系,而且是不正当性关系。“夫妻生活”包括夫妻一起生活遇到的各种问题,有日常生活的、彼此相处的等,日常生活也应包括衣食住行、柴米油盐、生儿育女等,而这里专指夫妻过性生活。这类委婉语都是用体现上位意义的短语表达下位意义,偏向于表达不便明说的,或有消极意义的,从而使词语意义专门化。笼统地而不是具体地说,从而达到委婉表达的目的。

有些委婉语把真正意义隐藏起来,让人猜测。“非婚生子女”指的是“私生子”。未结婚就与人发生性关系,导致怀孕生子的女子称“未婚妈妈”。现在还不是时候,需要经历一段时间,称“尚需时日”。要求辞职,不接受任用说“另请高明”。意外发生的不幸事情(多指人死亡)称“山高水低”。不明说或不细说的多种原因含糊地说“种种原因”。所有这些形式都需要经过琢磨才可以找到真实的意义。

(三)对原有词语进行意义的改造,赋予委婉意义

主要有以下几种情况:

1. 增加表示委婉意义的义项

“同志”表示革命队伍中志同道合的人。现在同性恋者互称“同志”;也用于他称,指同性恋者。“同志”的本来意义深入人心,一下子成为另外的意义,使人想不到要这样理解,增加了理解上的曲折性,带上了委婉义。

“下课”本来表示上课时间结束了,现在增加了“辞职或被撤换”的意思,多用于体育运动中教练等被撤换,甚至表示被轰下台,“下课”比“下台”委婉:

(1)如果英格兰队在世界杯预选赛上再有任何闪失,他提

前“下课”在所难免。(《花心的埃里克松》,新华社2004年7月28日)

(2)在昆曲大师表演后穿着短裙上台发言不合适,早该“下课”了。(《被“轰”下台内情:穿短裙发言不合时宜》,《广州日报》2012年11月19日)

赋予特定的意义,中药材的命名是一个典型。“金汁”应该指熔化了的液态金属或熔化了的黄金,但是指取材于人粪便的中药材,则是新的义项。中药材“大将军”就是蜣螂,俗名屎壳郎,内服或外用,具有消炎、止痛、解毒、祛风、杀虫等功效。

很多普普通通的词语用在特定场合,让人回味之后悟出言外之意。青少年缺乏朝气称“少年老成”。缺少应有活力的小孩儿称“小大人”。人呆板,不精明,不善于看情况说话、办事,称“老实”。性格、思想感情等不轻易表现出来,不善言辞,不够活泼,称“内向”。头脑简单,容易轻信,称“天真、太天真”。通过送钱物来笼络上司,拉关系,称“拜佛”。男女有不能明言的关系称“暧昧”。男女私通称“暗度陈仓”。不同意别人的意见,提出自己的看法,称与人“商榷”。委婉地默许这一次不合适的做法称“下不为例”。没有心机,没有防备,头脑简单,称“胸无城府”。

2. 词语组合获得新义,是词义扩大的一种特殊情形。有偷窃行为,说“手不稳、手脚不干净、手脚不稳”。随便花钱,说“手大、手脚大、手松”。经济拮据,手头没有钱,说“手头不便、手头紧、手头不宽裕”。

3. 意义转移,表示委婉意义

有些词的意义发生转移,主要表示委婉意义。例如看手相这种迷信活动所说的“事业线”又称宿命线或命运线,指人掌中一条清晰的垂直线,据说能反映人的生活和事业,现在指女性(主要指女明星)的乳沟:

(3)香港老江湖有一次在参加活动时,盯着身边的靓女深谷幽兰一样的胸口,大声惊呼:“哇,你这条事业线好深啊!”(《“事业线”在哪里?》,《杭州日报》2010年11月2日)

在一些人看来,明星的乳沟确实与其所从事的事业的成败相连。

4. 使用比喻、借代、反语等修辞方式显现委婉意义

“炒鱿鱼”比喻卷铺盖,表示解雇,解除某种合同关系,令其走人:

(4)他是去国贸中心拉琴,晚了人家就炒鱿鱼。(曹鹏《中央乐团的困境》)

又如,“打游击”表示从事没有固定地点的工作或活动,迫使人拿出点钱来用“放血”作比。这些是利用比喻来表达委婉意义。

把监狱说成“铁窗”，是通过借代，表达委婉意义：

(5)乌世保这才磕了三个响头，结束了一年零八个月的铁窗生涯。(邓友梅《烟壶》)

用具有吉祥意义的词语来表示不祥的东西。棺木称“寿材、寿具、寿木、寿器”，装殓死者的衣服称“寿衣”，医院里停放尸体的房间称“太平间”。

(四)简称

相对而言，全称比较明确。要确切理解简称，必须回到它的全称，费一些周折，这一定程度上使真实意义显得不那么直白。

要确定“男同”与男同性恋者、“女同”与女同性恋者之间意义的同一性，需要思索；要确定“吸食冰毒的女子”与“冰妹”所指相同，也需要思索。转个弯才能理解一个形式，使这个形式显得委婉。

“敦睦人伦”体现的是人伦中非常重要的方面，表示夫妻行房事，已经显得隐晦；再简称为“敦伦”，很难直接看出它的意思：

(6)赵轻松照旧以藏密电码的方式将之收藏起来。这之后，夫妻频频敦伦，感情渐渐复苏。(王蒙《短篇小说之谜》)

人死亡，是突然撒手而去，称“溘然长逝”，简称“溘逝、溘然”。“溘然逝世”紧缩为“溘逝”，“溘逝”还比较容易索解，“溘然逝世”减缩为“溘然”，仅留下状语，理解起来就要多拐一些弯：

(7)中国早期工人运动领袖、著名国际职工运动活动家苏兆征，于1929年2月25下午，在上海一家私人医院溘逝，年仅44岁。(《报刊精选》1994年5月)

(8)即使嘴里正念着天花乱坠的喜歌，而他老人家就从此溘然，也毫不打紧，总不能说是被咒死的，难道活到一百零一岁还不算够本吗？(俞平伯《重过西园码头》)

钱被戏谑地称为“孔方兄”，又简称“方兄、孔方、孔兄”，既增加了情趣，又延长了理解的过程：

(9)方兄强似孔家丘。([清]遯庐《童子军·贿谳》)

(10)尝闻兄弟阋墙，每为孔方作祟；戈操同室，常因财产纠纷。(赵树理《三里湾》)

“大龄未婚青年”简称“大龄青年”，省去了全称中最明确、最显眼的“未婚”二字，达到了委婉的目的。

(五)替代

用一个形式去替代要表达的对象，无疑这是一种委婉。

1. 用代词或符号代替

① 最常见的是代词“某”。说到特定的国家、机构、地点、时间、人物、事物、行为等的词语，确有所指而不明说、不具体

说,用“某”做定语:

(11)25 年前,中国的国内生产总值只比南亚某大国多10%,而目前中国的 GDP 已超过这个大国4 倍以上。(周戎、贺斌《南盟应是一个开放的组织》,《光明日报》2014 年 3 月 1 日)

(12)有一次谈到某位作家,大家都颇有微词。(吴组缃《雁冰先生印象记》)

说到具体的人,为了隐晦,用“某”代替姓名中的字:

(13)主攻人按事先确定的审讯方案,先放所谓同案人的交代录音……然后把逼供得来的王某某、在押犯邹某某的揭发材料抛出,最后抛出两份贴着穆宏年轻时穿西装照片的所谓证据确凿的证明材料。(叶茂盛《上海电影界“文革”大冤案》)

(14)调查过程中,警方发现黄某峰、黄某武、郑某、卢某有吸食毒品行为,依法将黄某峰、黄某武、郑某行政拘留。(马思华《公安部核查山东东平多名女生被性侵事件》,《南方都市报》2014 年 7 月 8 日)

有时用“×”代替不明说的字,表示话语片段或姓名,“×”读 mǒu:

(15)本来国家队退场时已有无数塑料汽水瓶掷向他们,这时也有个别狂热分子以为国家队的人已出来答话,便补掷着东西,也不知是谁带的头……以最不堪入耳的呼叫发泄出他们的愤懑:“国家队,×××! 曾雪麟,×××!”(刘心武《5·19 长镜头》)

(16)刘荣富与陈×娟的风流韵事很快被刘荣富的妻子王某知道了。(李文章《父子争“子”出凶案》)

(17)在京连之战中,三万多球迷集体发出的“傻×”声颇为壮观,倒也称得上是工体一道独特的风景。(《京骂飞扬 工体无光》,《足球周报》2005 年 7 月 11 日)

京骂中的“×”是写报道的人引用球迷的话而隐去了那个脏字。

② 表示不便明说的事物、性状或行为,用“那个”代替:

(18)砍他的头还是剁他的那个?砍他的头,我不答应,我还指望他给我撑着陈埠县半拉天呢。剁他的那个,老天爷不答应,老天爷给他安了个那个就是让他那个的,有枪就有子弹,有子弹就有装弹的膛。(徐贵祥《历史的天空》)

(19)假使说,三家村老学究,孤陋寡闻,识见卑下,如此作为,情有可原的话,那么,堂堂的明代前七子之一何景明的类似行径,就未免有点那个了。(郭因《劫余书屋散简》,《读书》1979 年第 6 期)

(20)人们都说,保长不是吃素的,丫环长得这样漂亮,放到谁身边谁也不会不那个的,一定叫保长那个过。(乔典运《香与香》)

③ 缺少某种不明说的性质,未曾做某种不明说的事,称“不那个”:

(21)当然了,有人会说,老曹过去也干过一些不那个的事情,可人无完人嘛。(李佩甫《羊的门》)

(22)可是阿妹却又是个保姆,娶书记的保姆做老婆又有点不太那个……(陆文夫《人之窝》)

④ 对别人称说自己的妻子,用“那口子”代替:

(23)我说,我的那口子在家哪?(老舍《龙须沟》)

⑤ 表示不便明说的动作或状况,用“那样”代替:

(24)一天睡至半夜突然门响了,进来一个人是崔哥,他说回来拿几件衣服,还没等我反应过来,他就那样了……(张琢真《迷失的打工妹》)

⑥ 发生性行为等不能明说的事,说“做那种事情”:

(25)没有一点儿感情就可以做那种事情——你是人,还是野兽?(王海鸰《中国式离婚》)

⑦ 用“谁”代替不明说的人:

(26)指着那个穿花布的女孩告诉我说她喊了反动口号,应该喊“毛主席万岁”的却喊成了谁谁谁万岁。(张贤亮《绿化树》)

(27)那天我来了个美国朋友,那个美国朋友就跟我说:“谁谁谁谁谁这个人不太好”。我说为什么不太好?他说他非让我吃狗肉。(金正昆《金正昆谈礼仪之人际交往法则》)

⑧ 用“什么”代替某个对象:

(28)他告诉我,有一位什么什么局长,通过什么什么关系认识了他,然后便多次主动请他到家中做客,并把自己的两位女儿介绍给他。(梁晓声《京华闻见录》)

2. 用其他词语代替

① 用代号,可以不直说具体对象。比如,鼠疫称“一号病”,霍乱称“二号病”。

② 对极少数的或单个的对象有确指,但不明说出来,用“个别”代替:

(29)有段时间,有个轧钢分厂的转运班风气欠佳,个别同志示意前来提货的客户“烧烧香”。(《人民日报》1994 年第 2 季度)

③ 用“有关”构成的词语代替没有明说的某个或某些对象:

(30)有关国家不要为了谋求“狭隘”和“短期”的国家利益而置全球利益于不顾。(《人民日报》1993 年 7 月)

(31)我们希望有关国家认真记取历史教训,坚持走和平发展道路,以争取亚洲各国和世界人民的谅解与信任。(《人民日报》1995 年 10 月)

(六)换用同音字

有的字表示的对象不能明说,换用同音字表示,暗示要说的意思。如：

厉害，本领大，实力强，称“牛逼”，“逼”是表示雌性生殖器的同音字：

(32)吴建新便指着他骂：“你牛逼什么呀你！你丫不就是个开车的祥子么？你还少在我这儿抖骚，我砸了你那车你信不信？”(王朔《许爷》)

(33)这车啊，比国内那些部长、局长坐那车都牛逼。(曹桂林《北京人在纽约》)

闲扯、胡扯称“扯淡”：

(34)自己做不来忠臣孝子，就怀疑自古以来一切忠臣孝子的事迹都是胡扯淡。(郭因《劫余书屋散简》，《读书》1980年第6期)

“扯淡”本是“扯蛋”(蛋，指睾丸)：

(35)我才不听这裤裆里拉胡琴的扯蛋呢，听他们的还不如听我的。(王朔《一半是火焰，一半是海水》)

男性生殖器称“鸟”：

(36)“现在全国上下反腐败，你就不怕？”“怕个鸟！我这点小意思，检察院还看不上眼呢！”(唐银生《弱女子：敢把书记丈夫拉下马》)

“鸟”发音为 niǎo，但作为委婉说法的“鸟”指什么都心照不宣。“鸟”中古音为“都了切”，声母为端母，今北京、苏州、长沙、南昌、梅县、福州、厦门、广州等地方言，“鸟”字白读声母仍为 d。①

也有为了委婉，为回避同音字而改用另一字的：

生意人讳言 shé(折本)，所以把做成食品的猪舌或牛舌称为“口条”。

中药“元参”，本来称玄参。为避康熙玄烨的字，改“玄”为“元”，称元参，一直沿用至今：

(37)午后又发寒热，口渴引饮，有阳明少阳合病征象。遂以小柴胡汤去半夏，合白虎汤加瓜蒌根、元参，从阳明少阳二经以清解之。(《历代古方验案按》)

(七)缺省

说话、写文章时，把最说不出口的字干脆省去。如说大话、夸口称“吹牛逼”，再说成“吹牛”，连“逼”字也省去。

暗中侵吞经手的财物称“钟徐邱”。这是《百家姓》上的“钟徐邱骆”四字少了末一字(骆，谐“落”)。

旧时骂人称丫鬟所生的、身份低贱卑微的孩子为“丫头养

---

① 北京大学中国语言文学系语言学教研室编《汉语方音字汇》，第193页，文字改革出版社，1989年6月第2版。

的”,发音含混并连音说成“丫挺的、丫庭的”,再省说成“丫的”:

(38)瞧你丫挺的会说人话吗?(陈建功、赵大年《皇城根》)

(39)甚至女孩子也用男孩子的话如“丫庭的”“傻帽儿”等互相逗嘴,而减少乃至废弃了“德性样儿”之类的娇嗔。(王蒙《再话语词》,《读书》1990年第9期)

(40)你信不信,我弄死你丫的!(王海《王海自述:再次挑战京城商家》)

(八)采用外来形式

与本土原有形式相比,外来形式不那么明晰、易懂,所以在一定程度上起到了委婉表达的作用。

聚餐或其他集体消费,结账时平均分摊,各人付钱称“AA制”。“AA”的来源一般认为是英文 acting appointment 的缩写;又有人说是 algebraic average 的缩写,意思是“代数平均”;香港地区把AA作为 all apart 的缩写,意为“全部分开”。

黄色片,内容含有色情或性爱成分的成人影片称“A片”。A的意思是从 adult video 中来的,意思是只适合成人观看的影片。

像草食动物一样温和友善但缺乏激情、缺乏活力的男人称“草食男”。日本女作家深泽真纪2006年创造了这个词语。她观察到日本30岁以下的男性,因在衣食无虞的时代成长,养成了对工作、恋爱与人生都显得被动的态度,看起来像只顾低头吃草、无视身旁景物变化的“草食动物”。

女子穿的由遮蔽面积很小的裤衩和乳罩组成的泳衣称“比基尼”,是英语词 bikini 的音译。

同性之间的恋爱称“断背”。出自李安《断背山》。电影讲述的是两个小伙子之间长达20年的感情纠葛。

时髦、新潮的一代称“吞世代”。美国人马丁·林斯特龙在《人小钱大吞世代》一书中将8岁至14岁的少年称为“tweens(吞世代)”。tweens 是 teens(青少年)和 ween(weenbopper,穿着时髦、迷恋音乐的小孩)的缩写。tweens 穿着时髦,热衷上网沟通、发手机短信,说着全新的语言,爱吃快餐,喜欢名牌,喜爱流行音乐,追求时尚,接受新事物迅捷,渴望与众不同,有自己的主张,消费力超强……

学生卖春称“援交”,这是“援助交际”的简称,源自日本语,最初指少女为获得金钱而答应与男士约会,但不一定伴有性行为。

男女过性生活称“做爱”。该词来自港台,语出英语词 make love。

接吻称“打开司”,源于“打 kiss”。

这些外来形式，对国内多数人来说，都相对生疏，故而在一定范围、一定时间内显得委婉。

（九）引用典故

典故历史悠久，相对生僻，可以延长理解的过程，从而不那么直白。当然，不同的典故委婉效果不一样。有些典故比较常用，有些相对罕用，常用的比罕用的直白。有的人熟悉的典故较多、较深，有的人这方面的储备少一些。使用典故绕着弯说的话，有的人理解较快，有的人理解较慢。理解得快的人并不觉得有多少委婉，对于理解得慢的人而言，委婉的效果则明显一些。

“春秋笔法”是一个典故。《春秋》是鲁国史书，相传为孔子所修。经学家认为他每用一字，必寓褒贬，后世称曲折而意含褒贬的文字为“春秋笔法”。

宋朝的秦桧曾在家中东窗下与妻子密谋杀害岳飞。秦桧死后其妻请方士做法事，方士说他看见秦桧正在阴间受刑，秦桧让他转告妻子：“东窗事发矣。”后阴谋或罪行败露称“东窗事发”。

病了再也不能打柴，因此产生忧愁，婉言病为“采薪之忧”。语出《孟子·公孙丑》：“昔者有王命，有采薪之忧，不能造朝。”朱熹集注：“采薪之忧，言病不能采薪，谦辞也。”后来“采薪之忧”就成了疾病的代称。

古人有姓、名、字、号。女子通常在出嫁前由父母或婆家取字，取字表明已经有了人家。于是，“待字、待字闺中”就表示女子成年待嫁。

此外，“冰人”（媒人）、“程姬之疾”（妇女月经来潮）、“吃醋”（有嫉妒情绪，多指在男女关系方面）、“吃豆腐”（男性骚扰女性，占女子的便宜）、“词史”（妓女）、“戴绿帽子”（丈夫因妻子有外遇而蒙羞）、“翘辫子”（人死亡）、“桑中之约”（男女幽会）、“巫山”（男女情爱场所）、“巫山云雨、巫云楚雨”（男女性行为）、“项庄舞剑，意在沛公”（某种言行只是掩护，实际另有所图）、“醉翁之意不在酒”（别有用心，本意不在此而在别的方面）等委婉语，都有典故。弄清它的出典，才可以真正理解。这些形式使用频率不同，不同人掌握典故的数量和深度不同，会有理解的差异，从而产生不同的委婉效果。

（十）使用古代的、生僻的词语

文言词风格典雅，理解起来没有当代使用频率高的词语来得快，需要绕几个弯，费一番思索，不那么直白，因而具有委婉的效果。

一个人降低官职称“左迁”：

（41）徐守治梓，眠花卧酒，岁修尽废。河工之赀，尽入私囊。而有司以“清慎勤谨”“才情敏练”保举，任未满而左迁矣。

（陈四益《颠倒》,《读书》1995 年第 6 期）

古代以右为上,左为下,“左迁”自然是往下降。“左边的”指下部,即人的外生殖器,也要顺着这个意思来理解:

(42)郓哥道:“我笑你只会扯我,却不咬下他左边的来。”（[明]施耐庵《水浒传》）

此外,时政混乱,社会动荡不安称“板荡”。《诗经·大雅》有《板》《荡》两篇,写当时政治黑暗,人民生活贫苦,后来“板荡”便被用来形容天下大乱,局势动荡不安。衰落、衰败称“式微”。语出《诗经·国风·邶风》:“式微,式微!胡不归?”《诗经》里面的话,字面的意思是,天就要黑了,但可引申,原指王室的衰微,现多指衰落。

上班时查点人数称“点卯”,被点到的人答应称“应卯”,沿用的就是官衙卯时（早晨 5~7 点）点名、应答的官例。

上厕所大小便称“如厕”,“如”表示往、到。使用“如厕”的说法,显得典雅。

火的代称为“丙丁”。古人以天干配五行,丙丁都属火。用火焚毁说成“付丙、付丙丁”。火灾称“回禄”。《左传·昭公十八年》:“郊人助祝史除于国北,禳火于玄冥,回禄。”杜预注:“回禄,火神。”

死亡称“不禄”,即不再继续享受俸禄。

使用文言词语、历史词语,增加了理解的难度,延长了理解的过程,达到了委婉的表达目的。

（十一）带上反问、商量、否定或推测等不确定语气

有的句子显现出委婉意义,主要在于句子的语气,而委婉语气又常常取决于表示特定语气的关键性词语。

1. 反问语气,特别是微弱的反问语气

(43)姐你这是何苦呢?（池莉《你以为你是谁》）

(44)要不殷家那些屋,是怎样做起来的?莫非是用气吹出来的?（陈世旭《将军镇》）

(45)“爸,我们为什么不做点别的什么买卖呢?”她问。宝庆没回答。（老舍《鼓书艺人》）

例(43)“你这是何苦呢?”,直言是没有必要这样做。例(44)“莫非是用气吹出来的?”,直言是不是用气吹出来的。例(45)“我们为什么不做点别的什么买卖呢?”,直言是我们应该做点别的买卖。这是用反问曲折地表示正面的意思。反问,一般认为是语气加重。不过,无论是语气加重还是减轻,都没有直言。语气轻重与直言、婉转不是一回事。

“何乐而不为、何足挂齿、谈何容易”也都有委婉意义:

(46)只要晓以大义,定能同仇敌忾,协力奋战。打胜此战,即为我中华民族争气,更为长官所辖军队扬名,何乐而不为呢?（王先金《抗日风云》）

(47)红娘子不过一绳妓贱妇耳,纵然凌迟处死,何足挂齿!(姚雪垠《李自成》)

(48)做干部工作的人,必须公正无私,刚直不阿,不欺下,不畏上,不怕得罪人。而做到这些,谈何容易!(项小米《彭门女将》)

“怎么”用于反问,婉言不能采用这样的方式:

(49)你那么苦,我怎么能接受你的礼物。(余华《在细雨中呼喊》)

“为什么”用于反问,表示婉转的肯定:

(50)老爸教育我当屠夫,我为什么偏偏要改行当大夫行医呢?(陆步轩《屠夫看世界》)

除此之外,像“何必、何曾、何尝、何妨、何伤、何消、何须、何止”等也都可以在一定语境之下造成微弱的反问语气。

2. 用肯定形式的关键词,暗含否定语气

“据说”所表达的内容,都不是亲眼所见、亲耳所听,特意说明消息来源为“据说”,暗示所说的并不一定为实,甚至说话人已经婉转地表示了不相信的意思:

(51)日本有“又想吃河豚又怕送性命”之说,一旦中毒,据说可以用人粪解之。(李长声《厕所考现学》,《读书》1992年第8期)

(52)江苏如皋县妇女在元宵夜拾得桥边的砖石回家,据说可以得子。(阴法鲁、许树安《中国古代文化史》)

“所谓”指出这是别人所说的,有时对所引用的说法委婉地表示否定:

(53)长期以来,美国每年都要发表所谓“国别人权报告”,对世界上190多个国家和地区的人权状况进行全面指责。(《肆意屠杀和虐待:美国人权报告史无前例的伪善》,新华社2004年5月18日)

3. 用不确定的口气,委婉地表示“并非某种情况”的意思

“未必”指不一定,婉转地表示否定,表示不是(某种情况):

(54)披着长头发的,未必就真是艺术家;反过来说,秃顶无发的人,当然未必是学者或思想家,寸草也不生的头脑,你想还会产生什么旁的东西?(钱钟书《写在人生边上》)

“未便”指不便,婉转地表示不便(怎么做):

(55)尽管她不喜欢李空山的本人,可是科长太太与金钱,势力,到底还是未便拒绝的。(老舍《四世同堂》)

“未尝”指不一定(不是),婉转地表示应该是(某种情况):

(56)李斗的《扬州画舫录》,未尝不使人有“目迷五色”、眼花缭乱之感。(王春瑜《说〈卖油郎〉》,《读书》1983年第11期)

“未免”指免不了,婉转地表示确实是(某种情况):

(57)窗是一块块的板,要开就得卸去,不卸就得关上。通常两旁各开一扇,所以坐在舱里那种气味未免有点儿难受。(叶圣陶《三种船》)

“未始”指不一定(不是),婉转地表示应该是(某种情况):

(58)鲁迅之所以始终前进,一直在时代的前头,也未始不是得到朋友的帮助。(萧艾《关于王国维的功过》,《读书》1981年第8期)

“无妨”指没有什么妨碍,婉言应该(这样做):

(59)对象不同了,则又换上另一副英雄面具:叱咤,怒骂,为了助一助声势,无妨大拍几下桌子,然后方方正正的落坐在沙发上,带一点余愠,鉴赏部属们那份觳觫的可怜相。(臧克家《官》)

“无非”指不外乎,说到底还是(某种情况):

(60)这么多年我替她按摩,收她八折,忙不迭巴结她,无非想请她好好关照我。(梁凤仪《金融大风暴》)

“无怪”指没有什么值得奇怪的,(某种情况)很正常、很好理解:

(61)无怪鸿渐老觉得班上的学生不把听讲当作一会事。(钱钟书《围城》)

4. 用推测口气表达比较肯定的意见

“想必”以不十分确定的语气推测,婉言就是(某种情况):

(62)那个人想必也是什么科长,所以惨笑了一下。(老舍《四世同堂》)

“想见”表示可以想象得到,婉转地表示较为肯定的推测:

(63)在国外似乎遍地涌流的金钱面前,拳头里只攥着一把指甲的人的心情之复杂不难想见。(何怀宏《中国、世界与我们自己》,《读书》1989年第1期)

“莫非”表示揣测,婉言可能是(某种情况):

(64)莫非他有什么冤情,要我替他伸冤报仇么?(姚雪垠《李自成》)

“怕是”指对某种情况进行推测、猜想(是某种情况),婉言就是(某种情况):

(65)李苦禅当时焦虑不安,低声叮嘱齐家子弟:“这些日子可要多多留意,老师怕是要准备后事了……”不久,画坛一代宗师齐白石寿终正寝,是年为公元1957年。(李燕《李苦禅与恩师齐白石》)

5. 用商量的或期待的口气表达自己的肯定意见

“怎么样”用于提问,征询意见,婉言应该如何做:

(66)我们先不画画了,找个地方聊聊怎么样?(卞庆奎《中国北漂艺人生存实录》)

“有待”表示需要等待(改变),婉言现在还不行:

(67)我们现在的通俗文学水平有待提高……(邓友梅《无事忙杂记》)

(68)尚有许多技术问题有待解决。(朱嘉明、黄江南《书摘〈最后的资源〉》,《读书》1984年第6期)

四、委婉语的效能

按照词典的解释,“委婉”就是“(言辞、声音等)婉转”,而“婉转”就是“(说话)温和而曲折(但是不失本意)”。(《现代汉语词典》第7版)委婉语是相对于直言形式说的。委婉语与其直言形式表示共同的本意。实际上,说话人和听话人在使用委婉语时,对它的本意保持着与直言形式相同的理解。本意只有一个,直言形式也只有一个,而委婉语却可能不止一个。直言形式表义客观、准确,更具有科学性,没有感情色彩。与委婉语相比,直言形式太过直白,显得粗糙、不雅,反而蒙上了消极的色彩。当然,真正不雅的是词语表达的对象。进一步说,即使那些被认为不雅的对象,其实也并没有什么不雅之处。举例说,排泄器官和排泄行为,与人体其他器官(比如呼吸器官、消化器官)及其功能同样是人体必需的,同样重要,作为人维持生命活动的重要器官,并没有差别。科学地讨论起来,比如解剖学、生理卫生上讨论起来都用直白形式。之所以要用委婉语,只是在某些领域里对某些不便直言的对象,用科学的说法反而显得不雅,令人不快。区分出雅与不雅,是一种文化现象。就语言使用者来说,一个词语,直言指什么,相应的委婉说法指什么,都心知肚明。听话人必须在委婉语、直言形式及其所指之间建立联系,才能使交际顺利进行。委婉语是一种回避。用L. R. 帕默尔的话说,是“人的假正经”①。说话人和听话人维系着这种默契,保持着心领神会,不要“捅破窗户纸”。委婉语和直言形式都是围绕着本意的,相互交际的人要在委婉语与本意之间建立联系,否则交际无法进行。但是,正是这种“假正经”,这种心照不宣,这种回避直言形式而保持着共同理解的约定,维系着社会的文明,显示了说话人的教养。

委婉是一种文化现象,东西方都有委婉说法。L. R. 帕默尔是这样描述西方语言里的一些委婉说法的:

还有某些衣服,在讲究礼貌的社交中也最好不提。旧词smock(女衬衣)被shift(本义为替换)所代替,shift又被chemise(衬衣)所替代。但这个词也已经用坏了,特别是据此造出一个粗俗的单数形式shimmy之后。今天我们通常说成lingerie。

---

① L. R. 帕默尔《语言学概论》(李荣等译)第80页,商务印书馆,1983年第1版。

说到人的腿，奥地利人宁愿说“脚”(füsse)也不说“腿”(beine)。

在美国，认为提到鸡的胸部是不雅的，把它说成委婉语“白肉”。

我们宁愿说 stout(壮实)而不说 fat(肥胖)，虽然 stout 这个词本意只是“强壮”。

生病，在德语里 siech(有病)这个词也已被委婉的 krank 所代替，后者本义为“瘦，弱”。

长相，我们宁可说一个丑姑娘长得 plain(平常)或 homely(朴素)。

出于害羞、保密或诙谐的考虑，人们避免直来直去的说法，而用相似的词语来暗示。

委婉语具有时效性。L. R. 帕默尔说：“婉辞通常只是暂时见效，因为使人厌恶或不愉快的是事物或概念本身，所以婉辞很快就会变质，而不断被后起的说法所取代。这就是导致词的意义贬义化的原因。”

一个刚出现的委婉说法，令人花费时间琢磨，委婉效果较好。用久了，本意与表达形式之间的联系就像直白形式一样直接，委婉的效果就降低了。于是，新的委婉说法代之而起。帕默尔举例说，厕所是一个典型。“在英语中，很快就会无法找到厕所的一个可以接受的说法了。我们曾分别称之为 privy(本义是密室)，closet(本义是小间)，lavatory(本义是洗手的地方)，cloak-room(原指公共场所的衣物寄存处)。现在我们甚至连 cloak-room 也不能说了。”

尽管如此，与直白形式相比，委婉语终究还是委婉语。委婉是相对的。“吃醋”指什么尽人皆知，但是它仍然是委婉说法。“拉屎”是直白的说法，“大便、大恭、大秽、大解”是相应的委婉词语。随着时间推移，“大便”等的所指已经非常直白。不过比较起“拉屎”来，“大便”仍然是相对委婉的说法。说“拉屎”，总比说“大便”来得直露、粗鲁。

一个本意，除了直言形式之外，可以有多个委婉说法。一个新起的委婉语完全取代早先的委婉语，这种情况不是很多。同一个本意的多个委婉语，并不是简单雷同的，而是表意上存在着或大或小的差别，适用于不同的场合。这是委婉语细腻化的结果。

委婉语的生命力在于所指不甚明白，靠听话人或读者发挥想象去理解。不过，尽管原来的委婉词语后来所指尽人皆知，总还在一定程度上保留着委婉意义。

五、委婉语的理解和运用

委婉语与其他词语一样，具有专门意义，不是构成成分意义的简单相加。比如,“动手脚”与“动手动脚”都是“手脚”与“动”构成的,但是意义不同。“动手脚”表示“暗中从事某种活动,多指舞弊活动”,“动手动脚”则表示“举止轻浮,戏弄挑逗异性”:

(1)胡雪岩对汪惟贤说:“这还在其次;更要防他在电报上动手脚,弄些伪消息、伪行情过来,一相信了它,岂不大上其当。”(高阳《红顶商人胡雪岩》)

(2)有一天,几个纨绔子弟挤在她家门口,跟她动手动脚,调笑逗嘴。(刘绍棠《狼烟》)

不能根据对“动手脚”的理解,推知“动手动脚”的意义。

用“白”构成的委婉语,“白物”指银子,“白色收入”指正当收益,“白发浪潮”则指人口老龄化。

(3)今日先有十两白物在此,送你开手。([明]冯梦龙《醒世恒言》)

(4)五色钱当中,白色收入指正常的工资、福利等合法收入。(《中国人收入可分五种“颜色”,户口是背后推手?》,《北京晚报》2010年7月27日)

(5)中国正在考虑延长职工的法定退休年龄以应对“白发浪潮”。(《延长退休年龄是中国应对人口老龄化的选择之一》,新华网2004年9月16日)

“白礼”表示给丧家送的礼金、奠仪;“白色消费”表示操办丧事的消费;“白事”表示丧事,因亲人需披麻戴孝,且装饰多用白布,故称;“白喜”表示高寿老人去世,意谓人活到这个年纪,已尽天年。

委婉语的意义往往意在言外,要注意琢磨。“城府”常指人的心机,“城府很深”不好,“胸无城府”指直率:

(6)耀邦是一个富于感情的真诚的人(甚至可以说,是一个不失天真的人,他胸无城府,总是以善心待人)。(李锐《澎湃心潮无尽头》,《读书》1996年第3期)

但作为委婉语,则可能婉言头脑简单了:

(7)自己年轻时……不谙世事,胸无城府,办事情只凭血气之勇,常常摔跟斗……(吕雷《火红的云霞》)

有些委婉语则要按社会心理来理解。“调价”字面意义是调整价格,“议价”是买卖双方商议价格。按字面意义是可以比平价高,也可以比平价低。可是按一般理解,这两个委婉语却是提高价格的意思:

(8)调价应先从对人民生活和财政收入影响最小的方面入手。(唐宗焜《坚持从生产力出发研究、解决经济问题》,《读书》1981年第1期)

(9)若按规定,余粮必须以每斤三角五分的限价卖给粮食部门,只能得三百五十元,农民余粮卖议价可多收入二百元。

（陈桂棣、春桃《中国农民调查》）

有的委婉语字面上没有确指，但是在一定语境之下，实际的意义是明确的。“出事儿了”专指出了不好的事情，“做那种事情”专指发生性行为：

（10）这个自称是因为住房不公而气胖了的人，为了无偿而得到更多的住房，正在大造舆论，弄得连前远巷的人都知道我们这帮人出事儿了，将有大祸临头！（陆文夫《人之窝》）

（11）没有一点儿感情就可以做那种事情——你是人，还是野兽？（王海鸰《中国式离婚》）

此外，“有背景”表示背后有靠山，有倚仗的力量；“有好戏看”表示很快就可以看到难堪的场面、难以对付的事情；“有文章”表示有暗含的意思或复杂的情况；“众所周知的原因”表示人们普遍知道但不便明说的原因；“暴露”表示女性过分裸露身体；“聪明一世糊涂一时”指一时不慎做错了事；“先小人后君子”表示把狠话、不好听的话先说在前头；“成人用品”表示成年人生活中用到的物品，多为性生活用品，可以增强性欲，提高性生活质量；“开房间”表示为发生性行为而住进宾馆的房间。

委婉语古已有之。在今天更应提倡在一定场合使用委婉语。这是一个说话人有教养的表现，是社会公德和社会责任的表现，也是一个社会成员品位较高的表现。

该委婉时而用直白，是特殊表达的需要。比如说到男性生殖器，不得已一般也只用“鸟”；直说那个字，是用在反派人物身上。① 自从“屌丝”的说法出现后，这一字便堂而皇之地出现在公众场合、大小报纸上，这是为了嘲讽，为了说话刺激，是一种噱头，不过也显得不雅和粗俗。“房事”本是委婉语，指夫妻过性生活。一度网上炒作所谓明星为买房的事闹心，于是出现了“揭秘因‘房事’不爽闹上法庭的明星们”这样的标题，故意借委婉语搞得似是而非，提高点击率。② 这并不能说是文雅的表现。

一个民族如果不用委婉语，而一律直说，那是不堪想象的。

出于这样的考虑，我们编写这本小词典，希望社会正确使用委婉语。

朱景松

2017年4月20日

---

① 老舍《茶馆》第二幕写大兵对巡警、对王利发说话，总共四句，一口一个“屌！”。这是显示大兵的流气、匪气和粗野。

② 《揭秘因“房事”不爽闹上法庭的明星们：到底是因为钱》，《财富生活》2014年3月21日。

凡 例

一 立目

本词典收表示委婉意义的汉语词语约 2000 条。以现在使用的委婉语为主,兼收部分明清时期使用、现在在一定场合还会用到的委婉语。

委婉语一般为单个的词。有的词重叠以后带上委婉意义的,收录词的重叠形式,比如“表示表示”。也有部分是相对固定的短语形式,比如“不容乐观”。

词条一般用汉字记录。少量词条兼用外文字母和汉字表示,如“A 片”“AA 制”。

词条中汉字的写法,遵照《通用规范汉字表》。

词条放在方头括号内,如:【**安眠**】……人死亡(安葬在某地)。

二 注音

条目之后,用汉语拼音字母注音。委婉语条目为词的,连写,如“百年”拼为 bǎinián。条目为短语的,词与词之间空一个字母的位置,如“闭上了眼睛”,拼为 bì shàng·le yǎnjīng;“采薪之忧”,拼为 cǎi xīn zhī yōu。轻声音节的拼式前加中圆点,如“打点”,拼为 dǎ·dian。词中间可以插入其他成分的,加双斜线,如“吃醋”,拼为 chī//cù。

四字成语,如果结构上可以分为两个双音节的,中间加连接号。如“暗度陈仓”,拼成 àndù-chéncāng;不能分为两个双音节的,全部连写,如“爱莫能助”,拼成 àimònéngzhù。

兼用外文字母和汉字的,只给汉字注音。如“A 片”,标注为 Apiàn。

三 释义

释义着重说明委婉意义所在。如“背”的释义是:【**背**】bèi 耳聋,听觉失灵。

一个委婉语表示的意义如果比较复杂,不同意思之间有明显差异的,分为几个义项,用带圈的汉字序号表示顺序。如“出彩”是旧时戏剧表演用语,指杀伤时,涂红色作流血状,婉言出血、流血;也表示出丑。故分成两个义项:

【**出彩**】chūcǎi ㊀旧时戏剧表演用语,指杀伤时,涂红色作流血状,婉言出血、流血……㊁出丑……

有的委婉语表示的几个意义联系密切,但语法功能有差别,也分为不同义项。如“花心”表示对爱情不专一,见异思迁;又表示对爱情不专一的心思。分两个义项,前一义项是动

词,后一义项是名词:

【花心】huāxīn　㊀对爱情不专一,见异思迁……㊁对爱情不专一的心思……

有的委婉语用法比较复杂,按用法描写可以表述清楚,也分为几个义项。如,“某”分为两个义项,一个义项为“作定语,修饰表示国家、机构、时间、地点、人物、事物、行为等的词语,确有所指而不明说”,另一个义项为“代替人名中不明说的字”。

【某】mǒu　㊀作定语,修饰表示国家、机构、时间、地点、人物、事物、行为等的词语,确有所指而不明说……㊁代替人名中不明说的字……

四　举例

每解释一个委婉语条目,或一个条目的一个义项,都提供用例。一般举一到两个例子。用法比较复杂的,酌情多举。几个例句之间用小竖线分隔。

用例注重规范。优先引用名家名作,引用档次高的出版物。有些委婉语的意义和用法出现不久,多在媒体上使用的,则尽量引用档次高的报纸、杂志。

从用例来源说,尽量引用当代或现代汉语原作里的用例。明清时期就已经使用的,适当引用清代用例,清代用例不够的,再引用明代用例。汉语原作用例不够的,引用汉译的外国作品里的用例。

在一个义项之下,现代用例仅见,不得不引用古代用例的,排列顺序是现代用例在先,清代或明代用例居后;引用明清用例的,清代用例在先,明代用例在后。

委婉语的意义常常需要通过整个句子来体现。有的例句比较长,为节省篇幅,凡删略部分词语而能保留句子意义的,尽量删略,用省略号表示删略了的词语。如果删略以后句子意义不完整,特别是委婉语意义不能准确显现的,保留原来的句子。

用例注明出处。引自明代、清代的用例标注朝代,注明作者姓名和篇名。引自1912年以后的文献的,注明作者姓名和书名、篇名。引自报纸的用例,一般注明作者姓名和篇名,还注明报刊名称、出版时间或期号。引自翻译作品的,标注原著者国籍及作者名,以及汉译者姓名。

本词典是为贯彻《中华人民共和国国家通用语言文字法》而编写的,必须严格遵循语言文字规范标准。在引用例证时,所用词语(包括汉字书写和标点符号)与当今规范标准不一致的,都进行必要的调整。

例句用带方头括号的“例”表示。比如:

【表示表示】biǎoshì biǎoshì 用赠送钱物的方式表达感谢、祝贺之意等,婉指行贿(含被迫的意思)。【例】他不管陈奂生

有多红,横竖还是他手下的社员,犟不到哪里去。一再放出话来,要陈奂生表示表示。陈奂生心里虽然不满,也只得请了他一次客,才算安稳。(高晓声《陈奂生包产》)|他先找了县委书记王华欣,王华欣说:“这个事嘛,你最好给呼县长打个招呼……”“范骡子”试探说:“我是不是得表示表示?”(李佩甫《羊的门》)

五 说明

有的条目最后适当加以说明,用带方头括号的“说明”表示。主要有以下几种情况。

(一)解释委婉语中难懂的字词

比如:

【大数】……**【说明】**数:天命。

【待字】……**【说明】**古人有姓、名、字、号。女子通常在出嫁前由父母或婆家取字,取字表明已经有了人家。

【登东】……**【说明】**旧时建筑,厕所多置于东侧,故厕所又称为东圊,简称东。

(二)解释典故,指明委婉意义所在

比如:

【出恭】……**【说明】**从元代起,科举考场中设有“出恭”“入敬”牌,取“出则恭,入则敬”之意。士子入厕须先领此牌。因此俗称入厕为出恭。旧时私塾仿此例,学生出教室大小便,每次限一人。门上挂一木牌,一面写“恭”,一面写“敬”。一人出去,牌子翻成“恭”。后以“出恭”指大小便。

(三)解释委婉语的来源

比如:

【AA制】……**【说明】**AA来源说法不一,一般说是英文acting appointment的缩写;又说是algebraic average的缩写,意思是“代数平均”;香港地区把AA作为all apart的缩写,意为“全部分开”。

【打开司】……**【说明】**外来词,源于“打kiss”。

(四)补充意义

比如:

【背弃】……**【说明】**多表示尊者死亡。

【报销】……**【说明】**多含诙谐意。

【兵解】……**【说明】**道教用语。

【斗胆】……**【说明】**谦辞,说自己的言行。

【何必】……**【说明】**用反问的语气表达,如同直言“不必”,是使句子具有委婉意义的关键词。

【何尝】……**【说明】**……“何尝”表示反问,婉转地表示肯定或否定。“何尝”后面为否定形式时,全句表示肯定;后面为肯定形式时,全句表示否定。

（五）对词条的形式作补充说明

比如：

【荣誉军人】……**【说明】**简称“荣军”。

【血余】……**【说明】**又称“血余炭”。

【吹牛】……**【说明】**“吹牛”直白的说法是“吹牛×”，“×”代替母牛的生殖器。用同音字代替，写成“吹牛逼”，进而说成“吹牛皮”，省去末一字，成“吹牛”。

（六）交代委婉语用法的特殊之处

比如：

【斗胆】……**【说明】**谦辞，说自己的言行。

【微词】……**【说明】**常说成“颇有微词”。

【不怎么样】……**【说明】**多作谓语、补语，或单说。

【不提出异议】……**【说明】**多用于外交场合。

（七）交代互见、参见或相关的条目

比如：

【爆粗口】……**【说明】**见“粗口”。

【粗口】……**【说明】**见“爆粗口”。

【拜倒在石榴裙下】……**【说明】**见“石榴裙”。

【笔润】……**【说明】**相近的还有“笔资”“濡润”“润笔”“润格”“润例”“润资”。

“醋罐子、醋劲儿、醋坛子、醋心、醋意”各条都与“吃醋”有关联，这些条目最后均有“说明”：

【说明】见“吃醋”。

这样就把意义相关的委婉语串联起来了。

词目首字音序索引

词目笔画索引

六画

〔一〕

九画

十一画

〔一〕

十六画

十七画

十八画

十九画

二十画

二十一画

二十二画

A

【阿芙蓉癖】āfúróngpǐ　吸食鸦片的瘾。【例】她是一个和父亲一样有着阿芙蓉癖的女人。(任茹文《美丽与苍凉》)|爱情就像阿芙蓉癖,它可以让你腾云驾雾进入西方极乐世界,但最后也可以让你死得很狼狈。(马昭雯《有谁见过阿芙蓉》,《流星语》2007年第1期)【说明】阿芙蓉,即鸦片,阿拉伯语 afyūm 的音译。

【爱莫能助】àimònéngzhù　内心同情,但无力帮助,婉言谢绝。【例】李先生要是——什么呢,那我可也就爱莫能助了!(老舍《铁牛和病鸭》)|一句话封了口子,没有回旋的余地,那么,哪里来仍回哪里去,我亦爱莫能助。(陆步轩《屠夫看世界》)

【爱情走私】àiqíng zǒusī　婚外恋,偷偷摸摸地在暗地里进行,以逃避配偶和其他人的目光,极像走私分子。【例】的确,爱情走私所带来的伤害可能是世间最难忍受的苦痛。(张芹《爱情因何"走私"?》,《健康生活》2003年第11期)

【爱惜羽毛】àixī yǔmáo　像鸟兽爱惜身上羽毛那样珍惜自己的声誉,婉言过于珍惜自己的声誉。【例】他知道自己的挣钱的本领并不大。他的爱惜羽毛不许他见钱就抓。(老舍《四世同堂》)|她竟为区区教会的几个钱,出卖自己的理想和人格,这样不知爱惜羽毛的人,世间也算少有吧。(苏雪林《棘心》)

【暧昧】àimèi　(行为)不光明正大,不可告人,有不正当男女关系。【例】一切调情、偷情,在本人无不自以为缠绵浪漫、大胆风流,而到局外人嘴里不过又是一个暧昧、滑稽的话柄,只照例博得狎亵的一笑。(钱钟书《猫》)|令读者困惑的秦可卿和贾珍之间的暧昧关系,到底是怎么回事?(刘心武《秦可卿原型大揭秘》)

【AA制】AA zhì　聚餐或其他集体消费,结账时平均分摊,各自付钱。【例】固然他们是AA制,但是夫妻间的AA制哪里能分得那么清呢?(王海鸰《新结婚时代》)|中午我们去野餐,所有食物、饮料实行AA制,各开各的车。(柳建伟《突出重围》)【说明】AA来源说法不一,一般说是英文 acting appointment 的缩写;又说是 algebraic average 的缩写,意思是"代数平均";香港地区把AA作为 all apart 的缩写,意为"全部分开"。

【A片】A piàn　黄色片,内容含有色情或性爱成分的成人影片。【例】没想到电影上

映后却是劣评如潮，纽约更仅有一家戏院上映，而林赛·罗韩的演出还被轰，宛如A片。(《林赛新作票房差，露点照外流，被批像A片》，《中国日报》2013年8月5日)|正前方等接生的陈德烈还要紧盯她下体，气氛非常尴尬，她说："喊叫也不能乱叫，否则听起来怪怪的，还真的一度觉得自己很像在拍A片。"(《台女星拍生产戏，男星扮医生紧盯下体：感觉像在拍A片》，《重庆晚报》2012年3月1日)【说明】A从adult video来，成年影片，只适合成人观看的影片。

【安眠】ānmián　人死亡(安葬在某地)。【例】她终于静静地安眠，在他常常去散步的那个地方。(周珏良《读查译本〈唐璜〉》，《读书》1981年第6期)|我心目中，确实觉得这尊雕像若奉献给安眠于这座庙堂中的文艺复兴英雄——既包括米氏，也有马基雅维里和伽利略，实在非常合适。(朱龙华《人的颂歌与权的强调》，《读书》1985年第11期)

【安全套】ānquántào　避孕套。【例】安全套发明之初，曾被英王查理二世誉为"愉快的发明"。(《近六成人房事用错安全套》，《扬子晚报》2013年6月18日)|安全套正日渐卸下沉重的"原罪"，以维护公共卫生、保障公民生命健康权益的新面目示人。(羽翔《安全套没有"原罪"!》，《齐鲁晚报》2007年2月5日)【说明】使用避孕套可以避免怀孕，防止艾滋病、性病的传染，故称。见"保险套"。

【安卧】ānwò　人死亡，遗体停放或安葬(在某地)。【例】一位为人类健康而辛勤耕耘的医学一级教授在走完了93年人生历程后，静静地安卧在鲜花丛中。(李浩明《小保姆与老教授之恋》)|这一堆堆石块，并不是你们真正的坟茔，你们至今仍安卧在山上的冰雪岩石之中。(张建《雪山与人的对话》)

【安息】ānxī　安静地休息；面对死者，表示悼念，愿死者安宁。【例】再见吧，大哥，安息吧，等抗战胜利，我把您送回老家，跟先人葬在一起。(老舍《鼓书艺人》)|残月照着你的墓碑，湖水环绕着你的坟，我爱，这是我的梦，也是你的梦，安息吧，敬爱的灵魂！(石评梅《墓畔哀歌》)

【按摩小姐】ànmó xiǎojiě　为人提供按摩服务的女性，提供性服务的年轻女性。【例】曹某……在接受小姐按摩服务后，双方因为价格问题发生争议，曹某拿出随身携带的一把裁纸刀将按摩小姐颈部划伤。(孙慧丽《18岁生日去按摩　起了纠纷伤小姐》，《法制晚报》2006年4月24日)|小丁和小月一见面，双方都傻眼了……原来，小丁年轻时经常出差，经常光顾南方某城市的一家洗

浴中心，而小月是这家洗浴中心的按摩小姐。（宋宇、贾晓宁《按摩小姐转行后相亲遇到昔日客人》，《扬子晚报》2013年2月21日）

【暗度陈仓】àndù-chéncāng 男女私通。**【例】**他跟那个女人暗度陈仓那么久了，他隐瞒她那么久了，他背叛她那么久了，怎么可以原谅呢？（黄治康《准备好了再分手》，《洛阳晚报》2013年7月16日）|我按下了接听键，经过一番交谈，我才知道一男在与我离婚之前，就与阿芳暗度陈仓了。（云舒口述，浅浅记录整理《破镜重圆，原来只是我的一厢情愿》，《彭城晚报》2012年1月13日）

【暗疾】ànjí 说不出口的疾病，如性病等。**【例】**看上去挺漂亮，谁知道她有没有暗疾，狐臭滴虫之类的，有的人就是金玉其外，败絮其中！（王朔《痴人》）|比如得有暗疾的人，有一时期“目如秋水”，而其实病菌正侵入其血管，攻击其体肤。（徐梵澄《“超人”论衍》）

【暗门子】ànmén·zi 暗娼，娼家。**【例】**她气得直嚷，顿着脚说：“女人都是苦命。大姑娘也罢，暗门子也罢，都捞不着便宜。”（老舍《鼓书艺人》）|王六老板不断给赵明福甜头吃，请他到饭棚吃饭，酒馆喝酒，逛破墙头的暗门子，赵明福害怕出头露面有危险，就暗中加入了王六老板粮行的股。（刘绍棠《运河的桨声》）

B

【八卦】bāguà ㈠荒诞低俗、没有根据的消息、传闻，通常是明星或名人的隐私、绯闻。**【例】**除了拿名人产子作噱头，对“名人八卦”的炒作之风并不少见。（詹勇《“名人八卦”当休矣》，《人民日报》2013年9月3日）|其实何止是对影视作品、八卦秀场，恐怕对很多人与事，都看开了，看淡了，丧失了童年时代的热情。（宁财神、李亚平《武林宝典》）㈡相信、传播甚至制作荒诞低俗的消息。**【例】**后来泓菲悄悄对方佩说潦潦是因为养不出孩子才变得这么八卦的。（张欣《岁月无敌》）|男人八卦起来未必会比女人差，女人的八卦是明着来的，男人的八卦都是暗地里进行。（《男人也八卦》，《扬州晚报》2010年11月19日）**【说明】**八卦，《周易》中的八种基本符号。

【八卦刊物】bāguà kānwù 以刊登娱乐明星等的非正式的消息或新闻为主的刊物。**【例】**在那个人们还坚信“不是事实就不能印出

来”的年代,《探询者》早已先行一步,成了臭名昭著的八卦刊物。(李伟、戈旋《裸照事件　八卦拳　狗仔队》,《三联生活周刊》2002年11月13日)|有人说,如果将香港的八卦刊物比喻成一个个声名狼藉的长舌妇,那么《壹本便利》则是名声最臭的一个。(《狗仔之王——一本八卦杂志的15年生存》,《晚报文萃》2007年第15期)

【八卦新闻】bāguà xīnwén　有关娱乐明星等的非正式的消息或新闻。**【例】**如今的孙悦俨然已经从体育明星转而成为娱乐新闻的宠儿,震得“八卦新闻界”群情激昂,趋之若鹜。(唐舸《孙悦“车震”八卦过度》,《新闻晚报》2009年9月4日)|谈起“八卦新闻”,人们自然就会想到娱乐圈。(《刘邦靠炮制“八卦新闻”起家》,《新快报》2012年8月15日)

【八卦杂志】bāguà zázhì　以刊登娱乐明星等的非正式的消息或新闻为主的杂志。**【例】**谈到八卦杂志的“破坏力”,谭耀文直言自己其实也曾受过伤害。(王琼《谭耀文忙赚奶粉钱　直言曾受过八卦杂志伤害》,《重庆晚报》2011年4月3日)|美国时尚八卦杂志《IN TOUCH》周刊与《名利场》以美国两党总统候选人为素材,通过冒牌杂志封面进行相互攻击。(《美国著名八卦杂志互斗》,《羊城晚报》2008年11月4日)

【笆篱子】bālí·zi　监狱。**【例】**大前年,他躲劳工,藏在松木林子里,韩老六告了状,他被抓去蹲了三个月笆篱子,完了送到进寿当劳工。(周立波《暴风骤雨》)|一名贪官竟然把自己送进笆篱子,实属罕见,令人惊奇。(毕文章《贪官这样把自己送进笆篱子》,正义网2007年3月9日)**【说明】**方言词。

【拔出萝卜带出泥】bá chū luó·bo dài chū ní　查处犯罪嫌疑人或犯错误人员的问题时,连带着发现其他有牵连的人。**【例】**当恶性事故发生时,关键是要有将事故原因调查到底的决心,有不怕“拔出萝卜带出泥”的勇气。(晏阳《要有不怕“拔出萝卜带出泥”的勇气》,《工人日报》2006年2月10日)|据说只有李启红一人涉及经济违纪,当地政坛几乎毫发无损,但愿中山是个例外,后续不会有“拔出萝卜带出泥”的恶俗套路。(李晓亮《但愿20亿身家市长别“拔出萝卜带出泥”》,《河南商报》2010年6月17日)

【白榜】báibǎng　白纸布告的榜单,常用来公布后进人员名单或揭露不良行为。**【例】**“红榜”刊登村民中敬老爱幼等好人好事,一年一换;“白榜”则刊登村民中违法乱纪的人和事,一季一换。(夏叶《“荣辱榜”助推乡风文明》,《浙江日报》2009年2月4日)|想不到,一张小小

的白榜,看似揭短,还能增进了解呢。(《榜上有名》,《扬州日报》2009年8月6日)

【白璧微瑕】báibì-wēixiá 洁白的玉上有些小斑点。婉言总体虽好,但依然有缺点。【例】这里把两个罗斯福说成一个人,就成为白璧微瑕了。(吕叔湘《关于文风二三事》,《读书》1988年第11期)|中华书局《唐宋史料笔记丛刊》中,近人新整理的宋·庄绰《鸡肋编》(一九八三年三月第一版),校点甚精,可称善本。惜白璧微瑕,一二疏漏,犹未能免。爰举两例,略为辨正。(隋璧《标点两误》,《读书》1984年第3期)【说明】璧:扁圆形的玉器,中间有孔,也是玉的通称。瑕:玉上的斑点。

【白丁香】báidīngxiāng 中药名,由雄麻雀粪便晒干制成,灰白色细小颗粒,内服或外用,具有化积、消翳的功效。【例】治扁桃体炎:白丁香1钱,以砂糖合匀,分三等份,以棉花裹之含咽。(谢宗万《全国中草药汇编》)|治咽喉双雕及单雕:白丁香二十个,以砂糖如胡桃大一块,同滚开,分作三丸,每一丸,用薄绵子裹,令含在口内。([明]朱棣、滕硕、刘醇《普济方》)

【白发浪潮】báifà làngcháo 人口老龄化状况。【例】中国是在经济发展水平尚未进入世界先进行列的背景下进入老龄化社会的,因此可以说,"白发浪潮"对中国社会的冲击,远比一些发达国家大得多。(《中国应对"白发浪潮"》,《瞭望》2000年第45期)|中国正在考虑延长职工的法定退休年龄以应对"白发浪潮"。(《延长退休年龄是中国应对人口老龄化的选择之一》,新华网2004年9月16日)

【白房子】bái fáng·zi 旧指下等妓院。【例】像他那个岁数的小伙子们,即使有人管着,哪个不偷偷的跑"白房子"?(老舍《骆驼祥子》)|几小时后,一辆辆满载妓女的汽车,从前门外、宣武门外、崇文门外、西郊白房子和东郊开到了韩家潭和百顺胡同的8个妇女生产教养所,这些妓女被分别安排在院子较大,房屋较多的地方学习改造。(《城市历史:北平妓院改造纪实》,《法制日报》2007年6月26日)

【白粉】báifěn 毒品海洛因,因其为白色结晶粉末而得名。【例】这一切都是"白粉"害了我,假如我不去吸粉也不至于犯下滔天大罪。(都福、罗彬《一个"白粉"青年的黑色人生》)|大哥以为她是在吸香烟,我既通黑道也通白道,一看她的香烟便知道是白粉!(翟永存《六十万元股票失窃之谜》)

【白粉妹】báifěn mèi 吸毒女青年。【例】所内戒毒康复人员马某也在这里收获了爱情,从以前的"白粉妹"变成了家人喜爱的"乖乖女",过上了甜蜜又幸福的生

活。(《全省在册"瘾君子"超三十万 三分之一被强制戒毒》,《南方日报》2012年6月21日)|他们是曾经的"白粉仔"和"白粉妹",吸毒史都在十年以上。(《"白粉妹"戒毒康复 变"红义工"志愿服务回馈社会》,新华网2011年12月4日)

【白僵蚕】báijiāngcán 中药名,家蚕病死虫体,是蚕蛾的幼虫感染白僵菌而僵死的干燥全虫,内服或外用,具有祛风解痉、化痰散结、清热解毒的功效。**【例】**杨玉衡于《秘要》方中去麻黄,加酒炒白僵蚕三钱,蝉衣十只,薄荷二钱,知母二钱,各增损三黄石膏汤。(《历代古方验案按》)|治空洞性肺结核:白僵蚕、白芨各等分,共研细末,每次10克,日服二次。(长春中医学院《吉林中草药》)

【白礼】báilǐ 给丧家送的礼金、奠仪。**【例】**沙妻擦了一把眼泪,茫然地问:"阿三,你这是干啥?你要送白礼也用不着这么多呀。"(若风《死后守信用》)

【白媒】báiméi 再次结婚的妇女。**【例】**白玉山在漱口盂子里洗着牙刷,一面问道:"刘桂兰也算红媒?算白媒吧?"白大嫂子说:"她到老杜家还没上头呀,咋算白媒?"(周立波《暴风骤雨》)|年轻妇女们交头接耳,低低地递着小话:"你说,她这算是红媒,还是白媒?"(周立波《暴风骤雨》)

【白色收入】báisè shōurù 正常的工资、福利等合法收入,这类收入通常是公开的、透明的。区别于不合法的黑色收入、灰色收入。**【例】**五色钱当中,白色收入指正常的工资、福利等合法收入。(《中国人收入可分五种"颜色" 户口是背后推手?》,《北京晚报》2010年7月27日)|没能力,"白色收入"增长不快。(乔杉《清醒看待"中国GDP超日本"》,《羊城晚报》2010年8月3日)

【白色消费】báisè xiāofèi 操办丧事的消费。**【例】**丧葬陋俗的复起,"白色消费"的升温,已成为一个不容忽视的社会问题。(尹诗雄《"白色消费":一个不轻松的话题》,《世纪行》1999年第6期)|一些商家借机大肆炒作,一些人盲目攀比,认为给先人"送"去纸房子、纸车子、纸家电,花费越多越风光,导致奢侈"白色消费"之风不绝。(程辉《端正"白色消费"观》,《福建日报》2012年3月31日)

【白事】báishì 丧事。因亲人需披麻戴孝,且装饰多用白布,故称。**【例】**他们马上明白了祁家是落了白事。小文和刘太太都不敢问死的是谁,而只往四处打眼。(老舍《四世同堂》)|大清国没这个家法!倒退二十年,时松筠当了内阁大学士,军机处行走。他主子家办白事,他还换上孝服在主子灵前当吹鼓手呢!(邓友梅《烟壶》)

【白物】báiwù　银子，因银为白色，故称。【例】今日先有十两白物在此，送你开手。（［明］冯梦龙《醒世恒言》）｜王惠取器械来，轻轻将王禄灵柩撬开，只见尸身之傍，周围多是白物。（［明］凌濛初《二刻拍案惊奇》）

【白喜】báixǐ　高寿老人去世。意谓人活到这个年纪，已尽天年，是喜事。【例】过世的是一位八十好几的老奶奶……这样的丧事是可以当作喜事来办的，所谓“白喜”就是这个意思。（段国圣《白喜》，《如皋日报》2009年2月12日）｜“一般的红喜嘛，每包糖我们包两颗或者四颗。”宣老板说起来头头是道，“碰到白喜，我们就得包三颗糖。”（《把喜铺做成一条龙服务》，《钱江晚报》2006年4月11日）

【百衲衣】bǎinàyī　僧人披在外面的法衣，婉指打了很多补丁的衣服。【例】在父母住处的一个老式木柜里，至今保存着我曾经穿过的两件“百衲衣”。（王本道《我的百衲衣》）｜老头穿着没了袖子的对襟褂，贤惠的老伴将这件褂子打了无数补丁，有如和尚的百衲衣。（映泉《同船过渡》）【说明】佛教戒律规定，僧服须用人们遗弃的陈旧杂碎布片缝缀，以示苦修。

【百年】bǎinián　很多年以后，婉言人死亡。【例】努尔哈赤死之前，这个问题没有解决，就是他百年之后，这个大位谁来继承？（阎崇年《清十二帝疑案》）｜您不必再为这桩事情操心伤神了，您还是安安心心地躺着，但愿您百年之后能安静解脱，及时升入天堂。（［瑞典］塞尔玛·拉格洛芙著，石琴娥译《尼尔斯骑鹅历险记》）【说明】常说成“百年以后、百年之后”。

【百岁】bǎisuì　很多年以后，婉言人死亡。【例】我身尚在，不料人皆凌践吾弟，到我百岁之后，岂不任人鱼肉。（黄士衡《西汉野史》）｜今夫人事太子甚爱而无子，及此时宜择诸子中贤孝者为子，百岁之后，所立子为王，终不失势。（［明］冯梦龙、［清］蔡元放《东周列国志》）【说明】出自《诗经·唐风·葛生》：“百岁之后，归于其居。”常说成“百岁之后”。

【摆平】bǎi//píng　惩治，收拾，对矛盾、纠纷强力进行处置（暗含威胁意味）。【例】当时安永红也跟着说了一句话，拦得住吗，谁拦就摆平谁。（张平《十面埋伏》）｜其实即便如此，我们也还可从容将你摆平。（刘心武《红楼望月》）

【拜倒在石榴裙下】bàidǎo zài shí·liuqún xià　男子钟情于某女子。【例】人们常嘲笑男人的这种变化为“英雄气短”，或“拜倒在石榴裙下”，这一显然带有贬损意味的判断并未道出恋爱心理的本质。（龚政文《斯万之恋：爱情神话的终结》）｜他劝海伦夫人在岛上找个仙洞住下，学习那可爱美丽的女神珈丽莎，来做岛上的主人，至于他自己，甘愿拜倒在她的石榴裙下做个服侍女神的小仙女罢了。（[法]儒勒·凡尔纳著，陈筱卿译《格兰特船长的女儿》）【说明】见“石榴裙”。

【拜佛】bài//fó 给有权势的人送礼行贿，以达到自己的目的，就如同向神佛上香祈求愿望达成。【例】工程完结之后，工程款却迟迟不能到位，又得烧香拜佛，令人头痛不已。（陆步轩《屠夫看世界》）| 回来又马上启动天马工程，随后就到了年关，他还要忙着到处烧香拜佛、行贿送礼。（不吃甜食《惹得一身尘埃》）

【拜山】bài//shān 扫墓。【例】你那些废话就留到清明拜山的时候再讲吧！（欧阳山《苦斗》）| 一些侨团在扫墓结束后还在各自的会所内设便餐让拜山扫墓的乡亲们饱餐一顿。（《纽约华人以不同方式过清明 入乡随俗同时保持传统》，新华网 2004 年 4 月 5 日）

【班门弄斧】bānmén-nòngfǔ 在行家面前卖弄，表示不自量力，也用于自谦。【例】有一次到 301 医院去讲课，面对神经科的神经病理大夫，真是有些班门弄斧。（许贤豪《关注老年人心智健康》）| 各位首长，我就班门弄斧了，想得不好瞎想，说得不好瞎说。（柳建伟《突出重围》）

【班子】bān·zi 妓院。【例】正经的班子不许你进，土窑子是什么油水也没有。（萧红《过夜》）| 二爷属意红宝，何不携了归邸？红宝固得所寄托，二爷亦免得往还。若在班子里，终究有点不便。（费只园《清朝三百年艳史演义》）

【板荡】bǎndàng 时局混乱，社会动荡不安。【例】在此江山板荡之际，蒋军更是失魂落魄，全部意志只集中在一个字上，那就是——逃。（徐贵祥《历史的天空》）| 时世板荡，寇难深重，政治腐败，生民涂炭，给词人提供了丰富的创作题材。（吴战垒《词林之异葩》）【说明】《诗经·大雅》有《板》《荡》两篇，写当时政治黑暗，人民生活贫苦，后来“板荡”便被用来形容天下大乱，局势动荡不安。

【板子】bǎn·zi 棺材。【例】捞渣人虽小，行的是大仁义，好歹得用一副板子送他。（王安忆《小鲍庄》）

【半截入土】bànjié rùtǔ 半段身子埋进土里了，婉言人年老或多病，不久就会死亡。【例】差多了，差多了！人到三十五，就半截入土了。（老舍《谁先到了重庆》）| 反正我也半截入土的了，能做这么一件事，也值！（高阳《红顶商人胡雪岩》）【说明】也说成“多半截入土”：不错！咱这多半截入土的人，心里正盼孙子，送生奶奶就给送了个白胖小子来。（冯志

《敌后武工队》)

【半开门】bàn kāimén 暗娼。【例】这些破靴党,更其是满嘴巴没半句正经,私门子,半开门,越是混账的事情他们越知道得多!(茅盾《霜叶红似二月花》)|如今半开门的女子,倒多似我们那些嫖客,都去走小路子。([明]李渔《笠翁十种曲·凰求凤》)

【半门子】bànmén·zi 娼妇,妓女。【例】囚根子,一个院里半门子也不认的了,赶着粉头叫娘娘起来。([明]兰陵笑笑生《金瓶梅词话》)

【姅】bàn 女性处于月经期。【例】既暮,曳女求欢,女托体姅,王乃就妇宿。([清]蒲松龄《聊斋志异》)

【榜上无名】bǎngshàng-wúmíng 在公布的榜上或公示栏里没有出现名字,婉言没有被录取或录用,没有入选。【例】上海第一医学院医疗系本科是我填写的第一志愿,是我最理想的大学和专业,真是喜出望外。头一天夜里由于"榜上无名"弄得自己心烦意乱而睡不好觉,这天夜里因"榜上有名"而兴奋激动又睡不好觉。(张佐良《周恩来的最后十年》)|当时,呼市政府确定13家企业搞股份制试点。回民奶食品厂榜上无名。(《小冰棍闯出大市场》,《人民日报》1998年1月26日)

【包二奶】bāo èrnǎi 已婚男子包养情妇过性生活(多为富有或有权势的男子)。【例】现在有些人,有了钱以后,又开始故态复萌,什么"包二奶",什么"养金丝雀"之类的……这些东西非常丑恶。(李银河《性学前沿的女行者》)|用爱情做交易的也不少,一夜情、婚外恋、包二奶这种现代的流行词汇让人们不禁困惑,我们现代人究竟是怎么了?(姚淦铭《老子智慧与现代爱情婚姻》)

【包二爷】bāo èryé 已婚女子包养男人过性生活(多为富有或有权势的女子)。【例】我们现在流行些什么词呀?……表明我们现代人在爱情婚姻上的浮躁心理:早恋、泡妞、网恋、二奶、包二奶、包二爷、第三者……(姚淦铭《老子智慧与现代爱情婚姻》)|报刊上不断有"包二爷"的报道。(吴昊《"包二爷"现象》,《记者观察》2007年第6期)

【宝贝】bǎo·bèi 婉指无能或荒唐的人。【例】从前傅聚卿介绍过这样一个宝贝到我们所里来,好容易我把她撵走了……(钱钟书《猫》)|这三位不懂什么的,倒也难以对付;一个是老头子,两个是孤苦的女人,软说不肯,硬来又不成。林先生想了半天觉得只有去找商会长,请他去和那三位宝贝讲开。(茅盾《林家铺子》)

【保护国】bǎohùguó 弱小的国家被迫跟强权国家签订

不平等条约,向其交出一部分主权(尤其是外交主权和国防主权),从而成为被强权国家“保护”的国家,是殖民统治的一种形式。【例】埃及于1882年被英国侵占,1914年沦为英国的“保护国”。(《1922年2月28日英国宣布结束埃及“保护国地位”》,《人民日报》2003年8月1日)|(1905年)9月5日,日俄签订《朴次茅斯和约》,沙俄在和约中承认朝鲜为日本的保护国,并把它从中国摄取的辽东半岛、南满铁路和俄国的库页岛南部割让给日本。(《中国儿童百科全书》)

【保山】bǎoshān　媒人。【例】你们二位都是李公子的老朋友,何不做个保山,让他们趁此过年时候成亲算啦。(姚雪垠《李自成》)|甄夫人笑着道:“但愿依着太太的话更好。这么着就求太太作个保山。”甄宝玉听他们说起亲事,便告辞出来。([清]曹雪芹、高鹗《红楼梦》)

【保险套】bǎoxiǎntào　避孕套。【例】她也不能原谅孟老板的错误,有一次他坚持不肯用那种美国产的保险套,酿成了她以后一生的悲剧。(苏童《红粉》)【说明】使用避孕套,可以避免怀孕,防止传染上艾滋病、性病,故称。见“安全套”。

【报销】bàoxiāo　人死亡或物件被毁。【例】他简单地讲了跳崖的情景:“那个鬼子垫在我身子底下,他当场报销了。”(俞林《在太行山上》)|仅仅数秒钟,两颗价值数百万美元的新式侦察卫星报销了。这是前苏联的地空反卫星激光武器的功劳。(《中国儿童百科全书》)【说明】多含诙谐意。

【抱腰】bàoyāo　接生。【例】老娘也熟知各家的情况,哪个年长的女佣人可以当她的助手,当“抱腰的”,不须临时现找。(汪曾祺《陈小手》)|原来这开茶坊的王婆,也不是守本分的,便是积年通殷勤,做媒婆,做卖婆,做牙婆,又会收小的,也会抱腰,又善放刁,端的看不出这婆子的本事来。([明]兰陵笑笑生《金瓶梅词话》)

【暴露】bàolù　女性过分裸露身体的一部分或大部分。【例】你说我穿这游泳衣好看么?是不是太暴露了?(王朔《动物凶猛》)|一名去迪拜度假的英国女游客……最初逛商场时全身都有衣服,但一名阿拉伯女人指责她的低胸上衣太过暴露,两人随即大吵起来。(《女子一怒脱成比基尼》,《扬州晚报》2010年8月6日)

【爆粗】bàocū　用粗野的言行对待他人。【例】一些公众人物“语不惊人死不休”,或“曝光”他人私下言论,以他人的“阴暗”反衬自己的高大……甚至“脱下西装”,与网友爆粗对骂……(《人民日报刊文批部分公众人物与网友爆粗对骂等现象》,《人民日报》2010年12

月9日)|官方微博爆粗频频创新,显然是官场不良习气、作风和素养在虚拟世界的侧露。(范子军《官微爆粗没有用心打理》,《法制日报》2014年6月5日)

【爆粗口】 bào cūkǒu　说粗话、脏话。**【例】**他事后登门道歉……爆粗口则是因为自己"平时说话比较粗"。(谭敏《官员爆粗口,权力太傲慢》,《广州日报》2012年6月7日)|在视频中,一个身穿黑色大衣的男子情绪激动,频频爆粗口。(邢世伟《密云县政协委员李昕旸爆粗口被人拍下视频并传上网》,《新京报》2013年2月3日)**【说明】**见"粗口"。

【杯中物】 bēizhōngwù　酒。**【例】**为了消除疲劳,恢复体力,让车轱辘能够继续滚动,素来滴酒不沾的我,竟渐渐贪上了杯中物。(彭拜《婚后之恋》)**【说明】**多从爱喝、多喝角度说。

【背】 bèi　耳聋,听觉失灵。**【例】**耳朵背的人,说话总比别人大声。(林斤澜《三阿公》)|老坚决八十高龄,记忆力衰退,耳朵也有点背,但是对于穆青曾四次迈进家门,他能清清楚楚说出是哪年哪月哪日,每次穿的什么衣服,说的什么话。(刘淮《穆青的父老相思债》)**【说明】**这个意义上的"背"只作谓语。

【背弃】 bèiqì　人死亡。**【例】**小弟自祖父背弃,一身沦落不偶,无所依托,行踪靡定。([清]褚人获《隋唐演义》)|肃宗明皇帝背弃万国,尚未期月。([明]顾炎武《日知录之余》)**【说明】**多表示尊者死亡。

【比基尼】 bǐjīní　女子穿的泳衣,由遮蔽面积很小的裤衩和乳罩组成。**【例】**多数的人都显得太胖……那花花绿绿的比基尼穿在身上,不但没有给人增加任何美感,反而把自身的弱点暴露无遗。(白帆《寂寞的太太们》)|她要赶快换上一条比基尼,走向海水。([美]约翰·格里森姆著,林晓帆、张岱云译《鹈鹕案卷》)**【说明】**英语词bikini的音译,又称"三点式"。见"三点式"。

【笔润】 bǐrùn　付给诗文书画作者的报酬。**【例】**我为尊重我的艺术起见,要请求些笔润,她也怎能说我是卑鄙!(郭沫若《王昭君》)|近代以小说为生的作家大都是报刊编辑,在报社领一份干薪,然后在自己主编的报纸或副刊上发表自己的小说,再领取笔润稿费。(裴毅然《杂说稿费》)**【说明】**相近的还有"笔资""濡润""润笔""润格""润例""润资"。

【笔误】 bǐwù　写错字,书面上出现错误。**【例】**我在《又是"古已有之"》里说宋朝禁止做诗,"违者笞一百",今天看见副刊,却是"笞二百",不知是我之笔误,抑记者先生校者先生手民先生嫌其轻而改之欤?(鲁迅《集外集拾遗补编》)|他打开抽

屉,检出一叠纸给鸿渐看。是英文丁组学生的公呈,写“呈为另换良师以重学业事”,从头到底说鸿渐没资格教英文,把他改卷子的笔误和忽略罗列在上面,证明他英文不通。(钱钟书《围城》)

【笔资】bǐzī ㊀字画、文章作者所得的报酬。**【例】**只是眼下且难得这一个替考的人。又必定是怎样装一个何等样的人进去?那替考的笔资多少?([清]吴敬梓《儒林外史》)㊁写字、绘画、作文的天资禀赋。**【例】**有时她用描花笔写几个字,父亲称赞她笔资秀媚,以为在自己之上;说她如能好好用功,是不难写得一笔好字来的。(苏雪林《棘心》)|如今到不要取四经整齐的,但是有些笔资的,不妨题旨影响,这定是少年之辈了。([明]冯梦龙《警世通言》)

【说明】见“笔润”。

【毕命】bìmìng 人生命完结,死亡。**【例】**在暗室中毕命于几个屠夫的手里,也一定比当众而死的更寂寞。(鲁迅《且介亭杂文末编》)|城在人在,城亡人亡,只听说杭州失守,就是我毕命之日;请雪岩拿我这道遗疏,面呈江苏薛抚台,请他代缮出奏。(高阳《红顶商人胡雪岩》)

【闭房】bì//fáng 停止房事,停止性行为,不再过性生活。**【例】**在这本书中,经学大师们对性问题非常重视,甚至讨论了老年人的性交问题:男子六十闭房何?所以辅衰也,故重性命也。(《古代房中术流传甚广为何方士成为性学专家?》,凤凰网2012年3月17日)|且不求嗣续,即讲闭房,亦不可为训。([清]梁章钜《退庵随笔》)

【闭上了眼睛】bì shàng·le yǎnjīng 人死亡。**【例】**她急急火火赶到厂医院,儿子已经永远闭上了眼睛。(梁贤之、刘小梅《与共和国主席同命运的女工》)|临死时,轻声说道:“现在好了,仗也打完了。我该睡个安逸觉了。”说完,安详地闭上了眼睛,再也没有醒来。(童敏建《世界明星的最后时刻》)

【闭眼】bì//yǎn ㊀人死亡。**【例】**刘邦……深知等他一闭眼,吕雉必放不过戚夫人和她的儿子如意。(苏晨《古老的世事》,《读书》1985年第2期)|娘一闭眼,他就哇哇地哭得喉咙出血。(贾平凹《金矿》)㊁装着没看见,马虎了事。**【例】**你净管闲事,这样不济年头,自己低头闭眼地活着,还说不定哪会飞来灾祸呢!(李英儒《野火春风斗古城》)|好在照顾主儿都是我父亲的老朋友,我有不周到的地方,都肯包涵,闭闭眼就过去了。在街面上混饭吃,人缘儿顶要紧。(老舍《茶馆》)

【碧桃干】bìtáogān 中药名,桃或山桃的未成熟果实,内服或外用,具有敛汗、止血、止痛的功效。**【例】**碧桃干的功效与作用：敛汗涩精，活血止血，止痛。用于盗汗，遗精，心腹痛，吐血，妊娠下血。（《碧桃干的功效与作用》，大众医药网2012年7月6日）｜在毒理与药效实验的基础上，用碧桃干液对260例营养性贫血患儿进行了治疗观察……结果碧桃干治疗后血红蛋白较治疗前明显升高，血清铁蛋白、血清铁、血清锌也明显升高……（张红为等《碧桃干对儿童营养性贫血的疗效观察》，《潍坊医学院学报》1994年第3期）

【碧桃花下】bìtáohuā·xia 男女幽会的场所。**【例】**红娘子花儿慢慢把你接进房中来呵，同在碧桃花下斗了回百草。（[明]兰陵笑笑生《金瓶梅词话》）｜壶天移傍郡城濠，云自飞扬鹤自巢。千载偶偕尘世愿，碧桃花下共吹箫。（[明]冯梦龙《江南詹詹外史》）

【边缘人】biānyuánrén 对两个社会群体都不能完全参与，处于群体之间的人；也指各个方面都脱离主流社会群体方式的人。**【例】**这就注定他只能成为一个理想主义者，一个悲剧性人物，一个夹在两种文化之中进退失措的“边缘人”。（启之《大洋彼岸的回应》，《读书》1989年第6期）｜（海外华文文学）描写了某些新移民成为“边缘人”后如何寻找“身份认同”的经历。（陈富瑞、吕红《在多元文化语境中蓬勃兴起的海外华文文学》）

【鞭】biān 中药名，牛、狗等动物的阴茎、睾丸，入药，内服，具有壮阳的功效。**【例】**有人一说到吃得好，山中走兽云中燕，陆地牛羊海底鲜，山珍海味加鱼翅，有人还要吃牛鞭。（钮文异《健康生活顺口溜》）｜这里最有名的三道菜：一为“三鞭羹”。所谓三鞭即牛鞭、驴鞭、鹿鞭。尤其是鹿鞭，一般的饭馆假货遽多，而“东花园”号称自己有一人工养鹿场，自产自销，决不对外，所以这里的“三鞭”货真价实、老少无欺。（李佩甫《羊的门》）

【变脸】biàn//liǎn 态度突然变坏。**【例】**你的脾气一点儿也没改，一不顺心就变脸，使性子。（老舍《四世同堂》）｜当然，那些人是骑了高头大马回来的，不像自己靠“11”号；威风虽然威风，其实大官也不容易做，从来伴君如伴虎，皇帝一变脸，午朝门外就杀头，真不及自己安稳呢。（高晓声《陈奂生转业》）

【变态】biàntài ㊀人心理的不正常状态。**【例】**这种双重人格究竟是一种变态，如论常例，文品表现人品是千真万确的事实。（朱光潜《艺文杂谈》）｜朱小芬却在极度悲伤的心情支配下跳什么绳，我以为这是一种掩饰了的变态或者变态的掩饰……（铁凝《遭遇礼拜八》）㊁改变为不正常的心理状态。**【例】**就在这长长的厮杀过程中，美丽而单纯

的七巧姑娘，心理逐渐变态，人性逐渐泯灭，最终变成一个阴鸷毒辣的老妇人。（李子云《同一个社会圈子里的两代人》，《读书》1986年第5期）|任何人的心理都不免带有变态成分，但变态的反应往往一闪而过，甚至本人一时都无法意识到，而有时这种变态的成分在常态心理的对照下恰恰表现了人性中最本质的东西。（王圣思《陀思妥耶夫斯基的现代性》，《读书》1986年第10期）

【便壶】biànhú　男人夜间或病中卧床小便的用具。**【例】**他们从炕上的衣箱搜到厕所中的破盆与便壶，从纸糊的顶棚到院中的垃圾堆。他们扯开青年妇女的小衣，解开老妇人的裹脚条，摸一摸小儿的衣袋。只要是可以拿走的，哪怕是一分钱或一个铜钮了，他们都拿走。（老舍《火葬》）|给我便壶，我要方便了。（何德来《真情》）**【说明】**见"夜壶"。

【便盆】biànpén　（～儿）供大小便用的盆状器皿。**【例】**因为半夜不愿上卫生间，一只结满了尿碱的木便盆便赫然放在床头边的地毯上，常常因为满溢而让尿液流得随地都是。（陈旭文《将军镇》）|我要便盆，那些看护说，等一等，大夫就来，等大夫查过病去再说！（老舍《开市大吉》）

【便器】biànqì　供大小便用的器具、设施。**【例】**在我身边的白布底下遮着装修厕所剩下的瓷砖和换下来的蹲式便器。（王小波《未来世界》）|昨日是《深圳市公共厕所管理办法》施行首日，将对在便器外便溺，随地吐痰、吸烟、乱扔杂物，在墙壁、设施上乱涂抹、乱刻画、乱张贴等不文明行为，处以100元罚款。（伊宵鸿《多数市民不知尿歪要罚百元》，《深圳晚报》2013年9月2日）

【便桶】biàntǒng　供大小便用的桶状器皿。**【例】**《乌盆记》叙说一个被谋杀了的鬼魂被幽禁在一只用作便桶的乌盆里。（张爱玲《流言》）|这时，余新江提着便桶，向厕所走去了。（罗广斌、杨益言《红岩》）

【便衣】biànyī　因特殊需要而身着平常人服装执行任务的军人、警察等。**【例】**一天晚上他下工后走出街上来，见街上的人挤不动，也有军队也有便衣，特别有些太原不常见的衣服和语音，街上也加了岗，好像出了什么事。（赵树理《李家庄的变迁》）|便衣们把房东太太打了一顿——男人打女人是我们这个小民主世界最合理的事。（老舍《民主世界》）

【标准间】biāozhǔnjiān　酒店、宾馆里一般的房间，区别于套间或豪华间。**【例】**本酒店位于市中心繁华地带，是三星级涉外饭店，硬件符合国家标准，标准间房价为590元，不过我可以给你们318元的最优惠价。（韩

昳、吴永利、万学忠《星级饭店也需打假》,《中国技术监督》1996 年第 10 期)|我们住的是宾馆标准间,吃的是一荤一素的标准餐,冬天还盖着两床被子,真够暖和。(杨全森、余么良、罗清海《平江五保老人住上“标准间”》,《岳阳晚报》2009 年 1 月 15 日)

【表示表示】biǎoshì biǎoshì 用赠送钱物的方式表达感谢、祝贺之意等,婉指行贿(含被迫的意思)。**【例】**他不管陈奂生有多红,横竖还是他手下的社员,犟不到哪里去。一再放出话来,要陈奂生表示表示。陈奂生心里虽然不满,也只得请了他一次客,才算安稳。(高晓声《陈奂生包产》)|他先找了县委书记王华欣,王华欣说:“这个事嘛,你最好给呼县长打个招呼……”“范骡子”试探说:“我是不是得表示表示?”(李佩甫《羊的门》)

【别敬】biéjìng 旧时地方官离别京城的分手礼,婉指贿赂的钱物。**【例】**打发奶妈和小斯去了,将衣服和银子收好,又细问太太,知道和儿子们都得了他些别敬,这是单留与大老官的。([清]吴敬梓《儒林外史》)|后来这位藩台大人出京的时候,还教长班送了他四两银子的别敬。([清]李宝嘉《官场现形记》)

【宾天】bīntiān 帝王死亡,尊者死亡。**【例】**懿旨这样传了,老祖宗宾天以前谁敢抗旨?(张仲忱《我的祖父小德张》)|忽见东府里几个人,慌慌张张跑来,说:“老爷宾天了!”([清]曹雪芹、高鹗《红楼梦》)

【冰敬】bīngjìng 旧时地方官夏季馈送京官的钱物,婉指贿赂。**【例】**同光以来,则冰敬惟督抚送军机有之,余则只送炭敬而已。([清]何刚德《春明梦录》)|外官任优缺者,岁时馈送京官,曰冰敬,曰炭敬。([清]陈恒庆《谏书稀庵笔记》)

【冰妹】bīngmèi 陪客人吸食毒品的女子,常同时提供性服务。**【例】**经审讯,杨某原来是一个卖淫女,后来成为了一名冰妹,但是她觉得做冰妹赚钱不如贩毒来得容易,于是干脆当了一名毒贩。(徐涛《王牌栏目主持人现身说法:徐滔进行时》)|毛某以前当过“冰妹”,发现这行来钱快,就决定自己当“老鸨”。(小云、刘毅《免费“溜冰”引来嫖客牌友 两个涉毒窝点被摧毁》,《常州晚报》2011 年 10 月 10 日)

【冰人】bīngrén 媒人。**【例】**这位校长就在中间做了个传红线的冰人。(郁达夫《迟桂花》)|王公子家的冰人来求婚。(许啸天《明代宫闱史》)**【说明】**《晋书·艺术传·索统》:“孝廉令狐策梦立冰上,与冰下人语。统曰:‘冰上为阳,冰下为阴,阴阳事也。士如归妻,迨冰未泮,婚姻事也。君在冰上与冰下人语,为阳语阴,媒介事也。君

当为人作媒，冰泮而婚成。'"后因称媒人为冰人。

【兵解】bīngjiě　被兵器杀死。**【例】**丁鹏……又道："我听说天狐修炼必须要经过兵解，才能脱体飞升，若是经由雷火天劫，就会形神俱灭了。"（古龙《圆月弯刀》）|铜驼跪了下去，哀声道："的确是老奴，因为那时天劫将临，老奴只有下手帮助老主人兵解升天。"（古龙《圆月弯刀》）**【说明】**道教用语。

【丙丁】bǐngdīng　火的代称。**【例】**皇上命将所有手谕均付丙丁，颖当日即找出敬焚。（秦翰才《满宫残照记》）|心与小肠为表里，故心热则小肠亦热，而令便赤。是方也，生地黄可以凉心，甘草梢可以泻热，佐之以木通，则直走小肠、膀胱矣。名曰导赤者，导其丙丁之赤，由溺而泄也。（[明]吴昆《医方考》）**【说明】**古人以天干配五行，丙丁都属火。多说成"付丙丁"。

【病故】bìnggù　因病死亡。**【例】**白巡长向"便衣"们说明："这是住在这里最久的一家！"说着，他打开了簿子，问瑞宣："除了老三病故，人口没有变动吧？"（老舍《四世同堂》）|溥仪……1967年因为肾癌病故，享年61岁。（阎崇年《清十二帝疑案》）

【病逝】bìngshì　因病死亡。**【例】**张普景同志，不是病逝的，他是被坏人迫害死的。（徐贵祥《历史的天空》）|1976年1月……我正在无锡的医院里，突然接到姥姥病逝的消息。（礼平《晚霞消失的时候》）

【玻璃人】bō·li rén　先天体质极度脆弱的人。这样的人无法像正常人一样弹跳、奔跑或运动，一旦受伤，就会血流不止。**【例】**血友病患者又被称为"玻璃人"，因为他们就像玻璃一样脆弱。（田雅婷《"玻璃人"更需要预防性治疗》，《光明日报》2013年4月17日）|昨日，全市玻璃人血友病关爱中心成立，300名血友病人成为首批会员，享受综合关怀。（孙余丹《让"玻璃人"不再疼痛》，《温州日报》2013年4月15日）

【卜芥】bǔjiè　中药名，尖尾芋的根茎，内服或外用，具有解毒退热、消肿散结的功效。**【例】**服卜芥治疗高热时，如感咽喉瘙痒，说明药不对症，应予停用；服卜芥出现喉痒、心律不齐等中毒症状时，可煎服甘草、土防风、莲须等解毒。（《广西实用中草药新选》编辑部《广西实用中草药新选》）|卜芥，功能主治：解毒退热，消肿镇痛。治高热不退，毒蛇咬伤，肺结核，流感，肠伤寒，蜂窝织炎，无名肿毒，毒蜂螫伤。（《广西实用中草药新选》编辑部《广西实用中草药新选》）

【不安】bù'ān　人病了。**【例】**万岁不晓得，若赵王身子稍有不安，沙夫人即吃紧的，相伴着他不敢行动。（[清]褚人获

《隋唐演义》)|我身上不安,且在店中调养两日再去。([明]吴承恩《西游记》)

【不安于室】bù'ānyúshì 不守妇道。**【例】**我叔叔原是个绝顶风流的人,可是他拐带了弱柳私奔之后,居然循规蹈矩,一心一意地在家守着她。前两年还好,后来我叔叔为了要练一种武功,略为疏淡了她,她又不安于室了。(古龙《圆月弯刀》)|那阿玉的妹子叫做花婷婷,本来是个杭州人家的姨太太,后来不安于室,逃了出来,在上海做生意。([清]张春帆《九尾龟》)

【不便】bùbiàn 缺钱用。**【例】**贾乐山打断了他的话,道:"我也知道你近来手头不便,所以早就替你准备好盘缠。"(古龙《银钩赌坊》)|兄弟不过一时手头不便,欠了他几个臭钱。([清]曾朴《孽海花》)**【说明】**常说成"手头不便"。

【不便处】bùbiàn chù 外生殖器。**【例】**玉郎……伸手去摸他不便处,慧娘双手即来遮掩……玉郎捧过面来亲个嘴,道:"何妨!你也摸我的便了。"慧娘真个也去解了他的裤来摸时,只见一条玉茎铁硬的挺着。([清]抱瓮老人编《今古奇观》)|嫂嫂你看,这一块有指甲,便是人的指头;这一块皮上许多短毛儿,须是人的不便处。([明]冯梦龙《喻世明言》)

【不测】bùcè 料想不到的事情,多指意料之外的祸患。**【例】**她发愁自己的丈夫出外会发生不测。(碧野《没有花的春天》)|致庸特别交待,如果他遭遇不测,乔家将来不管多难,仍要替他还了欠恩人的那三百万两银子,这一代人做不到就要下一代人做。(朱秀海《乔家大院》)

【不成敬意】bù chéng jìngyì 无法表达自己的敬意,婉言礼物或款待太薄。**【例】**从北京带来点茶叶。伊牧师一筒,太太一筒,不成敬意!(老舍《二马》)|我这里不方便,没有什么款待你,略备几杯淡酒,不成敬意。(姚雪垠《李自成》)

【不揣冒昧】bùchuǎi-màomèi 没有慎重考虑就轻率行事、说话,婉言大胆地做了某事,说了某种意见。**【例】**又看到日本学界也每每用汉文出书,我真是不揣冒昧,竟想把我的论著也拿去尝试。(郭沫若《海涛集·我是中国人》)|笔者学力不足,却好掎摭利病,且学术问题,辩而后明,故不揣冒昧,提几点不同看法与作者及学术界同人探讨、切磋。(刘忆江《体系上的一个突破》,《读书》1985年第3期)

【不凑手】bù còushǒu (~儿)钱财不宽裕;(人、物等)缺乏或使用不方便。**【例】**他劝我换一辆小"雪佛兰"的汽车,我一时不凑手儿,也没买。(曹禺《曹禺剧本选》)|余自悦老子慌慌张张地从里间跑来,连连拱手:

"对不起，对不起，各位请海涵。真是太不巧了，恰好店里缺货，鱿鱼、海参不凑手。海参就用鱼肚代了，鱼片本该用鱿鱼的……"（陈世旭《将军镇》）｜不过，我的情形你也晓得的，现在要办米，我还要现去找人。"班底"不凑手，日子上就捏不住了。（高阳《红顶商人》）

【不端】 bùduān　不端正，婉言违反有关规定或道德。**【例】** 或者诬人不端，或者赖人欠钱。（鲁迅《准风月谈》）｜他觉得菊子走了也好——她也许因为品行不端而永远不会生孩子的。（老舍《四世同堂》）

【不发达国家】 bù fādá guójiā 经济、社会方面发展程度较低的国家，与发达国家相对。**【例】** 一两个不发达国家的民主政府——缅甸和加纳——已经表明，他们有决心和勇气来找到发展所需要的资源。（阿瑟·刘易斯《经济增长理论》）｜几乎所有的不发达国家在经济发展初期，都有过一段非常腐败的时期。（华强、晓军《腐败与贫困——关于经济发展中社会平等与效率的再次对话》，《珠江经济》1996 年第 21 期）**【说明】** 也称发展中国家。

【不妨】 bùfáng　没有什么妨碍，可以采用某种做法，婉转地表示可以怎样（做），干脆怎样（做）。**【例】** 你的意见不妨说给我听听。（钱钟书《围城》）｜在船里坐得舒服，躺躺也不妨，又可以吃茶，吸水烟，甚至抽大烟。（叶圣陶《三种船》）**【说明】** "不妨"用在动词性词语前后，婉转地建议可以怎样做，是使句子获得委婉意义的关键词语。

【不干不净】 bù gān bù jìng ㊀语言粗俗淫秽，说脏话。**【例】** 他可是想不出，为什么一个官宦之家的，受过教育的子弟，嘴里会不干不净。（老舍《正红旗下》）｜嘴里不干不净，倒是骂谁呀？（周立波《暴风骤雨》）㊁男女之间有不正当关系。**【例】** 这些表兄弟里还有一个是她指腹为婚的未婚夫，就在你眼皮底下不干不净。（王小波《未来世界》）｜你又是从一个小官僚家里面，勉勉强强嫁到我们家来的，你居然跟你公公不干不净的，你得病了，得病活该。（刘心武《刘心武揭秘红楼梦》）㊂污秽，行为不端，不正派，不正当，不正常，不光明正大，见不得人。**【例】** 那时候，铁路这个不祥之物，正成为朝廷言官弹劾的对象，他们纷纷上奏盛宣怀与洋商借款不干不净，"假公济私，收租中饱"。（徐盈《盛宣怀为官之道》，《读书》1983 年第 2 期）｜如果说政治是肮脏的，那么热衷于攀龙附凤的学者也难免不干不净，刻意为政治服务的历史学也就谈不上什么科学的尊严了。（郁声《历史学家的历史》，《读书》1991 年第 3

期)|他伯母生怕他沾染上什么,而他伯父则说近墨者黑,和不干不净的人交往会败坏良好的教养。([英]威廉·萨默塞特·毛姆著,张柏然译《人性的枷锁》)|张静江当年在法国女郎身上染上了不干不净的病症,医生治疗不慎,下半身瘫痪了,他的汽车后座是改装过的,正好能装上他的轮椅。(杨旭《荣氏兄弟》)㊃内容不健康。【例】还有一些人则唱起了不干不净的露营小曲和大学生歌曲,尽管这些歌曲克莱德连一支也不知道,可他还是尽量跟着一块哼唱。([美]西奥多·德莱塞著,许汝祉译《美国的悲剧》)㊄有偷盗行为。【例】那李大海手脚不干不净,孙女儿八成有遗传!(琼瑶《青青河边草》)

【不干净】bù gānjìng ㊀有毛病,不正派,不光明正大。【例】有些上级领导自己不干净,批评下级怕人家把自己的问题抖搂出来,于是这些自身品节有污的干部明明知道部下有错误也不敢批评,听之任之以求自保。(《人民日报》1996 年 2 月)|谈及名利,刘绍棠说文场也不干净,争名于朝、逐利于市的现象也时时存在。(许建辉《刘绍棠:在人生的边缘读懂了死》)㊁(金钱等)不是来自正路的。【例】这钱不干净啊,你明白吗?([美]玛格丽特·米切尔著,傅东华译《飘》)㊂男女之间有不正当关系。【例】韩秋云听人家风言风语,梁大牙和水蛇腰也不干净。(徐贵祥《历史的天空》)㊃有偷盗行为。【例】掌柜的说他手脚不干净,打发回来,竟是个盗窃的罪名,最为人所不齿。(欧阳山《三家巷》)

【不敢高攀】bù gǎn gāopān 不敢跟社会地位比自己高的人交朋友或结为亲戚,委婉地表示拒绝。【例】七先生高看我了,侯府上是书香门第,我洪老九一个粗人,做梦也不敢高攀的呀。(林希《小的儿》)|我自知才疏学浅,所以不敢高攀。(郭安安《电视:文学批评的新媒介》,《读书》1987 年第 3 期)

【不敢恭维】bù gǎn gōngwéi 不敢说恭维的话,委婉地表示不能说好,其实并不好。【例】由于有知情人说他是个很不错的精神科医生,但小说其实不敢恭维,只能算个“Y 作家”。(莫怀戚《陪都旧事》)|荧光灯下,她的脸是一幅冷硬,令人不敢恭维的浮雕,皮肤惨白,眼睛下挂着一道红圈,头发紧贴着颅骨,形成一个头盔——她老了以后的形象。([美]斯蒂芬·金著,黄晓海、康笑宇译《厄兆》)

【不敢苟同】bù gǎn gǒutóng 不敢随便表示赞同,委婉地表示不同意、不认同。【例】我对这种狂言是不敢苟同的,真的把这些房子拆了,我住在哪里?(陆文夫《人之窝》)|说他“不讲道理随便

指责人”，笔者就不敢苟同了。（袁津琥《自大与自尊》，《读书》1996年第2期）

【不给面子】bù gěi miàn·zi　不肯为顾及情分而维护体面，委婉地表示当面批评指责。【例】跟这个人在一起，你成天都是提心吊胆的，只要发现问题，他就公开批评，丑事脏事全兜出来，一点不给面子，那谁还敢跟他靠近啊。（徐贵祥《历史的天空》）|孔太平要小许这几天在镇里守着点，赵卫东要车也别老不给他面子，小许应声走了。（刘醒龙《分享艰难》）

【不苟言笑】bùgǒuyánxiào　不轻易说笑，形容态度庄重严肃。【例】论人品，寒露也还算漂亮，就是为人端庄沉静，不苟言笑，也念过三年小学，识文断字的。（雪克《战斗的青春》）|庄重的不苟言笑的王晓燕，看见一向沉默寡言的林道静忽然认真地讲起这些浪漫故事，禁不住噗哧一声笑了出来。（杨沫《青春之歌》）

【不够交情】bùgòu jiāo·qing　不太讲义气，委婉地表示不满，说别人不顾及情谊。【例】他当然不在这方面表态，只埋怨唐生明为什么一直瞒住他，暗中与重庆保持联系，太不够交情。（沈醉《“花花公子”的晚节》）|归队就归队，为啥要“揭”徐义德的“底”呢？太不够交情了。（周而复《上海的早晨》）

【不够朋友】bùgòu péng·you　在与朋友相处上做得不够，委婉地表示做得不好，不该这样做。【例】因为我不肯看壁上的钟——大热的天，表示出催促人家的意思简直不够朋友。（老舍《取钱》）|电话是偷懒人的拜访吝啬人的通信。最不够朋友！（钱钟书《围城》）

【不够意思】bùgòu yì·si　讲义气、顾及情分上做得不够，委婉地说别人做得很不好。【例】黑皮这小子，不够意思，台湾富婆花钱养着他，他还偷着搞多种经营！（莫言《红树林》）|聊了一晚上那男的也不请你吃顿饭？真不够意思。（王朔《给我顶住》）

【不归路】bùguīlù　不能再走回来的路，婉指导致灾难或无法后退的选择，走向死亡的道路。【例】在亲情与爱情，皇权与空门的抉择中，顺治最终踏上了悲剧命运的不归路。（阎崇年《清十二帝疑案》）|你一定要走上这条不归路，我也没办法，反正我劝过你了。（朱秀海《乔家大院》）

【不轨】bùguǐ　不在正常轨道上（行事），婉言违犯法纪，不正派、不正常（行为）。【例】（你们）说我们图谋不轨……我们此行纯为爱国而来，绝无越轨行为。（杨沫《青春之歌》）|因为此时的潘金莲，虽然有挑逗武松的这样一个不轨行为，事实上没有落实她的劣迹。（徐江

《〈水浒传〉中的女性人物》)

【不过尔尔】 bùguò-ěr'ěr 不过这样罢了，婉言没什么特别之处。【例】烤山薯这东西，本来像中国谚语里的私情男女，"偷着不如偷不着"，香味比滋味好；你闻的时候，觉得非吃不可，真到嘴，也不过尔尔。（钱钟书《围城》）|将感觉与估计的一对照，若有果然如此不过尔尔的感觉，即为平淡文章。（王前进《倒读》，《读书》1996 年第 3 期）【说明】尔尔：如此，这样。"不过尔尔"多作谓语。

【不好】 bùhǎo 身体不适。【例】你去告诉县太爷，我身子不好，银子给他抬去，人就不去了！（朱秀海《乔家大院》）|他身子不好，因此不能不服药。（鲁迅《而已集》）

【不好意思】 bù hǎoyì·si 表示害羞，难为情，有歉意。【例】小马低下了头，抿着嘴唇，现出了不好意思的样子。（峻青《海啸》）|我坐坐就走！真不好意思，一来就妨碍你。（朱自清《大山里的人生》）

【不会拐弯】 bù huì guǎiwān 不会拐个弯子说话、想问题，婉指说话太过直白。【例】妈越老说话越不会拐弯了。（陈忠实《白鹿原》）|受惯了虐待，我心里不会拐弯！（老舍《柳树井》）

【不讳】 bùhuì 人死亡。【例】倘以奉养有缺，致促其残年，一旦不讳，吾罪当入何等地狱耶？（叶圣陶《穷愁》）|皇上脉气不正，虚而又数，狂言见鬼；又诊得十动一代，五脏无气，恐不讳只在七日之内矣。（[明]吴承恩《西游记》）

【不拘小节】 bùjū-xiǎojié 不为小事所约束，婉言大大咧咧，不注意生活小节。【例】我随和、大方、不拘小节、瞎七搭八什么都可以聊上半天，又善观气色，永远不得罪人。（亦舒《香雪海》）|但一向不拘小节的葛会元，这回却精细地觉察了小女儿的这点"小花招"，走过去用力地把门撞死了，还"咔"的一下，把门锁也上上了。（陆天明《苍天在上》）

【不堪回首】 bùkān-huíshǒu 不能够回过头去看，婉言往事会引起痛苦的回忆。【例】我虽尝遍了甜酸苦辣的人生滋味，想到过去的几年，真个是不堪回首。（苏雪林《烦闷的时候》）|一切喜欢都不可能长久，只有不堪回首的记忆，才被人屡屡提起，难于忘怀。（王小波《歌仙》）

【不堪入耳】 bùkān-rù'ěr （言语）不能听，十分难听，婉言话语粗野污秽，或淫秽。【例】他觉得他不该转述那些不堪入耳的粗话来加重她的不幸。（沙汀《淘金记》）|老百姓一说起来就嚷就骂，骂得简直不堪入耳，把他们这些搞公安的比得猪狗不如。（张平《十面埋伏》）

【不堪入目】 bùkān-rùmù

（景象或文字）不能看，使人看不下去，婉言情状污秽，或文字下流。【例】对于他的胡作非为的事例，《新唐书》还有所记载，实在是不堪入目。（郭沫若《李白与杜甫》）|车厢四壁上上下下，涂满了下流的，野蛮的，粗鲁的字句以及不堪入目的"现代派"图画——活像在旧中国公共厕所里所见到的。（陈原《在语词的密林里》）

【不堪设想】bùkān-shèxiǎng 不能想象，婉言事情的景况或前景到了极坏的地步。【例】不开刀，后果更不堪设想。（巴金《怀念萧珊》）|一个社会如果缺乏爱的教育，就会缺乏同情心，缺乏人道精神，那么，这个民族的未来是不堪设想的。（刘复之《杂谈精神界的生态平衡》，《读书》1985年第4期）

【不可告人】bùkě-gàorén 不能告诉别人，婉言邪恶的、不法的或难以说出来的（想法或事情）。【例】是不是你们之间，已有不可告人之事，你给我从实招来！（琼瑶《烟锁重楼》）

【不可理喻】bùkě-lǐyù 没法跟他讲道理，婉指态度蛮横、固执或愚昧。【例】他们简直不可理喻，一定要进去，终于被我们的人赶出来了。（巴金《家》）|我们的心理学家和政界人士，对于某些人和某些集团之一味反对改革至于不可理喻的程度，往往大惑不解。（《托夫勒〈未来冲击〉引言》，《读书》1984年第7期）

【不快】bùkuài （身体）不舒服，病了。【例】此时高祖箭疮未愈，身体不快，每多暴怒。（黄士衡《西汉野史》）|城中叶含青秀才逢恩，于六月中病垂死，恍惚至万山中，扶头软脚，百体不快。（[清]李斗《扬州画舫录》）

【不乐观】bù lèguān 对前景没有信心，婉言情况或前景不好。【例】启程前，唐才常为他饯行，两人分析了局势，估计到变法维新的路上布满荆棘，前途并不乐观。（王纪卿《我是湖南人》）|这真是一种岌岌可危的局面。接班人的情况好像也不乐观。（黄裳《姑苏访书记》）【说明】常说"不容乐观"。

【不禄】bùlù 不能继续享受俸禄，士死的讳称，也指诸侯、大夫亡故。【例】自南都沦丧，唐桂二王先后不禄。（朱执信《论社会革命当与政治革命并行》）|今太子虽不禄，有嫡孙夫差在。（[明]冯梦龙、[清]蔡元放《东周列国志》）

【不那个】bù nà·ge 不恰当，不具备公众默认的优点，婉言不好、过分、不妥当或不符合道德规范。【例】当然了，有人会说，老曹过去也干过一些不那个的事情，可人无完人嘛。（李佩甫《羊的门》）|可是阿妹却又是个保姆，娶书记的保姆做老婆又有点不太那个……偏偏阿妹又长得那么美丽，和办公室

里的那个女秘书不能比。(陆文夫《人之窝》)

【不男】bùnán 男子没有生殖能力。**【例】**光绪帝得痼疾,或云不男,故皇嗣终虚,然与珍妃感情甚挚,殆所谓非肉欲之爱欤?(许指严《十叶野闻》)|本朝藩王则楚王英佥亦传闻不男;大臣则杨文襄(一清)、倪文毅(岳),及近年士人闵工部(梦得),俱云隐宫无嗣息……([明]沈德符《万历野获编》)

【不女】bùnǚ 女子没有生育能力。**【例】**有五种不男,曰生、坚、妒、变、半;且有五种不女,曰螺、筋、鼓、角、线,俱终身无嗣育。([明]沈德符《万历野获编》)

【不起】bùqǐ 不再能从床上爬起来,婉言病重。**【例】**这给母亲的打击太大了,因此忧郁成病,终至不起。(王西彦《人的世界》)|我决没想到他会一病不起。(老舍《新爱弥耳》)

【不三不四】bùsān-bùsì 不正派,不像样子。**【例】**胡国光知道儿子很有些不三不四的朋友;平日原也不怕,但现在却不能不格外小心。(茅盾《蚀》)|江北佬在上海是受欺负的,他们于是学些不三不四的上海话来冒充上海人。(朱自清《我是扬州人》)|吃了我的糖,到天上多说几句好话,别不三不四地顺口开河,瞎扯!(老舍《正红旗下》)

【不失为】bùshīwéi 没有失去特定条件,因而还可以归入某一类,婉言依然是、够得上是(某种人物、状况)。**【例】**直到培根这样的政客,仍不失为一流科学家、哲学家、文学家。(高瑞泉等《人文精神寻路》,《读书》1994年第4期)|怀旧的情绪只要不流于否定现实的伤感,究竟不失为一种可爱的情绪。(冯至《传统与"颓毁的宫殿"》)

【不识抬举】bùshí-tái·ju 不理解别人对自己的重视和推崇,婉言不知好歹,不珍视别人的好意。**【例】**怎么这样不识抬举,我讨你,是看得起你,你在这里算什么?老妈子!一辈当老妈子!(白先勇《玉卿嫂》)|我理了你都懊悔,你这不识抬举的家伙。(钱钟书《围城》)**【说明】**"不识抬举"也可以说自己:有句不识抬举的话,好比骨鲠在喉,吐出来请大人不要动气。(神马《胡雪岩商场笔记》)

【不识之无】bùshí-zhīwú 连"之"和"无"两个字都分辨不清,婉言文化水平很低。**【例】**《废墟中》,写一个不识之无的木匠,爱打老婆,老婆也让他打;他有气无处泄,她也就让他泄。(李健吾《〈李广田选集〉序》)|据我所知,村野贫寒之家,不识之无的女子,这样求荣誉的罕见。(张中行《关于读书明理》)**【说明】**之、无,泛指最简单的字。见"略识之无"。

【不是吃素的】bù shì chīsù·

de 不吃素，则要杀生，婉言不好欺负，不好对付，会动手打人。【例】何况官府也不是吃素的，他们自己查不出吗？（朱秀海《乔家大院》）|咱一队二队也几百口子哩，咱也不是吃素的，让他来夺，看他能给咱们夺了？（刘震云《故乡天下黄花》）

【不是滋味】bù shì zīwèi 有多种感受，婉言心中不好受。【例】武存忠几句话说得那五脸上直变色，越琢磨越不是滋味。（邓友梅《那五》）|四十九岁的张明明心里不是滋味。是喜？是忧？是甜？是苦？连他自己也说不清楚。（谌容《减去十岁》）【说明】滋味：心中的某种感受。

【不适】bùshì 不舒适，婉言身体不舒服，病了。【例】有时候会发生于一个人一时的感觉，更有时候会发生于一个人一种生理的不适。（徐讦《鲁文之秋》）|马林生眼含热泪皱着眉头像是在忍受身体内部突然袭来的不适。（王朔《我是你爸爸》）

【不受欢迎的人】bù shòu huānyíng·de rén 外交用语，一国拒绝接受或要求派遣国召回，或限期令其离开的外交人员。【例】作为报复，俄罗斯外交部21日宣布波兰使馆9名外交官"从事了与其外交身份不相称的活动"，宣布他们为"不受欢迎的人"，并限期离境。（《俄罗斯和西方之间的"间谍战"》，《文汇报》2000年8月1日）|让"不受欢迎的人"在限期内离开——这个语词说穿了其实是抓不到真凭实据或无法抓到真凭实据的"间谍"，可一说穿了，就不好处理了。（陈原《在语词的密林里》）

【不舒服】bù shū·fu 身体有病。【例】"让我们坐一会儿好不好？"瑞宣客客气气地问，"这位先生有点儿不舒服，"他指的是野求。（老舍《四世同堂》）|你老人家既没吃饭，此刻为什么不吃呢？不是身上不大舒服呀！（[清]文康《儿女英雄传》）

【不提出异议】bù tíchū yìyì 不提出反对意见，婉言低调同意某种说法。【例】美国认识到，在台湾海峡两边的所有中国人都认为只有一个中国，台湾是中国的一部分。美国政府对这一立场不提出异议。（《中华人民共和国和美利坚合众国联合公报》）|我当然没坚持让她这样做，不过也不提出异议。（[俄罗斯]陀思妥耶夫斯基著，朱海观译《罪与罚》）【说明】多用于外交场合。

【不像话】bù xiànghuà ㊀说话、做事不合情理，婉言言行很不好。【例】牛大姐拿着合同看："这么许诺也是有点不像话。"（王朔《懵然无知》）|他事后跟柔嘉叽咕道："这不像话！你们一主一仆连起来，会把我虐待死的。"（钱钟书《围城》）㊁不像一般所说的，婉言情况很差。【例】菜做得太不像话，肉皮上还有

几根猪毛！（刘震云《头人》）|我们的房间实在乱得不像话，早知道你来，我们就会收拾得整齐些。（陆文夫《人之窝》）

【**不幸**】bùxìng ㊀不希望发生而偏偏发生的不好的事情，婉言灾祸、灾难。【**例**】她越想越怕，仿佛不幸已经临头。（高云览《小城春秋》）|有的人一生接连遭到不幸，却未尝体验过真正的悲剧情感。（周国平《每个人都是一个宇宙》，《读书》1987年第9期）㊁婉言人死去。【**例**】田耕是现在全县的领导者，万一要是发生不幸，那损失就太大了！（刘流《烈火金刚》）|现在正是译文全集发稿的时候，请允许我把我译的两部长篇小说分别献给两位遭遇不幸的亡友（陆蠡和丽尼），愿他们的亡灵得到永恒的安息！（巴金《巴金译文全集》）

【**不雅**】bùyǎ 不高尚，品味不高，婉言低俗。【**例**】北京某女模冒充警察在微博上晒不雅照片。（徐娟《让法治成为规范微博的基石》，《光明日报》2013年4月3日）|"只怕餐的不是秀色，是——"那人本要说"熟肉"，忽想当了苏小姐，这话讲出来不雅，也许会传给鲍小姐知道，便摘块面包塞自己嘴里嚼着。（钱钟书《围城》）

【**不虞**】bùyú 意想不到，婉言人死亡。【**例**】淮南王骄傲已惯，且其性质本来刚强，今骤然加以屈辱，臣恐路上若有不虞。万一身死，陛下反蒙杀弟之名，如何是好？（黄士衡《西汉野史》）|过数日，翁益弥留。月生虑一旦不虞，觑无人，即床头秘讯之。（［清］蒲松龄《聊斋志异》）【**说明**】虞：预料。

【**不育**】bùyù 不能生育，婉言男子性功能障碍，或精子水平下降，或不分泌精子，不能生育后代。【**例**】8月15日，杭州市红十字会医院门诊四楼生殖医学科内有男性不育义诊。（邵婉靓《周三有男性不育义诊》，《杭州日报》2007年8月13日）|流行性腮腺炎会引起睾丸炎，严重者可能导致男性不育。（陶亿《男人：警惕腮腺炎导致不育》，《十堰日报》2009年4月22日）

【**不孕**】bùyùn 未采取避孕措施，性生活正常而一年没有成功妊娠（排除男子原因），婉言女子因病而不能生育后代。【**例**】那边特潮湿，逮哪儿坐哪儿，女同志腹部着了寒最容易得不孕症！（张欣《梧桐梧桐》）

【**不在**】bùzài 不存在于世，婉言人已经死亡。【**例**】一想到他老人家不在了，（我）心里就难过。（柯岩《她爱——祖国的明天》）|有些人不在了，但他的作品却还活着。（紫风《寻梦者的塑像——〈秦牧作品评论集〉编后记》）

【**不怎么样**】bù zěn·meyàng 婉言不好，一般化，并不出色。【**例**】瑞丰知道除了在半

夜里骂他，太太的口才是不怎么样的。（老舍《四世同堂》）|我说二爷，您干吗绷着个脸，是不是考得不怎么样啊？（朱秀海《乔家大院》）|孔太平赶紧主动开口问，棉花长势很好吧？舅舅磕了一下烟灰说，不怎么样。（刘醒龙《分享艰难》）【说明】多作谓语、补语，或单说。

【不正当好处】bù zhèngdàng hǎochù　不该得到的财物或非物质利益，婉指贿赂。【例】值得注意的是，中国已经加入的《国际反腐败公约》，对贿赂的界定是"不正当好处"，其中不仅包括财物，还包括非物质利益。（《中国反腐进入深水区 严查隐性腐败》，《人民日报》2010年8月3日）|专家建议，应该扩大传统意义上贿赂标的物的范围，将我国刑法对贿赂的标的用"不正当好处"来定义，以涵盖传统的贿赂行为和非物质贿赂。（《性贿赂争议 17年入罪难》，《京华时报》2013年7月22日）【说明】法律用语。

【不知所云】bùzhī-suǒyún　不知道说的是什么，婉言说话内容混乱、空洞，让人无法理解。【例】而且删掉的地方，还不许留下空隙，要接起来，使作者自己来负吞吞吐吐，不知所云的责任。（鲁迅《〈花边文学〉序言》）|你报道什么事件也好，谈论什么问题也好，总要围绕一个实质性的东西，不能虚无缥缈不知所云。（萧乾《我爱新闻工作》）

【不知天高地厚】bù zhī tiān gāo dì hòu　不知道天有多高，地有多深，婉言人无知而又狂妄自大。【例】以唐菲的自身条件，竟还不知天高地厚地生出如此想法，她不就是那只吃不着葡萄的狐狸吗？（铁凝《大浴女》）|我在三十年代后期开始投稿，年少气盛，不知天高地厚，试图进入文学领域。（何为《〈小树与天地〉自序与后记》，《读书》1982年第5期）

【不治之症】bùzhìzhīzhèng　医治不好的病，婉指无法治愈的绝症。【例】对于这一不治之症，他沉着镇定，无所畏惧。（徐雪寒《怀念出版界的老战友——华应申》，《读书》1981年第10期）|这不治之症先从皮肤溃疡开始，到后来毛发脱落；再后来，佟太太连光也见不得了，光加速着皮肤的溃烂。（铁凝《嫦娥》）

【不自量】bù zìliàng　不能正确地估计自己，婉言狂妄自大，高估自己。【例】我刚读文学书才三个多月，便不自量地写了篇三幕剧《苏斐》，给留日学生为赈灾公演所用，还是我自己主演的。（白薇《我投到文学圈里的初衷》）|你就拿准了他是图你的人？你好不自量。（张爱玲《金锁记》）

【不自在】bù zì·zai　感到不舒适，婉言身体不适，病了。【例】近来干燥少雨的天气，让家住太乙路铁路小区的

弋女士觉得浑身不自在。（郑燕茹《秋燥让人不自在 鼻子都能喷火了》，《西安晚报》2013 年 10 月 10 日）|素日晴雯不敢出头，因连日不自在，并没十分妆饰，自为无碍。（[清]曹雪芹、高鹗《红楼梦》）

【步武】bùwǔ 跟着别人的脚步走，效法，婉言简单模仿，没有创造性。【例】自知所业无以应时世之亟变，思采西学之长辅所弗逮，而又耻于步武后尘。（包遵信《“墨辩”的沉沦与“名理探”的翻译》，《读书》1986 年第 1 期）|因精神疲顿已极，想略打瞌睡，不料步武猪八戒，一躺下去，竟不自觉地睡去了半天，夜里才用全部时间来写通讯。（邹韬奋《世界公园的瑞士》）

C

【材】cái 棺材。【例】四爷，给他买口好材，别的都是假的！（老舍《四世同堂》）|好！我去给看口材，准保结实，体面！（老舍《四世同堂》）

【采薪之忧】cǎi xīn zhī yōu 病了再也不能打柴，因此产生忧愁，婉言病了。【例】弟偶得采薪之忧，何劳仁兄过访。（唐浩明《曾国藩》）|夜来偶有采薪之忧，十分狼狈，因吐血数升，更得急进汤药，此病即愈。（[明]罗贯中《隋唐野史》）【说明】语出《孟子·公孙丑》：“昔者有王命，有采薪之忧，不能造朝。”朱熹《孟子集注》：“采薪之忧，言病不能采薪，谦辞也。”后来“采薪之忧”就成了疾病的代称。采薪：打柴。

【彩号】cǎihào 作战中受伤的人员。【例】在战场上抢救彩号时，他受了很好的锻炼。（周立波《暴风骤雨》）|原来准备把重彩号转移到蓝田山中，如今都用不着了。（姚雪垠《李自成》）

【踩雷】cǎiléi 踩到地雷，发生了麻烦，婉指意想不到地严重受挫。【例】作为机构投资者，号称扎实调研和价值投资的基金，为何频频踩雷？（贾肖明、欧婉霞《“人参神话”破灭 基金频频“踩雷”为哪般?》，《南方日报》2011 年 8 月 22 日）|信用风险高发，基金公司频频“踩雷”。（吴倩《12 基金踩雷 40 亿债券降级》，《广州日报》2013 年 8 月 14 日）

【菜包子】càibāo·zi 菜做馅儿的包子，婉指无用的人。【例】像王三少那样的大烟鬼，连走路快一些就会发喘，打起仗来一定是个菜包子。（姚雪垠《长夜》）|如果把蔡斌比作“菜包子”还多少有点诙谐的话，那么一个“杀”字则不免让人不寒而栗。（《拒绝“软暴力”》，《解

放日报》2009年9月15日)

【残障】cánzhàng　身体有残疾,身体某一部分功能有障碍,婉指残废。**【例】**北京协和医院眼科陈有信教授在解读这一数据时谈到:"死亡是疾病造成的最严重的后果,而失明是最令人恐惧的残障。"(《失明是最令人恐惧的残障》,《北京日报》2013年6月7日)|驾驶员表示由于不知网友系残障人士,否则肯定会等一等,待乘客下车后再起步的。(《残障人士下车慢　71路关门"快"》,《解放日报》2010年7月24日)

【蚕沙】cánshā　中药名,蚕粪,黑色,形同沙粒,内服或外用,具有祛风燥湿、清热活血的功效;干透后也可以作为枕头的装料。**【例】**治风湿痛或麻木不仁:晚蚕沙一两。煎汤,一日三回分服,临服时和入热黄酒半杯同服。(叶橘泉主编《现代实用中药》)|治外感头痛:蚕沙、白芷、大黄各三钱。共研细末,调葱汤外敷。(《泉州本草》编辑委员会《泉州本草》)

【仓促有所不讳】cāngcù yǒu suǒ bùhuì　仓促之间发生不能明说的事情,婉言突然到来的死亡。**【例】**你年事已高,如果仓促有所不讳,你不觉得是个遗憾吗?(孙犁《亡人逸事》)|我甚至觉得,倘若老师仓促有所不讳,那些往事岂不是会永远失踪?(赵勇《依然"书里书外",还是"流年碎影"》,《太行文学》2013年第1期)

【苍白】cāngbái　灰白色,婉指缺乏活力和生机,言语没有力量。**【例】**我踏着过道里搬了家余留下来的碎纸的声音,同时在空屋里我听到了自己苍白的叹息。(萧红《过夜》)|熊伟先生病重住院的时候,我几次想去北京探望,却困于种种日常的事由而迟迟未能动身,终于留下遗憾。现在,我只能写下一些未免苍白的文字,作为一个晚辈对一位学界前辈的纪念。(白波《亲在的境界　纪念熊伟先生》,《读书》1995年第3期)

【草鸡】cǎojī　农家饲养的土种鸡,婉言人胆小软弱或举止猥琐。**【例】**既是来了,就得试试,空手回去,不显着我们草鸡?(孙犁《风云初记》)|特别是那些汉奸狗子,见了鬼子紧蹀躞,见了八路就草鸡,专爱欺负老百姓。(郭澄清《大刀记》)

【草食男】cǎoshínán　像草食动物一样温和友善的男子,婉指缺乏激情、缺乏活力的男人。**【例】**当代"草食男"从出生到现在,这短短的二三十年其实是世界变化最快的时期。(张怡筠《爱上"草食男"怎么办?》,《新民晚报》2008年11月12日)|英国和美国联合研究发现,"草食男"已不只出现在日本,而正渐渐地散布在全世界。(《"草食男"时代将临》,《淮海晚报》2013年9

月7日)【说明】日本女作家深泽真纪2006年创造的词语。她观察到日本30岁以下的男性,因在衣食无虞的时代成长,养成了对工作、恋爱与人生都显得被动的态度,看起来像只顾低头吃草。无视身旁景物变化的“草食动物”。

【草土】cǎotǔ 居亲丧。【例】及先帝大渐,独臣与无忌同受遗诏,陛下在草土之辰,不胜哀痛。(蔡东藩《唐史演义》)|孝宗尝起复刘珙矣,珙辞曰:“身在草土之中,国无门庭之寇,难冒金革之名,私窃利禄之实。”([清]张廷玉《明史》)

【侧目】cèmù 眼睛不正视对方,婉言愤恨、畏惧。【例】她们带来的三个孩子在店内跑来跑去,嬉戏打闹,惹得周围的人频频侧目。(尹翠莉《嘘,公共场所小声点》,《河北日报》2013年10月29日)|始皇之暴戾恣睢,虽人皆侧目,而卒无敢发难者,必待其死而后反侧四起。(陈天华《中国革命史论》)

【侧室】cèshì 房屋两侧的房间,婉指妾、小老婆。【例】鸳鸯不愿意做贾赦的侧室,所以在逼迫之下鸳鸯就自杀了。(叶嘉莹《叶嘉莹评点王国维的悲观人生》)|我,大隋公主,即将成为李世民的侧室了。(乔轻雨《杨花落》)

【蹭】cèng 趁着某种机会,不付出代价而得到好处。【例】我三十了,到现在家无隔夜粮,到处蹭饭吃,这他妈也叫为人一世。(王朔《浮出海面》)|雁过拔毛的梁若节到他家蹭吃蹭喝之后,又将他刚穿上身的呢面皮大衣和一块簇新的瑞士手表一并掠到自己手中。(方正《卢绪章——“与魔鬼打交道的人”》)

【茶钱】cháqián 小费。【例】何守仁像是很中意他的答话,就掏出五块钱西纸,赏给他做茶钱。(欧阳山《苦斗》)

【掺水分】chān shuǐfèn 往里面加入水,婉指弄虚作假,虚报浮夸。【例】我的话说一是一,说二是二,从来不掺水分。(谷雨《刘亚楼发火和吴法宪挨骂》)

【倡女】chāngnǚ 以歌舞娱人的妇女,婉指娼妓。【例】这就是倡女的命吧,用才艺打动客人,然后再被客人赎身。(慵懒的咖啡《残》)|武宗尝闻扬州倡女,善为酒令,因饬淮南监军,选贡数人。监军转告杜悰,请他同选,悰摇首道:“我不奉诏,怎得妄进倡女?”(蔡东藩《唐史演义》)

【倡条冶叶】chāngtiáo-yěyè 杨柳的枝叶婀娜多姿,后比喻任人玩赏攀折的花草枝叶,婉指歌伎、妓女。【例】羡倡条冶叶,青楼翠幕,书记忘归。(许田《扬州慢·邗沟怀古》)|国瑞依然开复原官原衔,暂在扬州居住。扬州是著名的烟花渊薮,倡条冶叶,攀折由人。(张立波《清

朝三百年艳史演义》)【说明】倡:同“娼”;冶:妖艳。

【长别】chángbié 长时间分别,婉指与死者永别。【例】尔我竟长别,多年患难同。(陈毅《哭彭雪枫同志》)|二十载恩情,今长别矣。([明]凌濛初《初刻拍案惊奇》)

【长辞】chángcí 长时间告辞,婉言人死亡。【例】杜重远壮志未酬,惨遭杀害,抱恨长辞人间。(狷生《壮志未酬的爱国人士杜重远》)|正当党和人民需要他做更多工作的时候,他不幸与世长辞了。(李海文《不该被历史遗忘的红军将领卢冬生》)

【长短】chángduǎn 意外的灾祸,婉指人遭遇意外而突然死亡。【例】万一我有什么长短,婆,妈,请你们好好地看待孙少奶。(巴金《秋》)|可是呢!好个孩子,要有个长短,岂不叫人疼死!(曹雪芹、高鹗《红楼梦》)

【长假】chángjià 请很长时间的假,或给予长时间的假期,婉指辞退职务或工作,停止其职务或工作。【例】有个官员周顺昌,看不惯阉党横行,请了长假回苏州闲居。(曹余章、林汉达《上下五千年》)|对于犯事之吏,给予长假,算是无形之中将其免职。(黄士衡《西汉野史》)【说明】旧时机关或军队中这样用。

【长眠】chángmián 人死亡(埋葬在某处)。【例】云天漠漠,大野茫茫,你长眠在西山脚下已经两年了。(碧野《花开花落——祭亡妻》)|我想寻找的是钱穆先生长眠的地方。(《钱穆墓——长眠在太湖岸边》,《新民晚报》2009年5月19日)

【长三】chángsān 旧时上海高级妓女。【例】上海的时髦是从长三幺二传到姨太太之流,从姨太太之流再传到太太奶奶小姐。(鲁迅《南腔北调集·关于女人》)|一等妓女叫长三,因为她们那里打茶围——访客饮茶谈话——三元,出局——应酬侑酒——也是三元,像骨牌中的长三,两个三点并列。(施康强《众看官不弃〈海上花〉》,《读书》1988年第11期)

【长舌】chángshé 舌头长,婉指爱说闲话、搬弄是非。【例】等到年事再长,万一堕入“长舌”型,则东家长,西家短,飞短流长,搬弄多少是非,惹出无数口舌。(梁实秋《女人》)|你喜欢安娜,但是安娜不喜欢你长舌,因此她接近我而避开你。(岑凯伦《合家欢》)

【长生板】chángshēngbǎn 棺材。【例】买了一副百把银子的长生板,越日就殓他去了。(黄世仲《廿载繁华梦》)|清末前,人们对专卖棺材行业非常忌讳,只叫长生板木铺,绝不叫棺材铺。(陈艳明、陈清《梧州街巷寻踪之南堤路》)

【长逝】chángshì　人死亡。**【例】**他们虔诚地拜谒，深情地凝望，上万条中文留言中最多的字眼是，“伟人长逝，思想永存”。（《选择，凝聚在信仰的旗帜下》，《人民日报》2011年6月29日）|1970年2月9日，一代贤达仇鳌先生饮恨长逝，年九十有二。（冯晓蔚《他与毛泽东私交甚厚》，《梅州日报》2010年11月20日）

【长谢】chángxiè　人死亡。**【例】**才人不寿，可惜！故人长谢，可哀！（[清]龚炜《巢林笔谈续编》）**【说明】**谢：（花或叶子）脱落，凋谢。

【长终】chángzhōng　人死亡。**【例】**晏阳初于1949年去国。几番曲折，几番风雨，终能于1985、1987年以年逾90的高龄，风尘万里，翩然归来，一亲、再亲故土，了却数十年悠悠乡关之思；而后，溘然长终异国，应已无憾。（舒芜《免于愚昧无知的自由——晏阳初种种》）|一个个鬼魂四散地奔返殡宫，还有那横死的幽灵抱恨长终。（[英]莎士比亚著，朱生豪译《仲夏夜之梦》）

【唱双簧】chàng shuānghuáng　双簧，曲艺的一种，由一人在前面表演动作，另一人藏在后面或说或唱，紧密配合，婉指此唱彼和，互相呼应，比喻双方串通使手段、耍花招的骗术伎俩。**【例】**傅贵心想屁的个风水，你俩莫非唱双簧引我上钩？（张卫《你别无选择》）|你们两人可真会唱双簧！（[日]田中芳树著，黄彦彰等译《亚尔斯兰战记》）

【超级大国】chāojí dàguó　凭借比其他国家强大的军事和经济实力，称霸世界的国家，实际是凭借超强实力谋求霸权的国家。**【例】**我们多次讲过，中国属于第三世界，将来发展起来了，还是属于第三世界，永远不做超级大国。（邓小平《邓小平文选》）|大洋彼岸的美国，是发达的资本主义国家，是当今世界唯一的超级大国，在许多科学技术特别是在计算机领域内，一直处于领先地位。（潘正伯《启示和忧虑》，《读书》1993年第11期）

【潮信】cháoxìn　按一定时间涨落的潮水，婉指妇女定期来的月经。**【例】**潮信有期应自觉，花容无媚为谁消？（[明]李昌祺《剪灯余话》）

【炒鱿鱼】chǎo yóuyú　解雇，解除某种合同关系，令其卷铺盖走人。**【例】**他是去国贸中心拉琴，晚了人家就炒鱿鱼。（曹鹏《中央乐团的困境》）|现在我要炒这位镇长女儿的鱿鱼——我们家不欢迎这样的儿媳妇！你如果执意要跟她在一起，我就连你一起炒了！（刘耀兰《我要炒镇长女儿的鱿鱼》，《潮州日报》2011年3月30日）**【说明】**鱿鱼片一炒就会卷起，比喻卷铺盖。“炒鱿鱼”中间可以插入其他词语。

【扯淡】chě//dàn　闲扯，胡扯。【例】冠晓荷和祁瑞丰正在屋中闲扯淡。（老舍《四世同堂》）｜自己做不来忠臣孝子，就怀疑自古以来一切忠臣孝子的事迹都是胡扯淡。（郭因《劫余书屋散简》，《读书》1980年第6期）【说明】本是“扯蛋”（蛋，睾丸）：我才不听这裤裆里拉胡琴的扯蛋呢，听他们的还不如听我的。（王朔《一半是火焰，一半是海水》）

【尘根】chéngēn　男性生殖器。【例】一进厕所关了门，那尘根阴茎勃起，却没有尿，闭了眼睛大声喘气。（贾平凹《废都》）

【沉眠】chénmián　人死亡。【例】中兴诊诸将，永夜遂沉眠。（章炳麟《狱中闻湘人某被捕有感》）｜沿着阶梯往墓窖前进，一个十分庄严、神圣的地方。许多勇者的尸体沉眠在此，史东·布莱特布雷德也在其中。（［美］马格丽特·韦斯、特蕾西·希克曼著，朱学恒、张欣茹译《龙枪传奇》）

【沉湘】chénxiāng　人死亡。【例】《题王观堂〈人间词话〉及〈人间词话〉新刊本》写道：“世运如潮又一时，文章得失更能知。沉湘哀郢都陈迹，剩话人间绝妙词。”（刘梦溪《吴宓眼里的王国维之死》）｜屈原沉湘自杀，与其说是社会悲剧，毋宁说是他人格缺陷的悲剧。（黄灵庚《论屈原之死》）【说明】源于“屈平沉湘”的故事。《史记·屈原贾生列传》载：楚顷襄王立，屈原遭谗毁，谪于江南，“于是怀石遂自投汨罗（湘江支流）以死”。后以“沉湘”婉指含冤屈死。

【陈妈妈】chénmā·ma　月经带。【例】［贴］我又偷了块袍缎在此，拿与哥哥。［丑］好做陈妈妈。（［明］李梅实《精忠旗·银瓶绣袍》）｜又将那第三个抽斗扭开……又有两三根“广东人事”，两块“陈妈妈”，一个白绫合包。（［清］西周生《醒世姻缘传》）

【称兵】chēngbīng　动用武力，发动战争。【例】不可以称兵，称兵必天殃。兵戎不起，不可从我始。（冯友兰、涂又光《中国哲学简史》）｜我在江宁，跟左大人谈起上海，他说因为法国称兵，上海市面多少受点影响，不过不要紧。（高阳《红顶商人胡雪岩》）

【称戈】chēnggē　动用武力，发动战争。【例】不意西川尚未告靖，夏绥又复称戈，几乎有铜山西崩，洛钟东应的状态。（蔡东藩《唐史演义》）｜吴三桂遂独称宿将，列重镇于西南。乃飑毒潜吹，狼心叵测，于康熙十二年十一月称戈抗命，进薄衡湘，与官军相距于常德。（［清］勒德洪《平定三逆方略》）

【成房】chéng//fáng　结婚。【例】死鬼把他当心肝肺肠儿一般看待，说一句听十句，要一奉十，正经成房立纪，老婆且打靠后。（［明］兰陵笑笑生《金瓶梅词话》）｜湖广又有承天府景陵县一个人家，有姑嫂两人。姑未嫁出，嫂也未成房，尚多是女子，共居一个小楼上。（［明］凌濛初《二刻拍案惊奇》）

【成家】chéng//jiā　男子结婚，组成家庭。**【例】**痴心的男朋友一两天就给她发来一封信，催促她成家。（鲁光《中国姑娘》）｜我告诉你一句真的，干咱们这行儿的，别成家，真的！（老舍《骆驼祥子》）

【成礼】chénglǐ　结婚。**【例】**先帝为朕简求贤淑，已定王氏，育于别宫，待期成礼。（蔡东藩《明史演义》）｜章医告之生父，生父亦喜。遂涓吉成礼。伉俪间极相和洽。（［清］王韬《淞隐漫录》）

【成亲】chéng//qīn　结婚。**【例】**1943年春季，王老虎跟冬梅正要张罗着成亲，敌人来了一次"奔袭"，把他们冲散了。（杜鹏程《保卫延安》）｜回到舅舅病床边时，就说他想成亲了。（沈从文《贵生》）

【成人电影】chéngrén diànyǐng　成年人看的电影，婉指不适合儿童观看、内容多情色或暴力血腥场面的电影。**【例】**李安的新作《色·戒》被"美国电影协会"定为NC-17级……NC-17是美国电影分级制度的最高级，即17岁以下禁止观看，基本上属于成人电影，比限制级——R级更高一级。（《〈色·戒〉在美被列为成人电影》，《温州日报》2007年8月26日）｜南京江宁一个17岁的男学生迷上了成人电影。（焦哲《17岁少年网吧看完成人电影尾随女生欲猥亵被抓》，《扬子晚报》2013年4月20日）

【成人节目】chéngrén jiémù　成年人观看的节目，婉指不适合儿童观看、内容多情色或暴力血腥场面的节目。**【例】**香港亚视为抢收视出奇招，鼠年将炮制具争议性、深入探讨各地性文化的午夜成人节目《女优文化》。（蔡丽怡、朱燕霞《亚视午夜成人节目惹来争议》，《南方都市报》2008年1月21日）｜（陈先生）收到一张宣传单。宣传单上赫然写着，只要安装卫星直播电视接受设备，就可以收到国外多个频道，甚至是成人节目。（胡文春《安装卫星电视　可看成人节目?》，《佛山日报》2008年8月29日）

【成人用品】chéngrén yòngpǐn　成年人生活中用到的物品（多为性生活用品），特指可以增强性欲，提高性生活质量，给性健康带来正面效果的用品。**【例】**文昌市局还将针对成人用品市场监管的漏洞，全面落实台账、索证索票监管制度，从严把握进货渠道，建立健全长效监管机制。（李伟民、王日文《文昌市工商局开展针对成人用品销售专项整治》，《中国日报》2013年3月31日）｜这个情人节，网购送礼依然火爆。淘宝网和一淘网数据显示，除鲜花、巧克力等传统情人节礼物之外，成人用品也是最热的商品类目之一。（董冰乐《情人节淘宝网成人用品受热搜》，《温州商报》2012年2月16日）

【成仁】 chéngrén 成就仁德，婉指为正义事业而牺牲生命。**【例】**母校的门外，一带如烟的垂柳，掩映着白漆的圆窗，一切依然如昔，只是校园中蒙茸碧草上，新建立了一座白石碑碣，用以纪念那些爱国抗敌而壮烈成仁的师生。（张秀亚《艺术与爱情》）| 当时受命讨伐围剿印第安人的科士达将军就成为白人心目中的英雄，他的“壮烈成仁”更成为传诵良久的西部史诗之一部分。（陈毓钧《说〈三国〉》，《读书》1995年第8期）

【程姬之疾】 chéngjī zhī jí 妇女月经来潮。**【例】**南宋光宗绍熙年间亦有此异，时后李氏窃至斋宫嫵婉，且不避程姬之疾。（[明]沈德符《万历野获编》）| 一日，帝醉游诸宫，偶戏宫婢罗罗者，罗畏萧妃，不敢迎帝，辞有程姬之疾，不可荐寝。（[明]蒋一葵《尧山堂外纪》）**【说明】**《史记·五宗世家》：“景帝召程姬，程姬有所辟，不愿进，而饰侍者唐儿使夜进。”司马贞索隐引姚氏曰：“《释名》云：天子诸侯群妾以次进御，有月事者止不御，更不口说，故以丹注面目旳旳为识，令女史见之。”后因讳称妇女月经来潮为“程姬之疾”。

【程老】 chénglǎo 人死亡。**【例】**你死了，万事皆休；你要不死，只得送你程老，没的留着你那活口，叫你往家去铺搭呀！（[清]西周生《醒世姻缘传》）**【说明】**程老，在路途中死亡。程：途中；老：死的婉辞。

【吃床腿】 chī chuángtuǐ 把住旅馆时吃饭等其他费用记在住宿费里，按住宿费报销，或虚报住宿费。**【例】**“吃床腿”乃是一股不正之风，是某些只顾解馋、不顾影响的人利用住宿费的弹性而玩弄的掩耳盗铃把戏。（柴昭武《从“吃床腿”说开去》，《财物与会计》1987年第9期）| 陈文心里放松下来，这种现象当时很普遍，出差每天补助的钱很少，有时连吃饭都不够。多报些钱也是为了吃饱饭。俗称，吃床腿。（程琳《人民警察》）

【吃醋】 chī//cù 有嫉妒情绪（多指在男女关系方面）。**【例】**你这人就爱吃醋，吃不相干的醋。（钱钟书《围城》）| 我并不是那种吃醋调歪的人。（[清]曹雪芹、高鹗《红楼梦》）| 四个国家，实在是两派，你亲了这一边，那一边就要吃醋。（茅盾《锻炼》）**【说明】**典故出自唐朝。唐太宗要为宰相房玄龄纳妾，房夫人出于嫉妒横加干涉。太宗令她在喝毒酒和允许纳妾之间选择。房夫人端

起“毒酒”一饮而尽，含泪喝完后，发现杯中竟是浓醋。从此“吃醋”便成了嫉妒的同义词。

【吃豆腐】chī dòu·fu 男性骚扰女性，占女性的便宜。**【例】**曾经在法国搭便车被吃豆腐的D，眨着漂亮的眼睛，边讲边比划说：“那个人就这样，这样靠过来摸我的臀部，恶！”（师琼瑜《搭便车游欧洲》）| 我看你一天不吃豆腐就活不下去了，和你老大姐也开起玩笑来了，真没出息！（周而复《上海的早晨》）**【说明】**旧时丧家准备的饭菜里有豆腐，所以去丧家吊唁吃饭叫吃豆腐，或吃豆腐饭。有些人经常蹭饭吃，“吃豆腐”便有了占便宜的意思。又说“豆腐”具有色白、面细、质嫩、性软等特点，与“年轻女子”肌肤白皙细嫩而性情软弱的特点相契合。所以，“吃豆腐”被用来借指男性占女人便宜，调戏年轻女子。

【吃干醋】chī gāncù 在与自己不相干的事情上产生嫉妒情绪。**【例】**她大大咧咧地说，难道儿子不是他的儿子？还吃自己儿子的干醋？（《老公也吃儿子的醋》，《羊城晚报》2012年11月20日）| 这次导火线是汪小菲吃干醋。（《汪小菲生日吃醋失控爆粗狂骂》，《东方日报》2011年7月2日）**【说明】**见“吃醋”。

【吃黑枣】chī hēizǎo 被枪打死。**【例】**他一边扇一边骂：“叫你吃桃，吃桃，叫你们都吃黑枣！”（冯志《敌后武工队》）| 咱们不招谁不惹谁的，临完上天桥吃黑枣，冤不冤？（老舍《骆驼祥子》）**【说明】**黑枣比喻为子弹头，因外形相似。

【吃后悔药】chī hòuhuǐyào （~儿）吃药以治疗当初做事的失误，表示极度后悔。这是虚拟的话语。**【例】**算了，算了。到了这时候儿就不要再吃后悔药儿了。（王朔《编辑部的故事·人工智能人》）| 她这人脾气太犟，太固执，从来不吃后悔药。（谌容《梦中的河》）

【吃偏饭】chī piānfàn 在群体中所吃饭食比别人好，婉指得到特别照顾。**【例】**政府不能给谁“吃偏饭、开小灶”，而是要提供“阳光雨露”，创造公平、有序、规范的办医竞争环境，对各种所有制举办主体一视同仁，并在资源配置中形成公平的准入门槛。（《陈德荣调研社会力量办医》，《温州晚报》2012年4月24日）**【说明】**也说“吃偏食”。

【吃素】chīsù 吃素食，不吃荤菜，婉指不动武、不做杀伤之类的事。**【例】**那是兵营，哨兵是吃素的吗？（莫怀戚《陪都旧事》）| 人们都说，李老三不是吃素的把式，棉花见火没有不着的道理。（乔典运《香与香》）**【说明】**多用于否定句或反问句，句子带有警告或恐吓的意思。

【吃鸭蛋】chī yādàn 吃到的是鸭蛋，获得的是用零表示的结果，婉指在考试或竞赛等活动中得零分。【例】诗在今天可以说是处于五四以来的最低潮了。征订起来，能有一两千册就算很运气，听说还有吃鸭蛋的。（萧乾《长沙出版界四骑士》，《读书》1994 年第 9 期）|同样战得火热的苏珊·朗格伦球场上，李娜却爆冷不敌舍夫多娃，止步女单八强，并在决胜盘中吃到“鸭蛋”。（罗飞《去年这天夺冠，今年却吃鸭蛋》，《齐鲁晚报》2012 年 6 月 5 日）

【迟暮】chímù 晚年，暮年。【例】这时候，这个倔强的老人真正地感到迟暮的悲哀了。（王西彦《黄昏》）|使我老的倒是这北方岁月，偶有所思，遂愈觉迟暮了。（何其芳《梦后》）

【赤字】chìzì 簿记上用红字记录的数字，指经济活动中支出多于收入的数字，婉指亏空。【例】按照“控制赤字、调整结构、深化改革、增收节支”的总体要求，明年将适当减少中央财政赤字。（《明年适当减少中央财政赤字》，《江西日报》2006 年 12 月 20 日）|根据凯恩斯学派，政府的干预完全是必要的，干预的基本方式是通过财政政策，包括扩大政府支出，赤字预算和举债等，只有通过政府干预，才可能解决有效需求不足，实现充分就业。（朱嘉明《智慧：在于避免偏见》，《读书》1988 年第 6 期）

【重泉】chóngquán 九泉之下，婉言人已经死亡，处在很深的地下。【例】独此技未有嫡传，重泉犹以为憾。（[清]蒲松龄《聊斋志异》）|思念父母，常怀耿耿。重泉相隔，永无会期，唯有见之于梦寐中耳！（[清]王韬《淞隐漫录》）

【出彩】chū//cǎi ㊀旧时戏剧表演用语，指杀伤时，涂红色作流血状，婉言出血、流血。【例】那时三儿在旁边正呆呆的望着公子的胸脯子，要看这回刀尖出彩。（[清]文康《儿女英雄传》）㊁出丑。【例】他知道自己的皮夹里是怎样的空虚，不能输，输了就当场出彩；这是头一次到杨家来！（老舍《文博士》）|这种在妓女面前出彩的事叫人很难忍受，假如是被别的流氓碰到，一定会把红拂杀死来藏羞。（王小波《红拂夜奔》）

【出大恭】chū dàgōng 解大便。【例】你道这人是谁？原来是张亲家老爷。他那晚睡到半夜，忽然要出大恭。（[清]文康《儿女英雄传》）|玉磐儿问道：“你出去做甚么？”苗秃道：“我要出大恭。”（[清]李百川《绿野仙踪》）【说明】见“出恭”。

【出恭】chū//gōng 解大小便。【例】十一点，他回来，放下水烟袋，出去了；大概是去出恭。（老舍《取钱》）|可不，出恭的当儿，还

是免了"礼貌服务"的好，就像军人那样，在厕所里见到首长是不必敬礼的。(宏图《曲折心路》，《读书》1992年第8期)【说明】从元代起，科举考场中设有"出恭""入敬"牌，取"出则恭，入则敬"之意。士子入厕须先领此牌。因此俗称入厕为出恭。旧时私塾仿此例，学生出教室大小便，每次限一人。门上挂一木牌，一面写"恭"，一面写"敬"。一人出去，牌子翻成"恭"。后以"出恭"指大小便。

【出轨】chū//guǐ　越出轨道，婉言行为越出道德规范。【例】爱情自古时候就是好出轨的事。(老舍《热包子》)|偶然一次出轨，也是我迫你上的梁山。(亦舒《香雪海》)【说明】"出轨"本指有轨车辆行驶时脱离轨道。多喻指夫妻之间一方违反了正常夫妻的生活准则，与别的异性发生不正当关系。

【出红差】chū hóngchāi　处决人犯(包括砍头和枪决两种方式)。【例】从早上吃完点心起，我就和二妹分站在大门口左右两边的门墩儿上，等着看"出红差"的。这一阵子枪毙的人真多。(林海音《城南旧事》)|聂小轩听了吓得一哆嗦。当年的规矩，凡是起解或出红差，必在五更之前，牢子说"道喜"，凶多吉少，他马上推了库兵一把。(邓友梅《烟壶》)

【出卖色相】chūmài sèxiàng　利用姿色、容貌，获得某种利益或从事违规违法活动。【例】中国人总还是有点儿保守思想，对于所谓抛头露面，出卖色相，不能不有所顾忌。(岑凯伦《合家欢》)|他指出，在弘光小朝廷中，柳如是为了帮钱牧斋挣得礼部尚书，不惜出卖色相以讨好阮大铖。(舒芜《谈〈榆下说书〉》，《读书》1982年第12期)

【出门】chū//mén　走出家门，婉指出嫁。【例】男大当婚，女大当嫁，女人总要出门的。(姚时晓《别的苦女人》)|如今你要出门去了，也没有什么填箱的。(梁斌《播火记》)

【出事儿了】chūshìr·le　发生了某种事情，婉指发生了情节非常严重的坏事。【例】坏了，坏了！出事儿了！反革命分子动手了！(欧阳山《三家巷》)|这个自称是因为住房不公而气胖了的人，为了无偿得到更多的住房，正在大造舆论，弄得连前远巷的人都知道我们这帮人出事儿了，将有大祸临头！(陆文夫《人之窝》)

【出台】chū//tái　走出特定场所，婉言酒吧、歌舞厅等处的坐台小姐出去给客人提供色情服务。【例】当谈妥嫖资，立即通知身处上海的刘某和另两名"鸡头"，按照客人意愿，安排卖淫女"出台接客"。(《三男子网上招嫖被抓》，《三峡晚报》2010年9月

8日)|当时,3名女孩都已被迫换上了暴露的衣着,所幸还未“出台”。(《两辍学男生拐骗女孩强迫卖淫 出台前一刻惊险获救》,《太原晚报》2010年5月11日)

【出条子】chū tiáo·zi 妓女应招出外提供色情服务。【例】刚刚赛金花和金红都出条子去了,没有回来,只有银翠在家,身上有些寒热,睡在床上没有出来应酬。([清]张春帆《九尾龟》)|姑娘出条子还没有回来。([清]李宝嘉《官场现形记》)【说明】见“条子”。

【出小恭】chū xiǎogōng 解小便。【例】他说:“唔,我还得出小恭!”慌张地跑回去了。(端木蕻良《遥远的风沙》)|却说内中那个老号军睡到三更过后钻出来去出小恭,完了事才回头,只见远远的倒像那第六号的房檐上挂着碗来大的一盏红灯。([清]文康《儿女英雄传》)【说明】见“出恭”。

【出血】chū//xiě 忍着疼痛,流了血,婉指破费钱财。【例】他这时心情变得阴郁了,本来免掉六块钱的份子,觉得是个便宜。现在想来,那顶多是不出血呀,实则一分钱也没收入。(李英儒《野火春风斗古城》)|不过各位也得出点血,借此机会请支书和村长来学校吃餐饭。(刘醒龙《凤凰琴》)

【初潮】chūcháo 女子月经初次来潮。【例】女孩子初潮后,月经不一定准时,有的可能隔2~3个月后再来月经;有的也可能提前。(王琇瑛《家庭护理》)月经初潮的年龄大多数在14岁左右。(任树德、孙传贤《生理卫生》)

【初夜】chūyè 新婚的第一夜。【例】从前,我们这带的红花姑娘们,在同伴新婚的初夜,总要偷偷跑到新房的窗子外面、板壁下边去听壁脚。(周立波《山那面人家》)|日记详细记载了他和女孩试婚同居的初夜。(忘川《一场不涉及理想的恋爱》)

【楚馆】chǔguǎn 妓院。【例】这场云雨,端的快畅:一个是空门释子,一个是楚馆佳人。空门释子,假作罗汉真身;楚馆佳人,错认良家少妇。([明]冯梦龙《醒世恒言》)|舞回明月坠秦楼,歌遏行云迷楚馆。([明]兰陵笑笑生《金瓶梅词话》)【说明】见“秦楼”“秦楼楚馆”“青楼楚馆”。

【楚天云雨】chǔtiān-yúnyǔ 楚地的云和雨,婉指男女欢好。【例】楚天云雨都成幻,遗恨到如今。题红心事,分钗密约,几度沉吟。([清]纳兰常安《眼儿媚·秋闺》)【说明】语出宋玉《高唐赋》,写楚王在阳台梦见巫山神女,女去而辞曰:“妾在巫山之阳,高丘之阻,旦为朝云,暮为行雨。”后因以“楚天云雨”指巫山神女,或男女欢情。见“楚雨巫云”。

【楚雨巫云】chǔyǔ-wūyún

楚地巫峡的云和雨，婉指男女幽情。【例】话说那两名宫女……虽然是，锦衣玉食身安吉，却倒是楚雨巫云意挂心。（[清]陈端生《再生缘》）|准备着银屏金屋，销受他楚雨巫云；星娥七宝之妆，神女洛川之佩。（[清]张春帆《九尾龟》）【说明】见“楚天云雨”。

【穿窬】chuānyú ㊀打洞穿墙行窃。【例】该说话的时候不说话，是用沉默来求媚于人。如此举止，无异于穿窬行窃。（张大春《剩看秋碧照春红》）|那些道貌岸然的正人君子，才是最可怕的穿窬大盗哩。（[英]威廉·莎士比亚著，朱生豪译《雅典的泰门》）㊁小偷。【例】妆奁甚富，夜被穿窬席卷而去。（[清]蒲松龄《聊斋志异》）

【床上】chuángshàng 性生活。【例】你也太无微不至了，连床上的事都想到了。（柳建伟《突出重围》）

【床上戏】chuángshàngxì 电影或电视剧中的性爱情节。【例】有些不好的戏，它在表现男女之爱的时候就非常直接，就是所谓的床上戏，没有什么审美的价值，只有皮肉之乐的现象。（董健《从〈牡丹亭〉看戏剧的文化意义》）|床上戏也是要不了几分钟就得云散雨收。（李零《侠与武士遗风》，《读书》1993年第1期）

【床帏】chuángwéi 床上的帐子，婉指性生活、男女私情。【例】唐太宗杀了弟弟元吉，就立即占领了兄弟媳妇的床帏，还把隋炀帝的萧后揽入怀中。（李汝伦《还那女孩一个真实的形体》，《读书》1995年第5期）|挨胸贴肉几于似片团成，交股并头直欲如胶不解，床帏乐事，计亦无逾此者。（[清]夏敬渠《野叟曝言》）

【床戏】chuángxì 电影或电视剧中的性爱情节。【例】《花影》由于和性有关，表演会比较开放些，有全裸床戏镜头。（陈淑芬《太重感情的张国荣》）|离婚前……接戏宁愿“拳头挂帅”，挨打玩命也尽量避开吻戏及床戏，以免打翻醋坛。（《谢霆锋将与高圆圆合作拍吻戏及火辣床戏》，《扬子晚报》2013年8月26日）

【床战】chuángzhàn 床上的动作，婉指男女性生活的场面。【例】加藤鹰从影26年来，曾与8000名AV女优床战，是亚洲成人电影史上最有名的男演员。（小易《知名AV男优加藤鹰将引退 号称曾床战8000女优》，《扬子晚报》2013年8月15日）|夫妻感情好，性爱指数就高，想要保持婚姻的热度，保证婚姻的安定团结，我们把新婚夫妇床战的N种场面讲给你听，让你及时排除险情，防患于未然！（《夫妇床战10个经典场面 你遭遇过几个?》，《重庆晚报》2010年7月3日）

【床笫】chuángzǐ 床铺，闺房，夫妻之间，婉指男女性爱

之事。【例】风气既变,并及文林……而小说亦多神魔之谈,且每叙床笫之事也。(聂绀弩《谈〈金瓶梅〉》,《读书》1984年第4期)|你老人家年事已高,且不恋床笫,如何能叫小夫人心往神驰?(尤凤伟《石门夜话》)

【吹灯】chuī//dēng 把油灯吹灭。㊀婉指人死亡。【例】去年冬天差点吹了灯,这一开春,我算又活了。是不是?三元?(老舍《柳树井》)|这一次要不是骆驼的功劳,哥们,不光我,咱弟兄们,一块就吹了灯了。(曲波《桥隆飙》)㊁婉指失败、垮台、散伙。【例】刚刚与一名叫蕙的姑娘"吹灯",将江鲁带进了痛苦的深渊。(杜善国《情缘难尽》)|我想从他身上弄出几万块钱来呢。这一下吹灯了。(谈歌《城市警察》)

【吹灯拔蜡】chuīdēng-bálà 把油灯吹灭,把蜡烛拔下来。㊀婉指人死亡、完蛋(含讥讽义)。【例】贾正不知道什么时候早站在了他的身后边,插嘴说:"老松田早吹灯拔蜡了!"(冯志《敌后武工队》)|好好的一个王爷,就这么吹灯拔蜡了。(《徐来专栏:吹灯拔蜡》,《南方都市报》2008年10月8日)㊁婉指垮台、散伙。【例】鬼子也待不长了,眼看就要吹灯拔蜡了。(杨朔《春子姑娘》)|老百姓天天盼望你们回来,又是为的什么?就是为的叫他们早点吹灯拔蜡。(冯志《敌后武工队》)

【吹牛】chuī//niú 说大话,夸口;吹牛皮(吹牛×)的婉转说法。【例】有本事的不吹牛自夸,没有本事的偏吹牛自夸。(王蒙《符号的组合与思维的开拓》,《读书》1991年第5期)|我从小就很害羞,很胆怯,为了掩饰这个缺点,我才学吹牛说大话,故意胡闹。(王朔《浮出海面》)【说明】"吹牛"直白的说法是"吹牛×","×"代替母牛的生殖器。用同音字代替,写成"吹牛逼",进而说成"吹牛皮",省去末一字,成"吹牛":电影《归心似箭》中的人物张口"吹牛×",台下青年人哄堂大笑,我也觉得极不舒服。(朱小平《从十五个"他妈的"说起》,《读书》1981年第9期)|我们以前总觉得马海西嘻嘻哈哈,瞎吹牛皮,有点讨厌,现在却感到那瞎吹牛皮是何等的可贵。(陆文夫《人之窝》)见"牛逼""牛皮"。

【炊臼】chuījiù 丧妻。【例】辛丑仲春,余遭炊臼之痛,同人和悼亡诗甚多。([清]查为仁《莲坡诗话》)|一个上司丁了父艰,送长夫的禀内说他有"炊臼"之变,那上司回将书来说道:"不孝积愆无状,祸及先君。荆布人幸而无恙,见与不孝同在服丧,何烦存唁!"([清]西周生《醒世姻缘传》)【说明】语出[唐]段成式《酉阳杂俎》:"卜人徐道昇,言江淮有王生者,榜言解梦。贾客张瞻将

归,梦炊于臼中。问王生,生言:'君归不见妻矣。臼中炊,固无釜也。'贾客至家,妻果卒已数月。"炊于臼中,谓无釜,谐音无妇。后以"炊臼"喻丧妻。

【春风】chūnfēng　春天的风,婉指男女间的欢爱。**【例】**妾因窥君之貌与此诗相似,不觉感动中怀,故不避自荐,来践春风之约耳。(俞达《青楼梦》)|行者暗里欣然,丁在那毗卢帽顶上,运神光,睁火眼金睛观看,又只见那两班彩女,摆列的似蕊宫仙府,胜强似锦帐春风。([明]吴承恩《西游记》)**【说明】**春:指男女情欲。

【春风一度】chūnfēng yī dù　男女交欢一次。**【例】**在妓院里与叙述者春风一度的那个女子,日后重逢时改名拉谢尔,已是圣卢钟爱的情妇。([法]马塞尔·普鲁斯特著,徐和瑾译《追忆似水年华》)|若得与他春风一度,倒也未为不可。([清]唐芸洲《七剑十三侠》)

【春妇】chūnfù　妓女。**【例】**后来他们改换题目,矜夸地、肉麻地,谈到法租界的春妇。(叶圣陶《倪焕之》)

【春宫】chūngōng　描绘男女交合的淫秽图画。**【例】**嘘!年纪轻轻的姑娘,也画起春宫来了!(陈登科等《徐悲鸿》)|扬在六十年代到处发表演讲,猛烈抨击色情书刊和春宫小说。(关蠡《"圣女"蒙辱》)**【说明】**春宫是描绘男女性爱生活,特别是各种性交姿态的图画,最初产生于帝王的宫室,描写春宵宫闱之事,所以后以"春宫"称淫秽、色情的图画。亦泛指色情画面。

【春宫图】chūngōng tú　以男女交合为主题的绘画。**【例】**这样,《草虫》就成了一幅现代的春宫图了。(疏野《被遗忘了的精神之流》,《读书》1988年第5期)|宜兰罗东镇内一家餐厅,在厕所中摆放"春宫图"……只要有人进入"方便",春宫图就映入眼帘,想不看都难。(《餐厅厕所贴裸露春宫图》,《巢湖日报》2011年1月26日)**【说明】**春宫画起源很早,根据荷兰汉学家高罗佩考证,当始于汉代。据《汉书》记载,汉广川王画男女交接状于屋,召诸父姐妹饮,令仰视画。又名秘戏图、春宫画。

【春画】chūnhuà　淫秽的图画。**【例】**我所希望的不过愿具有一点常识,例如知道裸体画和春画的区别。(鲁迅《热风》)|那里是繁华,灿烂,鸦片,妓女,烧酒,洋钱,锅贴儿,文化。那里有杨梅,春画,电灯,影戏,麻雀,宴会,还有什么?——有个日本租界!(老舍《赵子曰》)

【春情】chūnqíng　男女相互爱恋的感情,情欲。**【例】**她守寡已经五年,但是春情还没有灭杀。(许杰《台下的喜剧》)|原来人都很脆弱,谁也经不起诱惑。不但

你春情如火,我原来也是好色不好德。(杨毓珉《汪曾祺的编剧生涯》)

【**春秋**】chūnqiū　年纪(多指年纪大)。【**例**】凡提到老字、死字都有相应的术语,如“春秋高”“不可讳”之类。而自谦时则可说老字。后代则把老作为死的代称。(阴法鲁、许树安《中国古代文化史》)|且陛下(指汉武)春秋高(年高),法令亡(无)常,大臣亡(无)罪夷灭者数十家,安危不可知。(张中行《读〈汉书·苏武传〉》,《读书》1993年第8期)

【**春秋笔法**】chūnqiū-bǐfǎ　曲折而意含褒贬的文字。【**例**】孔丘……曾修订过《春秋》,后来的经学家认为他用一字褒贬表示微言大义,称为“春秋笔法”。(鲁迅《坟》)|文贵有“我”,褒贬随意,但务须公正直率,严禁春秋笔法。(戴厚英《人啊人》)【**说明**】《春秋》是鲁国史书,相传为孔子所修。经学家认为它每用一字,必寓褒贬,后因以称曲折而意含褒贬的文字为“春秋笔法”。

【**春事**】chūnshì　男女欢爱。【**例**】交鸾凤春事无涯,不觉香露滴、牡丹芽。([明]沈仕《偶见》)

【**春宵**】chūnxiāo　男女共度一夜时光。【**例**】不论从哪个意义上讲这都得算是“春宵”——春天,两个终成眷属的有情人在一起的夜晚——如是这样,她就该早打电话,搅扰情人的春宵比搅扰聚会更为不堪。(王海鸰《新结婚时代》)|想起了鸳鸯锦——相濡以沫的爱情、不离不弃的等待、耳鬓厮磨的缠绵……万种风情的鸳鸯锦、春宵苦短的鸳鸯锦、让人意乱情迷的鸳鸯锦,要知道,一个男人、一个女人、一床锦被,就是一个温暖的家啊。(《鸳鸯锦》,《扬子晚报》2013年8月24日)

【**春心**】chūnxīn　两性间相思爱慕的情怀。【**例**】秘史讲,哪位宫女稍拂圣上春心,即把猫儿揣入其裤裆之中,四处扎紧,任猫儿在其间乱撕乱抓,故明代宫女常常谈猫色变。(冯苓植《猫腻》)|形成精神吸引,才能打动对方的春心。(韩少功《性而上的迷失》,《读书》1994年第1期)

【**春心荡漾**】chūnxīn dàngyàng　受到某种影响触动情欲。【**例**】蛇妖化作美妇人,而且“春心荡漾”,“放出迷人声态,颠鸾倒凤,百媚千娇……”,更是传说的“女人是祸水”的中国阳痿文人心态的观念表现,与把妲己写成狐狸精并无二致。(王蒙《〈白蛇传〉与〈巴黎圣母院〉》,《读书》1989年第4期)|平日里装出一副金枝玉叶正经模样,其实哪个在男人面前不是春心荡漾?(尤凤伟《石门夜话》)

【**春兴**】chūnxìng　情欲。【**例**】那贾琏吃了几杯,春兴发作,便命收了酒果,掩门宽衣。([清]曹雪芹、高鹗《红楼梦》)|今见容儿恁般秀美,恁

般香润，许其救命，百般怜惜，再咽着龙涎之味，春兴勃然，不觉微舒雀舌，也吐入容儿口中，被容儿紧紧含住，细细吮咂。咂得赛观音遍体如麻，满心难过。（[清]夏敬渠《野叟曝言》）

【春药】chūnyào　刺激性欲的药物。**【例】**两老夫妇就跪在地下劝她改嫁给制台作如夫人；寡媳不肯。乃暗中让她吃进一些春药，使她心痒难搔，不得不答应。（聂绀弩《论拍马》）

【春意】chūnyì　两性爱恋的情意。**【例】**说着他吹熄了烛火，一时间，外面天寒地冻，卧房内却春意无限起来。（朱秀海《乔家大院》）|春意满身扶不起，一双蝴蝶逐人来。（[明]冯梦龙《醒世恒言》）

【词史】císhǐ　妓女。**【例】**李爱珠词史，住阊门之宋仙洲巷，佻荡笑谑，似无甚心机者。（邹弢《三借庐笔谈》）|琴川故多词史，以此致富者殊不乏人。（[清]王韬《淞隐漫录》）**【说明】**在中国古代，几乎每个朝代的诗词精华妓女都占一席之地。“妓”从“伎（技）”演化而来，“伎”指专习歌舞等技艺的女艺人，“妓”是娼妓与女艺人的统称。卖身者有时要卖艺，卖艺者有时也要卖身。明末清初的董小宛、顾媚、李香君、卞玉京等“金陵八绝”和陈圆圆、杜十娘、高娃等，都是名重天下的歌舞伎。许多妓女，文才也很好，在琴棋书画方面都表现出较高的才华。

【瓷公鸡】cí gōngjī　非常吝啬的人。**【例】**说某个人简直是“瓷公鸡、铁仙鹤、玻璃耗子、琉璃猫”，并不是骂他是禽兽，而是形容他抠门儿、吝啬到了“一毛不拔”的地步。（《北京话有哪些道道儿》，《北京晚报》2012 年 12 月 23 日）|金头虎在旁说道：“我是瓷公鸡，拔不下毛来，一文也没有。”（[清]张杰鑫《三侠剑》）**【说明】**瓷公鸡全身上下光溜溜的，一根毛也拔不下来。

【辞别人世】cíbié rénshì　与人世告别，婉言人死亡。**【例】**老舍本人也在“文革”开始时辞别人世。（关纪新《旗人作家老舍》）|古希腊哲学家伊壁鸠鲁在辞别人世时想到的仍旧是哲学。（郭小平《哲学家其人其事》，《读书》1989 年第 9 期）

【辞世】císhì　辞别人世，婉指人死亡。**【例】**可怜他亲娘不幸先辞世，刚抛下一双的业种无知。（[元]杨显之《酷寒亭》）|在母亲辞世的第二天早晨，万国殡仪馆便来了一辆汽车，如同接送病人的卧车一般，将遗体运到馆中。（冰心《南归》）

【辞职】cí//zhí　主动辞去职务，多为有一定职位的职务，领导职务，婉指因某种过错而体面下台。**【例】**舒尔茨就老练一些……到了伊朗事件的高潮时，一些人很想让他辞职，当个替罪羊。他

却精明得很,压根儿不提辞职二字。(迮卫《撩开白宫的面纱》,《读书》1988年第8期)|正是那种有时令人不舒服的言论自由,使得美国政府迫于舆论压力而结束越南战争,也使得卷入水门丑闻的尼克松总统为免遭弹劾而不得不辞职。(戴庆华《反对和学习》,《读书》1996年第2期)

【此地无银三百两】cǐ dì wú yín sānbǎi liǎng 说话时本想隐藏、掩饰,结果反而暴露。**【例】**什么"本书人物纯系虚构"这种已成为陈词滥调的声明是毫无价值的,不论对读者或者对律师都不起作用。它甚至可能起"此地无银三百两"的反作用。(董乐山《原型·影射·诽谤》,《读书》1992年第4期)|他很想解释一下那个围裙的事,不知如何开头。她若是问的话,就好办多了;她不问,他怎么说都有点此地无银三百两的味道。(王海鸰《中国式离婚》)**【说明】**语出民间故事:有人把银子埋藏地下,上面留字写道:"此地无银三百两。"邻人阿二偷走了银子,也留字写道:"隔壁阿二不曾偷。"后用以比喻本想加以掩盖,反而暴露无遗。

【聪明一世糊涂一时】cōng·míng yīshì hú·tu yīshí 一向聪明的人,偶尔在某件事上犯糊涂,婉言一时不慎做错了事。**【例】**你怎么聪明一世糊涂一时啦,这么明显,他在试探你呀。(陈丹燕《独生子女宣言》)|六十九岁的人了,反倒聪明一世糊涂一时,教一群猴儿王八蛋给吃了。(老舍《骆驼祥子》)

【从良】cóngliáng 妓女脱离卖身的生活而嫁人。**【例】**不瞒你说,我母亲解放前是窑子里的。后来大概是有人看上了,做了人家的小,也算从良。(阿城《棋王》)

【从容】cóngróng 经济宽裕。**【例】**这时候,手头不紧,到哪都能从容养活自己。(许冬林《趁年轻,将"坏事"干够》,《番禺日报》2008年10月2日)|我添了月钱,家里又从容些。([清]曹雪芹、高鹗《红楼梦》)

【凑份子】còu fèn·zi 在别人忙乱时添麻烦。**【例】**那头自由自在跑了一冬天的大花猪也来拱拱这、拱拱那地凑份子,这纯属添乱。(郭宏文《四月的山村》)**【说明】**方言词。

【凑热闹】còu rè·nao 夹杂进去增添麻烦或困难。**【例】**这些记者,就会跟着凑热闹,添乱!(纵今古《枯萎的野百合》)|"大哥!"他的声音很低,神气恳切而诡秘:"钱家的孟石也死啦!""也"字说得特别的用力,倒好像孟石的死是为凑热闹似的。(老舍《四世同堂》)

【粗口】cūkǒu 粗话,脏话,骂人的话。**【例】**"墨菲"说:"你怎么能够粗口呢?"刘翔的回

答很干脆,“why not?(为什么不呢?)”(李晶《刘翔粗口》,《烟台晚报》2010年9月13日)|作为主教练的邓华德可以豪言“走上让世界震惊之路”,那是精神层面上的一种激励;但作为国家电视台的评论员,鼓噪“玩他”,那就是粗口。(戴春光《“玩他”,是一句粗口》,《羊城晚报》2010年8月31日)【说明】见“爆粗口”。

【粗纸】cūzhǐ　粗糙的纸,大小便用的纸。【例】从前我这府中,有一个王法官,因为出恭,没带粗纸,就捏个诀儿,召到值日的灵官,请他代拿粗纸。([清]无垢道人《八仙得道》)|素娥忙把衣服揩垫,抢了一把粗纸,替又李揩抹屁股。([清]夏敬渠《野叟曝言》)

【殂谢】cúxiè　人死亡。【例】王勃、李贺、拜伦、雪莱,还有许多天才都在英年殂谢,而且我们在这样的时代,便活到齿豁头童有何意味。(苏雪林《北风——纪念诗人徐志摩》)|刘君肃一,年二旬。其父叔皆大贾,雄于赀,不幸于1943年次第殂谢,丧停未葬。(《历代古方验案按》)

【醋罐子】cùguàn·zi　嫉妒心很重的人(多指女子)。【例】以后我不能陪你逛商店了,原因我也坦率告诉你,因为我的太太是一个大醋罐子,我怕她找你的麻烦。(池莉《来来往往》)|朱太太是有名的醋罐子,家里来了女客,朱先生得罚跪,还保不定吃耳光。(杨绛《洗澡》)【说明】见“吃醋”。

【醋劲儿】cùjìnr　嫉妒的情绪。【例】她也不想跟着全义的话茬替周仁解释了,越解释,这位的醋劲儿越大,越往牛角尖里钻。(陈建功、赵大年《皇城根》)|再者,她是你的好朋友,你总该知道她的醋劲儿如何?(茅盾《子夜》)【说明】见“吃醋”。

【醋坛子】cùtán·zi　在男女关系上嫉妒心很强的人。【例】这是胖子张三爷的新宠,九尾狐狸精转世,有名的醋坛子。(欧阳予倩《越打越肥》)【说明】见“吃醋”。

【醋心】cùxīn　嫉妒心(多指在男女关系上)。【例】史兆丰啧啧嘴:“哎呀,你不懂这种人的心理,他们的妒心重,醋心重,谁和他的女人睡过觉,谁就是他的仇敌。”(陆文夫《人之窝》)|前夫醋心重,挥刀伤前妻。(小波、庄园、邹心丽《坐老板“大奔”来接孩子　男子吃醋挥刀伤前妻》,《常州日报》2013年9月17日)【说明】见“吃醋”。

【醋意】cùyì　嫉妒心(多指在男女关系上)。【例】这位男孩显然知道自己的女朋友也喜欢刘斌,但却看不出他对刘斌有丝毫的醋意。(卞庆奎《中国北漂艺人生存实录》)|用老托尔斯泰醋意盎然的评语:如此“全身心都充满分裂冲突的人不配充当后世楷模”。可西方文论偏奉陀氏为现代小说教师爷,事

情因而麻乱难断。(赵一凡《巴赫金:语言与思想的对话》,《读书》1990年第4期)【说明】见“吃醋”。

【翠馆】cuìguǎn 妓院。【例】闲来翠馆调鹦鹉,懒去朱门看牡丹。([清]孔尚任《桃花扇》)|俞(识轩)松江之上海人,为孝廉时,适屠令松之青浦,以事干谒之,屠不听,且加侮慢,愈心恨甚,至是具疏指屠淫纵,并及屠帷簿,至云“日中为市,交易而退”,又有“翠馆侯门,青楼郎署”诸语。上览之大怒,遂并斥之。([明]沈德符《万历野获编》)

【翠红乡】cuìhóngxiāng 妓院。【例】你坐中军花柳场,我领前队翠红乡。(王骥德《男王后》)|明代作家杨文奎的杂剧《翠红乡儿女团圆》:“我待劝着他呵,他将我劈面的抢白,欺负咱软弱囊揣。”(黄元英《商洛方言中的文雅之词》,《商洛日报》2007年1月11日)

【村夫】cūnfū 乡下人,婉指粗俗的人。【例】贩夫走卒、妇孺幼童、蛮汉村夫,他们也许不知道珍珠玛瑙翡翠碧玉书帖名画汉玉古碑细瓷,可是黄金呢?(古龙《陆小凤传奇》)|村夫陋见,不值一谈。(《花城》1981年增刊第4期)

【村话】cūnhuà 乡间未经教化的话语,婉指粗话,涉及男女性事的脏话。【例】和他们在一处,她几乎可以忘了她是个女人,而谁也不脸红的把村话说出来。(老舍《四世同堂》)|她这些村话,又是从哪儿听来的?(张爱玲《金锁记》)

【村俗】cūnsú 乡村里缺少教化的习俗,婉指粗俗,鄙俗。【例】所有这一切配备料理的工作,是简陋还是繁缛,村俗还是高雅,丑恶还是优美,寒伧还是华贵,粗劣还是工致,草率还是谨严,笨拙还是玲巧,等等:最可表现吸烟者的身份和一个人家的家风。(吴组缃《烟》)|荷马的全部比喻都是从野蛮事物中取来的,即使承认他为了使村俗听众易于理解而有此必要,但《伊利亚特》中“酷毒野蛮的描绘风格不可能来自受过任何哲学感染和人道化的心灵”。(绿原《〈新科学〉困学记》,《读书》1987年第3期)

【村野】cūnyě 缺少教化的乡村习性,婉指粗俗,鲁莽,低级。【例】它们——那些村野的话——曾经在他心中转过多少弯子,而只是到了嘴边方又转身回去的。(老舍《火葬》)|高大成自己也一反往常的粗犷村野,迈出斯文的步子,向有扩音器的桌前走。(李英儒《野火春风斗古城》)

【寸意】cùnyì 微薄的心意。【例】今日一定要屈先生,同弟至江口一观竞渡,少尽愚夫妇寸意,改日专诚再求大教。”([清]夏敬渠《野叟曝言》)

D

【**打擦边球**】dǎ cābiānqiú 打乒乓球时,侥幸打了一个从对方球台边沿擦过的球,使对方难接而己方得分,婉指有意使行为到达规章制度所能容许的边缘,但尚未出格,以达到目的。【**例**】绝对不打擦边球,理直气壮地坚持正确导向,靠出精品书、靠强化市场操作获得双效。(欧宏《能量释放后的效应——作家出版社改革纪实》)丨这三款产品高调打出了预期年化收益率的宣传口号……收益表述多少有些打擦边球的成分。(程思思《保险产品网上疑打"擦边球"》,《长江日报》2012年12月19日)

【**打点**】dǎ·dian 收拾,准备,婉指送人钱物以疏通关系,请求照顾。【**例**】我第一次让这小城里几个所谓的"朋友"帮忙。他们面有难色,都提出需要"打点打点"。(张炜《柏慧》)丨再说,他们下狱,有钱打点,受不了罪;你呀,我的好兄弟,手里没硬的,准拴在尿桶上!(老舍《骆驼祥子》)

【**打哈哈**】dǎ hā·ha 说不着边际的话,做无关紧要的动作,婉言敷衍搪塞。【**例**】于是大队干部对旺古打哈哈,又拍肩膀,又竖大拇指,将他打发走。(叶蔚林《割草的小梅》)丨钱二婶是个高利贷盘剥者,钱德贵刚给戏班子开完份子,她跟脚就来收印子钱,张乐天变着法儿和她打哈哈。(徐恒进《一首深沉悲愤的叙事诗〈闯江湖〉》,《读书》1979年第8期)

【**打搅**】dǎjiǎo 扰乱,打扰,婉言为对方造成了麻烦。【**例**】再见!请你恕我打搅,好在明天便不是双十节,我们统可以忘却了。(鲁迅《头发的故事》)丨给您添麻烦!给您找事儿!对不住您!打搅了您!谢谢您!您、您您您……嗬!越搅合越乱!(冯苓植《猫腻》)【**说明**】用于受招待或请人帮忙。

【**打撅**】dǎjuē 男女苟合。【**例**】先在山子底下,落后在屋里打撅。([明]兰陵笑笑生《金瓶梅词话》)

【**打开司**】dǎ kāisī 接吻。【**例**】不知是否受了这苏北调调的影响,工休喝大麦茶时,阿金逼着打谷场边的两小孩"打开司"。(《文革中的性和爱》,景天阁·健康资讯,2005年9月13日)丨我面前的一对,旁若无人的在打开司,真没脸。(长剑如花《上帝安排》)【**说明**】外来词,源于"打 kiss"。

【**打秋风**】dǎ qiūfēng 假借某种名义向别人索取财物。【**例**】到无米下锅时,就到谈先生的学生家去打秋风。到

了高北溟家,高先生总要周济他一块、两块、三块、五块。(汪曾祺《徙》)|季遐年,自小无家无业,在和尚庙里安身,也就在那里“随堂吃饭”,长期打秋风。(郭因《知识分子的痛史》,《读书》1982年第3期)

【打扰】dǎrǎo 扰乱,搅乱,婉言为对方造成了麻烦。**【例】**梅佐贤曲背哈腰迎接了沪江纱厂总经理徐义德:“总经理,又来打扰你了。”(周而复《上海的早晨》)|叶碧秋的父亲很恭敬地道:“张老师,我来打扰了。”张英才忙说:“剥削你的劳动力,真不好意思。”(刘醒龙《凤凰琴》)**【说明】**用于受招待或请人帮忙。

【打问号】dǎ wènhào 声言要在一句话或某个词语后面加上问号,婉转地表示不完全相信或存疑。**【例】**在辽宁,我们还发现了一种所谓中生代最小的鸟类,辽西鸟,这种“最小”实际上是要打问号的,因为我们知道,这是一件幼年的个体,我们看到它的头骨比较大。(周忠和《古鸟寻踪》)|在这样的教育方式教育之下,孩子固然很有希望考高分,上名牌大学,但他究竟有多少社会知识,有多少待人接物的知识,实在是要打个大问号的。(萧国亮《“恋母情结”的证伪》,《读书》1991年第12期)

【打小报告】dǎ xiǎobàogào 在正式渠道之外递送报告,婉指出于不正当动机而向上级进行秘密报告。**【例】**不当班时,红拂就跑出去玩。这件事假如有人打小报告就坏了。(王小波《红拂夜奔》)|谁打小报告我跟他急!(王朔《谁比谁傻多少》)

【打小算盘】dǎ xiǎosuàn·pan 不顾大局,只为自己或局部利益打算。**【例】**这一两年来,人人为自己打小算盘,谁和谁一条心了?(杨绛《洗澡》)|你是一个社员,却自私打小算盘,不肯帮忙,你算什么东西!(刘绍棠《运河的桨声》)

【打哑谜】dǎ yǎmí 有话不直说,而用别的方法含糊地进行暗示,故意让人猜测。**【例】**现在的每一分钟比我们的生命都还宝贵,你还在这儿跟我打哑谜!(张平《十面埋伏》)|悟心不知道他为雷桂卿讲过“贾氏窥帘韩掾少,宓妃留枕魏王才”这两句诗的典故,便叩问说:“你在打什么哑谜?”(高阳《红顶商人胡雪岩》)

【打掩护】dǎ yǎnhù 从侧面或背后作战,借以保护主力部队完成任务,婉言掩饰、遮盖或包庇(坏人坏事),使过关。**【例】**上面派人去查,干部就用稻草垫仓库,上面铺一层稻谷来打掩护。(马识途《二见彭总》)|你别不承认,你替她们打什么掩护?(王朔《痴人》)

【打野食儿】dǎ yěshír 与配偶之外的人发生性关系,另

寻性生活体验。【例】有的人说不定自己也想打一回西湖大姐的野食儿。（陈世旭《将军镇》）|自己的老婆能到外头打野食儿这事要一传出，那自己马上就得跟着在大裤裆胡同身败名裂大掉价儿！（冯苓植《猫腻》）【说明】见“野食儿”。

【打游击】dǎ yóujī　打游击战；从事没有固定地点的工作或活动。【例】一位县房管所的房管员慷慨地将一串新工房的钥匙交给了我，让我在这些尚未分配出去的房间里打游击。（竹林《无怨无悔十五年》）|谈镐生在力学所建立的基础研究室，虽名为“室”却没有办公室和实验室，只好打游击，流动在图书馆和家里。（隆莉《谈镐生与邓团子》）

【大便】dàbiàn　㊀屎。【例】有一天，许世友要解大便，说什么也不肯躺着，一定要下床。没有人能够拗他。（凯旋《许世友三次自杀真相》）|上方服后，当天连续排大便3次，色黑状如糊，量约一痰盂。（《历代古方验案按》）㊁拉屎。【例】大便得翻山越岭，不然往水中淌。（苗长水《终极美貌》）|她自己的女儿，却偷看她在卧室里大便，然后说便盆确实完全是金的，上面还有许多徽记。（［哥伦比亚］加夫列尔·加西亚·马尔克斯著，范晔译《百年孤独》）

【大肚子】dà dù·zi　㊀怀孕。【例】记得还是大肚子那会儿，我到他妈妈家去，来回也总是走的啊，那么远路，一走几小时，可就没钱，没钱坐车啊，有了钱也舍不得花。（冯骥才《一百个人的十年》）|大肚子的女人回家去了！金枝又走向哪里去？她想出家，庙庵早已空了！（萧红《生死场》）㊁孕妇。【例】金枝笑了起来：“我是大肚子！瞧我这模样儿还能上台演出吗？”（陈建功、赵大年《皇城根》）|“你们屯子里谁是大肚子？”刘胜又问。（周立波《暴风骤雨》）

【大恭】dàgōng　大便，屎。【例】我适才去出大恭，被许多人将我围住，我就回来了。（［清］李百川《绿野仙踪》）|他那晚睡到半夜，忽然要出大恭，开了门，提了个百步灯出来。（［清］文康《儿女英雄传》）【说明】见“出恭”。

【大故】dàgù　父母死亡。【例】吾于七月廿五日在太湖县途次，痛闻吾母人故，是日仍雇小轿，行六十里，是夜未睡，写京中家信，料理一切。（［清］曾国藩《曾国藩家书》）|便是为人子女，不幸遇着大故，立刻穿上一身孝，难道释服后便算完了事了不成？（［清］文康《儿女英雄传》）

【大归】dàguī　人死亡。【例】妻大归后，数浼知交请复于景，景不纳，遂适夏侯氏。（［清］蒲松龄《聊斋志异》）

【大红灯笼高高挂】dàhóng dēng·long gāogāo guà　多门功课考试不及格。【例】

爹妈在这边存,孩子在那边刷。刷游戏,刷聊天,刷电脑,刷手机,刷饭店,刷商场,刷刷刷,刷得学生红了眼,刷得爹娘昏了头,刷得债务筑成了墙,刷得学习成绩“大红灯笼高高挂”。(孔祥武《信用卡“卡”住了谁?》,《人民日报》2008年2月19日)|在不少高校中,几乎每年都会有少数学生因为“大红灯笼高高挂”而退学。(李国荣《南京财大新〈学生手册〉充满人情味——退学可试读,犯错能消过》,《江南时报》2005年10月10日)

【大秽】dàhuì 大便,屎。**【例】**贾珍连忙请了大夫看视。说感冒起的,如今缠经入了足阳明胃经,所以谵语不清,如有所见,有了大秽即可身安。([清]曹雪芹、高鹗《红楼梦》)|公子一一答应,又笑道:“都好将就,就只水喝不得,没地方见大秽。”([清]文康《儿女英雄传》)

【大渐】dàjiàn 病危。**【例】**“上不豫”,就是皇上病了。二十一《实录》记载,三个字,“上大渐”,就是病危,慈禧下了懿旨,醇亲王载沣之子溥仪就是宣统。(阎崇年《清十二帝疑案》)|壬寅,上大渐,召王大臣承写朱谕,立皇长子为皇太子。([清]赵尔巽《清史稿》)

【大解】dàjiě 解大便。**【例】**当他大解时,他搂起衣摆,走到厕上向坐处探头一看,而后吃一惊似的走回。(吴组缃《谈癖》)|问诊:其母代诉曰:阵阵咳嗽,咳时汗出,头上虚汗尤多。不爱吃东西,每顿只吃半小碗。大解日二次,量少便溏。触诊:腹软不胀,手心发热。切诊:脉弱,指纹不显。(《历代古方验案按》)

【大龄】dàlíng 年龄较大的(多用于超过一般结婚、生育或就业、上学年龄的人)。**【例】**丘比特的神箭就是不肯光顾我这个大龄男子。(欧阳学行《穿着破衣去迎亲》)|看过医生,小孩是臀位,而且大龄初产,是脐绕颈,相当危险。(陆步轩《屠夫看世界》)

【大龄青年】dàlíng qīngnián 超过结婚年龄的未婚青年。**【例】**天下哪有这样谈恋爱的呢!也许这就是许多大龄青年在“情场”一再失意的原因吧?(陈建功、赵大年《皇城根》)|王广山已是大龄青年,听家里人讲黄父已同意将女儿许配给他,自然是恨不得马上结婚。(野村、蒙生《愚昧,使她作了小小新娘》)

【大男大女】dànán dànǚ 超过结婚年龄而未婚的男女。**【例】**意思就是说啊,真正能结婚的那都是啊,找寒了心、扛不住孤独的大男大女,我爸跟我妈有什么感情啊,不是照样生儿育女。(冯小刚《歌星双双》)|“十一”假期临近,是外出旅游,还是回家相亲?对于“大男大女”而言,旅游相亲成为一种

新选择。(王琪鹏《“十一”临近 旅游相亲两不误》,《北京晚报》2013年9月29日)

【大期】dàqī 人死亡。【例】始终大期,贤圣不免,吾行年六十,亦复何恨。(蔡东藩《南北史演义》)

【大墙】dàqiáng 高大的墙,婉指监狱。【例】从大墙之内,向儿童村寄来一封封催人泪下的感谢信。(何登选《中国首家囚犯子女“儿童村”》)|他产生了另一股新的思想冲动:必须好好改造,争取再次减刑,告别大墙。(耕才《“司令”出狱探亲记》)【说明】见“高墙”。

【大墙人】dàqiáng rén 身处高墙内的人,婉指在监狱服刑的犯人。【例】我们不是演员,我们是曾经迷路的大墙人……(江菲《穿舞鞋的女囚:走进浙江育新艺术团女囚表演队》,《中国青年报》2002年12月7日)|通过出监教育,给即将回归的服刑人员传授法律法规等,帮助她们在思想上、心理上、知识上做好准备,达到从“大墙人”向“社会人”的平稳顺利转化。(徐宁、周云飞《从“出监教育”看“首要标准”》,《江苏法制报》2009年10月16日)

【大去】dàqù 人死亡。【例】我身体平安,唯膀子疼痛厉害,举箸提笔,诸多不便,大约大去之期不远矣。(朱自清《背影》)|光绪帝因恭王大去,固然辍朝三日,痛哭流涕,虽本生父母醇王醇妃之死,也没有这般。(李伯通《西太后艳史演义》)

【大人不记小人过】dà·ren bù jì xiǎorén guò 恳请别人理解、体谅。【例】“小人不知道中堂大人不爱吃压碎的芝麻粒,惹恼了大人。大人不记小人过,饶了小人这次,今后一定痛改前非!”说完又是一阵响头。(冯骥才《市井人物》|好妹妹,我对不起你,请你大人不记小人过,原谅哥哥一次!(岑凯伦《蜜糖儿》)

【大事】dàshì 婚姻的事。【例】他……怕误了自己的大事——他不能随便的交女朋友而弄坏了名誉。(老舍《文博士》)|菊英的娘和爹,一个千辛万苦的在家工作,一个飘海过洋的在外面经商,一大半是为的儿女的大事。如果儿女的婚姻草草的了事,他们的心中便要生出非常的不安。(鲁彦《菊英的出嫁》)

【大数】dàshù 大势,人生存的期限,婉指死期。【例】老者道:“大数已定,臣不敢违天。”说罢,起身自去。(陆士谔《清朝秘史》)|匕首虽微,大数已定,岂能提备?([清]西周生《醒世姻缘传》)【说明】数:天命。

【大限】dàxiàn 人的寿限,婉指死期。【例】古今只有一个理,明白了就行了,夫妻本是同林鸟,他的大限到了让他走吧,你好好干你的。(池莉《你是一条河》)|试问过上

几年上好风光，等得大限到来，双目一闭，还不是与草木同腐，又有什么兴味可言。（［清］无垢道人《八仙得道》）

【大小姐】dà xiǎojiě 旧时对富贵人家大女儿的敬称，婉指养尊处优、娇气十足的年轻女子。【例】你还说你尊重别人？你造谣，你给我走，这里养不起你这样的大小姐！（白帆《寂寞的太太们》）|她也是“第一次”体会到，自己平日那种养尊处优的大小姐生活，实在是太贫乏、太单调、太不“多彩多姿”了。（琼瑶《水云间》）

【大刑】dàxíng ㊀重刑，多指死刑。【例】他这年龄正是惹事的年龄，好些最后判了大刑的都是打他这年龄学的坏。（王朔《我是你爸爸》）|我是一板爷，十年大刑上来的，你们不歧视我吧？（王朔《你不是一个俗人》）㊁施大刑用的刑具。【例】玩弄我？没门！软的不吃咱们上硬的！来人呀！大刑伺候！你给我跪下！跪下！（冯苓植《雪驹》）|为这个，裘委员预备下一套夹棍，常常念道：“看大刑伺候！”向儿子们示威。（老舍《民主世界》）

【大姨妈】dàyímā 月经。【例】“大姨妈”是很多女性心中的痛……不仅影响工作，甚至夺走了睡眠及生活。（晏利利、邵金凤《“大姨妈”发威，揉腹能止痛》，《长江日报》2014年4月29日）|就快高考了，神经紧张得要命，偏偏有些女生遇上了生理期，不得不忍受“大姨妈”的脾气……（孺子牛《叫“大姨妈”改天来，行吗？》，《黄金时代》2007年第5期）

【大忧】dàyōu 人死亡。【例】畅系宗室肺腑，茅土藩臣，来吊大忧，上书须报，乃亲在武卫，致此残酷。（蔡东藩《后汉演义》）|天下不幸，仍遭大忧，皇太后圣德临朝，摄统万机，明将军体履忠孝，忧存社稷，而频年之间，国祚三绝。（蔡东藩《后汉演义》）

【大有文章】dà yǒu wénzhāng 言语或行为后隐藏着很多值得注意和思考的问题。【例】丁约翰是在英国府摆台，这就大有文章了。（老舍《四世同堂》）|他说：“刘军长的来电，你们看过了吗？其中大有文章！哼，哼！……”（杜鹏程《保卫延安》）

【带彩】dàicǎi 战斗中受伤流血。【例】我们和桃花庄民兵打了一阵，敌人死伤了四五个，咱们郝明珠也带彩了。（马烽《吕梁英雄传》）|捉了长官有几个？士兵哗变有多少？同志带彩么？（《红军歌谣·慰劳红军歌》）【说明】亦称“挂彩”。彩：负伤流的血。

【带花】dàihuā 负伤流血。【例】你们打得不错呀！缴了枪，又捉了俘虏官！杨军带花，同志们有些牺牲，你们心里难过，沈军长跟我也难过。（吴强《红日》）|担架队，几夜不曾睡，稳步轻行问

伤病:同志带花最高贵,疼痛可减退。(陈毅《记淮海前线见闻》)【说明】花:作战时受的外伤。

【待岗】dàigǎng　等待上岗工作,婉指因受处分而离职,等候安排。【例】局党委根据《科技应用技能考核办法》,决定对4位在职的中层领导干部予以免职并待岗,其余考试不及格的民警予以待岗。(许昌亮、徐明泽《泗洪29名民警"待岗"》,《新华日报》2006年4月6日)|最近两天西安市国税局车购税分局一名员工辱骂纳税人并自称"爷"的视频在网上热传,西安国家税务局车购税分局29日证实,说粗话的工作人员杨某已被责令待岗,扣发绩效工资一年。(《干部说粗话被责令待岗》,《新华每日电讯》2011年8月31日)

【待工】dàigōng　等待新的工作,等着继续工作,婉指暂时没有工作,失业。【例】下岗待工人员,是指由于企业原因不能提供工作岗位、未与企业终止(解除)劳动关系、有求职愿望、具有本市正式城镇户口的职工。(《北京市企业下岗待工人员管理办法》,1998年3月27日)|我们单位活多了要我们加班,少了又要我们待工。(吴月霞《薪资解惑:待工职工应该享受什么待遇?》,《劳动报》2006年6月12日)

【待业】dàiyè　等待就业,婉指失业。【例】不定期抽查干部到岗、串岗、上网聊天、迟到早退、值班、工作落实等情况,明确了"不爱岗就待岗、不敬业就待业"这一原则。(秦炜《不爱岗就待岗　不敬业就待业》,《武威日报》2010年8月11日)|一上午,有3000多人在这次"春风行动"中找到工作,其中有1200多人是待业大中专毕业生。(刘名卓、宋国栋、杨振华《蒙阴待业大中专毕业生借"春风"就业》,《大众日报》2010年3月6日)

【待字】dàizì　女子成年待嫁,尚未结婚。【例】你如今已到待字的年华,男大须婚,女大须定人家。(朱湘《王娇》)|孀居无子,赖有一女,名宜春,才十八,待字于家。([清]和邦额《夜谭随录》)【说明】古人有姓、名、字、号。女子通常在出嫁前由父母或婆家取字,取字表明已经有了人家。见"待字闺中"。

【待字闺中】dàizì guīzhōng　女子身处闺房,等待成年由父亲取"字",婉指女子尚未结婚。【例】大兴安岭时,她还待字闺中,我却以婚龄6年的资格对她进行恋爱婚姻启蒙教育。(蒋子丹《方方,不像个九头鸟》)|林语堂应北京清华学堂校长周诒春之聘到该校教英文,转眼几年过去,那位廖小姐待字闺中不禁起了纳闷:"这位语堂,他已和我订了四年的婚,为何不来和我结婚呢?"(王一心《林语堂的金玉

缘》)【说明】见“待字”。

【戴高帽子】dài gāomào·zi 故意用夸奖、赞美的话恭维、奉承别人。【例】伙计,你可别以为我跟别人一样喜欢戴高帽子,故意奉承咱几句!(姚雪垠《李自成》)|建梅见大家都夸奖她,反倒不好意思了,说:“你们这是干啥呀,尽给别人戴高帽子。”(李晓明《平原枪声》)【说明】见“高帽子”。

【戴绿帽子】dài lǜmào·zi 丈夫因妻子有外遇而蒙羞。【例】不能再在书房里停留,这样下去,不是等于告诉人家徐义德心甘情愿戴绿帽子吗?徐义德不是这种人。(周而复《上海的早晨》)|大赤包沉了脸:“有什么不好意思?我要是去偷人,你才戴绿帽子!桐芳是什么东西?你有什么不好意思的?”(老舍《四世同堂》)【说明】《元典章》规定,娼妓之家长和亲属男子裹青头巾,人们习惯说“绿头巾”(青、绿二色比较接近),后来演变成了“绿帽子”。“绿头巾、绿帽子”指妻子有不贞行为的男人。见“戴绿头巾”。

【戴绿头巾】dài lǜtóujīn 丈夫因妻子有外遇而蒙羞。【例】寻复想入非非,募取京城少年,使乔扮作妇女装,入殿歌舞,自与五后及其他嫔御,列坐观演,恣为笑乐。不怕戴绿头巾么?(蔡东藩《南北史演义》)|最后,那个戴绿头巾的丈夫再也受不了那种罪,就怒气冲冲地责问他妻子那天早上究竟跟那个神父忏悔了些什么。([意]乔万尼·薄伽丘著,王永年译《十日谈》)【说明】见“戴绿帽子”。

【单薄】dānbó 不壮实,婉言身体瘦弱。【例】我特意给你烧了一把柴火,你小孩儿家,身子单薄,睡凉炕要受病哩!(孙犁《风云初记》)|第二个出场的是王姑娘,虽然单薄点,但该有的基本都有,起码有那意思。(王朔《千万别把我当人》)

【单亲】dānqīn 只有母亲或父亲一方的,因离异、一方死亡或未婚先孕而造成。【例】爱如潮水,大家一起帮癌症单亲妈妈救子。(《40多位读者捐款,帮癌症单亲妈妈救子》,《现代快报》2013年4月5日)|近日,北京一位单亲妈妈在网上发出的帖子引起了热议,在不到1天的时间里,8500多名网友点击查看,有的支持,有的反对,有的有意当“周末爸爸”,有的则认为这个想法很离奇,并善意地给出建议。(《单亲妈妈为儿子有偿征“周末爸爸”》,《楚天都市报》2013年4月6日)

【单亲家庭】dānqīn jiātíng 只有母亲或父亲一方的家庭,因离异、一方死亡或未婚先孕而造成。【例】单亲家庭的困难当然很多,但是母亲的所为从不让她感到向现实低头迫在眉睫。(张欣《岁月无敌》)|我是单亲家庭的孩子,人多劳力少,学校

离家又远，生活一直很困难。（陆步轩《屠夫看世界》）

【当局】dāngjú　含糊地指称某政府、政党、学校等组织或其当权者，回避明确的称谓。【例】到十月二十四日，当局开始警告传单收藏者，说敌机近出一诡计，用小气球系传单一束投下，传单内藏炸弹一颗，拾者势必遭殃。（萧乾《银风筝下的伦敦》）｜多数台湾媒体指出，台当局废除“国语”的图谋恐怕永远也实现不了。（刘宇《台湾当局“去中国化”　孙中山竟沦为“外国人”》，《环球时报》2004年11月10日）

【刀兵】dāobīng　兵器，婉指战争。【例】四乡八镇的人民，因为丢失了家产，或被敌人烧毁了村庄，或因躲避刀兵，像赶集似的一群群的往这座死城里走。（老舍《四世同堂》）｜事到如今，别无善策，少不得同他们动动刀兵。（姚雪垠《李自成》）

【倒仓】dǎo//cāng　戏曲演员嗓音沙哑或失声，多出现在青春发育期。【例】15岁出科，随父亲在京城广和成搭班演戏。后来嗓子“倒仓”，一次演《银空山》，唱“自从盘古开天地”一句竟哑得一个字也唱不出来。（刘连群《谭鑫培的戏外戏》）｜到18岁那年，他的嗓子“倒仓”了，迟迟恢复不过来，前途捉摸不定。（刘连群《谭鑫培的戏外戏》）【说明】也说“倒嗓”。

【倒凤颠鸾】dǎofèng-diānluán　男女做爱。【例】这样的一男一女，或发展为情人爱人夫妻，上床后不免狂吻做爱倒凤颠鸾，或面对种种压力束缚，说不完的苦处，诉不完的委曲，疑不完的心病，受不完的压抑……谁还能这样地亲亲热热，说说笑笑，碰碰摸摸，一刻千金，人生能有几回情意绵绵，玉体生香的时刻？（《王蒙说〈红楼〉：妙哉！宝玉和黛玉的床上生活》，《今晚报》2005年11月17日）｜外国人有恐生子女为累者，乃买一种皮套或绸套，贯于阳具之上，虽极倒凤颠鸾而一雏不卵。（《从安全套看张德彝》，《羊城晚报》2006年5月4日）

【倒嗓】dǎo//sǎng　戏曲演员嗓音沙哑或失声，多出现在青春发育期。【例】“倒嗓”对于一个歌唱演员是致命的打击，但周信芳同志没有因“倒嗓”脱离舞台，或改演别的行当。（姜椿芳《悼念热爱党的表演艺术家周信芳同志》）｜五月天演唱会多次破音倒嗓，被批评“没有音准”。（《扬子晚报》2013年3月11日）【说明】也说“倒仓”。

【倒彩】dàocǎi　倒好儿。指对演员、运动员等在表演或比赛中出现的差错，故意喊“好”以取笑。【例】她不能随便得罪人，以至招出个倒彩来。（老舍《四世同堂》）

【倒好】dàohǎo　（～儿）指对演员、运动员等在表演或比赛中出现的差错，故意喊

"好"以取笑。【例】招弟的那一群油头滑面的小鬼听到这消息,也准备拼命给若霞喊倒好儿,作为抵抗。(老舍《四世同堂》)|另一类人是冬夏常青,老长在春芳阁的。他们都多知多懂。有的玩过票而因某种原因不能再登台,所以天天上茶楼来听别人唱,专为给别人叫"倒好",以表示自己是老行家。(老舍《兔》)

【盗嫂】dàosǎo　与嫂子私通。【例】可是他们闹腾得挺欢:偷青的张二楞,醉鬼刘四,盗嫂的冯二头,还有"柳屯的",全认了罪。(老舍《柳屯的》)|小型刊物的作者与编者已经不耐烦再说什么夫妻之爱、情侣之爱……而孜孜于阳痿、盗嫂、畸形恋、不开化恋与早恋……(戴晴《〈中华英烈〉与一九八六》,《读书》1987年第4期)

【盗香】dàoxiāng　男女私通。【例】济南朱青雷言:其乡民家一少年与邻女相悦,时相窥也。久而微露盗香迹,女父疑焉,夜伏墙上,左右顾视两家,阴伺其往来。([清]纪昀《阅微草堂笔记》)

【灯台不明】dēngtái bùmíng　没有自知之明。【例】女妇人家把个廉耻也不顾,他灯台不明,自己还张着嘴说人浪。([明]兰陵笑笑生《金瓶梅词话》)

【登东】dēngdōng　上厕所。【例】原来那汉子是他方客人,因登东,解脱了裹肚,失了银子,找寻不见。([清]抱瓮老人编《今古奇观》)|那时王庆手下亲幸跟随的,都是假登东,诈撒溺,又散去了六七十人。([明]施耐庵《水浒传》)【说明】旧时建筑,厕所多置于东侧,故厕所又称为东圊,简称东。

【登东厕】dēng dōngcè　上厕所。【例】小厮,点灯照我往后面去登东厕。([明]施耐庵《水浒传》)【说明】见"登东"。

【登天】dēngtiān　人死亡。【例】日后天子登天,嫡庶之分,理应此子正位。([清]如莲居士《薛刚反唐》)

【登仙】dēngxiān　㊀人死亡。【例】王嫂去岁登仙,王兄目今尚缺中馈之人,朕今将此女赐与王兄,送至南清宫内,以为内助便了。([清]李雨堂《狄青演义》)㊁声名直上或升迁高官。【例】而三甲进士,绾墨绶出京者,同年翻有登仙之羡,亦可以观世变矣。([明]沈德符《万历野获编》)|此皆关系朝家纲常,有功名教者,虽见辱殿廷,而朝绅视之,有若登仙。([明]沈德符《万历野获编》)

【登陟】dēngzhì　升天,婉指人死亡。【例】亦有马君,就涂未极,诇吏旁布,断头登陟。(章炳麟《徐锡麟陈伯平马宗汉秋瑾哀辞》)

【蹬腿】dēng//tuǐ　伸出腿,婉指人死亡。【例】真弄成了,也省得老爷子突然一蹬

腿,把那传世的宝方带进棺材。(陈建功、赵大年《皇城根》)|他随时都可能咽气蹬腿,然而他也许还可以苟延残喘几个月。([英]威廉·萨默塞特·毛姆著,张柏然译《人性的枷锁》)

【等因奉此】děngyīn-fèngcǐ 例行公事的文牍或官样文章,也指做事照本宣科,缺少创新。**【例】**依常例,我们的警报总比炸弹迟二十分钟。这是否也得经过一番等因奉此才放?(萧乾《银风筝下的伦敦》)|方针不是"唱对台戏",也不是等因奉此不问是非的"橡皮图章"。(阎军、王晓晖《彭真记事》)**【说明】**"等因"和"奉此"都是旧时公文用语,"等因"用来结束所引上文,"奉此"用来引起下文。

【等于零】děngyú líng 跟"零"相等,指没有效果,不起作用,没有收益。**【例】**快到上灯时候,林先生核算这一天的"流水账":上午等于零,下午卖了十六元八角五分,八块钱是赊账。(茅盾《林家铺子》)|因距离太远,气候又冷,杀伤力太小,几乎等于零。(曲波《林海雪原》)

【低调】dīdiào 为人处世不张扬。**【例】**做人有的时候低调点,含蓄点更容易被交往对象所接受。(金正昆《金正昆谈礼仪之名片礼仪》)|他们一贯低调行事,就是因为要自保啊,他们也有"汇通天下"的大匾,可一直都藏在后院,从来不拿出来示人。(朱秀海《乔家大院》)

【低端】dīduān 等级、档次、价位等在同类中较低的,婉言不发达,处在较低阶段。**【例】**把胎儿意识看作是意识连续体低端的观点还远未得到证明。([英]苏珊·格林菲尔德著,杨雄里等译《人脑之谜》)

【低能儿】dīnéng'ér 智力不发达、近于痴呆的儿童,婉指智能低下的人。**【例】**很难想象丁聪在事业上是高智商,在生活中却是"低能儿",幸亏丁聪娶到的是一位能干、精明的太太。(薛铁军《漫画世界的"年轻人"》)|凡人都不喜欢轻信巧言令色……如果竟对巧言令色深信不疑,那就等于证明自己是低能儿或糊涂蛋,至少是别名无用的忠厚老实。(柯灵《戏外看戏》,《读书》1991年第4期)

【低智】dīzhì 智商低下,指智能低下的人。**【例】**据说该大学专门招收患有低智低能或轻度白痴症的高干子弟,因此过了几年平静的学院生活。(冯亦代《魔术师的"咒语"》,《读书》1991年第3期)|我认为低智、偏执、思想贫乏是最大的邪恶。(王小波《思维的乐趣》,《读书》1994年第9期)

【底层】dǐcéng 社会、组织等的最低阶层。**【例】**那时他才23岁,风华正茂的年龄,可却像"弃儿"一样被抛

到社会的底层。(王庆祝、秦胜利《中杰英和〈北京大爷〉》)|朱元璋本人也曾经在社会最底层生活,他的考虑,他的出发点和别的帝王有所不同。(毛佩琦《明十七帝疑案》)

【地方粮票】dìfāng liángpiào 过去使用的粮票的一种,只限于本地通用,婉指只在本地区或本部门、本系统、本单位内有效的劳动、人事、工资、职称等指标。**【例】**取消国企领导行政级别应在全国推广,目前我们看到的只是广州"地方粮票",而且仅限于广州市管企业。(尹卫国《取消国企领导行政级别不该是"地方粮票"》,《检察日报》2009年6月2日)|本科文凭应全国通用,原湖北教育学院发的毕业证怎么成了"地方粮票"呢?(张志峰《"地方文凭"忽悠上万教师 毕业证竟成"地方粮票"》,《人民日报》2009年11月19日)**【说明】**20世纪50年代至90年代发放的购粮凭证。分全国粮票和地方粮票两种,全国粮票在全国通用;地方粮票由各省、市、自治区粮食局印发,在地区范围内使用。

【地骨皮】dìgǔpí 中药名,枸杞的干燥根皮,内服或外用,具有凉血除蒸、清肺降火的功效。**【例】**地骨皮虽入肾而不凉肾,止入肾而凉骨耳。([清]陈士铎《本草新编》)

【地价】dìjià 极低的价格。**【例】**"红木家具"从"天价"到"地价"的迅速变化,与大量游资涌入其中进行疯狂炒作密切相关。(何丰伦《红木家具:从"天价"暴跌到"地价"的背后》,《经济参考报》2010年10月29日)|这是一个天价与地价并进的年代,某种程度上也显示了广州贫富的分布状况及其差距。(《天价与地价并进》,《南方都市报》2009年4月3日)**【说明】**与"天价"相对。

【地锦】dìjǐn 中药名,地锦草及斑叶地锦的全草,内服或外用,具有清热解毒、利湿退黄、活血止血的功效。**【例】**地锦,生淮南林下。叶如鸭掌,藤蔓着地,节处有根,亦缘树石,冬月不死,山人产后用之。([清]赵学敏《本草纲目拾遗》)|地锦,凉血散血,解毒止痢之药也。([明]倪朱谟《本草汇言》)

【地下】dìxià 地底下,迷信说的阴间,人死后所在的地方。**【例】**假如申夫人地下有灵,也会为得志的挚情而含笑九泉的。(石莉《我与杨得志的晚年生活》)|胡适一向说中国学术之病在于"目的热,方法盲",倘使胡适地下有知,他大概多少会感到一些欣慰的。(王元化《胡适的治学方法与国学研究》,《读书》1993年第9期)

【地下修文】dìxià xiūwén 文人死亡。**【例】**诗云:"地下修文两玉人,清诗传世墨犹新。却因风雨重阳近,独立苍茫泪一巾。"([清]王士

祯《香祖笔记》)|看官,可知道这一边王芝宇地下修文之日,正是那一边钱康寿玉楼赴召之时。([清]张春帆《九尾龟》)

【递包袱】dì bāo·fu　通过私下送钱物来疏通关系,请求关照。【例】是呀,该贿赂的,我就递包袱。(老舍《茶馆》)|他去敲诈老实人们,教他们递包袱。(老舍《四世同堂》)

【第三世界】dìsān shìjiè　亚洲、非洲、拉丁美洲及其他地区的发展中国家,占世界陆地面积和总人口的70%以上,婉指政治、经济、社会现代化进程中比较落后的国家和地区。【例】中国现在还很穷,是不折不扣的第三世界国家。(《邓小平文选》第二卷)|2009年10月19日至23日第三世界科学院第二十届院士大会暨该院第十一次学术大会在南非德班市国际会议中心召开,来自世界各地的400余位科学家出席了此次大会。(李学华《第三世界科学院大会在南非举行》,《科技日报》2009年10月24日)

【第三者】dìsānzhě　当事人双方以外的个体或团体,婉指与已婚者产生恋情或与之发生不正当男女关系的人。【例】像每一个做了妻子的女人一样,赵敏首先产生的猜疑就是"第三者"的介入。(梁晓声《激杀》)|批判批判那些不道德的第三者。干嘛专搞别人的配偶!(王朔《修改后发表》)

【第四种感情】dìsì zhǒng gǎnqíng　友情、亲情、爱情之外的感情,婉指与情人的感情。【例】男女之间除了友情和爱情外,应该还有介乎友情与爱情间的感情,这或许就是今天流行的"第四种感情"。(王鸣剑《民国的才子佳人:现代作家的婚恋与创作》)【说明】也说"第四类感情""第四种情感":拥有第四类感情会令女人有一种飘飘然的醉意,脚步踉跄之间一定要注意走得稳妥。(《第四类情感　知己还是"陷阱"》,《羊城地铁报》2010年7月2日)|还有第四种情感,就是不在意物质,不要求你五花马千金裘,只要你真心实意对她好就够了。(陈保才《好女人你又不喜欢》,《广州日报》2011年10月30日)

【第一世界】dìyī shìjiè　超级大国,指美国、欧洲等发达国家。【例】这部小说可以作为第一世界与第三世界关系的寓言小说读,最终则是精神与政治深入的相互渗透的现实。(冯亦代《北爱尔兰小说家新作》,《读书》1994年第10期)|所谓"第一世界"是指经济高度发展,具有强大物质和文化力量的西方发达资本主义的社会和民族。(张颐武《第三世界文化:新起点》,《读书》1990年第8期)

【颠鸾倒凤】diānluán-dǎofèng　男女做爱。【例】传说乾隆皇

帝下江南，一日来到李八碗（当时自然不叫李八碗）地面，即被卖大碗茶的李凤姐迷倒，颠鸾倒凤之时，趁龙颜大悦，讨得娘娘封号。（陈世旭《将军镇》）|夫妻间那一种颠鸾倒凤、蝶乱蜂狂情形，宛若新婚燕尔，胜过新婚燕尔，那才真真叫是造爱。（梁晓声《激杀》）

【**点卯**】diǎn//mǎo 旧时官衙卯时（早晨5~7点）查点人数，现指到上班时间去打个照面，敷衍差事。【**例**】跟你说实话，我一般也就凑个数，领导在点个卯，领导一点卯走人，我就颠了。（金正昆《金正昆谈礼仪之人际交往法则》）

【**凋零**】diāolíng 零落，衰落，婉指人死亡，多指老年人死亡。【**例**】老一代先后凋零，政治环境也瞬息万变，蒋氏家族正走进历史，孔令伟应该已经是蒋家的末代总管，她的作风势必亦将成为绝响。（王丰《蒋家末代总管——孔二小姐》）|到雷内肯普、海伦法特、斯坦梅兹等多位名将的相继凋零，缪拉不由得感觉到一股难以言喻的寂寥。（［日］田中芳树著，陈惠莉译《银河英雄传说》）

【**凋落**】diāoluò 草木花叶脱落，婉言人死亡。【**例**】那些开拓事业的人，不一定都是收获成果的人。百花盛开之时，也是他们行将凋落的日子。（［美］理查德·尼克松著，施燕华译《领袖们》）|及先生还朝，诸生皆散去，或仕或不仕，近且凋落作古人者，又不一其人矣。（［清］钱泳《履园丛话》）

【**凋谢**】diāoxiè 草木花叶脱落，婉言人死亡。【**例**】女人二八一朵花，三十七的女人生命早已经凋谢了一大半了！（管虎《冬至》）|傍晚，一代抗日名将凋谢在缅甸的荒山丛中。时年仅三十八岁。（邓贤《大国之魂》）

【**吊膀子**】diào bàng·zi 男女调情。【**例**】我知道你和姓朱的女工吊膀子，你想收买人心！（茅盾《子夜》）|“吊膀子”呢，我自己就不懂那语源，但据老于上海者说，这是因西洋人的男女挽臂同行而来的，引申为诱惑或追求异性的意思。吊者，挂也，亦即相挟持。（鲁迅《准风月谈》）

【**掉队**】diào//duì 结队行走时落在后面，婉指跟不上形势，跟不上群体。【**例**】正因为辈分不同，加上了我又是个学医未成，在生命科学中半途掉队的人，原是无缘和汤先生相识的。（费孝通《清华人的一代风骚》，《读书》1991年第11期）|2013年将成为我国城镇化进程的重要节点，在这个节点上，“人”，不能掉队。（《城镇化，人不能掉队》，《人民日报》2013年1月18日）

【**掉书袋**】diào shūdài 指人动不动就引经据典、卖弄才学（含讽刺义）。【**例**】傅雷早期的译文，有掉书袋的癖

好。(成柏泉《〈约翰·克利斯朵夫〉在中国》,《读书》1980 年第 8 期) | 在别人心中,他更是位好玩的作家,文学故事轻松幽默,虽常常也不免掉掉书袋,显显学问,借主人公之口谈谈(或嘲讽)文学批评,但绝非冬烘之辈。(恺蒂《学院小说家:大卫·洛奇》,《读书》1993 年第 4 期)

【跌份】diē//fèn (~儿)降低身份,丢面子。**【例】**刚忘情地拍了她肩膀的男人,转眼间就能和另一个女人打得火热,很跌份儿。(柳建伟《突出重围》) | 我能干那事?打死我也不干,咱不能跌份儿。(王朔《玩儿的就是心跳》)

【跌跤】diē//jiāo 跌倒,摔跟头,婉指犯错误或遭受挫折、失败。**【例】**一个男子汉,不怕跌跤,就怕跌倒了不往起爬,那就变成个死狗了……(路遥《人生》) | 爱这个东西爱得太厉害,你必定要在这个上面跌跤,犯大错。(姚淦铭《老子智慧与现代式离婚》)

【丁父艰】dīng fùjiān 遭逢父亲的丧事。**【例】**袁绩懋……道光二十七年进士,以一甲二名授编修,散馆改主事,分刑部。旋丁父艰,服阕,授例以道员赴闽。([清]赵尔巽《清史稿》) | 大学士高拱……特起南京太仆少卿。未上,擢本寺卿。又就进大理卿。半道丁父艰。万历五年,起故官。([清]张廷玉《明史》)**【说明】**见"父艰"。

【丁父忧】dīng fùyōu 遭逢父亲的丧事。**【例】**以鼎孳为直指使,巡视北城。及睿亲王至,遂迎降……顺治三年,丁父忧。(马泰来《〈清代人物传稿〉纠误》,《读书》1986 年第 1 期) | 钱朝彦字殷求,号定林,钱塘人。明崇祯丁丑进士,官句容知县,丁父忧去。([清]吴庆坻《蕉廊脞录》)**【说明】**见"父忧"。

【丁母艰】dīng mǔjiān 遭逢母亲的丧事。**【例】**适丁母艰,士民赴京,上民本请留,夺情起复,升大理卿。([明]陆人龙《型世言》) | 建中二年,丁母艰,奉丧至江陵。([后晋]刘昫等《旧唐书》)

【丁母忧】dīng mǔyōu 遭逢母亲的丧事。**【例】**萧坦之正丁母忧,起复为领军将军,祏乘便与商,谓将拥立遥光。(蔡东藩《南北史演义》) | 这家主人,原本姓杨名再田,原任做过四川成都府正堂,因丁母忧,回家守制。([清]郭小亭《济公全传》)**【说明】**见"母忧"。

【丁家艰】dīng jiājiān 遭逢父亲或母亲的丧事。**【例】**复丁家艰去职,以开元廿八年六月十四日遘疾,终于故里私第,春秋五十有八。([清]陆心源《唐文拾遗》)**【说明】**见"丁艰"。

【丁艰】dīngjiān 遭逢父亲或母亲的丧事。**【例】**那洪

侍郎起家上第，倜傥风流，从翰林院修撰闻信丁艰，匆匆奔丧南下。（费只园《清朝三百年艳史演义》）|果然不多几时，卢亿便以忧抑而死，多逊丁艰去职，奉诏起复，遂即入朝视事，深得太祖的信任。（许慕羲《宋代宫闱史》）【说明】见“丁家艰”。

【丁内忧】dīng nèiyōu 遭逢母亲的丧事。【例】某郎薄幸至此，闻于去年丁内忧去官，旋以亏帑削籍矣，呜呼！（[清]汪景祺《西征随笔》）|余丁内忧时，不能禁佛事。（[清]徐时栋《烟屿楼笔记》）

【丁外忧】dīng wàiyōu 遭逢父亲的丧事。【例】族中欺黄女寡弱，侵吞其田产殆尽。时文毅已贵显，以丁外忧归里，始悉其颠末，怜黄女在窘乡，赠之五十金。（[清]梁恭辰《北东园笔录初编》）|成化中，内阁刘吉丁外忧。（[明]冯梦龙《古今谭概》）

【丁忧】dīngyōu 遭逢父亲或母亲的丧事。【例】哪知正在干得如火如荼之时，李太夫人病殁汉口，李鸿章丁忧回籍，调两广总督张树声署理直督，筹设海防一事，便暂时拦下来了。（高阳《红顶商人胡雪岩》）|济宁府东门内，有个冯主事丁忧在家。（[清]抱瓮老人编《今古奇观》）

【定终身】dìng zhōngshēn 确定婚姻大事。【例】女儿没考上大学，又私定终身。父母坚决反对。（张永霞《罪恶，从一场婚姻开始》）|如果他知道自己的掌上明珠竟做出“私定终身后花园”的事来，不定要气成什么样呢。（王一心《东方美人凌叔华》）

【丢份】diū//fèn （～儿）有失身份，丢面子。【例】给多了，心疼；给少了，丢份儿。而北京人，再穷，也不能“丢份儿”，“份儿”就是脸面，“份儿”是最丢不得的呀。（陈建功《探访：大饭店》）|你也知道，我徐老头子干的这些怪事儿不仁义，丢份儿。可你们不知道，我有仇有冤，又惹不起他金一趟啊！（陈建功、赵大年《皇城根》）

【丢乌纱帽】diū wūshāmào 丢了官职。【例】对那帮乌合之众要夺市委的大权，我雷某决不支持！怕丢乌纱帽者，请出去！请到红色新政权中去坐第一把交椅！（李存葆《高山下的花环》）|反正那阵子没人有心顾什么业务了，有的怕丢乌纱帽，有的想当头，要不也轮不上叫我抓业务。（冯骥才《一百个人的十年》）【说明】官员头戴乌纱帽起源于东晋。作为“官服”的组成部分，则始于隋朝，兴盛于唐朝，到宋朝加上了双翅。乌纱帽按照官阶在材质和式样上是有区别的。明朝以后，乌纱帽成为做官为宦的代名词。

【东厕】dōngcè 厕所。【例】你唱的是葫芦咤，我听了肉也麻。年纪又非十七八，醋

坛子久该倒在东厕下。([清]李百川《绿野仙踪》)|又复腹痛,极其狼惫,因将卷子交付其弟,嘱他完卷一同投递,即奔东厕。([清]李汝珍《镜花缘》)【说明】见“登东”。

【东窗事发】dōngchuāng-shìfā 阴谋或罪行败露。【例】宋建平当即明白东窗事发,留下林小枫劝说娟子,带着当当先上楼回家,到家后就给刘东北打了电话。(王海鸰《中国式离婚》)|比如智取生辰纲,这八个人当中,起码白胜不能算作好汉,他分到了一份金银财宝以后就又去赌博了,结果东窗事发,被捕入狱,严刑之下全部招供。(周思源《从生辰纲下落谈〈水浒传〉》)【说明】宋朝的秦桧曾在家中东窗下与妻子密谋杀害岳飞。秦桧死后其妻请方士做法事,方士说他看见秦桧正在阴间受刑,秦桧让他转告妻子:“东窗事发矣。”

【东床】dōngchuáng 女婿(称对方的女婿,别人的女婿)。【例】你的个人问题解决不了,当领导的有责任呐!现在好了,有了东床快婿,好极了!(石言《漆黑的羽毛》)|当我们问张辉怎么会成为中国戏剧大师田汉的东床快婿时,他和夫人田野都笑了起来,因为许多来访者都不约而同地想解开这个谜。(刘建凌《“三少爷”风采犹存》)【说明】《晋书·王羲之传》记载:东晋太傅郗鉴派门客到丞相王导家选婿。门客回禀说,王家的子弟听到选婿都很拘谨,只有一个年轻人,袒腹卧于东床,好像没听说有这回事似的。郗太傅说,就选那袒腹东床的为婿。这个人就是王羲之。

【东风吹马耳】dōngfēng chuī mǎ'ěr 对别人的话无动于衷。【例】周文彬再度选择“自首式举报”,不过是想通过媒体,捕获更大范围内的注意力,不让举报泥牛入海,在有关部门面前如同“东风吹马耳”。(温江桦《“自首式举报”考问反腐启动速度与力度》,《南国早报》2013年11月6日)|我当初劝谏你多少来,你就当东风吹马耳,反被旁人说我是苛待侍妾的,今日你可省得了。(《晚清文学丛钞·廿载繁华梦》)

【东郭先生】dōngguō xiān·sheng 对坏人讲仁慈的糊涂人,不分善恶、滥施仁慈的人。【例】苏联进入80年代中后期后……当时身为文化部长的古别科,写信请尤里回来重新领导剧院。不料他却当了一回东郭先生!(邵宁《前苏联文化部长的“戏外戏”》)|对敌人仁慈就是对人民残忍嘛,有东郭先生和农夫与蛇的故事为证嘛。(王蒙《论“费厄泼赖”应该实行》,《读书》1980年第1期)【说明】[明]马中锡《中山狼传》:赵简子在中山打猎,正在追逐一只狼,东郭先生设法救助了狼,结果险些被恩将仇报的狼吃掉。

【东净】dōngjìng 厕所。【例】这妇人怀着鬼胎，走到前边，正开房门，只见平安从东净里出来，看见他只是笑。（[明]兰陵笑笑生《金瓶梅词话》）但凡世上养汉的婆娘……正是东净里砖头儿，又臭又硬。（[明]兰陵笑笑生《金瓶梅词话》）【说明】见“登东”。

【东圊】dōngqīng 厕所。【例】过去盖房子讲究风水，厕所一般盖在住宅的东北角，所以叫“东圊”。（语迟《中国人为什么脏?》）丨这方人家，俗呼为稀屎𧃒。但刮西风，有一股秽气，就是淘东圊也不似这般恶臭。（[明]吴承恩《西游记》）【说明】圊：厕所。见“登东”。

【东司】dōngsī 厕所。【例】阎行首见了，吃一惊。定睛再看时，却是史大汉弯跧蹲在东司边。见了阎行首，失张失志，走起来唱个喏。（[明]冯梦龙《喻世明言》）【说明】据《潮州开元寺志》记载，已故开元寺住持释慧原法师1986年7月访问日本国期间，发现日本国的若干寺院厕所门额上横书汉字“东司”。日本佛教主要为我国唐朝时候鉴真和尚所传，“东司”一词证为古汉语，潮州话称“东司”亦源于古汉语。见“登东”。

【冬烘】dōnghōng 学识浅陋，思想迂腐。【例】马太伯有点冬烘，褚桂芳有点洋味，家庭的态势是阴盛阳衰，女外男内。（陆文夫《享福》）丨无奈应试者大抵是那一类脚色——冬烘学究，衙门蛀虫，又不能剥夺他们的考试权，只好让他们来考。（茅盾《蚀》）

【动粗】dòng//cū 打人或骂人等的粗野行为。【例】慑于何鸿燊的胆魄，对方始终还是不敢动粗，何鸿燊最后还是度过了“死门关”。（冷夏《澳门首富何鸿燊》）丨阿臭急了，便欲动粗，老A脑门上也沁出了汗珠子。（刘心武《小墩子》）

【动手】dòng//shǒu 打人，打架。【例】就这样两个闹翻了，许福凭着力大，要想动手。（曲波《林海雪原》）丨握刀的又想动刀，握拳的又想动手。（古龙《天涯明月刀》）

【动手动脚】dòngshǒu-dòngjiǎo 举止轻浮，戏弄挑逗异性。【例】有一天，几个纨绔子弟挤在她家门口，跟她动手动脚，调笑逗嘴。（刘绍棠《狼烟》）丨有一天，王司令趁她丈夫不在家，跑到她家。一来就动手动脚，可她不干。（老舍《鼓书艺人》）

【动手脚】dòng shǒujiǎo 暗中从事某种活动（多指舞弊活动）。【例】胡雪岩对汪惟贤说：“这还在其次；更要防他在电报上动手脚，弄些伪消息、伪行情过来，一相信了它，岂不大上其当。”（高阳《红顶商人胡雪岩》）丨谷正文暗示赖少魂在药的剂量上动手脚，使垂老的白将军不胜药力，一补不起。（姚华飞

《白崇禧暴毙之谜》)

【斗胆】dǒudǎn 大胆(做某事)。**【例】**斗胆问一句,政府知道不知道你们干的这些个事?(王朔《千万别把我当人》)|听说你们这里帮小商人汇兑银两,所以斗胆过来瞧瞧。(朱秀海《乔家大院》)**【说明】**谦辞,说自己的言行。

【斗方名士】dǒufāng-míngshì 自命风雅的无聊文人。**【例】**社会上也是骗子、流氓、烟鬼、赌棍、奸商、掮客、讼师、泼皮、和尚、道士、婊子、狎客、斗方名士、人口贩子等等狼奔豕突,而中国真正的劳动人民却在官僚们荒淫无耻的寻欢作乐声中啼饥号寒,食树皮草根。(王俊年《晚清社会的照妖镜》,《读书》1979年第4期)|那一班斗方名士,结识了两个报馆主笔,天天弄些诗去登报,要借此博个诗翁的名色。([清]吴趼人《二十年目睹之怪现状》)**【说明】**斗方:书画所用一尺见方的册页。名士:有名望但未做官的读书人。旧指好在斗方上写诗或作画的小有名气的人,借以讽刺喜欢卖弄才情,自以为风雅的无聊文人。

【豆腐饭】dòu·fu fàn 丧家招待前来吊唁的亲友吃的饭食(多为素食)。**【例】**4月13日,因93岁的老奶奶过世,硖口镇候头村村民方卫国按农村习俗,在家里摆了24桌"豆腐饭",宴请乡亲好友。(鲍一飞《一顿"豆腐饭"毒倒百余人》,《杭州日报》2003年4月17日)|我的父兄从城里回来,请人去吃悼念死者的豆腐饭时,村里人几乎都去了,只有被救孩子的家人迟迟没有出现。(余华《在细雨中呼喊》)

【独身】dúshēn 一个人,多指成年男女没有配偶。**【例】**自己事业很繁忙,生活中虽然独身一人,却有许多朋友和学生,因此他并不寂寞。(邵宁《王明儿子王丹丁》)|珊珊,要是你吃不准自己究竟要的是什么,我看你就是独身生活下去,也比糊里糊涂地嫁出去要好得多!(张洁《爱,是不能忘记的》)

【肚子】dù·zi 身孕。**【例】**十五岁的小妞,七个月的肚子,前两天用了撑子,叫唤了两夜。(老舍《生灭》)

【短长】duǎncháng 优劣,是非。**【例】**仲昭……不免暗暗诧异,为什么今天章秋柳如此喜欢议论别人的短长。(茅盾《蚀》)|北京人才济济,地方一枝独秀,也是各有短长。(王朔《浮出海面》)|收费标准毕竟不是确定一所学校性质的主要依据,我们只有在办学者是否真正执行了教育方针上论短长。(夏欣《私立学校新景观》)

【短计】duǎnjì 短见,婉指自杀。**【例】**后传闻考四等者自缢死,密访之,则知其家甚贫,借授徒糊口,自考四等后,生徒皆散去,几不能自存,遂怨愤而成短计也。

（[清]梁恭辰《北东园笔录初编》）|我本无邪念，彼百般挑我，正与目成，为夫所见，大遭诟辱。实未受污也，彼不但不为剖辩，反以风流自命，故作得意之状，使我无以自明，遂成短计。（[清]梁恭辰《北东园笔录初编》）

【短见】duǎnjiàn 目光短浅，没有远见，婉指自杀。**【例】**我今虽然捐生，这不叫短见。（《辛亥兴学 留给浙江》，《钱江晚报》2011年9月27日）|“儿，再三劝你，定要如此短见。”急切解不得绳子，忙把他身子抱起，身子不坠下，绳子也便松些。（[清]陆人龙《型世言》）**【说明】**常说“寻短见”。

【短世】duǎnshì 短命，早死。**【例】**昊天不融，降此鞠凶。怀帝短世，越去王都，天祸荐臻，大行皇帝崩殂，社稷无奉，肆群后三司六事之人，畴谘庶尹，至于华戎，致辑大命于朕躬。（蔡东藩《两晋演义》）|（郑）宏，海盐人。与弟景元俱从刘宗周受业，笃于友爱。景元短世。乙酉后绝意进取，躬灌园蔬养母，屡空，晏如也。（[清]赵尔巽《清史稿》）

【短视】duǎnshì 近视，婉指眼光短浅。**【例】**我们必须提高觉悟，纠正“市侩化”的短视和浅见。大家都要做有高尚品格的人，做有文化的人，做实在而聪敏的君子。（纪红《钱钟书不再沉默》|我有时对她的固执和短视感到失望。（张炜《柏慧》）

【短折】duǎnzhé 夭折，早死。**【例】**苟有乎死生，则虽大椿之与蟪蛄，彭祖之与朝菌，均于短折耳。故游于无小无大者，无穷者也。冥乎不死不生者，无极者也。（冯友兰、涂又光《中国哲学简史》）|敝耗精气而至于短折，何不自惜之甚也。（[清]姚鼐《〈张冠琼遗文〉序》）|伯念有才名，其志业不凡，不幸为富贵所累，以致短折，惜哉！（[明]沈德符《万历野获编》）

【短祚】duǎnzuò 福气浅薄，指皇帝在位年限很短。**【例】**然所生帝皆短祚，且失国，尚无足纪。（[清]赵翼《陔余丛考》）|及其衰也，人主既短祚，嗣子自多幼冲，固非人力所能为矣。（[清]赵翼《廿二史劄记》）**【说明】**祚：福。

【断背】duànbèi 男性之间的恋爱。**【例】**虽然光膀子的嬉皮士在片中随处可见，但一场露骨的性爱戏都没有，“断背”的场面更是不见踪影。（《李安新片不情色不断背》，《彭城晚报》2009年5月18日）|王力宏昨来京还不避讳到李云迪家相聚，遭粉丝怀疑他与李云迪有“断背情感”。（《王力宏与李云迪疑玩“断背”夜店暧昧握手》，《新疆日报》2012年11月5日）**【说明】**出自李安的电影《断背山》。电影讲述的是两个小伙子之间长达20年的感情纠葛。

【断炊】duàn//chuī 不能生火做饭，婉言穷得没有饭吃。【例】任宝贤只有拼命地干，一日不干，就有断炊之虞。（高扬《在辉煌中离去的任宝贤》）｜他们的日子时好时坏。好的时候桌上有两个菜，一荤一素，还能烫二两酒；坏的时候，喝粥，甚至断炊。（汪曾祺《岁寒三友》）

【断代】duàn//dài 断绝后代，指事业没有继承人。【例】对于演员断代的隐忧，作为导演冯小宁有痛心疾首的慨叹。（何西《"牛"气十足的冯小宁》）｜事实上，对于乞巧贡案技艺传承人"断代"的问题，望牛墩已经着手尝试弥补。（卢真伟、梁耀荣《贡案艺人面临"断代"风险》，《南方日报》2012年11月5日）

【断顿】duàn//dùn （～儿）吃了上顿没有下顿，婉指穷得没有饭吃。【例】让大家睡觉，只是在快缺粮断顿时，或是他发疟疾时，才带弟兄们去弄些吃的喝的。（刘震云《故乡天下黄花》）｜去年到今年又是灾荒年，过了破五就断顿儿，又没有活做，正打算出外讨饭。（姚雪垠《李自成》）

【断弦】duàn//xián 古代把夫妻比喻为琴瑟，断弦便失去一方，婉指妻子死亡。【例】内心似乎有还俗的意思，你断弦也有两年了，好自为之。（高阳《红顶商人胡雪岩》）｜"断弦"后来是特指丧妻而言的，但说不清李义山的时代，是否已经出现过这样说法。（黄裳《锦瑟》，《读书》1988年第6期）

【断香火】duàn xiānghuǒ 没有人继承香火，婉言绝后，没有子女。【例】前世造了什么孽啊，我独门独苗的要断香火啦！（胡辛《四个四十岁的女人》）｜要是儿子被判死刑，他不仅没人养老送终，更断香火了。（金毅《真凶自首为"替身"洗冤》）

【断种】duàn//zhǒng 断绝后代，灭种。【例】假使没有男女之别，就没有了夫妻之制……所怕的，就是不能生育，人类要断种绝代，如此而已。（佚名《上古秘史》）｜故而中外古今，从未见过任何一部有关著述，探讨小人这个品种，其始起，其形成，其发展，其不可能断种绝代的生命力，及其对于健康的社会，对于正直的人类，所起到的害虫作用。（李国文《小人难防》）

【对牛弹琴】duìniú-tánqín 弹琴给牛听。㊀指对听不懂道理的人讲道理（包含贬低听话人的意思）。【例】但他突然又厌恶地不想开口，和这些刽子手争吵，无异于对牛弹琴，徒然耗费精力。（罗广斌《红岩》）｜您大概开始对牛弹琴了，唐菲说，我就是那个听琴的牛，我对嘴可没有这么深奥的研究。（铁凝《大浴女》）㊁说话不看对象，对外行人说内行话（包含贬损自己的意思）。【例】茂才摇了摇头，开口道："不过

你今天好像有点儿对牛弹琴。(朱秀海《乔家大院》)|人苦恼到极点,就会出现"对牛弹琴",契诃夫的小说《苦恼》中讲的就是因失去儿子而寂寞到极点的马车夫对他的马诉说苦恼的故事。(刘再复《文学研究思维空间的拓展》,《读书》1985年第2期)

【对象】 duìxiàng 恋爱中的一方。**【例】**"相亲"的时代早已过去了,"找对象"又太实、太露,含蓄不够。"谈对象"和"搞卫生"一样,从文法上来讲是不通的。(陆文夫《清高》)|是嘛,您没事儿就东家走走,西家串串,外带着给人家说媒、介绍对象!(老舍《女店员》)

【敦伦】 dūnlún 夫妻行房事。**【例】**赵轻松照旧以藏密电码的方式将之收藏起来。这之后,夫妻频频敦伦,感情渐渐复苏。(王蒙《短篇小说之谜》)|老兄,咱们敦敦伟大友谊如何?人家夫妇敦伦,我们无伦可言,只好敦友谊。她说好。怎么敦?正着敦反着敦?(王小波《黄金时代》)**【说明】**"敦伦"本义是敦睦人伦,而夫妇是人伦非常重要的一个方面,直接决定着人类的繁衍,民间就把"敦伦"作为夫妻之间性关系的隐语。

【蹲班】 dūn//bān (学生)停留在原来班级,留级。**【例】**余楠帮着女儿说:"我们是跟不上,只好蹲班。你和我们一起学没意思,太冤枉了。你该赶在头里,加快学。"(杨绛《洗澡》)|结果一年下来,他的数学和自然史两门不及格,只得留级蹲班。(沈永兴、朱贵生《二战全景纪实》)

【蹲坑】 dūnkēng (~儿)蹲守,暗中藏在某处,等待某人出现。**【例】**派员至各自由市场、摊贩聚集处查询,同时在头发丝胡同六号设点蹲坑,布置了周密查找措施。(王朔《枉然不供》)

【多愁善感】 duōchóu-shàngǎn 感情非常脆弱。**【例】**在她多愁善感的外表后面,潜藏着一种平素不轻易显山露水的竞争意识。(何积惠《"灰姑娘"东山再起》)|你算了吧,别弄得自己多愁善感的。(王朔《过把瘾就死》)

【多情郎】 duōqíngláng 感情丰富、处处留情的男子,婉指毫无约束地放纵感情的男子。**【例】**林某看见"多情郎"突然到来,连忙跑到二楼厕所里躲了起来,逃避纠缠。(陈敏《"多情郎"被拘留十五天》,《江淮晨报》2005年7月1日)|她很懂得事后该如何同那些曾经拜倒在她石榴裙下的多情郎应付周旋。([英]威廉·萨默塞特·毛姆著,张柏然译《人性的枷锁》)

【多饶一面】 duō ráo yī miàn 不必要地耗费精力或财物。**【例】**你们认罪也死,不认罪也死,何苦多饶一面呢?用不着害怕,国亡了,你们应当受罪!挺着点,万一能挺过去,你们好知道报仇!(老舍《四世同堂》)|咱们的命都

在人家手里攥着呢，干吗再多饶一面，说假话呢！（老舍《四世同堂》）

【躲风】duǒ//fēng 避开风吹，婉指避开对自己不利的情势。【例】不知他现在是在躲风呢，还是落了网？或者是他自投侯专员去了。（曲波《林海雪原》）|小川一走，汪琦便埋怨我，"小川和贺敬之，都是来躲风的。"（金凤《郭小川的秋天》）

E

【儿女之事】érnǚ zhī shì 关于男女生活的，婉指男女性生活。【例】那宝玉恍恍惚惚，依警幻所嘱之言，未免有儿女之事，难以尽述。（[清]曹雪芹、高鹗《红楼梦》）|俺出家人心如死灰，那管人间儿女之事！（[明]冯梦龙《醒世恒言》）

【儿童不宜】értóng bùyí 不适合让儿童观看，婉指涉及成人性生活或暴力的（书籍、影视剧等）。【例】他从枕下褥中又搜出几本小说，都是描写成年人隐秘生活和内心的小说，明显儿童不宜。（王朔《我是你爸爸》）|电视剧是供家庭观看的，一般都没有儿童不宜的东西……（董乐山《应召女郎的演变》，《读书》1994年第3期）

【耳背】ěrbèi 听力不好，耳聋。【例】老爹耳背，没听到什么……（邓友梅《别了，濑户内海！》）|耳背了，听不见打门声，请原谅。（姜德明《记史学家谢国桢先生》，《读书》1982年第12期）

【耳沉】ěrchén 听力不好，耳聋。【例】耳沉多慢客，眼暗误涂鸦。欹枕眠难稳，扶墙步每斜。童心犹十九，周甲过年华。（张中行《俞平伯先生》，《读书》1989年第5期）|本官最近耳沉得很，皇上说这次修缮文庙耗费多少银子来着？（汪衍振《曾国藩发迹史》，《大众日报》2010年11月27日）

【耳朵软】ěr·duo ruǎn 没有主见，容易轻信别人。【例】他什么都好，就是耳朵软，没主意。（杨沫《我一生中的三个爱人》）|女人家吃亏在耳朵软……（叶圣陶《晨》）

【耳软心活】ěrruǎn-xīnhuó 没有主见，很容易改变自己的看法。【例】咸丰一驾崩，耳软心活的慈安，就全得听慈禧的了。（贾英华《夜叙宫廷秘闻》）|胭脂虎和贾燕环居心叵测，两张嘴在袁大跑猪枕边吹风，袁大跑猪被吹得耳软心活，也就同意了。（刘绍棠《狼烟》）

【耳生】ěrshēng 听起来感觉生疏，没有听说过。【例】他们自报了家门，我听着耳生。（王朔《一半是火焰，一半是海水》）|手术二字虽听

着耳生，可是猜也猜着了，手要是竖起来，还不是开刀问斩？（老舍《抱孙》）

【二把刀】èrbǎdāo　在同类人物中属二流的，婉指知识不多、技术不高的人。【例】我——我的英文，说真的，可是二把刀哇！（老舍《赵子曰》）|司机是个二把刀，一出静园大门，车就撞在电线杆上。（沈永兴、朱贵生《二战全景纪实》）

【二房】èrfáng　妾，小老婆。【例】他说东方的传统是没有儿子就应该娶二房。（王蒙《汉城盛会话东洋》，《读书》1996年第1期）|她们给人家作丫环去呀，作二房去呀，是常有的事（不是应该的事），那能怨她们吗？不能！（老舍《柳家大院》）

【二号病】èrhào bìng　霍乱。【例】霍乱是一种烈性传染病，俗称"二号病"，主要通过被污染了的水源、食物等传播。（程守勤、仲崇山、葛灵丹《防肠道传染病切记"病从口入"》，《新华日报》2010年9月1日）|霍乱是由霍乱弧菌引起的急性肠道传染病，是沿海地区的一种常见病，也是我国法定管理的甲类传染病，俗称"二号病"。（伍伟、徐静东《湖北公安县村民聚餐加工水产品引发霍乱疫情》，《武汉晚报》2012年8月31日）

【二话】èrhuà　表示不同意见的话，多指随意散布、不负责任的牢骚话。【例】周大勇连忙抓过三个土豆，再没敢说二话。（杜鹏程《保卫延安》）|你们也要好好想一想，不学埋雷，还说二话，这可就是你们的不对！（马烽《吕梁英雄传》）

【二进宫】èrjìngōng　第二次被拘留或判刑。【例】他说："我这是二进宫了。"他的脸上再也没有那一天警察将手铐戴到他手上时的那份惊恐了。（方方《一波三折》）|接着十年动乱，他有幸"二进宫"，躲脱了高墙外面更近乎非刑的批斗。（绿原《路翎这个名字》，《读书》1985年第2期）【说明】明朝初期，宫廷发生权利斗争。太师李良利用太子年幼欲夺大权。开国公徐延昭、兵部侍郎杨波极力反对，并与皇娘李艳妃发生争执。杨波调来军队保住皇陵，第二次进宫说服李艳妃。李艳妃识破了李良的阴谋，恳请徐、杨保护明朝江山。后来表演这个题材的一出京剧便名"二进宫"。重复同样一件事称为"二进宫"。

【二奶】èrnǎi　与有妇之夫以夫妻名义同居的被包养的女子。【例】有人靠一副漂亮的脸蛋嫁老外，做二奶，下贱点儿的去歌厅酒楼为婊子、当妓女，说穿了，还不都一样，为了钞票。（陆步轩《屠夫看世界》）|王刚死活不承认包养二奶的事实。（葛学涛、汪传坤《要和二奶结婚，给30万同居赔偿费》，《扬州时报》2009年11月17日）

F

【发福】fā//fú 人变胖(多用于中年以上的人)。【例】个儿不高,正开始发福,还算得“中等身材”。(杨绛《洗澡》)|怎么这么重啊,二十六年没见了,你是不是发福了?(柳建伟《突出重围》)

【发身】fāshēn 人到青春期出现生理变化,生殖器官发育成熟,身体其他部分也发生变化,逐渐成长为成人的样子。【例】作为这一过渡时期的生理基础是青春期的发身,即生殖器官的成熟。(方富熹、方格《儿童的心理世界——论儿童的心理发展与教育》)|“晚发身”“二十三,窜一窜”,不少家长头脑中有着这样的错误观念。(陈超、王艳、黄文明《孩子不长个 尽早寻病因》,《汉南日报》2013 年 5 月 31 日)

【发生关系】fāshēng guān · xì 男女发生性关系。【例】今年 11 月 20 日,周志强又要求与刘静发生关系被拒。(马汪璐、向鹤玲《四川龙泉驿:不愿继续不正当关系,丈母娘用充电器线勒死女婿》,《华西都市报》2013 年 12 月 17 日)|两人不觉堕入了情网,不久就发生了关系。([意]乔万尼·薄伽丘著,王永年译《十日谈》)

【发送】fā · song 办理丧事,出殡并安葬死者。【例】刘魁胜家弟兄俩,发送了他爹,携带些细软,带领家口逃进保定城。(冯志《敌后武工队》)|天佑没给我送终,我倒要发送他啦。(老舍《四世同堂》)

【发展中成员】fāzhǎn zhōng chéngyuán 国际或地区组织中经济发展不够的国家成员。【例】美洲国家组织是美洲最大的地区组织,于 1948 年在美国的倡议下成立。但是,一些发展中成员对美国在这一组织中影响力过大一直持批评态度。(何珊《拉美及加勒比国家联合自强》,《光明日报》2011 年 12 月 5 日)|与往年不同,今年的候选人“破天荒”地一共 9 名。其中,8 名来自发展中成员,分别是哥斯达黎加、墨西哥、巴西、加纳、肯尼亚、印度尼西亚、约旦和韩国,1 名来自发达成员——新西兰。(刘歌、王晓雄《世贸总干事人选进入淘汰期 8 名来自发展中成员》,《环球时报》2013 年 4 月 1 日)

【发展中国家】fāzhǎn zhōng guójiā 正在加快经济发展的国家,婉指贫穷落后或处于不发达状态的国家。【例】全球工业化国家的人口只占到总人口的三分之一,但其教育经费却比发展中国家多出十倍以上。(陈桂棣、春桃《中国农民调

查》)|无论是发达国家还是发展中国家,都需要政府为经济增长提供强有力的组织与支持。(卢中原《迎接中国的企业家时代》,《读书》1988 年第 11 期)

【翻了白眼】fān·le báiyǎn (~儿)黑眼珠偏斜,露出较多的眼白,生命垂危,婉言人死亡。**【例】**他恨不能双手掐住她的脖子,掐!掐!掐!一直到她翻了白眼!(老舍《骆驼祥子》)|他在地下一躺翻了白眼儿,紧闭着嘴,从嘴角儿上还往外流唾沫。(刘流《烈火金刚》)

【返贫】fǎnpín 返回到贫困状态,婉言重新变得穷困。**【例】**由于蝗灾来了以后,又返贫了,不但是返贫了,有一些地方已经不适合人类的生存了。(张泽华《草原蝗虫可持续治理》)|提高特定病种和困难群体保障水平,切实避免因病致贫、因病返贫。(王永珍《告别因病致贫因病返贫》,《福建日报》2012 年 11 月 25 日)

【返真】fǎnzhēn 返归大自然,婉指人死亡。**【例】**若不速照良方自医,一旦返真,人其谓之何哉!([清]徐乾学《与刘古衡书》)|公年仅望五十,独不可徐之故丘以老,而遂倏焉返真于逆旅乎?([明]袁宗道《祭李年伯文》)

【方便】fāngbiàn 排大小便。**【例】**在铁道兵总指挥部医院,妈曾想去厕所方便,可是医院的厕所没有坐桶,只有蹲坑。(张洁《世界上最疼我的那个人去了》)|原始人广阔天地随处方便,自不待言。而人类进入文明史阶段,坑厕即应运而生,成为社会进化、文明程度的一个标志。(王春瑜《坑厕与文化杂谈》,《读书》1991 年第 11 期)

【方城之战】fāngchéng zhī zhàn 打麻将。**【例】**胡夫人江冬秀女士更有兴趣的是方城之战。(宏图《胡适与〈四部丛刊〉》,《读书》1993 年第 3 期)|这年头,还有件令人头痛的事,那就是“方城之战”。(杨力《拒绝诱惑》,《梅州日报》2013 年 10 月 20 日)

【方巾气】fāngjīnqì 思想、言行迂腐的作风、习气。**【例】**鲁迅说袁宏道也是个佩服“方巾气”的人,正在此时。(尹恭弘《不能割裂的文意》,《读书》1983 年第 8 期)|林语堂以西方的“自由思想”和“个人意识”来“破”儒家的事功(立功立德立言),在抛弃腐儒的方巾气的同时,抛弃了知识分子的历史责任感。(黄子平《文学史的边际研究》,《读书》1988 年第 4 期)**【说明】**方巾:明代书生日常戴的帽子。

【房内】fángnèi 过夫妻生活。**【例】**在中国古代,“房内”即指性交,“房中术”即是性科学。(刘达临《中国历代房内考》)|一部妓女史,是人类文明史上极不光彩的一页,关于这一点,人们

谈论得很多了。但是,在贝尔的《文明》一书中,却有着相反的议论……而可与之互相发明的还有高罗佩在《中国古代房内考》中的若干考察结论。(胡仙《"风波不信菱枝弱"》,《读书》1991年第6期)

【房事】fángshì 过夫妻生活。**【例】**我现在总算明白了,男女之间,房事确实足以影响情事。(姜丰《爱情错觉》)|特别在汉代以后的房中书中,节房事的告诫越来越为"多御女"的诱劝所代替。(康正果《从养身到荒诞》,《读书》1995年第2期)

【房室】fángshì 过夫妻生活。**【例】**右二十六味为末,蜜和丸如梧子大,酒服十丸,日三,渐增至三十丸,以腹中热为度。不禁房室,夫行不在,不可服。(《历代古方验案按》)|其受病之源,则因食、因忧、因饮、因房室、因饥、因劳、因经络荣卫气伤不同,皆可以渐而至极。(《历代古方验案按》)

【房帏】fángwéi 夫妻情爱。**【例】**妇乃历叙前生事,一一有据,且与其妻言当日房帏秘事,人所不能知者,妻乃大哭,已又破涕而笑。(舒芜《纪昀俞樾妇女观比较》,《读书》1992年第4期)|至于他房帏以内,在他夫妻姊妹三个,"神而明之,存乎其人",我两个老人家可以不复过问矣。([清]文康《儿女英雄传》)

【房中书】fángzhōng shū 性主题的书籍。**【例】**对于房中书,国内的学术界向来讳莫如深,只是在高罗佩的《中国古代房内考》中译本出版之后,我们才知道那是一些属于古代养生学的文本。(康正果《从养生到荒诞》,《读书》1995年第2期)|在摹写"浮世风月"的时代长篇小说中,我们惊讶地发现,整个的背景发生了变化,源于房中书的性主题在暗中向对抗的方面转换,封闭性的"闺房佳境"出现了裂口。(康正果《浮世的炎凉风光》,《读书》1995年第11期)

【房中术】fángzhōngshù 增加性欲或强化性生活效果的方术。**【例】**作为古代养生术的一个分支,房中术最初只着眼于保养,清心寡欲是它的根本原则,所以传说中活了七百岁的彭祖被奉为房中术的祖师。(康正果《从养身到荒诞》,《读书》1995年第2期)|中国也有发达的房中术和春宫画一类,但它们向来被视为淫品而绝不可登大雅之堂的。(履园《饮食·男女·异国情调》,《读书》1995年第3期)

【放水】fàng//shuǐ 体育比赛中串通作弊。**【例】**为了防止比赛中"放水",本次比赛将拒绝双方均已入围的球员配对参赛。(《国球明星9日起会战奥运会亚洲区预选赛》新华社2004年4月7日)

【放秃尾巴鹰】fàng tūwěi·

bayīng 有去无回，婉指放款遭遇赖账或携款逃跑。【例】瞧准了再放手钱，不能放秃尾巴鹰。（老舍《骆驼祥子》）|你也得替我想想，大块银饼子放秃尾巴鹰，谁受的了？（老舍《老张的哲学》）

【放血】fàng//xiě 迫使人拿出点钱来。【例】我呢，投了赞成票，当然也要放放血。（柳建伟《突出重围》）

【飞白】fēibái 修辞格的一种，故意运用别字以达到特定的修辞效果。【例】在文章或话语中飞白的用处大约有两类：一是记录的，二是援用的。（陈望道《修辞学发凡》）|故意运用白字，便是飞白。（陈望道《修辞学发凡》）

【飞短流长】fēiduǎn-liúcháng 搬弄是非，造谣生事。【例】面对种种飞短流长，李美筠并没有为自己作出任何解释，她知道消除谣言的最好办法就是拿出行动、拿出令人信服的结果来。（李金良《七十年资助失学儿童的世纪老人》）|也许，正是在这些地方让人抓住了什么把柄，或者，给了某些拨弄是非的人以可乘之机，于是不免飞短流长。（郑涌《重读〈维也纳学派哲学〉有感》，《读书》1992年第6期）

【飞书】fēishū 匿名信。【例】松尚不知改省，反阴怀怨望，捏造飞书，讪谤朝廷，结果仍事发坐罪，下狱论死。（蔡东藩《后汉演义》）|屡有人为飞书及榜其书于通衢云："易之兄弟谋反。"太后皆不问。（［明］冯梦龙《江南詹詹外史》）

【飞天】fēitiān 人死亡。【例】徐志摩飞天后，他写了悼诗《吊志摩先生》，发表于1931年12月26日青岛《民国日报》副刊。（陈子善《"愿意"》，《文汇报》2013年10月20日）

【飞文】fēiwén 见诸文字的流言蜚语。【例】交章飞文，变乱黑白，诬攻新政，贝锦如织。（康有为《敬谢天恩并筹全局折》）

【非婚生子女】fēi hūnshēng zǐnǚ 私生子。【例】根据婚姻法第二十五条的规定：非婚生子女享有婚生子女同等的权利，任何人不得加以危害和歧视。（邓文科、黄文星《非婚生子女谁抚养》，《人民法院报》2001年7月4日）|1970年6月4日，法国以法律废除了夫为一家之长的规定；1972年1月3日，通过了非婚生子女与婚生子女地位平等的法律。（郁进《拿破仑的爱情和书信》，《读书》1990年第5期）

【非礼】fēilǐ 不礼貌，婉指调戏、污辱妇女。【例】卧室和盥洗室的门同时打开，两个女人几乎同时冲到客厅注视着他们俩，菊花提着裤子对可馨说："他非礼你了吗？"（张欣《爱又如何》）|有人私下提出非礼要求。对此，阿娟极端厌恶。她心中只有"梁兄"刘君。（党自强《中

越“梁祝”生死情》)

【非命】fēimìng 遭遇意外灾祸而死亡。**【例】**在“死于非命”中,又可分出自杀与他杀两类。(陈平原《未知死焉知生》,《读书》1990年第11期)|后来获悉,他已经死于非命。(沈鹏年《〈围城〉引起的回忆》,《读书》1981年第7期)**【说明】**多说成“死于非命”。

【绯闻】fēiwén 桃色新闻,关于不正当男女关系的传闻。**【例】**“人怕出名”,随着她的声名鹊起,有关她的绯闻也不翼而飞。(雁文《第一名魔与第一名模》)|谈起电影场上的事,并不抖落花絮绯闻,倒是乐于说一些郑重的事情。(王安忆《见葛优》)

【菲敬】fěijìng 微薄的礼物,表示一点心意。**【例】**汪惟贤亲自端来一个托盘,上有十几个红封套,另外一张名单,这是要托徐用仪代为致送的“菲敬”。(高阳《红顶商人胡雪岩》)|今看账簿,菲敬倒还不差上下,但是加敬只有四两、六两,至多也只有十两。([清]李宝嘉《官场现形记》)**【说明】**菲:微薄,数量少,质量次。

【菲仪】fěiyí 微薄的礼物,表示一点心意。**【例】**谨备菲仪数事,伏乞哂呐。(姚雪垠《李自成》)|孩儿没恁孝顺爷爷,今日华诞,特备的几件菲仪,聊表千里鹅毛之意。([明]兰陵笑笑生《金瓶梅词话》)**【说明】**菲:微薄,数量少,质量次。

【分手】fēn//shǒu 分开,别离,婉指夫妻离异。**【例】**我真的爱他,他也仍旧爱我,但我们只好分手,各混各的。(王朔《玩儿的就是心跳》)|王伯秋与孙婉分手后,有好长一段时间郁郁不得志。(沈飞德《孙中山女儿六十载难圆见子梦》)

【分一杯羹】fēn yī bēi gēng 分享一点好处。**【例】**他不是美国(汉)学界的人物,也不想挤进去分一杯羹。(叶秀山《灵魂的归宿》,《读书》1988年第6期)|杜青云一定见猎心起,希望能分一杯羹。(梁凤仪《九重恩怨》)

【粉刺】fěncì 痤疮。**【例】**长圆脸儿,长相平常,满脸还净是粉刺。(老舍《鼓书艺人》)|门开后,进来一个三十出头的男人,个子不高,满脸粉刺。(吕新《圆寂的天》)

【粉花】fěnhuā 妓女。**【例】**且如粉花荡产,卢雉倾家,顾痴人之事哉!([清]蒲松龄《聊斋志异》)

【粉头】fěntóu 妓女。**【例】**小淫妇!你是我银子买来学戏的,不过娼妇粉头之流!(刘心武《话说赵姨娘》,《读书》1990年第11期)|中有一张白兰花的大幅照片,还有她院中的粉头也站在旁边。(陆文夫《人之窝》)

【粉戏】fěnxì 色情的、淫秽的戏。**【例】**好多的粉戏已经禁演了二三十年,他们连

戏名都说不上来,也不晓得哪个角色会演。(老舍《四世同堂》)|我们中国的平剧,在从前观众没有女性参加的时候,有几出戏丑角插科打诨之中,猥亵成分特多,当时称之为“粉戏”,以后在“风化”的大题目之下逐渐删汰了比较大胆的色情点缀。(一如《莎士比亚与性》,《读书》1988年第4期)

【粉友】fěnyǒu 吸毒者互称,也可泛指吸毒、贩卖毒品的人。**【例】**被捕时,几名“粉友”正在一间废弃房里吸白粉。(刘星华、毕征《“粉友”持枪劫19次杀4人》,《广州日报》2006年9月21日)|10月下旬,禅城公安分局治安大队在工作中发现线索,有“粉友”夜晚会聚集在佛平路一卡拉OK俱乐部吸毒,治安部门迅速派出便衣警力进行摸查,发现该俱乐部平时正常营业,到了凌晨就会容留“粉友”聚集吸毒。(郑诚、陈冬生《突击检查俱乐部 带走27名“粉友”》,《羊城晚报》2011年11月2日)**【说明】**粉:白粉(海洛因)或K粉等粉末状毒品。

【份子】fèn·zi 礼金。**【例】**朋友之中若有了红白事,原先他不懂得行人情,现在他也出上四十铜子的份子,或随个“公议儿”。(老舍《骆驼祥子》)|丁大夫和管药房先生“出份子去了”没有在家,这里也没有旁人,这事谁又懂得?!(林徽因《九十九度中》)

【丰满】fēngmǎn 身体或身体的一部分胖得匀称,婉言身体发胖。**【例】**她是个30多岁的少妇,长得很丰满,也很风骚。(卞庆奎《中国北漂艺人生存实录》)|豁唇奶常常望着她那一群身子丰满健壮的女儿在心上诧异:这些孩子们身上的养分都是从啥子地方吸来的?(周大新《无疾而终》)

【丰乳】fēngrǔ 向女性乳房内注入脂肪、硅酮等填充物,或内服、外用某种药物,使乳房坚挺、变大。**【例】**所谓的化学“丰乳”产品,大多含有雌激素。(朱国荣《化学“丰乳”产品应慎用》,《解放日报》2004年4月5日)|前不久,湖南常德日报接到一个出价2万元的“丰乳”香皂广告业务。该报总编室一位负责人……毫不犹豫地说:“像这样的广告,莫说2万元,就是20万也不登。”(胡德桂《“丰乳”广告内容不雅 总编:“20万也不登”》,新华网2003年2月20日)

【丰胸】fēngxiōng 向女性乳房内注入脂肪、硅酮等填充物,或内服、外用某种药物,使乳房坚挺、变大。**【例】**随便调一个地方卫视,你很可能看到清一色的丰胸健乳或减肥祛斑直销广告。(卞庆奎《中国北漂艺人生存实录》)|自体脂肪丰胸手术,又叫自体脂肪移植丰胸和自体脂肪注射丰胸。

(《如何让瘦身与丰胸一箭双雕》,《科技日报》2013年1月14日)

【风尘】fēngchén 以出卖色相为生的处境,妓女生涯。**【例】**她本来是纯洁的,所以堕入风尘完全是这个社会造成的。(陆文夫《人之窝》)|赛金花的风尘生涯,已有不少文字记载,但她与江西金溪人氏魏斯灵的最后婚姻却鲜为人知。(吴建军《赛金花的最后一次婚姻》)

【风花雪月】fēnghuā-xuěyuè 男女情爱的事。**【例】**我操!对于这一场风花雪月的事,康伟业也只有这么来一句了。(池莉《来来往往》)|好朋友有困难,她却与未婚夫风花雪月谈到什么地方度蜜月,南孙觉得自己不够意思。(亦舒《流金岁月》)

【风怀】fēnghuái 男女相爱的感情。**【例】**他的词里不惜咏肩咏掌咏乳咏背,自言宁可不食两庑冷猪肉,不删风怀二百韵。(董桥《初白庵著书砚边读史漫兴》,《读书》1996年第1期)|尘梦回首,未老风怀,抛落琐窗红豆。([清]陆培《倦寻芳》)

【风流】fēngliú 有关男女私情的,在男女私情方面轻浮放荡。**【例】**我们年轻时,不用说实际上,那怕没有一件两件风流奇闻,可是终还顾着脸子。(瞿秋白《赤都心史》)|她嫁宝庆以前,还真风流过一阵。(老舍《鼓书艺人》)

【风流疮】fēngliú chuāng 性病。**【例】**吕玉少年久旷,也不免行户中走了一两遍,走出一身风流疮,服药调治,无面回家,挨到三年,疮才痊好,讨清了账目。([明]冯梦龙《警世通言》)

【风流韵事】fēngliú-yùnshì 男女情爱的事。**【例】**白豪士绘声绘影地描述了他与慈禧太后的风流韵事,有的地方不堪入目,简直令人无法相信。(董乐山《尽信书不如无书》,《读书》1989年第7期)|谁知天缘凑巧,金昌焕先生竟有了一段风流韵事。(汪曾祺《鸡毛》)

【风流债】fēngliú zhài 男女私情引发的纠葛。**【例】**父债子还总不包括风流债吧?(张欣《今生有约》)|她确实有过好多姘头,这笔风流债偿还起来是很痛苦的。(陆文夫《人之窝》)

【风流罪过】fēngliú zuì·guo 男女私情引发的过错。**【例】**他翻遍了古今中外的刑律,足足有三天三夜,方才挑出一桩不大不小,不轻不重,可备诸苦而不会死的第几款几项的风流罪过去犯了。(俞平伯《人生不过如此·怕·并序》)|小小风流罪过,罪本不至于死。([清]无垢道人《八仙得道》)

【风情月意】fēngqíng-yuèyì 男女爱恋之情。**【例】**眉似初春柳叶,常含着雨恨云愁;脸如三月桃花,暗藏着风情月意。([明]施耐庵《水浒

传》)

【风月】fēngyuè　男女情爱的事。【例】酒酣耳热之际,少不得谈谈风月。(高阳《红顶商人胡雪岩》)|俞太尉是七十岁的老人家,风月之事已是没分,原说过黄昏送来,你且到新人房里吃杯烫风酒,慢慢的等他。([清]抱瓮老人编《今古奇观》)

【风月场】fēngyuè chǎng　妓院或妓女聚集的场所。【例】在风月场中,西门偷鸡摸狗,两面三刀,一以贯之。(宏图《读"金"小札》,《读书》1994年第7期)|在这位"笑笑生"的笔下,浮世的风月场从一开始就渗出了两军对垒的紧张气氛。(康正果《浮世的炎凉风光》,《读书》1995年第11期)

【风月馆】fēngyuè guǎn　妓院。【例】武宗在众美拥簇下入了膳房风月馆,这里是豹房里专门宴请的地方。(齐秦野人《武宗逸史》)

【蜂狂蝶乱】fēngkuáng-diéluàn　恣意放荡的性爱。【例】纤腰袅娜,拘束的燕懒莺慵;檀口轻盈,勾引得蜂狂蝶乱。玉貌妖娆花解语,芳容窈窕玉生香。([明]施耐庵《水浒传》)|两弯眉画远山,一对眼如秋水。檀口轻开,勾引得蜂狂蝶乱;纤腰拘束,暗带着月意风情。([明]兰陵笑笑生《金瓶梅词话》)

【奉讳】fènghuì　居丧。【例】到曾府拜会,请他遵旨办团,劝之再三,(曾)国藩始终没有答应,只说奉讳归家,不宜与闻军事。(陆士谔《清朝秘史》)|先大父西桓公由孝廉官楚北,道光甲辰奉讳回里,修葺宗祠,捐置祭器,宗老嘉之,乃贻此砚。([清]吴庆坻《蕉廊脞录》)

【夫妻生活】fūqī shēnghuó　夫妇过性生活。【例】他虽然受伤,可是不重,不妨碍过夫妻生活,也能劳动。(冯德英《迎春花》)|她从14岁入宫以来,我未能与她过一次夫妻生活。(刘峻德口述,竹篱整理《末代皇帝向我侃隐私》)

【伏法】fúfǎ　(死刑犯)被执行死刑。【例】3月10日,当谷寿夫被押赴刑场执行枪决时,从中山东路到中华门、雨花台,沿途群众人山人海,目睹这个双手沾满南京人民鲜血的刽子手伏法。(张盛生、林春忠《血证》)

【伏龙肝】fúlónggān　中药名,灶心土,内服或外用,具有温中止血、止呕、止泻的功效。【例】伏龙肝……味辛性微温,归脾胃经,功能温中止血,止泻止呕。(王立人《伏龙肝治愈克隆氏病》,《中国民间疗法》1997年第1期)|伏龙肝……治疗婴儿(周岁前后)大便久泻,并排除痢疾、肠炎等病,吮乳喂食正常者。(汤淳康、汤承祖《伏龙肝治婴幼儿久泻》,《中医药研究》1989年第2期)

【浮下水】fú xiàshuǐ　不争

气，不上进。【例】我真没见过这样的女人！为你自己丈夫的事，而且有人情愿帮助你，你怎么倒这样浮下水，不上劲儿！没看见过！没看见过！（老舍《残雾》）

【斧凿】fǔzáo　过分雕琢文句，使语言造作、不自然。【例】《陪李北海宴历下亭》一诗的头四句是："东藩驻皂盖，北渚凌清河。海右此亭古，济南名士多。"每句开头两字都用了一个方位字，很具匠心。有刻镂之功，却无斧凿痕迹，断不能一笔抹煞。（劳柯《谈董老两句诗》，《读书》1980 年第 1 期）

【斧凿痕】fǔzáo hén　过分修饰文句留下的做作不自然的痕迹。【例】潘先生不以诗名。诗，是其余事，但那些诗却极好。唯其不以诗为业，全凭兴之所至，所以自然天成，没有丝毫的斧凿痕、雕琢气。（陈乐民《茶烟香袅逗高歌》，《读书》1992 年第 7 期）｜李格非善论文章，尝曰诸葛公《出师表》，李令伯《陈情表》，陶渊明《归来引》，沛然如肺肝流出，殊不见有斧凿痕。（[清]王士禛《香祖笔记》）

【腐刑】fǔxíng　剜掉受刑男子的睾丸，或使受刑女子永远失去生育能力的刑罚，中国古代五大酷刑之一，也是最残酷的刑罚之一。【例】司马迁就是因为进言，逆了耳，就受了腐刑之报。（张中行《读〈汉书·苏武传〉》，《读书》1993 年第 8 期）【说明】见"宫刑"。

【父艰】fùjiān　父亲去世。【例】三十六岁大考二等，擢侍讲，是年丁所后父艰归。（[清]陆以湉《冷庐杂识》）｜辛卯，父艰讣至，晨夜痛哭。（[清]邵廷采《东南纪事》）【说明】见"丁父艰"。

【父忧】fùyōu　父亲去世。【例】浩方因父忧去职，扬州刺史一缺，由领司徒蔡谟摄任。至浩已服阕，复起为扬州刺史，兼建武将军，参预政权。（蔡东藩《两晋演义》）｜诸侄相顾失色，渐引去。怀乃携妻来，共居父忧。（[清]蒲松龄《聊斋志异》）【说明】见"丁父忧"。

【付丙丁】fù bǐngdīng　（把信件、书稿等）用火烧掉。【例】越日颁诏晋阳，令欢守密，内言：宇文泰、贺拔胜等颇有异志，所以朕托辞南伐，潜为防备，王亦宜共为声援，此诏读讫，请付丙丁等语。（蔡东藩《南北史演义》）｜余不多及，阅后乞付丙丁。（[清]文康《儿女英雄传》）【说明】又说"付丙"：他每天写作七八个小时，一个月才写二十来页稿子，稍不满意即悉数付丙。（冯汉津《福楼拜的艺术追求和他的〈情感教育〉》，《读书》1981 年第 9 期）见"丙丁"。

【负利率】fù lìlǜ　低于物价上涨幅度的利率。【例】如果你只把钱存在银行里，会发现财富不但没有增加，反而随着物价的上涨缩水了，这就是所谓的存款实际

收益为“负”的负利率现象。(肖年红、程思思《负率时代不应忽视储户利益》,《长江日报》2010年9月2日)|伴随着负利率时代结束,不少精明的投资者发现,最近银行理财产品收益率开始“缩水”了。(王爽《负利率时代终结后的理财变数》,《大众日报》2012年4月1日)

【负面】fùmiàn 反面的,不好的,消极的。【例】最近看到一种意见,说是五四运动全面打倒了历史传统,彻底否定了中国文化。负面作用大大超过了正面价值。不禁产生一种疑问,难道我们反封建的工作真是做过了头了么?(黄裳《查·陆·范》,《读书》1986年第3期)|经济改革也伴随着很多负面的东西,其中之一就是文物盗掘。文物的盗掘和走私无论从哪方面讲都是不能接受的。(陈星灿《张光直先生访谈录》,《读书》1994年第12期)

【负情绪】fù qíngxù 不好的、消极的情绪。【例】沉思导致更多负性记忆,维持了概括性记忆,更有可能加重已经激活的负情绪。(崔丽弦、黄敏儿《沉思和分心对负情绪和自传体记忆的影响》,《心理学报》2007年第1期)|政治负情绪,是现实社会中经常而普遍存在的、对社会及政治的不满意或不满足,是对现实社会非完善性的一种消极反应。(王国发《青年政治负情绪及其控制》,《青年研究》1991年第5期)

【负效应】fù xiàoyìng 相反的、人们不期望的、不好的效应。【例】凡是词语形成一股“风”的,都会产生“负效应”,难道不是么?(陈原《在词语的密林里……》,《读书》1988年第10期)|在劳动者处在弱势的情况下,必须高度警惕新工时制度带来“强者权益愈强,弱者权益愈弱”的负效应。(舒圣祥《警惕不定时工作制负效应》,《大众日报》2009年5月20日)

【负增长】fù zēngzhǎng 减少,下降。【例】慢增长总要好于负增长,这道理不难懂。(邵建《话说“权力”》,《读书》1996年第3期)|财政部今天发布数据显示,2013年1至2月,全国国有及国有控股企业营业总收入、应交税费和实现利润同比增长,其中实现利润走出上年负增长的低迷状态。(崔文苑《国企利润走出“负增长”》,《经济日报》2013年3月25日)

【妇女病】fùnǚ bìng 妇女特有的病症,常见的有月经失调、带下病等。【例】这位勇敢的探求者被一种最古老、也最寻常的妇女病——产褥热夺去了生命。(黄梅《玛丽们的命运》,《读书》1987年第8期)|管秀芬今天也是做日班,她下了班到医务所里来看妇女病,因为病号多,才轮到她,想不到看完了天已经黑了。(周而复《上

海的早晨》)

【附枕】fùzhěn　夫妻过性生活。**【例】**因抱玉主自随，昼则供食，夕则附枕，仍携以贾于四方，偶至粤西，为剧盗陈亚三等所戕，而沉其尸于江。([明]沈德符《万历野获编》)

【赴难】fùnàn　走上刑场，就义。**【例】**舍身赴难既已有一，更不惜有二有三。(孟实《仰梁以思章太炎》，《读书》1990年第4期)|秋瑾当年从容赴难，震撼寰宇，被列为1907年"世界著名新闻人物"。(彭汉良《秋瑾后人》)

【赴市】fùshì　走上刑场，就义。**【例】**杨昌平俊、范都督广，为石亨所构诛，皆非其罪。二人赴市，英气不挫。([明]祝允明《野记》)

【赴义】fùyì　为正义事业而被杀害。**【例】**胖妇人微叹了一口气，忽然一挺胸，跑上楼去，像个烈士赴义就刑时那么勇敢壮烈。(老舍《浴奴》)|他感到自己正在体验一种前所未有的激动，一种亢奋，类似慷慨赴义的悲壮。(王朔《我是你爸爸》)

【复岗】fù//gǎng　失业人员重新走上工作岗位。**【例】**通过实施早餐工程，让城镇近几百失业人员复岗并分享经营成果。(《和商文化代代传》，《浙江日报》2012年4月19日)|大多数生产线都在正常运作，所谓的"临时工全部休假"实际是部分员工的"脱产培训"，今天开始工人就将复岗。(《新飞首批工人今起复岗》，《北京青年报》2013年5月31日)

【副室】fùshì　妾。**【例】**马婉容有这班姊妹们的怂恿，居然做了龙友副室。(费只园《清朝三百年艳史演义》)|小宛自壬午归副室，与余形影交俪者九年，今辛卯献岁二日长逝。([清]罗惇曧《宾退随笔》)

【赋闲】fùxián　在家闲着，婉指没有职业。**【例】**眼下他正在家赋闲，宝庆的托付来得正是时候。(老舍《鼓书艺人》)|这些日子，家中光景很是惨淡，一半为了丧事，一半为了父亲赋闲。(朱自清《背影》)

【富贵病】fùguìbìng　需长期休养和滋补调理的慢性病，多因生活条件优裕、没有节制而致病。**【例】**求医问药者，多为富贵病：站着就想坐着，坐着就想躺着，躺着就想睡觉，睡觉又睡不着。(肖克凡《膏药失灵》)|高血压是富贵病，你想得还得不上呢！(郑万隆《古道》)

【富态】fù·tai　身体胖(多指成年人)。**【例】**别看七舅舅那么富态，似乎行动不那么利索，他的游兴可真浓得出奇。(刘心武《七舅舅》)|她们大都长得很富态，一脸的福相，低垂着眼皮，眼观鼻、鼻观心，毫无表情地端端正正地坐着。(汪曾祺《水母》)

【腹疾】fùjí　拉肚子。**【例】**

从前有客车时，是不许睡；现在有睡车了，就非睡不可……加之我腹疾才好，本有求酣睡的需要。所以礼义廉耻且靠后一点。我便毅然入室，准备对着绿色的票子，高卧一宵了。（俞平伯《风化的伤痕等于零》）| 二十三日起，缓缓补写小说；伤口平复，又患腹疾，日或仅成三五百字。（老舍《火葬》）

【赙仪】fùyí　向办丧事的人家送的礼。**【例】**同样都被穷和病这两位常客所纠缠的文人很快作出回答，纷纷致函编者，愿以自己诗文的微薄稿酬移作赙仪，其中有林庚、李健吾和景宋（许广平）等数十位作者。（何为《从〈浅草〉到〈草原〉》，《读书》1983 年第 12 期）| 文宗亲自往吊，并厚赠赙仪。（蔡东藩《元史演义》）

【赙赠】fùzèng　赠送财物给办丧事的人家。**【例】**同人或聆音奏，或问宫商，风絮水萍，都为缘法，似妙声犹未张，怅冥契之已遥，欲广赙赠，期在贤达。（俞平伯《为何经海募款启》）| 听得他已病死，深哀加悼，赙赠甚厚。（许慕羲《元代宫廷艳史》）

G

【感情投资】gǎnqíng tóuzī　走亲访友，或贿赂有权势的人，以便日后获取收益。**【例】**同现阶段典型的即时性的权钱交易模式相比，“感情投资”类型的收受财物行为危害性并不小。（卜云国、宋晖、朱华《接受“感情投资”该不该“入罪”》，《检察日报》2008 年 6 月 22 日）|“感情投资”是一种常见的社会现象，以“感情投资”为名行贿赂犯罪之实的不在少数，刑法应当对此类现象作出反应。（王春福《“感情投资”与间接故意型受贿罪》，《国家检察学院学报》2011 年第 2 期）

【感情走私】gǎnqíng zǒusī　发生婚外恋。**【例】**如今怪了，只要你提出离婚，大家伙儿多半会怀疑你“感情走私”，有移情别恋之虞。（王英琦《人生何处不美丽》）| 既是夫妻，又是同事……两人朝夕相对，可以最大限度杜绝因工作中和他人过多接触产生的情愫，避免感情走私。（张藜藜《公司里的“夫妻档”》，《杭州日报》2012 年 7 月 11 日）

【杠房】gàngfáng　旧时称出租殡葬用具和代为安排仪仗鼓乐等的铺子。**【例】**穿上杠房或喜轿铺所预备的绿衣或蓝袍，戴上那不合适的黑帽，他暂时能把一身的破布遮住，稍微体面一些。（老舍《骆驼祥子》）| 下午回来，在校门外看见杠房里的人，知道柩已来了。（朱自清《朱自清散文全编》）

【杠夫】gàngfū 旧时称殡葬时抬运灵柩的人。【例】杠夫换班须注意拨旗,以便进退有序;一班也叫一拨儿。(老舍《茶馆》)|楞楞磕磕的,祥子看着杠夫把棺材埋好,他没有哭。(老舍《骆驼祥子》)

【高八度】gāo bādù 说话人的高嗓门。【例】北方人说话喜欢“高八度”,最后拍马屁拍到马腿上。(李承鹏《左一刀右一刀》)|上尉说话时的声音高八度,以及他那一双长在胖脸上的细长眼睛,比他所说出来的话更为刺人,更令人不舒服。([日]田中芳树著,陈惠莉译《银河英雄传说》)【说明】高八度:声乐术语,指最高音调。

【高高手】gāogāo shǒu (~儿)高抬贵手,求人宽恕或施与恩惠。【例】乔东家,我知错了知错了,请你大人不记小人过。你高高手我就能过去,你低低手我就完了!(朱秀海《乔家大院》)|赵大爷大仁大义,赵大爷说新政府也大仁大义,所以我才敢来。得啦,您也高高手儿吧!(老舍《龙须沟》)

【高龄】gāolíng ㊀老人的年龄。【例】冯亦代同志不顾高龄年迈,每期的文学稿件仍然逐一过目,还每期必定撰写海外书讯一则。(《编后絮语》,《读书》1988年第1期)|他看不见弗格森,虽然他知道此公身高7英尺4英寸,高龄61,患白内障,用他的0.375大号手枪射不中一座粮仓。([美]约翰·格里森姆著,林晓帆、张岱云译《鹈鹕案卷》)㊁年事已高的(指70岁以上)。【例】陈叔通将心中郁结了几十年没有说出的话告诉了吴贻芳,两位高龄老人禁不住老泪纵横。(平文《吴贻芳和她的引路人陈叔通》)|他正满80岁,不但是老人,而且是高龄老人了。(宗远《不老的严文井》)㊂超出正常年龄范围的(就一般标准而言)。【例】卜绣文的状态急转而下,高龄产妇最可怕的子痫,如同一只凶残的野兽,在不远处露出了犄角。(毕淑敏《血玲珑》)

【高龄化】gāolíng huà 高龄人口占较大比例。【例】上海人口形势不断向高龄化方向发展。(孙刚《上海人口向高龄化发展》,《解放日报》2009年9月26日)|进入本世纪,在人口老龄化速度加快的同时,老年人口将呈现高龄化趋势。(王琳《中国老年人口高龄化趋势及原因的国际比较分析》,《人口与经济》2004年第1期)

【高帽子】gāomào·zi 过分地夸赞别人的话。【例】我没钱,就是有钱我也不吃谁给我戴二尺五的高帽子!(贾平凹《秦腔》)|有些人特别注意说话时投其所好,不断地奉承人,然而被奉承者也不一定是傻子,他难道听不出你的戴高帽子灌米汤吗?

（王蒙《我的人生哲学》）【说明】见“戴高帽子”。

【高年】gāonián 年龄大。【例】父亲高年体弱，莫得再远行商旅。有大哥代父亲操劳商事，足矣。（孙皓晖《大秦帝国》）|运用这种习惯规矩排调一切的，必需一个高年硕德的中心人物。（沈从文《边城》）

【高墙】gāoqiáng 高大的围墙，婉指监狱。【例】犯人被关进高墙，各以单间囚房羁押。（赵一凡《福柯的话语理论》）|在高墙之内反倒有人人平等的心理做依托的大哥，自由之后反而加倍感知了歧视的压力，成天灰溜溜萎靡不振。（蒋子丹《大哥》）【说明】见“大墙”。

【高唐】gāotáng 男女性爱场所。【例】黄金万两容易得，知心一个也难求，而及至觌面相逢了，亦仍然像“一自高唐人梦后，舟人指点到今疑”。（胡兰成《今生今世》）|宫中已经散席，帝后两人共入龙床，同去做高唐好梦了。（蔡东藩《两晋演义》）【说明】见“高唐梦”。

【高唐梦】gāotángmèng 男女性爱。【例】痴情纵有高唐梦，不作巫山一段云。（田腾蛟《元代野史》）|襄王误作高唐梦，不是阳台云雨仙。（[明]罗懋登《三宝太监西洋记》）【说明】传说楚襄王游览高唐，白天小睡了一会，梦见仙女说：“愿意给你当枕席。”楚襄王临幸了她。后因以“高唐梦”借指男女性爱之事。见“高唐”。

【高枝儿】gāozhīr 优越的地方或高的职位。【例】她杏儿难道是红桃那样的小人，专算计着往高枝儿上飞吗？（刘心武《钟鼓楼》）|“就剩咱俩忧国忧民了。”我冲于观笑着说，“他们都奔高枝儿了。”（王朔《一点正经没有》）【说明】见“攀高枝儿”。

【膏粱】gāoliáng 富贵人家的子弟。【例】你是个纨袴膏粱，这也无怪你不知。（[清]文康《儿女英雄传》）|寄言纨绔与膏粱：莫效此儿形状！（[清]曹雪芹、高鹗《红楼梦》）【说明】见“膏粱子弟”。

【膏粱子弟】gāoliáng zǐdì 富贵人家的子弟。【例】绯云，不要叫公子，我又不是世家膏粱子弟，听得不顺。（孙皓晖《大秦帝国》）|自从门阀世族控制了选举大权之后，九品中正制便只重家世、轻视才德，结果往往把真正的贤才排斥在外，而阀阅膏粱子弟则高居显位。（阴法鲁、许树安《中国古代文化史》）【说明】见“膏粱”。

【缟素】gǎosù 丧服。【例】两个女眷抱着劝解也解不开她疯狂一样的悲痛，一个七八岁的小女孩，满身缟素，怔怔地望着母亲，却不发一语。（柯灵《伟大的寂寞》）|庶母那时三十五岁，她浑身缟素，在灵前痛哭，仍坚起心思料理丧事，还要与觊觎遗产的侄子争讼。（胡兰成《今

生今世》)【说明】缟与素都是白色的生绢。

【告帮】gàobāng 求人周济。【例】大多数读书人最大的乐趣是逛旧书店。那里,买者不必带介绍信,像告帮似的;卖者也不必带着户口本,把帽沿拉下来,像进当铺似的。(萧乾《老北京的小胡同》)|同乡同年,都替陈太史家属告帮,攒凑了四五百两银子。(费只园《清朝三百年艳史演义》)

【告便】gào//biàn 向人表示自己将要离开一会儿(多指上厕所)。【例】过了一会,就借着更衣告便,竟自逃席走了。(许啸天《明代宫闱史》)|老尼姑随后也站起身形,说道:"娘子,我要告便。"陶氏未及答言,老尼姑已经走出里套间。([清]张杰鑫《三侠剑》)

【告别】gào//bié 和死者最后诀别,表示哀悼。【例】她可以在火化以前,去监狱医院的停尸房最后看丈夫一眼,向他告别。(陈丹燕《上海的金枝玉叶》)|"悼词"过后……按照程序,接下来,就该慢慢绕着于老师走,正式跟她告别了。(简孙《一个大学女教师的手记》)

【告别人世】gàobié rénshì 人死亡。【例】一个人行将告别人世,还不肯原谅别人,这是怎样的大无畏精神?(简孙《一个大学女教师的手记》)|公元 1995 年 9 月,张爱玲在寓所里静静地告别人世。(安意如《看张爱玲画语》)

【告病】gàobìng 以生病为由请假或请求辞职。【例】这一年的三次朝会,蔺相如都事先上书告病,避免了朝臣列座时的难堪。(孙皓晖《大秦帝国》)|昨天,纪处长就送来了一张请假条,告病不朝;今天早上,局里任命的新处长便走马上任了。(海岩《便衣警察》)

【告吹】gàochuī (事情、交情等)宣告失败或破裂。【例】不,不能去,她要是去了,不要说"阿霞"的角色肯定告吹,连建国给她联系的"爱与美"音乐会也参加不上了。(海岩《便衣警察》)|梁思申那么忙,是因为休假暂时告吹,她得抓紧时间做完一些手头的事。(阿耐《大江东去》)

【告老】gào//lǎo 官吏年老辞官,年老退休。【例】到老胡六十岁的时候,按官制该退休了,才彻底告老还乡。(刘震云《一句顶一万句》)|(他)请皇上准他告老还乡,回辽东安度晚年。(二月河《康熙大帝》)

【告退】gàotuì 请求辞去职位。【例】自愧才疏学浅,于事无裨,兼近来体弱多病,精力苦于不济,恐难胜此重任,故不得已,自行告退。(郁土《有感辞呈之绝迹》)

【胳膊拧不过大腿】gē·bo nǐng bù guò dàtuǐ 弱小的敌不过强大的。【例】韩秋云知道胳膊拧不过大腿,只好

把愁在一起的脸皮松弛下来。(徐贵祥《历史的天空》)|达尔朗知道胳膊拧不过大腿,傍晚时分下令在阿尔及尔停火。(沈永兴、朱贵生《二战全景纪实》)【说明】也说“胳膊扭不过大腿”或“胳膊拧不过大腿去”:虽然不满,胳膊总归扭不过大腿,只好就这么认着。(陈桂棣、春桃《中国农民调查》)|那年月就是那样,胳膊拧不过大腿去。(老舍《全家福》)

【胳膊肘朝内拐】gē · bozhǒu cháo nèi guǎi 处理利害相关的事情时向自己一方倾斜。【例】有句俗话叫做“胳膊肘朝内拐”,意为帮亲不帮理。(张岩山《手部隐藏了哪些秘密?》)|无论是英国女王还是日本天皇,无论是美国总统还是俄罗斯总统,这些国家元首选择座驾时一致“胳膊肘朝内拐”,只使用本国产轿车。(《晒一晒国外公务车》,《国际金融报》2009年6月26日)

【胳膊肘朝外拐】gē · bozhǒu cháo wài guǎi 处理利害相关的事情时向着外人。【例】在我国有些地方,不仅不利用政府采购扶持自主品牌,反倒“胳膊肘朝外拐”,实在令人费解。(《政府采购岂能对“民族品牌”说不》,《江南时报》2007年3月28日)|有的上市公司监事大多来自控股股东,对控股股东势必不会“胳膊肘朝外拐”。(《证券市场需要长期的制度建设》,《市场报》2001年10月13日)

【搁笔】gēbǐ 停笔,不再进行写作、绘画等。【例】假如有一天写作真成了托尔斯泰所说的无聊的事,我就坚决搁笔,决不在这个文坛上瞎掺和下去。(周国平《各自的朝圣路》)|余白就是其中的一个,他的才思是敏捷的,本来天天写文章换钱,现在不得不搁笔了。(苏青《结婚十年》)

【搁着你的,放着我的】gē · zhe nǐ · de ,fàng · zhe wǒ · de 走着瞧,暗含今后要报复的意思。【例】你要听清,我可不是怕你,咱们骑驴看唱本——走着瞧;常赶集没有遇不上亲家的时候,搁着你的,放着我的,也撂着他的,一条绳拴仨蚂蚱,谁也飞不了。(单田芳《连环套》)|王喜光说香秀:嘿!您耍猫耍狗还得喂点儿鸡骨头鱼翅的呢,您这是大耍活人呐!行!搁着你的,放着我的。(郭宝昌《大宅门》)

【个别】gèbié 极少数的,单个的;对某个对象有所指,但故意含糊,不明说出来。【例】那位“能人”邻居和某“公司”依仗个别领导撑腰,根本无视来自北京的批示,迫不及待地要开工盖楼。(许晨《汪锋与一笔由国库偿还的特殊“债务”》)

【个人问题】gèrén wèntí 个人的婚姻大事。【例】你的个人问题解决不了,当领导的有责任呐!(石言《漆

黑的羽毛》)|这便是阿炳妈提出的"第二个要求",希望组织上帮阿炳解决个人问题。(麦家《暗算》)

【各打五十大板】 gè dǎ wǔshí dàbǎn　不管是非曲直,对双方同样批评或惩处。**【例】** 看样子怕是要各打五十大板。(柳建伟《突出重围》)|七姑"各打五十大板"地尖声评论说:"这是怎么回子事哟?瞧你们请来的这些个人!"(刘心武《钟鼓楼》)

【更衣】 gēngyī　上厕所。**【例】** 正谈话间,老汤忽托词更衣,一去不返!(邹韬奋《滑稽剧中的惨痛教训》)|此时座上宾客,见灌夫借酒发怒,怕他惹到自己身上,便以更衣为名,纷纷离座暂避。(黄士衡《西汉野史》)

【工读】 gōngdú　对有较轻违法犯罪行为的青少年进行改造、挽救的教育,使其边劳动边学习。**【例】** 我有位世伯,"文革"前是工读学校的校长,总拿二十四孝为教本,教学生说,百善孝为先,从老莱娱亲、郭解埋儿,一路讲到卧冰求鱼。(王小波《沉默的大多数》)|我妹妹是个特别老实的好女孩,在学校里是三好学生,门门功课优良,她怎能去工读学校那样的地方?(毕淑敏《我爱比尔》)

【工读教育】 gōngdú jiàoyù　对有较轻违法犯罪行为的青少年进行改造、挽救的教育。**【例】** 谢小双说,挽救一个孩子,就是稳定一个家庭、保障社会一份安宁。"这是为社会创造正能量,也是我们工读教育的价值。"(李爱铭《校长谢小双让"择差"初中100%中考合格》,《解放日报》2013年9月1日)|昨日,武汉剧院举行了一场感人肺腑的特殊报告会:3名工读学生、2名工读学生家长和2名工读教师以亲身经历,讲述了工读教育改变"问题孩子"的丰硕成果。(周敬、纵兆云、陈晓军《武汉工读教育成果报告会感人肺腑》,《长江日报》2004年11月1日)

【工读生】 gōngdúshēng　工读学校的学生。**【例】** 如今,他面前站的总算是个"工读生",他客气了些。(萧乾《老北京的小胡同》)

【工读学校】 gōngdú xuéxiào　对有较轻违法犯罪行为的青少年进行改造、挽救和教育的学校。**【例】** 北京朝阳区工读学校和上海黄浦区第二工读学校的师生,他们对《金子》一诗反应强烈。(胡乔木《〈人比月光更美丽〉后记》,《读书》1987年第11期)|高二时她经不起追求,同一位在工读学校长大的男孩谈起了恋爱。(杨立平《死刑犯和女大学生的情缘》)

【公公】 gōng·gong　对太监的称呼。**【例】** 见是张万强,忙赔笑道:"张公公,刘贵给您请安了。这么晚,哪去呀?"(二月河《康熙大帝》)**【说明】** 多见于古典小说、传统戏曲和早期白话。

【公文旅行】gōngwén lǚxíng 因手续烦琐，作风拖拉，致使公文在各个机关传递，问题长时间得不到解决。【例】国家各级领导机关管了许多管不了、管不好和不该管的日常供产销活动，使得国家机构臃肿、办事拖沓、公文旅行、互相推托，助长了官僚主义。（文葆《仁者寿 书也寿》，《读书》1990 年第 11 期）|市场价格比行政方式能更准确，更可靠也更便捷地向生产者发布指令……这与文牍主义的公文旅行所造成的旷费时日，人浮于事，效率低下，信息不畅等弊病适成对照。（南世中《选择并不自由》，《读书》1984 年第 4 期）

【公章旅行】gōngzhāng lǚxíng 行政审批时办事手续烦琐，作风拖拉。【例】"公章旅行"何以形成？主要原因在于，我国的行政审批存在诸多不规范现象，如手续烦琐、多头审批、前置设置不太合理等等。另一个重要原因在于，行政审批中存在权力寻租、"捞钱审批"。（何勇海《切莫变成"放空炮"》，《云南日报》2013 年 3 月 29 日）

【宫刑】gōngxíng 古代阉割生殖器的残酷肉刑。【例】五刑之四是宫刑，割去生殖器。（孙皓晖《大秦帝国》）|老爹的名字，已被湮没，不知道犯了啥法，却跟中国史学之父司马迁先生同一命运，被判处"宫刑"，受刑后，充当皇宫守卫官（中黄门）。（柏杨《皇后之死》）【说明】见"腐刑"。

【恭敬不如从命】gōngjìng bùrú cóngmìng 只好接受别人的帮助、支持，或收受别人的馈赠。【例】魏无忌转身向黄歇一拱，双手奉上令旗："水上之事，还是黄兄调遣妥当，魏无忌拜托了。"黄歇肃然还礼："大事临头，恭敬不如从命。"（阿来《尘埃落定》）|你出血呀？那我恭敬不如从命了，只是那洋玩意咱吃不惯。（海岩《便衣警察》）

【恭桶】gōngtǒng 马桶。【例】梅益斯……称威尔逊为"黑暗的亵渎者"，整天坐在恭桶上读那些过去有关他所写书籍的评论文章，以提高自己的信心。（冯亦代《两本传记与两部小说》，《读书》1996 年第 1 期）【说明】见"出恭"。

【勾栏】gōulán 宋元时称演出杂剧、百戏的场所，也指妓院。【例】在文化批评热里王朔被人臭骂，正如《水浒传》里郓城县都头插翅虎雷横在勾栏里遭人奚落。（王小波《沉默的大多数》）|有些男人的对决最终将以极富传奇质感的方式流传下来，成为勾栏酒肆的演绎，成为教科书中的范本，成为小女子凭栏中暗香流动的寄托。（李承鹏《左一刀右一刀》）

【苟合】gǒuhé 男女发生不正当性关系。【例】谈恋爱

的时候躲在公园的黑暗里苟合。（六六《蜗居》）|所谓“和奸”是指奸夫、淫妇两人苟合成奸，大致相当于今天人们所说的“通奸”。（王振忠《一张苦嘴，一把笔刀》）

【苟且】gǒuqiě　男女发生不正当性关系。**【例】**不准他们结亲，就少不了会有男男女女、苟且偷情的事。（二月河《雍正皇帝》）|既然到姜家当少奶奶可以以假乱真，那么与这女人共眠自然就圆了与小妹苟且的心愿。（尤凤伟《石门绝唱》）

【苟且之事】gǒuqiě zhī shì　男女发生不正当性关系的行为。**【例】**最坏的是先与少女有苟且之事，而后再来一套大道理，证明自己上合天理，下顺人情。（林语堂《红牡丹》）|看见城市青年在大街之上公然勾肩搭背，搂搂抱抱，卿卿我我，我竟面红耳赤，仿佛自己干了什么苟且之事，心中惴惴不安。（陆步轩《屠夫看世界》）

【狗宝】gǒubǎo　中药名，狗的胃、胆囊、肾、膀胱中的结石，内服或外用，具有降逆风、开郁结、解毒的功效。**【例】**治痈疽疮疡：狗宝 2.5 克，蜂房 5 克。水煎，日服二次。（长春中医学院《吉林中草药》）|狗宝，结成狗腹中者。专攻反胃，善理疔疽。（[清]吴仪洛《本草从新》）

【够喝一壶】gòuhēyīhú　够受的，面临困难局面、尴尬局面。**【例】**这家著名企业身陷美誉度受损、信用度受损的尴尬处境，也够喝一壶的了。（《慈善款岂可打折扣》，《人民日报》2008 年 1 月 28 日）|明天侯扒皮、哈叭狗看到麦光人净，再看看这封信，就够喝一壶了。（冯志《敌后武工队》）**【说明】**含幸灾乐祸的意味。

【够瞧的】gòuqiáo·de　超过人所能忍受的最大限度，受不了。**【例】**这一下，够瞧的！车掉进坑了，他赶紧用肩膀顶住。（汪曾祺《鸡鸭名家》）|屋里可真够瞧的：粮食和着泥水撒满一地，锅碗瓢盆所有家具成为碎块，鸡毛蛋壳，小猪蹄子大猪尾巴扔得遍地都是……连个插针的地方也没有。（冯德英《苦菜花》）

【媾】gòu　人性交。**【例】**在鳌头上簪花披红，饮三杯喜酒，作起细乐，助状元交媾之兴。媾毕，粗乐细乐并作……（[清]夏敬渠《野叟曝言》）|夫男女私媾，已同禽兽。（[清]佚名《乾隆南巡记》）**【说明】**也指牲畜交配。

【媾合】gòuhé　人性交。**【例】**演义是他爹他娘野地媾合的收获。（苏童《罂粟之家》）|这屋子中没有窗户，四壁尽贴着些男男女女的裸体媾合的图画，有些竟如此大胆，把男女的私处表现得非常夸张。（齐秦野人《武宗逸史》）**【说明】**也指牲畜交配。

【姑娘】gū·niang　（～儿）妓女。**【例】**她是姑娘儿，一个婊子，浪荡子在身畔打转，随

随便便地感动了，到头来坑害了自己。（李碧华《霸王别姬》）|你没钱逛什么窑子，想白玩姑娘。（钱林森《大宋提刑官》）

【古人】gǔrén　已经死去的人。【例】石华父……研究美国戏剧的专家，可惜他和洪深、毕树棠、朱葆光、罗稷南、焦菊隐六位同志都已先后作了古人。（赵家璧《出版〈美国丛书〉的前前后后》，《读书》1980 年第 10 期）|才几天工夫，谁又能想到横生不测，戴厚英遽尔成了古人，这不能不让我深感人生之无常了。（邵燕祥《悼戴厚英》）【说明】多作"作"等的宾语。

【谷道】gǔdào　后窍，即直肠到肛门的一部分。【例】养库兵的人家，有一种是花钱买来的不满十岁的乞儿孤子，从小就训练他用谷道夹带银两。（邓友梅《烟壶》）|谷道宜常撮。谷道指肛门，平时有意识撮提肛门，可防治痔疮、肛裂等疾病。（《老年养生十六宜》，《健康时报》2004 年 7 月 15 日）

【故】gù　人死亡。【例】本书系我国已故的著名文艺评论家、戏曲史专家戴不凡同志的一本很有学术价值的专著。（武杰华《品书录·论崔莺莺》，《读书》1981 年第 12 期）|贺兰敏之是已故的韩国夫人的儿子，也就是我母亲的外甥。（苏童《才人武照》）

【故去】gùqù　人死亡。【例】这里的"惜花人"应指已经故去的"她"而非容若自己。（安意如《当时只道是寻常》）|想到故去的伯父对自己的疼爱……叶陶不禁鼻子一酸。（李可《杜拉拉升职记》）

【故人】gùrén　已经死去的人。【例】今天回顾，实是愧对故人。（金性尧《白头青鬓隔存没》，《读书》1993 年第 11 期）|在会战胜负确定之时，奥古斯都也已经成了故人。（［日］田中芳树著，陈惠莉译《银河英雄传说》）

【故世】gùshì　人死亡。【例】但就是在道乾先生、良铮先生都已故世之后，我也没有勇气写这样的文章。（王小波《沉默的大多数》）|老太爷故世的消息，我们那里也接了电报，却不知道原来是请沧翁去主持丧事。（茅盾《子夜》）

【故友】gùyǒu　已经死去了的朋友。【例】兄勿见笑，此间驿丞原是家父故友之后，世交。（孙皓晖《大秦帝国》）|十年的苦难，那一切空前的"非人生活"，并不曾夺去我的生命，它们更不能毁灭我怀念故友的感情。（巴金《巴金自传》）

【瓜李之嫌】guālǐzhīxián　㊀被人怀疑。【例】小可有一件事提出来，又无奈瓜田不纳履，李下不正冠，在下当避瓜李之嫌，我又不敢往外说。（常杰淼《雍正剑侠图》）|谁知事既不谐，反涉

瓜李之嫌。([明]冯梦龙《警世通言》)㊂让人产生的怀疑。【例】(龚自珍)一生艳事多多,尤其世传他和当时著名词人顾太清有瓜李之嫌的“丁香花疑案”,更是扑朔迷离。(王晖《王国维“弹劾”龚自珍》)|此事原非相公本心,却是出于方先生之意。再者他因家下无人,男女不便,有瓜李之嫌,是以托老身多多致意。([清]石玉昆原作,俞樾改编《七侠五义》)

【挂彩】guà//cǎi 身上带着红,作战负伤流血。【例】连长……连长……我挂彩了……(莫言《丰乳肥臀》)|气得秃子金扑上去就打,常常两人相互身上都挂彩。(贾平凹《古炉》)

【挂花】guà//huā 作战负伤流血。【例】李良带着叶梅回家,估计战争还将继续,不知道谁会脸上挂花,谁会屁股青肿。(慕容雪村《成都,今夜请将我遗忘》)|我瞧着他的手,上边划拉出个足两寸长的大口子,他的膝盖也摔破了,破口上露着伤口。我说:“你挂花了!”(兰晓龙《我的团长我的团》)

【拐弯抹角】guǎiwān-mòjiǎo 说话、写文章不直截了当。【例】他一紧张,把想好的一大堆拐弯抹角的绕词都给忘了,竟然直通通地说了出来:“这时候干嘛把我们科长撤下来呢?”(海岩《便衣警察》)|孙涵泊不管形势,不瞧脸色,不斟句酌字,拐弯抹角,直奔事物根本,他真该做我的老师。(贾平凹《我的老师》)

【关节】guānjié 办事遇到的关键环节,多指通过暗中行贿勾通官员来疏通的环节。【例】这些黑账记录了冯祥龙为打通关节给有关人士送礼行贿……(陆天明《大雪无痕》)|所谓“营救”,实际无非是奔走门路,疏通关节,用黄金美钞棉纱和珠宝铺平开释之路。(杨旭《荣氏兄弟》)【说明】常说“打通关节”。

【关门】guān//mén 把话说死、说绝,没有商量的余地。【例】我可只有你这一条路,倘若你打官腔,关门,那么,我跟你们这班大官的一切关系就算全部一刀断。(高晓声《陈奂生转业》)

【关系】guān·xì ㊀学习、工作或其他方面的联系,可以彼此关照,给对方提供方便和好处(含贬义)。【例】我拿了甲大夫的介绍信去找关系,可是甲大夫介绍的那个关系不在,只好挂了一个普通的门诊号。(张洁《世界上最疼我的那个人去了》)|我看得很明白,一个人在社会上,就得到处拉关系,关系越多,吃饭的道儿才越宽,饭碗才不至于起恐慌。(老舍《四世同堂》)㊁男女性爱之事,多为不正当的。【例】不错,我们有过关系!但是……你依然是你,不曾缺少了什么!(茅盾《子夜》)|

儒教……的教条是：假如男女有了关系，这都是女的不好，男的是分所当然的，因为现社会许可男子如是，而女子则古云“倾城倾国”，又曰“祸水”。（乔以钢《光明·黑暗·怎么办》，《读书》1991年第1期）

【关系户】guān·xìhù 在工作等方面有联系，彼此关照，给对方提供方便和好处的单位或个人。**【例】**段书记非常精明，在省地组织部门都有比较铁的关系户。（刘醒龙《分享艰难》）|群众举报，内部截留私买的抽签表达10万余张……给关系户购买2万张，占18.7%。（叶婉《深圳“八·九”特大舞弊事件追踪》）

【关系网】guānxìwǎng 在工作等方面建立起来的错综复杂的网状关系群体，彼此关照，给对方提供方便和好处。**【例】**他们都在或明或暗地共同编织着一张人情味儿很浓的关系网。（陈建功、赵大年《皇城根》）|官僚主义、特权经商、任人唯亲、关系网、裙带风，无不与特权相连。（苏绍智《政治体制改革刍议》）

【观音土】guānyīntǔ 一种白色的黏土。旧时一些灾民用来充饥，常因不能消化、无法排泄而致死。**【例】**老百姓已经有人挖观音土吃，有些村庄已经有老年人和小孩饿死。（姚雪垠《李自成》）|闹饥荒的时候都不肯轻易逃荒，宁愿在家乡吃青草啃树皮吞观音土，生怕离乡背井之后，在旅行中流为饿莩，失掉最后的权益——寿终正寝。（梁实秋《旅行》）

【官话】guānhuà 官腔。**【例】**雷东宝一向不愿意听这种官话套话。（阿耐《大江东去》）|瑞丰简直忘了他是科长。他还没学会打官话。（老舍《四世同堂》）

【官腔】guānqiāng 旧时称官场中的门面话，今指利用规章、手续等来敷衍推托或责备的话。**【例】**海鹏，你也别打这官腔。（柳建伟《突出重围》）

【官样文章】guānyàngwénzhāng 旧指官场例行的公文，有固定的格式和套语，多内容空洞；今指内容空洞、徒具形式、照例敷衍不解决实际问题的虚文滥调。**【例】**中国人最富幽默……凡对于国家大事，纸上空文，官样文章，社章公法，莫不一笑置之，此乃中国特别之幽默性。（林语堂《林语堂自传》）|这些话都只是桌面上的官样文章，正儿八经的真正实质性内容，大都会在这些官话套话后面才会给你说出来。（张平《十面埋伏》）

【管教所】guǎnjiàosuǒ 负责对未成年罪犯进行管制和劳动教养的机构。**【例】**监狱送一个犯人去少年犯管教所，让她劝劝不服管教的孩子。（何登选《中国首家囚犯子女“儿童村”》）|李英泽……1981年被捕获，以盗窃罪判5年徒刑，送黑龙江

省少年犯管教所改造。（杨江生、蔡明《监狱培养出的发明家》）

【贯众】guànzhòng 中药名，蕨的根茎，内服或外用，具有清热、解毒、止血、杀虫的功效。**【例】**预防麻疹：贯众五钱，银花五钱，鬼灯笼三钱。水煎服，连服五剂以上，每日服一剂。（陆川县中医研究所编《陆川本草》）|贯众，苦寒沉降之质，故主邪热而能止血，并治血痢下血，甚有捷效，皆苦以燥湿、寒以泄热之功也。（张山雷编著《本草正义》）

【盥洗室】guànxǐshì 厕所。**【例】**我哽咽一声……赶忙跑进最近的一间男盥洗室。（王朔《空中小姐》）

【灌米汤】guàn mǐ·tāng 用阿谀奉承的话迷惑人。**【例】**被奉承者也不一定是傻子，他难道听不出你的戴高帽子灌米汤吗？（王蒙《我的人生哲学》）|你们这不要给我灌米汤了。我虽上点年纪，可脑子并不糊涂，好话歹话还是听得出的。（王朔《千万别把我当人》）

【光荣了】guāngróng·le 为做有利于人民的和正义的事情而牺牲。**【例】**嗨，光荣了，尸体还没抢出来！（江奇涛《人间正道是沧桑》）|唐龙指着一根烟柱道："如果是真炮弹，我为救你恐怕已经光荣了。"（柳建伟《突出重围》）

【光眼子】guāngyǎn·zi 不穿裤子，光着屁股。**【例】**院子里的孩子足够一混成旅，怎能记得清楚呢？男女倒好分，反正能光眼子就光着。（老舍《柳家大院》）|不高兴呢，教她光眼子在家里蹲着，她也没什么办法。（老舍《骆驼祥子》）

【广地龙】guǎngdìlóng 中药名，蚯蚓的干燥全体，主产于广东、广西等地，内服或外用，具有清热、平肝、止喘、通络的功效。**【例】**有些品种已有价无货。主要品种如天麻……血余、雷丸、广地龙、桑螵蛸、海龙、阴起石、阳起石等等。（《部分中药材种植前景好》，《市场报》2000年7月31日）|冬虫夏草、蝉蜕、防风各10克，连翘、广地龙、金银花各12克，水煎服，治疗过敏性哮喘。（《冬虫夏草药膳益肺补虚》，中国日报网2013年5月13日）

【归道山】guī dàoshān 人死亡。**【例】**这位朋友，现在已归道山，这一回无言造访，我至今不忘。（梁实秋《梁实秋散文集》）|不意此事未成而先生已归道山。（费孝通《缅怀福武直先生》）**【说明】**道山：传说中的仙山。

【归去】guīqù 人死亡。**【例】**为父身患先天暗疾，难说哪一日便会撒手归去。（孙皓晖《大秦帝国》）

【归泉】guīquán 人死亡，归于黄泉。**【例】**源氏公子便吩咐取酒饯别。真所谓"往事渺茫都似梦，旧游零落半

归泉。醉悲洒泪春杯里，吟苦支颐晓烛前。”（[日]紫式部著，林文月译《源氏物语》）| 只归故里未归泉，何故音容难相见？（[明]冯梦龙《江南詹詹外史》）

【归人】guīrén 已经死去的人。**【例】**从哪儿来到哪儿去，都有定数，生者如过客，死者为归人，赤条条来赤条条去，人生应该坦坦荡荡。（都梁《亮剑》）

【归山】guīshān 人死亡。**【例】**徐守仁虽说不是她生的，但究竟是徐义德养的，也算是徐家一条根，她就拿他当自己的儿子看待，将来百年归山，也有个人穿麻戴孝，少不了还要哭她一场。（周而复《上海的早晨》）| 到第四天傍晚，匡老头归山了。（尤凤伟《石门夜话》）

【归世】guīshì 人死亡。**【例】**关于洪秀全致死的原因，历来也有不同说法，现据《宗谱》所记：“得病沉重，医治无效，甲子年四月二十七日归世去矣。”可知他并非自杀，而确系疫殁。（邹身城《化腐朽为神奇》，《读书》1982年第2期）| 我祖公公姓红……年老归世已久，家产遗与我父。（[明]吴承恩《西游记》）

【归天】guī//tiān 人死亡。**【例】**未及理顺，父亲赵肃侯便撒手归天。（孙皓晖《大秦帝国》）| 如今不中用的人都顺顺当当活下来，真正有点本事、有点志气的人早就归天了。（张炜《柏慧》）

【归田】guītián 退职回乡。**【例】**即使他解甲归田，也是无家可归。（安意如《当时只道是寻常》）| 要人挂冠，也常有一番言志议论……或是归田养母，或是出洋留学，但这也不过一时说说而已。（林语堂《林语堂自传》）

【归土】guītǔ 人死亡。**【例】**这百年的含笑开得和它第一次开时一样的香，我如果能像它一样，百年之后也能含笑归土，就好了！（林清玄《林清玄散文》）| 每个人在归土之前，态度绝对是谦卑的，一如他无可选择地来，轰轰烈烈一场生命，然后无可奈何地去。（仙枝《好天气谁给题名》）

【归西】guī//xī 人死亡。**【例】**我不能服侍娘娘百年归西，是我不孝顺。（胡兰成《今生今世》）**【说明】**西：西天，西方极乐世界。

【归阴】guī//yīn 人死亡。**【例】**那可吃不得呀！吃了过不去两天就要一命归阴的。（萧红《呼兰河传》）| 三更里被几个同伙抬回家中，连口热汤也灌不进去，不等到五更天就一命归阴了。（张牧野《迷踪之国》）**【说明】**阴：阴间。

【龟头】guītóu 阴茎前端膨大的部分。**【例】**此人既不是龟头疼，也不是屁股疼，而是得了痔疮。（余华《命中注定》）| 凤凰寨的男人为什么要把龟头吊起来：这是一

种礼节，就如十七世纪那些帆缆战舰鸣礼炮。（王小波《万寿寺》）

【规行矩步】guīxíng-jǔbù 因循守旧，不知变通。【例】一个人如果处处规行矩步，谨小慎微，不敢承担风险，就不会有所创新，也不可能成为一个企业家。（张维迎《时代需要具有创新精神的企业家》）｜唐璜的假道学的母亲，表面规行矩步，满口仁义道德，而其实和朱丽亚的丈夫阿尔方索有暧昧关系。（周珏良《读查译本〈唐璜〉》）

【癸水】guǐshuǐ 月经。【例】未及半月，夫人竟然癸水不至……三五月间，不觉腹中隆然矣，此际方知缪氏怀孕。（[清]李春芳《海公大红袍传》）｜自与君春风一度，癸水不复来，倘旦晚临蓐，安得复归仙籍？（[清]沈起凤《谐铎》）

【贵恙】guìyàng 称对方的病。【例】通宝兄，尊驾贵恙刚好，令郎的事，你只当不晓得罢了。（茅盾《秋收》）｜凡有田夫野老，蚕妇村氓，除了几个脑髓里有点贵恙的之外，可有谁不为白娘娘抱不平，不怪法海太多事的？（鲁迅《坟》）

【过当】guòdàng 超过适当的数量或限度。【例】警察很为难，照理说这属于正当防卫，可一看那几位的伤势，警察又得出防卫过当的结论，应该承担刑事责任。（都梁《亮剑》）｜乾隆见“素尚晓事”的长龄竟然“冒昧若此”，觉得这批督抚“非失之不及，即失之太过”，办事“殊属过当”。（葛剑雄《要是世界上只有中文》）

【过去】guò//·qù 人死亡。【例】越怕死，他便越爱想已经过去了的人，和消息不明的人——消息不明也就是生死不明。（老舍《四世同堂》）｜谁知命运不佳，到京不到一年，那夫人就过去了。（[清]曾朴《孽海花》）

【过世】guò//shì 人死亡。【例】谈了一会，她也告诉我章老先生已过世了。（苏青《结婚十年》）｜还有一位戴子秋先生，也早过世了，我的国文是跟他老人家学着做通了的。（朱自清《我是扬州人》）

H

【海风藤】hǎifēngténg 中药名，细叶青蒌藤的藤茎，内服，具有祛风湿、通经络的功效。【例】治跌打损伤：海风藤、大血藤、竹根七、山沉香、红牛膝、地乌龟。泡酒服。（四川中药志协作编写组《四川中药志》）｜治支气管哮喘，支气管炎：海风藤、追地风各二两。用白酒一斤，浸泡一周。日服二次,每次10毫升,早晚空腹服。(全国中草药新医疗法展览会《全国中草药新医疗法展览会技术资料选编(内科疾病)》)

【海浮石】hǎifúshí 中药名,岩浆凝成的海绵状的岩石,很轻,能浮于水面,内服或外用,具有清肺火、化老痰、软坚、通淋的功效。【例】海浮石……清肺化痰,软坚散结。用于肺热咳嗽,痰稠色黄,咯血,支气管炎,淋巴结结核。(谢宗万《全国中草药汇编》)|治小儿天哮,一切风湿燥热,咳嗽痰喘:海浮石、飞滑石、杏仁各四钱,薄荷二钱,上为极细末。每服二钱,用百部煎汤调下。([清]陈修园《医学从众录》)

【海外关系】hǎiwài guān·xì 居住在大陆的中国公民与大陆以外(主要指在欧美、台湾、香港)的人具有的亲戚、朋友关系。有这种关系的人,过去被认为社会历史背景复杂,甚至有通敌嫌疑。【例】那时候的朱品还没有打成右派,已经是样样都不合格了,特别不合格的是海外关系。(陆文夫《人之窝》)|1972年第一批归国访问的美籍学者代表团名单中有王浩的名字,我和他只能说是曾经同学而已,那时谁都想少惹点这种"海外关系"。(汪子嵩《他不是一个落伍者》,《读书》1995年第10期)

【害肚子】hàidù·zi 拉肚子,腹泻。【例】她跟方先生吃饭回来害肚子,这时候什么都吃不进。(钱钟书《围城》)|又有一部叫《礼纬》的书中说:到了燧人氏时期,有了钻木取火的技能,人类才由生食变成熟食,害肚子的毛病减少了,和一般禽兽的生活也就有了区别。(任应秋《通俗中国医学史话》)

【害喜】hài//xǐ 怀孕初期的异常反应。【例】"我怀你的时候,比她还要严重,连胆汁都差点吐出来,"这母亲对她女儿道,"女人害喜就是这样可怜。"(滕肖澜《正在害喜》)|当时张君劢还没有结婚,幼仪差不多天天害喜,哥哥不晓得该怎么照顾这种怀孕的女人。(韩石山《徐志摩与陆小曼》)

【含垢】hángòu 忍受耻辱。【例】虽然没有使司马迁成为孔夫子,但是使他成了司马迁,成了我们所知道的那位千古"史圣",那位含垢忍辱、究际通变、为世人留下了一部"史家之绝唱,无韵之离骚"的太史公。(童世骏《讲好自己的人生故事》)|在喝酒前,我的自我感觉却似当年胯下韩信,虽有勃勃野心,却常表现为谦恭低下,含垢忍辱。(张源侠《曼哈顿心理诊所手记:心理黑洞》)

【行货】hánghuò 做工粗糙、质量很差的产品。【例】黑道上朋友带来行货,我也不能不察,弄不好就得贪官司。(邓友梅《烟壶》)|他自称的"流行小说"的"流行

性”有一定的限度，不全是“行货”，删节改写以后，文艺性就突出了。（柳苏《刘以鬯和香港文学》，《读书》1988年第12期）

【行记】hángjì　妓院。【例】怪不的你这狗材，行记中人只护行记中人，又知这当差的苦甘。（［明］兰陵笑笑生《金瓶梅词话》）

【行首】hángshǒu　名妓。【例】图中诸姬小影，若秋影、小卿、艳雪、绮琴、小燕、月上，都是上厅行首，南曲名姝，碧串红牙，自成风气。（费只园《清朝三百年艳史演义》）|此间有个上厅行首李师师，乃是当今道君皇帝所幸。（［明］凌濛初《二刻拍案惊奇》）【说明】“行首”原指美妓，行院（妓院）中的首领。《梦粱录》卷二《诸库迎煮》称：宋时“官私妓女”之出众者为“行首”。宋、元时对上等妓女的称呼。

【行院】hángyuàn　㊀妓院。【例】萧麻子道：“大爷当嫖客一场，能够着行院中人倒贴财物，真不愧为风流子弟。”（［清］李百川《绿野仙踪》）|这个公子是秀才，今年才二十岁，人品又好，就是脾气大点。咱们开行院的，又不敢得罪他。（［清］坑余生《续济公传》）㊁妓女。【例】闻得有一个赵娟，色艺虽在严蕊之下，却也算得是个上等的行院，台州数一数二的。（［明］凌濛初《二刻拍案惊奇》）|两个唱的行院，惊得走不动。（［明］施耐庵《水浒传》）

【好处】hǎochù　利益，多指不正当的。【例】赵中和！他们究竟给了你多少好处？（张平《十面埋伏》）|去吧余音，少祁可是个大方的客人，少不了你的好处的！（茉小晚《余音缭绕》）

【好处费】hǎochùfèi　为办成事情而给予或得到的额外酬金，多指不正当的。【例】于志德提出好处费是正常的，250万美金也是正常的，但是初十之前支付，的确是让人有点纳闷，为什么要得这么急？（崔曼莉《浮沉》）|事成我可以给你一些好处费。（王朔《橡皮人》）

【好歹】hǎodǎi　不幸的意外变故、灾祸，多指死亡。【例】万一我要有个好歹，等咱二愣长大成人，去找你认爹的时候，这只手镯就算个凭证吧！（郭澄清《大刀记》）|李昆心想：要这样一来，哎呀，这哥儿俩若有个好歹，我可怎么办啊？（常杰淼《雍正剑侠图》）

【好人】hǎorén　和事佬、老好人，不得罪人的人。【例】今天他又专做好人！他和工会里一个叫做桂长林的串通，想收买人心！（茅盾《子夜》）|海民本想落好人，引得全村一片骂！（路遥《平凡的世界》）

【好上了】hǎo·shàng·le　互相喜欢、爱恋，彼此相好。【例】他一个大地方来的洋学生，怎么就好上了他们这

个土头土脸的闺女呢?(礼平《小站的黄昏》)|现在余照和善保已经好上了,宛英不防她了。(杨绛《洗澡》)

【好戏还在后头】hǎoxì hái zài hòu·tou　让人难堪的、不好对付的局面就要出现,有幸灾乐祸和等着看人出丑、闹笑话的意味。【例】每当这时,龚振峰总忘不了语带双关地捎上几句,说好戏还在后头。(袁一强《硕鼠》)|江菊霞瞟了徐义德一眼,说:"好戏还在后头哩!"(周而复《上海的早晨》)

【号子】hào·zi　牢房。【例】二等普通号(即三等号)是最苦最糟的号子。(方志敏《可爱的中国》)|尤妙的是李公朴先生,他好像在学校时代准备演说竞赛似的,不但把所备的材料念得烂熟,而且还要在号子里大练其嗓子。(邹韬奋《患难余生记》)

【好内】hàonèi　贪恋妻妾姬侍。【例】绅豪放嫉俗,生平慕汤显祖之为人,而作吏颇酷,又好内,姬侍众多。([清]屠绅《鹗亭诗话》)|幼时曾于二三豪贵家,见隆庆窑酒杯茗碗。俱绘男女私亵之状,盖穆宗好内,故以传奉命造此种。([明]沈德符《万历野获编》)

【好色】hàosè　贪恋女色。【例】好色者垂涎的是一束流盼、一抹粉颈。(纪俊华《参"读"》,《读书》1996年第2期)|贾端甫、范星圃等"伪君子"可恶之处,不在于"好色",而在于"道学"。(陈平原《谴责小说与狭邪小说的合流》,《读书》1989年第6期)

【好外】hàowài　爱男色、男宠。【例】其后举丁丑进士,竟以好外,羸惫而殁。([明]沈德符《野获编补遗》)|俞大夫华麓有好外癖,尝拟作疏奏上帝,欲使童子后庭诞育,可废妇人。([明]冯梦龙《古今谭概》)

【喝高了】hēgāo·le　喝酒喝多了,喝醉了。【例】不料等肖莉上完课赶到婚礼现场时,宋建平喝高了。(王海鸰《中国式离婚》)

【合欢】héhuān　男女交媾。【例】这天晚上,新婚燕尔,少不得合欢一番。([意]乔万尼·薄伽丘著,王永年译《十日谈》)|刘香妙与狄小霞初次合欢,成为夫妇。([清]坑余生《续济公传》)

【合萌】héméng　中药名,田皂角的全草,内服或外用,具有清热利湿、祛风明目、通乳的功效。【例】合萌,清热消滞。治胃肠胀气,消化不良,胃炎疼痛,风热感冒,湿疹,皮炎。(广州部队《常用中草药手册》)|治外伤出血:合萌鲜草适量,打烂外敷。(《上海常用中草药》编写组《上海常用中草药》)

【何必】hébì　没有必要。【例】你还有很长的时间,又何必急急于一时呢?(巴金《灭亡》)|我将何以为生,我又何必生存在这多苦的世界里呢!(郁达夫《沉沦》)|出

版社没有钱,我的级别又不够,只要能治病何必非呆在这高干病房里!(蒋子龙《慈祥的火:忆秦兆阳》)|金荀说:"小波,大哥我一向待你不薄,你又何必这样!"(方方《一波三折》)【说明】用反问的语气表达,如同直言"不必",是使句子具有委婉意义的关键词。

【何必当初】hébì dāngchū 当初不该这样做、这样想。【例】早知如此,何必当初。你要是1949年去了剑桥,这17年,你起码也是个著作等身的剑桥教授了,绝不会落到这步田地。(李兴濂《萧乾:坚决不说假话》)|薛非烦了,瞪起了眼,"后悔了?早知如此,何必当初。告诉你,已经晚了!"(李鸿禾、管虎《冬至》)【说明】常与"早知如此""早知今日"等连用。

【何曾】hécéng 未曾,没有过。【例】过去的日子如轻烟,被微风吹散了,如薄雾,被初阳蒸融了;我留着些什么痕迹呢?我何曾留着像游丝样的痕迹呢?(朱自清《匆匆》)|从小到现在,她何曾抓住过幸福?(琼瑶《几度夕阳红》)【说明】用反问语气表示从来没有,是使句子具有委婉意义的关键词。

【何尝】hécháng 未曾,并不,并不是。【例】江浙的教育,表面上虽说发达,内情何尝佳。(鲁迅《两地书》)|我何尝只知道蔡孟坚,我还知道各大城市侦缉处长是谁。(麦家《暗算》)【说明】尝:曾经。"何尝"表示反问,婉转地表示肯定或否定。"何尝"后面为否定形式时,全句表示肯定;后面为肯定形式时,全句表示否定:中国文学史上何尝没有代表时代的文学?(胡适《白话文学史》)|他何尝不想休息。(力平《周恩来传》)|可怜我们那一个病病哼哼一辈子,何尝有过一文半文进账……(张爱玲《金锁记》)|直到一九〇七年夏张之洞入阁并兼军机大臣将他带往北京前,他的足迹只出现在鄂苏二省及上海租界,何尝到过北京?(朱维铮《辜鸿铭生平及其他非考证》,《读书》1994年第4期)

【何啻】héchì 不止。【例】失职?你何啻是失职?我怀疑你是不是给汉奸当了内线。(徐贵祥《历史的天空》)|这与"五四"手持西学巨锨铲除传统"毒蟒"的那些造反巨人形象,相去何啻千里。(杨念群《梧桐三味》)【说明】啻:只,仅,但。"何啻"用反问的语气表达,表示"哪里仅仅是"的意思,婉转地表示不止是。

【何妨】héfáng 应该这样(做),没有妨害。【例】现在两位既然同时,何妨老实说出,一目了然,省却你也记古典,我也记古典的工夫呢?(鲁迅《热风》)|现在三家缫丝厂都缺货,你何妨放几千包茧子出去;新式机器,做丝快得很,一做出来,不愁外洋

没有买主,那一来不就活络了?(高阳《红顶商人胡雪岩》)|假使我们说:“人类是不拘日夜,不问寒暑,发出声音的动物。”那又何妨?(钱钟书《写在人生边上》)【说明】“何妨”作状语,也可以作谓语。用反问的语气表达,如同直言“不妨”,是使句子具有委婉意义的关键词。

【何苦】hékǔ 不必(那样做)。【例】你们有子弟的,何不赶紧送出外洋学习实业,不过费一二千金,立刻可以大富,并且有大利于国,何苦而不为呢?(陈天华《猛回头》)|你的身体并不太好,何苦这样拼命吃酒,吃酒并没有什么好处!(巴金《家》)|我何苦要到日本来,我何苦要求学问。(郁达夫《沉沦》)|你老兄总是不甘寂寞啊!何苦?(戴厚英《人啊人》)【说明】用反问的语气表达,是使句子具有委婉意义的关键词。“何苦”作状语或谓语,也可以用作“是”的宾语:姐你这是何苦呢?(池莉《你以为你是谁》)

【何乐而不为】hé lè ér bù wéi 用于反问,表示很乐意那样做。【例】只要晓以大义,定能同仇敌忾,协力奋战。打胜此战,即为我中华民族争气,更为长官所辖军队扬名,何乐而不为呢?(王先金《抗日风云》)|他本来不想来,但到徐公馆吃顿饭喝点老酒,有珍馐美味,连小账也不用付,还有人两厢侍候,何乐而不为?梅佐贤来请,正中下怀。(周而复《上海的早晨》)

【何伤】héshāng 婉言没有妨害,这种做法、说法是可以的。【例】只要这种无聊文化延续下去,莫扎特就被束之高阁了。倒霉的是这文化贫瘠的一代,于《唐璜》的作者又何伤!(辛丰年《对天才与庸人的喝彩》,《读书》1991年第6期)|端王道:“这是‘齐云社’,名为‘天下圆’,但踢何伤。”([明]施耐庵《水浒传》)【说明】用反问的语气表达,是使句子具有委婉意义的关键词。

【何消】héxiāo 不需要,用不着。【例】老女人笑着揶揄道:“你占便宜,是专占人家生人的了?”老何承认地说:“那何消你问!”(艾芜《我的旅伴》)|那人慌忙扶住道:“小姐何消行此大礼?有话请起来说。”([明]冯梦龙《醒世恒言》)【说明】用反问的语气表达,是使句子具有委婉意义的关键词。

【何须】héxū 不需要,不必。【例】青年又何须寻那挂着金字招牌的导师呢?(鲁迅《华盖集》)|如果我为了享受,何须等到现在?(周立宪、毛磊《最后的陈述》)【说明】用反问的语气表达,是使句子具有委婉意义的关键词。

【何止】hézhǐ 不止。【例】回想起来,拿鞋底,甚而拿生命,为我们磨平道路的人,何

止千千万万?(杨朔《百花山》)|京雁爹在上面喊道:"何止县城?四面八方我都能看得见!"(苗长水《终极美貌》)【说明】用反问的语气表达,是使句子具有委婉意义的关键词。

【何足挂齿】hézúguàchǐ 用于反问,表示不值一提。【例】红娘子不过一绳妓贱妇耳,纵然凌迟处死,何足挂齿!(姚雪垠《李自成》)|不过先人留下来的几本破书,卖又不值钱,随便带在行箧解解闷儿,当小说书看罢了,何足挂齿。([清]刘鹗《老残游记》)【说明】足:值得。挂齿:提及,谈及。出自《汉书·叔孙通传》:"此特群盗鼠窃狗盗,何足置齿牙间哉?"

【河鱼之疾】héyúzhījí 腹泻。【例】余年逾八十,偶病河鱼之疾,医者连用大黄,人人摇手,余斗胆服之,公然无恙。([清]袁枚《随园诗话补遗》)|雪水易腐,雨水藏久,即生孑孓,饮之有河鱼之疾,而闽人重之,盖不甚别茶也。([明]谢肇淛《五杂俎》)【说明】河鱼:腹疾的隐称,因鱼腐烂是从腹中开始而得名。出自《左传·宣公十二年》:"河鱼腹疾,奈何?"

【喝倒彩】hè dàocǎi 对表演者的失误故意喊"好"取笑,或者结束后故意发出不满的怪叫声。【例】香伶演砸了,台下一片喝倒彩的声音。(张格娟《秦腔吼起来》)|即使在《曹操与杨修》中扮演一个配角鹿鸣女,仅在与杨修诀别时有一小段唱,在天津举行的首届京剧节上竟唱得荒腔走调,观众喝倒彩。(任德峰《李占华不愿"昙花一现"》)

【鹤草芽】hècǎoyá 中药名,蔷薇科植物龙芽草(即仙鹤草)的冬芽,内服,具有驱虫的功效。【例】鲜鹤草芽250g,糯米适量煮粥,去渣,加糖顿服,每日1剂,连服3~5剂,治小儿头部疖肿。(《四川中医志》1980年第1卷)

【鹤虱】hèshī 中药名,菊科植物天名精的果实,内服,具有杀虫消积的功效。【例】湘中土医有用鹤虱者,命取视之,乃野胡萝卜子。性味:苦辛,平,有毒。([清]吴其濬《植物名实图考》)

【黑色收入】hēisè shōurù 通过权力或犯罪活动取得的违法、隐蔽的收入,获取渠道有贪污、受贿、走私、贩毒、偷盗、抢劫等。【例】"救赎"的方法当然只能是法治化,取消灰色和黑色收入,使公务员靠阳光收入,而且仅靠阳光收入,即可获得体面和尊严。(何三畏《公务员黑色收入高 不稀罕养廉的高薪》)|有知情者说,赖昌星拿出"黑色收入"的70%或一半用于铺路,编织庞大的关系网,这就是他的能耐和所谓"人格魅力"。(海韵《厦门远华大案》)

【黑灾】hēizāi 气象学术语,我国北方草原冬季少雪或无雪，导致牲畜缺水，疫病流行，膘情下降，母畜流产，甚至造成大批牲畜死亡的现象。【例】在我国内蒙古东部干草原带的牧区经常发生的自然灾害是黑灾和白灾。（陈浩钿《内蒙古东部干草原牧区的黑灾和白灾》，《中国减灾》1997年第7卷第3期）

【横生枝节】héngshēng-zhījié 在事情的主体之外突然插入了次要的事情、意外的事端。【例】唯其有谣言，不宜横生枝节，反引起格外的猜疑。（高阳《清宫外史》）|这天善保到余家开会，宛英有点担心，怕善保看见那个牛皮纸袋，说不定会横生枝节。（杨绛《洗澡》）

【红】hóng ㊀血。【例】痔疮肛肿泄痢缠，吐红溺血嗽咳痰。（[清]吴谦等编《医宗金鉴》）|谁知服药调养，直到三月间，才渐渐的起复过来，下红也渐渐止了。（[清]曹雪芹、高鹗《红楼梦》）㊁月经。【例】最初的日子，她来过几次红。"插红旗"的日子，也不能休假。后来，这四年的日子里，就不再来红了。（高建群《大顺店》）|我妻两星期前做了试管婴儿的手术，刚才她摇电话给我说，又见红了，失败了。（梁凤仪《弄雪》）

【红白喜事】hóng bái xǐshì 婚丧，男女结婚是喜事，高寿的人去世叫喜丧，统称红白喜事。【例】老人家就找来了天津卫操办红白喜事的各路英豪，当即便向各位问道："这天津卫自从设卫以来，谁家迎亲的喜事办得最是与众不同？"（林希《"小的儿"》）|何氏也感到奇怪，今天一无红白喜事，二未相请亲朋，怎么都来了啊？（姚文奇《李立三与他父亲的恩恩怨怨》）

【红包】hóngbāo 包着钱的红纸包儿，贿赂他人的钱。【例】手术前夕，我来到主刀大夫办公室，把一个红包递给他。（王恩亮《退红包》，《检察日报》2011年3月3日）|面向全省公职人员的专项治理"红包"工作，分为动员部署、自查自纠、公示督查、总结上报等4个阶段。（李文亭《江西全面治理"红包"》，《江西日报》2013年12月4日）

【红潮】hóngcháo 月经。【例】红潮不至，已阅月余，莫非是熊梦不成？（蔡东藩《明史演义》）|久之，腹渐硕大。或疑为蛊，或曰孕也。医人密询女母，红潮已六阅月不至矣。（[清]王韬《淞隐漫录》）

【红道】hóngdào 当官发达的仕途之路。【例】现在社会上有些很有意思的说法：红道——从政、做官、当领导，当然这任何时候都是需要的，人们也都希望领导干部的素质越来越好。（陈建功、王蒙、李辉《时代变化与感觉调整——"精神家园何妨共建"谈话录》）|在以名利主导的红道，可谓尘世中最为纷繁复杂的欢场，而官员莫不是这个欢场的主角。

（罗昌平《递罪：政商博弈的郴州样本》）

【红灯区】hóngdēngqū　城市中色情行业集中的街区。**【例】**这条街就是东京也是世界上著名的红灯区，在这条街里面坐落着麻将馆、扒金宫、脱衣舞场、窥身室、情人旅馆、斯那库（snack）、库拉部（club）、卡拉OK、咖啡馆。（李洁吉、古理《东京红灯区的上海女孩》）｜去纽约时，有人建议我到曼哈顿岛的红灯区42街去看看。（元辉《裸国之患》）

【红粉】hóngfěn　美女。**【例】**金女士可算红粉中之巨眼，千古难得！（洪深《少奶奶的扇子》）｜既不在陋巷箪瓢中不改其乐，也不在青衫红粉中恨恨而死。（舒芜《糖果宴和自由民的选择——谈林锴旧体诗集》）

【红粉族】hóngfěnzú　具有一定身份、地位的职业女性，她们在事业上取得了成功，获得较高的收入，衣着讲究，有较高的消费档次和品位。**【例】**现在的80后里有不少是红粉族。（王正《红粉族炒金》，《新安江晚报》2010年8月29日）

【红货】hónghuò　珠宝玉器一类贵重物品。**【例】**代表会把粮食、红货、衣裳，点清入库封存，成立了保管股，李三是负责人。（孙犁《白洋淀纪事》）｜红货在火神庙，珠宝晶莹，鼎彝罗列，豪富之辈，日事搜求，冀得异宝。（［清］富察敦崇《燕京岁时记》）

【红脸】hóng//liǎn　生气、发怒、害羞等。**【例】**一辈子在农村吃苦，且作为一个丑女子面对别人的嘲笑从不与人红脸。（李兆权《丑娘》）｜一辈子的夫妻，没红过脸。（汪曾祺《云致秋行状》）

【红铅】hóngqiān　旧时术士称妇女的月经或其炼取物，曾被认为是长生不老之药。**【例】**至嘉靖间，而陶仲文以进红铅得幸于世宗。（鲁迅《中国小说史略》）｜更为荒谬的是，有些江湖术士还招摇撞骗，声言从某些含有精华更多的人体分泌物中可提炼出最佳的补品。其中尤为臭名昭著者要数明朝盛传的红铅和秋石。（康正果《从养生到荒诞　房中书透视》，《读书》1995年第2期）

【红条子】hóngtiáo·zi　请帖。被请的人要出人情钱，有权势的人乘机收受贿赂。**【例】**您是不是和我一样有“人情猛于虎”的感慨？这一张张“请柬”可不可以叫作“红条子”？（胡成宏《警惕“红条子”》）｜呼吁有关部门切实拿出“治本”之策，使“红条子”现象不再重现！（丁喻《烦人的“红条子”》）

【鸿门宴】hóngményàn　暗藏杀机、阴谋加害客人的宴会、聚会。**【例】**议员们最害怕的事或许就是被《太阳报》请去共用午餐了，因为不去不行，去了，又不知等着自己的是不是鸿门宴。（凯蒂《无冕与有冕之争》）｜梦外

说梦，我能品味出的是：天伦之乐、中秋家宴上透出了鸿门宴的剑拔弩张。（朱健《没话找话论贾赦》，《读书》1992年第1期）

【猴年马月】hóunián-mǎyuè 不可知的年月，事情遥遥无期。**【例】**牢中滋味他们都领教过，人人都不想再去走一遭，况且这一遭走进还不知猴年马月可以出来。（方方《一波三折》）｜两亿多元欠款，县里若接收了，猴年马月才能替厂里还清啊！（梁晓声《钳工王》）**【说明】**根据农历干支，猴年12年一个轮回，马月也是12个月一个轮回，"猴年马月"的周期是12年。又说，"猴年马月"是"何年嘛月"的谐音。见"驴年马月""牛年马月"。

【后进】hòujìn 落后。**【例】**名家撰文奖掖后进，这是伯乐的工作，无可非议。（张盛彬《大有大的难处》，《读书》1983年第8期）｜运动发展的不平衡，有的先进，有的后进，大部分处于中间状态……（周而复《上海的早晨》）

【后门】hòumén ㈠肛门。**【例】**尔曾留有后门不？若无门，即有腹脏，屎从何出？（[明]李贽《三大士像议》）｜早已把女儿放下，抱在身上，将膝盖紧紧的抵住后门，缓缓的解开颈上的死结，用手去摩。（[明]冯梦龙《醒世恒言》）㈡通融舞弊的途径。**【例】**我需要两天的时间托托关系，走走后门儿。（梁晓声《表弟》）｜为增加招生的透明度和公正性，关上托关系的"后门"，今年我省高招实行3项改革。（陈宓《三项改革关上高招"后门"》，《福州日报》2010年7月21日）

【后窍】hòuqiào 肛门。**【例】**还有斑蝥，倘若用手指按住它的脊梁，便会拍的一声，从后窍喷出一阵烟雾。（鲁迅《朝花夕拾》）｜甘以铁棒搅马后窍，马怒。（许指严《十叶野闻》）

【后事】hòushì 丧事。**【例】**大表哥，现在也不是哭的时候，应该赶快给梅姐办后事才对。（巴金《家》）｜进入桑榆之年，作为彻底的唯物主义者，周谷城同志为自己的后事作了周密安排。（陈毛弟《"世纪老人"的高风亮节》）

【后阴】hòuyīn 肛门。**【例】**有人说你有个眼睛可以辨五色，耳朵可以辨五声，鼻能审气息，舌能别滋味，又有前后二阴，前阴可以撒溺，后阴可以放粪。此话确不确呢？（[清]刘鹗《老残游记续》）｜后阴脱出，屎后良久乃入者，中气下陷故也。（[清]唐容川《医学见能》）

【虎子】hǔ·zi 小便用的器皿。**【例】**古来避讳改字，至今尚有沿用不变者……唐高祖之祖名虎，改虎子为马子。（[清]陆以湉《冷庐杂识》）｜尔勿作态，尔忘在营时为我提虎子邪？（[清]梁溪坐观老人《清代野记》）

【互交白卷】hù jiāo báijuàn 足球比赛双方都没有进球，比分是零比零。**【例】**沙尔克04队主场与慕尼黑1860队互交白卷。（《德甲综合：不来梅队领先优势进一步扩大》，新华网2004年2月8日）｜好不容易攻入一球，也被裁判以进球队员有“故意手球”的嫌疑判为无效，最终双方令人遗憾地互交白卷。（《德甲斯图加特被对手逼平未能重返积分榜首位》，新华网2004年9月20日）

【花丛】huācóng 妓院。**【例】**其时，周每周必赴沪流连花丛，杨女曾追踪至，于妓院中找得周，当堂大闹。（茅盾《客座杂忆》）｜他虽初入花丛，瞧着别人的局都到了，自己的不来，未免觉着没趣。（[清]李宝嘉《官场现形记》）

【花粉钱】huāfěnqián 嫖资。**【例】**德国在2002年就已经将娼妓合法化了，每年收入国库的“花粉钱”达40多亿欧元之巨。（罗真如《面对世界杯，妓女也疯狂》）｜（宋代）“花粉钱”还不是现代意义上的“娱乐税”，因为它的主办者是政府，政府征税，只不过是将钱从一个口袋放到另一个口袋。（乐云《该不该对娱乐场所征收“娱乐税”？》）

【花和尚】huā hé · shang 不守佛教戒律，有喝酒、吃肉、接近女色等行为的和尚。**【例】**梁启超就曾说何心隐、李卓吾等人放纵得像个花和尚，说他们提倡“酒色财气不碍菩提路”，把个人道德社会道德一切藩篱冲破了。（李文《书生有用——明清实学思潮回顾》）

【花街柳陌】huājiē-liǔmò 妓院聚集的街市。**【例】**官人何不去花街柳陌，楚馆秦楼，畅饮酣酒，通宵遣兴？（[明]凌濛初《初刻拍案惊奇》）｜花街柳陌，众多娇艳名姬；楚馆秦楼，无限风流歌妓。（[明]施耐庵《水浒传》）**【说明】**花、柳：旧指娼妓。

【花街柳市】huājiē-liǔshì 妓院聚集的街市。**【例】**花街柳市，你恋着蜂蝶采。（[明]兰陵笑笑生《金瓶梅词话》）｜你每小舍人年纪少，莫要花街柳市去。（[明]刘仲璟《遇恩录》）**【说明】**花、柳：旧指娼妓。

【花街柳巷】huājiē-liǔxiàng 妓院聚集的街市。**【例】**夫妻不和，长白渐渐又往花街柳巷里走动。（张爱玲《金锁记》）｜“烟花巷”即花街柳巷或妓院。（吴世昌《〈石头记疏证〉小引》，《读书》1981年第11期）**【说明】**花、柳：旧指娼妓。

【花界】huājiè 妓女群体。**【例】**焦东周生所作笔记《扬州梦》，共计四卷……第二卷《梦中语》，是作者及其友人所作的关于扬州花界的诗词。（韦明铧《“扬州梦”》，《读书》1984年第10期）｜接连又有妓女请愿团出

现，为首的叫作花元春。好一个名目，应作花界领袖。（蔡东藩《民国演义》）

【花魁】huākuí　最红的妓女。【例】那美人姓徐，芳名叫蓉儿，年纪还只有十八岁，却生得杏眼柳眉，冰肌玉肤，在扬州地方本算得一个花魁。（许啸天《明代宫闱史》）｜我奶奶当年也有名着呢，也是北京城的一枝花——八大胡同的花魁。（王朔《玩儿的就是心跳》）

【花柳场】huāliǔchǎng　妓院。【例】公子王孙问柳寻花，朝欢暮乐，因在花柳场中弄上的。（［清］彭养鸥《黑籍冤魂》）｜须知花柳场中，就是炎凉世界，你穿了布衣服去要看不起你的。（［清］吴趼人《二十年目睹之怪现状》）

【花柳丛】huāliǔcóng　妓院。【例】巧仙只得独守顾家，自叹难以存身，想重操旧业，琵琶再抱，又感花柳丛乃是恶道，不可再为。（曹绣君《古今情海》）｜我一生不入花柳丛，尔亦不能惑。（［清］纪昀《阅微草堂笔记》）

【花柳人家】huāliǔ-rénjiā　妓院。【例】他少年放逸，必然花柳人家去了。（［清］抱瓮老人编《今古奇观》）｜王惠与李彪见他出去外边歇宿，只说是在花柳人家，也不查他根脚。（［明］凌濛初《二刻拍案惊奇》）

【花柳营】huāliǔyíng　妓院。【例】休，休，阎罗王派俺是风月场行头；羞，羞，夜叉婆道你是花柳营对手。（［明］李开先《词谑》）【说明】也说成"花营"：子为我赏芳春梦撒了撩丁，因此上向花营纳了降旗。（［明］朱有燉《曲江池》）

【花门柳户】huāmén-liǔhù　妓院。【例】且说乔俊在东京卖丝，与一个上厅行首沈瑞莲来往，倒身在他家使钱，因此留恋在彼，全不管家中妻妾。只恋花门柳户，逍遥快乐。（［明］冯梦龙《警世通言》）｜奴家当脱得花门柳户，与孙官人为夫妻，止望尽老今生百年，谁知它朝夕殢酒。（［元］萧德祥《小孙屠》）

【花名】huāmíng　妓女在妓院用的名字。【例】外面尖锐的声音：（每一个花名都停顿一下）宝兰，金桂，翠玉，海棠，黛玉……（曹禺《日出》）｜这本小册子上对上海当时的妓院的分级、规矩、陈设、制度乃至名妓的花名、绰号与特征等等都记载得相当详细。（唐人《金陵春梦》）

【花娘】huāniáng　旧时指歌女，娼妓。【例】花娘莫信已从良，刻刻须防本是娼。（［清］西周生《醒世姻缘传》）｜而世谓稳婆曰老娘，女巫曰师娘，都下及江南谓男觋亦曰师娘，娼妇曰花娘。（［明］陶宗仪《南村辍耕录》）【说明】又称"花娘子"：四大娘向来看不起荷花，说她"丫头出身，轻骨

头,臭花娘子”。(茅盾《林家铺子》)

【花蕊石】huāruǐshí 中药名,变质岩类岩石含蛇纹石大理岩的石块,内服或外用,具有化瘀、止血的功效。【例】花蕊石,功能主治:化瘀止血。用于咯血,吐血,外伤出血,跌扑伤痛。用法用量:4.5~9g,多研末服。外用适量。(国家药典委员会编《中华人民共和国药典》)

【花市】huāshì 妓院。【例】江苏武进县一位姓吕的状元在酒席宴上看到蒋四娘,一见倾慕,而用一千金把她买下来带到京城,安排到花市画楼居住。(曹绣君《古今情海》)|宴罢归来,恣游花市,此时方显平生志。([明]冯梦龙《喻世明言》)

【花心】huāxīn ㊀对爱情不专一,见异思迁。【例】没有想到你这么花心,从前你信誓旦旦的,全不可靠。(冯向光《三晋春秋》)|不过他这个人,的确有点儿花心,看见漂亮的东西,眼睛就盯着看。(岑凯伦《合家欢》)㊁对爱情不专一的心思。【例】可惜,几乎是无所不能的现代人却还没有发明一种能够防心的“铁棍”。防住贼心、花心、妒忌之心、狡诈之心、歹毒之心……(蒋子龙《铁窗化的城市》)

【花心萝卜】huāxīn luó·bo 对爱情不专一、见异思迁的人。【例】有时候我真怀疑你和乃文到底是不是亲兄弟?他那么专情,而你呢?花心萝卜一个。(于晴《红苹果之恋》)|苏珊多方调查之后成立了一个网站,将47名“英国超级花心萝卜”的照片、姓名以及“花心事迹”统统在网站上曝光。(袁亮亮《英国丽人专揪“花心萝卜” 建立网站公布恶行》,《重庆晚报》2004年6月15日)

【花烟间】huāyānjiān 最下等的妓院。【例】在指南书一类的记载中,烟妓是有点可怕的,初到上海的土老码子最容易吃亏,他们打花烟间门前走过,若是稍有顾视,便会被死命拖入洞中,擒上楼去。(池志在《沪游梦影录》)|自从戒了鸦片烟之后,就是有点儿血气不定起来,常想要朝汉口花烟间跑。([清]王浚卿《冷眼观》)

【花账】huāzhàng 虚报不实的账目。【例】假如老丈人报花账或是携款潜逃的话,我们俩就揍老邱。(老舍《开市大吉》)|想尽方法作践东西,你老板不说你们不会过日子,还当我开花账,昧下了私房钱哩!(张爱玲《连环套》)

【滑坡】huápō (经济、道德等)快速下滑、下降、减少。【例】我不完全同意道德滑坡这一说法。(陈建功等《时代变化与感觉调整》,《读书》1995年第7期)

【滑胎】huátāi 流产。【例】中医认为,螃蟹属于性情寒凉的食物,有活血祛瘀之

效,食用后会使气血下行,孕妇食用更容易导致滑胎。(李劼、李梅、简文杨《孕妇吃蟹容易流产?》,《南方日报》2013 年 9 月 10 日)|此方始于缪仲醇,治妊娠脾虚及滑胎,盖胎资始于足少阴,资生于足阳明,故阳明为胎生之本。(《历代古方验案按》)

【化鹤】huàhè 人死亡。【例】华表托精灵,何当化鹤重来,一生一死,深闺有妇赋招魂。(郁达夫《志摩在回忆里》)|夫人本有善果,虽然难逃此劫,已经化鹤西归,静听佛菩萨说法。(费只园《清朝三百年艳史演义》)

【化去】huàqù ㊀飞升成仙。【例】武帝对他(李少君)十分宠信。当他病死时,武帝还认为他是"化去"的。(阴法鲁、许树安《中国古代文化史》)|临化去,还要百丈做亡僧礼火化。(陈继生《禅宗公案》)㊁人死亡。【例】今闻彩云化去,不觉清泪弥襟。([清]陈孟楷《湘烟小录》)

【怀春】huáichūn 少女思慕异性,爱慕异性。【例】红杏出墙隐喻女人的怀春及私通,在中国已是烂熟的典故……(余斌《林语堂的"加、减、乘、除"》,《读书》1989 年第 10 期)|荡子之妻见悠扬而兴婉,怀春之女对夹柏而含酸。([清]纳兰性德《五色蝴蝶赋》)

【欢】huān 男女性行为。【例】邹夫人以朴拙失姑爱,终身无房室之欢,自太夫人卒后遂不相面。([清]葛虚存《清代名人轶事》)|当夕,客散入房,解衣登榻,琴瑟之欢,有可知也。([清]王韬《淞隐漫录》)

【欢会】huānhuì 男女性行为。【例】至夜二人成亲,欢会三日。(蔡东藩《两晋秘史》)|娘娘与王爷欢会之时,须奉承得王爷快活。([清]夏敬渠《野叟曝言》)

【黄】huáng 失败,没有希望。【例】独一份儿的书场眼看要到手,又黄了。(老舍《鼓书艺人》)|他们把咱们电视机的事搅黄了……(王朔《橡皮人》)

【黄白之物】huáng bái zhī wù ㊀金银。【例】韩生见里面满满的一箱子黄白之物,不由满心欢喜,说道:"母亲,原来是一箱子金银。"([清]石玉昆《三侠五义》)|他夫妻二人拣起来,觉得沉重,到屋中打开一看,里面竟是黄白之物,黄澄澄耀眼金光。([清]贪梦道人《彭公案》)㊁大便及手纸等污秽之物。【例】有一次他在小胡同里内急,走进公厕撒了一泡尿,出来以后,猛然想到自己刚才满眼都对黄白之物,居然能站住了不倒,觉得自己很了不起。(王小波《个人尊严》)

【黄灯区】huángdēngqū 危险和安全并存的阶段。【例】处于黄灯区的人群,其婚姻很可能已经出现了比较严重的问题。(《广州白云

区婚姻状况调查》,《南方日报》2012年11月29日)

【黄毒】huángdú 毒害人的思想的淫秽书刊、音像制品等。【例】记者从国务院今天召开的全国打击淫秽色情网站专项行动电视电话会议上获悉,当前国内互联网上黄毒泛滥,令人触目惊心。(翟惠敏《网上黄毒泛滥令人触目惊心》,《法制日报》2004年7月16日)|及时捕捉网络"黄毒"的踪迹,一经发现立即消灭。(碧涌《从源头上铲除网络"黄毒"》,《光明日报》2004年7月19日)

【黄贩子】huángfàn·zi 贩卖淫秽书刊和音像制品等的不法商贩。【例】4名黄贩子"黄"了。(严峰《杭州查获千张"顶级"黄片》,《浙江青年报》2001年7月15日)

【黄昏恋】huánghūnliàn 老年人之间的恋情。【例】几年前,徐迟和冯亦代在丧偶后都分别组成新的家庭,他们都希望有一个安稳的晚年,在黄昏恋中寻求心灵的平静。(李辉《悲徐迟》)|种种心态使我这个老太婆孤独地南南北北各处奔波写作四年后,经介绍认识了比较满意的老头儿,这才毅然打消种种顾虑,终于有了黄昏恋。(杨沫《我说黄昏恋》)【说明】见"夕阳恋"。

【黄货】huánghuò ㊀黄金。【例】这种子是吴长贵下汉口时花了"黄货"才弄到的。(陈忠实《白鹿原》)|不要说别的,嫁我的时候,单单黄货,就值上三四千哩。([清]李宝嘉《文明小史》)㊁色情的出版物。【例】应该附带一提,时下文化市场颇不疲软,黄货黑货流行。(文葆《关于〈号角与火种〉》,《读书》1991年第12期)|暗访显示,古城荆州老南门城墙一带正遭遇"黄货"污染。(吕晓红《荆州古城墙遭"黄货"污染》,《三峡晚报》2008年3月21日)

【黄泉】huángquán 阴间,迷信指人死后所在的地方。【例】我俩这么大年纪了,愿意看着你有个归宿,就是将来睡在黄泉里也安心。(梁斌《红旗谱》)|不知元才子黄泉有知,是否会"悔其少作"?!(刘明华《也说元稹的不白之冤》,《读书》1988年第5期)

【黄泉路上无老少】huángquán lù shàng wú lǎo shào 不管年岁大小都可能会死去,也包含对年轻早逝者的叹惜。【例】黄泉路上无老少,死神随时都可能从天而降。(唐若水《墓碑上的文化》,《光明日报》2013年2月18日)|常言道,黄泉路上无老少。生老病死乃人类不可抗拒的自然规律。(张玉胜《女孩孤独离世 呼唤"临终关怀"》,《东南商报》2012年4月5日)

【黄色】huángsè 书刊、音像、图片等包含色情内容的。【例】他们迷恋那些黄色书刊中描写淫乱的情节和内

容。(李锦华《走近艾滋病》)|儿子上学后,她就查看儿子的物品,猛然发现他的抽屉里竟然藏着好多黄色VCD碟片。(于在翔《儿子迷恋黄碟 愁煞苦心母亲》)

【黄色经济】huángsè jīngjì 性交易及相关盈利活动。【例】据说黄色经济有两个作用:一是增加就业;二是调节收入。(郑志国《黄色经济方兴未艾?》)|安徽黄山这一景区,打着红色旅游的旗号,让游客扮演日本鬼子和汉奸抢"花姑娘",则被网友斥为"黄色经济",同样遭到了公众的强烈质疑。(《红色旅游还是"黄色经济?》,《深圳商报》2011年8月4日)

【黄色网站】huángsè wǎngzhàn 传播色情内容的网站。【例】公安机关经过网络监察,发现黄某开办黄色网站的行为,于7月16日将其抓捕归案。(宁藏拙《为了赚点外快 竟办黄色网站》,《温州日报》2012年7月29日)|截至当年10月24日,张某一共在该黄色网站发了5个黄片。(万勤、洪法《名企员工向黄色网站发送5个淫秽视频 被判刑6个月》,《武汉晚报》2013年9月10日)

【黄书】huángshū 传播色情内容的书籍。【例】作家刘心武笔下的谢惠敏,是最爱遵从这类指导的,结果连《牛虻》这样的小说,都被其斥为"黄书",教训可谓良深。(王焱《也谈读书与禁区》,《读书》1980年第2期)|《金瓶梅》不仅不是一部"黄书",而且在文学水准、现实意义等方面,也丝毫不亚于被誉为四大名著的《红楼梦》。(欧阳春艳《此非"黄书" 媲美"红楼"》,《长江日报》2012年11月23日)

【黄汤】huángtāng 酒。【例】瑞宣把一碗黄汤喝净,而后拿了一块生的白薯,他并不想吃,而是为使少妇与孩子们安心。(老舍《四世同堂》)|以后这种黄汤要少灌点。(陆文夫《人之窝》)

【黄鱼】huángyú ㊀金条。【例】买金条是压箱底的,就要买老凤祥的传统金条,用手工浇铸的"大黄鱼""小黄鱼"。(嘉美《老凤祥名品楼 蛇年手工冶铸金条热销》,《新民晚报》2012年12月25日)|直到1999年,首次向社会公开发售1.5吨"千禧金条"。这被视作是一个重大的信号,断档数十年之久的大小"黄鱼"们,又"游入"了市民家中。(《爷爷传给我33两"黄鱼"》,《都市快报》2012年11月1日)㊁妓女。【例】这里南京人,叫大脚妓女做黄鱼。([清]吴趼人《二十年目睹之怪现状》)|又是野鸡,又是黄鱼,倒是两件好吃的东西。([清]吴趼人《二十年目睹之怪现状》)

【黄源】huángyuán 制作淫秽书籍、音像制品的源头。【例】希望运营商能把好信

息的入口和出口，研发手机不良信息的过滤软件，堵住“黄源”。（《研发软件堵手机黄源》，《羊城晚报》2009年12月5日）

【黄灾】huángzāi　色情、淫秽内容泛滥成灾。【例】4日晚，彭州市委责成文化稽查部门连夜查禁电影院“黄灾”。（龙灿《电影院公然放映淫秽录像　黄灾泛滥触目惊心》，《华西都市报》2001年9月6日）

【灰道】huīdào　介于白道和黑道之间的一类人，在黑白两界都混得开，都给面子，游刃有余。【例】李小牧：旅居日本，著有畅销书《歌舞伎町案内人》，是周旋于东京新宿歌舞伎町黑白两道的两栖动物，自称“灰道”人。（《火柴之城》，《南都网数字报》2013年7月1日）｜今天，如果直接宣布小产权房合法化，也就意味着“白道”要取代“灰道”甚至“黑道”去维持这种平衡了。（《土地财政　小产权房背后的利益格局》，《中国房地产报》2012年3月19日）

【灰客】huīkè　对计算机和网络安全感兴趣，初步了解网络安全知识，能够利用黑客软件或初级手法从事一些黑客行为的人。【例】灰客，指游走在黑白之间、混杂公益私利之人。（宋立新《政府应建立制度杜绝灰客》，《新浪财经》2013年3月14日）｜即便如此，“水军网”却象征着这一灰客帝国的进化。（《网络水军数目以十万计　称一周能炒红一个人》，《新文化报》2010年10月25日）

【灰色】huīsè　在黑色和白色之间的状态，既不光明正大，也不违法犯罪。【例】这意味着地方政府债务长期在一种缺乏法制约束的灰色地带中生长。（《地方政府债务灰色空间亟待法制约束》，《法制日报》2013年7月31日）｜在李霄峰的这本书中，出现了形形色色的人物，被置于这样一种灰色地带之中。（曾念长《失败者的灰色之歌》，《南方日报》2012年3月18日）

【灰色技能】huīsè jìnéng　为找工作而专门修习的能力或某些企业要求具备的喝酒、唱歌、搓麻将、打牌等能力。【例】一些大学生为了使自己更快地融入社会、给自己求职增添“砝码”，开始有意识地培养诸如酒量等“灰色技能”。（孙兆阳《灰色技能求职“砝码”，谁之过？》，《光明日报》2010年12月16日）｜“灰色技能”的盛行可能加剧“人情社会”，最终形成恶性循环……（《苦练酒量牌技，不如提升你的核心技能》，《重庆晨报》2013年6月17日）

【灰色经济】huīsè jīngjì　能创造价值但没有列入国民经济总决算的某些经济活动。【例】灰色经济的泛滥是一种不公平，这样的经营环境很难吸引到投资者。

(《世行报告显示灰色经济泛滥制约东欧经济复苏》,《中国日报》2012年9月19日)|灰色经济是否就是未经政府与法律确定的经济领域?(张演钦、陆志霖、廖怀凌《经济界委员热议灰色收入》,《羊城晚报》2010年3月6日)

【灰色收入】huīsè shōurù 工资、津贴以外的经济收入,如稿酬、兼职收入、专利转让费等,也指透明度不高、不完全符合法规的收入。**【例】**国有企业高管……每年在国资委公布的信息中,并不包括国企人员的收入状况,对外界质疑的国企高管内部福利、灰色收入更是讳莫如深。(《央企高管灰色收入多 限薪政策无效》,《经济观察报》2013年7月29日)|今年两会也关注到"灰色收入"问题。(刘敏、郑晓奕、乌梦达《高管高薪令人咋舌》,《文汇报》2013年8月23日)

【灰色消费】huīsè xiāofèi 用不完全符合法规的灰色收入进行的消费。**【例】**购物卡在人们生活中扮演着越来越重要的角色。但与此同时,对于购物卡"灰色消费""洗钱腐败工具"等的指责也随之而来。(周琳、李烁、姚玉洁《透视购物卡的灰色利益链》,《九江日报》2011年2月17日)|我国非现金消费制度尚不健全,购物卡的走向出现了偏差,由此伴随的是逃税漏税行为、小金库现象和灰色消费等问题。(吴震宁、余妍《小店专营券卡交易 有人称此举涉嫌灰色消费》,《宁波晚报》2010年5月20日)

【灰色学费】huīsè xuéfèi 在国家规定的学费等之外所支付的学习费用。**【例】**在义务教育阶段,家长们……宁肯节衣缩食也要去花这些"额外"的钱——这些从明面上看不到的"灰色学费"。(黄艾禾、言咏、刘育英《灰色学费二三十万 你还想要孩子吗?》,《新闻周刊》2003年9月4日)|为进重点而支付日益高涨的灰色学费,结果是花不起钱的家庭的孩子被淘汰,最后中国最好的大学终将被小贵族所垄断,弱势阶层将失去进身之阶。(《取消现代科举!——"我们要什么样的大学"》,中新网2005年6月7日)

【灰哨】huīshào 足球、篮球等比赛中,偏袒一方,该判而不判或不该判而判,虽不是黑哨但明显不公的裁判。**【例】**所谓"黑哨""红哨"乃至"灰哨"就可谓CBA之乱的根源之一。(刘志强《CBA判罚引发祸端愈演愈烈 与篮协作为不无关系》,《三秦都市报》2011年3月8日)|这个世界更多的时候是黑白分明,灰色,只能让人性格分裂,灰哨,只能让中超无所适从。(《有一种裁判叫灰哨》,《中国青年报》2008年4月15日)

【回潮】huícháo 已经消失

了的旧事物、旧习惯、旧思想等重新出现。【例】近年来,繁体字回潮给社会用字造成了极大的混乱,严重影响了祖国语言文字的纯洁和健康。(林允富《从秦“书同文”和唐“正字学”看繁体字回潮》,《西北大学学报(哲学社会科学版)》1996年第1期)

【回敬】huíjìng 还击。【例】只要我还活着,就要拿起笔,去回敬他们的手枪。(鲁迅《书信集》)|(敌人)用碎石烂砖向我们校内乱扔,我们也用砖头狠狠地回敬他们。(臧伯平《七月的风暴》)

【回老家】huí lǎojiā 人死亡。【例】只要你说一个“招”字,马上就开庭;说一个“不”字,马上送你回老家!(《王若飞包头往事》,《包头日报》2012年10月9日)|罗念生警告梁宗岱,你如果再动手,我可以一拳送你回老家。(《教授动手打架》,《羊城晚报》2011年9月28日)

【回禄】huílù 火灾。【例】兄作战计划原稿,乃遭回禄,此弟所引为至憾者。(廖仲恺《致蒋介石函》)|刘道老太爷年纪大了,一身的病,家累又重得很,自遭“回禄”之后,家产一无所有。([清]李宝嘉《官场现形记》)【说明】《左传·昭公十八年》:“郊人助祝史除于国北,禳火于玄冥,回禄。”杜预注:“回禄,火神。”

【回首】huíshǒu 人死亡。【例】直到临回首的时候,还念着老伯不曾得见一面。([清]吴敬梓《儒林外史》)|今日拜辞长老回首,烦乞长老慈悲,求个安身去处。([明]冯梦龙《喻世明言》)

【回头人】huítóurén (~儿)丈夫死后再嫁的女人。【例】太太,我们见得多了:回头人出嫁,哭喊的也有,说要寻死觅活的也有,抬到男家闹得拜不成天地的也有,连花烛都砸了的也有。(鲁迅《祝福》)|你有这般好的,与我主张一个,便来说也不妨。若是回头人儿也好,只是要中得我意。([明]兰陵笑笑生《金瓶梅词话》)

【会猎】huìliè 与对方开战。【例】须下圣旨,选有文武充足者,与之会猎。(郝艳霞等《杨家将全传》)|今将与君会猎于郊外,胜负无与国事,第请与君之士戏耳,可乎?([清]梁溪坐观老人《清代野记》)

【讳日】huìrì 人死之日,忌日。【例】其伯兄学海以五经领乡荐,选绩溪教谕,报至,适父讳日,大哭不赴任。([清]钱泳《履园丛话》)|其奉亲也,丁工部公之忧,则三年独处于外,弗御酒肉,每遇讳日,悲恸不自胜。([明]宋濂《汪文节公神道碑》)

【荤段子】hūnduàn·zi 演出节目中带有色情或暴力的段子。【例】我给你们说一个荤段子好不好?(池莉《来来往往》)|我现在给你讲三个荤段子,讲了之后,如果有

一个人不笑，我把这桌上的酒全部喝光，喝光后我站起就走，决不再为难领导！（李佩甫《羊的门》）【说明】荤：指低级的、粗俗的。

【荤歌】hūngē　黄色歌曲，淫歌。【例】二狗那个愣头青……紧撵在大姑娘、小嫂子身后，一边疾走，一边扯着鸭公嗓唱起了“荤歌”。（《挑塘泥》，《湖北日报》2011年12月16日）|荤歌是当地人对向往爱情生活最浪漫、最真诚、最大胆的表达。（《吕家河　浸在歌声里的村落》，新华网2002年3月20日）

【荤话】hūnhuà　脏话，低级下流的话，多含性爱内容。【例】围在宿舍里说荤话、吐烟圈，自己也寒碜。（姜天民《第九个售货亭》）|大锛儿整日里满嘴荤话，一喝醉了更是污言秽语，仿佛天字头号大流氓。（刘心武《刘心武种四棵树》）

【荤口】hūnkǒu　在表演中，为了吸引观众而使用的低俗的语言。【例】一些人重拾前辈已经剔除的“伦理哏”“荤口”“暗臭”等，更有甚者将旧社会在后半夜或没有女性观众在场艺人才肯演出的《十八摸》，加几句反腐的内容就号称《新十八摸》，在一些场所演出。（《2012中国艺术发展报告》，《北京青年报》2013年4月3日）|有不少二人转剧场就是用荤口取悦观众。（《“红磨坊二人转”唱响沈阳城北　没有荤口也受宠》，《沈阳日报》2008年12月4日）

【婚外恋】hūnwàiliàn　已婚者与配偶之外的人发生的恋情。【例】老张年轻时倒是有一次婚外恋，但最后搞得一塌糊涂，昏天黑地。（刘震云《官人》）

【婚外情】hūnwàiqíng　已婚者与配偶之外的人发生的恋情。【例】至于朱广桐，对他的一段婚外情毕竟采取个认真态度，这也是值得鼓掌的。（梁凤仪《九重恩怨》）

【婚外同居】hūnwài tóngjū　有配偶者与其他异性持续、稳定地共同居住。【例】女子与他人婚外同居，意外怀孕后向老乡借钱打胎。（严璐、唐灿《90后女子婚外同居怀孕借钱打胎　为还钱盗窃被抓》，《四川日报》2013年6月3日）|近年，司法实践中出现多起夫妻一方将共同财产赠与婚外同居者的案件，各地法院的判决结果也不尽相同，甚至完全相反。（裴桦《夫妻一方将共同财产赠与婚外同居者问题探析》，《河南社会科学》2009年第1期）

【婚外孕】hūnwàiyùn　与自己合法丈夫以外的男性发生性关系而发生的怀孕行为。【例】婚外孕的结果显然不像一夜情那么简单，它所造成的事实结果可能会更容易、也更严重地伤害到第三方。（《亲子鉴定拷问婚姻伦理底线》，《珠江晚报》2013年6月27日）|导演的

高明之处在于，把一个原本令人唾弃的小三，一个非主流婚外孕形象，一个负能量的赴美生育的桥段，一个充斥略微重口味元素的故事，生生包装成了一部所谓小清新电影。（曾念群《〈北京遇见西雅图〉：价值取向值得探讨》，搜狐娱乐2013年3月20日）

【活动】huódòng　为达到某种目的而奔走，通过说情或行贿等手段，打通关节。【例】凭他的成绩，是绝对考不上这所中学的。后来他告诉我，这是他爸爸“活动”的结果。（卞庆奎《中国北漂艺人生存实录》）｜为了能使伊戈尔继续深造，早在他大学毕业前一年，父母便四处活动，拉关系，走后门。（苏杭《享有特权的纨绔子弟》，《读书》1980年第10期）

J

【肌肤之亲】jīfū zhī qīn　男女发生性接触。【例】那么，小梅和小陈之间，有过什么表白吗？有过什么许诺吗？有过肌肤之亲吗？我曾悄悄问小梅，小梅红着脸说：“没有，真的没有，干嘛要那样呢？”（叶蔚林《割草的小梅》）｜除了传宗接代，肌肤之亲、床笫之欢成了他们排除孤独的最重要方式。（周腾飞《回归家园的“超生游击队”》）

【鸡鸡】jījī　小男孩的外生殖器。【例】尹小帆立刻给娃娃起了个名字叫做王大贵，特别让她感到有趣的是王大贵还露着小鸡鸡，那小鸡鸡就是一根两寸来长的棉线头儿。（铁凝《大浴女》）｜三个小孩都蓬着头，穿着短袄，有两个裤缝里露着鸡鸡的。（老舍《牛天赐传》）

【鸡内金】jīnèijīn　中药名，家鸡砂囊的角质内壁，内服或外用，具有消积滞、健脾胃的功效。【例】她便把家中晒干的鸡内金偷偷放在白石文宿舍的窗台上，并且用左手写下了一行歪歪斜斜的字：碾碎后用开水冲服，每日一次，可治疗消化不良。（迟子建《岸上的美奴》）｜鸡内金中含有一种特殊的成分“多酚生物碱”，它就像是治疗结石的排头兵，矿物质一遇见它就发生“碱化反应”而崩解。（《鸡内金泡茶，15天化掉体内结石》，《成都晚报》2013年2月2日）

【激情戏】jīqíngxì　影视剧里男女情感强烈的爱情镜头，包括一些床戏、热吻等。【例】剧组擅自使用替身“帮”他拍了一段激情戏。（《床上那个人不是他》，《重庆晚报》2012年7月16日）｜电影在做宣传时却一味强调激情戏、大尺度，观众来电影院难道就是为了看一群

演员乱搞?!（孙佳音《别老谈激情戏》,《生活日报》2012年9月12日）

【吉期】jíqī　结婚的日子。【例】把这些都想过,他想到自己:在吉期那天,他将穿什么衣服,好把自己扮成既像老太爷,又能显出“老来俏”。（老舍《四世同堂》）| 吉期近了,有许多嫁妆都须在前几天送到男家去,菊英的娘愈加一天比一天忙碌起来。（鲁彦《菊英的出嫁》）

【吉祥板】jíxiángbǎn　棺材。【例】只见内监传出谢太后懿旨,叫商议后事。又一个内监传宣工部官员,叫预备吉祥板。（[清]吴趼人《痛史》）| 次日,就由管家寻得一副吉祥板,是柳州来的,价银八百元。（[清]吴趼人《廿载繁华梦》）

【极刑】jíxíng　死刑。【例】垂垂暮年,与其审讯后判处重刑或极刑,倒不如自我结束生命。（徐家俊《魂断提篮桥的日本战犯》）| 不久,密谋杀害吉鸿昌的罪犯、天津军统特务头子吕一民被捉拿归案,处以极刑。（段铁安《吉鸿昌将军妻儿们的艰难人生》）

【即世】jíshì　人死亡。【例】越明年,忽闻先生即世,心窃悼之。（[清]叶梦珠《阅世编》）| 迨后先子即世,归葬中原。（[清]叶廷琯《吹网录·柳边纪略》）

【几曾】jǐcéng　几时曾经(怎么做,是什么情况),未曾。【例】穿着黑色带金线的军服,佩着一柄短短的军刀,骑在很高大的白马上,在海岸边缓辔徐行的时候,心里只充满了壮美的快感,几曾想到现在的自己,是这般的静寂,只拿着一枝笔儿,写她幻想中的情绪呢?（冰心《梦》）| 几曾见戴了绿头巾的人会走好运的?（茅盾《子夜》）【说明】用于反问句,等于直言不曾(怎么做,是什么情况),是使句子具有委婉意义的关键词。

【计划生育】jìhuà shēngyù　有计划地安排生育,控制人口增长。【例】不能光抓纪检和计划生育,其他方面的工作,也要注意!（刘震云《官场》）| 如果二十多年前……注意计划生育,二十年不懈地抓下来,我国现在可能只有七八亿人口或者还不到。（卢之超《是非颠倒的沉痛教训》,《读书》1980年第4期）

【忌辰】jìchén　先辈去世的日子。【例】活过了五十,但是他做五十大寿的时候我早已离开成都,现在连他的忌辰也不清楚了。（巴金《怀念二叔》）| 新中国成立之前,武汉文化界曾经三次集会纪念鲁迅先生的忌辰。（秦敢《秘密纪念鲁迅先生逝世十周年》）【说明】先辈去世这一天,不能举行宴会或从事娱乐活动,所以称为忌辰。

【忌日】jìrì　先辈去世的日子。【例】兄弟,我这一

走,也许就此辞世了……你如果能出去,千万给我家送个信。把今天日子也记清楚,免得子孙记错了忌日。(邓友梅《烟壶》)|从"一整年之中没有一天不是某某人的忌日"的观点来看的话,这纯粹是一种偶然,但是,对在希瓦星域作战的两军首脑们而言,这大概是引起他们感慨的主要原因吧?([日]田中芳树著,陈惠莉译《银河英雄传说》)【说明】先辈去世这一天,不能举行宴会或从事娱乐活动,所以称为忌日。

【寂灭】 jìmiè 僧尼死亡。【例】诸行无常,是生灭法;生灭灭已,寂灭为乐。(星云大师《释迦牟尼佛传》)|涅槃就是不生不灭,寂灭为乐,不再生死轮回了。(元音老人《佛法修正心要》)

【佳城】 jiāchéng 墓地。【例】汝家墓地,本是毛公佳城,何得久假此?([清]蒲松龄《聊斋志异》)|魂妥佳城,神栖幽宅,亡人安则生人亦安。([清]梁恭辰《北东园笔录三编》)

【佳期】 jiāqī 结婚的日子。【例】呀,盼得到佳期,汝是罗敷,侬是罗敷之夫,又何用一幅真真小画图?(夏晓虹《海外偏留文字缘》,《读书》1990年第5期)|你还有一个弟弟和两个妹子都已经订了婚……阻挡了弟妹的佳期可使不得啊。(桑逢康《郭沫若和他的三位夫人》)

【夹布子】 jiábù·zi 月经带。【例】我希罕你使白绫做帐子!叫人气不过,要拿下来做夹布子!([清]西周生《醒世姻缘传》)

【假以天年】 jiǎ yǐ tiānnián 让再活数年,婉言眼看活不了几年了(要做的事情不能完成)。【例】假如假以天年,允许我完成自己的作品,我必定给它打上时间的印记。([法]马塞尔·普鲁斯特著,徐和瑾译《追忆似水年华》)|正德无视封建君主的权威构架,蔑视法统所造成的朝野不安,已是不争的事实,倘若上苍假以天年,任他偏离当时的皇朝运行轨道"胡作非为"去,很难说他不会身首异处,死于反叛者的诛杀。(《中国史上最特立独行的皇帝:明正德帝》,《齐鲁晚报》2007年6月15日)

【驾鹤西去】 jià hè xī qù 人死亡。【例】支离破碎的记忆像烟一样聚拢来,又像烟一样铺开一串支离破碎的文字,其实这又怎能倾泻出这几年由于亲朋故旧驾鹤西去而使陆续沉淀在我的心底的感伤越来越沉重!(杨苡《打回老家去——祭白杨》)|7月4日早上,李祖新老人已驾鹤西去。(康承贵、功勋《两位老人驾鹤去 两地儿孙续亲情》,《荆州晚报》2012年7月9日)

【驾鹤西游】 jià hè xī yóu 人死亡。【例】过老太太言而有信,这事办完不久就驾鹤西游了,紫云正式把家管了起来。(邓友梅《那五》)|

而今，父亲已经不在，义父也在1月8日驾鹤西游。（郑照魁、葛铿《"犹如老少年娱己并乐人"》，《南方日报》2012年1月11日）

【剪径】jiǎnjìng　拦路抢劫。**【例】**突然间听了自己的身后有脚步声……我暗自吃惊，害怕在荒无人烟的丛林间碰上了剪径。（陆文夫《脚步声》）| 从绿林剪径到占山为王，啸聚成群揭竿而起的农民，在古代就都是"封建社会发展的动力"，或登诸史书，或写进说部，众口一词誉为英雄好汉。（邵燕祥《书呆子见识》，《读书》1996年第3期）

【剪绺】jiǎnliǔ　窃贼扒窃。**【例】**说罢，去摸袖里，却摸个空，连呼"奇怪"。仔细看时，袖底有一小孔，那老者赶早出门，不知在那里遇着剪绺的剪去了。（[清]抱瓮老人编《今古奇观》）| 看戏相挤人多，谁知他被剪绺，反归罪于我。（[明]安遇时《包公案》）

【见背】jiànbèi　长辈死亡。**【例】**上前年先母见背下来，不上半年，先兄，先嫂，以及内人、小妾，陆续的都不在了；半年工夫，我便办了五回丧事。（[清]吴趼人《二十年目睹之怪现状》）| 十二岁吾母见背，今三年丧毕，吾父移妾归蜀耳！（[明]冯梦龙《醒世恒言》）

【见马克思】jiàn Mǎkèsī　革命者死亡。**【例】**从下半年开始，癌症已广泛扩散，虽然自觉尚好，但去见马克思的日子确实不太远了。（邹建中《"周总理遗言"案始末》）| 这篇回忆录……是在彭总"已经见马克思去了"，但还没有作出公正、如实的结论时讲出来、记下来的。（李光炎《可贵的真实》，《读书》1980年第4期）

【见上帝】jiàn Shàngdì　人死亡。**【例】**最近几年大概还不至于要见上帝，然而甚矣吾衰矣。望你好生保养身体。（盛永华《两位伟人的友情——宋庆龄与毛泽东的交往》）| 万一碰了钉子，他就退教，叫牛牧师没脸再见上帝！对！就这么办！（老舍《正红旗下》）

【见喜】jiànxǐ　生了天花、麻疹、水痘等病。**【例】**三阿哥玄烨见喜出痘后回宫，大玉儿十分高兴，她要与孙儿不再分开。（杨海薇《孝庄秘史》）| 替夫人、奶奶们道喜，姐儿发热是见喜了，并非别病。（[清]曹雪芹、高鹗《红楼梦》）

【见阎王】jiàn Yán·wang　人死亡。**【例】**要不是苏干事，我早见了阎王啦！（李晓明《平原枪声》）**【说明】**有诙谐或诅咒意味。也说成"见阎王爷"：别惹急了我哟！我会教你们三不知的去见阎王爷！（老舍《四世同堂》）

【荐枕】jiànzhěn　陪男子同寝，发生性关系。**【例】**校尉乐工等，乐得从中取利，任情索价，并择姿容较美的，迫她荐枕。（蔡东藩《明史演义》)｜梦见一美色妇人衣服华丽，自来荐枕。([清]抱瓮老人编《今古奇观》)【说明】也说成“荐枕席、荐枕衾”：未亡人虽是感德将军，理应侍奉，但主上的尸身未殓，贱妾怎能遽荐枕席呢！(张恂子《隋代宫闱史》)｜然病骸憔悴，迄未能一荐枕衾，实多愧负。([清]纪昀《阅微草堂笔记》)

【贱业】jiànyè　卖淫。【例】他们当年嘲笑过操贱业的白俄女人，对于《思旧赋》中不顾身份去当外室的姊妹也不以为然。(晓立《白先勇短篇小说的认识价值》，《读书》1981年第7期)｜“科题婆，掏(拿)竹篙，没钱赠(赚)，包企哥(勾搭嫖客、相好)”——这首迄今流传于福州西南郊的民歌，明白无误地告诉我们：一些饥寒交迫的妇女难免亦兼操贱业。(王振忠《波渺渺，水悠悠》，《读书》1995年第12期)

【将军肚】jiāngjūndù　(～儿)男子因发胖而形成的向前腆起的腹部。【例】不少年轻男士都出现了过早肥胖、大腹便便的症状，渐渐凸起的“将军肚”已经给身体健康亮起了红灯。(陈士奇《年轻人为什么隆起了“将军肚”?》，《泉州晚报》2011年11月24日)｜导致男性“将军肚”的根本原因是腹部肌肉松弛和腹部脂肪层过厚。(陈雪寒《如何消除“将军肚”》，《新农村》2003年第10期)

【僵蚕】jiāngcán　中药名，家蚕4~5龄的幼虫感染(或人工接种)白僵菌而致死的干燥体，内服，具有息风止痉、祛风止痛、化痰散结的功效。【例】僵蚕，功能主治：祛风定惊，化痰散结。用于惊风抽搐，咽喉肿痛，皮肤瘙痒，颌下淋巴结炎，面神经麻痹。(国家药典委员会编《中华人民共和国药典》)｜僵蚕、马勃，解毒而消肿，鼠、元、甘、桔，利膈以清咽。板蓝根解疫毒以清热，橘红宣肺滞而行痰。连翘、薄荷皆能轻解上焦，消风散热。合之为方，岂不名称其实哉！(《历代古方验案按》)

【交白卷】jiāo báijuàn　考卷上的试题完全不会解答，婉言没有完成工作任务。【例】假使将那些考官锁在考场里，骤然问他几条较为陌生的古典，大约即使不瞎写，也未必不交白卷的。(郑朝宗《〈鲁迅杂感精华录〉编余》，《读书》1985年第2期)｜我可也不甘心交白卷。我不甘放弃歌颂最可爱的人们的光荣责任，尽管只能写点报道也比交白卷好。(老舍《无名高地有了名后记》)

【交感】jiāogǎn　发生性行为。【例】仁杰见他花容月貌，不觉动起欲火来，即欲上前交感。([清]如莲居士《薛刚反唐》)｜此后恍恍惚惚，合眼就梦见吴氏来与他交感，又有时梦见师父来争风，染成遗精梦泄痨瘵之病，未几身死。([明]凌濛

初《初刻拍案惊奇》)

【交合】jiāohé 发生性行为。【例】古人认为,男女交合可以促使农作物顺利生长,性行为在某种程度上成为神圣的祈年仪式。(阴法鲁、许树安《中国古代文化史》)|她把阿妹和朱品的事加油添酱,说得活龙活现,说他们两个把交合的姿态画在油布上,什么躺的、站的、横的、竖的当作春宫去卖钱。(陆文夫《人之窝》)

【交欢】jiāohuān 发生性行为。【例】天啊,屏幕上出现男女交欢的镜头。(戴婕《寻找新感觉的姑娘》)|一当经过男女间的第一次交欢,她就变得没有节制的任性。(陈忠实《白鹿原》)

【交接】jiāojiē 发生性行为。【例】两个赤条条的人在床上交接,同两头牛在草滩上交接其实没有两样。(陈世旭《将军镇》)|春画之起,当始于汉广川王,画男女交接状于屋,召诸父姊妹饮,令仰视画。([明]沈德符《万历野获编》)

【交朋友】jiāo péng·you 谈恋爱。【例】要是我跟个男人交朋友,有什么不对吗?(老舍《鼓书艺人》)|以前我在中国的时候,很想跟一个中国姑娘交朋友,可是她非常非常害羞,老是躲着我。(白帆《寂寞的太太们》)

【交桃花运】jiāo táohuāyùn 得到异性的爱慕(多指男性)。【例】康有为老来交桃花运,格外疼爱这位三太太。(王晓光《康有为晚年的三位夫人》)|有大喜事了,广山,快给你嫂子倒碗白糖茶水喝,你要交桃花运啦!(野村、蒙生《愚昧,使她作了小小新娘》)

【交尾】jiāowěi 动物交配。【例】《国语》及《列女传》说,有一雄一雌两龙在夏的朝庭上交尾,是夏朝将覆灭的不祥之兆。(阴法鲁、许树安《中国古代文化史》)|许多种类的鱼是不交尾的,它们只是把性细胞射到水里。([英]理查德·道金斯著,卢允中、张岱云译《自私的基因》)

【交学费】jiāo xuéfèi 因缺乏经验而导致工作失误,付出代价。【例】陆建设突然昂起头,咬牙切齿道:我就不信邪!今天我就豁出去了,就他妈算交学费!(池莉《你以为你是谁》)

【叫春】jiàochūn 猫发情时发出叫声,一般在春天。【例】陈白露:(指着他)你这个兔子!找你的母猫叫春去吧!(曹禺《日出》)|老猫到日子就叫春,就怀孕,怀孕了胃口特别好,生了小猫要喂奶,胃口更好。(叶兆言《哭泣的小猫》)

【叫局】jiàojú 招妓女来陪席。【例】1926 年的北京文坛曾发生过一次所谓“闲话事件”,许多的文化人卷入其中,关于陈西滢是否讲过“现在的女学生都可以叫局”的话,因当事人的否认,查无实

据，变成一桩无头案。（吴福辉《“闲话”和“后话”》，《读书》1992年第5期）|此时听说夏旅长叫局，也有欢喜的，也有害怕的，欢喜的是以为夏旅长叫的局，一定可以多得些赏钱，害怕的是听说夏旅长是个北老，恐怕不易亲近。（蔡东藩《民国演义》）

【叫条子】 jiào tiáo·zi　招妓女来陪席。**【例】**要专是吃顿饭还好办，既是富豪们，说不定还要闹酒，叫条子，这可就没有限制了！（老舍《文博士》）|金观察便和众人写起叫局的条子来。原来京津一带，不说叫局，只说是叫条子。（[清]张春帆《九尾龟》）

【教坊】 jiàofāng　妓院。**【例】**《中国纪行》……记载了中国各方面的情况，地理、军队、宗教、仓库、皇帝宫廷、监狱、节日、教坊妓女、医疗、立法、学校、外国使臣和侨民、农业、货币、法律、剧场等等，简直是一部中国的百科全书。（季羡林《一部值得重视的书》，《读书》1987年第7期）|钟鼓司的太监们和教坊的艺人们有时将一些与现实政治有关的主题或题材编成短剧。（姚雪垠《李自成》）

【接客】 jiē//kè　妓女接待嫖客。**【例】**鸦头是个误入风尘的少女，因为她不肯接客一再受到老鸨毒打。（马瑞芳《聊斋志异中的女性》）|小林感到就好像当娼妓，头一次接客总是害怕，害臊，时间一长，态度就大方了，接谁都一样。（刘震云《一地鸡毛》）

【揭不开锅】 jiē bù kāi guō　穷得连饭也吃不上，婉言资金困难无法正常生产。**【例】**十四岁时家里穷得揭不开锅，学没上完进缝纫社当小工子。（冯骥才《一百个人的十年》）|您厂子里虽说困难，可并没有到揭不开锅的地步。（毕淑敏《女人之约》）

【洁具】 jiéjù　卫生间等处使用的家居设备，大件有坐便器、面盆、浴缸、浴房等。**【例】**她现在是总部设上海的中法合资迪龙洁具公司驻渝总代办，其产品销售去年在重庆就突破了300万元，今年仍看涨。（张卫《你别无选择》）|住上新房后一位业主发现，合同中许诺的高级进口卫生洁具根本不是进口产品。（周珂《购房的陷阱》）

【结线头】 jié xiàntóu　嫖客与妓女发生性关系。**【例】**章豹臣昨天晚上在刘河厅选中了一个姑娘，是韩起发家的，名字叫小金红，当夜就到他家去“结线头”。（[清]李宝嘉《官场现形记》）|你要同别人“结线头”，你又何必再来带我呢！（[清]李宝嘉《官场现形记》）

【姐儿】 jiěr　妓女。**【例】**人家说园子里的姐儿个顶个海量，你咋就不行？（尤凤伟《金龟》）|您都混账！叫人看看敢说这是谁家没家教的

种子,带着姐儿游船罢了,连老鸨子合烧火的丫头都带出来了!([清]西周生《醒世姻缘传》)

【解大手】jiě dàshǒu 拉屎,出大便。【例】不知睡了多久,迷糊中听小赵说要上去解大手,顺便看看敌人的动向。(李英儒《野火春风斗古城》)|他一头走进厕所,发现陈相公已经蹲在那里。本来,这时候都不是他们俩解大手的时候。(汪曾祺《异秉》)

【解手】jiě//shǒu 上厕所,解大小便。【例】船身极小,在里面席地而坐,两腿麻得不得了,郑妈就不时要上岸解手。(苏青《拣奶妈》)|大家思来想去,都有些失眠,老周一个劲儿出去解手,老白不住地对着窗户咳嗽吐痰。(刘震云《官场》)

【解脱】jiětuō 人死亡。【例】杨校长说,患了癌症才好,我就可以解脱了,死不死活不活反让人难熬。(刘醒龙《分享艰难》)|这是一件令人痛心的事情,但是至少那个可怜的小伙子已经解脱了。([爱尔兰]艾捷尔·丽莲·伏尼契著,李俍民译《牛虻》)

【解小手】jiě xiǎoshǒu 小便。【例】女小彭进来,原来她不是解大手,是解小手。(刘震云《单位》)|他怕大家不懂,又解释道:"我解手时,总是先解小手,后解大手。"(汪曾祺《异秉》)

【金井】jīnjǐng 墓穴。【例】帝王陵寝之制,为石室、石床、石门,外围以砖为室城。嫔妃则以石砌为长方池,谓之金井。下至卿相,皆葬土穴。([清]陈恒庆《谏书稀庵笔记》)|众人拽棺入金井,并不能动,因此停住坟前,众都惊怪。([明]冯梦龙《喻世明言》)

【金丝鸟】jīnsīniǎo 被男人包养的女人。【例】有人说,她被一位大款看上了,成了一只金丝鸟,谁知道呢?(卞庆奎《中国北漂艺人生存实录》)|光是长相好而脑袋空空的女子,最后也许只能落得被某大款当做金丝鸟包养的命运。(陈红玉《女人必备私房书》)

【金汁】jīnzhī 中药名,粪便制品,取健康人的大便加清水,搅匀成汁,以棉纸纱布清滤,加入黄土少许,入瓮,粗碗覆盖密封,埋入地下一年以上,其上层清液呈微黄色,无毒无味,入药即为金汁,内服,具有清热解毒、凉血消斑的功效。【例】早些年,碰上小孩发高烧,人们就会去中山路花桥宫讨瓶金汁,喝一点点高烧就退了。(林继学、李秋云、江方方、田米、杨雯雅《福建出土40罐治病"金汁"》,《海峡都市报》2011年12月24日)|金汁是好东西啊,贫穷的人看不起病,这药最实惠!(《治病"金汁"》,《城市晚报》2011年12月25日)

【谨慎欢迎】jǐnshèn huānyíng 虽然表示欢迎,但是有分

寸,有所保留。【例】目前,机构对可交换债券持"谨慎欢迎"态度。(赵圆媛《可交换债券拟发行　市场谨慎欢迎》,《四川日报》2008 年 9 月 16 日)|巴民族权力机构对以色列内阁当天投票接受中东和平"路线图"计划表示"谨慎欢迎"。(刘洪明《巴勒斯坦民族权力机构表示谨慎欢迎》,《解放日报》2003 年 5 月 26 日)

【谨慎乐观】jǐnshèn lèguān　虽然持乐观情绪,但是有分寸,有所克制。【例】对于 7 月过后的行情,应抱着谨慎乐观的态度。(《产能居高不下　玻璃后市谨慎乐观》,《国际商报》2013 年 7 月 22 日)|目前的成交增长只是恢复性增长,对下半年的走势尚难判断,应谨慎乐观。(白晓《外贸复苏,需谨慎乐观》,《大众日报》2010 年 4 月 28 日)

【进门】jìn//mén　女子初嫁夫家。【例】新太太进了门就害病。(钱钟书《围城》)|为的是王善人的老娘,风烛残年,朝不保夕,急于想见孙媳妇进门。(高阳《红顶商人胡雪岩》)

【进去了】jìn · qù · le　被拘留、逮捕,或被判处徒刑。【例】有这么一男一女俩人,出狱以后不思悔改重操旧业,这不,刚出狱不久又进去了。(《出售伪造发票被判过刑　重操旧业又进去了》,《生活日报》2010 年 12 月 6 日)

【进土】jìntǔ　进了土里,婉指人死亡。【例】他摸着我的头顶说:"不等你长大,我可该进土啦。"(张洁《爱,是不能忘记的》)

【禁果】jìnguǒ　禁止触及的事物,多指过早地偷偷发生的性接触。【例】在这期间,事情得意呢,便免不得要尝尝一向认为是禁果的那些玩艺儿。(老舍《小型的复活》)|少女未婚生育,在美国似是寻常事一桩,算不上"禁果",也无所谓"偷尝"。(元辉《少女母亲何其多》)【说明】《圣经》里上帝禁止亚当、夏娃采食的知善恶树的果子,两人因偷食了这种果子被逐出伊甸园。"偷尝禁果"指偷偷地发生了性关系。

【京骂】jīngmà　㊀用带有北京方言特色的粗话骂人。【例】在高上座率、主场佳绩的背后,"京骂"等一些球迷不理性行为也使得国安工体主场饱受诟病。(陈晨曦《体坛聚焦:京骂究竟杀伤了谁》,《人民日报》2014 年 6 月 4 日)|2008 年奥运会眼见着就要到了,"京骂"问题不仅北京奥组委担心,恐怕很多老百姓也有些顾虑。(曹竞《京骂上了多哈赛场,丢人!》,《中国青年报》2006 年 12 月 6 日)㊁带有北京方言特色的骂人的话。【例】14 日晚上,电视台在转播比赛实况的时候……那再熟悉不过的京骂依然飞入我们的耳朵。(陈昭《"京骂"

该退场了》,《人民日报》2007年11月16日)|京骂……如此清晰,如此刺耳,却又如此让人痛心!(《京骂让"北京精神"蒙羞》,《工人日报》2012年3月24日)

【经信】jīngxìn 月经。**【例】**谁知狄希陈五行有救,寄姐经信两月不行,头晕恶心,口干舌涩,眼困神疲,手酸脚软,怕明喜暗,好睡懒行。([清]西周生《醒世姻缘传》)

【净身】jìngshēn 男子被阉割。**【例】**大部分太监都是生活无着,有的走投无路,才净身做了太监。(阎崇年《清十二帝疑案答疑》)|伯父幼年净身入宫,不曾学会地里的各种农活,而入宫后学会的那一套在田地里又全无用处。(尤凤伟《金龟》)

【净手】jìng//shǒu 大小便。**【例】**酒进数杯,食供两套,那端王起身净手,偶来书院里少歇,猛见书案上一对儿羊脂玉碾成的镇纸狮子,极是做得好,细巧玲珑。([明]施耐庵《水浒传》)|我在这里净了净手,谁往那里去来!那里有猫唬了他?白眉赤眼的!([明]兰陵笑笑生《金瓶梅词话》)

【净桶】jìngtǒng 马桶。**【例】**宫娥答应,早把净桶掇来。([清]李汝珍《镜花缘》)|睡到夜半,心胸涨漫,肚腹疼痛,起身出恭。床边却摸不着净桶,那恭又十分紧急,叫苦连连。([明]冯梦龙《醒世恒言》)

【敬谢不敏】jìngxiè-bùmǐn 婉言谢绝,拒绝做某事,拒绝接受。**【例】**这几年有许多杂志报纸要我写这方面的文章,我只好敬谢不敏,不能鸣,更不用说争了。(吴晗《再谈神仙会和百家争鸣》)|(吴小如)师所以对各种美誉头衔敬谢不敏,一方面固然是因为他对学术的敬畏,不轻易自许。另一方面也源于他对现今学界不良之风的厌恶……(陈丹晨《追思吴小如师》,《光明日报》2014年7月4日)**【说明】**见"谢不敏"。

【九泉】jiǔquán 人死后埋葬的地方,阴间。**【例】**她看了多少年,没见紫云这么心慈面软的好人,要是能把老头交给她,她在九泉下也为紫云念佛。(邓友梅《那五》)|妈妈临终前惦着的就是她,她必须让亲爱的妈妈在九泉路上,把心放下。(王海鸰《中国式离婚》)

【久假不归】jiǔjiǎ-bùguī 借别人的东西不还,据为己有。**【例】**俄人据我伊犁,殆有久假不归之势,我师迟一日,则俄人进一日,事机之急,莫此为甚。(高阳《红顶商人胡雪岩》)|黄大痴《陡壑密林图》严岫郁盘,云岚苍润。王烟客旧藏,后归石谷,吴渔山久假不归。石谷索之亟,几至变颜。([清]况周颐《眉庐丛话》)

【旧院】jiùyuàn 妓院。**【例】**听说旧院李香君跟着童娘娘

也在杭州。(费只园《清朝三百年艳史演义》)|金陵旧院,有顿、脱诸姓,皆元人后没入教坊者。([清]王士祯《池北偶谈》)

【救必应】 jiùbìyìng 中药名,铁冬青的树皮或根皮,内服或外用,具有清热解毒、利湿、止痛的功效。**【例】**治急慢性肝炎:救必应一两半,八角王五钱。二药均用树皮。刮去粗皮,切片。加水二碗,煎至半碗,每日一剂,分二次服。(邕宁县革委会中草药新医疗法成就展览室编《中草药新医疗法处方集》)

【就木】 jiùmù 装进棺材,婉指人死亡。**【例】**我已经将就木之人了,为管闲事,给小弟兄们结下不少的冤仇,这是何苦来呢?([清]张杰鑫《三侠剑》)|年将六十,即旦夕就木,不为夭矣。([清]李渔《闲情偶寄》)

【就义】 jiùyì 为了正义的事业被杀害。**【例】**见到瞿独伊是在福建革命老区长汀,瞿秋白就义纪念地。她是来凭吊父亲的。(杨曦冬、林育农《瞿秋白唯一的女儿》|马老山在就义前,一边在街上走着,一边昂然地诉说自己的冤屈,揭露苏家的罪恶,沿街的人听了,无不落泪。(李晓明《平原枪声》)

【居室】 jūshì 夫妻过性生活。**【例】**彼妻能守闺门正道,夫妇居室,毫无媚态,彼常以不情呼之。([清]魏文中《绣云阁》)|夫妇居室,不能谓之不正也;狐魅假形,亦非意料之所及也。([清]纪昀《阅微草堂笔记》)

【据说】 jùshuō 婉转地表示对下面的话不太相信,甚至加以否定。**【例】**日本有"又想吃河豚又怕送性命"之说,一旦中毒,据说可以用人粪解之。(李长声《厕所考现学》,《读书》1992 年第 8 期)|江苏如皋县妇女在元宵夜拾得桥边的砖石回家,据说可以得子。(阴法鲁、许树安《中国古代文化史》)

【惧内】 jùnèi 怕老婆。**【例】**原来张纪通惧内,所以这样打趣他;哪知他拍一拍胸脯说:"放心,放心,雌老虎前天回常熟娘家,去吃她侄儿的喜酒去了。"(高阳《红顶商人胡雪岩》)|我去找他媳妇儿,这个人惧内,我那个妹子说一句话,管保比圣旨还灵!(孙犁《风云初记》)

【捐宾客】 juān bīnkè 人死亡。**【例】**是年百榖下世,再阅岁甲寅而文定亦捐宾客矣。([明]沈德符《万历野获编》)|不数年冯殁于家,周转南大理,因乞休。又数年沈捐宾客,周寻病,又迟数年卒。([明]沈德符《万历野获编》)

【捐馆舍】 juān guǎnshè 人死亡。**【例】**今奉阳君捐馆舍,臣故敢献其愚忠。([明]冯梦龙、[清]蔡元放《东周列国志》)|从前有个元和马知县,带着孺人弱女,由大挑补了这官,甫过中年,遽捐馆舍。(费只园《清朝三百年艳史演义》)

【捐躯】juānqū 献出生命。【例】她要是能识文断字,找段为国捐躯的鼓词唱唱,还有什么犯难的。(老舍《鼓书艺人》)|烈士的亲属们深知亲人是为国捐躯,个个深明大义,没有谁向我们提出过任何超出规定的要求。(李存葆《高山下的花环》)

【捐身】juānshēn 献出生命。【例】丈夫里昂德是个犹太人而且为反对法西斯主义进行斗争,一旦纳粹侵入英伦三岛,他随时准备捐身抵抗。(叶子《弗吉尼亚·伍尔夫〈最后的日记〉》,《读书》1985年第6期)|人臣捐身以事主,苟有裨于社稷,死之无可辟矣。([清]王夫之《读通鉴论》)

【捐生】juānshēng 献出生命。【例】即若曹操,奋起以讨董卓,几捐生于荥阳。([清]王夫之《读通鉴论》)|从容就狱申王法,慷慨捐生报主恩。([明]冯梦龙《喻世明言》)

【卷铺盖】juǎn pū·gai 卷起铺盖走人,婉言被辞退。【例】这次,她自己要对你妈说,叫她带着你卷铺盖,滚蛋!(曹禺《雷雨》)|往年老师傅过"破五"回来就扣工薪,徒弟就卷铺盖!(老舍《春华秋实》)

【绝命】juémìng 人死亡。【例】邓丽君绝命时,保罗不在她身边;对于邓丽君的突然去世,保罗虽然表现出悲伤,但并不见伤痛欲绝的样子。(王一心《邓丽君的情感之旅》)|万一我有个好歹,这封绝命之书就烦请老弟代为呈递了。(徐贵祥《历史的天空》)

【绝气】juéqì 人死亡。【例】"活人同死人也差……差……差不多,……凡事只要……差……差……不多……就……好了,……何……何……必……太……太认真呢?"他说完了这句格言,方才绝气了。(胡适《差不多先生传》)

K

【开苞】kāibāo 与处女性交。【例】他的诸多恶劣行径里民愤最大的是对女人的蹂躏,凡是新娶的媳妇头一夜必须请他去开苞。(陈忠实《白鹿原》)|我不缺女人,这镇上的小女子出阁前都得送上门先让我开苞。(尤凤伟《石门绝唱》)

【开房间】kāi fángjiān 为发生性行为而住进宾馆的房间。【例】君翁,我想起来了。昨天和赵伯韬到华懋饭店开房间的女人是——(茅盾《子夜》)|假如像王叔远那样,钓上女的就去开房间,甚至于叫女友有了大肚子,得多少钱?(老舍《末一

块钱》)【说明】多指男女不正当性行为。

【开后门】kāi hòumén　利用职权给他人行方便或给予他人某些不应有的利益。【例】连装个电话也要开后门,那还不烦死人吗?(白帆《寂寞的太太们》)|即使为了加强廉政建设,也需要更好地研究开后门与走后门的林林总总……(王蒙《谈学问之累》,《读书》1990年第5期)

【开怀】kāi//huái　(~儿)妇女第一次生育。【例】那女人在芦家七八年与男人朝夕相处没开过怀,而只在山上几夜便金榜得中,这未免让人难以置信。(尤凤伟《金龟》)|她从打过门没开怀,偏方秘药吃了无计数,一点事儿没管。(浩然《艳阳天》)

【开天窗】kāi tiānchuāng　㊀报刊编辑部临时撤去稿件,不用其他稿件填补,使出版时页面留有空白。【例】报社编辑想出了一条聪明的办法,既没有开天窗,又把重要消息"暗示"给读者了。(陈翰伯《在斯诺的小客厅里》,《读书》1979年第9期)|否则那些反映了人民的心声的丁聪的漫画、雪峰的寓言就会被开天窗或者禁止出售了。(凤子《〈人世间〉随想》,《读书》1983年第9期)㊁颈动脉、股静脉注射的吸毒方式。【例】也有人用更危险、危害性更大的颈动脉注射、股静脉注射,俗称"开天窗"。毒品直接顺着血液进入脑子,这种非常危险,容易当场猝死,心脏根本承受不起。(《什么是"开天窗吸毒"　4种基本吸毒方式解读》新华网2012年6月26日)

【开小会】kāi xiǎohuì　几个人在一起窃窃私语。【例】别吵吵呀,不许开小会,大伙都站好。(周立波《暴风骤雨》)|你和宋队副、马师爷,还有几个中队副,常在一起嘀咕事儿开小会,都背着我,是个什么意思?(徐贵祥《历史的天空》)【说明】多表示开会时,几个人在一起小声讲话。

【堪忧】kānyōu　状况不佳,让人觉得忧虑,很让人担心。【例】我们这个悠久农业历史的国家在未来的国际竞争中前途堪忧。(朱桢《转基因食品离我们有多远》)|龚自珍……认为自乾隆末年以来,民风腐败,国运堪忧,城市中"不士、不农、不工、不商之人,十将五六"。(余秋雨《抱愧山西》)

【看不懂】kàn bù dǒng　看了不能理解,婉言不赞成、不喜欢。【例】反倒要到人多的地方,反倒是在广场上让大家都看到王伯伯张大妈在跳舞……我就看不懂了。(李杭育《广场景观随想》)

【看破红尘】kànpò-hóngchén　看透人生,把生死哀乐都不放在心上,婉指受挫折后采取消极避世、无所作为的处事态度。【例】在社会生活中,那些理想幻灭,口称看破

红尘,其实愤世嫉俗而又无所作为的人,大都是富有正义感,纯朴、善良的人。(刘泽林《论彭晓雷的艺术形象》,《读书》1979年第6期)|“文革”后,有人问他,看破红尘没有?他说没有。(天俊《芦苇荡里走出来的孙犁》)

【**看人下菜碟**】kàn rén xià càidié (~儿)根据食客的饭量安排菜码的大小,婉指势利眼,待人因人而异。【**例**】他们还说:骂人的小姐虽然粗鲁,人却不坏,既诚实又正直,不会看人下菜碟,专拍有钱人马屁——这倒不是谬奖。(王小波《京片子与民族自信心》)|我说你们这饭馆真该好好整顿整顿了,不像话,看人下菜碟。(王朔《给我顶住》)

【**考验**】kǎoyàn 通过具体事件、行动或困难环境来检验,婉指面临困难和难题。【**例**】《厚土》没有写变,实际上它写沉睡一般的“常”,又指涉着作品所留出的空白——寓示变革的必然性及其在环境和心理上都将遇到考验。(吴方《追摹本色 赋到沧桑》,《读书》1987年第8期)|经得起考验的爱情,才是真正的爱情。(岑凯伦《合家欢》)

【**可不**】kěbù 表示附和,赞同对方的意见或看法,婉言就是(这种情况)。【**例**】这不是?还不快瞅?瞅见了没有?可不就在这儿!(俞平伯《古槐梦遇》)|咱们这位,可不也是童养媳?(周立波《暴风骤雨》)

【**可想而知**】kěxiǎng'érzhī 不用说明就能想象得到,婉指结论不说自明,显而易见。【**例**】年轻时,他作曲废寝忘食,达到走火入魔的狂热程度……有一次,他煮牛肉面,边煮边用粉笔在地板上写曲子,结果可想而知。(刘宝海《从钳工到奥斯卡音乐奖获得者》)

【**可以想见**】kěyǐ xiǎngjiàn 很容易推知事情原委或具体情形,表示对所说结论不难想到,显而易见。【**例**】译校者为此付出的劳动可以想见。(金观涛《桑博德和他的〈突变理论导论〉》,《读书》1984年第4期)|试想,一个聪明绝顶、感情充沛的人,精神上总处于“无希望”的悲观境地,能够维持多久,可以想见。(叶秀山《学者的使命》,《读书》1990年第10期)

【**溘然**】kèrán 突然死亡。【**例**】即使嘴里正念着天花乱坠的喜歌,而他老人家就从此溘然,也毫不打紧,总不能说是被咒死的,难道活到一百零一岁还不算够本吗?(俞平伯《重过西园码头》)|子廸隔岁书来,遂闻先生溘然之耗,能不悲哉!([清]周亮工《追报亡友黄汉臣书》)【**说明**】“溘然”截取“溘然长逝”前两个字。见“溘然长逝”“溘逝”。

【**溘然长逝**】kèrán chángshì 突然长久地离开,婉指去世。【**例**】艺术大师刘海粟溘然长逝,留下的艺术瑰宝不少。(尤芳进《刘海粟乱世神

交》)|不久,郑思肖也在穷途潦倒、饥寒交迫中溘然长逝。(马强《郑思肖与〈心史〉》,《读书》1982年第2期)【说明】见“溘然”“溘逝”。

【溘逝】kèshì 突然死亡。【例】1940年,蔡元培在香港病逝,中共中央在发给家属的唁电中说:……当此寇深国危之秋,正赖老成硕望,宏济时艰,遽闻溘逝,无任痛惜。(刘仰东《在北大红楼感受“新时代的先声”》,《人民政协报》2009年5月20日)【说明】见“溘然”“溘然长逝”。

【空青】kōngqīng 中药名,蓝铜矿的矿石,成球形或中空者,内服或外用,有凉肝清热、明目去翳、活血利窍的功效。【例】《本草》有空青、曾青、绿青、扁青、石胆五条,予以法制炼之,皆可成精铜,几能乱金也。([清]刘献廷《广阳杂记》)|不知《本草》称延年之药如蒲黄、石龙刍、云母、空青、五石脂、菖蒲、泽泻、冬葵子等味,未必皆可久服。([清]陆以湉《冷庐杂识》)

【孔方兄】kǒngfāngxiōng 钱(含戏谑义)。【例】学校青石构筑的南大墙已然推倒,代之以充满孔方兄气息的商铺、门店。(陆步轩《屠夫看世界》)|古人言:君子喻于义,小人喻于利。可现在不同了,孔方兄一句“没有我是万万不能的”,将文人骚客们置于了尴尬失控的境地。(孟宪利《精神》)【说明】古代铸造铜钱,中有方孔,便于加工,穿在一起方便携带。又称“方兄”“孔方”“孔兄”:方兄强似孔家丘。([清]遯庐《童子军·贿谳》)|尝闻兄弟阋墙,每为孔方作祟;戈操同室,常因财产纠纷。(赵树理《三里湾》)|元代集贤学士曹伯启有“孔兄正羞涩”的诗句,则把“孔方兄”简称为“方兄”和“孔兄”了。把钱称为兄,还有一种更风趣的说法是:繁体的“钱”(錢)字拆开为“金戈戈”3个字,“戈戈”音同“哥哥”,故称其为兄。(刘建斌《孔方兄的来历》,《中国教育报》2006年4月9日)

【恐怕】kǒngpà 用推测的口气说话,婉转地表示是某种情况。【例】银行的好日子恐怕要结束了。(王涛《银行好日子恐怕要结束》,《人民日报》2012年6月11日)|史料上说,查初白受学于黄梨洲,五岁能诗,宗法宋诗,受苏轼、陆游影响尤深,所以王渔洋、赵翼、纪晓岚等都评其诗堪比放翁,金庸则说恐怕有点过誉。(董桥《初白庵著书砚边读史漫兴》,《读书》1996年第1期)【说明】“恐怕”是使句子具有不确定口气,出现委婉意义的关键词。

【口不择言】kǒubùzéyán 不假思索,说出不恰当的话。【例】狂怒令他口不择言。(琼瑶《鬼丈夫》)|七姑奶奶有些着急了,因此口不择言:“小爷叔,你真是死脑筋……”(高阳《红顶商人胡雪岩》)

【口条】kǒutiáo 用作食品的

猪舌或牛舌。【例】一盆盆耳朵、口条、心肝、大肠、蹄子、肘子、排骨、臀尖、尾巴、血豆腐、肉皮冻，单摆浮搁，碎渣赘肉也炸成一锅锅金黄小丸子一点没糟践，间或可见几十张猪脸满面油红笑眯眯的俊样。（王朔《看上去很美》）｜全是些下酒菜，什么叉烧肉，白斩鸡，油爆虾，猪肝，口条，兔子肉，还有油氽花生米……（陆文夫《人之窝》）【说明】生意人讳言 shé（折本）而故意改“舌”称“口条”。

【口无遮拦】kǒuwúzhēlán 不注意场合，说出不该说的话。【例】你也是的，口无遮拦，你这么说她她能高兴吗？（柳建伟《突出重围》）｜以后在姑爷面前，不许再这样口无遮拦了。（朱秀海《乔家大院》）

【口误】kǒuwù ㊀因疏忽而说错了话或念错了字。【例】每个人都有口误的可能。（王朔《我是你爸爸》）｜这个日期之所以搞错，路易·卢米埃尔当然有其责任，因为他在 1898 年由于口误，把“电影视镜”在法国出现说是“在将近 1893 年”，而不是在 1894 年年中。（［法］乔治·萨杜尔著，徐昭、胡承伟译《世界电影史》）㊁说错的话，念错的字。【例】朱可夫总算纠正了他的口误。（沈永兴、朱贵生《二战全景纪实》）｜我一直认为北京话的“泡澡”是个口误，正确的说法应该是“煲澡”。（王朔《看上去很美》）

【跨鹤西归】kuà hè xī guī 人死亡。【例】近七十年漫长岁月逝去了，友人已跨鹤西归，但昔日旧情仍然浓得化不开，在老人胸中翻滚。（顾骧《念旧》）

【宽衣】kuān//yī 脱衣服。【例】每当给女人宽衣解带，我便有一种翻书的感觉。（尤凤伟《石门夜话》）｜就会坐在那儿干瞪眼，要是秋桐的话，早奔过来给我宽衣解带，端茶送水，还带投怀送抱呢。（琼瑶《烟锁重楼》）

L

【拉关系】lā guān·xi 为了办成某件事而跟有职权的人联络拉拢。【例】我看得很明白，一个人在社会上，就得到处拉关系，关系越多，吃饭的道儿才越宽，饭碗才不至于起恐慌。（老舍《四世同堂》）｜会拉关系的就容易上去，连搞打砸抢的反倒能上去，专业好的却不行。（刘宗亚《沈从文的“不安分”》，《读书》1993 年第 1 期）

【拉客】lā//kè 妓女招引嫖客。【例】到了更深人稀之际，还得当心那些三五成群在马路上拉客的“野鸡”。（陆文夫《人之窝》）｜后来，吴迪更加放肆大胆，大白

天也到饭店拉客，在餐厅和外国人一起吃饭喝酒打闹。（王朔《一半是火焰，一半是海水》）

【拉皮条】lā pítiáo　撮合男女发生不正当关系，多指撮合妓女和嫖客。**【例】**恨这个乌龟！不能再到街上去拉皮条了，倒来找他帮忙！（老舍《鼓书艺人》）|马林生又把全身浸入水中，“你他妈少给我乱当红娘，拉皮条你岁数还小点。”（王朔《我是你爸爸》）

【拉稀】lā//xī　遇事或在关键时刻退缩。**【例】**江湖上谋生混饭之人，讲的是“人争一口气”，是“刀搁在脖子上也不拉稀”，那才算条汉子！（陈建功、赵大年《皇城根》）|焦守志骂道：“你狗日的想拉稀是不是？”（柳建伟《突出重围》）

【来潮】lái//cháo　来月经。**【例】**她直到十二岁月经来潮还相信男人坐过的凳子女人立即去坐便会怀孕。（马兰《闲话》）|共住院101天，面色转华，眉毛、阴毛大部长出，腋毛稀少，爪甲有光泽，性欲恢复。月经于住院98天来潮，量少色紫。（《历代古方验案按》）

【来电】láidiàn　内心激起对异性的好感。**【例】**一看这个人能让你特别来电，但是很快又过去了……两个人互相之间也可能都来电了，但是呢，也是时间不长就过去了，你能说是爱情吗？（周国平《周国平谈爱情》）|和这样的男人在一起时，不来电；分别以后，也不思念。（老土《单身女郎：你为什么不结婚》）

【来归】láiguī　古代称女子出嫁。**【例】**十七来归，即传家政。（［清］田兰芳《明河南参政袁公墓志铭》）|吾媳既外除来归，合卺之夕，翁年且八十七，不远千里来，遗女甚厚。（［清］文康《儿女英雄传》）

【兰摧玉折】láncuī-yùzhé　人不幸死亡。**【例】**语才毕，文宗料知不佳，急起视太子，已经喘做一团，不消半刻，即兰摧玉折。（许慕羲《元代宫廷艳史》）|呜呼！始则兰摧玉折，终则璧合珠圆，一死一生，其情愈深。（［清］王韬《淞隐漫录》）

【蓝桥】lánqiáo　男女约会的地方。**【例】**前缘系赤绳，鱼水相和两意浓。不料鸳鸯今拆散，何期鸾凤又西东！蓝桥水涨难成事，佛庙烟沉嘉会空。着意一场今又别，何年与你再相逢！（［明］吴承恩《西游记》）

【劳燕分飞】láoyàn-fēnfēi　人别离，多指夫妻分离。**【例】**新婚燕尔，他们就劳燕分飞。（李伟《曹聚仁的奇特婚恋》）|后来终于因为家庭的变故，劳燕分飞，未能走到一起。（陆步轩《屠夫看世界》）

【老姑娘】lǎogū·niang　年龄很大而没结婚的女子。**【例】**我呢，当了这么些年老

姑娘,也该痛快几天。(老舍《骆驼祥子》)|他又不是不晓得这个鬼沈小妹有些神经质,是个嫁不出去的老姑娘。(方方《桃花灿烂》)

【老了】lǎo·le 年纪大的人死亡。【例】"祥林嫂?怎么了?"我又赶紧的问。"老了。"(鲁迅《祝福》)|原来这铁槛寺原是宁荣二公当日修造,现今还是有香火地亩布施,以备京中老了人口,在此便宜寄放。([清]曹雪芹、高鹗《红楼梦》)

【老龄】lǎolíng 老年的。【例】我们要切实增强做好老龄工作的责任感和紧迫感。(《推动老龄事业与经济社会协调发展》,《人民日报》2013 年 10 月 13 日)|建立老龄事业经费财政专项预算,确保财政资金对老龄事业发展的投入力度与规模。(谈燕、马希玲《老龄产业中长期规划将出台》,《解放日报》2013 年 5 月 17 日)

【老朋友】lǎo péng·you 月经。【例】哺乳至孩子八个月,从第七个月开始,阿芳的"老朋友"终于光临。(马海菊《早调理月经可推迟更年期》,《惠州日报》2009 年 10 月 27 日)|虽说是"老朋友",可有时候它真不够朋友,会给姑娘带来许多不适和病痛,这就是所谓的"月经病"。(《常见妇科病知识讲座》,《天府早报》2002 年 1 月 18 日)

【老实】lǎo·shi 人呆板,不精明,不善于看情况说话、办事。【例】毛病似乎是在他太老实,老实就必定吃亏,没有情理可讲!(老舍《骆驼祥子》)|遇上不说理的、好抬杠的、太固执的以至过分老实的,大家都爱骂一句"镢柄"。(张石山《镢柄韩宝山》)

【老衣】lǎoyī 人死后入殓时穿的衣服。【例】由他先垫出一笔钱来,给侉奶奶买一身老衣,一副杉木棺材,把侉奶奶埋了。(汪曾祺《故里杂记》)|嘉轩一声哭嚎就昏死过去,被救醒时父亲已经穿上了老衣,香蜡已经在灵桌上焚烧。(陈忠实《白鹿原》)

【姥姥】lǎo·lao 根本不可能,不相信,藐视。【例】我管教儿女,与你什么相干?揍我?你姥姥!你也得配!(老舍《骆驼祥子》)|到后来连她的亲生女儿都吃完饭了,才轮上她进来吃饭呢,她居然还敢扎刺儿?姥姥!(林希《"小的儿"》)

【离尘】líchén 离开尘世,出家。【例】你可以不信佛,也可以无视天国神界的诸般景致;但你又怎能同时离尘于人间且超脱于凡情呢?(及巨涛《云冈一片云》)|后来闵公亦舍俗离尘,礼其子道明为师。(明旸法师《佛法概要》)

【离开】lí//kāi 人死亡。【例】著名老作家、金文学家骆宾基因突发性脑溢血于6月11日离开我们了,终年 77 岁。(吴光华《骆宾基与〈混沌初

开〉》）|（赵万里先生）这位毕生致力于版本目录的老学者和图书馆工作者永远地离开我们了。（张守常《回忆赵万里先生二三事》，《读书》1980年第12期）

【离去】líqù　人死亡。**【例】**王军霞恩师带着遗憾离去——2009年6月1日上午9点45分，被肺癌晚期折磨近16个月后，著名田径教练毛德镇在大连去世，享年72岁。（程田《清明缅怀已逝体育明星　九大明星离世让人痛心》）|他知道青云道长已经离去，但他还是站立了很久，然后才走出庙宇。（余华《鲜血梅花》）

【离世】líshì　人死亡。**【例】**圣陶老人九天之上对离世时未曾听到"编辑家"这一他最喜欢的称呼，恐怕也不无遗憾。（陈原《在语词的密林里》，《读书》1988年第7期）|我已病入膏肓，行将离世，兹将所遗财产（包括现金、债券、不动产等），按具体分配方案，留给各位夫人及子女。（剑荣《杜月笙客死香港秘闻》）

【离异】líyì　离婚。**【例】**父母的离异促他早熟。（唐小兵《在黑暗闸门的后面》，《读书》1992年第8期）|曹春生的前妻是位很温顺的女人，两人感情不错，但老实胆小，实在受不了曹的奇思异想，最终离异。（沙琳《"大款"卖肾》）

【礼尚往来】lǐshàngwǎnglái　你怎样对我，我也怎样对你；用同样的方法回敬对方。**【例】**及至遇到张妈的蛮悍，他们开始感到一种礼尚往来，英雄遇上了好汉的意味，所以颇能赏识她，把她收作了亲军。（老舍《骆驼祥子》）|在这种"低头不见抬头见"的村社中，不还情是极有失体面和信义之事，所以务必回赠，礼尚往来。（王宁《象征性资本与象征性暴力》，《读书》1993年第5期）**【说明】**作为委婉语，具有"以牙还牙"的意味。

【丽春院】lìchūnyuàn　娼家，妓院。**【例】**丽春院粉头供唱递酒是他的职分，休要惯了他。（[明]兰陵笑笑生《金瓶梅词话》）|倒还是丽春院娃娃，到明日不愁没饭吃……（[明]兰陵笑笑生《金瓶梅词话》）

【利淡】lìdàn　市场行情不利，可能引起价格下跌（的消息）。**【例】**近期一些利淡因素困扰A股市场。（《利淡因素、严重超买或催生短期调整》，《经济参考报》2013年1月11日）|从上周末开始，与金融、房地产相关的利淡因素增加。（《民族证券：利淡因素叠加　大盘步入调整》，《经济参考报》2013年3月29日）

【例假】lìjià　月经期或月经。**【例】**女知青们来了例假，不好意思说，照样把双腿插在刺骨的冰水里，默默地忍着干活。（冯骥才《一百个人的十年》）|这几天她来例假，她不小心弄脏了床单，很

小的一片，五分钱人民币那么大的一片。（铁凝《大浴女》）

【例行公事】lìxíng-gōngshì 照惯例做，不知变通，不讲实效。**【例】**学校的问题，公司的问题，别人都当作例行公事处理的，夏先生却当作自家的问题，真心地担忧。（丰子恺《悼夏丏尊先生》）|相亲只不过是例行公事，倒不如以饮茶方式聚一聚就算了。（梁凤仪《激情三百日》）

【脸红】liǎn//hóng 害臊。**【例】**他也知道这简直是个骗局，想起来就脸红，可是无法。（老舍《牛天赐传》）|会上，顾毓琇尊称老舍为"头等作家"，老舍很谦虚，他说："我不是'头等作家'，只能算是'次等作家'。"那位炫耀"一级作家"的大人先生，听了这个故事能不脸红乎？（周俊元《老舍自称次等作家》）

【脸上挂不住】liǎn·shang guà·buzhù 因感到羞辱而觉得难堪丢脸。**【例】**青年妇女脸上挂不住，急的指着窗户说："你嘴里胡突噜的是什么，屋里有人家同志！"（孙犁《风云初记》）|我这话一说，他脸上挂不住了……恶狠狠地瞪着办公室主任。（金正昆《金正昆谈礼仪之人际交往法则》）

【恋床】liànchuáng 贪睡。**【例】**我到外地出差，有个不好的习惯——恋床。（巴陵《琵琶溪》，《人民日报（海外版）》2010年6月24日）|直到第二日早上，还是恋床不起。（齐秦野人《武宗逸史》）

【梁上君子】liángshàng-jūnzǐ 入室盗窃的贼。**【例】**曾五次遭遇梁上君子光顾，损失惨重，其中的两次记忆尤深。（陆步轩《屠夫看世界》）|一星期前的雨把后园的西墙淋坍，第二天就有"梁上君子"来摸索北房的铁丝窗。（周作人《苦雨》）**【说明】**汉代陈寔家夜间来了一个窃贼，躲在屋梁上，陈寔称贼为梁上君子。

【两性关系】liǎngxìng guān·xì 男女之间的性关系。**【例】**她对于两性关系，一向是躲在庄严，圣洁，温柔的锦幛后面，绝不曾挑开这锦幛的一角，看看里面是什么东西。（茅盾《蚀》）|两性关系是生物个体间最重要的关系，所以也是社会关系和文化形态的基础之一。（裘其拉《"脑"想男女事》，《读书》1995年第12期）

【两性人】liǎngxìngrén 由于胚胎畸形发育而导致的具有男性和女性两种生殖器官的人。**【例】**此时，罗姆只好承认——狼狈地、拐弯抹角地承认，他是"两性人"。（[美]约翰·托兰著，郭伟强译《从乞丐到元首》）|两性人是指生下来就是不男不女的个体，又叫阴阳人，两性畸形，或第三性别。（《中国儿童百科全书》）

【亮红灯】liàng hóngdēng

事情的发展或情况出现危机。【例】直到近几个月他的血压和心脏都向他亮起了红灯,他才不得已听从了医生和家人的劝告。(郑苏伊《我的九旬老父臧克家》)

【亮红牌】liàng hóngpái 受到警告,被罚出局。【例】由于环评不过关,最终被亮了红牌。(彭辉《污染项目亮红牌 低碳项目发绿卡》,《大众日报》2011年12月1日)|42所学校被教育部连续3年亮红牌。(刘琴《63所成人高等学校被亮红牌》,《江西日报》2008年9月24日)

【亮黄牌】liàng huángpái 受到警告,再犯错就会被罚出局。【例】卫生大检查,被评了劣等。亮黄牌警告,还说要上电视。(梁晓声《冉之父》)|广西壮族自治区北海市检察院从细微之处着手,对干警不文明行为"亮黄牌"。(梁洪、梁广平《对社交失礼"亮黄牌"》,《检察日报》2010年11月8日)

【撩云拨雨】liáoyún-bōyǔ 性挑逗。【例】才一就枕,便昏昏睡去,任你撩云拨雨,漠若不知。([清]杜纲《南朝秘史》)|只亏你撩云拨雨不胡颜,我自有偷香手段,窃玉机关。([明]徐复祚《投梭记》)

【猎艳】lièyàn 追逐女色。【例】八年前和漂亮嫂子的一段私情,是他风光绮丽的猎艳史上普通的一章。(廉声《月色狰狞》)|他们不敢暴露自己的真实姓名,原因是他们都是一些眠花宿柳的猎艳老手和无聊文人,毕竟是不太光彩的。(陈诏《呼之欲出的笑笑生》,《读书》1987年第9期)

【林泉】línquán 隐居地。【例】悠游世外的山中高士必以丝竹相伴,云和之乐乃栖隐林泉的重要生活内容。(李兆士《品书录·中国音乐史图鉴》,《读书》1989年第4期)|小臣唯愿恪遵遗命,尽忠尽责辅佐皇上,待将来年迈昏愦之时,退返林泉,念佛诵经,了此残生。([日]紫式部著,林文月译《源氏物语》)

【林下】línxià 幽僻的地方,婉指退隐之处。【例】他年仅不惑,通俄语,通中事外事,思想通达,不会甘心在林下作遗老。(张中行《负暄续话》)|前太仆杨义臣,便是我的母舅,他告隐林下,不问世事,我明天启程,便是往依我舅。(张恂子《隋代宫闱史》)

【临难】línnàn 面临死亡。【例】在狱中他受尽引诱和苦刑,然终临难不苟,威武不屈,宁可坐牢,不受伪职。(张汝伦《认真地思想和生活》,《读书》1993年第11期)|对于士大夫,那种临难不苟、见危授命、仗义执言、秉笔直书者,总是被书之竹帛,千古称赞。(阎步克《士大夫风节小议》,《读书》1987年第6期)

【临终】línzhōng 人将要死

亡。【例】卢小波……的父亲临终前,双泪长流。(方方《一波三折》)|高老太爷临终时与觉慧的对话是最动人的一幕。(黄子平《宏图三重奏:〈家〉与“家”与“家人”》,《读书》1991年第12期)

【灵】líng ㊀遗体。【例】他还并没死在家里呀!我还得去运灵。(老舍《我这一辈子》)|哥哥,保佑你兄弟发财,把你的灵运回中国去吧!(老舍《二马》)㊁装了尸体的棺材。【例】朱老忠和朱老星亲自抬灵,哭哭泣泣地把人埋了。(梁斌《红旗谱》)|十三妹只合褚大娘子站在一边闲话,看着那口灵,略无一分悲戚留恋的光景。([清]文康《儿女英雄传》)

【灵床】língchuáng 停放尸体的床铺。【例】我专程去参加他的追悼会,只见灵床上他的两条腿仍然支撑着,却再也直不了了。(朱静芳《聂绀弩出狱前后》)|像灵床上的尸体,越洗刷得干净,打扮得齐整,越使人感到冷冰冰的死气。(邓友梅《别了,濑户内海!》)

【灵榇】língchèn 装了尸体的棺材。【例】阮玲玉在3月11日入殓……这天下午1时将阮氏灵榇运往闸北联义山庄墓地安葬。(曾广昌《阮玲玉哀魂西归前后》)|我就是要扶着灵榇下乡,我辛辛苦苦服侍你姑爹一场,犯了什么法,要赶我出门?(张爱玲《连环套》)

【灵柩】língjiù 装了尸体的棺材。【例】四爷说,灵柩在家里只停五天,出殡只要十六个杠儿和一班儿清音吹鼓手;她又点点头。(老舍《四世同堂》)|蒋介石病逝后,蒋经国与宋美龄商量墓地问题,母子俩决定暂厝蒋介石灵柩于台北市南60公里处的慈湖。(高景轩、吴汝华《走到生命尽头的蒋介石》)

【灵堂】língtáng 停放灵柩、骨灰盒或设置死者画像、灵位供人吊唁的屋子或大厅。【例】在追悼会上,看到灵堂挂满的老友与弟子们的挽词,使人很感动。(李锐《〈傅任敢教育译著选〉序言》,《读书》1983年第8期)|灵堂气氛严肃,人们心情沉重。(史明《史东山突然逝世之谜》)

【陵寝】língqǐn 帝王的坟墓。【例】中山陵全用青白两色,以象征青天白日,与帝王陵寝用红墙黄瓦的不同。(朱自清《南京》)|那是祖宗的陵寝所在,务必好生防守。(姚雪垠《李自成》)

【零】líng 没有(数量、作用、效果等)。【例】快到上灯时候,林先生核算这一天的“流水账”;上午等于零,下午卖了十六元八角五分,八块钱是赊账。(茅盾《林家铺子》)|多年来亚洲人所没能做到的零的突破,让中国人做到了。(黄承敏《韦唯:我相信中国》)|如果劳动耗费

和劳动成果都是8,那么经济效益就是0((8-8)/8),表现为零效益。(《中国儿童百科全书》)

【零蛋】língdàn 在竞赛或考试中完全失败,一分没得;没有成绩。【例】每门课我都不交作业,习题分总是零蛋。(王小波《白银时代》)|你写得再好,没人买等于零蛋,你写得再狗屁,有人买就算你成功。(《张聂尔自白:三年不写小说》)【说明】成绩用“0”记,略呈蛋形,谑称“零蛋”。

【零和】línghé 一方战胜另一方,吃掉另一方;一方所得正是另一方所失,其和为零,总体平衡,不是双赢。【例】所谓零和博弈,是指博弈的结果是一方吃掉另一方,一方的所得正是另一方的所失。(张曙光《论妥协》,《读书》1995年第3期)|经济制度演进和创新的结果并非是零和的。(张宇燕《高斯定理·产权·经济制度》,《读书》1989年第3期)

【零利率】líng lìlǜ 利息量与本金的比率为零,即利息为零,不收利息。【例】零利率政策,即通过压低资金利率,刺激企业部门的投资活动,以此增加当前和未来美国经济的增长潜力。(张竞怡、陈莎莎《美国零利率或打“八年抗战”》,《国际金融报》2013年10月24日)|不少汽车销售大厅都设置了大幅“零利率,把汽车‘贷’回家”的宣传展板。有违常理的“零利率”,引起了执法人员的注意。(黄红芳《贷款“零利率”原来是陷阱》,《新华日报》2011年11月4日)

【零利润】líng lìrùn 利润为零,即以成本价格营销。【例】(莘县)学校餐厅收回自主经营后……食堂实行零利润经营,每月末结余要小于当月餐费收入的3%。(魏海政、孙险峰《山东莘县中小学餐厅零利润经营》,《中国教育报》2011年12月24日)|购房者不会管开发商是不是零利润卖房,他只关心这个价格是不是自己的心理价位。(邢飞、桂瑰、潘秀林《“零利润”楼盘再现楼市》,《京华时报》2012年2月24日)

【零利息】líng lìxī 利息为零,全免息,不收利息。【例】即日起至12月31日,消费者在河南双盛4S店购东风悦达起亚任一车型可享受零手续费、零利息、零担保的银行分期优惠。(《河南双盛 推出零利息购车业务》,《郑州日报》2009年5月12日)|现到店购海马S7的客户……只需首付30%,两年分期付款,更为重要的是,在还款期间可以享受零利息优惠。(《海马S7中高配热销 首付三成更享零利息》,《南方日报》2013年8月22日)

【零落】língluò 人死亡。【例】匪夷所思的是,意想不到的是,知交零落,永诀了。(李锐《毛泽东早年的两首诗》,《读书》1992年第2期)

【零容忍】líng róngrěn 容忍限度为零，决不容忍。【例】“零容忍”的严格执法背后，正是权力对权利的尊重和保护。（李拯《“零容忍”为民众坚守权利的底线》，《人民日报》2012年11月7日）｜只要形成“零容忍”的氛围和态势，腐败分子就没有藏身之地。（陆彩鸣《以“零容忍”对待腐败现象》，《解放日报》2007年1月14日）

【零增长】líng zēngzhǎng 增长数为零，没有增长。【例】要使世界人口实现零增长（出生率与死亡率相抵），至少需要一百三十年。（南世中《人类和他的生存环境——评福格特的〈生存之路〉》，《读书》1983年第5期）｜2011年第四季度全国地价总体水平微幅上涨，环比、同比增速持续回调。全国各业用地价格增速深度回调，住宅地价环比零增长。（《全国住宅地价环比零增长》，《人民日报》2012年1月16日）

【另册】lìngcè 名字写在另一册上；遭到歧视的人或事物所归入的范围。【例】有将近四分之一世纪我入了“另册”，和师友们断绝了联系。（彭燕郊《千古文章未尽才》，《读书》1991年第10期）｜有一个四十年代编辑出版，后来被编入另册的刊物，叫作《古今》，先生有从创刊到停刊首尾完整的一部，装订为五册……（于飞《绿窗下的旧风景》，《读书》1994年第5期）【说明】旧时统治者把盗匪、坏人户口登记在另外的一册。后来，凡进入另册，便视为另类，受到歧视、冷遇，甚至排斥、打击。

【另类】lìnglèi ㊀与众不同的、非常特殊的人或事物。【例】冷清秋在金府，如果换作最时髦的一句话，说她是个另类。（徐德明《〈金粉世家〉与家族小说》）｜贾宝玉……不但是《红楼梦》中的另类，在整个文学史上也是独一无二的。（梁归智《曹雪芹的超前之思》）㊁与众不同，特殊。【例】这一代人的通病我太知道了，为了另类而另类，为了标新立异而标新立异。（王海鸰《中国式离婚》）｜留长发的人是歌星、影星、球星，他们比较另类，他们打扮的造型与众不同就是吸引观众的注意。（金正昆《金正昆谈礼仪之仪表礼仪》）

【另请高明】lìng qǐng gāomíng 请聘用更高明的人，婉言不接受任用，或要求辞职。【例】侯先生，你的这桩案子，另请高明吧，我是没有办法的了。（林希《“小的儿”》）｜少奶奶，马某医道太浅，大少爷这病，你还是另请高明吧！（朱秀海《乔家大院》）

【另一半】lìng yībàn 自己的配偶。【例】他们当初相遇了以后，他们都觉得自己找到了世界上唯一的那个另一半。（张抗抗《张抗抗——我作故我在》）｜我请求你在

我身边度过余生——成为我的另一半，世上最好的伴侣。（[英]夏洛蒂·勃朗特著，宋兆霖译《简·爱》）

【另有隐情】lìng yǒu yǐnqíng 存在着不便明说的情况。**【例】**缘何不迟不早，选择了这个时间上班，这其中另有隐情，如今，事过境迁，说出来也不怕贻笑大方。（陆步轩《屠夫看世界》）|他的沉默很有可能是另有隐情。（魏肇权《原子弹部件失窃始末》）

【溜号】liūhào ㊀走神，注意力不集中，感情不专一。**【例】**事情已经发生或正在发生，她依然还是一个参与者，但她的感情已经溜号，有时甚至缺席。（皮皮《比如女人》）|由于丈夫走路时精神溜号，没把住儿子，加上路上有冰，车子不稳，儿子从车上摔了下来，头部着地。（赵瑞《爸爸精神一溜号 儿子摔成脑震荡》，《三江晚报》2007年3月28日）㊁偷偷走开。**【例】**去年秋天，王喜"溜号"之后，徐伯贤和大立来看望过金枝，那是头一回，空手儿来的。（陈建功、赵大年《皇城根》）|那时人们在上班时间从不溜号，而且因为几乎不丢失什么东西，也没引起人们的警惕。（王朔《动物凶猛》）

【溜之大吉】liūzhī-dàjí 溜走，逃走。**【例】**颐谷不明白李太太问的用意，也不再愿意向她诉说衷情，只觉得情形严重，想溜之大吉。（钱钟书《猫》）|一见有人闹事，除了那些想看看热闹的，稍稍有点头脑的，早已溜之大吉，纷纷离开。（张平《十面埋伏》）

【溜之乎也】liūzhīhūyě 偷偷走开。**【例】**刘铁军本来就是个怕死鬼，当在五虎寨村外被打的时候，他一看风头儿不顺，就撒开两腿溜之乎也。（刘流《烈火金刚》）|即使猜疑诸葛亮有埋伏，完全可以采取稳妥措施，也不至于吓破胆，立刻溜之乎也。（周尝棕《〈三国演义〉里的军事学》，《读书》1982年第1期）

【溜桌】liū//zhuō 因醉酒而滑到桌下。**【例】**乙："哪儿去啦？"甲："桌子底下去啦！"乙："溜桌啦！"（郭德纲《朋友谱》）

【流血】liúxuè 负伤或牺牲生命。**【例】**一些在战场上流血不流泪的老战士都哭出了声。（沈图《罗瑞卿最后的日子》）|凡是为国流血的都是英雄。（老舍《一块猪肝》）

【龙齿】lóngchǐ 中药名，古代哺乳动物如象类、犀牛类、三趾马等的牙齿化石，内服或外用，具有镇惊安神、清热除烦等功效。**【例】**医生用了扳药，然而没有效。对于麻黄、石膏、龙齿、磁石之类，我完全失去了信心，决计送他到一个素来诊惯的西医那里去。（唐弢《心上的暗影》）|龙齿，宁心安神。用于神经衰弱，头晕目眩，心悸，失眠。（谢宗万《全国中草药汇编》）

【龙骨】lónggǔ　中药名，古代哺乳动物如象类、犀牛类、三趾马等的骨骼的化石，内服或外用，具有镇惊安神、敛汗固精、止血涩肠、生肌敛疮等功效。【例】当地农民挖地的时候，挖出牛骨、乌龟壳，他都(叫)龙骨，卖给药材商收购了。(张泰昌《创造在您身边》)｜100 多年前，一撮龙骨中发现了甲骨文，这就是已经发展成熟的三千多年前的汉字。(赵世民《探秘中国汉字》)

【龙须】lóngxū　中药名，玉米须，内服，具有解暑、泻热、祛湿气、利尿、平肝利胆、抗过敏的功效。【例】龙须，是一味中药，性味甘平，有广泛的保健作用。(中央电视台《夕阳红》，2010 年 11 月 10 日)｜在中药里，玉米须又称"龙须"，性平，有很好的预防保健用途，可以作全家的保健茶，特别是有很好的降血脂、降血压和降血糖的作用。(肖瑶《玉米应该连须吃》，《生活日报》2009 年 8 月 12 日)

【隆鼻】lóngbí　治疗手术，在鼻部填充自体、异体组织或组织代用品，以垫高外鼻，达到改善鼻部容貌的作用。【例】看看，我们从头发开始，美发，美眉，眉毛要美叫美眉，鼻子低了叫隆鼻，嘴巴上涂口红，有的人还美牙齿，美齿。(姚淦铭《老子智慧与女性美》)｜9 岁小男生就割双眼皮，14 岁小女生做隆鼻手术，17 岁少女首次做隆胸手术……近年来，台湾整形手术"患者"年纪越来越轻，出现低龄化趋势。(常工《9 岁男生割眼皮　14 岁少女去隆鼻》，《人民日报(海外版)》2013 年 7 月 25 日)

【隆乳】lóngrǔ　治疗手术，通过植入乳房假体或移植自身组织，使乳房体积扩大、形态丰满匀称，改善女性体型，恢复女性特有的曲线美。【例】你的弹性太差了，去做个隆乳手术吧。(王小波《未来世界》)｜隆乳手术无疑为饱受平胸之苦的女士在胸前增添了一道亮丽的风景。(杜太超等《隆乳患者心理生理及社会行为的变化》，《中华医学美容杂志》2000 年第 5 期)【说明】见"隆胸"。

【隆胸】lóngxiōng　治疗手术，通过植入乳房假体或移植自身组织，使乳房体积扩大、形态丰满匀称，改善女性体型，恢复女性特有的曲线美。【例】下次她隆胸时我会回去的。(铁凝《大浴女》)｜海口一女子为美整形，不料隆胸失败，一纸诉状将施行手术的医院告上法庭，并索赔 71 万余元。(李冰等《隆胸失败索赔 71 万元》，《海南日报》2010 年 7 月 24 日)【说明】见"隆乳"。

【路路通】lùlùtōng　中药名，枫香树的干燥成熟果序，内服或外用，具有祛风通络、利水除湿的功效。【例】治风湿肢节痛，路路通、桑枝、海风藤、

橘络、苡红，水煎服。（四川中药志协作编写组《四川中药志》）|治过敏性鼻炎，路路通12g，苍耳子、防风各9g，辛夷、白芷各6g，水煎服。（卓大宏《中药临床应用》）**【说明】**又名九孔子。

【露水夫妻】lùshuǐ-fūqī　短暂姘居在一起的男女。**【例】**当时两人虽是露水夫妻，各带着各的孩子，却也一心一意过起日子来。（张爱玲《连环套》）|汪永富得手不放了，陶伶娣也有此种需要，两个人夜夜不分，真的成了露水夫妻。（陆文夫《人之窝》）**【说明】**姘居是短暂相聚，如同夜露，太阳一出就消失了。

【露水姻缘】lùshuǐ-yīnyuán　不正当男女关系。**【例】**他结过婚，也有过几次露水姻缘……可是，他确实盼着……什么？（刘心武《吉日》）|他与一名澳大利亚女学生结下露水姻缘。（施康强《被改写的昆德拉》，《读书》1996年第1期）

【驴年马月】lǘnián-mǎyuè　遥遥无期，不可知的年月。**【例】**即便有点希望，又在哪个驴年马月呢？（梁斌《红旗谱》）|有时又想，陈大使和老林对我的希望我"驴年马月"才能兑现。（于文涛《寻访师友录》）**【说明】**见"猴年马月""牛年马月"。

【乱搞】luàngǎo　与异性发生不正当性关系。**【例】**您说您不是乱搞，可你们到街道办事处登记过么？没有。有大红结婚证么？没有。您说这不算乱搞算什么？（王朔《我是你爸爸》）|小崔和许宁好了好几年，蛮好的一对，可是这个不要脸的，她，她乱搞一气！（杨沫《青春之歌》）

【乱伦】luànlún　法律或风俗习惯不允许的情况下，近亲属之间发生性行为。**【例】**父亲不能做儿子的媒人是恐翁媳之间出现乱伦的行为。（阴法鲁、许树安《中国古代文化史》）|罗纳尔迪还认为，英国诗人拜伦由于同性恋和乱伦，其作品才比普通的花花公子、美国作家司各特·菲茨杰拉德的作品更丰富多彩。（吴岳添《同性恋与创作》，《读书》1993年第2期）

【掠美】lüèměi　盗取别人的美名。**【例】**阎纲给自己规定的十条中有一条是："好处说好，坏处说坏；褒不掩过，评不掠美。"（屠岸《热情与义愤的喷发》，《读书》1982年第11期）|他每为一文，不但不抹煞前人的成就，就是同时人的帮助，他一定也注明出来，从不掠美。（杨伯峻《丁声树同志的治学精神》，《读书》1984年第2期）

【略识之无】lüèshí-zhīwú　识字不多。**【例】**《千家诗》……那时略识之无的人大都能哼几句其中的诗，可见其流行之广。（王承昀《漫议〈千家诗〉》，《读书》1982年第1期）|准备把日本侵华的无数事件——自明

代倭寇扰海岸直至“八一三”的侵略战——一一用漫画写出,编成一册《漫画日本侵华史》,照《护生画集》的办法,以最廉价广销各地,使略识之无的中国人都能了解,使未受教育的文盲也能看懂。(丰子恺《告缘缘堂在天之灵》)【说明】之、无:泛指最简单的字。见“不识之无”。

【沦逝】lúnshì　人死亡。【例】沅帅尤以中兴伟绩,坐镇东南,不数月间遽皆沦逝。([清]薛福成《出使四国日记》)

【沦谢】lúnxiè　人死亡。【例】只大小二娥,却是始终薄命,做了清河王的姬妾,还是没福消受,一对姊妹花,相继沦谢。(蔡东藩《后汉演义》)|及王薨后,其子孙未及数年相次沦谢,亦预凶之兆所感应也。([清]昭梿《啸亭杂录》)

【落榜】luò//bǎng　考试没有被录取。【例】回首往事,当年梁漱溟报考北大落榜,反被校长蔡元培聘为教授。(何频《冯友兰与梁漱溟的最后交往》)|柳生并非富家公子,父亲生前只是一个落榜的穷儒。(余华《古典爱情》)

【落草】luòcǎo　到山林当强盗。【例】他在本乡落草做过土匪。(钱钟书《猫》)|军队打散后,于是或入山落草保存实力,或收编成军以图挟制。(沈从文《沅水上游几个县份》)【说明】多见于早期白话。

M

【马宝】mǎbǎo　中药名,马胃肠道中的结石,内服,具有镇惊化痰、清热解毒的功效。【例】马宝为马的胃肠结石,主治惊痫癫狂,痰热内盛,神志昏迷,吐血衄血,恶疮肿毒。(彭文凯《巨大马宝》,《中药材科技》1982年第2期)|马宝又称马粪石,系一种名贵的中药材,价格昂贵。(张硕《如何采集牛黄、马宝、狗宝》,《农民致富之友》1995年第2期)

【马失前蹄】mǎshīqiántí　不小心发生差错或失误。【例】古董的投资如果没有专业知识是万万不可介入的,即使有专业知识,是行家里手也常常马失前蹄,有走眼的时候。(沈泓《富有魅力的投资领域》)|韩国队在28日的比赛中马失前蹄,以1∶3败给哈萨克斯坦队。(周勉、陈文广《中国队3∶0轻取新西兰队》,《广西日报》2013年9月29日)

【埋单】máidān　在餐馆用餐后结账付款;为某事承担责任。【例】我期望着将来的一天请你们每个人共进晚

餐,但是如果报道让我难堪的话你们可得自己埋单。(姚明《我的世界我的梦》)|据广东的媒体称,如今一位自费歌手除了支付录歌的费用外,录音时从早茶、午餐、晚餐、夜宵、小食、饮料全部要“埋单”。(钟川《一夜蹿红?》)|如今的这些“楼脆脆”……除了倒霉的业主,谁最该为这些年轻而夭折的楼房埋单?(邓海建《谁该为“质量报复期”的建筑埋单》,《检察日报》2014年4月30日)【说明】“埋单”原是广东方言的说法,表示开单、结账。传入北方话地区,结账付款的意思一时不太明显,有委婉意义。见“买单”。

【埋香】máixiāng 埋葬女子遗体。【例】走进去就看见一座青砖砌成的土馒头,前面有一块碑。这就是杨玉环的“埋香”之地了。(黄裳《五日长安》,《读书》1986年第2期)|红颜薄命,伤心天宝之歌;黄土埋香,肠断真娘之墓。([清]张春帆《九尾龟》)

【埋玉】máiyù 埋葬有才华女子的遗体。【例】燮到杭州,遍询苏小墓所。皆云西泠桥畔,是其埋玉处也。([清]震钧《天咫偶闻》)|明年,林自临汀归闽,逡巡过张所居,尘网妆楼,燕鸣故垒,而张已埋玉西郊矣。([明]冯梦龙《江南詹詹外史》)

【买春】mǎichūn 花钱换取性服务。【例】加拿大政府4日推出法案,准备禁止“买春”而不禁“卖春”。(凌朔《加拿大立法禁“买春”不禁“卖春”》,《北京青年报》2014年6月6日)|美国驻菲律宾大使哈里·托马斯就他所发表的“有四成男性游客到当地买春”的不当言论表示“遗憾”。(付志刚《美驻菲大使对“买春”言论表遗憾》,《光明日报》2011年10月10日)

【买单】mǎi//dān 餐后结账付款;为某事承担责任。【例】先走了,茶钱还得劳驾你来买单。(毛朗《冬至》)|最近我确实没钱,月底了,手头紧得很,下回你点饭店我买单。(池莉《你以为你是谁》)|对于环保生态问题,现在有一种流行的说法叫“谁污染谁买单”。(邓海建《“谁污染谁买单”是无差别责任》,《光明日报》2013年9月30日)【说明】见“埋单”。

【买关节】mǎi guānjié 行贿,买通官员。【例】抬头看时,只见郑公花白胡须,方面丰颐,眉目清朗,举止凝重,言语安详,称得起个官场的品格,便又把要买关节的意思说了一番。([清]张春帆《九尾龟》)|他的儿子已经捐了京官,明年是乡试,他此刻已经到京里去买关节,一旦中了举人,那还了得,只怕地方官也要让他三分!([清]吴趼人《二十年目睹之怪现状》)

【买好】mǎi//hǎo 故意讨人喜欢。【例】学生们闹

事……每一回都须警局去镇压,受累,而且费力不讨好,等到学生已都拿来,教育局局长才露面,三说五说的把他们带了走;又省事,又买好。(老舍《蜕》)|你也信得过他是好人,不会去揭发买好,我就跟你说说。(刘心武《如意》)

【买笑】mǎixiào 花钱获取异性陪伴。【例】他们整天浑浑噩噩,胡作非为,听戏买笑,饮食征逐。(王学太《一幅封建末世的图画》,《读书》1983年第10期)|古人千金买笑,不过是图个好心情,我才花了这么点钱,就买来个好心情,便宜哪。(韩石山《生次自己的病》)

【买钟】mǎizhōng 按钟点付费,让女子提供色情服务。【例】那大客户在夜总会迷上个"公关小姐",要买钟带她去宵夜。(岑凯伦《还你前生缘》)

【买醉】mǎizuì 买酒痛饮,借酒行乐或消愁。【例】不妨叫辆出租车去"中国城",那里有足够的酒吧让你买醉。(张贤亮《绿化树》)|我于是立即锁了房门,出街向那酒楼去。其实也无非想姑且逃避客中的无聊,并不专为买醉。(鲁迅《在酒楼上》)

【卖春】màichūn 卖淫。【例】到底许立宇和那个卖春的姑娘之间的感情属于什么性质无从知悉。(王朔《许爷》)|日本往昔所谓媚术与卖春的论著,显然受到中国的诸多影响,不论是性典、教派等等,都带着脱胎于中土的印记。(戴文葆《性爱·旧译·新读》,《读书》1988年第9期)

【卖风流】mài fēngliú 女子浓妆艳抹,卖弄姿色以诱人。【例】侯殿坤却像个偷汉子的"破鞋",得向他的嫖客卖风流,还不敢叫他那杜长官知道底细。(曲波《林海雪原》)|且说七窍前为道士作一对儿,怨抱胸怀,总欲尽天下之道士而诛之,以削此恨,兼以珠光蚌女巧卖风流,频来莺声,床头刁弄,似乎与习道者有杀父仇。([清]魏文中《绣云阁》)

【卖风情】mài fēngqíng 女子卖弄姿色,进行挑逗。【例】恨不得身生双翼,飞到齐贡生家,将蕙娘抱到一无人之地,竭生平气力,治他故卖风情、要人性命的罪案。([清]李百川《绿野仙踪》)|记得有个京师人,靠着老婆吃饭的,其妻涂脂抹粉,惯卖风情,挑逗那富家郎君。([明]凌濛初《二刻拍案惊奇》)

【卖关节】mài guānjié 暗中收受贿赂后,替人疏通门路,给人好处。【例】他便向部里请了个假,跟着到了江南。从中不知怎样鬼混,卖关节舞弊,弄了几个钱。([清]吴趼人《二十年目睹之怪现状》)|穷极勿贿卖关节,苦极勿需索供应,忙极勿抛掷文字,怒极勿凌虐生童。([清]陆以湉《冷庐杂识》)

【卖关子】mài guān·zi 说话、做事的紧要时候,故弄玄

虚,使对方着急而答应自己的某种要求。【例】方老师,我这么做可不是为了存心卖关子,我是怕一下子说得明明白白,可又交不成这个朋友,闹个半途而废。(刘心武《看不见的朋友》)|吴老板欲言又止,像卖关子,又朝金枝那边努努嘴,便笑眯眯地低头喝酒了。(陈建功、赵大年《皇城根》)

【卖好】mài//hǎo 使出某种手段讨好别人。【例】张先生!不是我在你面前卖好,错过我,普天下察学的,有给教员们出法子的没有?(老舍《老张的哲学》)|你们以为我是拿售货亭换老婆?去对女人讨乖卖好?卑鄙!自私!可耻!下流……(姜天民《第九个售货亭》)

【卖俏】mài//qiào 做出娇媚的姿态诱惑人。【例】妖艳的妓女夹在大员之间,调情卖俏,异常活跃。(沈永兴、朱贵生《二战全景纪实》)|有一条巷子里住的几乎全是妓女,倚门卖俏,同过往的行人挤眉弄眼。(姚雪垠《李自成》)

【卖身】mài//shēn 卖淫。【例】你叫这不懂事的孩子出来卖艺还不够,又要她卖身。你的良心上哪儿去了,还有心肝吗?(老舍《鼓书艺人》)|唐菲本来就是那样的人,卖身一次和卖身十次有什么本质区别吗?(铁凝《大浴女》)

【卖笑】màixiào 娼妓或歌女用声色供人取乐。【例】在这条胡同里,充满着各种喧嚣、叫卖、女人诟骂、打情卖笑的声浪。(曹禺《日出》)|她原是干卖笑这一行当的老手。([意]乔万尼·薄伽丘著,王永年译《十日谈》)

【满嘴跑舌头】mǎnzuǐ pǎo shé·tou 乱说,胡言乱语,说话不负责任。【例】谁让你满嘴跑舌头!(冯苓植《雪驹》)|“老杂毛满嘴跑舌头!”阎铁山咆哮着。(刘绍棠《狼烟》)

【慢性子】màn xìng·zi ㊀性情迟缓。【例】英语喊救命为“help!”也与帮助之意相当,但更多了些紧急意味。如果中国人掉到水里或遇到强盗不喊救命而喊“请帮助”,未免太“慢性子”,甚至会被以为是要旁人帮他提重物或找失物。(王蒙《东施效颦话语词》,《读书》1990年第8期)|幸亏哈莱是个慢性子人,他不要求船走得快,也没有把帆拉得太紧,否则全船桅杆不可避免地都要倒下来。([法]儒勒·凡尔纳著,陈筱卿译《格兰特船长的女儿》)㊁性情迟缓的人。【例】晓燕是个稳重的慢性子,我催催她要加紧干,她就着了急,所以我今天特来向她道歉。(杨沫《青春之歌》)|他走路说话全表示他是个慢性子,是女人们称之为“三棍子打不出一个闷屁来”的角色。(汪曾祺《落魄》)

【猫儿】māor 妓女。【例】

吴银儿道:“张小二官儿,先包着董猫儿来。”郑爱香道:“因把猫儿的虎口内火烧了两醮,和他丁八着好一向了,这日只散走哩。”([明]兰陵笑笑生《金瓶梅词话》)

【毛片】máopiàn 带淫秽内容的影片。**【例】**如果你正在读高中的儿子看不正当的书籍,甚至看“毛片”了,你该怎么办?(飘城士心《儿子偷看“毛片”之后》,《恋爱婚姻家庭》2004年第4期)

【茅房】máofáng 厕所。**【例】**现而今的作官的……把钱都给咱们修盖了茅房什么的,他们自己图什么呢?(老舍《龙须沟》)|北方的果树,到秋来,也是一种奇景。第一是枣子树;屋角,墙头,茅房边上,灶房门口,它都会一株株地长大起来。(郁达夫《故都的秋》)

【没本营生】méiběn yíng·sheng 抢劫。**【例】**姓单名通,号雄信……专好交结豪杰,处处闻名,收买亡命,做的是没本营生。([清]佚名《说唐全传》)**【说明】**又作“无本营生”:我们都拉家带口,不做点儿无本营生就得挨饿,放下屠刀,到店里来帮您开店,今后谁手底下不干净,只要发现就把谁宰了。(常杰淼《雍正剑侠图》)

【没命了】méi//mìng·le 人死亡。**【例】**谁说!当作是慢的,反而快!有文曲星武曲星帮忙呢!福气大的人,十一二岁也就坐上龙庭了!要等到你骨头烂,大家就没命了!(茅盾《残冬》)|事实上,对于命运,人如何能考虑周全?人,更不要说我,要是能考虑周全,妈就不会没命了。(张洁《世界上最疼我的那个人去了》)

【没脾气】méi//pí·qi ㊀服输,认输。**【例】**群众的眼睛是雪亮的,当选了,我感谢大家对我工作的肯定;落选了,我服气,我没脾气,谁让我松劲呢!(《公仆力的合成点——天津和平区社区精神文明纪事》《人民日报》1996年11月4日)|辽宁男篮内外线多点开花,打得天津男篮没一点脾气。(贾琼《辽宁男篮赛季首战 打得对手没脾气》,《辽沈晚报》2009年12月21日)㊁无奈。**【例】**痛快点,你到底来不来?别觉得离了你们我们还没脾气了啊。(谈歌《城市警察》)|“盖了帽儿啦”……盖是超乎其上,“盖了帽啦的是伞,镇着伞的是匾”,这句以没脾气的无奈嘲弄官本位的童谚可以被人忘了,“盖”“伞”互见却是一般的词典都有的。(桑晔《关于〈再话语词〉》,《读书》1991年第2期)

【没戏】méi//xì 没有希望,没有指望。**【例】**其实老老实实当记者根本没戏,靠爬格子一辈子最多只能混个温饱,永远到不了小康。(安顿《京城自由写作人》)|在上海读书时,丈夫生前的一个同学对她追得紧,后来见没戏才罢手,但双方关系不错。(张

卫《你别无选择》)

【梅开二度】méi kāi èrdù 第二次结婚。【例】一个智慧的、理智的、希望梅开二度的男人或女人都笃信爱情上物质第一、精神第二的真理性。(柳建伟《突出重围》)|有道是"好事多磨",在众人的努力之下,李家玲终于答应与丁大生"梅开二度"。(刘郎《替父征婚和为媳做媒》)

【美女经济】měinǚ jīngjì 围绕美女资源所进行的财富创造和分配的经济活动。【例】由构成美女的这一系列外在和内在的表征或内涵,其背后必然需要强大的物质支撑以及补偿体系,这些支撑和补偿无疑助长了当下或长久不衰的"美女经济"。(蒋家华《美女经济》,《商场现代化》2010年第23期)|美女经济是繁华盛世的必然产物。(许宏《美女经济报告》)

【美言】měiyán 要求为自己或为别人说赞扬的话。【例】黄爷,帮帮忙,给美言两句!(老舍《茶馆》)|他同牛金星、李岩都是朋友,所以在闯王面前总是对他们美言称赞。(姚雪垠《李自成》)

【门户人家】ménhù rénjiā 妓院。【例】谁知抚养成人,或因年成饥馑,或因其父吃鸦片烟,或好赌钱,或被打官司拖累,逼到万不得已的时候,就糊里糊涂将女儿卖到这门户人家……([清]刘鹗《老残游记》)|那西商是五月里边来的,挟有万金资本,要在扬州讨几个绝色女子,不惜重价。便哄传了扬州一府,凡是养瘦马的,都领他去相看,他总不中意,才看到我们门户人家。([清]夏敬渠《野叟曝言》)

【门里人】ménlǐrén 妓女。【例】我看这孩子有些造化似的,不像个门里人,我替俺这个种子娶了他罢。([清]西周生《醒世姻缘传》)

【门路】mén · lu 能达到个人目的的途径(多指不正当的)。【例】知道王某的这一"门路"后杨先生便动了心,询问王某是否能花些钱把自己的外甥也安排到信用社里工作,王某一口答应,并说"估计得花二十万"。(尚虹波、李响论《男子自称"有门路"能安排工作 骗人5万元后失踪》,《四川日报》2013年11月28日)|现在找工作难,找个好工作得有关系,要有门路,这让很多毕业生受打击。(《转变找关系门路的坏风气》,《生活日报》2011年2月28日)

【弥留】míliú 人病重将要死亡。【例】他的曾叔祖母宋庆龄病危弥留之际,就是他代表全家守护在老人身旁,直到老人安详地逝世。(郭海燕《孙必达的报国心》)|病人已进入弥留状态,瞳孔散大得连人影也辨不清了,拉着领导的手直叫自己小儿子的名……(毕淑敏《女人之约》)

【眠花宿柳】miánhuā-sùliǔ

狎妓。【例】那位……怎么称呼好呢？姑且称为商人吧，本是一位眠花宿柳的恶少，他对金绮纹毫无感情，竟至于在一九四八年背着她卖掉了房产，卷款而逃。（刘心武《如意》）｜不回去就不回去，也省得天天拴住你的脚，耽误你在外面眠花宿柳！（朱秀海《乔家大院》）

【免不得】miǎn · bu · de 难以避免，婉言通常一定会（出现某种情况）。【例】生来是个人，终免不得做几桩傻事错事，吃不该吃的果子，爱不值得爱的东西；但是心上自有权衡，不肯颠倒是非，抹杀好坏来为自己辩护。（钱钟书《写在人生边上》）｜一般的来说，过了二十一岁……事情得意呢，便免不得要尝尝一向认为是禁果的那些玩艺儿；既不再自居为小孩子，就该老声者气的干些老人们所玩的风流事儿了。（老舍《小型的复活》）

【免不了】miǎn · buliǎo 难以避免，婉言通常一定会（出现某种情况）。【例】儿女的生命是不依顺着父母所设下的轨道一直前进的，所以老人总免不了伤心。（老舍《我的母亲》）｜一个人年纪大了，免不了会有疾病，那时候，就会更加不快乐了。（岑凯伦《合家欢》）

【免开尊口】miǎn kāi zūnkǒu 让人不要说话，阻止人说话。【例】多大爷！肘子不赊！四吊钱不借！旧账未还，免开尊口！你先还账！（老舍《正红旗下》）｜请你免开尊口，还是吃东西吧，省得嘴闲着又要嚼咀。（钱钟书《猫》）【说明】有时建议自己人不说话为好：我们还是趁早不要奢谈“杂文”吧，在我们有出息的前辈杂文家（如田仲济先生）面前，还是“免开尊口”吧。（钱理群《真的人和真的杂文》，《读书》1993年第8期）

【免身】miǎnshēn 女子分娩。【例】当生王时，免身甚艰。（许指严《十叶野闻》）｜女自免身，腰细如初，不食烟火矣。（［清］蒲松龄《聊斋志异》）

【免谈】miǎntán 不要谈，不要开口。【例】在订货会上，河南产品备受冷落，甚至出现了“周口产品免谈”的牌子。（张国、张惠君《在周口假药案背后》）｜当年一道在山西煤矿谈朋友时正好恢复高考，我对伊讲，考回上海，否则免谈结婚。（唐颖《糜烂》）

【面瘫】miàntān 俗称歪嘴病。【例】来自市三医院的数据显示，仅10日晚上到11日下午，该院已经接诊了近十位脑梗、面瘫患者。（黄春燕、陈玲《医院两天接诊数位脑梗、面瘫患者》，《杭州日报》2010年1月12日）｜春季气候变化无常，忽冷忽热，一些人在毫无防备的情况下出现口歪眼斜的面瘫症状。（王秉云《春季温差大谨防面瘫》，《生活日报》2010年4月9日）

【**敏感部位**】mǐngǎn bùwèi 人体不能让别人看到或触摸的地方,发生性接触的地方。【**例**】丁克朋沉浸在一片征服感之中,欲火在全身的各个角落快速升腾,那按摩女的手已经滑进他的敏感部位,他一跃直起了身子……(张雄《死灰复燃的黄色诱惑》)|电吹风嗡嗡地响着,老王的手温柔地游弋于娴的敏感部位,娴渐渐呼吸急促起来,她觉得脸上很热,而身体像风中杨柳无力地颤栗,奶汁被挤压后洇湿了内衣。(苏童《妇女生活》)

【**名花有主**】mínghuā yǒuzhǔ 女子有了男朋友。【**例**】没想到这几个一流的小美人这会儿都名花有主。(徐贵祥《历史的天空》)|颜大公子一见小华不由激动,但接着又发现办事处主任与之并肩而至,不由暗呼“名花有主,大事不妙”。(乐融融《戴小华:不甘只做“颜太太”》)

【**名讳**】mínghuì 旧时指尊长或所尊敬的人的名字。【**例**】东汉时,因为避光武帝刘秀的名讳,改秀才为茂才;后来有时也沿用作秀才的别称。(鲁迅《阿Q正传》)|李自成说,为避客人的名讳,不提金星二字。(姚雪垠《李自成》)

【**名落孙山**】míngluòsūnshān 在录取的榜上,名字在最末一名孙山之后,婉指应考不中,选拔时落选。【**例**】在古代,科举中名落孙山的读书人大多走上充当三家村学究的道路。(王振忠《一张苦嘴,一把笔刀》,《读书》1993年第10期)|皖派领袖、一代朴学大师戴震更惨,一生六次入考,耗去无数心血,均名落孙山。(胡发贵《朴家的“悲”与“恨”》,《读书》1985年第6期)

【**明铺暗盖**】míngpū àngài 有不正当男女关系。【**例**】他离家不久,保长就和他老婆明铺暗盖了。(廉声《月色狰狞》)|山崎负伤后退伍,借口照顾战友家属,和她明铺暗盖地姘居起来。(邓友梅《别了,濑户内海!》)

【**明日黄花**】míngrì-huánghuā 过时的事物或消息。【**例**】直到七月间到了伦敦,我才理会国内风光的惨淡,等得我赶回来时,设想中的激昂,又早变成了明日黄花;看得见的痕迹只有满城黄墙上墨彩斑斓的“泣告”。(徐志摩《自剖》)|往往某种学说在它的诞生地早已是明日黄花,在地球的另一些角落它却正被奉为最时髦的玩意儿。(廖可斌《借鉴的法则》,《读书》1993年第3期)

【**冥路**】mínglù ㊀佛教指地狱饿鬼之处。【**例**】只为生前没善缘,死归冥路受煎熬。([明]姚茂良《精忠记》)|功父沐浴衣冠,无疾而终,自然入冥路为神道矣。([明]凌濛初《二刻拍案惊奇》)㊁死期。【**例**】半年抚公病,九郎知其去冥路近也,遂辇金

帛,假归公家。([清]蒲松龄《聊斋志异》)|今冥路已近,苟再不言,言无日矣。([清]沈复《浮生六记》)【说明】冥:迷信的人称人死后进入的世界,阴间。

【冥寿】míngshòu 已经死去的人的寿辰。【例】有的人家,亲戚中多风流子弟,在不是很哀伤的佛事——如做冥寿时,就会提出放花焰口。(汪曾祺《受戒》)|到了八月初三,这一日正是贾母的冥寿。([清]曹雪芹、高鹗《红楼梦》)

【冥乡】míngxiāng 阴间。【例】悬帛朱梁上,从此归冥乡。(张恂子《隋代宫闱史》)|却说马继增到了辰州,过了一夕,竟尔长眠不起,由队官等上前相呼,已是魂入冥乡,寂无声响了。(蔡东藩《民国演义》)

【冥中】míngzhōng 阴间。【例】殷洪不觉失声曰:"母亲!孩儿莫不是与你冥中相会?"([明]许仲琳《封神演义》)|我在冥中保佑你两人后福,以报成全之德。([明]凌濛初《初刻拍案惊奇》)

【瞑目】míngmù 闭上了眼睛,婉指人无牵挂地死去。【例】如果您现在要是问我还有什么奢望的话,就是:瞑目为安。(白桦《淡出》)|哦,我现在可以瞑目了。([英]威廉·萨默塞特·毛姆著,张柏然译《人性的枷锁》)【说明】瞑:闭眼。多指人死时心中没有牵挂。

【命根子】mìnggēn·zi 阴茎。【例】她咬了咬牙,猛地挥拳向文华那勃起的命根子打去。(白帆《那方方的博士帽》)|我知道大姐是红粉罗刹,素手摧魂,有很多人都是在被大姐迷得色授魂与之时,命根子上挨了你玉手一握而送命的。(古龙《圆月弯刀》)

【命归黄泉】mìng guī huángquán 人死亡。【例】1945年,张光珍藏的一箱康有为字画不翼而飞,她打开箱盖当场昏厥,从此一病不起,命归黄泉。(王晓光《康有为晚年的三位夫人》)|大女儿、二女儿痛苦万状地倒在地上,已命归黄泉。(周红岩《亚当夏娃的疯狂绝唱》)

【抹脖子】mǒ bó·zi 用刀割脖子,婉指自杀。【例】他万念俱灰,只想拿一把菜刀深深地斫进仇人的肉里,然后自己一抹脖子了事。(老舍《四世同堂》)|我都来了,已经给你面子了,你当年对我可没那么大方啊,只怕那时我抹了脖子,你只会拍手叫好呢!(朱秀海《乔家大院》)

【莫不是】mòbùshì 婉言通过揣测,可能是(某种情况)。【例】大嫂你来看看,云姐姐的确瘦多了,小姐莫不是有了心事了?(张爱玲《金锁记》)|呕,我明白啦!哼,莫不是想婆家啦?(老舍《方珍珠》)【说明】用于反问句,是使句子形成委婉意义的关键词。

【莫非】mòfēi ㊀通过反问,婉言并不是(某种情况)。【例】要不殷家那些屋,是怎样做起来的?莫非是用气吹出的?(陈世旭《将军镇》)|好端端的一位汉子偏偏要去寻找残疾姑娘,神经莫非不正常?(朱金晨《他寻回了“梦中的恋人”》)㊁通过揣测,婉言可能是(某种情况)。【例】莫非他有什么冤情,要我替他伸冤报仇么?(姚雪垠《李自成》)|莫非小福子已经不在了么?退一步想,即使她没死,二强子又把她卖掉,卖到极远的地方去,是可能的;这比死更坏!(老舍《骆驼祥子》)【说明】用于反问句,是使句子形成委婉意义的关键词。

【某】mǒu ㊀作定语,修饰表示国家、机构、时间、地点、人物、事物、行为等的词语,确有所指而不明说。【例】25年前,中国的国内生产总值只比南亚某大国多10%,而目前中国的GDP已超过这个大国4倍以上。(周戎、贺斌《南盟应是一个开放的组织》,《光明日报》2014年3月1日)|李文彬给本大队长送来了一个账本,某月某日朱某某和岳某某在某某地点钻进了某某瓜棚,进行了某某勾当……全在人家的手心里掌握着。(徐贵祥《历史的天空》)|媒体关于某名导演膝下有多个孩子和女人的消息引爆了舆论。(张建《婚姻也如“戏”?》,《文汇报》2013年5月9日)|他们习惯拿身边的某局长某书记或某某县太爷作比较。他们就忘了,若是这某局长某书记或某某县太爷真能以主席为榜样,岂不是也可以变得伟大一点吗?(权延赤《红墙内外》)|有一次谈到某位作家,大家都颇有微词。(吴组缃《雁冰先生印象记》)㊁代替人名中不明说的字。【例】主攻人按事先确定的审讯方案,先放所谓同案人的交代录音……然后把逼供得来的王某某、在押犯邹某某的揭发材料抛出,最后抛出两份贴着穆宏年轻时穿西装照片的所谓证据确凿的证明材料。(叶茂盛《上海电影界“文革”大冤案》)|调查过程中,警方发现黄某峰、黄某武、郑某、卢某有吸食毒品行为,依法将黄某峰、黄某武、郑某行政拘留。(马思华《公安部核查山东东平多名女生被性侵事件》,《南方都市报》2014年7月8日)【说明】①把“某”或“某人”用在姓氏后面,自称或指别人,含诙谐意:今后我李某倘有对不起各位之处,天地不容!(姚雪垠《李自成》)|我把它们交给你,没事的时候,你可以跟喝茶的人们当个笑话谈谈,你说呀:当初有那么一个不知好歹的秦某人,爱办实业。办了几十年,临完他只由工厂的土堆里捡回来这么点小东西!(老舍《茶馆》)|你知道赵某人是大户多

头,他在那里操纵市场!我就不信他有那样的胃口吃得下!(茅盾《子夜》)②有时用“×”代替不明说的字,表示话语片段或姓名,“×”读mǒu:本来国家队退场时已有无数塑料汽水瓶掷向他们,这时也有个别狂热分子以为国家队的人已出来答话,便补掷着东西,也不知是谁带的头……以最不堪入耳的呼叫发泄出他们的愤懑:“国家队,×××!曾雪麟,×××!”(刘心武《5·19长镜头》)|刘荣富与陈×娟的风流韵事很快被刘荣富的妻子王某知道了。(李文章《父子争“子”出凶案》)

【母艰】mǔjiān　母亲去世。**【例】**其年运河淤壅,微山湖蓄水尽涸,粮艘壅滞,公立率下属疏瀹,上流湖水通畅,船只得以济运,实近年之罕见者。逾年,丁母艰归。([清]昭梿《啸亭续录》)|在任五阅月,以母艰去。庚申,复除补周府礼官。([明]姜清《姜氏秘史》)**【说明】**见“丁母艰”。

【母忧】mǔyōu　母亲去世。**【例】**曾国藩又在江西主考任上丁了母忧。(李伯通《西太后艳史演义》)|未几象祖罢相,弥远以母忧去位,逾年即诏令起复。(蔡东藩《宋史演义》)**【说明】**见“丁母忧”。

【目不识丁】mùbùshídīng　连一个字也不认识,不识字,没有学问。**【例】**正像个目不识丁而很会摆棋打牌的人,她的聪明都用在了生命的休息室中。(老舍《文博士》)|母亲虽然是普通家庭妇女,目不识丁,但却很重视对我们的家教。(梁晓声《京华闻见录》)

【幕后交易】mùhòu jiāoyì　秘密进行的会面、谈判、做买卖等。**【例】**马林生松了一口气,看来马锐并没有跟她们做幕后交易,也许这就是他母亲迟迟不把他送回来的原因。(王朔《我是你爸爸》)|希特勒的副手赫斯单人驾机飞到英国的事件使斯大林怀疑英国可能在和德国进行着幕后交易,但事实证明,这种怀疑是没有根据的。([英]温斯顿·伦纳德·斯宾塞·丘吉尔著,吴泽炎、万良炯、沈大靖译《第二次世界大战回忆录》)

N

【哪】nǎ　用于反问,婉转地表示否定。**【例】**到人家里吃饭,哪能那么讲究?(刘震云《头人》)|文艺作品哪有十全十美的?(金敬迈《〈欧阳海之歌〉创作前后》)

【哪个】nǎ·ge　用于反问,婉转地表示没有一个。**【例】**哪个男的能接受她?(麦家《暗算》)|哪个男孩子不喜

欢看漂亮小姐?(林语堂《京华烟云》)

【哪里】nǎ·lǐ 用于反问,婉转地表示否定。**【例】**哪里好意思在高手如林的电影学院显摆。(卞庆奎《中国北漂艺人生存实录》)|哪里,哪里会呢!在香港的时候,我就对雁雁讲,如果我有幸到清河投资建厂,完全要感谢她呢!(谌容《梦中的河》)

【哪儿】nǎr 用于反问,婉转地表示否定。**【例】**我笑起来,想:不做俗人,哪儿会知道这般乐趣?(阿城《棋王》)|也不怪他没有话——他哪儿有脸来见我!(张爱玲《金锁记》)

【那个】nà·ge 代替不便直接说的话,表示某种事物、性状或行为。**【例】**砍他的头还是剁他的那个?砍他的头,我不答应,我还指望他给我撑着陈埠县半拉天呢。剁他的那个,老天爷不答应,老天爷给他安了个那个就是让他那个的,有枪就有子弹,有子弹就有装弹的膛。(徐贵祥《历史的天空》|假使说,三家村老学究,孤陋寡闻,识见卑下,如此作为,情有可原的话,那么,堂堂的明代前七子之一何景明的类似行径,就未免有点那个了。(郭因《劫余书屋散简》,《读书》1979年第6期)|人们都说,保长不是吃素的,丫环长得这样漂亮,放到谁身边谁也不会不那个的,一定叫保长那个过。(乔典运《香与香》)

【那口子】nà kǒu·zi 自己的妻子。**【例】**我说,我的那口子在家哪?(老舍《龙须沟》)|且不说什么朋友妻不可戏,就我那口子那种吨位,整天守住我,我敢胡乱看风景?(柳建伟《突出重围》)

【那啥了】nà shá·le 人死亡。**【例】**又赶上严打,结果,上头一划勾,"瘦哥"就给那啥了。(萨苏《20年前"缩骨功"奇案》,《现代快报》2011年12月16日)

【那样】nàyàng (~儿)表示不便明说的动作或状况。**【例】**一天睡至半夜突然门响了,进来一个人是崔哥,他说回来拿几件衣服,还没等我反应过来,他就那样了……(张琢真《迷失的打工妹》)|她自己的手也抬到和他肩膀差不多高的地方。可是他并没有那样儿,只用手抓住她的 只胳膊,冷冷地在她的嘴上吻了一下。假如他问道,"你干吗那样儿?"或是紧搂着她,央告她别那样儿待他,他们的关系或许可以维持得长一点儿。([美]德莱塞著,主万译《天才》)

【纳命】nàmìng 送死。**【例】**不怕死的草寇,快来纳命!(徐哲身《汉代宫廷艳史》)|无知毛贼,敢伤吾父!快来纳命!([清]钱彩《说岳前传》)

【男风】nánfēng 男色。**【例】**

教士们过着荒淫佚乐的腐败生活，罗马教廷"从上到下，没有一个不是寡廉鲜耻，犯着贪色的罪恶，甚至违反人道，耽溺男风，连一点点顾忌、羞耻之心都不存了；因此竟至于妓女和娈童当道，有什么事要向廷上请求，反而要走他们的门路"。（包遵信《色情的温床和爱情的土壤》）|定亲王朱宏谋自受封以来，却未曾出镇，只是在京闲住，终日只以男风为事。（[清]李春芳《海公大红袍传》）

【男根】nángēn 阴茎。【例】有个科学家造了一个机器人，各方面都和人一样，甚至和人一样的聪明，但还不像人……这位科学家就给该机器人装上了一条男根。我很怀疑科学家的想法是正确的。（余华《命中注定》）|例如《释祖妣》，据甲骨文的字形，祖是男根，妣是女阴，结合着民族学和民俗学研究，郭老发现，殷人同世界其他民族一样，也有过生殖器崇拜。（卞哲《郭沫若——中国新史学的开创者》，《读书》1979年第4期）

【男女关系】nánnǚ guān·xì 两性关系，特指男女双方发生的不正当性关系。【例】因为乱搞男女关系事发，被当时上海市文艺界一位响当当的大人物送进了班房。（麦家《暗算》）|也许暗中期待意外的事件使我们的男女关系平添暧昧。（马兰《闲话》）

【男女之事】nánnǚ zhī shì 男女性生活。【例】我不明白，在生意场上那样英明果断的男人，怎么在男女之事上，这么糊涂？（毕淑敏《红处方》）|男女之事是心里的事体，谁也无法将它说得真真切切。（尤凤伟《石门夜话》）

【男朋友】nánpéng·you 男性朋友，特指女子的恋爱对象。【例】他想也许女孩子第一次有男朋友的心境也像白水冲了红酒，说不上爱情，只是一种温淡的兴奋。（钱钟书《围城》）|做母亲的再聪明，遇到女儿到了找男朋友的年龄时，都容易犯糊涂。（谌容《梦中的河》）【说明】又称"男友"：她的男友真是个狠心人。（王朔《玩儿的就是心跳》）

【男同】nántóng 男性同性恋者。【例】当初，他为了隐藏自己的身份，曾经背井离乡躲开亲人、朋友。而现身说法意味着之前的隐藏前功尽弃，甚至在"男同"圈里也会被孤立。（《我国防艾存在五大问题》，《江南时报》2006年9月11日）|每十个艾滋病毒感染者和病人中，一般有两个以上"男同"。（《每十个艾滋病患者有两个"男同"》，《温州晚报》2012年12月1日）

【男性病】nánxìngbìng 男性不育、性功能障碍等特有的疾病。【例】人体的督脉是沿脊柱走的，而男性病又以督脉为重，因此如果督脉

出现问题就有可能造成不育症一类的男性病。(《力气从哪儿来》,《人民日报(海外版)》2011年1月7日)|由其他男性病引发的性功能障碍疾病,明确病因,同步治疗,治标治本,避免复发。(《性功能障碍疾病:高发病率 低就诊率》,《江南时报》2011年6月29日)

【男性不育】nánxìng bù yù 男子因性功能障碍而不能生育。**【例】**请问医生,男性不育能治好吗?(《男性不育都有什么原因》,《宁波晚报》2010年8月11日)|据介绍,在男性不育治疗方面,“三微通育”是本次活动亮点。(张生勇《三大技术治男性不育》,《成都晚报》2012年4月5日)**【说明】**中医称无子。

【男阴】nányīn 男性生殖器。**【例】**原来他的讲义写得很简,而且还故意用着许多古语,用“也”字表示女阴,用“了”字表示男阴……在无文字学素养未曾亲听过讲的人看来,好比一部天书了。(夏丏尊《鲁迅翁杂忆》)|鞑靼田地野马,或与蛟龙交,遗精入地,久之发起如笋,上丰下俭,鳞甲栉比,筋脉连络,其形绝类男阴,名曰锁阳,即肉从容之类。([明]陶宗仪《南村辍耕录》)

【难辞其咎】náncí-qíjiù 责任很难推卸,有责任。**【例】**若是出现问题,他们难辞其咎,萧然不会放过他们。(阿耐《大江东去》)|我们到底是这儿的掌柜,尤其是我,作为大掌柜,实在难辞其咎。(朱秀海《乔家大院》)

【难道】nándào 用于反问,婉转地表示否定。**【例】**假若人家主张凑凑十胡什么的,难道可以严词拒绝么?……办婚丧大事的人往往倾家荡产,难道亲友不应当舍命陪君子么?(老舍《正红旗下》)|现代人的这种能力,难道不应该更丰富、更细微才好?(舒禾《泥龙竹马眼前情》)**【说明】**用于反问,是使句子形成委婉意义的关键词。

【难言之隐】nányánzhīyǐn 藏在内心深处难于说出口的事情(多为不好的事情)。**【例】**我什么都不在乎,在我面前任何事都不必成为难言之隐。(海岩《玉观音》)|如果我解释得不明白,那……那也是因为我有难言之隐啊!(梁晓声《钳工王》)

【难以启齿】nányǐ-qǐchǐ 不好开口,即(心里的话)不好意思说出来。**【例】**你有什么难以启齿的?(阿耐《大江东去》)|一件常人难以启齿的事,她竟可以如此轻松,这般堂皇,没有窘迫……(麦家《暗算》)

【囊中羞涩】nángzhōng-xiūsè 形容口袋里没有钱,经济上不宽裕。**【例】**我到处登山临水,不停地往南走。到了最南方的大都市,已是疲惫不堪,囊中羞涩,尝够了孤独的滋味。(王朔《空中小

姐》)|那时他们母子常因盘缠不足,路途中遭遇些囊中羞涩之苦。(铁凝《笨花》)

【脑退化症】nǎo tuìhuàzhèng 阿尔茨海默症,俗称老年痴呆。【例】老年痴呆……有人建议更名为脑退化症,也有人建议改称失忆症,而台湾地区叫老人失智症。(《这些病名应改改》,《健康时报》2012年12月10日)|"脑退化症"……即日起将被香港特区政府卫生署、医院管理局等18个政府、医疗及教育机构采用。(《香港将"痴呆症"改称"脑退化症"》,《京华时报》2010年10月30日)

【闹不团结】nào bù tuánjié 制造或激化矛盾,引起互相之间不团结。【例】不能把情绪带到工作中来,更不能在以石亚南为班长的这个新班子里闹不团结,这是个原则!(周梅森《我主沉浮》)|工人内部闹不团结,主要是陶阿毛从中挑拨离间。(周而复《上海的早晨》)

【闹肚子】nào dù·zi 腹泻。【例】近来,我常常闹肚子!(老舍《四世同堂》)|开始我还以为孩子只是一般闹闹肚子,没想到问题那么严重。(海岩《平淡生活》)

【闹意见】nào yìjiàn 因意见不合而彼此不满。【例】有人反对这提议是跟提议的人闹意见。(钱钟书《围城》)|左边的一家说是因为股东们闹意见便停业把铺子顶给了一家卖杂货的,如今正在装修门面。(巴金《巴金作品精选》)

【内急】nèijí 急着要解手(多指要小便)。【例】人走在街上感到内急,就不得不上公共厕所。(王小波《个人尊严》)|秦××未到过北京,免不了要游历一番。不想内急,急寻方便之处。(陆步轩《屠夫看世界》)

【内艰】nèijiān 母亲的丧事。【例】儿子的娘早死了,儿子丁过内艰来。([清]吴趼人《二十年目睹之怪现状》)|从这小限起月令,今年止有此月晦气,尊制一定是新丧了,丁的是内艰么?([清]西周生《醒世姻缘传》)

【内具】nèijù 男性生殖器。【例】(小和尚)因而说出能会缩阳为女……人多不疑,直到引动淫兴,调得情热,方放出内具来。([明]凌濛初《初刻拍案惊奇》)

【内人】nèi·rén 对人称自己的妻子。【例】内人长得相当漂亮,画也颇有家法。(钱钟书《围城》)|张学良笑着说:"我内人担心我讲太多话会累着,来催我休息了。"(张国立《只想回家乡看看亲友——近访少帅张学良》)

【内向】nèixiàng (性格、思想感情等)深沉、不轻易表现出来,婉言不善言辞,不够活泼。【例】他这个人很内向,沉闷,从来不谈自己,更不谈自己的过去。(冯骥才《一百个人的十年》)|人很诚实、内向,喜怒哀乐都不挂

在脸上。(海岩《玉观音》)

【内助】nèizhù　妻子。【例】在1912年跟随孙中山游历大江南北时,就对不能协助丈夫的事业而内疚,特别是她从小缠脚,觉得与孙中山一起,会损害孙中山形象,逐渐萌发了为孙中山另找一位内助的想法。(唐仕进《孙中山的原配卢慕贞》)|高宗溺情哲妇(多谋虑之妇),然治绩可观,亦内助之力。(金性尧《王闿运唐诗选评语》)

【你歇着吧】nǐ xiē·zhe·ba　㊀阻止对方插手、干涉。【例】你歇着吧!你帮不上忙,再砸两样东西,那才热闹呢!(老舍《方珍珠》)㊁否定别人的做法。【例】你歇着吧!那么远,满是泥,你就行啦?(老舍《龙须沟》)

【拈花惹草】niānhuā-rěcǎo　男子乱搞男女关系或狎妓。【例】他结婚、离婚、拈花惹草、喜新厌旧。(陈汉书《被改写的昆德拉》)|奥林匹斯山上美女如云,宙斯却热衷于在人间拈花惹草,逃往蟾宫的嫦娥体验的只是凄清的孤寂,所谓长生不老徒成虚度岁月。(周泽雄《魔中自有天籁》)

【年事已高】niánshì yǐ gāo　年纪很大了,很老了。【例】老两口年事已高,按说该雇个保姆帮助做些杂事。(毕淑敏《血玲珑》)|后来与赖雅相见,认识两三个月时间,分别时想到他年事已高,境况比自己更艰难,便从自己的已见拮据的费用里,拿出现款给他。(安意如《看张爱玲画语》)

【念秧儿】niànyāngr　没话找话,委婉地表达自己的意愿、请求。【例】一见这机会,可就拾起北京人敲缸沿的本事,一递一句,不高不低在一边念秧儿。(邓友梅《烟壶》)|小弟想换车,一个劲儿在老妈面前念秧儿。(《等多久》,《京华时报》2010年12月2日)

【鸟】niǎo　男性生殖器。【例】闭上你的鸟嘴!(王朔《橡皮人》)|"现在全国上下反腐败,你就不怕?""怕个鸟!我这点小意思,检察院还看不上眼呢!"(唐银生《弱女子:敢把书记丈夫拉下马》)|到如今,城不城,乡不乡,土不土,洋不洋,不像个鸟样。(陈世旭《将军镇》)【说明】现代汉语各方言区都有一些地方白读时"鸟"声母为d。

【尿壶】niàohú　小便时用的壶。【例】黄生生和水皮去守灯家让守灯继续交,守灯确实再没有可以拿出来的东西了,就指着柜子下面的一个尿壶说:要说四旧,那是四旧。(贾平凹《古炉》)|还是算了,进铺子当学徒,第一件事就要给掌柜的倒尿壶,这我可干不了。(朱秀海《乔家大院》)

【溺器】niàoqì　小便时用的器物。【例】有好大者,以铜为溺器,高五六尺,夜欲溺,起就之。(王振忠《学究慨世》)|据《明史》卷三〇八

记载，严嵩的党羽鄢懋卿“性奢侈，至以文锦被厕床，白金饰溺器”。（王春瑜《坑厕与文化杂谈》）

【捏一把汗】niē yī bǎ hàn 婉言紧张、担惊受怕等。**【例】**弄得四大员都有点替他捏一把汗。（阿耐《大江东去》）|虽然心里巴不得被院方发现，设身处地，又真为他们捏一把汗。（毕淑敏《红处方》）

【牛逼】niúbī 厉害，本领大，实力强。**【例】**这车啊，比国内那些部长、局长坐那车都牛逼。（曹桂林《北京人在纽约》）|吴建新便指着他骂：“你牛逼什么呀你！你丫不就是个开车的祥子么？你还少在我这儿抖骚，我砸了你那车你信不信？”（王朔《许爷》）**【说明】**“牛逼”指母牛外生殖器（“逼”为同音字）。见“吹牛”“牛皮”。

【牛后】niúhòu 牛屁股，位置在后，婉言跟在别人后面，处于被支配地位。**【例】**我为牛后，何以自存？（谢本书《梁启超〈异哉所谓国体问题者〉》）|平生治学，不甘逐队随人，而为牛后。（钱文忠《后世相知或有缘》）

【牛黄】niúhuáng 中药名，黄牛或水牛的胆囊结石（少数为胆管或肝管中的结石），内服或外用，具有清心、凉肝、利胆、息风止痉、化痰开窍、清热解毒的功效。**【例】**她自作主张，重价宴请了几位有名的中医大夫，牛黄、犀角、珠粉等昂贵药物不惜工本，还请了最有名的针灸师、按摩师内外兼施，同时诊治。（杨绛《洗澡》）

【牛筋】niújīn 十分固执、很难说服的脾气。**【例】**太后莫生气，他就那根犟牛筋，但有仗打，便甚事也不顾。（孙皓晖《大秦帝国》）|老严这人有根死牛筋，不会篷随风转……（肖复兴《夏日里的最后一朵玫瑰》）

【牛郎】niúláng 提供色情服务的男子。**【例】**因转载谣言“中石化女处长被非洲牛郎色诱致国家损失80万美元”，IT商业新闻网、中华网被当事人张女士诉至法院，一审判决后，两网站上诉。今天上午，该案终审宣判，北京市三中院判决驳回上诉，维持一审原判。（王晓飞《中石化“牛郎门”终审宣判》，《法制晚报》2014年3月31日）

【牛年马月】niúnián-mǎyuè 没有指望的未来岁月。**【例】**砖场放任自流，电费收不上来，你们都这么软，清风街的工作牛年马月能搞好？（贾平凹《秦腔》）|对作者来说，要先花上几个月寻找经理人，后者再花几个月找出版商，及至书稿付印上市，还不知要等到牛年马月。（《金融危机加速电子书革命》，《中华读书报》2009年3月6日）**【说明】**见“猴年马月”“驴年马月”。

【牛皮】niúpí 大话。**【例】**你也不怕牛皮吹爆了。（阿耐

《大江东去》）|重话轻实的作风是会孵化出许多牛皮大王，巧言令色、投其所好、阳奉阴违来的。（王蒙《从“话的力量”到“不争论”》）【说明】见“吹牛”“牛逼”。

【弄瓦】nòngwǎ 女孩儿。【例】姝儿一见其妹得子，哪肯甘休，不久腹中又已有孕，谁知生下地来，仍是弄瓦，不是弄璋，害得姝儿哭了几天。（徐哲身《汉代宫廷艳史》）|妾今年四十，天癸将止，诞育之念已灰，不复望弄璋弄瓦矣。（［清］李春芳《海公大红袍传》）【说明】语出《诗经·小雅·斯干》：“乃生女子，载寝之地，载衣之裼，载弄之瓦。”弄瓦：玩瓦器。瓦：这里指黏土烧制的纺锤，女子纺线用。

【女校书】nǚ jiàoshū 妓女。【例】秦淮女校书朱玉，颇敏慧，能识人。（［清］钱泳《履园丛话》）|惟女校书金某，含睇宜笑，固是娇娇丁庸中者，遂同探梅邓尉而别。（［清］葛虚存《清代名人轶事》）

【女朋友】nǚpéng·you 女性朋友，特指男子的恋爱对象。【例】有一天，师傅问我谈女朋友没有，我说没有，他说我给你介绍一个吧。（麦家《暗算》）|二十多岁的小伙子该有女朋友了。（池莉《来来往往》）【说明】又称“女友”：留学生们果真都很快有了女友，唯独有个叫杜承荣的还是“单身”一人。（李雅民《奥地利——中国：一个美丽的爱情传奇》）

【女色】nǚsè 女子的美色。【例】人们呐，不可贪恋女色。女人是刮骨的钢刀，贪色者就是用钢刀刮自己的骨。（莫言《丰乳肥臀》）|她无论如何不能把陈佳与一个利用女色巴结领导的形象联系起来。（范小青《女同志》）

【女同】nǚtóng 女性同性恋者。【例】富二代的“女同”给妙玲很多“无私”帮助。（林林《炒评审——晒微博——炫“女同”》，《惠州日报》2011年6月23日）|从我们接触的女同来看，人群结构很复杂，有高层人士，工薪阶层，也有打工妹。但高学历女性更多。（《女同性恋调查：多为研究生公务员 聚会多在酒吧》，《都市女报》2011年6月22日）

【女阴】nǚyīn 女性生殖器。【例】所谓“玄牝”，所谓“谷神”，所谓“众妙之门”，其原型都是多以石头为象征的女阴。（萧兵《王孝廉〈中国神话诸相〉序》，《读书》1987年第10期）|在众多的发现物中，有一尊女神像特别引人注目。女阴与乳房部位都有明显刻划痕迹，乳房臀部都十分丰满硕大，这是明显的生殖崇拜的产物。（钱文忠《古代印度的现代启示》，《读书》1991年第2期）

P

【爬格子】pá gé·zi　写作。**【例】**在信息高速网上,海量的信息在流动。但是我,一个爬格子的,不知道它们也能行。(王小波《从 Internet 说起》)|像香港许多为稻粱谋而“爬格子”的作者,叶灵凤也写过一些和外国“性文学”有关的文字,介绍它们的内容,或译述其中的片段,以白门秋生的笔名在报刊上发表。(柳苏《凤兮凤兮叶灵凤》,《读书》1988 年第 6 期)**【说明】**因为写文章要用带格子的稿纸,所以形容勤奋而艰苦地写作为“爬格子”。

【爬灰】pá//huī　公公与儿媳通奸。**【例】**焦大所骂“爬灰的爬灰、养小叔子的养小叔子”,矛头所向,首先是这父子二位。(朱健《红楼伟构之一角》,《读书》1991 年第 1 期)**【说明】**也写作“扒灰”:许老太爷想扒灰,晚上摸到媳妇的房门口,被媳妇推下了楼,摔坏了腿。(陆文夫《人之窝》)|清代人王有光《北庄素史集》说:“翁私其媳,俗称扒灰,鲜知其义。按昔有神庙,香火特盛。锡箔焚炉中,灰积日多,淘出其锡,市得厚利。庙邻知之,扒取其灰,盗淘其锡以为常。扒灰,偷锡也。锡,媳同音,以为隐语。”

【怕是】pà·shì　推测、猜想(是某种情况),婉言就是(某种情况)。**【例】**李苦禅当时焦虑不安,低声叮嘱齐家子弟:“这些日子可要多多留意,老师怕是要准备后事了……”不久,画坛一代宗师齐白石寿终正寝,是年为公元 1957 年。(李燕《李苦禅与恩师齐白石》)|不对吧?怕是有什么事情。你这老人可不是别人,他可是个有根有底的人。(张炜《冬景》)**【说明】**是使句子具有推测意义,委婉地表示要表达真实想法的关键词。

【攀高枝儿】pān gāozhīr　与社会地位比自己高的人交朋友或结成亲戚关系。**【例】**今日的汤饼大会承蒙魏大人光临,这是魏大人瞧得起咱们提台,没去攀高枝儿,来来来,兄弟先敬你一杯!”(二月河《康熙大帝》)**【说明】**见“高枝儿”。

【跑肚子】pǎo dù·zi　腹泻。**【例】**李老喜也不好对女儿说自己跑肚子,只好说:“怎么不合适,看到你婆家忙前忙后,我心里不过意!”(刘震云《故乡天下黄花》)

【泡马子】pào mǎ·zi　跟女性厮混在一起。**【例】**以后无论跟多漂亮的姑娘泡马子,只要提及婚娶,下回你就别想见到他。(张欣《掘金时代》)|当时的朝代又是个乱世,年轻人大多像小说《在路上》里的主人公一样生活颓

废，一般的年轻人除了抽烟、喝酒、泡马子，就是打架了……（王小枪《无厘头水浒故事：完全强盗手册》）

【泡沫经济】pàomò jīngjì 资产价值超越实体经济，极易丧失持续发展能力的宏观经济状态。【例】他运用自己的“非合理性期待指数”理论玩股票，以泡沫经济之道还治泡沫经济之身，连战连胜，大发其财。（李长声《当大学教授的方法》，《读书》1991年第12期）| 1991年，国家加强宏观调控，在经济领域开始治理整顿，表现最为明显的是银行紧缩银根，泡沫经济得以遏制。（陆步轩《屠夫看世界》）【说明】泡沫经济经常由大量投机活动支撑，缺乏实体经济的支撑，因此其资产犹如泡沫一般容易破裂。

【泡沫文化】pàomò wénhuà 文化产品质量不高，数量上大量增加、表面繁华的现象。【例】由是观之，要使泡沫文化无市场，必须多管齐下，综合治理，提高国民文化艺术的鉴赏水平。（陈守金《泡沫文化与文化泡沫》，《光明日报》2002年10月9日）| 当前图书市场的主要矛盾是高涨的文化需求与相对较少的文化精品的极大反差。于是，“泡沫文化”和大量低俗伪劣之作不可避免地上市了。（《人民日报》1995年4月）

【泡沫新闻】pàomò xīnwén 媒体上没有多少新闻价值的报道。【例】实际上，从我们国有企业改革的大背景看，我们就知道这种报道不合国情，仅属就事论事式片面化“泡沫新闻”。（汪博天、李伟名《市场经济要求杜绝“泡沫新闻”——也说电视对国有企业的宣传报道》，《电视研究》1996年第8期）

【泡沫政绩】pàomò zhèngjì 搞一些大手笔的“形象工程”，以短期行为制造的虚幻政绩。【例】现实中确实有少数干部为了快出“政绩”，不顾当地的财力物力和群众的承受能力，不惜举债搞许多“面子工程”“形象工程”，债台高筑，这种“寅吃卯粮”的“泡沫政绩”现象该到了封杀的时候了。（柯建刚《泡沫政绩：也是一种腐败行为》，《中国公务员》2002年第8期）

【泡妞】pào niū （～儿）跟女孩子厮混在一起。【例】乾隆爷打架、泡妞特棒、特潇洒！（颜一烟《为了下一代的〈盐丁儿〉》）| 我跟你说明白，你泡妞儿那一招儿，可别用到咱哥们儿身上来……（陈建功、赵大年《皇城根》）

【泡汤】pào//tāng 事情或希望落空；钱财等损失，没有着落。【例】你这个计划算是泡汤了。（柳建伟《突出重围》）| 二十多万美金一套房，谁的钱也不是风刮来的，哪能说泡汤就泡汤了。（晓彬《北京买房受骗记》）

【陪花】péihuā 陪着吃花酒的妓女。【例】王黄两位没有叫陪花，周老爷也想不叫。

（[清]李宝嘉《官场现形记》）

【陪酒】péi//jiǔ 在夜总会等场所以陪侍酒席为名，提供色情服务。【例】个体酒吧，花样更是翻新，暗设“陪酒女郎”者为数不少。（陈建功、赵大年《皇城根》）|餐馆老板生财之道，便有请若干面貌姣好的少女陪酒的，由此还专门产生了一种“地下”的职业。（赵健雄《居士与酒色》，《读书》1993年第5期）

【皮肉生涯】píròu shēngyá 女子卖淫的生活。【例】面对金钱与毒品的诱惑，泰勒一次又一次地重操皮肉生涯。（王大卫《扫黄学校》）|皮肉生涯仍可能有很多生活上的情不得已。（梁凤仪《九重恩怨》）

【皮肉生意】píròu shēng·yi 提供性服务，从中获取收益。【例】人们再见到她时，她已染上毒瘾，操起皮肉生意。（文夕《罂》）|她们多患有花柳病，可以断定她们大多是做皮肉生意的。（陈列《十二幢小平房里的秘密》）

【皮条客】pítiáokè 在卖淫者与嫖客之间穿针引线、牵线搭桥、沟通撮合的人。【例】由他为公安机关做线耳，使得车站上、旅馆前的“皮条客”一个个进入法网。（傅旗平《孙大怪传奇》）|你别大意，当成皮条客也够咱们喝一壶的。（王朔《橡皮人》）

【琵琶别抱】pí·pa-biébào 改嫁，女子改换性伙伴。【例】揪丈夫的头发，咬丈夫的手腕的女人也未必预备琵琶别抱。（王了一《夫妇之间》）|跳槽头，原指妓女而言，谓其琵琶别抱也；譬以马之就饮食，移就别槽耳。（[清]徐珂《清稗类钞》）【说明】又说“琵琶别弄”：命短的，做了离魂倩女；命苦的，做了琵琶别弄。（[清]李渔《奈何天·计左》）

【屁股沉】pì·gu chén 坐下来就不肯起，不肯离开。【例】假如来了位客人屁股沉，说话啰唆，聊到开饭时间，事情还没谈完，留不留他吃饭呢？（邓友梅《大门以里，二门以外》）|偶尔去到那里，他必坐很大的工夫——和别的无聊的人一样，他的屁股沉，永远讨厌，不自觉。（老舍《四世同堂》）

【平常】píngcháng 相貌不太好看，一般化。【例】媳妇相貌平常，但是性情温厚，待致秋很好，净变法子给他做点好吃的，好让他的“火炉子”烧得旺旺的。（汪曾祺《云致秋行状》）|长圆脸儿，长相平常，满脸还净是粉刺。（老舍《鼓书艺人》）

【平康】píngkāng 妓院。【例】那知义侠出平康，羞煞邯郸击剑郎。（方荣杲《题红薇感旧记》）|有紫珊居士者，喜步平康，一日游秦淮河上，与妓者翘云相爱甚笃。（[清]钱泳《履园丛话》）【说明】唐长安丹凤街有平康坊，亦称平康里、平康巷，其中最出名的地

段叫“北里”，为妓女聚居之地。

【破璧】pò//bì　女子处女膜已经破裂，有过性行为。【例】钱母喜偿夙愿，遣人询之庞，庞固求之而弗得者，况女已破璧，讼亦无益，遂从之。（黄轩祖《游梁琐记·易内奇案》）|内监回报，说有一个妹子，名叫小昭君，貌与乃姊一式无二，可惜早嫁济南商人，已成破璧。（徐哲身《汉代宫廷艳史》）

【破茬】pò//chá　女子处女膜已经破裂，有过性行为。【例】这是程木匠的闺女，魏武举娶了去，嫌破茬，送回来的。（[清]西周生《醒世姻缘传》）|这魏大哥是正头香主，指望着娶过媳妇去侍奉婆婆，生儿种女，当家理纪，不知那等的指望。及至见了这门破茬，但得已，肯送了来么？（[清]西周生《醒世姻缘传》）

【破瓜】pò//guā　女子破身，第一次发生性行为。【例】女子到了一定年龄，如老话所说的“二八”“破瓜”之类，自己觉得自己是女性了，自己觉得有色身了，就一定会自堕情障，色身越美，情障越深，因为女子的色身，需要男子欣赏享受，从而也欣赏享受男子的色身。（聂绀弩《〈聊斋志异〉的思想性举隅》，《读书》1979 年第 6 期）|那杜十娘自十三岁破瓜，今一十九岁，七年之内，不知历过了多少公子王孙，一个个情迷意荡，破家荡产而不惜。（[明]冯梦龙《警世通言》）

【破例】pò//lì　妓女第一次接客。【例】问起名字，王老爷代说：“他是庄儿的徒弟，今年六月才来的。头一个条子就是我们这位钱运翁破的例……”（[清]李宝嘉《官场现形记》）

【破身】pò//shēn　女子初次性交。【例】出嫁的闺女没让男人破身再回娘家门，注定往后没好日子过，这叫“路不通”。（尤凤伟《石门绝唱》）|在她破身以前，她总渺茫的觉得自己很尊贵，所以她的眼往往看到带有理想的地方去。（老舍《四世同堂》）

【破体】pò//tǐ　女子初次性交。【例】（谭楚玉）一见藐姑就知道是个尤物，要相识他于未曾破体之先。（[清]李渔《连城璧》）|那头陀之药虽被冷水解去，然止解其势，未解其气，况你是含花闺女，不比破体之人。（[清]夏敬渠《野叟曝言》）

【破相】pò//xiàng　㊀脸部受伤或其他原因而失去原来的相貌。【例】文浩惊道：“你破相了？”依娜道：“还好，缝了三针。”（张欣《今生有约》）|小说中，热恋主人的仆人为了永久保持因遭人谋害而破相的春琴在自己心目中的美好形象，欣然刺瞎了自己的双眼。（丁泽《谷崎润一郎当叹“吾道不孤”》，《读书》1995 年第 3 期）㊁丢脸，出丑（多见于早期白话）。【例】万家走了出来，就由不的自己跪

着，作了几个揖，当时兑了一万两银子出来，才糊的去了，不曾破相。([清]吴敬梓《儒林外史》)

【抔土】póutǔ　坟墓。【例】风雨一亭还慧业，抔土重依武穆，湖山今古，秋社千秋。(费只园《清朝三百年艳史演义》)|回头六十八年中，往事空谈爱与忠。抔土已成黄帝鼎，前星预祝紫微宫。([清]梁溪坐观老人《清代野记》)

Q

【其貌不扬】qímào-bùyáng　相貌很难看。【例】但愿那个其貌不扬的业务员心地还好，能在这艰难世事中给她一点点温暖。(冯骥才《一百个人的十年》)|一个人，即使他其貌不扬，即使他身材瘦小，在成为众矢之的的情况之下，能保持住一种镇定，他没有魅力也似乎有魅力了。(梁晓声《表弟》)

【骑鹤化】qíhè huà　道教称安坐而死。【例】一日，召守素入山，书付四句云："懒散六十三，妙用无人识。逆顺两俱忘，虚空镇常寂。"坐抱一膝而逝。方外者流谓之骑鹤化。([明]蒋一葵《尧山堂外纪》)

【骑马布】qímǎ bù　月经带。【例】你的野老婆把你的心都挖走啦！她的骑马布你都可以用来围脖子啦！(古华《芙蓉镇》)【说明】又说"骑马带子"：解开那并没有来啥的，没有一点血污的骑马带子。(周立波《暴风骤雨》)

【岂不】qǐ bù　难道不，婉言就(是某种情况)。【例】如不愿下这么多功夫，那就干脆写当代题材岂不更好，何必要写历史小说呢？(任光椿等《从〈戊戌喋血记〉谈历史小说》，《读书》1981年第1期)|白纸写黑字，万一落在长毛手里，岂不糟糕？(高阳《红顶商人胡雪岩》)【说明】构成反问句，是使句子具有委婉意义的关键词。

【岂不是】qǐ bù shì　难道不是，婉言就是。【例】她若当场拒绝(我断定她十有八九会拒绝)，我岂不是自讨没趣？(金凤《刚烈的杨刚》)|桃在古人眼里是避邪鬼之物，假如落入井中，岂不是以龙神为邪鬼的意思？这些自然要视为忌讳的。(阴法鲁、许树安《中国古代文化史》)【说明】构成反问句，是使句子具有委婉意义的关键词。

【岂但】qǐdàn　哪里仅止，婉言不止。【例】岂但株连九族，连一村一乡的百姓也连累遭殃。(姚雪垠《李自成》)|她的性格岂但放纵随便而已，如前所述，她原是个"娇孩"，受不得一点辛苦，也受不得一点磨折，无论心灵或形体方面。(苏雪林

《棘心》)【说明】构成反问句,是使句子具有委婉意义的关键词。

【岂非】qǐfēi 难道不是,婉言就是(某种情况)。【例】眼前事体尚且不知,要知天外事体岂非妄想!(郭小平《哲学家其人其事》,《读书》1989年第9期)|这就是说,盛宣怀只须花五十六万两银子买进旗昌的股票,便可抵一百万银子的账,岂非中饱了四十四万两。(高阳《红顶商人胡雪岩》)【说明】构成反问句,是使句子具有委婉意义的关键词。

【岂敢】qǐgǎn 哪里敢,婉言不敢。【例】这也是与自己和其他难兄难弟们生命攸关的大事情,岂敢有半点疏忽。(张平《十面埋伏》)|傅贵想发火,忍住了,转念细想:我若果是畏葸之辈,又岂敢辞去公职,岂敢下海南?(张卫《你别无选择》)【说明】构成反问句,是使句子具有委婉意义的关键词。

【岂可】qǐkě 难道可以,婉言不可。【例】终身大事岂可马马虎虎!(老舍《离婚》)|我辈不能尽通古人时贤之意,岂可望天下后世尽通我辈之意哉!(俞平伯《"标语"》)【说明】构成反问句,是使句子具有委婉意义的关键词。

【岂肯】qǐkěn 哪里肯,婉言不肯。【例】再说呢,假若他娶了亲,刘老头子手里那点钱就必定要不回来;虎妞岂肯轻饶了他呢!(老舍《骆驼祥子》)|我岂肯为了这些无意识的引诱而迷恋一个十足的南洋人!(丁玲《莎菲女士的日记》)【说明】构成反问句,是使句子具有委婉意义的关键词。

【岂能】qǐnéng 哪里能,婉言不能。【例】三省争捞中山舰的佳话,表达了海内外中华儿女的一个共同愿望:中山舰这座历史文化丰碑岂能沉睡江底?!(何建华《追寻中山舰》)|我战区居民被淹者日多一日,无家可归,在死亡线上挣扎,政府岂能撒手不管?(陆茂清《花园口决堤内幕》)【说明】构成反问句,是使句子具有委婉意义的关键词。

【岂有此理】qǐyǒucǐlǐ 哪里有这样的道理,婉言没有这样的道理。【例】岂有此理,岂有此理!我告诉你,我的老雄鸡也被他们吃了,岂有此理!(茅盾《秋收》)|帮他做了事情,他不领情,反倒骂你是个靠不住的坏蛋,真是岂有此理。(尤凤伟《金龟》)

【岂止】qǐzhǐ 哪里仅止,婉言不止。【例】我妻子支持我这么做;岂止支持,根本就是她鼓捣的。(莫怀戚《透支时代》)|马锐岂止是苦恼,简直就陷入了一种梦魇般的恐惧中。(王朔《我是你爸爸》)【说明】构成反问句,是使句子具有委婉意义的关键词。

【启齿】qǐchǐ 开口说话,多用于对人有所求或涉及隐私的话题。【例】我这一生

中极少求人……今天来见先生,却难以启齿。(烽林《希腊船王"托孤"包玉刚》)|人体这些自然功能慢慢地变成了个人的隐私,羞于启齿了。(王宁《仪态与文明》,《读书》1981年第1期)|她冲动地想探索慧的话里的秘密,但又羞怯,不便启齿,她只呆呆地咀嚼那几句话。(茅盾《蚀》)【说明】常与"难于""羞于"等连用,表示不好意思明说,不方便直说。

【起夜】qǐ//yè 夜里起来小便。【例】他睡眠本来就不太好,一起夜,半天睡不着。(王海鸰《中国式离婚》)|去年冬天他为了不感冒,只好穿着棉衣棉裤、戴着棉帽子睡觉,起夜也方便。(蒋子龙《慈祥的火——秦兆阳》)

【气尽】qìjìn 人死亡。【例】语未说完,再用力猛击数下,打得绍德血流满面,晕倒地上,须臾气尽。(蔡东藩《南北史演义》)|弟急极无计,乃两手持兄足力与蟒争,竟拽兄出。蟒亦负痛去。视兄,则鼻耳俱化,奄将气尽,肩负以行,途中凡十余息,始至家。([清]蒲松龄《聊斋志异》)

【气绝】qìjué 人死亡。【例】是空掩斗撞倒了他,从他胸膛碾过,顿时气绝,流很小一摊血。(流沙河《文人拉车记》)|喊声未绝,早已跳上去几个日本兵,照胸口和肚上一阵皮鞋乱踩,那位八路军同志,便声断气绝,死于敌人的暴行之下。(马烽《吕梁英雄传》)

【弃背】qìbèi 尊长死亡。【例】大行皇帝弃背万国,四海无主。(蔡东藩《两晋演义》)

【弃世】qìshì 人死亡。【例】她在冤案彻底平反后悄然弃世。(尹骐《关露之死》)|致庸平安归来的消息曾让她心中一宽,可何继嗣的弃世,却让她心痛如绞。(朱秀海《乔家大院》)

【弃堂帐】qìtángzhàng 人死亡。【例】而颜鲁公撰《徐府君神道碑》云:"夫人春秋六十有八,弃堂帐于相州之安阳。"([清]梁章钜《浪迹丛谈》)|凡人死曰卒,曰殁……又曰弃堂帐。([清]梁绍壬《两般秋雨盦随笔·书卒异词》)

【弃养】qìyǎng 父母去世。【例】自从先严弃养,接着便是戊戌政变。(茅盾《蚀》)|自父皇母后弃养以来,我对良辰美景,亦无心赏玩。([日]紫式部著,林文月译《源氏物语》)

【千古】qiāngǔ ㊀人死亡。【例】这都是后人附会的,还托名邵康节先生的遗法。可笑一代名人,千古之后,负了这个冤枉。([清]吴趼人《二十年目睹之怪现状》)|阎若璩见之,叹曰:"郦道元千古后一知己也!"([清]赵尔巽《清史稿》)㊁哀悼死者,表示永别或不朽。【例】邓稼先……遗像前摆放着一个大花篮,白色缎带上写着:邓稼先千古,杨振宁敬挽。

(葛翠琳《告别天安门——两弹元勋邓稼先的人生之路》)【说明】这样用时,多用于挽联、花圈等的上款。

【千金子】qiānjīnzǐ 中药名,大戟科植物续随子成熟的种子,内服或外用,具有泻水消肿、破血通经的功效。【例】千金子,功能主治:逐水消肿,破血消症。用于水肿,痰饮,积滞胀满,二便不通,血瘀经闭;外治顽癣,疣赘。(国家药典委员会编《中华人民共和国药典》)|治血瘀经闭:千金子3g,丹参、制香附各9g,煎服。(安徽省革委会卫生局《安徽中草药》编写组《安徽中草药》)

【千秋】qiānqiū 人死亡。【例】武氏曾经侍过先帝,若立为后,臣恐千秋之后,难逃直笔,将以陛下为何如主!([清]如莲居士《薛刚反唐》)|你,我的心中珍爱的爱人,我的最高的和至贵的,我的一切的一切,我的妻子,我的婚典,我的孩子们的洗礼,我的悲剧,我的千秋后的光荣。([德]霍甫曼编,魏兰译《欧洲近二百年名人情书》)

【迁化】qiānhuà 人死亡。【例】现在,梅先生的身体已经迁化了。(丰子恺《缘缘堂随笔集·怀梅兰芳先生》)|又僧问:"南泉迁化向什么处去?"沙云:"要骑即骑,要下即下。"(元音老人《佛法修正心要》)

【前房】qiánfáng 死去的妻子(相对于现在的妻子而言)。【例】她老早托人在新加坡打听得清清楚楚了:一个小橡胶厂,两栋老房子,前房老婆的儿女也早分了家。(白先勇《金大班的最后一夜》)|空蝉闻言,推想源氏已知晓她出家为尼的原因:是为避免前房儿子纪伊守的追求。([日]紫式部著,林文月译《源氏物语》)

【前阴】qiányīn 外生殖器。【例】陈某,女,38岁,前阴及口腔溃疡,低热关节疼痛已六年许,溃疡时轻时重,反复发作……诊断:口、眼、生殖器综合征。(《历代古方验案按》)|见男女二人,都只有一块破绸遮着前阴,忙令取衣裤着好,然后审问。([清]夏敬渠《野叟曝言》)

【潜规则】qiánguīzé 隐藏在正式规则之下,背离正义观念或正式制度,通过私下交易而支配社会运行的规矩。【例】多年来,工程建设领域"潜规则"大行其道,成为腐败的"重灾区",已是众人皆知的"秘密"。(赵蓓蓓《"显规则"不发力 "潜规则"必肆虐》,《人民日报》2011年12月27日)|这些常见的现象中隐含了若干中国国民性运行的基本规律,如何由它们发掘出若干意义较清楚的"潜规则"该是一个有趣而不见得容易的工作。(王浩《在文学与哲学之间》,《读书》1990年第4期)

【潜亏】qiánkuī 潜在亏损,使企业会计账面盈利大幅度增

加，或使账面亏损额大为减少，或使企业会计报表由亏变赢。【例】经批复后的潜亏必须在94、95两年内摊销完毕。地市外贸企业潜亏的摊销由地市财政部门批复。（《湖南省财政厅、湖南省对外经济贸易委员会关于编报1994年度外贸企业财务决算的通知》）|黑龙江省四大国有重点煤矿，于1998年被下放到地方管理，当时累计超亏挂账24.8亿元，潜亏挂账33.9亿。（汪波《黑龙江四大国有重点煤矿扭亏脱困实现了库存、成本、亏损三降低，运费、电费、工资当年三不欠》，《人民日报》2003年2月13日）

【潜歧视】qiánqíshì　没有显现出来，但通过某些无意识的动作或现象表现出的歧视。【例】他们与乡村渐行渐远，在城市中无根漂荡，渗透于社会生活的“显歧视”和“潜歧视”，正日益加剧他们的“底层化意识”。（夏燕《迷失在城市边缘·农民工“第二代”问题透视》，《观察与思考》2008年第1期）|农民工往往很难获得这方面的资源和权益，渗透于社会生活各个层面的“潜歧视”，不仅来自民众，更来自制度。（黄名金《民意调查释放的积极信号》，《四川日报》2008年7月22日）

【潜台词】qiántáicí　没有明说的言外之意。【例】看电影、看戏，如果观众不结合生活经验和文化知识去理解，那么我告诉你蒙太奇就成为不知所云，潜台词就变为子虚乌有。（金开诚《艺术审美的心理机制》）|我们经常听见一些老年朋友抱怨说，我这身体不好，我这儿不舒服，就是这些年让你们给我累的。其实这个话潜台词就是说你们现在应该回报我，你们现在应该关心我，你们应该爱护我，你们应该照顾我……（杨凤池《谁知老年心》）

【欠安】qiàn' ān　人生病。【例】几次想到您的府上去拜访，只是听说您贵体欠安，才未便前往。（施亮《无影人》）|不知道大奶奶欠安，也没给大奶奶带点什么可口的吃食来。这几两银子您自己想吃什么买点什么吧。（邓友梅《烟壶》）

【欠发达】qiàn fādá　不发达，落后。【例】数十年来美国之所以调整对欠发达国家的官方发展援助政策，除了对地缘政治和经济利益的考虑外，还受到了国际权势格局不断变化的影响。（莫潮磊《美国对欠发达国家官方发展援助政策评析》，《科技信息》2011年第10期）|加快欠发达地区经济发展，逐步缩小和解决地区间经济发展差距，促使区域间经济协调发展……（姜绍华《欠发达地区首先“欠”什么》，《发展论坛》1996年第3期）

【欠佳】qiànjiā　不够好。【例】据中国汽车工业协会统计分析，2012年9月汽车产销表

现欠佳。(张璐《9月汽车产销欠佳》,《天津日报》2012年10月11日)|据其反映,出租车司机服务态度欠佳,为此,调查人员已向出租车公司领导反映此情况。(黄硕明《出租车司机服务态度欠佳》,《江门日报》2010年1月22日)

【欠爽】qiànshuǎng　人生病。**【例】**卢大哥身体欠爽,一来要人服侍,二来又要照看。([清]石玉昆原作,俞樾改编《七侠五义》)|只因身体欠爽,又在昏黑之际,不料把道路走错了。([清]石玉昆原作,俞樾改编《七侠五义》)

【欠妥】qiàntuǒ　不妥。**【例】**义德兄,你这几句话确实欠妥。(周而复《上海的早晨》)|舌头拣精拣肥,贪嘴不顾性命,结果是肚子倒霉受累,只好忌嘴,舌头也只能像李逵所说"淡出鸟来"。这诚然是它馋得忘了本的报应!如此看来,吃荤的人生观似乎欠妥。(钱钟书《写在人生边上》)

【强暴】qiángbào　强奸。**【例】**女星×××午夜归家,家门前遇两匪,随即被推入屋中行劫,又将女星施暴,并把强暴镜头拍下,离去前叮嘱女星预备二十万元把菲林赎回,女星恐后患无穷,向警方报案求助了……(岑凯伦《还你前生缘》)|一连好几个女初中生被强暴后又被残害,丢弃在桥下和灌木中。(张炜《柏慧》)

【翘辫子】qiào biàn·zi　人死亡。**【例】**徐义德一翘辫子,整个沪江的企业还不是落在徐守仁这位大少爷手里。(周而复《上海的早晨》)|老东西今天怎么不来?会不会翘辫子了,那样我就省心了。(苏童《另一种妇女生活》)**【说明】**清朝判死刑时执刑者把犯人的辫子高高吊起,也就是"翘"起来,用刀砍下犯人的头。

【亲热】qīnrè　男女肌肤接触,发生性行为。**【例】**记者同志,不怕你笑话,夫妻两人总要亲热亲热吧。(张贤亮《肖尔布拉克》)|一个女孩子最不能忍受的事,也许就是一个男人在跟她亲热时,却将她当做了别人。(古龙《陆小凤传奇》)

【亲事】qīnshì　婚事。**【例】**父亲其时在外省做官,母亲颇为我亲事着急,便托了常来做衣服的裁缝做媒。(朱自清《择偶记》)|齐大妈,我看这门亲事十分合适,门当户对!(老舍《女店员》)

【衾裯事】qīnchóu shì　男女性爱。**【例】**其内子为江陵爱女,貌美如天人……归刘数年,一日趺坐而化,若蜕脱者。与所天终不讲衾裯事,竟以童真辞世。([明]沈德符《万历野获编》)

【衾枕之爱】qīnzhěn zhī ài　男女性爱。**【例】**白以紫衣人有把臂之好,遂使幞被奉客。既而衾枕之爱,极尽绸缪。([清]蒲松龄《聊斋志

异》)

【衾枕之乐】qīnzhěn zhī lè 男女性爱。【例】是夜,果然人静后,小娘子走出堂中来,富翁也在那里伺候,接至书房,极尽衾枕之乐。([明]凌濛初《初刻拍案惊奇》)

【秦楼】qínlóu 妓院。【例】只因小人占了些春光,被几个风流亲爱携我入秦楼,或拉我到楚馆,又教我随他书斋绣阁,与那兰蕙争香。(孙蔚民《东度记》)|重会状元郎,上秦楼,卸道装,从今勾却相思账。([清]褚人获《隋唐演义》)【说明】见“楚馆”“秦楼楚馆”“青楼楚馆”。

【秦楼楚馆】qínlóu-chǔguǎn 妓院。【例】那吕昭本是个风流郎君,时常出入于秦楼楚馆间。(李逸侯《宋代十八朝宫廷艳史》)|有一个人则养着十个固定的情妇,在各地的秦楼楚馆中是受妓女们欢迎的恩客和密友。(古龙《圆月弯刀》)【说明】见“楚馆”“秦楼”“青楼楚馆”。

【秦皮】qínpí 中药名,白蜡树的茎皮,内服或外用,具有清热燥湿、收涩、明目的功效。【例】治麦粒肿,大便干燥:秦皮三钱,大黄二钱。水煎服。孕妇忌服。(河北省革命委员会商业局医药供应站《河北中药手册》)|秦皮……用于热痢,泄泻,赤白带下,目赤肿痛,目生翳膜。(国家药典委员会编《中华人民共和国药典》)

【琴瑟不和】qínsè-bùhé 夫妻间不和谐。【例】书中透露,作者和她的胞弟孔德成有着非常深厚的手足之情。在她婚后琴瑟不和的困境中,孔德成曾不断去信慰问,使作者深受感动。(进民《一个孔子后裔的回忆》,《读书》1982年第1期)

【青春痘】qīngchūndòu 痤疮。【例】大孩们容颜依旧,小孩们却都像遭了蚊群叮,一脸大红疱,不知道的还以为是发育过快起了青春痘。(王朔《看上去很美》)|那炸甜煎饼又香又酥又脆,我好想多吃点,但是怕长青春痘。(岑凯伦《还你前生缘》)

【青春饭】qīngchūnfàn 只有凭着年轻才可以从事的文艺、体育等职业。【例】“青春饭”是职场的一道“美食”,但随着年龄的增长,工作中的动荡随时都可能让人产生危机感。(《“青春饭”难以下咽》,《潇湘晨报》2005年10月17日)|由于高强度的脑力劳动、高压强的工作压力,口译员总被看作吃“青春饭”,甚至有人戏言,做口译员用脑过度寿命不长。(《不吃“青春饭”》,《新闻晨报》2004年4月14日)

【青楼】qīnglóu 妓院。【例】清末民初的一代名妓赛金花,在青楼史中,可与李师师、陈圆圆齐名。(吴建军《赛金花的最后一次婚姻》)|他发现身为国民党高官的生父是个极其复杂的人,曾先后娶过三个妻子,而

最爱的竟是一个青楼女子。(杨汝生《法籍华人勒内》)

【青楼楚馆】qīnglóu-chǔguǎn 妓院。**【例】**唐诗中千年不老的爱情,有相当一部分产生在青楼楚馆。(朱卉平《唐诗与青楼之恋》,《才智》2011年第23期)|青楼楚馆,骚人词客,杂沓其中,投赠楹联,障壁为满。([清]百一居士《壶天录》**【说明】**见"楚馆""秦楼""秦楼楚馆"。

【青皮】qīngpí 中药名,橘的干燥幼果或未成熟果实的果皮,内服,具有疏肝破气、消积化滞的功效。**【例】**吴昆:通可以去塞,牵牛、大黄、甘遂、芫花、大戟,皆通剂之厉者也;辛可以行滞,陈皮、青皮、木香,皆行滞之要药也。(《历代古方验案按》)|青皮……用于胁肋胀痛,乳房肿痛,疝气疼痛,胃脘肿痛,肝脾肿大,肝硬化。脾胃虚弱者慎用。(国家药典委员会编《中华人民共和国药典》)

【轻粉】qīngfěn 中药名,汞化合物,外用能攻毒、杀虫,内服可利水通便。**【例】**轻粉无窍不入,能祛积痰,故少加之。然非实证,不可轻投。(《历代古方验案按》)|轻粉……外治用于疥疮,顽癣,臁疮,梅毒,疮疡,湿疹;内服用于痰涎积滞,水肿膨胀,二便不利。(国家药典委员会编《中华人民共和国药典》)

【轻生】qīngshēng 自杀。**【例】**仰望苍天,吴贻芳心中痛不欲生,她也萌发了轻生的念头:我一家生不能团圆,死总能相聚吧。(平文《吴贻芳和她的引路人陈叔通》)|我收到过一件来稿,写巴老30年代在杭州西湖与鲁彦解救一位轻生少女的轶事。(邹士方《大作家与小编辑》)

【清倌人】qīng guānrén 未接过客的妓女。**【例】**从十月初就开始养精蓄锐,及时进补,一连吃了两条虎鞭,好几付黄教大喇嘛秘方配制的神丹,为的本来是准备要对付一个他的好朋友特地花了好几千两银子从江南乐户买来送给他的清倌人。(古龙《圆月弯刀》)|秋谷又看中了一个十三岁的清倌人,名叫月香,邀同众人到月香房间里头去打了一个茶围。([清]张春帆《九尾龟》)**【说明】**倌人:清末吴语地区对妓女的称呼。

【清减】qīngjiǎn 消瘦。**【例】**记忆中,五十年代的他丰满得有些像是商人,现在看他的照片,清减了一些,有些学者味,像一个"有学问的朋友"。(柳苏《梁厚甫的宽厚和"鬼马"》,《读书》1988年第8期)|他清减许多,脸容上多一份老练世故,表情沉重。(亦舒《异乡人》)

【清恙】qīngyàng 病。**【例】**夫人的清恙怎样了?(徐哲身《汉代宫廷艳史》)|世兄既然欠安,不好屈驾。等到清恙全愈,就请便衣过来谈谈。([清]李宝嘉《官场现

形记》)

【情变】qíngbiàn 恋人分手。【例】钱钟书这首七言律诗正不异于吴宓情变的先行谶语。(李洪岩《钱钟书与吴宓的文字因缘》)|深夜,一位年轻的女友来电话哭诉情变,黑暗和寂静之中,她的声音令人心酸。(张欣《永不言悔》)

【情海】qínghǎi 情场。【例】历尽情海波涛之后,爱情对你来说,还是最重要的吗?(令狐少冲《林青霞笑谈"第二春"》)|这是抗日战争爆发的前一年——1936年,曹聚仁与王春翠之间,发生了新的裂痕——曹聚仁再次跌进了师生恋的情海。(李伟《曹聚仁的奇特婚恋》)

【情趣用品】qíngqù yòngpǐn 男女性生活用品。【例】过去8年间,仅在北京就开了5000家情趣用品商店。(《情趣用品多中国造》,《中国日报》2013年7月21日)|高校里,宿舍门缝被塞进各类生活用品宣传单司空见惯,塞进成人情趣用品宣传单可就稀奇了。(《情趣用品传单进农林大宿舍》,《东南快报》2013年12月18日)

【情色】qíngsè 情欲色欲,性生活。【例】英国作家劳伦斯究竟是怎样的一个人?他的作品是情色文字,一味地刺激读者的感官?还是严肃的文学作品,揭示人性的真谛?(黑马《惊世骇俗的劳伦斯》)|在《红楼梦》里面,有时候根据情节的需要,根据塑造人物的需要,他也写一些情色场面,写得也挺露骨的。(刘心武《秦可卿原型大揭秘》)

【情欲】qíngyù 对异性的欲望,特指男性对女性的欲望。【例】娟子……站在刘东北的面前,令刘东北情欲勃发不能自禁,将两臂舒展成一个大大的一字,召唤娟子入怀。(王海鸰《中国式离婚》)|情欲是人的本能的表现,具有盲目性和在某些特定情况下的狂暴性,因而就其本质而言,是非理性的。(何西来《情欲描写的分寸》)

【请便】qǐngbiàn 令人离开这里。【例】我……便打开门:"请便,以后别再回来!"(刘晓明《模范丈夫从家庭叛逃》)|你们二位要是没别的事,就请便吧!(老舍《四世同堂》)

【请长假】qǐng chángjià 辞职。【例】唐四爷开了口,"我替闺女跟您请长假来了。"(老舍《鼓书艺人》)|小人不再侍候老爷了,如今是向老爷请长假的。(姚雪垠《李自成》)

【请室】qǐngshì 监狱,牢房。【例】幸亏一九六八年我被林、江一伙投进了"请室",我有七年认认真真的空闲时间。(黄苗子《我无法说出最爱读哪本书》,《读书》1981年第1期)|秦汉而下,宰相有犯,坐请室不过数日。([清]邵廷采《东南纪

事》)

【秋石】qiūshí　中药名,人中白(凝结在尿桶或尿缸中的灰白色无晶形薄片或块片)和食盐的加工品,古代亦有用人尿、秋露水和石膏等加工制成,内服或外用,具有滋阴降火、止血消瘀的功效。【例】内服多用淡秋石,应用于口腔及喉头慢性诸炎症。咸秋石多作口腔咽喉疮之外用药。(叶橘泉主编《现代实用中药》)|曾打入王宫供皇帝服用的秋石,被科学史家李约瑟先生认为是一种相当纯净的性激素制剂。(孙毅霖《秋石今昔论》,《自然杂志》1996 年第 4 期)【说明】见"人中白"。

【求凤】qiúfèng　男子寻求配偶。【例】时甘君应槐作宰来吴,偶以公事过女所居,见女徙倚门前,丰神独绝,既睹惊鸿之艳影,遂触求凤之初心。([清]王韬《淞隐漫录》)|前妻未子而丧,至今尚待求凤。([清]魏文中《绣云阁》)

【求合】qiúhé　要求性交。女至自氏,自氏子求合,女坚拒之,不食七日死。([清]赵尔巽《清史稿》)

【求欢】qiúhuān　要求性交。【例】晚上,我向周瑾求欢,她顺从地任我摆弄。(王朔《给我顶住》)|那口气好像是在告诉费亭美,这次来不是为了求欢,也不是为了求钱,是来和你谈谈的。(陆文夫《人之窝》)

【曲巷】qūxiàng　妓院。【例】四十年代,那曲巷姑娘任人欺凌的悲惨遭遇,在民族侵略中屈辱丧生的母亲们,还有那所谓的"桃色太子"以及低级到荒唐地步的征婚广告……都被聂绀弩以杂文家敏锐的目光捕捉住,又从犀利的笔锋下流出。(晓丹《漫长的路》,《读书》1986 年第 10 期)|生稽首而出,秀才从其后,感荷殷殷。挽送过市,见一户垂朱帘,帘内一女子露半面,容妆绝美。生问:"谁家?"秀才曰:"此曲巷也。"([清]蒲松龄《聊斋志异》)

【取义】qǔyì　为正义事业而死。【例】一个有作为的人,恐怕不专凭着一张苦脸而能成功吧?战士不是笑着去成仁取义么?(老舍《杀狗》)|徐先生说:"什么话!君子取义舍生。既敢为之,亦敢当之。"(陈忠实《白鹿原》)

【去】qù　人死去。【例】这里有赵教授的爱人,我国著名的考古专家和明代家具收藏家陈梦家先生留下的深深印迹,斯人已去,魂魄犹在。(郭萍《译界奇葩赵萝蕤》)|为雪国耻身先去,重整河山待后生!(林汝为《重整河山待后生》)

【去世】qùshì　人死亡。【例】1885 年,康有为写了《诸天讲》一书,其后屡经修改,到 1930 年他去世以后才正式发表。(阴法鲁、许树安《中国古代文化史》)|董必武去

世,他因病重不能参加追悼会,但仍亲自看了悼词。(金冲及《周恩来传》)

【去势】qù//shì 切除人或动物的睾丸或卵巢(多指对男人或雄性动物进行阉割)。【例】从古代以来,就可以在宫廷或是宗教组织的合唱团当中,看到这种为了永久保留男童高音而去势的男子。([日]田中芳树著,陈惠莉译《银河英雄传说》)|《女太监》……指出,在男权社会中,每个女人都像太监一样被去势,以便获得女性气质,而强大的独立的女性气质才是全人类的革命性的未来。(李银河《女性主义》)|《夏小正》中的"攻驹"就是给马去势。(阴法鲁、许树安《中国古代文化史》)|你使用这两匹母马,并且要定期给它们去势……([澳]考琳·麦卡洛著,曾胡译《荆棘鸟》)

【全武行】quánwǔháng 动手打人。【例】喝酒了还不忘摆摊,不料在摊点上发起了酒疯,上演"全武行"。(《拳砸轿车、撒蔬菜 醉酒小贩摊前上演"全武行"》,《东南快报》2013年9月5日)|让人震惊的是,涉案的14名当事人均未成年,只因一时之气上演了"全武行"。(李珑、增堃、秀挺《14名少年上演"全武行"》,《烟台晚报》2009年10月27日)【说明】暴力行为,通常指多人的行为。

【泉路】quánlù 阴间。【例】翁其夙有畸行与?泉路茫茫,去来由尔,奇矣!([清]蒲松龄《聊斋志异》)|此地既少良医,又无妙药,多则一年,少则半载,无非命归泉路。([清]李汝珍《镜花缘》)

【泉世】quánshì 阴间。【例】原来我身不是他产下的,嫡母早归泉世。([清]李雨堂《狄青演义》)|把条手巾,捉住佛郎,扑番在床上,便去一勒。哪里消半碗饭时,那小官人命归泉世。([明]冯梦龙《警世通言》)

【泉台】quántái 阴间。【例】此去泉台招旧部,旌旗十万斩阎罗。(陈毅《梅岭三章》)|两江总督马新贻已经惨死在张汶祥的白刃之下,而竟说他夺人之妻,有取死之道,死而被诬,冤及泉台,知道真相而稍有血性的人,无不义愤填膺。(高阳《红顶商人胡雪岩》)

【泉下】quánxià 阴间。【例】老头子生前毕竟出过几本书,钱是还存下了一点儿的。如今用在老头子身上,他若泉下有灵,也就清楚我对他究竟是怎样的了。(梁晓声《冉之父》)|十年前第一次到乡下扫墓,见到这两句对于死人嘲侃的话,我模糊地感到后死者对于泉下同胞的残酷。(梁遇春《坟》)

【缺嘴】quēzuǐ 唇裂,先天畸形。【例】形象设计……是正宗的源远流长的国粹……媒婆让一个缺嘴姑娘相亲时,拿一枝花朵挡在自己嘴巴的豁口上，既遮掩了缺陷又传递了含情含羞的神情。（钱凤伟《男人如何看女人扮靓》，《新民晚报》2003年7月11日）｜12年前的一个冬天的清晨，时任街道办事处传达员的老周和清洁工老伴，在办事处门口捡到一缺嘴女婴。（《重庆一对贫穷夫妻12年共收留160个弃婴》，《燕赵晚报》2005年12月14日）

【裙带】qúndài　跟妻女姊妹有关的（关系）。**【例】**殷崇桂扯着裙带向上爬，对于这位太太也就不敢不俯首贴耳。（刘绍棠《狼烟》）｜呸！要靠了裙带得意，那人算没有骨气了。（钱钟书《围城》）

【裙带风】qúndài fēng　依靠妻女姊妹之间的关系办事的风气。**【例】**裙带风，害不浅！（陈显荣《裙带风》，《诗刊》1981年第3期）｜有个村，办起一座20门轮窑厂，什么规章制度也没有，“哥哥采购弟管账，七姑八姨把权掌”，裙带风盛行。（金远举《乡村集体企业：资产流失和对策》，《人民日报》1995年9月）

【裙带官儿】qúndài guānr　有妻女姊妹等亲属关系的官员、办事员。**【例】**有裙带官儿，却没有裙带文人的。（曾伯炎《蜀中书痴龚明德》）｜男盗——可以多刮几层地皮，女娼——可以多弄几个“裙带官儿”的位置。（鲁迅《伪自由书》）

【裙带关系】qúndài guān·xì　依靠妻女姊妹等建立的社会关系。**【例】**郭寿年凭着裙带关系，却搞到了震南农场那么一个肥缺。（欧阳山《苦斗》）｜有几个很少上班的女同事，都是凭裙带关系进厂的交际花一般的女人，除了领薪水，平时很难见到她们的影子。（罗广斌、杨益言《红岩》）

R

【让利】ràng//lì　把部分利益或利润让给别人。**【例】**我带来的银子，按耿东家让利给我的价钱，现在能多买不少的茶。（朱秀海《乔家大院》）｜对其需要和困难，我们要有大国之义，不图一时之报，多投入、多帮助、多让利，广结善缘，打牢友好合作的基础。（《大国之路不争一时》，《人民日报》2012年4月9日）

【让贤】ràng//xián　把职位让给有才能的人。**【例】**她说：“罗瑞卿反对林彪‘突出政治’，他说，‘病号嘛，还管什么事，病号应让贤！不要干扰，不要挡路’。”（张耀祠《张耀祠回忆录》）**【说明】**作为委婉语，含有暗示或迫使人让位的意思。

【人胞】rénbāo　中药名，人的胎盘，内服，具有补气、养血、益精的功效。【例】为了了解人胞对机体免疫系统的作用，探讨其治病强身的作用机理，本文观察了人胞注射液对正常小鼠与羊红细胞(SRBC)免疫小鼠免疫功能的影响。(王璟清、赵续民、陈汝樟《人胞注射液对小鼠免疫功能的影响》，《陕西医学杂志》1988年第9期)|胎盘……在传统医学中还被称为“人胞”或“胞衣”，主要成分是蛋白质、激素和各种酶，具有温肾、益精、补气、养血等功效。(《专家提醒乱食胎盘有害无益》，《新闻晨报》2005年4月24日)【说明】见“紫河车”。

【人道】réndào　㊀人性交。【例】冯世禄年纪虽已壮盛，因家中没钱，尚未娶亲，所以未经人道。([清]坑余生《续济公传》)|古人男子三十而娶，女子二十而嫁，使其气血充足，然后行其人道，所以古人往往多寿。([清]西周生《醒世姻缘传》)㊁阴茎。【例】六如住半年余，见其所为多不法，知其后必反，遂佯狂以处，宸濠差人来馈物，则倮形箕踞以手弄其人道，讥呵使者。([明]蒋一葵《尧山堂外纪》)

【人家】rénjiā　(～儿)女子未来的夫家。【例】三姊妹都有了人家了。(汪曾祺《晚饭花》)|快长大吧，长大嫁户好人家就跳出苦海啦。(叶蔚林《割草的小梅》)

【人情】rénqíng　礼物，礼金。【例】他到处托人，陪笑脸，不辞劳苦地东奔西跑，又央告，又送人情，才算找到了一间炸得东倒西歪没人要的房子。(老舍《鼓书艺人》)|高先生很孤僻，不出人情，不随份子，几乎与人不通庆吊。(汪曾祺《徙》)

【人情药】rénqíng yào　在公费医疗或医保的条件下，因人情关系给熟人开的超出实际需要的药品。【例】这是该院根治“人情药”“关系药”带来的可喜变化。(李祥斌、刘恩海《领导取消减免权　科室拒收减免单》，《解放军报》2004年11月19日)|健康档案全面反映了健康状况，能避免借卡就诊和医生开人情药的情况，可以为医保支出把关。(冯怡《市民卡中建电子健康档案》，《钱江晚报》2013年1月26日)

【人事】rénshì　(～儿)男女间情欲之事。【例】直等娶了媳妇，才略略的懂了些人事儿。([清]曹雪芹、高鹗《红楼梦》)|我由一懂人事，就一早一晚的想娶个家子婆，一直到了今日都不曾碰着一个。([清]坑余生《续济公传》)

【人物】rénwù　有能力的人，不可小看的人。【例】这女的是个人物。(王朔《玩儿的就是心跳》|都觉得她是

个人物，但是为什么嫁个比她长二十岁的丈夫？（钱钟书《围城》）

【人中白】rénzhōngbái 中药名，人尿自然沉积的固体物（从尿壶、便桶里取出），内服或外用，具有清热、降火、消瘀的功效。【例】炮制：人中白，取原药材置清水中漂洗 4～7 天，经常换水，取出，刮去杂质，日晒夜露 15 天，每日上下翻动一次，以无臭为度，晒干。（广东省食品药品监督管理局《广东省中药材标准》第二册）|人中白，本品为凝结在尿桶或尿缸中的灰白色无晶形之薄片或块片，洗净干燥而成。（谢宗万《全国中草药汇编》）【说明】见“秋石”。

【人中黄】rénzhōnghuáng 中药材，为甘草末置于竹筒内，在人粪坑中浸渍后的制成品，内服，具有清热、凉血、解毒的功效。【例】治瘟疫热盛：人中黄，黄连、石膏煎服。（四川中药志协作编写组《四川中药志》）|辟瘟：人中黄不拘多少，饭为丸，绿豆大，下十五丸。（［清］刘松峰《松峰说疫》）

【衽席之爱】rènxí zhī ài 男女间性爱之事。【例】兄倘能割衽席之爱，见机而作，仆愿以千金相赠。（［清］抱瓮老人编《今古奇观》）|徽州盐商孙富能以千金说服李甲割衽席之爱，却只能招来杜十娘一阵痛斥。（章尚正《徽商的生活情态与价值观念》，《安徽大学学报》哲学社会科学版 1997 年第 3 期）

【衽席之好】rènxí zhī hǎo 男女间性爱之事。【例】遂讲衽席之好，未旦，芮求归。（［清］葆光子《物妖志·虫类·蟒》）|宴罢，登榻，绣衾甲帐，目所未识，遂构衽席之好。（［明］冯梦龙《江南詹詹外史》）

【荣誉军人】róngyù jūnrén 革命伤残军人。【例】前些日子，父亲碰到一个退伍的荣誉军人。（杜鹏程《保卫延安》）|她很敬重你，爱你是个荣誉军人，一点假不了。（冯德英《迎春花》）【说明】简称“荣军”：李丁财是个荣军，抗美援朝肚子穿了两个洞眼。（叶蔚林《四句话》）

【冗笔】rǒngbǐ 废话，多余的笔墨。【例】前文对人物形象的铺垫完全成了冗笔，故事讲得有点虎头蛇尾。（胡亚《〈天台爱情〉的开心与“伤心”》，《光明日报》2013 年 7 月 30 日）|这段婚姻，既悖于一般意义的伦理，又洇着当时的浪漫情调，一定程度上反映了那时奔向延安的知识青年的状况，因而不避冗笔，将其简记。（李维民《档案中的王实味死因》，《炎黄春秋》2013 年第 6 期）

【冗员】rǒngyuán 超过实际需要的人员。【例】在激烈的竞争中，企业家们勇敢地裁减冗员，留下生产效率最高的工人。（张维平、伍晓鹰《经济自由主义思潮的对话·竞争机制》，《读书》1986 年第 12 期）|如今实体遍地生

根，按理该分流出大批冗员，然而机关中的“铁交椅”并未减少。（陈德《走入误区的机关实体》）

【肉感】ròugǎn 性感（多指女性）。【例】她把已不甚玲珑的肢体调动得极肉感，丑恶。（老舍《四世同堂》）|倘若他只限于肉感的满足，那末他倒可以用他的色来摧残我的心。（丁玲《莎菲女士的日记》）

【肉欲】ròuyù 性欲。【例】老三晓得，在招弟看来，爱情和肉欲是一回事。（老舍《四世同堂》）|无论是肉欲还是婚姻，无论是感激之情还是义务感，其本身还都不是爱情。（赵永穆译《爱情的哲学》，《读书》1984年第1期）

【如厕】rúcè 上厕所大小便。【例】今人如厕用手纸，而古代平民，很少用纸……（王春瑜《坑厕与文化杂谈》，《读书》1991年第11期）|刘邦借口“如厕”逃席与樊哙对话。（金克木《烽火·鸿门宴》，《读书》1990年第3期）

【如夫人】rúfūrén 妾。【例】他为着面子上光彩，矢口否认他的妹妹是“如夫人”，硬说是张将军的“续弦夫人”。（姚雪垠《李自成》）|清初毛奇龄的如夫人，也向人指摘她丈夫的隐事……（郁达夫《獭祭的功用》，《读书》1990年第2期）

【濡润】rúrùn 付给做诗文书画或写字的人的酬金。【例】王禹尝为李继迁草制，送马五十匹，备濡润，禹却之。（［清］况周颐《餐樱庑随笔》）|商略再三，莫衷一是。爰醵重金为濡润，募有能圆其说者。某名士落拓京师，闻之，褒然往，约字一直金百，先索金而后秉笔。（［清］况周颐《眉庐丛话》）【说明】见“笔润”。

【乳罩】rǔzhào 妇女用品，戴在胸前以保护乳房，不使下垂，或适当填充，使乳房看上去又大又挺。【例】淑花躺在红花鹅绒炕毯上，高高的胸脯戴着一个水红色的乳罩，一件紫色小裤衩，紧紧绷在她那肥腴的纸一样白的屁股上。（冯德英《苦菜花》）|玛格丽特只穿着一条短裤，系着一副乳罩。（程前《选美皇后猝死之谜》）【说明】见“文胸”“胸罩”。

【入房】rùfáng 发生性关系。【例】古代人很含蓄地把性行为叫作“房中”，入房就是指做爱。醉以入房的意思是一个男人像喝水一样喝酒，然后趁着酒劲儿去做爱。（徐文兵《醉以入房：先喝酒再做爱的代价》，《东方早报》2011年8月20日）|细询患者，入房前唯恐事不成功，精神非常紧张，面颊烘热如醉酒样，继乃阳强而坚，胀急掣动。（《历代古方验案按》）

【入港】rùgǎng 男女勾搭成奸。【例】二人便设法彼此里外买嘱园内老婆子们留门

看道，今日趁乱方初次入港。虽未成双，却也海誓山盟，私传表记，已有无限风情了。（[清]曹雪芹、高鹗《红楼梦》）|却不防潘金莲打听他二人入港了，在房中摘去冠儿，轻移莲步，悄悄走来窃听。（[明]兰陵笑笑生《金瓶梅词话》）

【入寂】rùjì 僧尼死亡。**【例】**三藏寝疾，有遗文严正勖示因果，以之付弟子智休。正月十一日午时入寂。（汤用彤《汉魏两晋南北朝佛教史》）|（达天和尚）明日遣人以盘餐馈之，堆作塔形。班禅见之大惊，自知其不得复返矣。未几入寂，遗命留葬京师。诏建塔于此，赐名“清净化城”。（[清]震钧《天咫偶闻》）

【入奸】rùjiān 男女勾搭成奸。**【例】**怎地在和尚房里入奸？怎生约会把香桌儿为号？如何教头陀来敲木鱼？实对我说，饶你这条性命……（[明]施耐庵《水浒传》）

【入马】rùmǎ 嫖妓，或勾搭女人得手。**【例】**你是必思量个妙计，作成我入马，救我残生。（[明]冯梦龙《喻世明言》）|访得有名妓，就引着铁生去入马，置酒留连，日夜不归。（[明]凌濛初《初刻拍案惊奇》）

【入土】rù//tǔ 人死亡。**【例】**入土为安；又赶上这年月，更得快快的办啦！（老舍《四世同堂》）|到不了夏天，他就要入土啦，除非你能挽救他！（[英]艾米莉·勃朗特著，宋兆霖译《呼啸山庄》）

【入月】rù//yuè 妇女月经来临。**【例】**清朝宫禁故事：诸妃嫔进御者，每夕由皇后预备膳牌呈上，上留某人牌，则召某人诣寝宫。其有入月及怀孕者，则撤去名牌。（[清]李岳瑞《悔逸斋笔乘》）|女人入月，恶液腥秽，故君子远之。（[明]李时珍《本草纲目》）

【阮囊羞涩】ruǎnnáng-xiūsè 经济拮据，手头没有钱。**【例】**那五一笑，嘲弄地说：“这主意是极好，我对令妹也有爱慕之心，可惜就是阮囊羞涩。”（邓友梅《那五》）|阮囊羞涩，行止两难。（[清]百一居士《壶天录》）

【软耳朵】ruǎn'ěr·duo 没有主见轻信别人的话的人。**【例】**我虽然不是什么“草包”，更不是“软耳朵”，但我知道，我决不能因为自己的一点点疏忽，给母亲造成一丝一毫的伤害。（王进明《难忘母亲》，《保安日报》2010年5月9日）|董老汉喜购物，但购回家的东西，常遭老伴的抢白：不是价贵就是质地不行，他为自己诊断的毛病是“软耳朵”。原来，每次购物时，他都经不住营业员的“一哄二嚎”，就乖乖地掏钱。（周明《老人购物谨防“软耳朵”》，《老年日报》2008年7月14日）

【润笔】rùnbǐ 付给做诗文书画或写字的人的酬金。

【例】上初三,《暑假里试试看,自己挣学费》发上海青年报,得润笔5元,父用之买米一袋救饥,全家欢呼。(王明春《通讯员出身的总编辑》)|衡山饭店大修竣工,要在十多层建筑的门前悬挂四个硕大无朋的招牌,便礼请王先生法书,润笔是每字百元,一共人民币四百元,王先生却不受,饭店的主持人过意不去,便以盛宴一席由王先生作为主人宴请宾客。(周劭《失落感旧》,《读书》1994年第5期)【说明】见"笔润"。

【润格】rùngé 付给做诗文书画或写字的人的酬金。【例】根据钱氏的润格序言,说"余性孤僻,不附权势,勉为糊口之计,旅申鬻画倏已十余年矣"。可知钱氏在上海卖画开始于清末民初,到"丛画"出版已十余年……(叶浅予《海阔天空话装帧》,《读书》1984年第1期)|光绪中叶,鄂人有张翼轸者,工行草书,尝游京师,有鬻字润格在琉璃厂肆,其姓名三字,皆星名。([清]徐珂《清稗类钞》)【说明】见"笔润"。

【润例】rùnlì 付给做诗文书画或写字的人的酬金。【例】(丁传靖)工书法,有书名,不订润例,求者接踵。(刘奉文《传靖之名 传绅之作》,《读书》1990年第1期)|总经理了解郑板桥的润例:大幅六两,中幅四两,画竹多于买竹钱,纸高六尺价三千。(周而复《上海的早晨》)【说明】见"笔润"。

【润资】rùnzī 付给做诗文书画或写字的人的酬金。【例】(郑孝胥)革命后退居上海南阳路的海藏楼,蛰居十二年,以鬻书为生计,据说润资年入可达万金,这不是任何书家所能望其项背的。(周劭《人境庐与海藏楼》,《读书》1995年第8期)|沈文肃自江西巡抚丁忧归,鬻字为生计,每书一联,仅取润资四百文。([清]何刚德《客座偶谈》)【说明】见"笔润"。

【弱听】ruòtīng 因病变而导致听力减弱。【例】在王芳看来,能够和班上3名弱听孩子正常交流沟通,没有别的窍门,就是大量长时间的训练。(彭欣、叶壮、石畅《19名弱听儿在普校走进有声世界》,《长江日报》2011年4月6日)|7月20日,呼和浩特聆聪聋儿语言听力学校的学生正在表演舞蹈《三个和尚》……该活动旨在为弱听儿童提供一个展示自己的舞台。(李文明《花开的声音》,《内蒙古日报》2013年7月21日)

【弱智】ruòzhì 智力发育低于正常水平。【例】一位普通中年妇女把20个弱智女孩领回家,她像对待自己的孩子一样日夜服侍她们,照料她们,乐此不疲。(靳伟华《二十个弱智女的"妈妈"》)|整幅画面具有极强的理性色彩,难以想象它是出自一个弱智青年之手。

（方刚《弱智儿竟成天才画家》）

【**弱智教育**】ruòzhì jiàoyù 对弱智儿童进行的教育。【**例**】目前，我国弱智教育事业尚处于开创阶段，如北京市，已办起八十多个弱智班，收学生九百余名，但远不能满足社会需要。（《北京第一所弱智儿童养育院开学》，《人民日报》1986 年 10 月 7 日）

S

【**撒村**】sā//cūn 说粗野的、难听的话。【**例**】你，跟那个老头子，别再打我的算盘；招急了我，我也会撒村撒野！（老舍《方珍珠》）|叨唠完了一阵，他没法儿不补上个“他妈的！”他不会骂人撒村，只有这三个字是他的野话，而也只有这三个字才能使他心中痛快一下。（老舍《四世同堂》）

【**撒手**】sā//shǒu 人死亡。【**例**】写作却是刻意为之，搜索枯肠，绞尽脑汁，常年笔耕，劳损形容，竭尽心血，早衰早病，往往掷笔之日也正是撒手人寰之时了！（冯骥才《胸无成竹的快乐》）|到了最后一刻我也会撒手而去，可能还有不少套话，大话，废话，空话，假话……把我送上西天，但是我留下的每张稿纸上都有这样三个字：讲真话。（谷苇《你好，巴金先生》）【**说明**】人死称撒手，一种解释是：人最后死去的经脉是肝经，肝经的力量表现为手的握力，肝经的气消失，手的握力自然消失。

【**三长两短**】sāncháng-liǎngduǎn 意外的灾祸、事故，特指人意外死亡。【**例**】后来，唐四爷还要姑爷把所有的存款交给他保管，万一姑爷有个三长两短，由他掌握保险。（老舍《鼓书艺人》）|好孩子！爹起先也觉得不应该难为你，后来一想到你妈那脾气，还是觉着不要跟她扭吧，真要不听她的话，倘或有个三长两短，爹落个对不起她，你也落个对不起她！（赵树理《三里湾》）

【**三点式**】sāndiǎnshì 女子穿的一种泳衣，只能遮蔽下部和双乳。【**例**】那位模特的三点式与众不同，每一个“点”的中心部位都缀着一朵花，三点三朵花。（王海鸰《中国式离婚》）|她穿着“三点式”，跟那些大挂历上的美女们一样，似乎不懂得还可以、有必要穿更多的东西。（刘心武《吉日》）【**说明**】见“比基尼”。

【**三级片**】sānjí piàn 有暴力、色情、恐怖等内容的影片。【**例**】借助金钱的力量攀上一个新台阶也不失为一种办法，许多大牌歌星、影星当年委身大款、拍三级片，他

们珍惜自己的痛苦历程,最后获得了极大的成功,你有什么资格看不起人家呢?!(张欣《岁月无敌》)

【三十年河东,三十年河西】 sānshí nián hédōng, sānshí nián héxī 盛衰交替,断言总会发生变化。**【例】**在得知翻车酿成大事故后,田卫明兴奋得不得了……真是一夜之间,已成"三十年河东,三十年河西"之势啊。(陆天明《苍天在上》)|什么皮尔·卡丹,什么这国巧匠,什么那国大师,挖空心思,花样翻新,翻来翻去,差别甚微。又来了我那句老话:三十年河东,三十年河西。你等着瞧吧,到了三十年,肯定翻了回来。(季羡林《衣着的款式》)

【三只手】 sānzhīshǒu 扒手,从别人身上偷东西的小偷儿。**【例】**父亲对我说,当时大家穷得叮当响,哪里能有钱去购买如许书籍?为此,他极不情愿地猜测道:"某公"怕是在书店之中充当了可耻的"三只手"。(陈虹《水落石出的一桩"疑案"》)|守摊时,他时不时钻到书中的情节里,又让"三只手"钻了空子。盘存时,女老板审犯人似的问他是不是贪污了。(曹还浅《武汉的第一个打工仔作家》)

【桑间濮上】 sāngjiān-púshàng 男女幽会的地方。**【例】**桑间濮上如何情形,自由恋爱怎样态度?(鲁迅《热风》)|此桑间濮上之词,最足坏人心术,虽系假托名姓,然宇宙之广,必有相同。([清]梁恭辰《北东园笔录续编》)

【桑螵蛸】 sāngpiāoxiāo 中药名,螳螂的干燥卵鞘,内服,具有益肾固精、缩尿、止浊的功效。**【例】**桑螵蛸固涩脬气。(《历代古方验案按》)|桑螵蛸……用于遗精滑精,遗尿尿频,小便白浊。(国家药典委员会编《中华人民共和国药典》)

【桑榆】 sāngyú 人的老年时光。**【例】**他们暮景桑榆,百念灰冷,过去的悲欢,一生的忧患,已不复滞留于记忆之中,唯以一片纯洁的心情,对越上主。(苏雪林《棘心》)|弟方纂录易解,程朱各自为书,以正大全之谬。而桑榆之年,未卜能成与否。([清]顾炎武《答汪苕文书》)

【桑中之约】 sāngzhōngzhīyuē 男女幽会。**【例】**果相见爱,当以二十金赎妾身。妾候君三年。如望为桑中之约,所不能也。([清]蒲松龄《聊斋志异》)|审得方氏,水性漂流,风情淫荡。常赴桑中之约,屡经濮上之行。([明]安遇时《包公案》)

【丧明】 sàngmíng 失去视力,眼瞎。**【例】**此方因宋公琪丞相早岁知绵州,有典史黄仁锷患赤眼丧明,梦得神人惠之。(《历代古方验案按》)|阳山郑贯亭水部为人醇谨,笃于内行。有同怀弟某自少丧明,贯亭抚之最厚。([清]赵慎畛《榆巢杂识》)

【臊根】sāogēn　男性生殖器，雄性动物的生殖器。【例】从生理上讲，坚持十年左右即觉腰脊有膨胀之感。此种感觉直达各谷道臊根，觉体不息如铸，身如铅灌，肌肉如一。（王芗斋《论桩功之三种境界》）|那怪把行者使个绊子腿，跌倒在地，口里"心肝哥哥"的乱叫，将手就去掐他的臊根。（[明]吴承恩《西游记》）

【色胆】sèdǎn　为满足色欲而表现出来的胆量。【例】学生搞老师，色胆包天嘛！（王小波《白银时代》）|今非昔比，今非昔比，有言色胆大于贼胆，又有言不怕贼偷就怕贼惦记，七爷既然已经惦记上了你，他就不会为了啥虚虚飘飘的仁呀义呀的放过你去！（尤凤伟《石门绝唱》）

【色迷】sèmí　贪恋美色。【例】此外有些铅笔小字，都是讲王美玉的，想来是许先生酒醉色迷那一夜以前旁人的手笔……（钱钟书《围城》）|必须有天使的心灵才能产生美善的文字，才能将一个谈之色变或谈之色迷的"性"溶入纯朴自然，升华至美好高尚。（易木玲《文明中的自由与幸福》，《读书》1989年第11期）

【色念】sèniàn　与异性发生性关系的念头。【例】黄某见阿九女儿颇有几分姿色，当即顿生色念。（曾焕阳、黄光明《"驱邪大师"强奸民女　公安机关依法刑事拘留》，《广州日报》2010年5月27日）|看到一收废品的妇女颇有几分姿色，于是便动了色念。（周孝春、张斌《无业男子垂涎收废品妇女姿色　兽欲难耐将其强奸》，《扬子晚报》2011年7月14日）

【色情】sèqíng　性欲，男女情欲。【例】几十年来，每谈及《尤利西斯》，读者往往首先想起它的晦涩和色情片段。（庄信正《〈尤利西斯〉之谜》）|我们不能因为《红楼梦》《西厢记》《牡丹亭》这些小说、戏曲是古典文学的瑰宝，就连同书中的瑕疵都曲意回护，仿佛在描写爱情时，只有连带有色情片断，才算是真实地反映了现实生活。（史乘《谈谈文艺作品中的色情描写》，《读书》1979年第8期）

【色情狂】sèqíng kuáng　沉迷情欲的人（多为男子）。【例】记得西门庆爱上了桂姐，第一次在她家请客的时候，应伯爵看西门那样的色情狂，在上茶的时候，曾经用一首《朝天子》调儿的《茶调》开他玩笑。（阿英《吃茶文学论》）|却没想到这人是这么一个色情狂，叫他想起来还恶心。（彭荆风《绿月亮》）

【色相】sèxiàng　女子的姿色容貌。【例】他们自己，可不大容易受女子的骗，他们到处都给军官们，兵们，安置好妓女，伺候着他们；咱们的女间谍即使肯牺牲色相，也

无从接近他们。（老舍《四世同堂》）|她寡廉鲜耻地出卖色相，诈骗钱财，粗俗得如同丑角。（杨静远《〈飘〉在文学史上的地位》，《读书》1981 年第 3 期）

【色欲】sèyù 性欲，情欲。**【例】**男人目光浑浊，充弥着难抑的色欲……（廉声《月色狰狞》）|不过丁鹏从没有提出这要求，也没有作过暗示，因为他并不是一个重色欲的人。（古龙《圆月弯刀》）

【山高水低】shāngāo-shuǐdī 意外发生的不幸事情（多指人死亡）。**【例】**她也曾两次嘱咐我："我要是有个山高水低的，别叫唐棣回来。"（张洁《世界上最疼我的那个人去了》）|东家，你就放心地去吧，东家若有个山高水低，茂才一定不负重托……（朱秀海《乔家大院》）

【山头】shāntóu 墓地的坟头。**【例】**西门庆那日也教吴月娘办了一张桌席，与他山头祭奠。（［明］兰陵笑笑生《金瓶梅词话》）

【山寨】shānzhài 仿造的，非正牌的，非主流的。**【例】**如果说马肉冒充牛肉是一种明目张胆的弄虚作假，那类似"瑞典肉丸"的山寨进口食品，则是另外一种更加隐蔽的误导消费者手段。（张晓鸣《"瑞典肉丸"忽悠了谁》，《文汇报》2013 年 2 月 28 日）|很多情况下，在消费者看起来很山寨的店铺，事实上是合法的，我们不能加以查处。（徐晶卉《山寨店铺为何屡禁不绝》，《文汇报》2013 年 5 月 3 日）

【煽风点火】shānfēng-diǎnhuǒ 怂恿别人做某种事情（多指坏事）。**【例】**童进他自己要检举就检举吧，他还煽风点火，鼓动别人也要检举。（周而复《上海的早晨》）|坐山虎知道了，马上就百般挑唆，煽风点火，硬是把丁国宝说变了心，跟着他鼓噪起来。（姚雪垠《李自成》）

【闪失】shǎnshī 意外的损失，意外的操作失误。**【例】**在沙场上不论武艺多么好，谁也说不定会有闪失。（姚雪垠《李自成》）|要多叫几个人，单枪匹马的也不怕有个闪失？（杨志松《梁晓声：饱尝做人的滋味儿》）

【善终】shànzhōng 人因衰老而自然死亡。**【例】**好在嵇康并不是得君行道的人，否则孙登自己也就要不得善终的了。（曹聚仁《谈魏晋间文人生活》）

【商榷】shāngquè 提出自己的看法与人商量、研讨，婉言不同意别人的意见。**【例】**书中的某些论点尚有可商榷之处。（曾卓《诗人的两翼》）|七十多年以后来看"五四"，不免感到当时激烈地反（儒家）传统有不少值得商榷的地方。（张宽《再谈萨伊德》，《读书》1994 年第 10 期）

【上宾】shàngbīn 帝王死亡。**【例】**谁知他们二人，尚未追

着樊哙,汉帝已经龙驭上宾了。(徐哲身《汉代宫廷艳史》)|比世宗上宾,文贞柄国,湛、聂俱得恩赠加等。([明]沈德符《万历野获编》)

【上床】shàng//chuáng 与人发生性关系(多指不正当的)。**【例】**你先别骂人。我还没跟他上床。我要先跟你分手,才会跟他。(方方《埋伏》)|就论其恋爱,跟多少女孩儿上过床恐怕连自己都记不清。(张桦《找不着北》)

【上浮】shàngfú (价格、利率、工资等)上涨。**【例】**业内人士预计,2014年整体房贷市场仍将紧张……贷款利率在基准上继续上浮将成为趋势。(林晓丽、潘彧《要优先放贷 利率得上浮三成》,《广州日报》2014年3月7日)

【上供】shàng//gòng 向有权势的人送礼,以求得到照顾。**【例】**(两人)一起到前三门单位管人事头头家里去上供。但真到上供,供上些什么,两人都犯了难。(刘震云《一地鸡毛》)|李冬生治下的裁判界,尤其是国际级裁判级别,如果不给他"上供",他就会在执法任务安排及申报国际级裁判时给你"上眼药",所以很多人被迫"上供"。(《公诉方指控李冬生细节曝光 世界杯执法裁判被迫上供》,《京华时报》2012年4月27日)

【上脸】shàng//liǎn 喝酒以后脸发红。**【例】**关老爷喝酒上脸,三杯下肚就真成了关公了。(汪曾祺《关老爷》)

【上路】shàng//lù 人死亡。**【例】**她的结论是世间的寿数到头了,说不定今天明天就要上路。(叶圣陶《苦辛》)|你好好去回绝了他,若还送聘礼来,就是逼我上路了。([清]李渔《奈何天·逼嫁》)

【上门】shàng//mén (~儿)入赘。**【例】**我爸改主意了,招你做上门女婿,住到我们家里去。(陆文夫《人之窝》)|我妈还想他上门哪。(艾芜《红艳艳的罂粟花》)

【上年纪】shàng nián·ji 年纪大。**【例】**许多这种小孩子,因为逃学到各处去,人家一见就认得出,上年纪一点的人见到时就会说:"逃学的,赶快跑回家挨打去,不要在这里玩。"(沈从文《我读一本小书同时又读一本大书》)|那个提着电喇叭的上了点年纪的警察,举起喇叭喊了几句话,让工人们散开,工人们就顺从地散开了。(莫言《师傅越来越幽默》)

【上身】shàng//shēn 让男人与自己过性生活。**【例】**外边人称赞老赵对于此道之精,有过这么两句话:是宝石,他一上眼就知道真假;是女人,他一上身就知道是不是原生货!(茅盾《子夜》)|他手笨,哪儿都笨,腰带解了好半天。上了身,更乱了套,是雏儿,眼望大山不识

径。(尤凤伟《石门夜话》)

【上岁数】shàng suì·shu 年纪很大,年老。【例】上岁数的人特别是老病号,在孤独、寂寞中最易回首往事,童年的烂漫,青春的憧憬……(张容《一言难尽乔冠华》)|有人说,老汉这几年遇的"事"太多,也有人说,他上了岁数,到了该糊涂的年龄了,老小老小嘛。(张胜利《八舅》)

【上天】shàng//tiān 人死亡。【例】说不定你们家奶奶真上天了呢?(戴厚英《流泪的淮河》)|我的老头子上天了,玉皇大帝都请他客呢!(李晓明《平原枪声》)

【上头】shàng//tóu ㊀女子成亲。【例】狄婆子叫人在重里间与他收拾卧房,打了煤火热炕,另做了铺陈,新制了红绢袄裤,又做了大红上盖衣裳,择了吉日,上头成亲。([清]西周生《醒世姻缘传》)|谁知他另收拾了一所房子,里头收拾的齐齐整整,买了的丫头小厮,家人媳妇,调了个湾子,把小荷香弄到那里,上上头,彻底换了绸帛。([清]西周生《醒世姻缘传》)㊁妓女第一次接客。【例】下海就是梳拢,梳拢就是上头。(欧阳予倩《桃花扇》)

【上西天】shàng xītiān 人死亡。【例】听着,你要真不想救二爷活命,喝过酒去见二爷一面,我再送他上西天。(尤凤伟(《石门夜话》)|当时,皇姑屯事件爆发不久,一心投靠日本人,无恶不作的大军阀张作霖被日本人的炸弹送上西天。(李光南《张恨水与张学良》)

【上下其手】shàngxià-qíshǒu 玩弄手法,串通作弊。【例】历朝田赋积弊甚深,有财有势者上下其手,多方欺隐,逃避征赋,土田多而纳粮反少……(姚雪垠《李自成》)

【上仙】shàngxiān 帝王死亡。【例】因哥哥哲宗天子上仙,群臣扶立端王为天子。([明]冯梦龙《醒世恒言》)|后来英宗上仙,不许妃嫔殉葬,且著令为后世法。([明]沈德符《万历野获编》)

【上眼药】shàng yǎnyào 向长辈、上级或其他有权势的人打小报告,给某人制造麻烦。【例】聂元梓在北大的"四清"运动中异常活跃,她上找工作组不停地给陆平"上眼药",下对北大广大师生猛揭"阶级斗争的盖子"。(金汕、孟固《一夜"英雄"聂元梓》)|今天我给他上上眼药,也好叫他清醒清醒!(陈建功、赵大年《皇城根》)

【尚可】shàngkě 还可以,婉言不十分好。【例】林小枫气质尚可,可惜翻遍衣柜,竟找不出一套能与之相匹配的衣服。(王海鸰《中国式离婚》)|两人婚后感情尚可,志趣也相同……(王犁田、刘滨奎《〈洗衣歌〉和它作者的悲欢曲》)

【尚需时日】shàngxū shírì 还要有较长时间，现在还不是时候。【例】(李元伟)他人很好，会把中国篮协搞得更好的，但他要施行改革还尚需时日。(姚明《我的世界我的梦》)|在这个时期，法律是幼稚的，它的成长而至成熟尚需时日，不过，就是在它最粗糙的胚胎中，未来的成熟形态也已隐约可见。(梁治平《古代法：文化差异与传统》，《读书》1987年第3期)

【烧高香】shāo gāoxiāng 对某种恩赐、帮助、境遇表示感激，含有难以实现或来之不易的意思。【例】杨清民知道有些人你别指着他帮你，他不破坏你就算是烧高香了。(谈歌《城市警察》)|要是咱这条路上都修下你这样好心的队长，老百姓还不乐得烧高香？(冯志《敌后武工队》)

【烧钱】shāo//qián 白白地投入大量钱财。【例】延续了一个冬天的中超烧钱大战也到了暂时偃旗息鼓的时候。(张巍《豪门烧钱各取所需》，《北京青年报》2014年3月1日)|投入几千万甚至上亿元到这个深不可测的“无底洞”，难怪有人说动漫业是在“烧钱”。(张玉玲《动漫业：从“烧钱”到“挣钱”》，《光明日报》2010年7月14日)

【烧香】shāo//xiāng 送礼，请求关照。【例】“烧香都不懂么？哼，”徐华北挑战般笑了一声，“烧香就是走后门，蹚路子，就是进贡表忠心。”(张承志《北方的河》)|您总经理慷慨投资……可是连本儿带息我们得按时还账！还得照章纳税，还得八面儿烧香、磕头送礼，不赚钱怎么行啊？(陈建功、赵大年《皇城根》)

【少礼】shǎo//lǐ ㊀不必拘于礼节。【例】老张不禁腼腆起来，他走过去嗫嚅着下拜，孙夫人嫣然一笑，说，“三弟少礼！”(李行远《“读”京剧》，《读书》1990年第5期)|晁盖道：“先生少礼，请到庄里拜茶，如何？”([明]施耐庵《水浒传》)㊁自己礼貌不周。【例】众位老者，恕石某少礼。([清]张杰鑫《三侠剑》)

【少年老成】shàonián-lǎochéng 青少年成熟程度超过这个年龄段应有的，缺乏朝气，过于精明。【例】看不出你小小年纪还挺有心眼儿。没事儿是不是好琢磨个问题？没人说过你有点少年老成么？(王朔《我是你爸爸》)

【舍命陪君子】shěmìng péi jūnzǐ 不惜代价、竭尽全力奉陪他人，婉言付出一定代价，陪同别人做本不想做的事。【例】我呀，舍命陪君子，不能不来！(老舍《春华秋实》)|那一天，我们还一人喝了将近一瓶啤酒。对我来说，绝对是例外壮举，近乎舍命陪君子。(梁晓声《表弟》)

【舍身】shěshēn 献出生命。【例】最富有传奇色彩的当然是八舅舍身护乡亲和八妗子那颇有预见的箴言。(张胜利《八舅》)

【谁】shéi 表示不便说出的某个人。【例】仿佛有谁说过:文坛登龙术的第一步是取一个炜丽触目的名字。果真是"名不正而言不顺,言不顺则事不成"么?(张爱玲《必也正名乎》)|老刘给黛二出了个主意,他让黛二打着"谁谁"的旗号去正社长家探望,送一份礼物就说是"谁谁"让带给他的。(陈染《无处告别》)|老妈子的报告是,大小姐个儿比我大得多,坐下去满满一圈椅;二小姐倒苗苗条条的,母亲说胖了不能生育,像亲戚里谁谁谁,教裁缝说二小姐。那边似乎生了气,不答应,事情就摧了。(朱自清《择偶记》)|指着那个穿花布的女孩告诉我说她喊了反动口号,应该喊"毛主席万岁"的却喊成了谁谁谁万岁。(张贤亮《绿化树》)|那天我来了个美国朋友,那个美国朋友就跟我说:"谁谁谁谁谁这个人不太好。"我说为什么不太好?他说他非让我吃狗肉。(金正昆《金正昆谈礼仪之人际交往法则》)

【伸筋草】shēnjīncǎo 中药名,石松的全草,内服或外用,具有祛风散寒、除湿消肿、舒筋活血的功效。【例】伸筋草为常用中药。(崔树德《中药大全》)

【伸手】shēn//shǒu 要钱,要物,要官位,要荣誉。【例】我知道父母也不容易……我都长大成人了,再向他们伸手,实在是于心不忍呀。(卞庆奎《中国北漂艺人生存实录》)|手莫伸,伸手必被捉。党与人民在监督,万目睽睽难逃脱。(陈毅《感事书怀·手莫伸》)

【伸手大将军】shēnshǒu dà jiāngjūn 乞丐。【例】从前大有钱的人家,如今子孙败了,拿钵头,当伸手大将军的,也不是没见过的呢!(欧阳山《苦斗》)|多少一掷千金无吝色的阔少们已经变做伸手大将军……(柳苏《三苏——小生姓高》,《读书》1988年第4期)

【伸腿】shēn//tuǐ 人死亡。【例】如今伸腿去了,可见这长房内绝灭无人了。([清]曹雪芹、高鹗《红楼梦》)

【身故】shēngù 人死亡。【例】他的梦虽短而又不很清楚,却不失为一种珍闻,即依L报告的口气记之。——与父同在清华,不觉得父亲身故。在清华何处,也不觉得……(俞平伯《梦记》)|陈寅恪教授年寿已高,且身体素弱多病,又目已久盲,不知现今是否仍康健生存,抑已身故?(谷林《独为神州惜大儒》,《读书》1992年第9期)

【身后】shēnhòu 人死亡以后。【例】他父亲身后,钟书才知道父亲把他每一封信都

贴在本子上珍藏。信写得非常有趣,对老师、同学都有生动的描写。(杨绛《写〈围城〉的钱钟书》)|她昨天看见梅姐身后的情形和钱伯母的惨状,她也很感动。(巴金《家》)

【身怀六甲】shēnhuái-liùjiǎ 怀有身孕。**【例】**记得秋秋是一年前结婚的,那时我虽已身怀六甲,但还是让丈夫搀扶着,腆着个肚子前去祝贺,使她和清华君格外感动。(张凤兰《离婚宴》)|妾一身死不足惜,但自蒙爰幸,身怀六甲,已两月矣。妾之一命,即二命也。求王放妾出宫,保全母子二命。([明]冯梦龙、[清]蔡元放《东周列国志》)

【身上】shēn·shang 月经。**【例】**卓云说,你气色不好,颂莲笑了笑说身上来了。(苏童《妻妾成群》)|来例假这种事她可以向市子坦言,但面对佐山,她却难以启齿。不过,身上干净了以后,她仍然待在旅馆里没走。([日]川端康成著,朱春育译《生为女人》)

【身子】shēn·zi ㊀身孕。**【例】**"我有了身子啦,这我知道,"大凤嘟囔着说,"他也一清二楚。"有了身子,她要想另嫁别人,就不容易了。(老舍《鼓书艺人》)|他看出我是怀着身子的人。(管桦《三日拘留》)㊁妇女贞操。**【例】**林黛玉临终只能以"我的身子是干净的"来表白自己情感的纯洁。(方平《我国古典文学和莎士比亚》,《读书》1980年第8期)|眼见得奴家的身子,断送在旦夕之间了。([清]李渔《巧团圆》)

【深不可测】shēnbùkěcè 真实想法隐藏很深,让人难以捉摸。**【例】**再看到旁边,扶着七姑奶奶的椅背的一个中年妇人,一张瓜子脸,脂粉不施,天然丰韵,一双眼睛,既黑且亮,恍如阳光直射寒潭,只觉得深不可测,令人不敢逼视。(高阳《红顶商人胡雪岩》)|他似乎在想着什么,似乎陷入某种思绪里,他的眼神深邃黝黑而深不可测。(琼瑶《月朦胧鸟朦胧》)

【什么】shén·me 指代不便明说的对象。**【例】**他上午好像要见个什么人,可能还是个女的。(柳建伟《突出重围》)|别的地方传来的消息更离奇,说建文帝到了什么什么地方,后来还做了和尚,说得有鼻子有眼睛,使明成祖不得不怀疑。(《中华上下五千年》)|更让他败兴的是,小瞿不知怎么的就说起来,现在越来越不好办,谁谁谁因受什么什么牵连,栽了…… 其中最扎耳的一句,是"……说他是财产来源不清……"(刘心武《吉日》)|他告诉我,有一位什么什么局长,通过什么什么关系认识了他,然后便多次主动请他到家中做客,并把自己的两位女儿介绍给他。(梁晓声《京华闻见录》)

【神道】shéndào　墓道。【例】她为她的丈夫选择的坟墓就是乾陵,也是很雄伟的,她那个以高一千多米的梁山为基础,然后它的神道是长六百多米,一里多地一个神道,看上去非常雄壮。(黄正建《传奇太后之武则天》)|石碑……上面镌刻着"皇清赐进士第河南府巩县知县前知直隶祁州深泽县事名亭邱公神道",字迹依然十分清晰。(《邱轩昂神道石碑来历成谜》,《汕头特区晚报》2011年12月16日)

【神话】shénhuà　荒诞无稽的说法。【例】如今人类已进入太空时代,人在太空中生活已不是神话的幻想,而是实实在在的事情。(叶秀山《说"人相忘乎道术"》,《读书》1995年第3期)|连狐狸都捕捉不到的时候野兔居然会自投罗网,这在荒野中简直是神话。(古龙《小李飞刀》)

【神经过敏】shénjīng guòmǐn　多疑,大惊小怪。【例】谣言说金八故意放空气,好向外甩,完全是大家神经过敏,假的。(曹禺《日出》)|自己真是神经过敏,高松年直接打电报来的,一个这样机关的首领好意思说话不作准么?(钱钟书《围城》)

【哂纳】shěnnà　笑纳,请人不必介意地收下礼物。【例】简单的写了几句:"因事忙,暂停指导英文。果品一筐,祈哂纳!"(老舍《文博士》)|礼券一张,是结婚的贺仪,尚乞哂纳。(钱钟书《围城》)

【哂正】shěnzhèng　请指正。【例】不一会,她笑吟吟地拿着两本《围城》交给我,一本在扉页上写着"诏兄览存,钱钟书奉"。另一本写着"君匋宗兄哂正,弟钱钟书奉"。(陈诏《双"钱"佳话》)|《鲁迅书简补遗》有这首诗,末题"未年之冬戏作,录请坪井先生哂正,鲁迅"。(鲁迅《鲁迅旧体诗》)

【肾囊】shènnáng　阴囊。【例】第二日又诊,脉洪大,自觉一气块流走不定,走胁胁痛,走腰腰痛,走至足趾,痛不敢屈伸,走至肾囊,痛不可忍。(《历代古方验案按》)

【升天】shēng//tiān　人死亡。【例】我也和他们一起恸哭,哭声又高又惨。可是约瑟夫向我们说,对一位已经升天的圣人,这样吼叫是什么意思。([英]艾米莉·勃朗特著,宋兆霖译《呼啸山庄》)|我记得我的奶奶常说,她升天的时候要穿一条府绸裙子……([美]玛格丽特·米切尔著,傅东华译《飘》)

【升遐】shēngxiá　帝王或后妃死亡。【例】先帝升遐,臣愧不能从死!(蔡东藩《南北史演义》)|肃宗已好几月不朝上皇,蓦闻上皇升遐,不免悲悔交集,号恸不食,病且转剧,乃只在内殿举哀,令群臣临太极殿,奉梓宫至殿中治丧。(蔡东藩《唐史演

义》）

【升仙】shēngxiān　人死亡。【例】《歌》曰："上穷碧落下黄泉，两处茫茫皆不见"，又道："中有一人字太真，雪肤花貌参差是"。明言未升仙做鬼，而且点出"人"字。（盖国梁《俞平伯话贵妃》，《读书》1985 年第 8 期）|及至日落，几个族里的妇人合女儿尹三嫂，守候晁夫人升仙，其余的作了别渐都散去。（[清]西周生《醒世姻缘传》）

【生活问题】shēnghuó wèntí　个人性生活方面的问题。【例】在那个"生活问题"几乎是政治问题之外最严重的问题的时代，她为了自己的生活也为了自己的快乐，竟然不回避她的"生活问题"。（铁凝《大浴女》）|自从他明确地坚决地表示不愿再与美兰恢复关系以后，关心他的"生活问题""个人问题"的人实在太多，有许多老战友特别是老战友的夫人硬把照片塞到他的手里，他不胜其烦。（王蒙《蝴蝶》）【说明】多指有不正当男女关系。

【生理期】shēnglǐqī　女子月经期。【例】她的生理期常常不准时，也看过妇科医生，医生说她不容易受孕。（琼瑶《水云间》）|女性在生理期也是可以练习柔道的，但必须和教练沟通好，教练会选择适当的技战术，为学员减少运动量。（邹卫、范文瑶《柔道　生理期也能练》，《南方都市报》2010 年 9 月 6 日）

【生前】shēngqián　（死去的人）活着的时候。【例】他生前哪敢在日记本上写真实的感想，都是记事，天天的流水账。（冯骥才《一百个人的十年》）|我舅舅是个作家，但是在他生前一部作品也没发表过，这是他不受信任的铁证。（王小波《未来世界》）

【剩男】shèngnán　婚姻上得不到理想归宿的大龄男青年。【例】据婚姻介绍所的人说，"只有剩女，没有剩男"，像杜逢时这样的角儿要是在《今晚我们相识》的电视上露个面儿，屁股后边非追个"女排"不可。（陈建功、赵大年《皇城根》）|"剩男"最后沉积在低收入的贫困阶层。（李晓宏《剩男是个大问题》，《人民日报》2012 年 6 月 21 日）

【剩女】shèngnǚ　婚姻上得不到理想归宿的大龄女青年。【例】"剩男"是被动单身，"剩女"多为个人选择。（李晓宏《剩男是个大问题》，《人民日报》2012 年 6 月 21 日）|调查显示，当前"剩男剩女"普遍存在恐婚现象。（《"剩男剩女"恐婚四大理由》，《解放日报》2012 年 1 月 13 日）

【尸解】shījiě　道士死亡。【例】真人年八十，尸解仙去。（[清]富察敦崇《燕京岁时记》）|鹰化为鸠，鸠化为鹰，雀入大水为蛤，蛇化为雉，或化为鳖，鲨鱼化为

虎，都是常有之事。有人说，道家的尸解亦就是这个法子。（佚名《上古秘史》）

【失策】shīcè　失算，策略上、做法上有错误。【例】他立刻意识到自己的失策和唐突。（王朔《我是你爸爸》）|现在看，这样做有些幼稚和失策，一下失去了大多数。（刘震云《官人》）

【失察】shīchá　在所负责的督察责任上有疏失。【例】他又替刘小姐着急，她是所长，不应该失察到如此地步。（茅盾《蚀》）|马用中抱歉地傻笑，仿佛战事意外发生都是他失察之咎。（钱钟书《猫》）

【失宠】shī//chǒng　失去了别人的宠爱。【例】不过梅妃也相当漂亮，惊鸿舞罢，光照四座，因此也有人为她的失宠而洒一掬同情之泪。（苏青《论红颜薄命》）|她非常清楚，一旦失宠，她和她的家族的一切幸福都跟着完了。（姚雪垠《李自成》）

【失聪】shīcōng　失去听力，变聋。【例】他原先在卫生所当医生，给一个孩子下错了药方，使患者失聪，他受了处分……（迟子建《岸上的美奴》）|她耳背，几乎完全失聪。我们只好笔谈。（舒乙《百岁女作家苏雪林》）

【失当】shīdàng　不适当，不恰当。【例】我们兴亚寮内部闹了点纠纷，惊动警方来，实在很过意不去，我自己也有管理失当的责任。（邓友梅《别了，濑户内海！》）|他隐约觉察到自己好像有过不少错误、偏激和分寸失当的地方……（张承志《北方的河》）

【失导】shīdǎo　指导不当，引导不当，缺少疏导。【例】官民关系失导，有些干部官威太大，群众中有怨官情绪，党群干群关系紧张。（王雨吟、杨红雨、谢锡城《汕尾：穷人也要挑菜吃》，《南方日报》2007年11月9日）|由于父母一方或者双方外出务工，农村留守儿童普遍存在亲情失慰、心理失疏、生活失帮、学习失导、安全失护等一系列问题。（张雪等《伤害干预　让留守儿童远离危险》，《江西日报》2013年7月19日）

【失范】shīfàn　失去规范，违反规范。【例】道德教化养成、道德失范治理，基础在教育。（《道德失范怎么治理》，《人民日报》2013年9月25日）|学术共同体内不少抄袭、剽窃、造假等学术失范行为，正是因为窝里斗才被揭发出来的。（叶铁桥《窝里斗揭出学术失范案》，《中国青年报》2009年8月29日）

【失风】shīfēng　船遭遇风灾而失事。【例】二十二年六月，安南番船失风，飘泊永宁汛，拨兵守护，给赀送归，并收贮其军械，归时给还。（［清］赵尔巽《清史稿》）|欲问失风谁挽救（船只搁浅，受难失望），沙洲遗迹可探求

(见海边有迹,才知有可解免)。([清]方浚师《蕉轩随录》)

【失和】shīhé 双方由和睦变得不和睦。【例】我们失和,都是“他”闹的。(杨沫《青春之歌》)|他略知雁雁的父母失和,却不知其详。(谌容《梦中的河》)

【失衡】shīhéng 失去平衡。【例】我那时工资39元……添一件新衣服大约两年才能做到。为接待外宾而添一件新衣造成家庭经济失衡,太划不来了。(陈忠实《最初的晚餐》)|阴阳要是平衡,那么我们人体就能够健康,如果阴阳失衡,那么就会患病,就会早衰,甚至于死亡。(杨力《阴阳平衡 健康一生》)

【失怙】shīhù 丧父。【例】舒舍予,字老舍,现年四十岁,面黄无须。生于北平,三岁失怙,可谓无父。(老舍《小型的复活》)|当时的小伙伴几乎人手一炮,可是幼年失怙的秋泓,却不忍向母亲要这钱。(宗璞《熊掌》)

【失花儿】shīhuār 与别的男人发生性关系。【例】我做老婆的,不曾有失花儿,凭你怨我,也是枉了。([明]兰陵笑笑生《金瓶梅词话》)

【失欢】shī//huān 失掉别人的欢心。【例】(王国维)由于“家庭误会”,导致罗王失欢,于是流言四起。(子锐《罗振玉其人》,《读书》1988年第8期)|他生性轻浮,情妇甚多,况家中尚有许多名誉不佳的婢妾。若要作夫人,也须此人宽厚豁达,心无怨恨,方可安生。若其人稍有嫉妒怨恨之心,则必难免反目失欢之事,故须顾虑于此。([日]紫式部著,林文月译《源氏物语》)

【失婚】shīhūn 离婚或丧偶。【例】12岁那年,父母正式离婚。王杰的父亲离开香港到台湾拍戏,母亲也急于调整自己失婚的脚步。(肖及《王杰走过艰苦岁月》)|夏天衣衫单薄,肌肤不时相亲给人无限遐想,闺中怨妇、失婚男人应该深谙此道乐此不疲。(马兰《闲话》)

【失记】shījì 没有记下,没有记住。【例】小屋之外,悉萝薜苔藓之属,无非碧也。更草树埋之,亦碧。屋内正中一小灯映之。碧巷之中偶闻人语。此翡翠之国,而我居之,醒来欢喜。在古槐作,日子失记。(俞平伯《古槐梦遇》)|本来,偶然失记姓名,无害学问文理。(唐弢《〈书海夜航〉二集序》,《读书》1982年第12期)

【失检】shījiǎn 失于检点,不检点。【例】我赌咒……再不颓唐,再不失检,要老老实实做吸烟的信徒,一直到老耄为止。(林语堂《我的戒烟》)|今天这件事全是我的错,我不该行为失检,不该要小佩替我遮掩行踪,不该惹是生非,最最不该的是让自己受了伤!(琼瑶《鬼丈夫》)

【失脚】shī//jiǎo 走路时不小心跌倒，比喻失利、失败（多指意外的）。【例】早听他的话，这一回就不至于失脚。（茅盾《子夜》）

【失节】shī//jié ㊀失去气节。【例】你们是迎着炮弹往前走，我们是等着锁镣加到身上而不能失节！（老舍《四世同堂》）| 咱家是世代书香门第，诗礼传家，没想到竟出了这个没廉没耻、失节从贼之人！（姚雪垠《李自成》）㊁女子失去贞操。【例】学那些戏曲小说里头不正经的浪荡女子，私相授受，暗中偷情！你的心灵已经玷污了，那就如同失节，还大言不惭什么守身如玉，还敢跟我相提并论？（琼瑶《鬼丈夫》）| 古书中常谈及，女子失节作恶，往往并非一已之念，大都由传文教唆的。（[日]紫式部著，林文月译《源氏物语》）

【失禁】shī//jìn 控制大小便的器官完全或部分失去控制能力。【例】谁知几天后背脊肋部的疼痛加剧，波及腰部颈间，大小便开始失禁，病情日见恶化。（李影、子江《汪精卫死因之谜》）| 两位一高一矮的医生，用同样忧心忡忡的口气告诉好汉，有双目失明的可能，有小便失禁的可能。（赵晓明《好汉》）

【失敬】shījìng 向对方表示歉意，责备自己礼貌不周。【例】他不知道怎样说才好，既不便说朱子说错，又不便失敬岳武穆，只能含糊了事。（曹聚仁《我的读书经验》）| 蓝队长！久仰久仰！方才失敬得很，我看院里说话不方便，咱们屋里请吧！（李英儒《野火春风斗古城》）

【失口】shīkǒu 无意说出本不打算说的话，或不该说的话。【例】她说了半截，感到失口。（李英儒《野火春风斗古城》）| 他感到又失口了，连忙看着我说："请原谅。"（梁晓声《京华闻见录》）

【失控】shīkòng 失去控制。【例】大学生……在激情状态下，也常因情绪失控而造成冲动性的行为。（王登峰、张伯源《大学生心理卫生与咨询》）| 一时之间，人们你推我挤，争先恐后地往四面八方逃去，相撞的有，扑倒的有，摔跤的有，哭爹叫娘声不绝于耳，场面完全失控了。（琼瑶《鬼丈夫》）

【失礼】shīlǐ 失敬，违背礼节。【例】孙八近来受新礼教的陶染，颇知道以"鞠躬"代"叩首"，一点也不失礼。（老舍《老张的哲学》）| 啊，对不起，太失礼了，我在想别的事。（邓友梅《别了，濑户内海！》）

【失利】shī//lì 失败，输了，打了败仗。【例】我因在电子战中彻底失利，已令空军于五时二十分转场。（柳建伟《突出重围》）| 每次，他们（指西北军）打好了，火锅里就有了肉片、肉丸；如果只有

白菜、粉条,那一定是他们失利了。(辛雨《徐铸成的"海报"回忆录》,《读书》1982年第6期)

【失灵】shīlíng　不灵敏,失去原有的功能。【例】由于同样的原因,机枪和自动枪也失灵了,唯一好用的是迫击炮。(沈永兴、朱贵生《二战全景纪实》)|她的嗅觉好像失灵,温柔的白脸无一丝变色……(毕淑敏《预约死亡》)

【失密】shī//mì　泄露了机密。【例】飞机落广州时,两个神魂颠倒的姑娘忘了卸纸型,又给拉到香港兜了一圈。耽误了南方几家报的出版不说,因为有文件,还造成一次不大不小的"失密"。(王朔《空中小姐》)

【失明】shī//míng　失去视力,变瞎。【例】白大嫂子扶着双目失明的老田太太。(周立波《暴风骤雨》)|任先生这些年来因为眼睛几乎完全失明,不能看书工作,也不出门参加各种活动……(汪子嵩《他不是一个落伍者》,《读书》1995年第10期)

【失能】shīnéng　大脑部分或全部失去思维能力,身体部分或全部失去活动能力。【例】帮助失能老人,解决他们的护理、照料、看病难题,是政府的职责、社会的义务。(戴秀英《将失能老人列入社区服务重点对象》,《光明日报》2013年3月4日)

【失陪】shīpéi　不能陪伴对方。【例】叫经理陪着您吧,我忙我的去! 失陪! 失陪!(老舍《春华秋实》)|暂且失陪,我去去就来。(张爱玲《金锁记》)

【失身】shī//shēn　妇女失去贞操。【例】女子又差不多是无例外地常常会失身于最胆大的能利用极小机会去拥抱她的男子,即使她意中另有理想的丈夫。(茅盾《蚀》)|少女越是相信善良就越是容易失身。([法]亚历山大·小仲马著,王晨孙译《茶花女》)

【失慎】shīshèn　㊀疏忽,不谨慎。【例】当今编辑辞书时,偶有失慎,即成巨谬。(慕侠《锄稽见功》,《读书》1992年第8期)|任何人只要稍微失慎,便会给全集中营的行动,带来不可挽救的危险。(罗广斌、杨益言《红岩》)㊁失火。【例】咸丰末,户部失慎,火三日不息,存案悉毁,故户部无陈案可稽。([清]震钧《天咫偶闻》)

【失声】shī//shēng　㊀不能发声。【例】他们夜里连轴转赶着录音,累得嗓子充血、失声,但加班费仍是少得可怜的二、三十元……(刘雪梅《丁建华:与角色融为一体》)|就在这时,任宝贤嗓子失声,戏被迫停演3天……(高扬《在辉煌中离去的任宝贤》)㊁保持沉默,不发声。【例】老者试图用这种极端的方式唤醒日本

人对战争痛苦的记忆。然而，对于这团悲壮燃起又最终陨灭的火焰，战后一向自诩客观中立的日本媒体，却选择性集体失声。（吴宇桢《日媒为何对自焚抗议集体失声》，《文汇报》2014 年 7 月 1 日）|只能听到当事者和各路媒体的声音，而最应该及时表态的主管部门却屡屡失声。（《花游判罚被疑有暗箱操作　有关方面为何一直失声》，《新华日报》2013 年 9 月 6 日）

【失实】shīshí　不符合事实。【例】小人物给大人物提意见失实，这是诬陷。（戴厚英《人啊人》）|我们已收集到许多情报。尽管其中有一些在个人的记载中时常发生的疏漏失实之处，但它们却构成了一幅完整的图画。（[英]温斯顿·伦纳德·斯宾塞·丘吉尔著，吴泽炎、万良炯、沈大靖译《第二次世界大战回忆录》）

【失恃】shīshì　丧母。【例】贫女某某某，天津大直沽人氏，家住天津富有大街元宝胡同一号，自幼失恃，父女二人相依为命，苦度贫寒。（林希《善人坊——〈府佑大街〉断章（连载之三）》）|由于自幼看着忠厚劳苦的母亲受人欺凌而死，小妹失恃漂泊而死，而我也就是漂泊于欺凌者群之间的一个，以沉默为反抗，日积月累，便酿成了一副戆脾气。（柯灵《伟大的寂寞》）

【失态】shītài　不慎使举止不合乎应有的礼貌。【例】他见过许多少男少女：有的是在笑，笑得那样痴呆，有的哭，哭得又那样失态。（冯至《塞纳河畔的无名少女》）|她脸儿涨得通红，最后"哇"的一声哭了，非常地失态。（刘心武《难为情》）

【失调】shītiáo　生病，没有得到适当的调养。【例】夫差睁目言道："勾践亦来见孤么？"勾践叩首奏道："因臣闻龙体失调，如摧肝肺，欲一望颜色而无由。"（佚名《西施艳史演义》）|客卿有令，冠军若有失调，唯小将是问，以军法从事！（[清]汪寄《海国春秋》）

【失误】shīwù　出现差错。【例】要说失误，我们确实有失误，许多思想工作没有做，好多话没有讲清楚。（邓小平《邓小平文选》）|我们主观上一定努力为大家服好务，客观上尽量减少失误。（李忠效《联合国的中国女外交官》）

【失笑】shīxiào　不由自主地发笑。【例】洋车到半路，他想起那书名，不禁失笑。（钱钟书《围城》）|我站在一旁怀着凭吊古迹似的心情，这老人天真的问话却几乎使我失笑。（柯灵《苏州拾梦记》）

【失心】shīxīn　精神失常。【例】昔有一妇人，癫狂失心，数年不愈。（《历代古方验案按》）|须臾，太医回奏："太师被惊，似有失心之状。"（[清]夏敬渠《野叟曝

言》)

【失心疯】shīxīnfēng 精神病。【例】痴呆症比“失心疯”更难医治!(任艳春、何承亨、杨强《盆地里,那一桩传奇的姻缘》)|太太……怒气攻心,大叫一声,望后便倒,牙关咬紧,不省人事……原来气成了一个失心疯。([清]吴敬梓《儒林外史》)

【失行】shīxíng 失去贞操,失身。【例】据你所告,那罗氏已是失行之妇,你争他何用?([明]凌濛初《初刻拍案惊奇》)|妾虽失行,无负于公。([明]冯梦龙《江南詹詹外史》)

【失言】shī//yán 无意中说出不该说的话。【例】陈玉立自知失言,脸也微微红了一下。(戴厚英《人啊人》)|啊呀,没想到这话给嫂子听见啦。失言,失言。(姚雪垠《李自成》)

【失宜】shīyí 不得当。【例】他们对实际政治若非懵懂无知,就是举策失宜,缓不济急。(余国藩《狄百瑞〈儒家的问题〉商榷》,《读书》1993年第10期)|一场战斗的结束,一日工作的完成,措置失宜的挽救,来日必获的更大胜利,这一切全为了一时的恐怖而失去了。([法]维克多·雨果著,李丹、方于译《悲惨世界》)

【失音】shī//yīn 不能发声。【例】别人告他说,大概是药性燥热,他受不住,所以失音。(姚雪垠《李自成》)|癔症性失音以声音嘶哑、低微,甚至不能发音,而咽喉部无器质性改变为其特点……(沈小雷《针灸治疗癔症性失音27例》,《浙江中医杂志》1997年第9期)

【失迎】shīyíng 没有亲自迎接(向对方表示歉意)。【例】…… 我就是丁翼平……您是于科长,刚才失迎,对不起!(老舍《春华秋实》)|“失迎失迎,对不起。”四铭还嚼着饭,出来拱一拱手,说,“就在舍间用便饭,何如? ……”(鲁迅《肥皂》)

【失语】shīyǔ ㊀沉默,不说话。【例】对于一个以文字为生的知识者,一旦落入失语,又是如何的痛苦!(许纪霖《朱自清与现代中国的民粹主义》)|张爱玲的沉默或许不该叫沉默,该叫失语。沉默还是自己的选择,失语则纯属迫不得已。(龙应台《干杯吧,托马斯·曼!》,《读书》1996年第2期)㊁病变,失去说话的能力。【例】因他出现失语失忆状态,无法向医护人员提供完整姓名、家庭地址等信息。(汪城《见到父亲 失语者泪流满面》,《新京报》2009年2月9日)|作者尝试行为治疗治愈一例难治性癔症性失语,现报告如下。(戴福强《行为治疗治愈难治性癔症性失语一例报告》,《中国心理卫生杂志》1996年S1期)

【失着】shīzhāo (~儿)㊀行动中出现的一步差错。【例】知道她们为什么没有

做好;或者本来可以做好,只是在某一点上想得出了点儿岔子;但是,这都是在美的追求中间的一点失着。(韦君宜《我的心得》,《读书》1983年第5期)|你刚才没有关照李麻子不要把我们的情形告诉阿祥,那是一个失着。(茅盾《子夜》)㊁行动中出现了一步差错。【例】在这一类故事中,作者失着于找到一种调门和动作,以容许人物作出令人信服的行径,而且还能完成他想要表白的一切。(冯亦代《又一本美国华裔的作品》,《读书》1993年第3期)

【失贞】shī//zhēn 失去贞操,失身。【例】这倒是个好题目,从社会学的角度看少女过早失贞。(张欣《爱又如何》)|我的失贞是在违背我本人的意愿,我不能预料的情况下发生的。(王朔《人莫予毒》)

【失政】shīzhèng 处理政务出现重大失误。【例】西汉惠帝七年正月辛丑朔,日蚀,应在惠帝失政,诸吕乱朝。(姚雪垠《李自成》)|不过他们虽然都建立了华丽的政绩,但也都在长时间治世的后半段发生了一些矛盾和失政,以致使得帝国蒙上了一层阴影。([日]田中芳树著,希沙良译《中国武将列传》)

【失智】shīzhì 老年人失去正常智力。【例】目前失智失能老人每12名仅有1张护理床位,供需矛盾非常突出。(徐维欣《12个失智失能老人"抢"1张床位》,《文汇报》2013年3月6日)|随着我国逐渐进入老龄化社会,失智老人的数量将越来越多。(徐慧玲、丁秀伟《失智老人:我想有个"家"》,《中国妇女报》2012年4月25日)

【失智症】shīzhìzhèng 阿尔茨海默症,即老年痴呆。【例】我国台湾地区,这些年来,医生们也一直避免使用"老年痴呆"一词,他们在诊疗中使用"失智症"一词。(王周生《更有尊严的病名》,《文汇报》2011年9月5日)|失智症合并有焦虑的比例约为35~76%。(王文斗《老人频尿可能是失智症作祟》,《南方日报》2009年4月9日)

【失足】shī//zú 人堕落或犯了严重错误。【例】好好反省吧,人生的路蹉跎岁月,一失足可成千古恨。(王朔《一点正经没有》)|好好一个人,为什么会失足呢?(方平《人的悲剧》,《读书》1987年第12期)

【失足妇女】shīzú fùnǚ 卖淫女。【例】公安联合妇联、卫生、人力资源、民政等部门一起帮助失足妇女,使她们能正常回归社会。(《卖淫女改称失足妇女禁游街》,《新快报》2010年12月13日)|已设立了4个艾滋病自愿咨询检测中心;依托联合国人口基金项目,对低收入失足妇女提供艾滋病防治与

生殖健康服务。（胡静芳、葛静《东湖区多措并举构建艾滋病预防救治体系》，《南昌日报》2013年11月29日）

【失足少年】shīzú shàonián 堕落或犯严重错误的少年。**【例】**詹红荔是一名特殊的园丁，她用爱心唤醒失足少年的良知，用爱心引领孩子们健康成长。（《失足少年的“法官妈妈”》，《人民日报》2011年11月12日）|失足少年中，也有考察期满就年满18岁的。（庄庆鸿《失足少年的救赎》，《中国青年报》2014年4月21日）

【施暴】shībào 强奸。**【例】**女星×××午夜归家，家门前遇两匪，随即被推入屋中行劫，又将女星施暴……（岑凯伦《还你前生缘》）|我还记得，主公跨进了门，她就从床上跳起来，向主公哭诉，说是我欺侮她，对她施暴。（古龙《圆月弯刀》）

【十三点】shísāndiǎn 傻里傻气，处事不合常理。**【例】**主人又笨又十三点，仆人则是学识渊博、聪明透顶。（张仁德《伍德豪斯与英国幽默》，《读书》1982年第9期）|至于普遍的女青年……在我这样的中国男人看来，显得“二百五”，显得“十三点”不谈，其他方面，倒也不失可爱。（梁晓声《感觉日本》）**【说明】**南方把傻里傻气的人比作乌龟。活着的乌龟，壳的表面是一层角质盾片，共13片。

【石榴裙】shí·liuqún 朱红色的裙子，婉指女人。**【例】**招弟……不光能盯住美国人、英国人，还能弄得德国人、意大利人、法国人、俄国人，一古脑都拜倒在她的石榴裙下。（老舍《四世同堂》）|真是大将难过美人关，像我这样杀人不眨眼的汉子，也得跪拜在你这石榴裙下。（冯志《敌后武工队》）**【说明】**见“拜倒在石榴裙下”。

【石女】shínǚ 先天性无阴道或阴道发育不全的女子。**【例】**今年23岁的薇薇，6年前发现自己就是传说中的“石女”，即先天无阴道。（杨文《青春期无月经 查查是否“石女”》，《大众卫生报》2012年12月31日）|中秋假期中，小雨在中山现代妇科医院成功进行了石女阴道塑形手术。（周映夏、吕斯清《18岁“石女”成功再造阴道》，《中山日报》2011年9月14日）

【实难从命】shí nán cóngmìng 不愿服从。**【例】**卢某宁死，实难从命。（［明］施耐庵《水浒传》）|未有师尊教人以不忠不孝之事者。弟子实难从命！（［明］许仲琳《封神演义》）

【拾掇】shí·duo 惩治，处死。**【例】**葛三你真他妈的乏货，为什么路上来的时候不拾掇了他？（雪克《战斗的青春》）|郭举人暗地里派两个侄儿来拾掇他，掐死勒死或者用石头砸死扔到水里就消除一切痕迹了。（陈忠

实《白鹿原》)

【食言】shíyán 不履行诺言,失信。【例】既然她对王喜说过,让他把她的四千块钱拿去,从头开始,她当然不会食言。(陈建功、赵大年《皇城根》)|等我的银股收回来,我还得入股你们达盛昌,你可不能食言啊!(朱秀海《乔家大院》)

【食言而肥】shíyán'érféi 不履行诺言,失信。【例】相比之下,李某却轻诺寡信,食言而肥……(陆步轩《屠夫看世界》)|所以,请对郁容秋讲,并非我一厂之长食言而肥,实是在官身不由人。(毕淑敏《女人之约》)

【式微】shìwēi 衰落。【例】灰色的砖石,黯黑的木柱子……这一切都向你说着西班牙的式微,安命,坚忍。(戴望舒《在一个边境的站上》)|这老房子的潦倒,活画出世代簪缨的大家于今颇是式微了。(茅盾《蚀》)

【势】shì 男性生殖器。【例】印度的佛塔,中国宫廷的华表……无一不是男势的象征。(江流《政务求证三则》,《读书》1989年第9期)

【事业线】shìyèxiàn 女性的乳沟。【例】女明星在晚礼服里垫胸垫,挤出事业线……(《医生说,胸罩太紧当心越勒越小》,《现代快报》2011年12月15日)|官方说法是吃中药、针灸双管齐下,才能挺着满满的事业线,稳坐天后宝座。(叶慈《女明星的"事业线"》,《华西都市报》2010年12月2日)【说明】事业线原指手掌的纹路线条。现在引申到女明星成功之路,露乳沟会增加曝光度,对事业发展有所助益。

【侍寝】shìqǐn 女子陪睡。【例】潘仕成盛时,姬妾数十人……潘另住一室,夜间欲召何人侍寝,则呼其行第,使人召之。([清]佚名《清代之竹头木屑》)|太后留侍宫中。夜令侍寝,试之,大畅所欲,以为胜不韦十倍也。([明]冯梦龙、[清]蔡元放《东周列国志》)

【视障】shìzhàng 视力障碍,弱视或全盲。【例】目前,中国有1200多万视障人士,他们主要阅读盲文图书、有声读物或者借助读屏软件阅读电子书。(方莉、张芃《六彤:盲人朋友非常想读书》,《光明日报》2011年12月2日)|这些视障孩子独立性很强,比同龄正常孩子更乐观、更成熟、更自立、更大度。(杜晓妮、张子扬《让更多视障学生感受精彩人生》,《大众日报》2013年9月10日)

【拭目以待】shìmùyǐdài 擦亮眼睛等着看,含有期望或关注的意味。【例】后果如何呢,我们且拭目以待。(陈清贫、陈忠厚《〈凤凰琴〉版权风云骤起》)|到底"期货"作家能否站住脚跟,我们拭目以待。(朱迎崇《文坛杀出首位"期货"作家》)

【是非之地】shìfēizhīdì 是非多、纠纷多的地方。【例】想了半天没什么办法,我看干脆调离是非之地。(苏雷《胖子的烦恼》)|“不行不行!”他急躁地说:“这个是非之地,我一分钟都待不了……”(琼瑶《青青河边草》)

【逝世】shìshì 人死亡。【例】朱德同志与孙炳文同志相识是在1917年春,时蔡锷早已逝世。(《〈伟大的道路〉的史实订正》,《读书》1979年第5期)|今天我想起了刚逝世不久的萧红,明天,我也许会想到更多的谁……(丁玲《风雨中忆萧红》)【说明】用于伟人或所尊敬的人。

【收房】shōufáng 收纳为妾。【例】丫头收房做姨太太,是很普通——至少在以前很普通的事;姨太太要扶正做大太太,那是干犯纲常名教,做不得的。(钱钟书《围城》)|那五的爷爷晚年收房一个丫头,名唤紫云。(邓友梅《那五》)

【收入不菲】shōurù bù fěi 收入十分丰厚。【例】他们收入不菲,属于改革开放中较早富裕起来的一批人。(晓芳《外汇买卖:比炒股更富挑战》)|公寓实行酒店式管理,就是说,有人给你收拾屋子有地儿吃饭,非常适合工作忙碌收入不菲的年轻白领。(王海鸰《中国式离婚》)

【手不稳】shǒu bù wěn 有偷窃行为。【例】村里人说他第一个大毛病是手不稳……(赵树理《福贵》)|你去想想,打从老太太那边丫头起至你们平儿,谁的手不稳,谁的心促狭。([清]曹雪芹、高鹗《红楼梦》)

【手大】shǒu//dà 花钱不在乎。【例】“败”也并不全在他不善理财、斗鸡走狗耍鹁鸽上,还有一个原因,就是他“手太大”、心太好。(张胜利《八舅》)|顺便再找几个没饭可吃的壮汉回家……有功夫的看家护院,没功夫的打水扫地,除了不用付工钱,还能在江湖上博个仗义养客、手大疏财的名声……(王小枪《无厘头水浒故事:完全强盗手册》)【说明】见“手脚大”。

【手脚】shǒujiǎo 为了实现某种企图暗中采取的行动。【例】你燃着一支短小的烟卷在手,任你多大天才,也没手脚可做……(吴组缃《烟》)

【手脚不干净】shǒujiǎo bù gānjìng 有偷窃行为。【例】试徒期内徒弟若是笨手笨脚,或者有手脚不干净的毛病,师爹便可随时叫他滚蛋,以免日后被这号徒弟坏了名声。(李杭育《沙灶遗风》)|郭掌柜心中怀疑他手脚不干净,嘴里又不便直说,只是留心侦察,相机行事。(欧阳山《三家巷》)

【手脚不稳】shǒujiǎo bù wěn 有偷窃行为。【例】你这猴子,手脚不稳,我把这还魂丹

送你一丸罢。([明]吴承恩《西游记》)

【手脚大】shǒujiǎo dà 花钱不在乎。【例】令尊手脚大,这点事不费难的。(欧阳山《三家巷》)|原欲托大爷的洪福,多赚几个钱,不意新财东手脚大,将本银乱用。([清]李百川《绿野仙踪》)【说明】见"手大"。

【手紧】shǒu//jǐn ㊀不随便花钱或给人东西。【例】夏先生的手很紧,一个小钱也不肯轻易撒手。(老舍《骆驼祥子》)|这一点钱,只要平时他手紧一些就得了。([美]西奥多·德莱塞著,潘庆舲译《美国悲剧》)㊁缺钱用,现金短缺。【例】手紧了管他铜的瓷的、是书是画,从后楼上拿两锦匣悄悄交给清客相公,就又支应个十天半月,直到福大爷把房产像卖豆腐似的一块块切着卖完,五少爷把古董像猫儿叼食似的叼净。(邓友梅《那五》)|近期债券市场供给增加也一定程度造成了机构"手紧"。(王晶晶《银行集体手紧:放款大户国有大行亦在借钱》,《南方都市报》2010年5月26日)

【手生】shǒu//shēng 不熟练。【例】这位女生不是学美术出身,是到了柏林后才开始画的,手生得很。(王安忆《等待歌星》)|方英达摆手说:"手生了,也该练练。"(柳建伟《突出重围》)

【手松】shǒu//sōng 随便花钱或给人钱物。【例】少爷们别看手松,可底不厚,镇不住人。(邓友梅《那五》)|太太可手松,三天两头的出去买东西;若是吃的,不好吃便给了仆人;若是用品,等到要再去买新的时候,便先把旧的给了仆人,好跟夏先生交涉要钱。(老舍《骆驼祥子》)

【手头不便】shǒutóu bùbiàn 经济拮据,手头没有钱。【例】兄弟不过一时手头不便,欠了他几个臭钱。([清]曾朴《孽海花》)|前日令郎远来,因一时手头不便,不能从厚,非负心也,将来必当补报!([明]冯梦龙《警世通言》)

【手头不宽裕】shǒutóu bù kuānyù 经济拮据,手头没有钱。【例】公积金……对商业贷款的有利补充,对购房后手头不宽裕的年轻人来说有"减负"作用。(《住房公积金怎么花》,《报林》2012年第12期)|他喜欢看电影,当年在大学里谈恋爱,由于手头不宽裕,他靠贩盗版CD、卡带和牛仔裤赚钱,得以常常在电影院里出双入对。(李亚平《宁财神和"70后"的杂烩世界》)

【手头方便】shǒutóu fāngbiàn 经济宽裕。【例】她从来不上门来催缴房租,我什么时候手头方便,就什么时候付。([英]威廉·萨默塞特·毛姆著,张柏然译《人性的枷锁》)

【手头紧】shǒutóu jǐn 经济拮据,手头没有钱。【例】徐总经理这两天手头紧，要一笔钱用，到处借不到头寸，只好从厂里拿。（周而复《上海的早晨》）｜你要是手头紧，你可以少点也行。（曹桂林《北京人在纽约》）

【手腕】 shǒuwàn （～儿）待人处事所用的不正当的方法。**【例】**三爷！你说他去他就去呗！可是他妈还硬拉我，后来他看到实在拉不动了，他又向我要手腕，又向我要旅长那匹马，他说他走不动。（曲波《林海雪原》）｜你还挺有手腕，真看不出来。（王朔《我是你爸爸》）

【手纸】 shǒuzhǐ 解手时用的纸。**【例】**你的电灯，自来水，煤，电话，手纸，车马，天棚，家具，信封信纸，花草，都不用花钱。（老舍《我这一辈子》）｜陈玉英从徐伯贤手里要回那张合同，撕成两半，扔给吴老板，"还给你，留着当手纸用吧！"（陈建功、赵大年《皇城根》）

【手重】 shǒu//zhòng 动作时手用力过猛。**【例】**此断不可，我手重，恐得罪官人。（汪景祺《西征随笔》）｜这也怪不得他，委实那日温大爷的嘴巴，太手重些了。（［清］李百川《绿野仙踪》）

【守宫】 shǒugōng 中药名，壁虎，内服或外用，具有祛风、定惊、散结解毒、消肿定痛的功效。**【例】**守宫一药在我国资源丰富，临床医家渐多应用，但对其功效，各家记载不一。（严明、赵文静、金贻朗《动物药守宫功效的探讨》，《浙江中医学院学报》1989年第3期）

【寿斑】 shòubān 老年斑。**【例】**潘信诚躺在长沙发上，他背后落地立灯的光芒照着他发皱的皮肤，酱紫色的脸上有一些寿斑。（周而复《上海的早晨》）｜她的手干硬干硬，都长了寿斑了……（戴厚英《流泪的淮河》）

【寿材】 shòucái 棺材。**【例】**要不是闹日本鬼子，我准担保能赊出一口棺材来；现在，连一斤米全赊不出来，更休提寿材了！（老舍《四世同堂》）｜四年小学生活……是在本村的祠堂里过的，除了正面排着祖宗的牌位外，两廊是寄存着的寿材——也即老人们准备百年后成殓的空棺，然而看起来已有一点鬼气了。（唐弢《三迁》）

【寿宫】 shòugōng 墓穴。**【例】**过了两天，是十八日，忽传太后传旨着庆亲王奕劻往普陀峪吉地察视寿宫去了。（陆士谔《清朝秘史》）

【寿具】 shòujù 棺材。**【例】**游子在外，最重唯平安二字，承叔父代办寿具，兄弟感恩，何以图报？（［清］曾国藩《曾国藩家书》）｜恩主时常觑老汉，又蒙与终身寿具，老子今世不能报答，后世做驴做马报答押司。（［明］施耐庵《水浒传》）

【寿木】 shòumù 棺材。**【例】**

午饭后，尧芳那内侄领了银官来探病，劝霓喜看两副寿木，冲冲喜。（张爱玲《连环套》）| 这几天听说二奶奶正请了可乐村的木匠做寿材，两副大四合寿木，要好几千中央票子！（沈从文《绿魇》）

【寿器】shòuqì 棺材。**【例】**独有寿器这件东西，平日却没有考究过，非但是个门外汉，且一时还无从物色佳品。（许金城《民国野史》）| 老伯的寿器，是我备下的，如今用不着，是不好带去了，另拿几十两银子合具寿器。（[清]吴敬梓《儒林外史》）

【寿穴】shòuxué 墓穴。**【例】**先父生前……在京郊万安公墓买了寿穴，以为死后埋骨之地。（朱海北《周总理与原北洋政府代总理的交往》）| 禁止出售寿穴，但为死者的健在配偶留作合葬的寿穴、无子女的老年人或者有其他特殊情况者购买的寿穴除外。（《上海市殡葬管理条例》）

【寿衣】shòuyī 装殓死者的衣服。**【例】**连寿衣都不必去买，有什么穿什么；这年月不能再讲体面。（老舍《四世同堂》）| 志摩先生已换上济南市面所能得到的一套上等寿衣。（沈从文《友情》）

【寿域】shòuyù 墓穴。**【例】**宋公卒，两公子各立门户，为父卜兆……兄弟两不相下，因负气不为谋，并营寿域，锦棚彩幢，两处俱备。（[清]蒲松龄《聊斋志异》）

【寿终正寝】shòuzhōng-zhèngqǐn 老死在家中。**【例】**寿终正寝的，面孔已经有点讨厌相；何况悬梁的要伸舌头，投河的要鼓肚皮，服毒的要变青黑脸，抹脖子的……（俞平伯《重过西园码头》）| 我们中国人……生怕离乡背井之后，在旅行中流为饿莩，失掉最后的权益——寿终正寝。（梁实秋《旅行》）

【受胎】shòu//tāi 妇女或雌性动物体内受精。**【例】**妇女不育就到石祖前叩拜，喝石祖附近的水，希望受胎。（阴法鲁、许树安《中国古代文化史》）| 春秋天，从不忘使每只羊受胎。（师陀《谷之夜》）| 我现在虽没有喜，焉知道我下月不受胎呢。（[清]李宝嘉《官场现形记》）

【授命】shòumìng 献出生命。**【例】**对于士大夫，那种临难不苟、见危授命、仗义执言、秉笔直书者，总是被书之竹帛，千古称扬……（阎步克《士大夫风节小议》，《读书》1987年第6期）| 世受国恩，得一日授命疆场，则吾事毕矣！（[清]赵尔巽《清史稿》）

【授室】shòushì 娶妻结婚。**【例】**大郎已到授室之年，应该赶紧给他配亲才是。（李逸侯《宋代十八朝宫廷艳史》）| 一个人到了成丁授室，离开父母左右，便是安老夫妻恁般严慈，那里还能时刻照管的到他？（[清]文康

《儿女英雄传》）

【授首】shòushǒu（叛逆、盗贼等）投降或被斩首。【例】元凶巨恶，自相携贰，或次第授首于关中，或相继就抚于汉滨。（姚雪垠《李自成》）｜漳州别经克复，而渠魁仍未授首，必将与汪逆合谋，计图复逞。（高阳《红顶商人胡雪岩》）

【瘦身】shòu//shēn 减肥。【例】好多人瘦身瘦出病来，好多人吸脂吸出病来……（姚淦铭《老子智慧与女性美》）｜我们最熟悉的女性如何要漂亮，女性如何要瘦身，实际上这是一种男权文化对女性心理和身体的一种控制。（卜卫《妇女与传媒》）

【殊死】shūsǐ 决死，拼着性命，竭尽死力。【例】在松县，日军却遭到了意想不到的殊死抵抗。（季宇《县长朱四与高田事件》）｜中国抗战过程中纠集三百万至五百万之兵力在统一军令之下，以全国为战场，与强敌作殊死战八年，已是洪荒之所未有。（黄仁宇《为什么称为大历史》，《读书》1994年第11期）

【梳弄】shūnòng 妓女开始接客。【例】闻得你自梳弄之后，一个客人也不肯相接，是甚么意儿？（［清］抱瓮老人编《今古奇观》）｜小行货子家，自从梳弄了，那里好生出去供唱去！（［明］兰陵笑笑生《金瓶梅词话》）

【输诚】shūchéng 投降。【例】其时成仿吾元帅早已爬出日本的温泉，住进巴黎的旅馆了，在这里又向谁去输诚呢。（鲁迅《二心集》）｜陈公博度势不妙，决作预备后路，暗中向重庆请求输诚自赎，获蒋介石准允。（陆茂清《陈公博的逃亡与归案》）

【输身】shū//shēn 女子失去贞操。【例】他是咱后街宰牲口王屠的妹子，排行叫六姐，属蛇的，二十九岁了，虽是打扮的乔样，倒没见他输身。（［明］兰陵笑笑生《金瓶梅词话》）｜输身一着，好个结稍。（［明］罗懋登《三宝太监西洋记》）

【庶出】shùchū 妾所生。【例】我们七妹是庶出的，只怕人家看不上眼。（张爱玲《倾城之恋》）｜袁克文是袁世凯的庶出儿子，早岁就因作"绝怜高处多风雨，莫到琼楼最上层"诗文，微言讽谏洪宪帝制而遭软禁……（江才健《吴健雄　物理科学的第一夫人》）

【双身子】shuāngshēn·zi 指孕妇。【例】因随缘儿媳妇是三个月的双身子，又叫了跟舅太太的婆儿老蓝四个人伺候。（［清］文康《儿女英雄传》）

【水火】shuǐhuǒ 排泄大小便。【例】且说众牢子到次早放众囚水火，看房德时，枷锁撇在半边，不知几时逃去了。（［明］冯梦龙《醒世恒言》）

【水货】shuǐhuò 走私物品。【例】人们惊呼:水货太厉害了,都快把正式出版业给吃掉了!(周红军《音像业的困惑与希望》)|有业内人士认为,节后市场会出现一定时间的冷淡期,预计水货手机价格还有下降空间。(郑兴源《水货手机普遍降价》,《深圳晚报》2012 年 2 月 7 日)

【睡】shuì 与人发生性关系(多为不正当的)。【例】睡女孩子不结婚就是没有责任心?我看这恰恰是有责任心的表现,省得哪个姑娘一辈子指望他。(张欣《掘金时代》)|从去年十月起,我就没跟女人睡过。([日]村上春树著,林少华译《挪威的森林》)

【睡觉】shuì//jiào 与人发生性关系(多为不正当的)。【例】我跟人睡过觉也不代表我就爱他——我只爱你!(王朔《过把瘾就死》)|不管她是靠卖唱挣钱,还是靠跟男人睡觉挣钱,妈都不会有满意的时候。(老舍《鼓书艺人》)

【说不定】shuō·budìng 用不确定的口气表达,婉转地表示自己的肯定看法。【例】我看哪,那人说不定是个骗子,什么女儿车祸,什么卖血,说不定都是编出来的,如今哪,有些人只要能赚到钱,连老婆都可以卖,还在乎什么同学呀,朋友啊……(白帆《那方方的博士帽》)|不认识怎么了?不认识说不定倒能引起同情。世上就没好人了?说不定这里就能碰上一个。(刘震云《一地鸡毛》)

【说不过去】shuō·bu guòqù 无法解释,无法交代。【例】人家有病住院好几天,自己都没去看,这就说不过去。(刘震云《官人》)|你关了四年,道理上真说不过去。(林赛圃《庄则栋张宁初会纽约诉往事》)

【说长道短】shuōcháng-dàoduǎn (不适当地)评论别人的是非优劣。【例】不能让人家说长道短,好像嫁闺女还不如打发个暗门子。(老舍《鼓书艺人》)

【说短论长】shuōduǎn-lùncháng (不适当地)评论别人的是非优劣。【例】当我“少不更事”的时候,颇喜欢说短论长。(劳柯《说短论长》,《读书》1980 年第 6 期)|传到林婉芝耳朵里去,必然说短论长。(周而复《上海的早晨》)

【说来话长】shuōlái huàcháng 不是一两句话能说明白的。【例】平民百姓的状况倒是可以叙叙的,然而又是说来话长。(戴厚英《流泪的淮河》)|小兴儿是她的私生子……这事儿说来话长,就长话短说吧。(陈建功、赵大年《皇城根》)

【说人家】shuō rénjiā (~儿)替女孩子介绍对象。【例】我们家里有一大堆孩子!小英儿正在上学,芳儿都要说

人家，小五儿又在不舒服。（曹禺《日出》）|怎么姐姐给我说人家儿，这庚帖就可有可无？（[清]文康《儿女英雄传》）

【说嘴】shuōzuǐ　自夸，吹牛。【例】让刘东北跟他们说别光说嘴，把钱拿来。（王海鸰《中国式离婚》）|你没了老子，是多么得意的事！好用来说嘴！（胡适《我九年的家乡教育》）

【司马昭之心路人皆知】Sīmǎ Zhāo zhī xīn lùrén jiē zhī　野心非常明显，人所共知。【例】自从高迎祥死后，他被推为闯王，他对亲信将领们再也不讳言自己的远大抱负，司马昭之心路人皆知，我身为大帅军师，岂是糊涂之人？（姚雪垠《李自成》）|高僧，你们二位所行所做，司马昭之心路人皆知啊。（常杰淼《雍正剑侠图》）

【私】sī　㊀阴部。【例】裸聊成癖，当街露私。（《羊城晚报》2012年10月10日）|跑到常有涉黄丑闻出现的休闲中心来“御式”，这究竟是公款花着太“上瘾”，还是我们的一些公仆有“露私癖”？（周明华《一些官员为啥这般嗜好“公款泡澡”》，《长沙晚报》2009年5月27日）㊁排尿。【例】时翁卧病，生人，抱父而私。（[清]蒲松龄《聊斋志异》）

【私奔】sībēn　女子私自投奔所爱的人，或跟他一起逃走。【例】她只是拿不稳她那位意中人有没有胆量担着风险，和她私奔出国。（杨绛《洗澡》）|一个……中国姑娘悄悄叫住了他，对他说，他要找的那个人，不久前和一个外国老头儿私奔了。（王朔《许爷》）

【私处】sīchù　阴部，男女外生殖器。【例】说女人总不能一张口就脱下她们的衣裙，叫人一眼看个细致，乳有多高，臀有多大，脚有多小，嘴唇怎样，大腿怎样，私处怎样……（尤凤伟《石门呓语》）|他的躯体倒卧在黑暗中，如同一块水中的长长的礁石，不知如何摆脱眼下的兴奋或是焦虑，只好等待着那如波之手不断地涌动，触碰他的坚硬的胸骨、大腿、腹部以及致命的私处。（陈染《私人生活》）

【私肚子】sīdù·zi　因不正当男女关系而怀孕。【例】不消几日，家中大小都知道金莲养女婿，偷出私肚子来了。（[明]兰陵笑笑生《金瓶梅词话》）

【私房话】sīfánghuà　不愿让别人知道的话。【例】老头儿人顶好，像小孩子一样，经不起我轻轻几下马屁，就给拍上了，把私房话都告诉我了……（杨绛《洗澡》）|徐义德讲了这些私房话，怕走漏出去，于自己不利，又补充了两句：“我谈的这些，都是市面上的谣言，有些事体谁也闹不清是真是假。”（周而复《上海的早晨》）

【私房钱】sīfángqián 个人积攒、不愿让人知道的钱。**【例】**好在曹太太存有一些私房钱。(骆玉兰、丁人人《纽约人眼中的〈北京人在纽约〉》|怎么您还留私房钱?师母不至于管得这么严吧!(邓友梅《记忆中的老舍先生》)**【说明】**又说"私房":这是我的私房,你藏着,防防荒,千万别给阿楠知道。(杨绛《洗澡》)

【私合】sīhé 通奸。**【例】**老年得孙,抱养宫中,他偏不放心,遣人屡索,由今思昔,云氏系定兴女,与不肖儿在外私合,安知不是异种?(蔡东藩《南北史演义》)|郎果爱妾,但当速遣冰人;若言私合,不敢从命。([清]蒲松龄《聊斋志异》)

【私窠子】sīkē·zi 暗娼。**【例】**原来苏州的规矩,私窠子是没有什么摆酒不摆酒的,有时候客人要摆酒请客,便自己去叫菜。([清]张春帆《九尾龟》)|官妓既革,土娼潜出,如私窠子、半开门之属,有司禁之。([清]李斗《扬州画舫录》)

【私忌】sījì 父母及祖父母、曾祖父母去世的日子。**【例】**一日谓府吏:"何名私忌?"对曰:"父母亡日请假。"([明]蒋一葵《尧山堂外纪》)|是月为太子光英生月,海陵私忌不行戮。徒单后又率诸妃嫔为之哀求,乃得免。([明]冯梦龙《醒世恒言》)

【私密部位】sīmì bùwèi 人体不宜外露、不能让人触碰的隐秘部位。**【例】**如果有人接触我们的私密部位,要怎么办呢?(周浩《小学推出"性商课" 教娃保护私密部位》,《福州晚报》2013年1月18日)

【私情】sīqíng 男女情爱的事(多指不被认可的)。**【例】**男女私情一旦被发现,虽然免去了"沉猪笼"之类的残酷惩罚,但一个个用五花大绳绑回来毒打、游街、发卖贫困边远山区,也是司空见惯的现象。(黎莉《林风眠不回故乡之谜》)|对付亘古常新的男女私情,不必过分思考新鲜法门。(梁凤仪《弄雪》)

【私生活】sīshēnghuó 个人生活(主要指男女关系及其他生活环节表现出来的品质、作风)。**【例】**他平日的私生活却很不严肃,穷奢极欲,恣意荒淫,这是不是应该为"小德出入可也"而加以原谅呢?(宋云彬《杂谈》)|不过当时围着她转的男生倒是不少,可能因为是和长相漂亮有关系,私生活这方面也比较混乱,绯闻经常在队里传。(梦怡、晨彦《私生活混乱 感情生活太丰富》,《扬子晚报》2010年7月3日)

【私通】sītōng 通奸。**【例】**他的学说是:凡尼姑,一定与和尚私通……(鲁迅《阿Q正传》)|秀才的女子跟个长工私通,给人家休了!(陈忠实《白鹿原》)

【私谐欢好】sīxié huānhǎo　私下发生性关系。【例】古来才子佳人,往往私谐欢好,后来夫荣妻贵,反成美谈……([明]冯梦龙《醒世恒言》)

【私蓄】sīxù　㊀个人的积蓄。【例】说真的,她手里的一点私蓄,通过朱延年的手早投资到福佑了。(周而复《上海的早晨》)|提起那五千元,他心里也有几分明白;什么五阿姊那边借来,全是假的,光景就是姨太太老九自己的私蓄。(茅盾《子夜》)㊁私下积攒钱财。【例】祖母极力反对,母亲却了解年轻人要求上进的苦志,终于将她自己私蓄的百余元,帮助女儿上京去了。(苏雪林《棘心》)|他们劝别人布施,而自己却爱私蓄金钱……(明旸法师《佛法概要》)

【思春】sīchūn　少女爱慕异性。【例】采莲南塘秋,莲花过人头。低头弄莲子,莲子清如水……这里我省略了前面和后面的句子,都是些少女思春的句子,一些让人浮想联翩的句子。(阮现武《南塘秋》,《清远日报》2013年12月1日)|他非但不批判她们思春、改嫁,而且同情她们的遭遇。(杨毓珉《汪曾祺的编剧生涯》)

【思凡】sīfán　仙人想过人间生活,僧尼想过世俗生活;特指仙女、僧尼爱慕异性。【例】凭她就是个仙女,也不怕她不思凡。(姜丰《爱情错觉》)|月色一好,嫦娥就要思凡下界,未免太忙哩。(俞平伯《"标语"》)

【四不像】sìbùxiàng　不伦不类的事物。【例】李铁要了两份套餐,两人听着节奏鲜明的音乐,看看四不像的所谓时装表演,边吃边说。(柳建伟《突出重围》)|朋友们听说我写了部电影,无不掩口而笑,不知我会弄出个什么四不像来。(叶广芩《歪打正着的收获》)

【四季青】sìjìqīng　中药名,冬青叶,内服或外用,具有清热解毒、消肿祛瘀的功效。【例】四季青……本品呈椭圆形或狭长椭圆形,长6~12cm,宽2~4cm。先端急尖或渐尖,基部楔形,边缘具疏浅锯齿。上表面棕褐色或灰绿色,有光泽;下表面色较浅;叶柄长0.5~1.8cm。革质。气微清香,味苦、涩。(国家药典委员会编《中华人民共和国药典》)|四季青……内服:煎汤,15~30g。外用:适量,鲜品捣敷;或水煎洗、涂。(国家中医药管理局《中华本草》编委会《中华本草》)

【四面楚歌】sìmiàn-chǔgē　处于孤立危急的困境。【例】被别人蒙在鼓里,或被自己的野心蒙在鼓里,一旦鼓被敲破了,四面楚歌,他这才明白了,可是已经晚了。(臧克家《伟大与渺小》)|这种四面楚歌的境地,他想来当真没有多大把握能够冲得出去。(茅盾《子夜》)

【似乎】sìhū　仿佛,好像,委

婉地表示某种看法。【例】既不曾学教育,那么谈教育的兴味从那里来的呢?似乎有点儿可疑。(俞平伯《教育论》)|这是两夫妇的问题,谁最愚蠢,别人似乎不能置喙,轻易加以判断。(沈从文《劝人读经》)【说明】使句子具有不确定语气,是句子形成委婉义的关键词。

【送老】sòng//lǎo 送终。【例】快替我穿了送老的衣服,我立刻就要去了。([清]吴敬梓《儒林外史》)|把白马卖了,买口棺木,与师父送老,大家散伙,还往西天去哩?([明]吴承恩《西游记》)

【送人情】sòng rénqíng 送礼,以联络感情。【例】交朋友是交朋友,做生意是做生意,送人情是送人情,放垫本是放垫本,都要分清。(邓友梅《烟壶》)|我从不在生意上送人情。(曹桂林《北京人在纽约》)

【送行】sòng//xíng 送别死者。【例】直到5月5日凌晨您的心脏停止了跳动,它才在蒙蒙细雨中挣扎着绽出一朵瘦弱的花蕾,那从花蕾上一滴滴往下滴着的雨水,像是它也在哭泣着为您送行。(张锲《送艾青同志远行》)|出殡的那天,成千上万的普通市民涌向街头为他送行……(《大国崛起》解说词)

【送终】sòng//zhōng 安排长辈的丧事。【例】天佑没给我送终,我倒要发送他啦;这由何处说起哟!(老舍《四世同堂》)|像大小姐有学问有本领,将来孝顺父母养老送终还不是跟儿子一样吗?(杨沫《青春之歌》)

【酥胸】sūxiōng 女子的乳房。【例】她解开衣襟,露出美好如玉般白腻的酥胸,轻轻地喘息着。(古龙《圆月弯刀》|电视剧《唐明皇》表现的是中国封建社会的宫廷生活。既然是束缚人性的封建社会,那杨贵妃和众女性怎么会酥胸半掩,穿着如此袒露的衣装?(华梅《袒装——中国服饰文化的一度风光》)

【所谓】suǒwèi 所说的,对所引用的说法委婉地表示否定。【例】在这些所谓的娱乐节目中,各地方台的主持人……从衣着打扮、举止体态到语音腔调,男女界线越来越模糊。(卞庆奎《中国北漂艺人生存实录》)|我见过你所谓一丝不苟工作的情景,那就是聊天、织毛衣和愣神儿……(王朔《人莫予毒》)

T

【太平斧】tàipíngfǔ 救险用的大斧,主要有消防用的长把儿大斧和船遇大风时用来砍断桅杆、绳索的斧子。

【例】船员们还有针对性地做好应急训练。准备充足的“武器弹药”包括燃烧瓶、高压水枪、太平斧等，可随时对海盗进行还击。（王亮《巨无霸穿洋过海　无需驾驶员　高压消防水炮能打翻海盗船》，《广州日报》2010年1月11日）|王贵丰素来思维敏捷，知道出大事了，便旋即操起一把太平斧，火速直奔前舱。（徐增力《献身使命　建功蓝天》，《辽源日报》2010年10月11日）

【太平间】tàipíngjiān　医院里停放尸体的房间。【例】天气太热，已送太平间……（纪晓华《许光达之死》）|小叶走后，杨晓冬对太平间灯光还不放心，要银环出去看看。（李英儒《野火春风斗古城》）

【贪杯】tānbēi　过分喜好喝酒。【例】别看她好酒贪杯，情绪又变幻莫测，买东西，还价钱，倒很内行。（老舍《鼓书艺人》）|王一瓶的绰号，也就是因为他贪杯得来的。（冯志《敌后武工队》）

【贪色】tānsè　好色，贪恋女色。【例】这姑娘平日常听说李闯王不贪色，不爱财，行事仁义……登时生了个求闯王搭救的心，任死不肯躲藏，双手抓紧床沿，坐在床上不动。（姚雪垠《李自成》）|我那会多大！孝文这会才多大？刚交十六，正长身体哩！甭贪色贪得嫩撅了！（陈忠实《白鹿原》）

【贪生】tānshēng　怕死，吝惜生命。【例】监狱是可怕的，刑罚是可怕的，可是苟且贪生是更可怕的。（老舍《火葬》）|蝼蚁尚且贪生，人总得活着，悲伤总要过去。（陆步轩《屠夫看世界》）

【贪小】tānxiǎo　爱占小便宜。【例】这个柳青真是贪小！小桃红才死就把人家用的绢花拿来了。（钱林森《大宋提刑官》）|信用一失，另觅别家过付，这样好的买卖做不成，真正贪小失大，不智之甚。（高阳《红顶商人胡雪岩》）

【贪嘴】tānzuǐ　贪吃。【例】好比贪嘴吃河豚，中了毒送命，那算不得厌世。（钱钟书《灵感》）|陈奂生从不拿架子，一拉就去，这实实在在不是贪嘴……倒是想到别人看得起他，不能不识抬举。（高晓声《陈奂生包产》）

【谈对象】tán duìxiàng　谈恋爱。【例】当他跟巧珍谈对象的时候，巧珍的父亲村里的富户刘立本反对。（郭小聪《路遥的诗意》）|大家都认为青年男女在谈对象的过程中闹一点别扭是再正常不过的事情，有人帮忙和稀泥，一个粑粑就可以捏团圆。（池莉《来来往往》）

【谈何容易】tánhéróngyì　并不容易，事情做起来并不像嘴上说的那么简单。【例】何太太，世界上，不公平的事本来就有不少，要一切平等，谈何容易！（岑凯伦

《合家欢》)|做干部工作的人,必须公正无私,刚直不阿,不欺下,不畏上,不怕得罪人。而做到这些,谈何容易!(项小米《彭门女将》)

【说明】造成反问的口气,使句子委婉地表达很不容易的意义。

【谈朋友】tán péng·you 谈恋爱,谈对象。【例】他想起漂亮的女友,这个沪上某纱厂的青年女工,和他谈朋友已有很长时间了。(吴晓平《荧屏一棵后的厄运》)|这是他第三次谈朋友……(杨名夏《法官余明义与死囚一家》)

【弹性立场】tánxìng lìchǎng 在某个问题上,根据情况而做一定调整的立场。【例】尽管安理会决议规定了期限,但是国际社会应该在时间问题上持"弹性立场"。(《六国闭门磋商无果而终》,《浙江日报》2006年9月9日)|(朝鲜外务省)发言人说,朝鲜对旨在电力生产的和平核活动没有回避也没有隐瞒,在每个阶段都对外公开,并表现出弹性立场。(《朝鲜正加快推进低浓缩铀生产》,《大众日报》2011年12月1日)

【弹性外交】tánxìng wàijiāo 在某个问题上,根据情况而做一定调整的外交政策。【例】伊朗这次对六国方案的回复,充分体现了伊朗总统内贾德的弹性外交……(荣松《伊朗"弹性外交":该坚持的坚持　该出手的出手》,新华网2006年8月28日)|台"驻美代表"袁健生表示,台湾作为"麻烦制造者"的日子已结束,而且过去几年对大陆"挑衅"的行为在转化为"弹性外交"。(《台"驻美代表":台改采"弹性外交"　不再挑衅大陆》,中新网2008年9月18日)

【炭敬】tànjìng 旧时地方官冬季馈送京官的钱物,婉指贿赂。【例】清代自雍、乾以下,做官的最大目的就是为了升更大的官。当时有人赋《一剪梅》云:"仕途钻刺要精工,京信常通,炭敬常丰……"(王学太《一幅封建末世的图画》,《读书》1983年第10期)|单太爷道:"现在已到年下了,送点小意思,总算个炭敬罢了。"魏竹岗道:"炭敬亦有多少:一万、八千也是,三十、二十亦是。"([清]李宝嘉《官场现形记》)

【蹚浑水】tāng húnshuǐ 介入复杂混乱的局面。【例】我杨万里就是爱蹚浑水,行不行?(琼瑶《鬼丈夫》)|你能去找谁?谁愿意来蹚这浑水……就算你能这样提心吊胆地过一辈子,别人也不会永远陪着你的。(古龙《圆月弯刀》)

【堂客】tángkè 妓女。【例】福大爷声明为了不让孩子受委屈,不再续弦。弦是没续,但……他那后花园子的五间暖阁从没断过堂客。(邓友梅《那五》)|"我看堂

客不要请。”她说，“请了，人家也未见得肯来。”（高阳《红顶商人胡雪岩》）

【烫手的山芋】tàngshǒu·de shānyù 很难处理但又无法推脱的棘手的问题。**【例】**他们一唱一和，轮番上阵，不厌其烦地开导、引诱我，像烫手的山芋，吞不下，丢不得。（陆步轩《屠夫看世界》）|十余年前这还是个肥差，眼下天下的大商家都避之唯恐不及，无人愿接这个烫手的山芋。（朱秀海《乔家大院》）

【烫嘴】tàngzuǐ 话羞于说出口。**【例】**唉！“茶钱先付”，说着都烫嘴。（老舍《茶馆》）

【桃花运】táohuāyùn 男子在爱情方面的好运气。**【例】**华工们当面也说几句逗趣话：“走桃花运了！”（邓友梅《别了，濑户内海！》）|最近你好像交了桃花运，男人若是交上桃花运，麻烦就跟着来了。（古龙《陆小凤传奇》）

【桃色】táosè 与不正当男女关系有关的。**【例】**桃色案之所以成为案，多半由于一个男人死钉住一个女人，而使另一个男的吃不消。假若大家都逢场作戏，无拘无束，就一定只有桃色，而没有案了。（老舍《残雾》）|这年头，男人也不好做，全世界充满了各式各样的桃色陷阱。（亦舒《香雪海》）

【桃色事件】táosè shìjiàn 有一定影响的男女关系纠葛。**【例】**我觉得有的人就是专对桃色事件感兴趣，看似道貌岸然，思想肮脏得很！（王朔《谁比谁傻多少》）|六月，发生了一桩绑架案，闹出一个同性恋的“桃色事件”，震动了美国文坛，弄得整个美国沸沸扬扬，闹哄哄的。（游新衡《一个女犯罪小说作家与同性恋“桃色事件”》）

【桃色新闻】táosè xīnwén 以不正当男女关系为内容的传闻。**【例】**英国代表团的艾登外长素有美男子之称。于是，美国记者就别出心裁为他编了一段桃色新闻。（萧乾《旧金山采访之忆》）|官员的桃色新闻容易成为公众茶余饭后的谈资。（《别只盯着开房官员的“桃色新闻”》，《工人日报》2013年11月10日）

【特奥会】Tè'àohuì 国际特殊奥林匹克运动会，为智障者参与体育活动、开展比赛而设立的综合性运动会。**【例】**特奥会的口号是“战胜自己”。（张正隆《雪白血红》|健全人搭台，智障人快乐竞技，这正是特奥会所要追求的。（孙嘉晖《特奥会的弹性和刚性》，《广州日报》2007年10月11日）

【特殊服务】tèshū fúwù 性服务。**【例】**闪烁的KTV标识，以及“大巴黎”“新伊甸园”等等霓虹灯字号，使他意识到可能会提供的“特殊服务”，但他毫无兴致。（刘心武《吉日》）|一男子酒后网

上寻求“特殊服务”，连续被人以服务费、人身保险费、车辆保险费、会员费、保证金等借口骗走了8680元。（肖军、张光东《网上寻求“特殊服务”中招》，《柳州晚报》2011年9月19日）

【特殊教育】 tèshū jiàoyù 以盲人、聋哑人、智障人为施教对象的教育。**【例】**新一轮基础教育课程改革的实施……给我们特殊教育提出许多新的课题和挑战。（刘廷才《如何抓好山区特殊教育科研的起步工作》，《科学咨询》2011年第5期）｜号召广大干部职工及爱心人士献出一份爱心，关爱残疾孩子，发展特殊教育。（石综工《关爱残疾孩子 发展特殊教育》，《十堰日报》2011年5月4日）

【特殊群体】 tèshū qúntǐ 情况特殊、需要给予更多关注的一群人。**【例】**必须充分调动政府、学校、家庭、社会各方面的积极性，必须以强有力的措施来破解“特殊群体”管理难。（李拓《努力破解“特殊群体”管理难》，《湖南日报》2013年7月22日）｜鼓楼区四套班子领导共分七路走访该区的部分老将军、老干部、百岁老人、困难群众等特殊群体，向他们表示春节的慰问。（孙云才等《鼓楼区节前拿出2350万元慰问特殊群体》，《南京日报》2012年1月19日）

【特体】 tètǐ 体形特别的、有异于常人的（多指体形特别高大或肥胖）。**【例】**特体服装保障主要有两个难题：一是尺寸掌握难……二是制作工厂多，不同的服装品种在不同的工厂，工序复杂。（洪奕宜等《“小巨人”穿上了特体服 睡上了特制床》，《南方日报》2012年12月25日）｜直到2009年2月，篮管中心由训科部主任宫鲁鸣牵头，重新组织起了这支特体队。（潘天舒《张云松将执教特体队》，《京华时报》2010年12月6日）

【殢雨尤云】 tìyǔ-yóuyún 男女发生性行为。**【例】**更初，果至宗斋。殢雨尤云，备极亲爱。（［清］蒲松龄《聊斋志异》）｜拖泥带水两情痴，殢雨尤云都不辩。（［明］兰陵笑笑生《金瓶梅词话》）

【天虫】 tiānchóng 中药名，家蚕幼虫感染（或人工接种）白僵菌而致死的干燥体，内服，具有祛风定惊、化痰散结的功效。**【例】**天虫……内服：煎汤，3～10g；研末，1～3g；或入丸、散。外用：适量，煎水洗；研末撒或调敷。（国家中医药管理局《中华本草》编委会《中华本草》）｜处方：制玉竹12克，炙白薇10克，淮小麦30克，炙草6克，地骨皮10克，生白芍10克，蔓荆子10克，茺蔚子10克，炒天虫10克，白芷4.5克，白蒺藜10克。（《历代古方验案按》）

【天癸】 tiānguǐ ㊀月经。**【例】**傻大姐天癸未现，不知不识，创造性地想象赤条条“两

个妖精打架”。(朱健《“绣春囊之变”》,《读书》1992年第4期)|小妹自十七岁那年始见天癸,每逢洗那秽物,都是小妹自己去做。([清]张杰鑫《三侠剑》)㊁男子精液。【例】据《黄帝内经太素》一书中说,人到了六十五岁,肾气大衰,天癸枯竭,和女人恋爱和做爱的心思与精力都一蹶不振。(张贤亮《绿化树》)|我的法术,无次不灵,自被你们的刘军门,把那天癸,射在我的奶上之后,居然法术不灵。(徐哲身《大清三杰》)

【天花粉】tiānhuāfěn　中药名,栝蒌的根,内服、注射或外用,具有清热泻火、生津止渴、排脓消肿的功效。【例】天花粉,为其能生津止渴,故能润肺,化肺中燥痰,宁肺止嗽,治肺病结核。([清]张锡纯《医学衷中参西录》)

【天晓得】tiān xiǎo·de　不知道,难以理解,无法弄明白。【例】天晓得究竟是怎么一回事!(茅盾《蚀》)|她甚至不知道家里究竟有多少财宝。各色各样铜绿斑斑的青铜器,满满一大间,它们都叫什么,天晓得!还有一大间古籍字画卷轴,都是谁的作品,更是天晓得!(姚芳藻《大克鼎的旧主人》)

【天雄】tiānxióng　中药名,为毛茛科植物乌头的子根的加工品,内服或外用,具有祛风散寒、益火助阳的功效。【例】方中附子不逮,益以天雄、白术……(《历代古方验案按》)|天雄……主治风寒湿痹,历节风痛,四肢拘挛,心腹冷痛,痃癖症瘕。(国家中医药管理局《中华本草》编委会《中华本草》)

【天真】tiānzhēn　头脑简单,容易轻信别人。【例】我还是要劝你不要那么天真。(谌容《梦中的河》)|那种想法未免太天真了。(陈乐民《法朗士的〈企鹅岛〉》,《读书》1996年第3期)

【天知道】tiān zhī·dào　不知道,难以理解,无法弄明白。【例】我走了,天知道什么时候能再见。(老舍《鼓书艺人》)|我活着哩;要活得舒齐,活得舒齐了,要活得更舒齐;活得很舒齐了,还要活得再舒齐一点……到底有几个“还要”呢?天知道!(俞平伯《救国及其成为问题的条件》)

【添丁】tiān//dīng　生男孩。【例】怎好为自己添丁进口而去求岳母呢。(老舍《一筒炮台烟》)|王老师……今年元旦起来,拜了天地,洗净手,拿起笔来,写个红帖子,“戊辰发笔,添丁进财”。(胡适《名教》)

【填房】tián//fáng　死了老婆的男子再娶妻子。【例】镇长穿着中山装,逢人便龇牙乐,仿佛今夜他要填房纳妾了。(迟子建《岸上的美奴》)|只为亡了浑家,无人管理家务,新近又娶了本县清河左卫吴千户之女填房为继室。([明]兰陵笑笑生《金瓶梅词话》)

【填房】tián·fang　死了老婆的男人再娶的妻子。【例】做老处女怎么可以？真是年纪大了，嫁给人做填房也好，像汪太太那样不是很好么？（钱钟书《围城》）|翠花后来嫁给了一位我小学里的先生去做填房，生了儿女，做了主母。（郁达夫《悲剧的出生》）

【条子】tiáo·zi　陪席的妓女。【例】正在想着，猛听得小云问道："我这个条子荐得好么？"我道："很静穆！也很清秀！"（[清]吴趼人《二十年目睹之怪现状》）|黄胖姑问："姑娘呢？"人回："花宝宝家应条子去了。"黄胖姑无甚说得。（[清]李宝嘉《官场现形记》）【说明】见"出条子"。

【调光】tiáoguāng　勾引女性。【例】舜美一见了那女子，沉醉顿醒，竦然整冠，汤瓶样摇摆过来。为甚的做如此模样？原来调光的人，只在初见之时，就便使个手段。（[明]冯梦龙《喻世明言》）|做子弟的，听我把调光经表白几句。（[明]冯梦龙《喻世明言》）

【调价】tiáo//jià　调整价格，涨价。【例】去年我们缺乏经验，放开粮价太快了一点……没有按照预定的调价步骤来做，措手不及。（陈桂棣、春桃《中国农民调查》）|调价应先从对人民生活和财政收入影响最小的方面入手。（唐宗焜《坚持从生产力出发研究、解决经济问题》，《读书》1981年第1期）

【挑战】tiǎo//zhàn　需要应付、处理的局面或难题。【例】演十五六岁的武媚娘，这也确是一个挑战。（樊淑棣《刘晓庆整容了吗？》）|经济学面临挑战——这是具有全球意义的事件。（徐旸《站在经济分析的新起点上》，《读书》1986年第9期）

【铁窗】tiěchuāng　监狱。【例】一片又一片，渐渐飘落下来的纸灰，被风带进了铁窗。（罗广斌、杨益言《红岩》）|乌世保这才磕了三个响头，结束了一年零八个月的铁窗生涯。（邓友梅《烟壶》）

【听蛐蛐儿叫】tīng qū·qur jiào　人死了，埋在野外的坟墓里了。【例】那些老事儿呀，总是在脑子里转来转去，不了结，好像都不能踏踏实实地去听蛐蛐儿叫……（陈建功、赵大年《皇城根》）

【听障】tīngzhàng　耳聋。【例】由中国聋儿康复研究中心主办的中国听障儿童服务网昨天正式开通。（潘跃《中国听障儿童服务网开通》，《人民日报》2011年12月2日）|招募义工与听障儿童定期交流。（陈永进、唐磊《"情系听障儿童"音乐会28日举行》，《南京日报》2004年12月15日）

【停床】tíngchuáng　人死亡。【例】袭人之母业已停床，不能回来。（[清]曹雪芹、高鹗《红楼梦》）|宝钗走到跟

前,见凤姐已经停床,便大放悲声。([清]曹雪芹、高鹗《红楼梦》)

【通关节】tōng guānjié 暗中贿赂,勾结官员,以方便办事。**【例】**父亲又说,乡试时场外有兵巡逻,防备通关节。(朱自清《南京》)|女儿不得圣上喜欢,老夫有事,与女儿通关节,定然不准,怎生是好?([清]李雨堂《万花楼》)

【通室】tōngshì 互易妻室或多个男子与同一女子共同过性生活。**【例】**两人虽则一僧一俗,若是女色上的讲究,竟有要做易内通室故事。([清]夏敬渠《野叟曝言》)|吐火罗在乌浒河南,即妫水也,与挹怛杂居。多男子,少妇人,故兄弟通室。([清]方浚师《蕉轩随录》)

【通体】tōngtǐ 性交。**【例】**龙山为主人别号,自是遂溺于男宠,不问妍媸老幼,必求通体。([明]沈德符《万历野获编》)|沙(氏)复与恶少通体,憎其子碍眼,以药鸩之……([明]沈德符《万历野获编》)

【同床】tóng//chuáng 过性生活。**【例】**我父亲醉酒后异常安静,他往往在醉酒后跟母亲同床。(苏童《1934年的逃亡》)|这便成了他们同床之前的序幕:唐菲必须给小崔讲述她和别的男人的性事。(铁凝《大浴女》)

【同床共枕】tóngchuáng-gòngzhěn 过性生活。**【例】**只因爸爸一句话,她肚子里带着一个人的娃娃,就去跟另外一个人同床共枕。他满怀羞耻。(老舍《鼓书艺人》)|唯独在家庭里头,一年三百六十五天的过日子,晚上还要同床共枕,感情的好坏是绝对糊弄不了对方的。(张贤亮《肖尔布拉克》)

【同房】tóng//fáng 过性生活。**【例】**父母包办的,一共没同房几夜,后来就跟大学同学跑到解放区……(刘心武《曹叔》)|雷鸣时,夫妻不可同房,否则是亵渎天意,生下的孩子也会肢体残缺。(阴法鲁、许树安《中国古代文化史》)

【同居】tóngjū 同住一室,过性生活。**【例】**1916年,郭沫若与日本护士佐藤富子(郭安娜)由恋爱而同居。(魏奕雄《郭沫若与原配妻子张琼华》)|他的父亲——著名作家大仲马,私生活放荡不羁,年轻时与一女工同居,生下小仲马。(张英伦《小仲马,暴露与针砭》,《读书》1979年第8期)

【同枕】tóngzhěn 过性生活。**【例】**毕竟有婚前两三年的卿卿我我,婚后五年的同枕共饭、生儿育女,建国后,张杨北京重逢,旧情难却,少不了往还,请吃,送书,叙旧时情事。(张厚感《张中行和杨沫——无以评说的纠葛》)|自己怎能与这个男人同枕共眠?(尤凤伟《石门绝唱》)

【同志】tóngzhì 同性恋者(多为互称)。【例】他是大一新生,今年2月,他转发了一条含有同志内容的微博,所以他的“秘密”被室友发现了,原本十分融洽的宿舍气氛开始变得紧张。(余姝、李媛《校园“同志”害怕校园》,《羊城晚报》2012年5月27日)|让异性恋撑同性恋,让“直人”多听听“同志”的故事。(梁爽《吴妈妈跳彩虹之舞“撑”同性恋》,《羊城晚报》2013年4月18日)

【偷吃禁果】tōu chī jìnguǒ 接触了被禁止触及的事物,特指暗中发生了不正当性关系。【例】按照基督教的说法,人类因始祖亚当、夏娃偷吃禁果而有了“原罪”……(《中国儿童百科全书》)|明代以后,娼妓盛行……官吏们,因其浪漫情调被削弱,反倒千方百计去偷吃禁果了。(刘明华《有勇有识的探索》,《读书》1991年第2期)

【偷光】tōuguāng 偷情,搞男女关系。【例】因为偷光犯子个事,后来忒底坏奴名。([明]冯梦龙《山歌》)

【偷汉】tōu//hàn 与男人私通。【例】谁要你来多嘴!你这偷汉的小寡妇!(鲁迅《风波》)|虽然她丈夫已经住了一年监狱,但她没有偷过汉。(王小波《黄金时代》)

【偷欢】tōuhuān 暗中发生不正当男女关系。【例】邓正兴曾经亲口透露,两年前掐死过一个在百老汇舞厅门口搭识偷欢的年轻女子,并将女子佩戴的金戒指、金手链及手表窃为己有。(宗汶《义女与死囚的诀别》)|刘某虽然老实厚道,但亲眼看见父亲与妻子偷欢,他也无法容忍,但又害怕父亲,不敢表示反抗。(李文章《父子争“子”出凶案》)

【偷鸡摸狗】tōujī-mōgǒu ㊀暗地里搞男女关系。【例】当我再问为何打他时,他支支吾吾说不清楚了,我就立刻知道他准是对儿媳干了偷鸡摸狗的勾当。(余华《活着》)|乡里人谁不讲究个明媒正娶?想不到儿子竟然偷鸡摸狗,多让人败兴啊!(路遥《人生》)㊁偷盗。【例】偷鸡摸狗的,在咱外边是小偷,谁也不敢招他,可是到了监狱里,是罪过最轻的。(梁斌《红旗谱》)|可惜堂堂一位御前侍卫刘大人,居然不顾身份,来干这等穿堂入户、偷鸡摸狗的勾当!(金庸《雪山飞狐》)

【偷期】tōuqī 偷偷地与人发生不正当性关系。【例】此佳人才子,前以密约偷期,后皆得成秦晋。(成柏泉《理之所必无,情之所必有》,《读书》1983年第1期)|这迎春丫头,今年已十七岁,颇知事体,见他两个今夜偷期,悄悄向窗下,用头上簪子挺签破窗寮上纸,往里窥觑。([明]兰陵笑笑生《金瓶梅词话》)

【偷情】tōu//qíng 偷偷地与人发生不正当性关系。【例】有了那段偷情的日子,她开始忍受不了一个人独处的冷寂。(胡殷红《"黄手帕"火焰般跳动——北京市监狱采访录》)|如果从那年屋檐下的偷情算起,他们已经是老夫老妻,实足婚龄已有六年。(陆文夫《人之窝》)

【偷人】tōu//rén 女子与男人发生不正当性关系。【例】偷人,我才不干那种见不得人的事呢。(老舍《鼓书艺人》)|这就是夏梦寒,不要脸的女人,丈夫死了没几年就偷人啊……(琼瑶《烟锁重楼》)

【偷香窃玉】tōuxiāng qièyù 男子与女人发生不正当性关系。【例】最后一幕是沿岸军民群起拦截,把那偷香窃玉的小子就地按倒一通暴打。(王朔《看上去很美》)|晚生奉劝列位,切勿淫人妻女,做那偷香窃玉之事。([清]唐芸洲《七剑十三侠》)

【头朝下】tóu cháo xià 失败,栽跟头,甘愿受辱。【例】打起来,不定谁头朝下呢!(老舍《四世同堂》)|把海外留学生的打工描写成那样屈辱的"头朝下",这个说法并不十分准确,心理也不够健康。(王蒙《"头朝下"漫议》,《读书》1994年第5期)

【头巾】tóujīn 迂腐的读书人。【例】恨杀八股腐头巾,彼此相蒙成地府!([清]徐芳烈《浙东纪略》)

【头巾气】tóujīnqì 迂腐的气质。【例】刘西渭的批评的确是一种有自己的独立性或独创性的艺术精品……他没有一点俨乎其然的头巾气,却那么亲切,只引导读者去欣赏,领会作家与作品的艺术奥妙。(唐湜《含英咀华——读〈李健吾文学评论选〉》,《读书》1984年第2期)|什么气质,头巾气罢了……(亦舒《流金岁月》)

【投诚】tóuchéng (敌人、叛军等)归附。【例】你起义也好,投诚也好,我们都欢迎!(邓友梅《我们的军长》)|你愿意投诚反正,我们欢迎你。(李晓明《平原枪声》)

【投河】tóu//hé 跳河自杀。【例】遇到国家有事不能正常举行科考时,他们就可能耽搁十数年找不到出路,有时便酿成考生闹事事件,也有些穷苦书生无力还乡,甚至投河自尽。(阴法鲁、许树安《中国古代文化史》)|她……刚生的孩子抱在怀里,在年三十夜里投河死的。(曹禺《雷雨》)

【投缳】tóu//huán 上吊。【例】她又觉得她的结果只有那照例的一着:自尽!吞金或者投缳!(茅盾《子夜》)|若夫殉夫自矢,怡然投缳,节妇不至令生,而世且谓红颜有柔情而无侠骨,岂其然!([明]陆人龙《型世言》)

【投江】tóu//jiāng　跳江自杀。【例】从司马迁开始直到今日，所有的人都坚信着此人因政治忧愤而投江自沉的动人故事，而其中的唯一证据，就是他被放逐后所写的《怀沙》。（朱大可《屈原：自杀还是谋杀》）｜我又不会投江，你急什么。（迟子建《岸上的美奴》）

【投水】tóu//shuǐ　跳水自杀。【例】我是无论如何，不至投水自沉的，请你安心。（郁达夫《茑萝行》）｜梅家的一个年轻小姐，很贤慧，也很规矩，有一天夜里，忽然地投水死了，后来，后来，——你知道么？（曹禺《雷雨》）

【透骨草】tòugǔcǎo　中药名，大戟科植物地构叶的干燥全草，内服或外用，具有祛风除湿、舒筋活血、散瘀消肿、解毒止痛的功效。【例】治阴囊湿疹，疮疡肿毒：透骨草、蛇床子、白蘚皮、艾叶，煎水外洗。（兰州军区后勤部卫生部编《陕甘宁青中草药选》）｜透骨草……主风湿痹痛；筋骨挛缩；寒湿脚气；腰部扭伤；瘫痪；闭经；阴囊湿疹；疮疖肿毒。（［明］高濂《灵秘丹药笺》）

【透心凉】tòuxīnliáng　失望，寒心。【例】一个电话就可以把她浇个透心凉。（谌容《梦中的河》）｜田贵打了个冷颤，让老婆这番话说个透心凉，无可奈何，只得遵照王六老板的命令出发了。（刘绍棠《运河的桨声》）

【土工】tǔgōng　专管殡葬的人。【例】带着棉絮和被褥，雇了四个土工，下乡迁葬去。（鲁迅《在酒楼上》）｜当下忙忙的取了银子，便去买办衣衾棺木。唤两个土工来，收拾入殓过了。又备羹饭祭奠，焚化纸钱。（［明］冯梦龙《醒世恒言》）

【土埋半截】tǔ mái bànjié　寿命不长了。【例】少爷，我们是土埋半截的人了，怎么凑合都行，可您还年轻哪。（邓友梅《那五》）｜我跟你六婶子都是土埋半截的人了，还能带家当进棺材去吗？（周立波《暴风骤雨》）

【土馒头】tǔ mán·tou　坟墓。【例】鸿渐指着那些土馒头问：“孙小姐，你相信不相信有鬼？”（钱钟书《围城》）｜窝棚没了，井台没了，灌水渠没了，菜畦没了，连那个扁扁的土馒头也不知去向，只剩了满布坷垃的一片白地。（杨绛《干校六记》）

【土元】tǔyuán　中药名，地元的雌虫全体，内服或外用，具有破血逐瘀、消症散结、舒筋活血、补骨止痛、续折伤的功效。【例】土元……主治跌打损伤，淤血肿痛，闭经，产后瘀血腹痛。（谢宗万《全国中草药汇编》）｜黄酒冲服土元粉可活血化淤，促进血液流通，缓解炎症，消除疼痛。（《黄酒冲服土元粉止膝痛》，《生命时报》2013年10月14日）

【吐刚茹柔】tǔgāng-rúróu

欺软怕硬。【例】海刚峰不怕死，不要钱，不吐刚茹柔，真是铮铮一汉子。（《海瑞拒贿》，《宿迁日报》2013年1月25日）|每叹世情薄恶，吐刚茹柔，翻云覆雨，恨不能濡翰道其丑态。（[清]郝懿行《骂病赋》）

【抟香弄粉】tuánxiāng-nòngfěn 与女性相昵、厮混。【例】你待要抟香弄粉，妆孤学俊，便准备着那一年春尽一年春。（[明]贾仲名《对玉梳》）

【蜕化】tuìhuà 人死亡。【例】我是紧紧地执住他底手，好像这样执住，他才不致去了似的；谁知他灵魂之手，谁有力量不使他蜕化呢？他死了。（柔石《二月》）|一日，方诵《金刚经》，一蜘蛛缘案上，向佛而俯，驱之复来，黄曰："尔以听经来耶？"为诵终卷；又为说情想因缘竟。蜘蛛立蜕化去。（[清]戴璐《藤阴杂记》）

【蜕委】tuìwěi 人死亡。【例】君言生有涯，期至须蜕委。（[清]赵翼《秋园预制敛具诗以调之》）

【吞金】tūn//jīn 吞下金块，自杀。【例】回到巡抚衙门，穿戴衣冠，望阙谢恩，留下遗书，然后吞金，唯恐不死，又服鸦片烟。（高阳《红顶商人胡雪岩》）|而且她又觉得她的结果只有那照例的一着：自尽！吞金或者投缳！（茅盾《子夜》）

【吞世代】tūnshìdài 时髦、新潮的一代。【例】有一个新的世代正来势汹汹，他们的代号是"吞世代"。（冰洁《"吞世代"来了》，《科学之友》2006年第3期）|吞世代生于九十年代前后……（孙琳《小鬼当家——来势汹汹的"吞世代"》，《现代交际》2004年第1期）【说明】美国人马丁·林斯特龙在《人小钱大吞世代》一书中将8岁至14岁的少年称为"tweens（吞世代）"。tweens 是 teens（青少年）和 ween（weenbopper，穿着时髦，迷恋音乐的小孩）的缩写。tweens 穿着时髦，热衷上网沟通、发手机短信，说着全新的语言，爱吃快餐，喜欢名牌，喜爱流行音乐，追求时尚，接受新事物迅捷，渴望与众不同，有自己的主张，消费力超强……

【吞云吐雾】tūnyún-tǔwù 吸毒或吸烟。【例】我的老师是瘾君子，这计划想必是他在吞云吐雾时冒出来的一个幻想，现在破灭了，但并不死心，他看到上海小报盛行，决定改办一张小报。（柯灵《文字生涯第一步》，《读书》1982年第1期）

【脱岗】tuō//gǎng 在工作时间内擅自离开岗位。【例】暗访节前工作作风，发现部分窗口和机关单位屡见脱岗，少数干部在上班时间淘宝。（胡弦、谌赪《科长脱岗却谎称外出检查》，《湖北日报》2014年6月3日）

【脱期】tuō//qī 延误预定日期，特指期刊延期出版。

【例】怕就怕那种大型文学刊物,最少两月,一般三月(这得说正常状况,脱期可就难说了)。(陈大可《"连"风大作》,《读书》1981年第2期)

【脱星】tuōxīng 以裸露身体、拍三级片而成名的女演员。【例】人家都说你快成"脱星"了,你自己怎么看?(肖华《我和张艺谋的友谊与爱情》)|对于"脱星"一说,她说自己"从未后悔"。(《叶玉卿:把正确做人态度赠儿女》,《广州日报》2010年10月13日)

W

【瓦楞子】wǎléngzǐ 中药名,毛蚶、泥蚶等的贝壳,内服或外用,具有消痰化瘀、软坚散结、制酸止痛的功效。【例】5月13日三诊:药后病已基本消失,守原方去瓦楞子五剂。(《历代古方验案按》)|瓦楞子……用于顽痰积结,黏稠难咯,瘿瘤,瘰疬,症瘕痞块,胃痛泛酸。(国家药典委员会编《中华人民共和国药典》)

【腽肭脐】wànàqí 中药名,雄海狗的阴茎和睾丸,内服,具有壮阳滋阴、补肾益肝、补血益气、养颜美肤、强筋壮骨、调节内分泌的功效。【例】宜改用腽肭脐,只令真元充沛,勿俾浮阳飞越,火并去辰砂,改用麝香为衣,即麝香鹿茸丸之意,醒豁神经,钻透血脉,唤起一身功能。(《历代古方验案按》)|腽肭脐……主治肾部衰弱,阳痿遗精,腰膝痿弱无力。(谢宗万《全国中草药汇编》)

【外妇】wàifù 男子在外私通的女子。【例】导演李萍倩的作风永远是那么明媚可喜。尤其使男性观众感到满意的是妻子与外妇亲狎地、和平地、互相拥抱着入睡的那一幕。(张爱玲《借银灯》)|他香港尚有夫人,硬想派他作妾,外国没有这名目,宁可外夫外妇,倒没有人讥笑的。(费只园《清朝三百年艳史演义》)

【外艰】wàijiān 父亲的丧事。【例】常熟汪太史绎,成康熙丁丑进士,未及廷对,以外艰归。([清]陈康祺《郎潜纪闻》)|蒲坂以外艰归,又奉其母胡丧,然为继妣非亲母也。([明]沈德符《万历野获编》)

【外室】wàishì 非夫妻关系而同居的女子。【例】你娶了那一位小姐,保不住只替赵辛楣养个外室了。(钱钟书《围城》)|只要现在先讲妥了,做个外室,瞒着尊嫂,到服满进京,再行接回,便两全其美了。([清]曾朴《孽海花》)

【外阴】wàiyīn 外生殖器。

【例】我有一个女朋友,今年40多岁,外阴奇痒一年多了,不定时,晚上多些。(张青梅、苏育敏《外阴奇痒与长期没有性生活无关》,《广州日报》2007年7月14日)|外阴并不比口鼻更脏,过分的清洁、消毒、“图舒服”,反而会使外阴的菌群失调、局部发炎。(朱敏《外阴瘙痒时叫停一切烫洗》,《老年日报》2007年3月7日)

【外遇】wàiyù 丈夫或妻子在外面的不正当男女关系。【例】丈夫若是有了外遇,做太太的为保障儿童的幸福起见,争取乃是唯一的合理的办法。(苏青《真情善意和美容》)|今天,菊子既有了外遇,也许就更厉害一点。(老舍《四世同堂》)

【外宅】wàizhái 非正式夫妻而同居的妇女。【例】有个女儿唤做婆惜,典与宋押司做外宅。([明]施耐庵《水浒传》)|官人,你养的外宅东街上住的,如何不请老身去吃茶?([明]兰陵笑笑生《金瓶梅词话》)

【晚晴】wǎnqíng 老年阶段。【例】人间重晚晴。在此,我深深地为她和她的理想伴侣祝福。(石湾《爱,在她晚年降临》,《女子世界》1997年第6期)|天意怜幽草,人间重晚晴。黄宗英与冯亦代先生喜结良缘,既为他们自己的晚年生活抹上了一笔绚烂、美丽的色彩,也为当代中国文坛添上一段佳话。(徐慨《黄宗英与冯亦代的黄昏恋》)

【万金油】wànjīnyóu 什么都能做但什么都不擅长的人。【例】方鸿渐就是一个在欧洲几个国家留学镀金的一个文化人,他也没有学到一个真正的专业,可以说是万金油的这样一个人物。(孙郁《从方鸿渐看钱钟书》)

【万年后】wànnián hòu 帝王死亡以后。【例】圣祖欲立胤禛,皇后终以为疑,谓不如胤禔。然以奔竞运动者多,圣祖颇有所闻,烦厌不能专决,尝愤愤曰:“朕万年后,听尔等自择之可耳……”(许指严《十叶野闻》)【说明】也说成“万年之后”:待陛下万年之后,出顾命大臣把诏书取下来宣读,那时诸位皇子见是陛下的亲笔,也没话可说了。(许啸天《清代宫廷艳史》)见“万岁后”“亿万年后”。

【万年吉地】wànnián jídì 墓地。【例】茂陵系武帝万年吉地,在长安东北……(蔡东藩《秦汉演义》)|宣宗本在东陵宝华峪建万年吉地,后因龙须沟出水,是以于西陵改建慕陵。([清]何德刚《春明梦录》)

【万岁后】wànsuì hòu 帝王死亡以后。【例】朕万岁后传位于汝,汝将何以治天下?([清]李春芳《海公大红袍传》)|夫人哭曰:“陛下万岁后,妾母子何所托?”([明]兰陵笑笑生《金瓶梅词话》)【说明】见“万年后”“亿万年

后"。

【亡故】wánggù　人死亡。【例】白采先生喜于案头置一极精巧之珠漆小棺，白莽先生喜以骷髅脑袋作书案小摆设。但此皆得之传闻，未知翔实。而今这几位也都亡故了。（吴组缃《谈癖》）|他还暗示，如果由他来做这个手术，妈也许不会亡故。（张洁《世界上最疼我的那个人去了》）

【亡过】wángguò　人死亡。【例】宋女，小名玉娟。其父宋信，已亡过三年，与母周氏同居，家中使唤止有一婢。（[清]杜刚《南朝秘史》）|贱内去年夏间亡过了。（[清]李百川《绿野仙踪》）

【亡化】wánghuà　人死亡。【例】不想到家一载，小儿亡化了，越觉得胸怀冰冷。（[清]吴敬梓《儒林外史》）|自从师父离别之后，老父亡化，哥哥孔明与本乡上户争些闲气起来，杀了他一家老小，官司来捕捉得紧。（[明]施耐庵《水浒传》）

【亡身】wángshēn　人死亡。【例】此外还有婆罗堕仙人、月天子、加宾阁罗等，他们都集聚修行的功德，可是还不免为求女人之爱而亡身。（星云大师《释迦牟尼佛传》）

【亡室】wángshì　死去的妻子。【例】如果亡室之言非妄，请即上堂，受儿女朝谒；如其不可，仆亦不敢妄想，以取罪过。（[清]蒲松龄《聊斋志异》）|挽亡室孙夫人云："扶病侍灵舆，幸携佳婿佳儿，茶汤手奉，含敛躬亲，只伤心丹药难凭，竟尔仙乡迎孝妇……"（[清]方浚师《蕉轩续录》）

【亡友】wángyǒu　死去的友人。【例】他不是专为哭一位亡友，而是多一半哭北平的灭亡与耻辱！（老舍《四世同堂》）|亡友马汉麟君在《古代汉语"所"字的指代作用和"所"字词组的分析》中说："'所系'可能了解为'系'的对象'巢'，因为上文说'系之苇苕'，'系'是及物动词……"（朱德熙《自指和转指》）

【望月砂】wàngyuèshā　中药名，兔子的粪便，内服或外用，具有明目去翳、解毒杀虫的功效。【例】望月砂，性味和功用：辛，平。归肺、肝经。明目，杀虫解毒。用于目障生翳，疳疮，痔瘘。常用量3~6克。（谢宗万《全国中草药汇编》）|望月砂……主目暗生翳；疳疾；痔瘘。（国家中医药管理局《中华本草》编委会《中华本草》）

【微词】wēicí　婉转地批评、责备的话。【例】他的性格聪明圆滑，所以没有任何人对他有微词，不过在这些狂信者当中，他认为只有自己的才能才是众人信仰的对象。（[日]田中芳树著，陈惠莉译《银河英雄传说》）|人们对石涛在康熙南巡时，两次接驾，写《客广陵平山道上见驾恭纪》诗，画《海

晏河清》图，刻“臣僧元济九顿首”章，不无微词。（韩林德《关于石涛》，《读书》1986年第10期）【说明】常说成“颇有微词”：闻一多也在同年四月二十七日给梁实秋的信中谈到与朱湘“翻脸”的经过，对朱湘的“怪癖”颇有微词。（姜德明《史料研究的新成果》，《读书》1992年第2期）

【微物】wēiwù　礼品。【例】最后的一点值钱的物事……我在穷急的时候，早曾打算把它去换几个钱用，但一次一次的难关都被我打破，我决心把这一点微物，总要安安全全的送到你的手里。（郁达夫《茑萝行》）｜不便久留，恐都中病民悬望，备有微物，聊表寸心。（［清］汪寄《海国春秋》）

【为人】wéirén　男女性交。【例】一孙病不能为人，竟绝嗣。（［清］梁溪坐观老人《清代野记》）｜有五种不男……古帝王贵人亦有之，晋废帝海西公有隐疾，汉武阳侯樊市人不能为人……（［明］沈德符《万历野获编》）

【违和】wéihé　有病。【例】因为东太后违和，军机才没有叫起。（高阳《红顶商人胡雪岩》）｜十四年冬于南苑，皇太后圣体违和。（许指严《十叶野闻》）

【违例】wéilì　违反惯例，做错了。【例】叶子，我违例了，现在补一段格言吧。（胡辛《四个四十岁的女人》）｜按文物行某种惯例，从这行被清理出去的人，改行干什么都可以，但绝不许再染指文物生意。自己买卖，替人鉴别都属违例。（邓友梅《寻访“画儿韩”》）

【违豫】wéiyù　患病。【例】比康熙二十六年，值太皇太后违豫，上躬侍寝榻，废餐辍寐，衣不解带者至一月余。（［清］陈康祺《郎潜纪闻》）｜旋因乡试违豫，致令暂歇骥足。（［清］李百川《绿野仙踪》）

【帷薄不修】wéibó bù xiū　家庭生活淫乱。【例】唯一一个稍为重要的人物康己生康中丞……卸任后寓居上海，因“帷薄不修，闹出许多笑话”。（陈平原《说〈九尾龟〉》，《读书》1989年第2期）｜身为辅弼，容纳妖人，帷薄不修，秽声四播，不是轻朝廷而羞当世之士吗？（费只园《清朝三百年艳史演义》）

【委身】wěishēn　女子嫁人。【例】林果只是顾虑，当日别人造谣，说红娘子将他掳去，强迫委身于他，如今结为夫妻，众人不知实情，倒真地将那无端栽诬的话信以为真了。（姚雪垠《李自成》）｜“老大”出面了，三个月的工资讨回了一半，但作为回报，那姑娘也委身于“老大”，并求他继续保护她们……（俞亮鑫《这些镜头为何被剪去？》）

【委蜕】wěituì　人死亡。【例】不到数日，红颜委蜕，玉骨销香。（蔡东藩《秦汉演义》）｜夫人同十位姨太太，都

是血花飞溅,委蜕庭阶。(费只园《清朝三百年艳史演义》)

【卫生带】wèishēngdài 月经带。【例】杭素玉突然大叫一声,从裤腰下抽出一条紫红色的卫生带,抡高了朝粟美仙脸上打去……(苏童《另一种妇女生活》)

【卫生间】wèishēngjiān 厕所。【例】她回头对我做了个怪脸,进了卫生间。(王朔《一半是火焰,一半是海水》)|没有汽车道,只能骑马、骑驴或步行,没有像样的客栈,没有卫生间,吃饭时有许多苍蝇来做伴。(刘心武《松本清张一去不返》)

【卫生巾】wèishēngjīn 月经带。【例】她一个人工资四十元,吃喝费用得六十元,还用小林老婆的卫生巾、化妆品,再加上水果杂用,一月一百多,占一个人的工资,家里哪会不穷?(刘震云《一地鸡毛》)|看见江月蓉碰掉一包东西,弯腰一拣,看清是开了口的一包高级卫生巾,江月蓉忙夺了塞进衣服里,合上箱子。(柳建伟《突出重围》)

【卫生纸】wèishēngzhǐ 大小便用的纸。【例】我敢断定,那假币的制作成本不会比高级卫生纸的制作成本大到哪去。(刁斗《伪币制造者》)|后来发现,她小解后根本不用卫生纸,而是用一块小毛巾,我问她:"您干嘛不用卫生纸,这多脏呀。"(张洁《世界上最疼我的那个人去了》)

【为什么】wèi shén·me 用于反问,婉转地表示该(是什么,怎么做)。【例】"爸,我们为什么不做点别的什么买卖呢?"她问。宝庆没回答。(老舍《鼓书艺人》)|老爸教育我当屠夫,我为什么偏偏要改行当大夫行医呢?(陆步轩《屠夫看世界》)

【未必】wèibì 不一定,婉转地表示不是(某种情况)。【例】他也想到:他自己未必有多大的能力,倒不如督催着瑞丰去到处奔走。(老舍《四世同堂》)|披着长头发的,未必就真是艺术家;反过来说,秃顶无发的人,当然未必是学者或思想家,寸草也不生的头脑,你想还会产生什么旁的东西?(钱钟书《写在人生边上》)【说明】婉转地表示否定,是使句子取得委婉意义的关键词。

【未便】wèibiàn 婉言不便怎样做。【例】不幸所谓圣贤皇帝开山祖师之流,他们的意思并不容易猜,就算您是文豪也许不成;即使猜着了,有时也未便仔细揣摹。(俞平伯《近代散文钞·跋》|尽管她不喜欢李空山的本人,可是科长太太与金钱,势力,到底还是未便拒绝的。(老舍《四世同堂》)【说明】婉转地表示否定,是使句子取得委婉意义的关键词。

【未尝】wèicháng 不一定(不是),婉转地表示该是(某种情况)。【例】李斗的《扬州画舫录》,未尝不使人

有“目迷五色”、眼花缭乱之感。（王春瑜《说〈卖油郎〉》，《读书》1983年第11期）|《编辑忆旧》是一部有血有肉的特殊创作，称之为书的“报告文学”，也未尝不可。（罗竹风《读〈编辑忆旧〉》，《读书》1985年第7期）**【说明】**用在否定词语前面，构成双重否定，是使句子取得委婉意义的关键词。

【未婚妈妈】wèihūn mā·ma 未结婚就与人发生性关系而怀孕生子的女子。**【例】**现今很多未婚妈妈，社会上头见怪不怪了。（梁凤仪《弄雪》）|我是个未婚妈妈，有一个6岁的孩子，最近有人在追我，我很害怕，不知道该不该接受他？（笑笑《“未婚妈妈”，其实很怕人追》，《温州商报》2011年8月6日）

【未免】wèimiǎn 不免，免不了，婉转地表示该是（某种情况）。**【例】**这样看来，他们的战术是非常严格的，可是未免也太机械了。（刘流《烈火金刚》）|窗是一块块的板，要开就得卸去，不卸就得关上。通常两旁各开一扇，所以坐在舱里那种气味未免有点儿难受。（叶圣陶《三种船》）**【说明】**婉转地表示难免，是使句子取得委婉意义的关键词。

【未始】wèishǐ 不一定（不是），婉转地表示该是（某种情况）。**【例】**鲁迅之所以始终前进，一直在时代的前头，也未始不是得到朋友的帮助。（萧艾《关于王国维的功过》，《读书》1981年第8期）|他的著作，除了学术上的虔诚之外，又未始没有家国感情。（林宁《司图权〈莲花玉兰〉》，《读书》1983年第12期）**【说明】**用在否定词语前面，构成双重否定，是使句子取得委婉意义的关键词。

【未亡人】wèiwángrén 寡妇的自称。**【例】**妾夫已死，未亡人也不愿偷生了。（许啸天《明代宫闱史》）|古礼有言，妇人无夫，自称未亡人，首去珠玉，衣不文饰。（蔡东藩《南北史演义》）

【温存】wēncún 男女的亲密行为。**【例】**他们相互温存的时候，他感到是沉浸在一片温柔的水中，水托附着他，他每一根骨头都可以放松下来，男人有时太脆弱，太沉重，男人有时像个孩子。（雪菲《“第三者”协会见闻录》）|方罗兰觉得如果不对太太温存一番，大概是不能解围的了。（茅盾《蚀》）

【温柔乡】wēnróuxiāng 美色迷人之境。**【例】**恋人们宁冒这被诋的险，而闯到温柔乡中去。（俞平伯《析“爱”》）|这个青年大概只会和爱人在一处享受温柔乡的生活吧？（老舍《四世同堂》）

【文胸】wénxiōng 乳罩。**【例】**他跑到县城一家妇女用品专卖店……从容地花了五百块钱，买了两打内裤和文胸，而且各种型号都有。（柳建伟《突出重围》）|你太

太用褪毛器的，晾在里面的文胸还夹海绵，那你怎么说她天生丽质？（张欣《今生有约》）【说明】见“乳罩”“胸罩”。

【握雨携云】wòyǔ-xiéyún 男女发生性行为。【例】有时良宵过访，不禁倒履以趋，迎雅意相投，未免牵衣而并坐，始或馈槟款茗，旋即握雨携云。（陆士谔《清朝秘史》）｜只要我秋谷兄出个主意就是了，包管一霎时握雨携云，颠鸾倒凤。（[清]张春帆《九尾龟》）

【乌龟】wūguī 妻子有外遇的人。【例】过了若干年，人事谙熟，当年的新郎才猛然醒悟自己当初只是做了乌龟，已无从告白。（陈世旭《将军镇》）｜他说孙先生在法国这许多年，全不知道法国人的迷信：太太不忠实，偷人，丈夫做了乌龟，买彩票准中头奖，赌钱准赢，所以，他说，男人赌钱输了，该引以自慰。（钱钟书《围城》）

【乌金】wūjīn 中药名，墨，内服或外用，具有止血、消肿的功效。【例】乌金……主吐血；衄血；崩中漏下；血痢；痈肿发背。用法用量：内服，磨汁，3～9g，或入丸、散。外用：磨汁涂。（国家中医药管理局《中华本草》编委会《中华本草》）

【乌焉成马】wūyān-chéngmǎ 辗转传播，出现讹误。【例】在我们的现实生活中，有多少词语被“乌焉成马”，改变了原有的味道？（《有多少词语被“乌焉成马”？》，《北京晚报》2013年9月22日）｜予意黄鹤楼即黄鹄矶，后人讹“鹄”为“鹤”……字经三写，乌焉成马。（[清]刘献廷《广阳杂记》）【说明】“乌、焉、马”三字字形相近，多次转抄，容易出错。比喻事经辗转，易出讹谬。

【乌有先生】wūyǒu xiānshēng 虚拟的人名。【例】幸德秋水著《基督何许人也》，毫不留情，直截了当否定他的存在。何物基督，不过是乌有先生亡是公之流亚，是基督教创造了基督，不是基督创造了基督教。（明程《基督何许人也》，《读书》1983年第10期）｜《诀别》……虚构成分极多，所谓朋友安东尼奥也是一位乌有先生。（贾祖璋《科普创作的新体裁》，《读书》1986年第12期）

【巫山】wūshān 男女情爱的场所。【例】芥川龙之介说他“为明治大正文艺开辟了浪漫主义大道，浓艳胜似巫山雨意，壮烈赛过易水风光”。（文洁若《泉镜花及其作品》，《读书》1982年第9期）｜茶，脂粉髑髅工，狐精卖弄，雨散云收，想断巫山梦，君看绝世红颜总是空。（[清]葛虚存《清代名人轶事》）

【巫山云雨】wūshān-yúnyǔ 男女性行为。【例】贞娘收拾好了，炀帝便命她上榻相伴，索手索脚地玩笑了一阵，便又巫山云雨，一度春

风。(张恂子《隋代宫闱史》)|又有明月妓柳金南年二十四,自作词云:"小妾年方二纪,檀板重敲十二。栏杆倚遍步重移,两度巫山云雨。二十八宿手中轮,数不到星张翼尾。"此亦仿宋人而为之者。([清]赵翼《陔余丛考》)|十二巫山云雨会,襄王今夜上阳台。([清]钱彩《说岳全传》)

【巫云楚雨】wūyún-chǔyǔ 男女性行为。**【例】**巫云楚雨,十年小杜之狂;玉软香温,一枕高唐之梦。([清]张春帆《九尾龟》)

【呜呼】wūhū 人死亡。**【例】**等你见到龙,早就小命呜呼了!([美]马格丽特·韦斯、特蕾西·希克曼著,朱学恒、张欣茹译《龙枪短篇故事集》)

【呜呼哀哉】wūhū-āizāi 人死亡。**【例】**我呢,老怕一口气不来,就呜呼哀哉。(老舍《春华秋实》)|所谓"上一回当学一回乖",我们必须以我们的族类邦国身家性命一堆儿作为孤注去和世界人去赌博,于是它们都姓了"碰",碰得着是运气,碰不着则呜呼哀哉一瞑千古。(俞平伯《随笔两则》)

【无不】wúbù 没有一个不,全都。**【例】**那些老年人、妇女们、害着病的人,以及有家室之累的人,无不忧愁得眉头紧皱,心上像压着石头。(姚雪垠《李自成》)|所以古人诗文中,没有这个典故;而且限韵"他"字,是个险韵,难上加难,应考的无不愁眉苦脸。(高阳《红顶商人胡雪岩》)**【说明】**表示双重否定,婉转地表示全面肯定。

【无常】wúcháng 人死亡。**【例】**若我突遭无常,她恐就无依无靠,不堪设想。([日]紫式部著,林文月译《源氏物语》)

【无妨】wúfáng 没有什么妨碍,婉言可以(怎样做)。**【例】**李石清:(极力压制自己)我希望经理说话无妨客气一点,字眼上可以略微斟酌斟酌再用。(曹禺《日出》)|对象不同了,则又换上另一副英雄面具:叱咤,怒骂,为了助一助声势,无妨大拍几下桌子,然后方方正正的落坐在沙发上,带一点余愠,鉴赏部属们那份觳觫的可怜相。(臧克家《官》)

【无非】wúfēi 无不是,婉言仅仅是。**【例】**这么多年我替她按摩,收她八折,忙不迭巴结她,无非想请她好好关照我。(梁凤仪《金融大风暴》)|做个女人家,无非走一步帮夫运;天大的本事,也是有限制的,丈夫是个阿斗太子,哪怕你是诸葛亮,也只好叹口气。(高阳《红顶商人胡雪岩》)

【无怪】wúguài 没有什么可以感到奇怪的,应该确认(某种情况)很正常。**【例】**有多少件事使人欢欣鼓舞,有多少件事使人痛哭流涕,又有多少件事使人惊疑骇怪几乎不敢相信自己的眼睛自己的

耳朵,无怪这身为大时代中一小卒的曼青,要弄到悲怆不能自已了。(茅盾《蚀》)|无怪鸿渐老觉得班上的学生不把听讲当作一会事。(钱钟书《围城》)【说明】又说"无怪乎":她既是这么个女子,就无怪乎她好像饥不择食似的这么急于交个有博士学位的男朋友,不是她太浪漫,而是因为她不喜欢这个旧式的大家庭。(老舍《文博士》)

【无疾而终】wújí'érzhōng ㊀人老而自然死亡。【例】老白活到九十七岁,无疾而终。(汪曾祺《故人往事》)|冰心……有"祖父身体也很好,八十六岁无疾而终"的话,与严复日记所说,相差一岁。(谷林《绘画、写历史》,《读书》1991年第6期)㊁曾经轰轰烈烈做的事业,悄无声息地没有结果,没有下文,没有交代。【例】我祝他早日康复,也希望这套丛书不至无疾而终。(萧乾《长沙出版界四骑士》,《读书》1994年第9期)|这种试探性地挑战认房又认贷的"底线",在当下的背景,只会无疾而终。(李超《试探政策"底线" 只会无疾而终》,《杭州日报》2012年6月28日)

【无可奉告】wúkěfènggào 没有什么可以告知的,不能告诉你什么。【例】以色列政府对此事的评论,则是"无可奉告"四个字。(冯亦代《菲利普·罗斯当了间谍》,《读书》1993年第8期)|太太一切都好,其他的无可奉告。(邓友梅《兰英》)【说明】拒绝回答问题,多用于外交或公共场合。

【无可厚非】wúkěhòufēi 不应该过多指摘,婉言虽有不足,但可以理解、可以原谅。【例】他已打算好,他虽回到北平,而决不打听家里的事。这太狠心,可是忘了家才能老记着国,也无可厚非。(老舍《四世同堂》)|人类社会从古至今都崇尚一种至高无上、忠贞不渝、刻骨铭心的爱情,本无可厚非。(梁兆松《她写下了"爱的宽容"》)

【无乃】wúnǎi 岂不是,婉言就是(某种情况)。【例】此笑无乃近乎多事。(俞平伯《我生的那一年》)|宗宪道:"老寅长,'门生'二字,无乃过谦!"([清]李百川《绿野仙踪》)【说明】用于反问,是句子表示委婉意义的关键词。

【毋庸讳言】wúyōng-huìyán 无须不敢说、不愿说,干脆直说。【例】方罗兰对于女子的经验,毋庸讳言是很少的,他万料不到天下除了他的太太式的女子,还有孙舞阳那样的人;他实在是惶惑迷失了。(茅盾《蚀》)|这本书也存在着一些缺点,这是毋庸讳言的。(张绥《需要这样的史笔》,《读书》1987年第6期)

【芜荑】wúyí 中药名,大果榆的种子加工后的成品,内

服或外用，具有消积杀虫的功效。【例】虫牙作痛，作芜荑仁放蛀齿孔中，很有效。（谢宗万《全国中草药汇编》）|治诸积冷气：芜荑一两（炒），大茴香，木香各五钱。共为末，红曲打糊为丸，梧桐子大。每早服三钱，白汤下。（[明]倪朱谟《本草汇言》）

【五灵脂】wǔlíngzhī　中药名，鼯鼠（寒号鸟）、飞鼠等的粪便，内服或外用，具有活血散瘀的功效。【例】这黑面儿是生犀角加五灵脂。（姚雪垠《李自成》）|五灵脂……用于心腹淤血作痛，痛经，血瘀经闭，产后淤血腹痛；炒炭治崩漏下血；外用治跌打损伤，蛇、虫咬伤。（谢宗万《全国中草药汇编》）

【勿谓言之不预】wù wèi yán zhī bù yù　不要说没有预先告知，有言在先，带警告的意味。【例】我们也希望石义海本人悬崖勒马，如果坚持这种反动立场，一切后果由他负责！勿谓言之不预也！（刘心武《如意》）|兹定于本月初六、午后三时，在大栅栏福寿境土膏店烹茶候教。如不光临，谨防止戈。言出人随，勿谓言之不预也！（邓友梅《那五》）

【物故】wùgù　人死亡。【例】几十年过去了，对于这几位物故的老学者，中国人民确实是十分想念的！（费锡强《教我如何再想他》，《读书》1989 年第 7 期）|我是七人之狱中的当事人之一，在我们七个人中，除我以外，其余都已物故。（史良《〈七人之狱〉序》，《读书》1983 年第 1 期）

【物化】wùhuà　人死亡。【例】这些三十年代的预言家们，只有少数人至今健在，不少人已经物化。（柯灵《香雪海·春节书红》）|“人”当然也可以是“死”的，“人”之“死”中国人叫“物化”。（叶秀山《过于短暂的豁然贯通》，《读书》1992 年第 12 期）

【误场】wù//chǎng　演员、运动员等该上场时而没有上场。【例】我们演出演糊涂了……整天不能卸妆，皮肤都过了敏。晚上做梦也在跳，为误场着急，早晨醒来累得又立即睡了过去。（王朔《浮出海面》）

【误岗】wù//gǎng　没有按时到岗工作。【例】在飞机落地时实行再次通报制度，使各单位及时进入工作状态，避免了飞机等人的误岗现象的出现。（杜丽玲《汕头机场公司运行指挥中心现场指挥室挥好“指挥棒”》，《汕头日报》2008 年 5 月 3 日）

【误终身】wù zhōngshēn　耽误了婚姻大事，耽误了重要前途。【例】二十九岁的老姑娘，走到哪儿，哪儿都投来叫人难以忍受的目光：怜悯、讥讽、戒备、怀疑……怜她茕茕孑立，形影相吊；讥她眼界过高，自误终身；戒她神经过敏，触景伤情；疑她歇斯

底里,性格变态。(谌容《减去十岁》)|切不可羞怯徘徊,坐误终身。(礼平《晚霞消失的时候》)

X

【夕阳产业】xīyáng chǎnyè 为老年人服务的产业。【例】民办养老院,夕阳产业的朝阳前景。(《福建日报》2013年1月16日)|做好夕阳产业,让老年人安居。(《温州日报》2013年4月24日)

【夕阳工程】xīyáng gōngchéng 为发展老年人福利事业和提高老年人物质、精神生活而创建的工程。【例】博山区石马镇人大不断延伸工作手臂,把老年人工作纳入工作内容,大力实施夕阳工程。(范彬《博山区石马镇大力实施夕阳工程》,《淄博晚报》2006年12月4日)

【夕阳红】xīyánghóng 黄昏时的太阳,人的老年时期的辉煌。【例】时代的需要和客观的要求,又促使她走出属于她的那一片安静的小天地,在夕阳红中散发更加辉煌的光彩。(李文德《吴桂贤的昨天和今天》|写老年毕竟他灿烂辉煌的时代已经过去了,已经暮年阶段了,当然也有夕阳红,黄昏恋之类的……(张世君《欧美小说情节演化模式》)

【夕阳婚】xīyánghūn 老年人的婚姻。【例】随着老龄社会的到来,夕阳婚也逐渐成为社会关注的问题。(《老年人应珍惜夕阳婚》,《鲁北晚报》2011年1月31日)|这个案例有些极端,但它清楚表明了夕阳婚也要以感情为基础。(周贤忠《公证不是"功利再婚"护身符》,《沈阳日报》2013年11月7日)

【夕阳恋】xīyángliàn 老年人之间的恋情。【例】两人相携逛街、买菜、煮饭,俨然一对老夫老妻,开始了浓情蜜意的"夕阳恋"。(刘莘瑜、龚海彬《八旬老人的"夕阳恋"》,《南充日报》2010年8月4日)【说明】见"黄昏恋"。

【夕阳市场】xīyáng shìchǎng 以老年人为主要消费群体的市场。【例】在将来的老龄化社会中,"银发产业"是一个面向广阔"夕阳市场"的极具生命力的"朝阳产业"。(潘佳《老年消费,让夕阳市场成为朝阳产业》,《内蒙古日报》2010年9月2日)|一份报告显示,"夕阳市场"已成朝阳行业。(李伟《骗子围攻"夕阳市场" 老年人应警惕消费陷阱》,《广州日报》2012年5月3日)

【西方】xīfāng 佛教用语,极乐世界。【例】西方极乐世界——佛教所幻想和宣传的乐土,又称"净土",类似基

督教所宣传的天国、天堂。(姚雪垠《李自成》)|经过一段时间的体验,神仙世界高不可攀,西方净土渺无实证,民众也就失去了对它们的兴趣。(阴法鲁、许树安《中国古代文化史》)【说明】见"西天"。

【西风】xīfēng 没落的势力,被反对的势力。【例】遵照毛泽东的指示,提出国际形势的好转是"东风压倒西风"的结果。(伍修权《六十年代国际共运大论战的台前幕后》)|大之则宇宙,小之则一心,不是东风压倒西风,就是西风压倒东风,永远不得太平的。(俞平伯《教育论》)

【西天】xītiān 佛教用语,极乐世界。【例】送佛送到西天,烧香要烧到底,你老弟回国援助抗日,也得善始善终。(徐贵祥《历史的天空》)|托翁的伟大也就在于他有理想,忠于理想,于是他就设想人都会像他那样,那就只留"最高无上之道德",也可以天下太平,甚至建造西天的净土了。(张中行《张庆桐》,《读书》1989 年第 12 期)【说明】见"西方"。

【析产】xīchǎn 分割财产,分家。【例】接着便念出哪里哪里地几亩几亩,哪里哪里房子几间几间……最后是"一九四二年三月五日,立析产文约人马多寿"。(赵树理《三里湾》)|兄弟析产之后,新建的住宅,必定要有堂屋,这才算是独立了门户。(陈志华《请读乡土建筑这本书》,《读书》1991 年第 9 期)

【析居】xījū 分居。【例】河东姚氏十三世不析居,累代旌表义门。([清]赵翼《陔余丛考》)|长安有安氏,家藏唐明王髑髅,作紫金色。其家事之甚谨。因尔家富达,遂为盛族。后其家析居,争髑髅,斧为数片。([明]蒋一葵《尧山堂外纪》)

【析箸】xīzhù 分家。【例】家本殷富,析箸时,诸弟俱拥厚赀,封翁所得不及每股之半。([清]梁恭辰《北东园笔录三编》)|闻未析箸时,场中一柴垛,有年矣,云狐居其中,人不敢犯。([清]纪昀《阅微草堂笔记》)【说明】箸:筷子。

【牺牲】xīshēng ㊀为捍卫正义而舍弃自己的生命。【例】很多伤员没有得到及时抢救而光荣牺牲。(周新民、宋保华《郭庆兰与柯棣华的跨国姻缘》)|北京南郊,一个女孩落水,好几个人见义勇为,下水抢救,其中两位工人光荣牺牲。(杜松年《新的道德风貌》,《读书》1981 年第 11 期)㊁泛指(为某人、某事)付出代价或受到伤害。【例】秋瑾开辟的道路,已经就是两种觉醒密切结合的道路,不过当时必然特别突出政治的、社会的觉醒,暂时似乎要付出牺牲女性意识的代价。(舒芜《关于女性意识和政治、社会意

识的思考》,《读书》1988年第7期)|这一原则一旦得到坚持,就不会产生牺牲他人的利益来讨好被代理人的现象,做到以事实为依据,以法律为准绳。(曾鹏飞《技术贸易实务》)

【洗换】xǐhuàn 月经。**【例】**珍哥从去打围一月之前,便就不来洗换了,却有了五个月身孕。([清]西周生《醒世姻缘传》)

【洗脚房】xǐjiǎofáng 以洗脚为主要内容的营业性服务场所,有的还提供色情服务。**【例】**一些违法经营洗脚房的场所存在严重色情服务及卖淫嫖娼的问题……(王全福、李连杰《洗脚房全属违法》,《生活时报》1998年9月10日)|只因玩网游认识的网友几句话,四川绵阳市3名初中在读女学生就被忽悠到宜昌,一来就被控制并强制接受洗脚房岗前培训。(王献科等《轻信网友,绵阳三少女身陷洗脚房》,《三峡晚报》2012年9月6日)

【洗手】xǐ//shǒu 盗贼、赌徒等改邪归正,从此不再干某种坏事、错事。**【例】**以后"金盆洗手",不打麻将了。(陆步轩《屠夫看世界》)|此人早年是个绿林巨盗,五十几岁以后才金盆洗手,但暗中还是做些不清不白的事。(古龙《小李飞刀》)

【洗手间】xǐshǒujiān 厕所。**【例】**厕所已经从当初的茅坑逐渐变成了卫生间、洗手间、更衣室、化妆室,条件、功能、作用都发生了变化。(秦晋《厕所与文学》)|他实在痛苦难耐,借口上洗手间逃开了一会儿。在洗手间里,他瞧着肮脏模糊的镜子里头肮脏模糊的自己,差一点没有流下泪来。(池莉《来来往往》)

【洗头房】xǐtóufáng 以洗头为主要内容的营业性服务场所,有的还提供色情服务。**【例】**她通过在网上发布招募信息以及熟人介绍等途径,从甘肃等地招来数名"小姐",仅仅几个月的时间,王某的这家洗头房就生意火爆。(王卫华、季宇轩《河南一女开洗头房"犯事"逃到南京被抓》,《扬子晚报》2012年2月20日)|截至目前,共取缔了60多家"问题"洗头房,抓获了24名涉黄者。(张全录等《余姚取缔60家"问题"洗头房》,《宁波晚报》2011年11月11日)

【喜脉】xǐmài (脉象显示为)怀孕。**【例】**三五个月功夫,那拉贵人,怀酸作呕,患起病来,饬令太医诊视,说是喜脉。(陆士谔《清朝秘史》)|据医生诊视,你媳妇脉象,说是并非有病,是喜脉,已有了一个多月的身孕。([清]佚名《施公案》)

【喜丧】xǐsāng 为正常死亡的高寿老人举办的丧事。**【例】**老奶奶活到八十八,是喜丧,应该吹吹打打的。(李芳苓《喜丧》)|李老太终于咽下了最后一口气,也算寿终正寝了,按农村的说法,这

叫“喜丧”。（张香梅《喜丧》,《商丘日报》2005 年 12 月 22 日）

【喜神】xǐshén　遗像。**【例】**他家家传会写真,都能画行乐图（生活像）和喜神图（遗像）。（汪曾祺《岁寒三友》）｜正月初一日,薛如卞兄弟三人来与素姐拜节,要到狄员外夫妇喜神面前一拜。（［清］西周生《醒世姻缘传》）

【戏药】xìyào　春药。**【例】**初时蒋竹山图妇人喜欢,修合了些戏药,买了些景东人事、美女相思套之类,实指望打动妇人。（［明］兰陵笑笑生《金瓶梅词话》）

【遐升】xiáshēng　人死亡。**【例】**夙夜未遑或逸,宵旰渐积所劳;以致捐国遐升,幸有太子继统。（［清］汪寄《海国春秋》）｜仙娥补曹,薄寒中人,肺葳蕤而上逆;噩梦符谶,手芙蓉以遐升。（［清］孙道乾《小螺庵病榻忆语》）

【瑕玷】xiádiàn　缺点。**【例】**流风所及,连有的一向比较严肃的作家也不免瑕玷。（何西来《情欲描写的分寸》）｜这两人是本县有名秀才,每以贫贱骄人,得罪乡党,素行却无瑕玷;被匡兄这吓,吃亏了他了！（［清］夏敬渠《野叟曝言》）

【瑕瑜互见】xiáyú-hùjiàn　优点缺点共存,婉言虽有缺点但也有优点,或者虽有优点但也有缺点。**【例】**《唐诗今译集》总的说来,有相当数量的译诗是得失相间、瑕瑜互见的。（罗洛《关于古诗今译》,《读书》1988 年第 4 期）｜这本书虽然卷帙不大,但是涉及面很广,瑕瑜互见。（苏绍智《布哈林〈过渡时期经济学〉评述》,《读书》1981 年第 2 期）

【下半身】xiàbànshēn　身体下半部,阴部。**【例】**男人的爱情发源于生殖器,止于大脑;女人的爱情发源于大脑,止于生殖器。男人和女人说到底不过是上半身和下半身的对话。（李玲《作家笔下的婚姻生活》）｜不管是官员还是教授,都要切记管好自己的下半身,以免陷入“下半身门”。（小正《下半身门》,《羊城晚报》2012 年 8 月 16 日）

【下边】xià·bian　人的私处,阴部。**【例】**汪为露上边合小献宝斗嘴,下边那阳物胀得火热,如棒棰一般。（［清］西周生《醒世姻缘传》）｜西门庆也不答应,一手搂将过来,连亲了几个嘴,一手就下边一摸……（［明］兰陵笑笑生《金瓶梅词话》）

【下不来】xià·bulái　受窘,难为情。**【例】**蔡晓晴用眼睛盯着我,我觉得面子下不来了……（叶辛《关牧村与〈一支难忘的歌〉》）｜人家那么爱面子,就别让人家脸上下不来了,还得装亲热,那多不好。（王朔《过把瘾就死》）

【下不为例】xiàbùwéilì　只通融这一次,以后不能援例,默许这一次就这样做。

【例】王掌柜，这儿现在没有人，我借个光，下不为例！（老舍《茶馆》）|希望下不为例，如再有雷同事件，我直接给同事讲清楚，此风不可长！（梁凤仪《风云变》）

【下刀子】xià dāo·zi 动刀子，下毒手，使狠招。【例】向领导"下刀子"就是将那些整日抱着混的态度、终日碌碌无为的领导干部从现有岗位上撤离下来。（《君子兰：念好"19 位副局长"的"紧箍咒"》，《邢台日报》2013 年 5 月 8 日）|这支队伍整风势在必行，不整治，不下刀子，这个队难走好。（李立《国奥整风欲拿大腕开刀 王大雷陈涛可能首当其冲》，《北京晚报》2006 年 12 月 13 日）

【下房儿】xià fángr 在妓院里开房间。【例】未免解衣云雨，下了房儿。（[明]兰陵笑笑生《金瓶梅词话》）

【下岗】xià//gǎng 离开工作岗位，失业。【例】职工下岗后发的津贴虽然很少，生活却还能过得去，整个社会保持了基本的稳定。（陈桂棣、春桃《中国农民调查》）|下岗不掉志气的精神非常可贵，下岗职工摆个摊儿，开个铺儿，都是再就业。（秦长生《凤还巢》）

【下海】xià//hǎi ㊀开始进入妓女行列，妓女第一次接客。【例】每逢有新下海的暗门子，我先把她带到这里来，由科长给施行洗礼，怎样？（老舍《四世同堂》）|下海就是梳拢，梳拢就是上头。你别装糊涂了。（欧阳予倩《桃花扇》）㊁改行。【例】这次来的秋家老二，早就下海经商了，如今是一家跨国公司的总经理。（李佩甫《羊的门》）|看怎样，什么清高不清高的，老牛也下海了啊！清高？屁！（老舍《四世同堂》）

【下截】xiàjié 男女外生殖器。【例】若不听我说，打下你个小贱人下截来。（[明]兰陵笑笑生《金瓶梅词话》）|我只把你这牢头淫妇，打下你下截来！（[明]兰陵笑笑生《金瓶梅词话》）

【下课】xià//kè 被撤换，下台。【例】朱广沪肯定是该下课的，或者说他当初根本就不该上课。（伊树《该下课的多了》，《中国青年报》2006 年 9 月 8 日）|在昆曲大师表演后穿着短裙上台发言不合适，早该"下课"了。（《被"轰"下台内情：穿短裙发言不合时宜》，《广州日报》2012 年 11 月 19 日）

【下身】xiàshēn 身体下半部，阴部。【例】王相突然伸过手来抓住了他的下身，嘻嘻笑着向李相报告："李叔李叔，黑娃的牛牛挺得像根竹笋！"（陈忠实《白鹿原》）

【下世】xiàshì 人死亡。【例】一旦老母下世，小的一定一心相随。（姚雪垠《李自成》）|女方爹问道："听说你爹早下世了？"（张石山《镢柄韩宝山》）

【下水】xià//shuǐ 做坏事。【例】你要真是行得端，坐得

正，一身正气，她也不敢拉你下水。（王朔《我是你爸爸》）|马慕韩这一着真毒辣，过去拖人下水，要大家给他抬轿子，现在倒咬一口，亲自来抓人，用别人的血来洗干净自己的手。（周而复《上海的早晨》）

【下体】xiàtǐ 身体下半部，阴部。**【例】**那酒气里会泛着一股浓浓的腐酸，腐酸里会散出一股男人下体的臭味。（李佩甫《羊的门》）|这些妇女使用她们的下体，安慰军政各界，且征服了往还沅水流域的烟贩，木商，船主以及种种因公出差过路人。（沈从文《桃源与沅州》）

【下游】xiàyóu 处于落后的地位。**【例】**领导们无所作为，不求上进，甘居下游，并且振振有词把自己的“谦虚”视作美德。（休征《令人发笑，又发人深思的书》，《读书》1980 年第 8 期）|据了解……三支西甲球队均处于下游水平。（鲁敏《西甲邀请来自三支下游球队》，《解放日报》2003 年 8 月 8 日）

【仙化】xiānhuà 人死亡。**【例】**他数日前已对人说知，今日是他尸解之期，天数已定，不得留于人间，所以闭门处分后事。仙化后以待人有用，不知所待何人？（[清]好古主人《赵太祖三下南唐》）|公喟然叹曰：“鹤既仙化，余亦从此逝矣！”（[明]蒋一葵《尧山堂外纪》）

【仙去】xiānqù 人死亡。**【例】**按照习俗，要给仙去的老先儿们烧纸钱，送寒衣。（陆步轩《屠夫看世界》）|现在这位孤独的剑客虽然已经仙去，但是他的声名和他的剑法，却已不朽。（古龙《圆月弯刀》）

【仙逝】xiānshì 人死亡。**【例】**几天前，牟宗三先生仙逝。（汪丁丁《知识社会与知识分子》，《读书》1995 年第 11 期）|老伯母仙逝多久了？（邓友梅《烟壶》）

【仙桃草】xiāntáocǎo 中药名，坟母草带虫瘿的全草，内服或外用，具有化瘀止血、清热消肿、止痛的功效。**【例】**仙桃草……主跌打损伤；咽喉肿痛；痈疽疮疡；咳血；吐血；衄血；肚胃气痛；疝气痛；痛经。用法用量：内服：煎汤，10～30g；或研末；或捣汁服。外用：鲜品适量，捣敷或煎水洗。（谢宗万《全国中草药汇编》）|对仙桃草的主要化学成分木犀草素体外促凝血作用进行初步的探讨，结果木犀草素有较好的促凝血作用。（都述虎、金继曙《仙桃草主要化学成分体外促凝血作用》，《中草药》1996 年第 7 期）

【仙游】xiānyóu 人死亡。**【例】**生平诗价千钧重，身后仙游一梦空。（[明]蒋一葵《尧山堂外纪》）

【先慈】xiāncí 死去的母亲。**【例】**所以投入义军以后，同大家一混熟，如鱼得水，所好的是先严、先慈都在弟去山西以前病故，拙荆也在弟去

山西后不久病故了。(姚雪垠《李自成》)|先慈刻苦成家,始将门生抚养成人。(徐哲身《大清三杰》)

【先人】xiānrén 死去的父亲。**【例】**高鹏的天资,虽只是中上,但很知发奋。他深知先人为他取的名、字的用意。(汪曾祺《徙》)|伯鲁不要胡说。嫡长位是先人给的,怎么能让给弟弟呢?(冯向光《三晋春秋》)

【先室】xiānshì 死去的妻子。**【例】**只恨一时用不上,希望续弦生了孩子,再来一首"先室人忌辰泫然有作"的诗,把这两句改头换面嵌过去。(钱钟书《围城》)|先室慕容秋荻之墓。(古龙《圆月弯刀》)

【先小人后君子】xiān xiǎorén hòu jūnzǐ 把狠话、不好听的话先说在前头。**【例】**我们先小人后君子,这玩艺算多少钱一块,太贵了我们也用不起。(陆文夫《围墙》)|我们先讲好了诊费吧?先小人后君子!(老舍《四世同堂》)

【先严】xiānyán 死去的父亲。**【例】**此仇不报,弟将无面目见先严于地下!(姚雪垠《李自成》)|你已经杀害过我们不少的同胞姊妹,你家弟兄也暗害过我的先严,现在又想欺骗陷害我们共产党,我这国仇家恨,本应该立刻向你讨还。(李英儒《野火春风斗古城》)

【先子】xiānzǐ 死去的父亲。**【例】**韩道士居邑中之天齐庙,多幻术,共名之"仙"。先子与最善,每适城,辄造之。([清]蒲松龄《聊斋志异》)|杨公亟谓曰:"生不知而父之与我友耶?"衡山曰:"先人弃不肖三十年,以一字及者,不肖弗敢忘也。故不知相公之与先子友也!"([清]吴肃公《明语林》)

【闲花野草】xiánhuā-yěcǎo 妓女或作风轻浮的女性。**【例】**他跟巧云又没有拜过堂,完过花烛,闲花野草,断了就断了。(汪曾祺《大淖记事》)

【贤内助】xiánnèizhù 贤惠能干的妻子(多用来尊称他人的妻子)。**【例】**说女性主义会把女人变成男人,他劝女性回归家庭角色,做男人的贤内助和持家者、家庭主妇。(李银河《女性主义》)|因为我不能干,所以娶你这一位贤内助呀!(钱钟书《围城》)

【弦外之音】xiánwàizhīyīn 言语之外的意思。**【例】**周绍文向来是绕着圈子说话,但他的言外之意、弦外之音总能使人听明白。(张贤亮《浪漫的黑炮》)|老太爷马上听出来那弦外之音。(老舍《四世同堂》)

【献身】xiàn//shēn 自愿跟别的男人发生性关系。**【例】**我知道现在江湖上想献身给你的女人太多了,只要你点头,几乎没有一个女人不想亲近你。(古龙《圆月弯刀》)|作者让这些小女

子一见庄之蝶,就情不自禁地涌上为名作家献身的激情,能蒙他赏识爱怜是她们一生最大的幸福……(扎西多《正襟危坐说〈废都〉》,《读书》1993年第12期)

【献疑】xiànyí　提出质疑。**【例】**上期起,将“质疑和订正”栏改为“读书献疑”。(《编后絮语》,《读书》1983年第6期)|孔传又古于郑,废郑行孔定于一尊,伪古文说盛行,而今文尽亡,于是尚书之义再变,宋儒不信古人,好矜创获,献疑孔传,实为首庸。([清]皮锡瑞《经学通论》)

【相好】xiānghǎo　㊀发生暧昧关系。**【例】**什么底细,当初他与我妈妈相好的事。如果爸爸不承认,我就到法院去告他。(李动《孙道临遭遇“私生子”》)|他跟桂凤相好,常到她那儿坐坐,听她唱点什么。(李杭育《沙灶遗风》)㊁情人。**【例】**姜是老的辣,他不动声色,在心里揣摸哪个是小夫人的相好。(尤凤伟《石门夜话》)|我多不容易啊,挣那么两个钱,老婆得给一份,相好给一份,还要请你们吃饭,还要安定团结,我太不容易了我。(张欣《崔琦其人》)

【相扰】xiāngrǎo　打扰了对方。**【例】**由于并非“急救”需用,也就不愿叩窗相扰,过一天再买无妨。(谷林《我以一管窥书市》,《读书》1982年第1期)|坐定,先是尤辰开口,称谢前日相扰。([清]抱瓮老人编《今古奇观》)

【香加皮】xiāngjiāpí　中药名,杠柳的干燥根皮,内服或外用,具有祛风湿、强筋骨的功效。**【例】**治水肿:香加皮一钱五分至三钱。煎服。(《上海常用中草药》编写组《上海常用中草药》)|香加皮,煎汤,4.5~9g;或浸酒或入丸、散。外用:适量,煎水外洗。(国家中医药管理局《中华本草》编委会《中华本草》)

【香消玉殒】xiāngxiāo-yùyǔn　年轻美丽的女子死亡。**【例】**假贝勒临上断头台,被皇上特赦,但格格已经香消玉殒,贝勒就此出了家。(琼瑶《水云间》)|她死后……一切事宜都是由贝雷戈伯爵和斯塔凯尔贝克伯爵两人操办的。一代佳丽,就这样香消玉殒了。([法]亚历山大·仲马著,王晨孙译《茶花女》)

【箱钱】xiāngqián　嫖资。**【例】**丁言志道:“我来同你家姑娘谈谈诗。”乌龟道:“既然如此,且称下箱钱。”([清]吴敬梓《儒林外史》)

【想必】xiǎngbì　想来一定(怎样),婉转地表示肯定。**【例】**那个人想必也是什么科长,所以惨笑了一下。(老舍《四世同堂》)|文士们了解一下系统工程思想的大意,科技工作者读一点《红楼梦》或莎士比亚,想必是大有好处的。(王则柯《林语堂与〈数理经济学方法〉》,《读

书》1988年第5期)【说明】用不确定的口气表示推测,是使句子形成委婉意义的关键词。

【想见】xiǎngjiàn 可以想象得到,婉转地表示肯定描述。【例】从这句话,可以想见慧过去的境遇,想见慧现在的居心。(茅盾《蚀》)|在国外似乎遍地涌流的金钱面前,拳头里只攥着一把指甲的人的心情之复杂不难想见。(何怀宏《中国、世界与我们自己》,《读书》1989年第1期)

【项庄舞剑,意在沛公】xiàngzhuāng-wǔjiàn, yìzài-pèigōng 某种言行只是掩护,实际另有所图。【例】用"批大儒""批宰相"来影射周恩来的文章,充斥着报纸刊物,郭沫若明白项庄舞剑意在沛公,心中极为愤怒和反感,报以长时间的沉默。(魏奕雄《郭沫若与周恩来的生死情谊》)|法国、德国直接致电美国总统奥巴马,要求美方对监控电话作出解释……欧洲如此大的反应或是"项庄舞剑,意在沛公"。(王丽颖《欧洲反监听是"项庄舞剑"?》,《国际金融报》2013年10月28日)

【销沉】xiāochén 人死亡。【例】生命的确是像一朵火焰,来去无踪,无时不是动着,忽然扬焰高飞,忽然销沉将熄,最后烟消火灭,留下一点残灰,这一朵火焰就再也燃不起来了。(梁遇春《观火》)|六朝人物尽销沉,半壁江山自清旷。([清]梁章钜《浪迹续谈》)

【小】xiǎo 妾,小老婆。【例】后来大概是有人看上了,做了人家的小,也算从良。(阿城《棋王》)|恰才这杀死妇人,是我丈夫的小——潘氏。([明]兰陵笑笑生《金瓶梅词话》)

【小报告】xiǎobàogào 出于某种不正当动机,暗地里向上级或长辈说别人不是的书信或口头汇报。【例】她一不敢声张,二不敢去母亲那里打我的小报告,也就是一个人暗自掉两滴眼泪罢了。(林希《"小的儿"》)|打一点不负责任的小报告,造一些无中生有的小谣言,想方设法给你穿一点小鞋子……有时也可以使人透不出气来。(李泽厚《〈评判哲学的批判〉修订再版后记》,《读书》1984年第4期)

【小便】xiǎobiàn ㊀尿液。【例】他吼得嗓子发干,就一口接一口喝茶水,水喝多了,他的膀胱哪里经受得住,只好一次又一次出去解小便。(彭荆风《狱中行窃》)|百合病证状虽变幻不一,要之小便黄赤一证,则有定。(《历代古方验案按》)㊁人排尿。【例】山腰古炮台上有旅游点,那儿看海景的望远镜是高倍的,你知道香港那边为什么没人敢随地小便了?就因为那玩意在那儿架着。(陆颖墨《锚地》)|夏世富说要小便去,站起来走了,把徐爱卿和张科长两

人撅在那儿。(周而复《上海的早晨》)㊂人的外生殖器。【例】堂弟哭得很激动,随着身体的扭动,那叫小便的玩意儿一颤一颤的。(余华《现实一种》)|不多时,忽觉要撒尿,愈憋愈想尿,哪敢把小便掏出来,忍不住时,索性尿了。(冯骥才《一百个人的十年》)

【小产】xiǎochǎn 流产。【例】日本宪兵狠狠踢去,母亲被踢小产了。(新凤霞《当亡国奴的经历》)|哪里知道,到了五个多月,儿媳妇大概是因为多眨巴了两次眼睛,小产了!还是个男胎。(老舍《抱孙》)

【小抄】xiǎochāo (~儿)考试作弊用的小纸条。【例】她上学时功课还是蛮不错的。考试成绩挺好,她还给别的同学打过小抄。(《林豆豆的三次自杀》)|带"小抄"进考场,这是典型的考试舞弊行为。(余静、宋全政《准许带"小抄"进考场 学生"痛并快乐着"》,《中国教育报》2002年3月6日)

【小聪明】xiǎocōng·ming 在小事上表现出来的聪明。【例】你假装积极、警惕,其实是为要点小聪明,想往上爬。(老舍《西望长安》)|他恨这种卖弄小聪明的俏皮话,他以为最无聊的人方才想用这种口舌上的小戏法来博取女人们的粲笑。(茅盾《子夜》)

【小大人】xiǎodàrén (~儿)说话、行动等像大人的小孩儿,婉言没有小孩应有的活力。【例】吕芳契是著名的小大人,喜怒不形于色,克己复礼,因此放弃许多快乐的机会。(亦舒《紫薇愿》)|你是在什么时候变成小大人了?真讨人嫌!(池莉《你是一条河》)

【小恭】xiǎogōng 人排尿。【例】适逢小人在窗外出小恭听见,进去捉住,扭禀到堂,求大老爷究办。([清]刘鹗《老残游记》)|太太,老爷不好了!今天出出小恭,跌断了一只腿了!([清]李宝嘉《官场现形记》)【说明】见"出恭"。

【小过门】xiǎoguòmén 小手腕,小手段。【例】我要连这个小过门都不会,还当什么庶务?(老舍《四世同堂》)|这一点儿小小"过门",在西方人看来也许大为惊奇,但在我们这国度里恐怕只有书呆子这才不懂得。(茅盾《归途杂拾》)

【小汇报】xiǎohuìbào 小报告,出于某种不正当动机,暗地里向上级或长辈说别人不是的书信或口头报告。【例】虽说他干活不咋的,又懒又贪,但比起那些耍嘴皮、搞小汇报整人的人,总还强那么一丁点儿。(张抗抗《白罂粟》)|在现实中,各种各样的小汇报所涉及的,绝大部分恰恰是私人领域的事情。(张鸣《领导需要"掌握情况" 小汇报泛滥恶化群体气氛》,《中国新闻周刊》2005年9月16日)

【小姐】xiǎojiě　从事色情活动的年轻女子。【例】古理坐在另一个沙发里，有 3 个小姐陪着他喝酒。（李洁吉、古理《东京红灯区的上海女孩》）|他们被分隔在四间豪华的包房里，每人由两位小姐陪着，小姐都是娇媚玲珑身着透明超短裙的南国女子。（林觉《"三角债"新内幕》）

【小解】xiǎojiě　人排尿。【例】好汉去卫生间小解。觉出了第二个不舒服。好汉老也小解不完，过了二十分钟，还是淅淅沥沥，好久好久，才算完成任务。（赵晓明《好汉》）|他醉着，却偏要到船舷上去小解。（鲁迅《朝花夕拾》）

【小金库】xiǎojīnkù　㊀违反国家财经法规及其他有关规定，在本单位财务部门账目之外，私自存放和支配的公款。【例】你们谁没有小金库？真没人愿意投资，就从各乡镇的小金库里放出点血来！（周梅森《人间正道》）|今年要着重做好对党政机关和事业单位"小金库"治理"回头看"，对社会团体"小金库"的治理，对国有及国有控股企业"小金库"治理的调研和试点。（朱海兵、张丹丹《治理"小金库"务求实效》，《浙江日报》2010 年 5 月 22 日）㊁家庭成员中个人私自保存和支配的钱财。【例】季龙接信，寄来二十元，复信中云"区区仅表心意，乃私房钱所积，小金库无多也"。阅之感叹。（谢兴尧《记大高殿和御史衙门》，《读书》1996 年第 5 期）

【小净手】xiǎojìngshǒu　小便。【例】经往丹畦西畔，松墙边花架下，小净手去了。（[明]兰陵笑笑生《金瓶梅词话》）

【小九九】xiǎojiǔjiǔ　（～儿）藏在心中的盘算、主意。【例】生意场上，谁都有自己的小九九，就看谁能先算一步。（张卫《你别无选择》）|长期与人打交道，谁的屁股一撅，就知要拉什么屎，他的那点小九九我还看不出来？（陆步轩《屠夫看世界》）【说明】出自珠算《九九乘法歌诀》，人们一般把那些有心计、会算计、善谋划的人形容为心里有"小九九"。

【小龙】xiǎolóng　蛇。【例】这你放心，大爷我早为你操心啦！他属鼠，你属小龙，正是相配。（冯德英《迎春花》）|赵镢头说道："我，赵镢头，贫农社员，属小龙的，今年六十三岁。一九五零年入党。"（张一弓《赵镢头的遗嘱》）

【小秘】xiǎomì　情妇（多以秘书等身份出现）。【例】不能养小秘，不能包二奶，因为你这样做你是违背了婚姻应该遵循的基本规则……（周国平《周国平谈婚姻》）

【小蜜】xiǎomì　情妇（多以秘书等身份出现）。【例】在"小蜜"和"艳遇"的叙述中，也包含了作者临渊之际的自我安慰。（杨章池《爱

情写家，悠着点！》）| 她虽非老板的小蜜，却是如此这般地同生意伙伴……合作！我心中非常苦涩。（莫怀戚《透支时代》）

【小奶奶】xiǎonǎi · nai 小老婆。【例】王尚书初任南京为官，曾在扬州娶了一位小奶奶……（［明］冯梦龙《警世通言》）| 如今不做小奶奶，倒做了大奶奶了。（［明］兰陵笑笑生《金瓶梅词话》）

【小娘】xiǎoniáng 歌女，妓女。【例】做小娘的不是个软壳鸡蛋，怎的这般嫩得紧？似你恁地怕羞，如何赚得大主银子？（［清］抱瓮老人编《今古奇观》）| 小娘中，谁似得王美儿的标致，又会写，又会画，又会做诗，吹弹歌舞都余事。（［明］冯梦龙《醒世恒言》）

【小水】xiǎo · shuǐ 尿液。【例】瘀血去路不外二便，硝、黄引从大便出，而桂枝兼化小水，此又是一层意义。（《历代古方验案按》）| 膀胱者津液藏焉，气化则能出矣，故以肉桂辛热为使，热因热用，引入膀胱以化其气，使湿热之邪皆从小水而出也。（《历代古方验案按》）

【小先生】xiǎoxiān · sheng 还没有接过客的妓女。【例】闹了几夜，觉得都不尽兴，非要找一个琵琶仔（即苏之小先生）来梳拢一下，总之不得过瘾。（蔡东藩《民国演义》）| 大少，人心是肉做的！你春天来做我们媛媛的时候，还是个小先生……（［清］李宝嘉《官场现形记》）

【小衣】xiǎoyī （～儿）女子内衣。【例】他们扯开青年妇女的小衣，解开老妇人的裹脚条，摸一摸小儿的衣袋。（老舍《火葬》）| 田贵老婆出来了，不怕羞耻地穿了一件小衣……（刘绍棠《运河的桨声》）

【小遗】xiǎoyí 人排尿。【例】旧案中，女子在楼上，见墙外有小遗者，指其阳示之，羞忿自尽死。（刘体仁《异辞录》）| 林冲吃了八九杯酒，因要小遗，起身道：“我去净手了来。”（［明］施耐庵《水浒传》）

【小意思】xiǎoyì · si 微薄的心意（用于贿赂或送礼等场合）。【例】陶副官拇指和食指成了个圈形。“一点小意思。”“多少？”宝庆要刨根问底。（老舍《鼓书艺人》）| 六爷说，你为大伙办公事，挺辛苦的……叫我捎这点钱给你零花，这不过是六爷的一点小意思。（周立波《暴风骤雨》）

【小月子】xiǎoyuè · zi 流产以后的休息调养期。【例】由于“小月子”没坐好，到日子了小西还是流血，只得上医院查。（王海鸰《新结婚时代》）| 不只新妈妈能休产假，女职工坐“小月子”也能享受假期。（李国静、彭丽晗《产假多了 8 天　小月子也有假期》，《河北青年报》2012 年 5 月 24 日）

【孝敬】xiàojìng　通过送钱物来笼络上司，拉关系。【例】班长，班长，我改天孝敬您！我不是刚说过，我没带着现钱。（老舍《方珍珠》）｜“这是我那卫兵们孝敬的。”张荫梧说，“他们常出去打只野兔、野鸡儿什么的，拿回来叫我吃。”（孙犁《风云初记》）

【笑纳】xiàonà　送人钱物，请求收下（用于送礼或贿赂时）。【例】工程完结，我取出一千元人民币，准备给领导一点小意思，不成敬意，拿不出手，请笑纳。（陆步轩《屠夫看世界》）｜老太太翻出一条烟非要送给我。我推拒不过，只得笑纳了。（梁晓声《冉之父》）

【歇钱】xiēqián　宿娼的钱。【例】不敢动问，你家花魁娘子一夜歇钱要几千两？（[明]冯梦龙《醒世恒言》）｜你在我店中占着两个粉头，几遭歇钱不与，又塌下我两个月房钱，却来这里养老婆。（[明]兰陵笑笑生《金瓶梅词话》）

【写真】xiězhēn　裸体照，裸体画。【例】（潘玉良的作品）在她的这些2000多件作品里面，有很多是裸体画，是人体的写真。（淳子《画魂——潘玉良》）｜还有许多刚出版发行的“人体写真集”。其人自然是女人，其体自然是裸体，标价在二千五至三千日元之间。（梁晓声《感觉日本》）

【泄露春光】xièlòu chūnguāng　女子无意中露出身体敏感部位。【例】清凉美女，小心泄露春光。（《南方都市报》2009年5月20日）｜小心浴室磨砂玻璃泄露春光。（周夏莹《小心浴室磨砂玻璃泄露“春光”》，《新闻晨报》2009年4月26日）

【亵器】xièqì　小便用的器皿。【例】我国古代还有一些广泛使用的便溺之器，叫作亵器。（魏忠《我国古时的亵器》，《文史知识》1997年第5期）｜闻籍分宜时，有亵器，乃白金美人，以其阴承溺，尤属可笑。（[明]沈德符《万历野获编》）

【谢宾客】xiè bīnkè　去世。【例】适才会见令表叔，才知尊大人已谢宾客，使我不胜伤感。（[清]吴敬梓《儒林外史》）

【谢不敏】xiè bùmǐn　推脱做某事。【例】要前进的青年们大抵想寻求一个导师。然而我敢说，他们将永远寻不到。寻不到倒是运气；自知的谢不敏，自许的果真识路么？（鲁迅《华盖集》）｜女曰：“妾有私蓄百金，君可携去，常来此间，当可得间以图也。”生谢不敏。（[清]王韬《淞隐漫录》）【说明】见“敬谢不敏”。

【谢尘缘】xiè chényuán　人死亡。【例】杨夫人化鹤谢尘缘，李三姑哺乌还苦志。（费只园《清朝三百年艳史演义》）｜别离经廿稔，忆昨

岁桂坊称祝，方幸一堂话旧，乐数晨昏，何期遽谢尘缘，竟转教八秩衰翁，顿增感恸。（［清］朱彭寿《安乐康平室随笔》）

【谢世】xièshì 人死亡。**【例】**三十年代左翼文艺运动的老战友老同志大部分都已谢世，今天可以帮助一起回忆聂耳的人几乎找不出几个了。（陈诏《拾得旧梦祭于伶》）

【谢事】xièshì 人死亡。**【例】**若徐华亭亦以嘉靖二年及第，至受世宗末命，再相穆宗，距其谢事之时，亦已四十六年。（［明］沈德符《万历野获编》）｜比谢事数年，太夫人始以寿终，上特亲洒宸翰，曲加慰勉，并致赙百金……（［明］沈德符《万历野获编》）

【心比天高】xīnbǐtiāngāo 目标远大，但没有能力去实现；想法超越现实，不切实际。**【例】**册子里面讲她身为下贱、心比天高。（李希凡、蔡义江、卜键《大观园里的丫鬟们》）｜说得不客气点，你是“心比天高，命比纸薄”！（刘翔《开发区走火入魔》）

【心领】xīnlǐng 内心领受别人的情谊，婉转地谢绝别人的馈赠等。**【例】**你的好意我心领了。不过两件事还是分开来为好。（方方《定数》）｜大家刚才的好意我心领了，转正的名额我不要，能不能把它给——给——明爱芬呢？（刘醒龙《凤凰琴》）

【心盲】xīnmáng 不善于心灵交流的人。**【例】**他学了一大堆应考挣分的杂碎，可还是个不懂得灵魂交流的“心盲”。（刘心武《白牙》）｜眼盲失去光明，心盲失去世界……（贺锴《听盲人讲师阿荣的演讲》，《山西日报》2008年10月16日）

【心上人】xīnshàngrén 心中爱恋的异性。**【例】**这个阴险凶狠的女人，就是他少年时代的心上人，他心目中的天使！（老舍《四世同堂》）

【心意】xīnyì 情意，婉指送人的钱物。**【例】**有一次他送樊增祥银鱼、紫蟹一盘，这些小心意，小馈赠，有“送”，有“收”，完全是感情上的送礼。（牟小东《李慈铭的送礼》，《读书》1992年第2期）｜这几个钱，是我的一点小心意，请二爷笑纳。（徐贵祥《历史的天空》）

【心重】xīn//zhòng 人敏感，自尊心强，遇事放不下，忧思多虑。**【例】**不能那么心重啊，四奶奶！（老舍《龙须沟》）｜门外汉以为长安县杀猪卖肉的心重，想一镢头挖口井，一口吃成大胖子……（陆步轩《屠夫看世界》）

【辛苦费】xīnkǔfèi 为酬谢别人出力帮助办事而给予的钱。**【例】**事办成了，辛苦费还是事先讲清楚的好。（张勤《旅途匆匆》）｜很会来事的张厂长立即承诺，一旦事成，将付给我一千元的辛苦

费。（陆步轩《屠夫看世界》）

【薪尽火灭】xīnjìn-huǒmiè 人死亡。**【例】**承和二年（835）季春，空海大师于日本高野山薪尽火灭，时年62岁。（高文汉《论日僧空海对中日文化交流的贡献》，《国学新论》1999年第2期）|即便是释迦牟尼佛诸弟子中圣者，虽信佛涅后常住隐灵鹫山，但当"薪尽火灭"之际，仍不胜沉痛。（[日]紫式部著，林文月译《源氏物语》）

【信石】xìnshí 中药名，砒霜，外用或内服，具有蚀疮去腐、去痰定喘的功效。**【例】**信石……用于寒喘，疟疾；外用治淋巴结结核，骨、关节结核，结核性瘘管，牙疳，痔疮。用法用量：0.2厘，多入丸、散剂；外用适量。（谢宗万《全国中草药汇编》）|在实际工作中时有误将信石当作白矾、石膏、滑石药用或食用而酿成死亡事故。（张汉明、乔传卓、魏红《白矾、石膏、滑石与信石的鉴别》，《中国中药杂志》1991年第5期）

【信水】xìnshuǐ 月经。**【例】**未几，孺人信水复至，居然生子，即南川也，远近闻而异之。（[清]余金《熙朝新语》）|不旬月，信水复来。明年诞一子。（[清]沈起凤《谐铎》）

【星陨】xīngyǔn 名人死亡。**【例】**遗憾的是，她（庐隐）终究没有"终老于此"……直至八年后星陨上海，令人鼻酸泪下。（简福海《情致鼓岭》，《福建日报》2013年4月9日）

【刑余】xíngyú 受宫刑、重刑而自感奇耻大辱之人。**【例】**在我们想象中，孙膑是一个不能站立面部刺字的刑余之人，只能"坐为计谋"，"带剑直立"是不可能的。（孟肇咏《插图错误两例》，《读书》1981年第10期）|已惜已身为刑余，不能列朝右与士大夫商政治，亦不当与士大夫交，为朝廷羞。（许指严《十叶野闻》）

【行房】xíng//fáng 夫妻性交。**【例】**如皇帝曾与皇后行房，须告以行房的时间，太监就记在册上，某年月日某时，皇帝幸某皇后。（[清]曾朴《孽海花》）|这里二人行房，不想都被琴童儿窗外听了。（[明]兰陵笑笑生《金瓶梅词话》）

【行服】xíngfú 居丧。**【例】**元初中，邓太后诏长吏以下不为亲行服者，不得典城选举。（[清]赵翼《陔余丛考》）|汝没于海中二年余，我为汝发丧行服，招魂卜葬，今夕除灵，故设水陆做道场，何由在此？人耶？鬼耶？（[明]冯梦龙《江南詹詹外史》）

【行金】xíngjīn 施行贿赂。**【例】**说者且以为行金而脱，继之开府秉钺，以为方叔、召虎者，诚与前人不同。（[清]侯方域《南省试策四》）|未几怀妊，太后恐生产时不可隐，诈称病，使嫪毐

行金赂卜者，使诈言宫中有祟，当避西方二百里之外。（[明]冯梦龙、[清]蔡元放《东周列国志》）

【行经】xíngjīng　来月经。**【例】**一摊一摊的血随着李芙蓉的脚肚子在水面上洇开来。血是从裤腿里流下来的。李芙蓉正在行经的日子。（陈世旭《李芙蓉年谱》）|在亚当犯原罪以前的时代里，据说夏娃是不行经的。（[澳]考琳·麦卡洛著，曾胡译《荆棘鸟》）

【行事】xíngshì　进行性行为。**【例】**费德功大喜，便趁势将贞娘搂抱起来，硬欲行事。（[清]佚名《施公案》）|行事已毕，巫娘子自昏眠未醒，卜良一手搭在巫娘子身上，做一头偎着脸。（[明]凌濛初《初刻拍案惊奇》）

【行阴】xíngyīn　进行性行为。**【例】**尔即宜体天地祖宗之恩，多行阴（分瓜），以保尔孙子福享绵绵。（[清]魏文中《绣云阁》）

【行云】xíngyún　进行性行为。**【例】**郭后既废，尚美人、杨美人便毫无忌惮了，每夕合着仁宗作行云行雨之乐，不到几时，把个仁宗弄得形疲神乏，日既尪羸。（李逸侯《宋代十八朝宫廷艳史》）|冯矮子又向佳人求欢，艾小姐叹一声不语……是夜试雨行云，春风两度，不须过表。（[清]好古主人《赵太祖三下南唐》）

【形势严峻】xíngshì yánjùn　情况、局势等严重，令人担忧。**【例】**卫士们静悄悄侍立左右，都感到形势严峻。（权延赤《红墙内外》）|会后，海军作战部长斯塔克立即给太平洋舰队司令金梅尔发出指令："形势严峻，日军很可能突然袭击。从各种角度来看，似乎日本很可能进攻菲律宾……"（沈永兴、朱贵生《二战全景纪实》）

【性病】xìngbìng　淋病、梅毒等疾病的通称，主要由性接触传染。**【例】**周同下海以后，遇到唯一不顺心的事情，是染上性病。（叶兆言《不娶我你后悔一辈子》）|外面流行性病，你可别染上了。（苏童《妇女生活》）**【说明】**旧称花柳病。

【性服务】xìngfúwù　带有淫秽性质的色情服务，卖淫。**【例】**妓女并没有出卖她的身体和阴道，她出卖的只是性服务。（李银河《女性主义》）|在得到浴场女技师确实为鹏鹏提供过"性服务"的答复后，陈女士的丈夫孟先生当即选择了报警。（《13岁小少年"被性服务"》，《羊城晚报》2012年8月2日）

【性感】xìnggǎn　体形、装束等方面性别特征鲜明，对异性诱惑力强。**【例】**时雨蓬……穿着打扮很性感，动不动来一条紧身豹纹裤，来一件露脐的小背心，不戴乳罩，汹涌胸脯。（池莉《来来往往》）|君不见，那些本来"性感"十足的"迪斯科"到了我们这里硬是变成了娃娃

们的嬉戏或老人们的健身操……(萧程《性·系谱·主体——读福柯〈性史〉》,《读书》1989年第7期)

【性关系】xìngguān·xì　男女之间发生性接触。**【例】**有一个女人她和多位男性发生性关系,勾引男性。(李银河《女性主义与性》)|只需援引一个数字,就会明白美国人在性关系方面的观念和风习……现在几乎一半的母亲,在少女时代就有了她们的第一个孩子。(元辉《少女母亲何其多》)

【性贿赂】xìnghuìlù　以提供色情服务为手段,向有权势的人变相行贿。**【例】**贪腐官员涉及性贿赂问题并不鲜见,坊间甚至有这样一种说法,即"每一个倒下的贪官后面都有一个女人"。(《性贿赂应以受贿罪论处》,《法制日报》2012年11月28日)|近年来,"性贿赂"现象引起民众以及法学者的广泛关注。(陈进兴《可考虑以渎职犯罪来惩治"性贿赂"》,《检察日报》2012年1月20日)

【性交易】xìngjiāoyì　以与人性交为代价,换取钱物或某种好处。**【例】**在演艺圈并不是每个导演都是色狼,并不是每个导演和女主角都有性交易。(卞庆奎《中国北漂艺人生存实录》)|多年来我们……处理的方式粗暴,使得这些性交易场所隐蔽地存在着。(《十元的性交易》,《农民日报》2012年8月22日)

【性接触】xìngjiēchù　双方性器官互相接触,发生性行为。**【例】**印度教的宇宙论和洁净与污秽规则限定,禁止高低不同的世袭阶级之间一起吃饭和性接触。(姜国宁《怎样认识民族》,《读书》1993年第5期)|截至1993年6月底,全国已检出艾滋病病毒感染者1159例,其中云南占885例(包括由性接触传播的29例)。(李锦华《来自艾滋病重疫区的报告》)

【性解放】xìngjiěfàng　解除对性行为进行社会约束的状态。**【例】**他是什么动机?性解放还是恶作剧?(王朔《人莫予毒》)|同性恋女性主义者倾向于把性解放摆在更为重要的地位,既要争取两性平等,又要争取性倾向选择的自由,她们争取女性解放的根本动机是性解放,并认为只有通过完全摆脱异性恋才能实现女性的性解放。(李银河《女性主义》)

【性虐待】xìngnüèdài　性变态行为,以对异性进行虐待来获得性满足。**【例】**有一本风行一时的畅销书《南方来信》,里边历数美国人种种匪夷所思的性虐待方式。(王朔《看上去很美》)|她的假设是儿童时期受过性虐待的儿童,长大后容易离家出走,从而陷于卖笑生涯。(百合《哭泣的色彩》)

【性侵犯】xìngqīnfàn　对异

性进行猥亵、性骚扰、强奸等侵犯活动。【例】她说她失去意识，半夜醒来发现嫌疑人正在性侵犯她。(《韩国女游客印度遭迷奸》，《文汇报》2013年2月3日)|性伤害，尤其是极端性侵犯造成的心理创伤，是相当严重的，会给当事者的心理功能及其生活、学习等造成巨大损害。(王登峰、张伯源《大学生心理卫生与咨询》)【说明】简称"性侵"：一名乡村小学校长，在12年里先后对9名四年级以下女学生实施性侵。(徐海涛《小学校长怎成"恐怖色狼"?》，《文汇报》2013年5月18日)

【性骚扰】xìngsāorǎo 用言语或行动对异性进行性暗示或性挑逗等。【例】社会和家庭针对女性的暴力问题、性骚扰问题也是女性主义运动关注的新问题。(李银河《女性主义》)|性骚扰发生在职场的确很常见，往往出现在上下级、领导和员工之间，在心理上、单位里或人们观念上面处于弱势的人，比较容易受到性骚扰性侵害。(李劼、郝黎、张丹娜《男人也怕"性骚扰"》，《南方日报》2010年6月10日)

【性生活】xìngshēnghuó 夫妻之间通过肉体接触表达爱意，多指性交。【例】既然进天堂的每个人都有地煞星数目的女人，自己在性生活方面没法摆阔。(钱钟书《灵感》)|事实上性在中国人生活里也是很重要的事，我们享受性生活的态度和外国人没有什么不同。(王小波《摆脱童稚状态》)

【性行为】xìngxíngwéi 性接触的行为。【例】袭人是和他唯一有性行为的女孩子。宝玉身边美女如云，但是唯一和他有性关系的是袭人。(周思源《晴雯之死与袭人之冤》)|你是怎么搞的，奸污人家的黄花闺女，公然在大路边发生性行为，你该当何罪！(陆文夫《人之窝》)

【性欲】xìngyù 对性行为的欲望和要求。【例】宛荣是个内心空虚、性欲强烈的女人……(胡殷红《"黄手帕"火焰般跳动——北京市监狱采访录》)|也许正是那种恐惧的目光更加激发了他和她做爱的兴趣，那超出了性欲的需要，他一次一次地要在她的眼睛中寻找枪口。(张贤亮《绿化树》)

【兄弟】xiōngdì 男色。【例】众人看见经济不上二十四五岁，白脸子，生的眉目清俊，就知是侯林儿兄弟，都乱讶戏他。([明]兰陵笑笑生《金瓶梅词话》)【说明】见"做兄弟"。

【胸部】xiōngbù 女性的乳房。【例】她穿的旧衬衣却分明是她自己的，多次缩水后已是十分勉强地箍在她丰硕的躯体上，令人惊诧或者厌恶地觉察到她胸部的早熟……(刘心武《小墩子》)|我在她的身上摸过，在她的胸部摸过两回，想要进一步，她没有同意。(陆文夫

《人之窝》)

【胸无城府】xiōngwúchéngfǔ 没有心机,没有防备,婉言单纯、头脑简单。【例】自己年轻时……不谙世事,胸无城府,办事情只凭血气之勇,常常摔跟斗……(吕雷《火红的云霞》)|我这个人成不了大事,就是书生意气太浓,胸无城府,心肠太软,总有一种感恩图报的心理,认为没有他们的关注,哪会有自己的今天?(陆步轩《屠夫看世界》)

【胸罩】xiōngzhào 乳罩。【例】冯牧很赏识契诃夫式的"月亮爱",他也和契诃夫一样,忍受不了胸罩、吊袜带之类。(李纳《忆亡友冯牧》)|出国前夕黛二小姐好像得了购物狂癖,见什么买什么……仅胸罩就买了十几个。(陈染《无处告别》)【说明】见"乳罩""文胸"。

【修长城】xiū chángchéng 打麻将。【例】即便他不"修长城",也不一定会去读书或干什么正事。(《读书与麻将》,《郑州日报》2010年10月11日)|每个月大概要出海两三次,每次需花两天左右时间,基本告别了以前"修长城"的生活。(雷顺号、黄少鹤《去福鼎环沙埕湾的N个理由》,《福建日报》2012年11月13日)

【羞】xiū 生殖器,特指女子生殖器。【例】团头湖内……有美女晒羞、河螺晒孔、兔子望月等妖娆无比的自然景观。(何顿《去乔口镇吃鱼》,《长沙晚报》2012年2月28日)

【羞处】xiūchù 人的外生殖器。【例】老家如同一个大尾巴,时不时要掀开让人看看羞处,让人不忘记你仍是一个农村人。(刘震云《一地鸡毛》)|他们都穿着厚厚的羽绒服或者皮大衣,把钱都藏在身上的羞处和乳罩内。(阿成《灯会》)

【续弦】xù//xián 男子丧妻后再娶。【例】他那位原配的糟糠之妻,凑趣地死了,让他娶美丽的续弦夫人。(钱钟书《围城》)|认为70多岁的鳏夫梁实秋不该续弦,尤其不该与小他30多岁的歌星韩菁清结婚,换来这段永恒不朽的佳话!(韩菁清《和梁实秋结婚那一天》)

【悬梁】xuánliáng 上吊自杀。【例】悬梁,投水,吃毒药,被禁困着的萧萧,诸事漫无边际的全想到了,究竟是年纪太小,舍不得死,却不曾做。(沈从文《萧萧》)|"金陵十二钗正册"最末一幅"画着高楼大厦,有一美人悬梁自缢",这画的不消说是"秦可卿淫丧天香楼"。(刘心武《秦可卿出身未必寒微》)

【学舌】xué//shé ㊀没有主见,只会人云亦云。【例】我们不需要只会学舌的鹦鹉,更不需要只善于随风使舵的两面人。(黎鸣《从系统信息的观点看学术自由》,《读书》1985年第6期)|她像鹦鹉学舌一样,用

又挖苦又轻蔑的口气说:“你不自轻自贱,人家就不能看轻你。”(老舍《鼓书艺人》)㊁嘴不严,把听到的话随便告诉别人。【例】老奸巨猾的慈禧与皇后吵完嘴后,就料定她得向同治学舌,所以派了一名心腹太监,随后来听了窗户根儿。(贾英华《夜叙宫廷秘闻》)|您是我师哥的知交,我们才破例儿叫您看,还望您出去别跟外人学舌呢。(邓友梅《烟壶》)

【学术不端】xuéshù bùduān 学术上弄虚作假、行为不良或失范的作风。【例】一段时间以来,揭露国内高校学界学术不端行为的报道连续不断,多位专家、学者牵涉其间。(苏州《关于学术不端行为的几点思考》,《光明日报》2009年10月27日)|对学术不端行为“零容忍”,是国际科学界遵循的共同准则。(柏木钉《治理学术不端 莫让“零容忍”变成“零作为”》,《人民日报》2011年9月22日)

【血亏】xuèkuī 贫血。【例】妇女月经病,要贴一品膏,血亏血寒症,一贴就能好。(邓友梅《那五》)|起初不过是气虚血亏,却也将合家支使得团团转,哪儿还能够兼顾到芝寿?(张爱玲《金锁记》)

【血余】xuèyú 中药名,人发炮制而成,内服或外用,具有消瘀、止血的功效。【例】沈金鳌《沈氏尊生书方》有瘦胎散方:川芎、当归、白芍药、血余、木香、甘草、枳壳、乳香,锉散,清水煎服。治妊娠胎动不安。(《历代古方验案按》)【说明】又称“血余炭”:治带状疱疹:血余炭三钱,雄黄三钱。共研细末。香油一两调敷患处。(徐州市中草药新医疗法展览会《单方验方 新医疗法(选编)》)

【寻短见】xún duǎnjiàn 自杀。【例】招弟,招弟,别再寻短见,明天我去问妇联。(老舍《柳树井》)|他一定是不想再拖累家人,要喝药寻短见。(高伟《带夫招婿》)

【寻芳】xúnfāng 嫖妓。【例】他是……一个很严厉的审判官,一个一贯寻芳猎艳的登徒子。([法]维克多·雨果著,李丹、方于译《悲惨世界》)|(荷生)独自玩赏了一回,鸟声聒碎,花影横披,遂起了访友念头,寻芳兴致。([清]魏秀仁《花月痕》)

【寻骨风】xúngǔfēng 中药名,绵毛马兜铃的根茎,内服,具有祛风通络、止痛的功效。【例】治痈肿:寻骨风50克,车前草50克,苍耳草10克。水煎服,一日一剂,分二次服。(徐州市中草药新医疗法展览会《单方验方 新医疗法(选编)》)|治风湿关节痛:寻骨风全草五钱,五加根一两,地榆五钱。酒水各半,煎浓汁服。(江西省中医药研究所编《江西民间草药》)

【寻花问柳】xúnhuā-wènliǔ

嫖妓。【例】他肆意挥霍不义之财，终日泡在海口、澄迈的歌厅酒楼，在外寻花问柳，家中一妻四妾。（王辅捷、仇世文《“南霸天”覆灭记》）|男人在外面无所顾忌地寻花问柳，并常常将一些妖艳女人带回孟家宅院。（廉声《月色狰狞》）

【寻欢】xúnhuān　与人发生性关系。【例】到了清代，更有会稽人陈栋作杂剧《维扬梦》……其情节略谓杜牧在扬州节度使牛僧孺处为幕客，夜夜至妓院寻欢，与名妓张好好的外甥女紫云相爱，拟娶为侍妾。（韦明铧《“扬州梦”》，《读书》1984年第10期）|乔治·桑……出身豪门，结过婚，儿孙满堂，不时也金屋寻欢，所以才有人说乔治·桑对性生活的探索是“既广泛又深入”。（欣源《女文豪的逆境》，《读书》1989年第11期）

【寻开心】xún kāixīn　拿别人的缺点、短处开玩笑。【例】你真会寻开心，拿我这个老太婆也开起玩笑来了。（周而复《上海的早晨》）|其实工作暂息，仍不免寻寻开心的，姑以不暇顽耍论。（俞平伯《国难与娱乐》）

【寻死】xún//sǐ　自杀。【例】她哭着喊着要去寻死，不能再受这个折磨。（老舍《骆驼祥子》）|这话传到芝寿耳朵里，急得芝寿只待寻死。（张爱玲《金锁记》）

【殉道】xùn//dào　为道义、信仰或某种政治主张而献身。【例】虽然爱惜身命，也明白殉国殉道的可贵。（钱钟书《写在人生边上》）|丁约翰的父亲是个基督徒，在庚子年被义和团给杀了。父亲殉道，儿子就得到洋人的保护。（老舍《四世同堂》）

【殉国】xùn//guó　为国而死。【例】一个殉国的壮士，哪怕他一个字不识呢，是和圣人有同等价值的。（老舍《蜕》）|邓世昌及其将士壮烈殉国后，举国上下一片悲愤。（李爱萍、陈志忠《邓世昌及其后裔的高风亮节》）

【殉节】xùn//jié　为保全节操而死。【例】当妹妹才被抢走的三四个月内，丁举人认为是奇耻大辱，痛恨妹妹不能殉节，作个“百世流芳”的烈女。（姚雪垠《李自成》）|蓦地一阵夜风，吹得楼边白杨叶萧萧作响，在为这一位在抗日战争里在民主革命中尽忠殉节的母亲，作着悲壮的哀乐……（李英儒《野火春风斗古城》）

【殉难】xùn//nàn　（为国家或正义事业）遇难牺牲生命。【例】谭嗣同在变法运动失败的壮烈殉难，作为思想家他比康有为本人深透多了。（冯友兰、涂又光《中国哲学简史》）|在那些灰黯的年代，有不少文艺家为真理、为国家民族而殉难。（彦火《可敬的人》，《读书》1980年第9期）

【殉情】xùn//qíng　因恋爱受挫感到绝望而自杀。【例】要知道殉情的事是经

常发生的。(王朔《玩儿的就是心跳》)|她爱得刻骨铭心,何必又三心两意,再去找补上一个刘灵珊?你就该殉情殉到底了,你就该把你所有的感情,整个陪葬给她……(琼瑶《月朦胧鸟朦胧》)

【殉身】xùn//shēn　为正义事业或自己的某种目的而献出生命。**【例】**他是一个烈士,已经为真理殉身了。(张炜《柏慧》)|要么一年之后,就是我在这里殉身之日,天意如此,岂人力可扭转的?(刘心武《秦可卿之死》)

【殉职】xùn//zhí　为公务而牺牲生命。**【例】**后来的报道说雷锋因公殉职,实际上那是一场恶性事故。(舒云《发现雷锋的记者:连云山》)|有一次,一辆载着珍贵古书的卡车不慎滑下山坡……司机不幸殉职,古书全部倾翻在河床里。万幸的是河床是干涸的,国宝无一损失。(沈洪《故宫二十四万件国宝漂流记》)

Y

【丫头养的】yā·tou yǎng·de　旧时丫鬟所生养的孩子,身份低贱、卑微,含蓄地骂人的话。**【例】**放着你们这群丫头养的!招翻了太爷,妈的弄刀全宰了你们!(老舍《骆驼祥子》)|如果他们说谎话,欺骗乡下老太太,他蓝毛一家三代都是丫头养的,祖宗八辈的坟头倒掉过来,坟尖朝下,供万人抽打着转陀螺。(李英儒《野火春风斗古城》)**【说明】**隐晦的骂人的话。又说"丫挺的"(或写作"丫庭的")、"丫的":瞧你丫挺的会说人话吗?(陈建功、赵大年《皇城根》)|甚至女孩子也用男孩子的话如"丫庭的""傻帽儿"等互相逗嘴,而减少乃至废弃了"德性样儿"之类的娇嗔。(王蒙《再话语词》,《读书》1990年第9期)|你信不信,我弄死你丫的!(王海《王海自述:再次挑战京城商家》)

【鸭】yā　㊀为女性提供色情服务的男子。**【例】**做一年"鸭"却抵上自己干个10年、8年,何不趁年轻去挣上一笔呢?(《"鸭"态百出:四个牛郎的口述实录》,《广州日报》2003年8月29日)|任何有信念和自尊的年轻人或许都会对他的"营生儿"嗤之以鼻……个别网友对记者的暗访持异议……甚至还有人颇为同情这位"鸭"。(《提供色情服务　北京"野鸭"被擒》,《北京青年报》2001年12月28日)㊁妻子有外遇的男子。**【例】**武大道:"含鸟猢狲,倒骂得我好!我的老婆又不偷汉子,我如何是鸭?"([明]施耐庵《水浒传》)

【雅贿】yǎhuì　通过赠送名家字画、珍品古玩等奢侈品以达到某种目的的贿赂方式。【例】一位纪检干部谈到近年来日益泛滥的"雅贿"现象：不送金银送字画，不献豪宅献古玩，题字有"润笔"，出书有"稿费"，在高雅、温情的面纱之下，进行着利益交换与输送。（李伟峰《"雅贿"引发的思考》，《人民日报》2012 年 2 月 14 日）|当年"远华案"的始作俑者赖昌星，其贿赂官员的惯常手段即是"雅贿"，且数额令人触目惊心。（朱中原《"雅贿"潜规则》，《大地》2010 年第 10 期）

【烟不出火不进】yān bù chū huǒ bù jìn　寡言少语，慢性子，憨厚，窝囊。【例】孙七太太是个四十来岁，永远烟不出火不进的，不惹人注意的妇人。（老舍《四世同堂》）

【烟花】yānhuā　妓女。【例】一番寒暄后，她向梅先生谈了自己幼年的出身家世和沦落烟花的经过……（石林、翟书惠《梅兰芳和小凤仙》）|当地的这些"妓女"，并非名副其实的烟花女子，她们只是些大胆同旧传统决裂，离经叛道的女性。（吕同六《惊世骇俗的〈我要穿长裤〉》）

【烟花场】yānhuāchǎng　妓女聚集的地方。【例】斯万以为大夫多半曾经在哪个烟花场中见过他，可他自己极少涉足那种地方，也从来没有沉溺于花天酒地。（[法]马塞尔·普鲁斯特著，徐和瑾译《追忆似水年华》）|日薄榆关何处抗，烟花场上没人惊。（鲁迅《鲁迅旧体诗》）

【烟花行院】yānhuā hángyuàn　妓女或杂剧艺人聚集的地方。【例】（奴家）只因父母早亡，流落在烟花行院。（[清]魏秀仁《花月痕》）|会不会有歹人掳了她去，再将她卖于烟花行院？（[荷]高罗佩，陈来元、胡明译《大唐狄公案》）

【烟花柳巷】yānhuā liǔxiàng　妓女聚集的地方。【例】他不是与烟花柳巷有瓜葛的第一个人。（[法]马塞尔·普鲁斯特著，徐和瑾译《追忆似水年华》）|这两个和尚本是酒色之徒，庙里有夹壁墙地窖子，藏着有几个妇人，都是烟花柳巷买来的。（[清]郭小亭《济公全传》）

【烟花女】yānhuānǚ　妓女。【例】往她那儿看——她的双颊和嘴唇都涂了脂粉口红——一望可知，就是烟花女的标志。（[美]西奥多·德莱塞著，潘庆舲译《美国悲剧》）|婆婆在日，待我极好，自他老人家死了，公公就娶了这个烟花女。（[清]坑余生《续济公传》）

【烟花市】yānhuāshì　妓女聚集的市巷，妓院。【例】舞裙歌扇烟花市，便珠宫蕊殿，有甚参差？（[明]凌濛初《二刻拍案惊奇》）|拖柱杖走尽了烟花市，挥笔写就了龙蛇字。（[明]徐霖《绣襦记》）

【烟花巷】yānhuāxiàng 妓女聚集的地方。【例】你这好儿子好姑爷当得挺棒，有资格载入“二十五孝”了——帮助岳父大人找烟花巷里的旧相好！（陈建功、赵大年《皇城根》）|她在万般无奈之际又误陷烟花巷内，沉入风尘之中备受折磨……（倪斯霆《刘云若和他的〈旧巷斜阳〉》）

【烟花阵】yānhuāzhèn 妓女聚集的地方，妓院。【例】专与那些浮浪子弟往来，学就一身吹弹蹴踘，惯在风月场中卖弄，烟花阵里钻研。（［明］冯梦龙《醒世恒言》）|多应误落烟花阵，迷歌扇，恋舞裙，共谁相伴倒金尊？（［明］陈铎《醉罗歌·闺怨》）

【烟霞癖】yānxiápǐ 吸食鸦片的嗜好。【例】（张作霖）料他有烟霞癖，耐心守候，直至钟鸣十二下，午膳已进，方见曹老三入门陪客，看馔等依然丰盛。（蔡东藩《民国演义》）|先是，忆秦楼本为西子湖边一妓女，素有烟霞癖。（天忏生《洪宪宫闱艳史演义》）

【沿门托钵】yánmén tuōbō 拿着钵子挨家进行乞讨，沿街乞讨。【例】现在我真是无家可归，沿门托钵，同事和同学全瞧不起的。（钱钟书《围城》）|戈贝金大尉的“大尉”，其实也是诨名。在抗御拿破仑的战场上失去一条腿，绝对的爱国；落得个沿门托钵下场，早已不成其为大尉了。（朱健《从戈贝金“大尉”说到武“行者”》，《读书》1992年第2期）

【奄忽】yǎnhū 忽然，倏忽，婉指人死亡。【例】买得《皇明十六朝纪》……臣先父王渊自得此书，居常腐心，复虑明朝国乘复有诳谬。方拟赴诉天朝，祈加厘正，不幸奄忽，赍志未伸。（［清］王士禛《池北偶谈》）

【奄逝】yǎnshì 忽然消失，婉指人死亡。【例】自臣父奄逝，长途惨伤，溃乱五官，非复昔时。（［清］张廷玉《明史》）|越日，益惫，殆将奄逝。（［清］蒲松龄《聊斋志异》）

【掩土】yǎntǔ 盖土埋葬，送终。【例】老者道：我待也要送了他，奈何再无以次人丁，纵是不才，一定还留他与老汉掩土。（［明］吴承恩《西游记》）

【眼球效应】yǎnqiú xiàoyìng 用各种可能的手段和方法造成醒目、轰动的效果，以吸引别人注意，从而达到某种目的。【例】另一部分艺人……吸取了一条安身立命的经验：“有名就有钱，香名臭名都是名！”为了这香臭不分的“名”，也称“眼球效应”，他们甘愿付出人格，付出肉体。（沈敏特《“眼球效应”》，《解放日报》2009年8月31日）

【艳福】yànfú 男子得到美女欢心的福分。【例】今儿个因我那哥儿们王短腿娶续弦媳妇儿，他倒艳福不浅，娶

的是个黄花闺女。（刘心武《贾元春之死》）｜多纯洁的感情，这个矬地炮怎么配有这样的艳福。（王朔《人莫予毒》）

【艳情】yànqíng 男女间的风流韵事。【例】明清小说是极为丰富多彩的……其中艳情小说就有几十种。（冯秋红、丁聪《街上流行明清小说》）｜为什么李义山诗中，写给妓女、女道士的也好，确有政治、身世寄托的也好，甚至在圣仙祠庙中所写的，都充满着那么多的“艳情”？（钟叔河《夜读漫抄三则》，《读书》1990年第11期）

【艳诗】yànshī 描写男女性爱的色情诗。【例】李桂彬同志去芜存精，排开那些浮词艳诗，从中挑出了那些思想感情健康、有艺术特色的作品……（曾卓《诗人的两翼》）｜黄遵宪这位以从事“诗界革命”著称的晚清诗人，也做过一些艳诗。（浩成《关于黄遵宪的〈新嫁娘诗〉》，《读书》1984年第12期）

【艳史】yànshǐ 男女间风流的性爱故事。【例】这事一闹，缝纫厂里的人又知道了她从前的“艳史”。（彭荆风《绿月亮》）｜我们在报纸上再登他几段关于张教授的艳史，叫他名誉扫地，再也不能在教育界吃饭。（老舍《赵子曰》）

【艳事】yànshì 男女间风流的性爱故事。【例】上海“社会局”组织下流文人在黄色小报上，编造她的风流艳事，甚至将她和张宗昌接触的照片曝光于众。（徐荨《大起大落的风流艳星杨耐梅》）｜二姑娘的年岁不大，风流艳事并不少。（冯志《敌后武工队》）

【艳闻】yànwén 关于性爱方面的情色新闻。【例】过着浪漫生活的独身者，尤其是像他那样享有盛名的小说家，难免有艳闻韵事。（沈寂《徐旭与葛福灿的婚姻悲剧》）｜街头巷尾，茶楼酒肆，已有人在窃窃私语，谈着曾家的艳闻，七道牌坊竟锁不住一颗跃动的春心！（琼瑶《烟锁重楼》）

【艳舞】yànwǔ 带有淫秽性质的舞蹈。【例】位纯兆的儿子结婚……就找到唢呐班头王秀华来吹喇叭，王秀华又联系到跳艳舞的林某、李某到场表演跳舞。（蒋斌、李伟《儿子结婚想添点人气 糊涂父亲请人跳艳舞》，《检察日报》2013年3月10日）

【艳星】yànxīng 风流艳丽的女演员。【例】30多年来，作为好莱坞的超级男星，比蒂似乎可以融化任何艳星的芳心……（可欣《“好莱坞花花公子”传奇》）｜荧幕上著名艳星穿着半透明的裙子，一边抛媚眼，一边唱情歌，宣传新唱片。（亦舒《流金岁月》）

【艳遇】yànyù 男子与美女交往的机遇，男女间的风流故事。【例】鬼怪的，狐仙

的，吊颈女人的，马贩子的艳遇，尼姑的犯规……都重在这里开演了。（李广田《野店》）| 提起避雨，聪明的读者不难即刻想到当年多少赴京赶考的举子，由于滂沱大雨的机缘，在古寺的颓垣败壁间，或幽静的月亮门里，与妩媚多情的女妖或大家闺秀之间的艳遇。（萧乾《雨夕》）

【艳照】 yànzhào 带有淫秽性质的裸露照片，或男女做爱的照片。**【例】** 在网络上，"官员艳事"层出不穷，大部分是不法之徒靠着合成"艳照"敲诈勒索的诡计。（方力《艳照门，何时能关上》，《浙江日报》2011年8月18日）| 尽管当事人都声称或被有关部门证实艳照中男主角并非自己，但网友们并不买账。（谢苗枫、黄丹霞《疑似官员"艳照"再现网络》，《南方日报》2011年8月3日）

【艳照门】 yànzhàomén 由于艳照而引起的事件。**【例】** 如果带着低俗、淫秽、伤害人的心态，尤其是公开、涉及他人隐私，那就有违道德。"艳照门"就是一个例子。（徐李燕《年轻人对性越来越开放》，《生命时报》2012年6月8日）|"艳照门"虽然真相大白了，但还是有些教训需要吸取的。（《昆明"艳照门"的一个教训》，《南方日报》2011年8月11日）

【晏驾】 yànjià 帝王死亡。**【例】** 这是章回体小说二十八章。开首一章，就是康熙晏驾。（吴颙《新书录》，《读书》1980年第7期）| 次年壬午之春，上即晏驾于豹房。（[明]沈德符《万历野获编》）

【燕好】 yànhǎo 男女发生性行为。**【例】** 生睡觉，忽睹丽人坐榻上……生心动，手挑亦不拒，遂就燕好。（[清]袁枚《续新齐谐》）| 夕诣客所，自言我仙女也，遂谐燕好。（[清]况周颐《眉庐丛话》）

【燕私】 yànsī 男女发生性行为。**【例】** 当其初设翰林，本以便于燕私游艺，凡技术之士皆在焉。（[清]赵翼《陔余丛考》）| 梦中恍惚与一男子燕私，今久不复然矣。（[明]冯梦龙《江南詹詹外史》）

【燕子窠】 yàn·zikē 鸦片烟馆。**【例】** 他当然损失了一些资金，但依然能够雍容自在地出入于大世界一带的燕子窠里，乐不思蜀。（柯灵《文字生涯第一步》，《读书》1982年第1期）| 闲来翻读《郁达夫日记》，几乎随处可见豪饮、大醉，乃至……"又喝了许多酒，找出了一个老妓，和她去燕子窠吸鸦片烟吸到天明"一类的记载。（赵健雄《醉死无妨》，《读书》1993年第10期）

【阳道】 yángdào 男性生殖器。**【例】** 石燕、海马、雀脑皆血肉有情之品，添精髓，暖腰膝，兴阳道，缩小便，以其

温而不燥，补而不腻，从阴引阳，从阳引阴。（《历代古方验案按》）|炒盐少许送下，净坐少时，想药至丹田。以意斟量，渐加丸数，如阳道衰精滑者，空心，临卧各进一服。（《历代古方验案按》）

【阳具】yángjù 男性生殖器。**【例】**她糊里糊涂地也坐在了车上，坐在两个士兵的膝盖上。日本兵的阳具不再挺起的那一刻，令她明白这世界发生了一些变化。（高建群《大顺店》）|他虽淫毒，罪尚不至死，可去掉他的阳具，以免再奸污良家女子。（费只园《清朝三百年艳史演义》）

【阳物】yángwù 男性生殖器。**【例】**七爷还独出心裁，并不缚住二爷的手足，身边再放一把短刀，这就将一切显示得明明白白：要跑可以，只是得留下阳物。七爷让二爷在性命和阳物间做出选择，也实实在在给二爷出了个难题。（尤凤伟《石门呓语》）|其妻急呼翁姑视之，见林儿下衣血污，视之则阳物被割。疑其妻害之，控之县。（[清]陈恒庆《谏书稀庵笔记》）**【说明】**也指雄性动物外生殖器：伯父脑后长长的辫子以及公驴胯下长长的阳物至今在眼前闪烁难忘。（尤凤伟《金龟》）

【养汉】yǎng//hàn 女子与别的男人私通。**【例】**养汉老婆，我弄得这样子，你就一句亲热的话也没有吗？（萧红《生死场》）|难道说就凭寂寞、单调便要偷人养汉吗？（周而复《上海的早晨》）

【养金丝雀】yǎng jīnsīquè 已婚男子在婚外供养女子（多指娇美的女子）并与之保持性关系。**【例】**在有些人，有了钱以后，又开始故态复萌，什么“包二奶”，什么“养金丝雀”之类的，这些东西非常丑恶。（李银河《性学前沿的女行者》）|对红衣主教托斯卡突然死亡的绝妙侦查，还有劣迹昭彰的养金丝雀的威尔逊的被捕，这为伦敦东区除掉一个祸根。（[英]柯南·道尔著，李家真译《福尔摩斯探案集》）

【幺二】yāo'èr 次一等的妓女。**【例】**“八大胡同”的“清吟小班”，犹如上海的“长三”，而“茶室”则相当于“幺二”，前者号称“卖嘴不卖身”，非花钱花到相当程度，不能为入幕之宾；后者则比较干脆，哪怕第一次“开盘子”，只要条件谈拢了，便可灭烛留髡。（高阳《红顶商人胡雪岩》）|上海滩上不要说是长三书寓，就是野鸡幺二，面貌比他好的也不知多少。（[清]张春帆《九尾龟》）

【夭逝】yāoshì 短命而死亡。**【例】**阿妹自家的弟弟夭逝了，死的时候和她的小男人差不多的年纪。（陆文夫《人之窝》）|第十六回“秦鲸卿夭逝黄泉路”，宝玉闻讯急匆匆跑到秦家去奔丧……（刘心武《秦可卿出身未必寒微》）

【夭谢】yāoxiè 人死亡。【例】后濒危，又无戚属，遂藏以自殉。夫人痛妾夭谢，又以宝饰入殓。身所以不朽者，不过得金宝之余气耳。（[清]蒲松龄《聊斋志异》）

【窑姐儿】yáojiěr 妓女。【例】徐承宗把妹子卖啦，当了窑姐儿……（陈建功、赵大年《皇城根》）|他逛惯了窑子，娶惯了妓女；他以为一切妇女都和窑姐儿差不多。（老舍《四世同堂》）

【摇鹅毛扇子】yáo émáoshàn·zi 在幕后出谋划策。【例】我倒是觉得敬轩的那位摇鹅毛扇子的军师，生得鹰鼻子鹞眼，不是个善良家伙。（姚雪垠《李自成》）|亲家老爷！亲家奶奶！二姐夫！你们都在这里摇鹅毛扇子，看样子，又要搞什么阴谋诡计了吧？（欧阳山《苦斗》）

【瑶台倾】yáotái qīng 妻子死亡。【例】夫人前世为妇不贞，数应少寡。今君以德延寿，非其所偶，恐岁后瑶台倾也。（[清]蒲松龄《聊斋志异》）|君夫人瑶台倾后，若欲续弦，当诣城南访杜上舍第三女公子，即妾也。（[清]王韬《淞隐漫录》）

【要好看】yào hǎokàn 使人出丑、难堪、犯难。【例】你这小宝贝不准吸收我最亲爱老婆的营养，要不然，等你出来我就要你好看，听到了没？（于晴《红苹果之恋》）|和学生作对是没有好下场的，你不能把他们全杀光，而他们迟早总有人会成为人物，到时候会要你的好看的。（陆文夫《人之窝》）

【冶游】yěyóu 嫖妓。【例】当巴黎从噩梦中醒来的时候，卖笑的女人，穷家妇，劳动妇女，冶游的人，种种色色的人都以不同的方式开始了新的一天……（彭宏安《伊甸园中的一枚禁果》，《读书》1982年第3期）|如果你是男性……只稍微跨出名教一点点，就可得到乐地，甚至很乐很乐的乐地。那就是“冶游”。（聂绀弩《从〈吴虞文录〉到〈花月痕〉》，《读书》1983年第9期）

【野导】yědǎo 不具备相应资格而私自充当导游的人。【例】覆盖全市游客集聚地的官方咨询服务体系，有效遏制了“野导”“黑导”等现象……（《完善旅游服务体系》，《人民日报》2011年12月15日）|野导猖獗，内外勾结，景区内也有黑车。（史钧《少林寺景区管理混乱》，《市场报》2007年11月23日）

【野汉子】yěhàn·zi 丈夫以外，与女方有私情的男子。【例】嫁汉嫁汉，穿衣吃饭，你不干活，光串门子，叫我招野汉子养活你不成？（周立波《暴风骤雨》）|这咱晚，这狗也该打发去了，只顾还放在这屋里做什么？是你这奴才的野汉子，你不发他出去！（[明]兰陵笑笑生《金瓶梅词话》）

【野合】yěhé 男女进行不正当性关系。【例】又没有办喜事,宴宾朋,野合私奔一般过了门,有谁为证?(刘绍棠《狼烟》)|这块地面上,男女风化算不得什么大事,山乡民风质朴,偷情野合时有发生……但是没有见过谁家因为争风吃醋或者捍卫家风而动刀动枪的。(徐贵祥《历史的天空》)

【野花】yěhuā 婚外相好的女子。【例】谁都这样,总是此山望着彼山高,家花不如野花香……([法]马塞尔·普鲁斯特著,徐和瑾译《追忆似水年华》)

【野鸡】yějī ㊀自行拉客的妓女。【例】真想不到他在县城还嫖野鸡。(唐银生《弱女子:敢把书记丈夫拉下马》)|他跟桂凤相好,常到她那儿坐坐,听她唱点什么。有时也呆得很晚。但这跟"叼野鸡"是两码事。(李杭育《沙灶遗风》)㊁非正规的(事物)。【例】在日本飞机扔炸弹时上的大学,没有留洋的机会,便去了一所"野鸡"大学教浪荡学生画图,后来与四根杆结了不解之缘,老学名叫"四元杆络"。(中杰英《怪摊》)|忽然眼睛一花,满天星斗,几乎晕倒下去,自己知事不妙,即刻叫一辆野鸡车要朋友陪我回去。(赵金铭《"诗怪"李金发》)

【野模】yěmó (~儿)未与任何公司签约、没有经纪人的模特。【例】我在北京当过野模,我知道那样的生活没有保障……(顾伟《美艳于娜出身"野模"》,《福州晚报》2003年10月3日)|大家跟她谈,劝和,她竟恬不知耻地说:"穷,没钱,养不活我!"十足一副"野模儿"的腔调。(王朔《谁比谁傻多少》)

【野偶】yě'ǒu 姘头。【例】众美叹息,对夜珠道:"我辈皆是人身,岂甘做这妖人野偶?"([明]凌濛初《初刻拍案惊奇》)

【野食儿】yěshír 本分以外所得的财物(含贬义),婉指配偶以外的性伙伴。【例】真要找野食儿应该是年轻美貌身材苗条的呀。(马兰《猪大肠的故事》)|(她)就决定去找野食儿吃……后来到底给她遇到了一个中意的后生,把她的心、她的希望和幸福,都寄托在他身上。([意]乔万尼·薄伽丘著,王永年译《十日谈》)【说明】见"打野食儿"。

【野鸳鸯】yěyuān·yāng 具有非法男女关系的双方。【例】比如说你们玉卿嫂出去和人家睡觉,那么她和她的野男人就是一对野鸳鸯,懂不懂?(白先勇《玉卿嫂》)|和你那些朋友在一起,总觉得我们像一对野鸳鸯。(王朔《浮出海面》)

【业余水准】yèyú shuǐzhǔn 非专业的水平,婉指水平不高。【例】其实事后我想起来,那种时装表演是很过瘾的,虽然都是些业余水准的模特儿。(朱文《我爱美

元》)|自己也不是全然没有艺术细胞,他会画画儿,会雕塑,当然啦,全是业余水准,比起金枝差之甚远。(陈建功、赵大年《皇城根》)

【夜度娘】yèdùniáng　妓女。**【例】**妪变色曰:“曾闻夜度娘索逋欠耶?”([清]蒲松龄《聊斋志异》)

【夜壶】yèhú　便壶(多指旧式的)。**【例】**(周少濂)向床底下找了半天,在该放夜壶的地方把茶壶找出来。(老舍《赵子曰》)|原来我们家好玩艺儿多了,比你们有钱,夜壶都是玛瑙的,全让我爸抽大烟给抽没了。(王朔《玩儿的就是心跳》)**【说明】**见“便壶”。

【夜明砂】yèmíngshā　中药名,蝙蝠的干燥粪便,内服或外用,具有清热明目、散血消积的功效。**【例】**在过去,曾用夜明砂合四物汤治疗夜盲症,取得出人意料的效果。(李墨林《用夜明砂为主药治疗青光眼经验介绍》,《辽宁中医杂志》1979年第2期)|用肉眼观察,夜明砂其质疏松、揉碎之后,晶亮小体皆为翅膀残骸。(杨春成《与李墨林同志商榷》,《辽宁中医杂志》1979年第5期)

【夜台】yètái　墓穴。**【例】**杨欲与欢,蹙然曰:“夜台朽骨不比生人,如有幽欢,促人寿数,妾不忍祸君子也。”杨乃止。([清]蒲松龄《聊斋志异》)|两行遗诏亦悲哉,饮恨吞声向夜台;此日廷臣皆仗节,犹嗟未得救时才!([清]吴伟业《鹿樵纪闻》)

【夜行人】yèxíngrén　窃贼。**【例】**忽见这块石子,他本是个女贼,岂有不知是夜行人的门道?([清]佚名《施公案》)|回头一看,贼人由后窗棂进来,撒下硫光火,虽是遍地的火光,有烟有火,绝不能烧什么物件,也不烫手,乃夜行人的诡计。([清]石玉昆《小五义》)

【一病不起】yī bìng bù qǐ　㊀得病后就再也没有恢复健康。**【例】**听说永祯要去北大荒,母亲急得一病不起。(汤锦程《“疯子”作家李永祯》)|谁知老人却积忧成疾,一病不起,医生很快就诊断出老人得了皮肤癌,而且是晚期。(刘勇《傅亚光征母奇情》)㊁人死亡。**【例】**在他们心中,老太太要是一病不起,他们会想法叫牛家的财产落在牛家人的手里。(老舍《牛天赐传》)|他很可能会一病不起。([英]夏洛蒂·勃朗特著,宋兆霖译《简·爱》)

【一波三折】yībō-sānzhé　事情进展得不顺利,周折多。**【例】**天才知道为什么生活总是一波三折呢?他们又出事了。(池莉《太阳出世》)|这笔借款由于两江总督沈葆桢的介入,一波三折,拖延甚久。(高阳《红顶商人胡雪岩》)

【一个巴掌拍不响】yī gè bā·zhang pāi bù xiǎng　不是一方的错,婉言对方也有

责任。【例】努力想想自己有多少问题吧，俗话说：一个巴掌拍不响。（任玲《一个巴掌拍不响》，《城市晚报》2007年6月19日）|一个巴掌拍不响。人性原本就是自私，贪婪而脆弱的。要记住，爱情跟责任是不可分的。（《一个巴掌拍不响》，《现代快报》2011年9月21日）

【一号病】yīhàobìng　鼠疫。【例】记者曾对多位路人进行随机调查，结果几乎没有人知道"一号病"是什么？（《鼠疫：潜在威胁依然存在》，《科学时报》2005年1月20日）|他们不仅严密监视着那个"一号病""二号病"的魔盒，他们还耗尽自己的心血精力，严密监视着肝炎、流行性脑脊髓炎等35种传染病。（曹代义《西波克拉底的誓言》）

【一瞑不视】yīmíng-bùshì　人死亡。【例】我们都盼望他能够到南边来游一趟，谁知道在假期里他便一瞑不视了呢？（郑振铎《哭佩弦》）|延至二十日，一瞑不视，长眠去了。（陆士谔《清朝秘史》）

【一命归阴】yīmìng-guīyīn　人死亡。【例】王商缴出印绶之后，悔愤交并，即日便吐狂血，不到三天，一命归阴。（徐哲身《汉代宫廷艳史》）|可巧那年夏天疠疫盛行。夫人首先染着，不到半年，就一命归阴，再不能照护她那一对宝贝心肝的儿媳了。（［清］无垢道人《八仙得道》）

【一命呜呼】yīmìng-wūhū　人死亡。【例】在全国人民一片讨伐声中，袁世凯在新华宫一命呜呼。（宗道一《才女外交家龚澎》）|不上一点钟，差不多先生就一命呜呼了。（胡适《差不多先生传》）

【一言难尽】yīyán-nánjìn　㊀婉言事情曲折复杂。【例】一言难尽！时间大概也不容我细说！（老舍《赵子曰》）|路上我问大傻子，小群现在过得怎么样，大傻只说了四个字：一言难尽。（戴厚英《流泪的淮河》）㊁婉言有很多苦衷。【例】热爱工作的人，可突然被剥夺了工作的权利，胸中的苦闷和痛楚真是一言难尽。（宋世雄《宋世雄自述》）|一言难尽，一言难尽啊。大牙你当你二爷愿意干这个汉奸差事吗？（徐贵祥《历史的天空》）

【一夜情】yīyèqíng　陌生男女基于性欲而发生的性行为。【例】年轻女子与网友发生一夜情，被丈夫识破后竟报警诬告网友强奸。（《与人发生一夜情　露馅后诬告强奸》，《检察日报》2013年8月5日）|经调查，另2名被害男子也是被嫌疑人以"一夜情"等色情引诱方式诱骗上钩。（赵杨、越检宣《网上招友一夜情，一个房内劫三男》，《南方日报》2013年8月28日）

【遗憾】yíhàn　外交辞令，表示不满、抗议或歉意。【例】

如果我们今天提出的最后一个建议都被拒绝,我们将不能不表示最大的遗憾。(金冲及《周恩来传》)|我已没有什么再可说,我除了深表遗憾外,别无他法。(董鼎山《一个青年抄袭家的故事》,《读书》1981年第3期)

【遗漏】yílòu 失火。**【例】**当夜黄昏后,忽居民遗漏。([明]冯梦龙《喻世明言》)|要和崔宁做夫妻不妨,只一件,这里住不得了,要好趁这个遗漏人乱时,今夜就走开去,方才使得。([明]冯梦龙《警世通言》)

【遗世】yíshì 人死亡。**【例】**何况像我这样即将遗世之人,选婿当然并不十分苛求。([日]紫式部著,林文月译《源氏物语》)

【以耳代目】yǐ'ěr-dàimù 不亲自调查,光听信别人说的。**【例】**中国人向来轻视"耳食",嘲笑"以耳代目",不信"道听途说",认为"耳听是虚,眼见为实"。(金克木《虚字·抽象画·六法》,《读书》1990年第7期)|评论家的见仁见智,为褒为贬,视而不见,听而不闻,以耳代目,以鼻代脑,也往往影响许多作家和作品的命运。(柯灵《钱钟书的风格与魅力》,《读书》1983年第1期)

【以身许国】yǐshēn-xǔguó ㊀将生命献给国家,为国家利益而死。**【例】**你我既食君禄,就当以身许国,宁可战死疆场,不可死于国法。(姚雪垠《李自成》)㊁把个人献给国家,为实现国家利益做贡献。**【例】**他希望年轻科学家继承和发扬老一辈以身许国的光荣传统,扎根于中国的土地上,担负起科教兴国的大任,为发展中国的科技事业和国家的现代化,为中华民族的振兴作出自己的历史性贡献。(《人民日报》1995年7月)

【倚翠偎红】yǐcuì-wēihóng 与女性昵爱,发生性关系。**【例】**帖木真趁着这个机会,反得在患难之中倚翠偎红起来了。(许慕羲《元代宫廷艳史》)|到了晚间,娇姬美妾,倚翠偎红,似神仙般散诞的人。([明]冯梦龙《醒世恒言》)

【倚门妇】yǐménfù 妓女。**【例】**设计娶了他的妻子就可以了,又视她为倚门妇,玷污张家的名声,这实在是太过分了。(曹绣君《古今情海》)

【倚门卖笑】yǐmén màixiào 以出卖姿色或身体为生。**【例】**圆圆依附上将军吴三桂后,回想当年倚门卖笑,挟瑟勾栏时,怎能想到有今日。(曹绣君《古今情海》)|尔等不急改行,从良终老,以顾父母遗体,反以倚门卖笑、朝秦暮楚为荣,吾恐天罚尔躬,殆不于是止也!([清]魏文中《绣云阁》)

【亿万年后】yìwànnián hòu 帝王死亡以后。**【例】**大行皇帝虑亿万年后,或议广坛壝,或议狭幄制,故定为限制,以身作则。([清]赵尔

巽《清史稿》)|于时徐树铭力主宣宗遗谕,以汉、唐增室为非,今用奉先殿增龛成案,亿万年后,势难再加。([清]赵尔巽《清史稿》)【说明】见"万年后""万岁后"。

【义齿】yìchǐ 假牙。【例】那时他已高寿八十,而且刚动过心脏手术,装义齿,还做过股骨手术,而且经常为眩晕症所折磨。(冯亦代《J·米切奈的回忆录》,《读书》1992年第8期)

【义地】yìdì 旧时埋葬穷人的公共墓地,也指由私人或团体购置,专为埋葬一般同乡、团体成员及其家属的墓地。【例】论理,他对老魏,无论如何,哪能不送到义地看着安葬!(王统照《生与死的一行列》)|这里往南不远的陶然亭、梨园义地和松柏庵,是梨园界喊嗓遛弯的习惯去处。(邓友梅《烟壶》)

【义父】yìfù 被认作父亲,但与自己没有血缘关系的男子。【例】(马六)在四十二岁的时候,认了一个四十岁的义父。(老舍《老张的哲学》)|今天我当着你义父的面儿,当着你母亲的骨灰匣儿,告诉你:翠花就是你的生身母亲!(陈建功、赵大年《皇城根》)【说明】俗称干爹。

【义母】yìmǔ 被认作母亲,但与自己没有血缘关系的女子。【例】曼殊一直由义母河合仙抚养。(聂作平《诗僧苏曼殊》)|慧英,你快去请闯王和高将爷进来,就说你红姐姐已经认我为义母,要给他们磕头。(姚雪垠《李自成》)

【义女】yìnǚ 收认的女儿。【例】蒋夫人认了我们的两个女儿陈美华、陈美丽做义女……(陈香梅《蒋介石与陈纳德》)|自己的父母死在上海,只剩了我一个人,是我哥哥的父亲把我收为义女抚养大了的。(桑逢康《郭沫若和他的三位夫人》)

【义眼】yìyǎn 假眼睛。【例】8月24日被残忍挖走双眼的山西六岁男童郭斌在经过一系列的手术后将装上义眼。(《香港名医伸援手 愿免费装义眼》,《厦门日报》2013年9月2日)|帝国元帅巴尔·冯·奥贝斯坦……两只眼睛都是由光电脑组合而成的义眼,时而散发出一种叫人不敢逼视的光芒。([日]田中芳树著,陈惠莉译《银河英雄传说》)

【义肢】yìzhī 假肢。【例】这个"仿真义肢"能利用时下最为流行的3D打印技术"造出来"。(刘标《合工大学子研发"仿真义肢",可"私人定制"模型》,《合肥日报》2014年5月27日)|他只有一只脚,另一只腿是钢铁打造的义肢。([美]马格丽特·韦斯、特蕾西·希克曼著,朱学恒、张欣茹译《龙枪传奇》)

【义冢】yìzhǒng 旧时埋葬无主尸骨的坟墓。【例】亨掌柜便替单四嫂子雇了两名

脚夫，每名二百另十个大钱，抬棺木到义冢地上安放。（鲁迅《明天》）|因此他简化了芳汀的殡葬，极力削减费用，把她送进了义冢。（[法]维克多·雨果著，李丹、方于译《悲惨世界》）

【议价】yìjià 经过协商的价格，婉指高于一般水平的价格。【例】学校因为收有许多议价生，教师实际收入比大学副教授高。（唐刃《学苑》）|若按规定，余粮必须以每斤三角五分的限价卖给粮食部门，只能得三百五十元，农民余粮卖议价可多收入二百元。（陈桂棣、春桃《中国农民调查》）

【易箦】yìzé 人将死亡。【例】先妣……易箦时，欲饮水，恐污衣，犹命以巾幛之。（[清]继昌《行素斋杂记》）|师家居八年，疾革并不甚剧。易箦时，红光满面，洵善终也。（[清]何刚德《春明梦录》）【说明】箦：华美的床席。更换床席，婉言人病危将死。

【易帜】yìzhì 更换旗帜，领导人或政权和军队的性质发生变化。【例】张学良在南京政府的催促和东北民众的拥护下，进一步坚定了易帜决心，遂于1928年12月29日在奉天省府礼堂举行了易帜典礼。（沈永兴、朱贵生《二战全景纪实》）|忆及当年与铁托论短长，依稀觉得如今苏联易帜，东欧变色，似乎斯大林时代就植入了病毒。（胡济邦《从欧战记者到外交礼宾教官》）

【意思】yì·si ㊀送礼或贿赂以表示心意，希望办成某种事情。【例】人家工作人员都是死工资，风里雨里多不易，该意思的时候就得及时意思一下表心意。（魏润身《扰攘》）㊁象征性地作点表示。【例】朱四……说，不喝了，不喝了，我喝得不少啦。来敬酒的便说，县长意思一下就成，我们干了。说着一饮而尽，而朱四就端起杯子在嘴边轻轻一点，算是意思到了。（季宇《县长朱四与高田事件》）|（毛泽东）对李银桥说："过去条件不好，现在有条件了，你们选个日子，把仪式补了。"李银桥说："现在工作多紧张呀，要建立国家了，仪式就免了吧。"毛泽东说："该补该补，一定要意思意思。"（权延赤《红墙内外》）㊂送礼、勒索或贿赂的钱物。【例】太太叫二少爷亲自送来，这点意思我们好意思不领下么？（曹禺《雷雨》）|宋恩子："对，那点意思送到，你省事，我们也省事！"王利发："那点意思得多少呢？"（老舍《茶馆》）【说明】"意思"表示送礼、贿赂，或象征性动作时，常重叠使用。

【意中人】yìzhōngrén 心仪的恋人。【例】小娟，也终于找到了意中人，赵世和已经淡忘了痛苦的往事，小娟也变得活泼、开朗起来。（袁鸾《超越世俗的真诚》）|郑涨钱还年轻，同自己离婚后也许还会找到意中人，重新建

立一个家。(蔡康《花烛泪诉人间情》)

【阴部】yīnbù 人的外生殖器。【例】六十年代:出现乳头;《花花公子》杂志上出现女性阴部;七十年代:男性生殖器出现在《维瓦》和《花花女郎》杂志上。(王小波《摆脱童稚状态》)|好容易拾掇完上半身,重新洗了毛巾,正待细细清理阴部,门嗵地一响,儿子冲了进来。(王朔《我是你爸爸》)

【阴户】yīnhù 阴道口。【例】日军要强奸一个老太太,老太太反抗,让日军推倒扒下裤子用竹笛从阴户捅进肚里一大半,死在那里,路过的人都见到了。还有的是奸后用刺刀从阴户向上一刀杀死。(融通《一个和尚眼中的"南京大屠杀"》)|剥光了衣服,用铁丝穿乳房,从妇协直拖到县党部前,才用木棍捣进阴户弄死的。(茅盾《蚀》)

【阴门】yīnmén 阴道口。【例】"贱人!嫁鸡随鸡,怎敢气我!"送一脚踢来,不防正中杨氏阴门,往后便倒,丫头上前扶时,早已死了。([清]如莲居士《薛刚反唐》)

【阴器】yīnqì 外生殖器。【例】肝足厥阴之脉,循股阴入毛中,过阴器抵小腹,挟胃属肝络胆。(《历代古方验案按》)|督脉者,起于少腹,以下骨中央,女子入系廷孔,循阴器,男子循茎下至篡,与女子等,是督脉所过也。([明]楼英《医学纲目》)

【阴人】yīnrén 已经死去的人。【例】西门氏门中,有李氏阴人不安,投告于我案下。([明]兰陵笑笑生《金瓶梅词话》)

【阴寿】yīnshòu 已故长辈的年龄。【例】替祖宗做阴寿的人家,并不希望死人复活,且于"寿"字的解释也不求甚解,不过做给亲戚朋友看看。(邹韬奋《做阴寿式的国耻纪念》)|一个人死了,总要照他的面庞,画一个真容出来,到了过年时,挂出来供奉,这拜阴寿更是必不可少的。([清]吴趼人《二十年目睹之怪现状》)

【阴私】yīnsī 隐秘不可告人的事(多指不好的)。【例】他们好议论人家的阴私,好批评别人的妻子的性格相貌。"长舌男"是到处有的。(梁实秋《男人》)|他从不发人阴私,传播别人一点不大见得人的秘闻,以博大家一笑。(汪曾祺《云致秋行状》)

【阴阳】yīnyáng 男女生殖器。【例】终于,他再也抑制不住燃烧的欲望,请求她在这个阴阳洞中,让他们的阴阳物具真实地相合。(陈染《私人生活》)|奚勤等已俱将药悄悄吃下……等药性发作,阴阳二物俱如火炭。([清]夏敬渠《野叟曝言》)

【阴宅】yīnzhái 坟墓。【例】阴宅好后,他自己也就死了。

（沈从文《绿魇》）｜他主张活人住阳宅，死人住阴宅，两者都不能偏废。（曹长兴等《"东方第一商人"孟雒川》，《大众日报》2010年1月6日）

【银发浪潮】yínfà làngcháo 老龄人口快速增长的社会现象。【例】"银发浪潮"下，解决老年问题已迫在眉睫。（《"银发浪潮"呼唤"老有所教"》，《广州日报》2011年4月15日）｜"银发浪潮"来袭，养老"大堤"能否抵挡？（《我国老年人口明年超2亿 "银发浪潮"来袭》，《北京日报》2012年10月23日）

【饮食男女】yǐnshí nánnǚ 人对吃喝和性的本能需求。【例】年龄是个自然历程里不能超越的事实，就像饮食男女，像死亡。（钱钟书《围城》）｜饮食男女，人之大欲存焉，天然的趋势决非人力所能挽回。（苏青《谈女人》）

【隐处】yǐnchù ㊀生殖器。【例】母适疽生隐处，宵旦号。女时就榻省视，为之洗创敷药。（聂绀弩《侠女、十三妹、水冰心》，《读书》1982年第8期）㊁不愿被人知道的隐私，丑闻。【例】不但巧妙地恭维了她年轻同时还自然触到了她的隐处。（王朔《我是你爸爸》）｜为要磨练自己，常常话到口边便咽住，怕又在无意中竟刺着了别人的隐处，虽说是开玩笑。（丁玲《莎菲女士的日记》）

【隐疾】yǐnjí ㊀说不出口，不愿意告诉人的病，如性病、天阉等。【例】男性隐疾变得越来越普遍……美国医学专家就经过调查利用高科技，制作出血钻野燕麦，有效治疗男性生理隐疾。（《血钻野燕麦官方哪个是真的》，《上饶日报》2013年9月13日）｜因为女性的讳疾忌医，让隐疾变成大麻烦的病症其实不少，尤其在涉及隐私部位的时候。（《女子患上巨乳症胸部疯长 胸大如篮球能挡住肚皮》，《新疆日报》2013年12月4日）㊁隐藏的未被发现的疾病。【例】血精……属于"隐疾"，不易发现，加之受传统观念"一滴精、十滴血"的影响，一旦见到血精，患者及家属都十分恐惧。（《男人血精是精囊炎的"凶兆"》，《广州日报》2014年1月14日）｜这是过去的劳改生活和长期野外作业造成的，并未想过还有其他可怕的隐疾在折磨他。（张炜《柏慧》）㊂潜藏着的问题。【例】他们是从科举的路途而踏上高位的，无法看透自己和同道们身上的根本性隐疾……（余秋雨《十万进士》）｜一部分人……把"大社会"计划的失败归之于政府投入不足和政治制度的隐疾。（金元浦《何以"保守主义"，而又"新"？》，《读书》1996年第5期）

【隐私部位】yǐnsī bùwèi 男女的生殖器。【例】老师还通过讨论、游戏、看卡通片的

形式让学生懂得了……“不偷看或触摸别人隐私部位，故意碰撞别人的要害部位”，“避免黑夜在暗处独自行走”等。（《不要触摸别人的隐私部位》，《广州日报》2003年12月24日）|市妇联儿童和家庭工作部部长陈建军表示，要从两三岁起就让孩子知道，自己是有隐私部位的。（《从小告诉孩子隐私部位不能碰》，《解放日报》2013年5月16日）

【**隐性成本**】yǐnxìng chéngběn 隐藏在经济组织总成本之中，游离于财务监督之外的成本。【**例**】货物运输隐性成本对我国运输业造成了一定的危害。（董兴林等《我国货物运输隐性成本的核算与控制》，《中国市场》2009年第32期）|即便是酒店式公寓房产价格让你动心，但也要考虑到契税和公共维修基金这两个隐性成本的代价。（陈春雨《隐性成本知多少》，《证券时报》2013年8月17日）

【**隐性失业**】yǐnxìng shīyè ㊀因工作量不足，或效率低下，或人员富余等而未能创造出相应的效益。【**例**】当前，国有企业冗员较多，隐性失业严重，据有关资料：国有企业的富余人员超过在职职工总数的30%，造成效率下降。（《人民日报》1995年2月）㊁未公开的、潜在的失业状态。【**例**】如果以国企式的普遍就业、降低效率与增加“公家人”来应对可能的失业率上升，中国将进入计划时代的隐性失业。（叶檀《有多少人隐性失业?》，《深圳商报》2012年7月16日）|虽然大学毕业生失业现象不很严重，但隐性失业现象较为突出。（《隐性失业突出——大学生就业难出现新变化》，《中国青年报》2012年12月20日）

【**隐性收入**】yǐnxìng shōurù 职工在正常收入（工资、奖金、补助等）之外取得的非公开性的收入。【**例**】隐性收入的存在显著扩大了收入的差距。（《隐性收入问题正在显山露水》，《南京日报》2010年8月12日）|从收入公开与否的角度考察，居民收入也有显性收入和隐性收入之分。（沈时伯《隐性收入差距的负面影响》，《光明日报》2007年2月7日）

【**瘾君子**】yǐnjūnzǐ 吸毒上瘾的人。【**例**】只说“瘾君子”，谁都明白那是指大烟鬼。（邓友梅《无事忙杂记》）|一双眼睛没精打采，人有点像毒瘾发作的瘾君子，叫人看到会觉可怜可笑！（梁凤仪《弄雪》）

【**莺燕**】yīngyàn 妓女。【**例**】如今满眼莺燕，圣上尽自任意乐去，只恐要乐不思蜀了。（张恂子《隋代宫闱史》）|妾乃闽莆妓女林天素是也，不幸双亲弃早，将身堕入青楼，虽居莺燕之场，时切雎鸠之慕。（［清］李渔《意中缘》）

【**应卯**】yìng//mǎo 开始工

作时到现场应付一下。【例】一个巡捕一觉醒来，离上班应卯只差十五分钟。他来不及梳洗，赶紧离开亭子间……（施康强《一九三六年五月二十一日，上海》，《读书》1994 年第 2 期）|尽管菲利普可以强迫自己每天到事务所上班应卯，却没法叫自己对工作发生兴趣，哪怕只是装装门面。（[英]威廉·萨默塞特·毛姆著，张柏然译《人性的枷锁》）【说明】旧时官厅每天卯时（早晨五点到七点）查点到班人员，点名时到班的人应声叫应卯。

【应召女郎】yìngzhào nǚláng 等候召唤以提供性服务的女子。【例】应召女郎挣钱很多，好多时候还可以得到很高级的礼物，因为客人都相当有钱。（百合《哭泣的色彩》）|一名叫作布鲁克·马格南蒂的34 岁英国女科学家首次接受英国媒体采访，惊爆自己正是那个叫作"白日美人"的前伦敦应召女郎。（木子《英女科学家竟是"应召女郎"》）

【硬着陆】yìngzhuólù 采取强硬、激进的措施解决某问题或处理某事（多用于经济等方面）。【例】坚持推动房地产的实质性调整，并不必然带来房地产市场硬着陆，我国也有条件避免硬着陆发生。（国务院发展研究中心金融研究所《中国有条件避免房地产市场硬着陆》，《人民日报》2012 年 1 月 4 日）|有关"中国硬着陆"的说法言过其实。（《中国经济"硬着陆"并未出现》，《福建日报》2013 年 9 月 16 日）

【永别】yǒngbié 永远分别，人死亡。【例】红居曾获准回家探望一次，可是这次见面竟成了永别。（火寿全《震撼监房的童声独唱》）|正当沈培艺在国外演出时，年轻的恩师却意外地永别了人间。（曾有情《沈培艺用舞韵构筑舞魂》）

【永辞】yǒngcí 永远告别，人死亡。【例】这一块鲜血的，一触即见血的，是为我慈爱的老父，永辞人间的老父而结的伤疤。（袁昌英《再游新都的感想》）|何图宿孽已深，朝荣夕萎，从此永辞人世，遂化青磷耶？（[清]夏敬渠《野叟曝言》）

【永诀】yǒngjué 永远告别，人死亡。【例】我便放心地返回了学校，没想到，这一走，与奶奶竟成永诀。（陆步轩《屠夫看世界》）

【永眠】yǒngmián 永远长眠，人死亡。【例】今年是永眠在八宝山公墓西北隅一座无字碑下的"建筑师林徽因"去世四十周年。（林连德《一代伉俪》，《读书》1995 年第 12 期）|阿蒙森队凯旋班师，而斯科特等五名冲击南极的人却永眠在茫茫的冰雪之中。（茨威格《冲击南极的失败者行将死去的时刻》，《广州日报》2010 年 11 月 16 日）

【永逝】yǒngshì 人死亡。【例】一代文学巨匠永逝……王金铃蘸着泪水一气写成了长篇唁电……(石盟《华莱士与王金铃》)|石田死后,唐寅前去吊他,在舟中见山水依然,良友永逝,百感交集,挥笔成画,情与景融,笔墨之痕俱化。(姚雪垠《李自成》)

【忧居】yōujū 因居父母丧而居家。【例】孙继先孟县人,以御史忧居……([清]赵吉士《寄园所寄》)|本朝康熙年,粤督周有德,镶红旗汉军人,忧居于家。([清]福格《听雨丛谈》)

【幽会】yōuhuì 相爱的男女秘密相会。【例】因种种限制而无法与屈原公开见面,而只能在荒郊野地秘密幽会……(朱大可《屈原:自杀还是谋杀》)|公司里有一个叫孟山的职员却是这位计小姐的姘夫,时常到她那里幽会。(杜卫东《开国第一反敌特行动》)

【幽期】yōuqī 相爱的男女秘密相会。【例】订着婚的时候,光明正大的一同出去,尚且要瞒了家里,如今更成了幽期密约了。(张爱玲《金锁记》)|他这一生中,也不知和多少位绝色美人有过幽期密会。(古龙《小李飞刀》)

【幽宅】yōuzhái 坟墓。【例】魂妥佳城,神栖幽宅,亡人安则生人亦安。([清]梁恭辰《北东园笔录三编》)|蜀冈之巅,平山之侧,郁乎苍苍,凭高西望而叹息,曰:有同邑二烈女,此其幽宅。([清]李斗《扬州画舫录》)

【尤云殢雨】yóuyún-tìyǔ 男女发生性行为。【例】他把玉浸香怎放开,俺尤云殢雨权耽待,吃紧处花香几回,断送人腰肢几摆。(许慕羲《元代宫廷艳史》)

【有背景】yǒu bèijǐng 幕后有靠山,有倚仗的力量。【例】按他的说法,张三、李四、王二麻子都是选拔对象,张三有背景,李四也有背景,平衡之后,很可能就把王二麻子牺牲掉。(戴善奎《背景》)|她确实太能干了!有钱有背景,还有色,当然是所向披靡。(柳建伟《突出重围》)

【有楂儿】yǒuchár 有不正当男女关系。【例】原来你五娘和你姐夫有楂儿,看不出人来。([明]兰陵笑笑生《金瓶梅词话》)

【有待】yǒudài 需要等待(改变),婉言目前还不行,存在差距。【例】我们现在的通俗文学水平有待提高……(邓友梅《无事忙杂记》)|尚有许多技术问题有待解决。(朱嘉明、黄江南《书摘〈最后的资源〉》,《读书》1984年第6期)

【有关国家】yǒuguān guójiā 没有明说的某个或某些国家。【例】有关国家不要为了谋求“狭隘”和“短期”的国家利益而置全球利益于不

顾。(《人民日报》1993 年 7 月)|我们希望有关国家认真记取历史教训,坚持走和平发展道路,以争取亚洲各国和世界人民的谅解与信任。(《人民日报》1995 年 10 月)

【有好戏看】yǒu hǎoxì kàn　很快就可以看到难堪的、难以对付的场面。**【例】**你等着瞧吧,就要有好戏看了。(白先勇《玉卿嫂》)|这次不管你们是谁输,我都有好戏看了!(古龙《陆小凤传奇》)

【有家】yǒujiā　男女已经结婚。**【例】**我和你无仇无怨,何苦来呢,把我男人迷住,教我落得有家和没有家一样?(老舍《残雾》)|虽然我已经有家了,可我还是爱你们啊……(琼瑶《青青河边草》)

【有酒】yǒujiǔ　喝过酒,醉酒。**【例】**上有酒,因从容视贤笑曰:"吾欲法尧禅舜,何如?"([明]冯梦龙《江南詹詹外史》)|你见他进门有酒了,两三步叉开一边便了。([明]兰陵笑笑生《金瓶梅词话》)

【有染】yǒurǎn　与人发生了性关系(多为不正当的)。**【例】**我头一次与女人有染是十九岁那年,那时我已经入伙做了强盗。(尤凤伟《石门夜话》)|据萧军一九七九年的回忆,张廷举并非萧红的生父,他先与萧红的母亲姜氏有染,继而与姜合谋害死其夫,姜氏是带着孩子嫁到张家的。(丰昀《萧红:一串凄婉的歌谣》,《读书》1993 年第 2 期)

【有身子】yǒu shēn·zi　女子有身孕。**【例】**她有身子,你别吓着她!(冯德英《苦菜花》)|"我有了身子啦,这我知道,"大凤嘟囔着说,"他也一清二楚。"有了身子,她要想另嫁别人,就不容易了。(老舍《鼓书艺人》)

【有室】yǒushì　男子已经结婚。**【例】**对一个历尽艰辛,有家有室的汉子来说,面对谋生的机遇,有什么大话可说的?(彭瑞高《毛哥斩肉》)|喝了这杯酒,你就再不是一个两袖清风的书生了,而是一个有家有室、肩负整整一个学校的校长。(沙琳《情系陕北苍生》)

【有私】yǒusī　男女私通,有奸情。**【例】**当初吴越提出这个方案时,我因与她有私,又不愿半途舍下她,故不能否定。(莫怀戚《透支时代》)|(女子)被人劫掠、买卖、奸淫,在外面男的看来,虽然很容易救……也不该救她。如果救出了,一救一被救,先不问是非,而是先问这一男一女,是否有私,即彼此是否相爱相识之类。(聂绀弩《侠女、十三妹、水冰心》,《读书》1982 年第 8 期)

【有文章】yǒu wénzhāng　有暗含的意思或复杂的情况。**【例】**余静一听话不对头,其中有文章,连忙问赵得宝:"工会在支票上盖过章

吗?”(周而复《上海的早晨》)|白大嫂子听到这儿,觉得里面好像有文章,对刘桂兰使一个眼色,两个人挤了出来,迈出院子,一面走着,一面猜测。(周立波《暴风骤雨》)

【有喜】yǒu//xǐ 怀有身孕。【例】娘,三媳妇既然有喜,我想这张方子她用得着。(钱钟书《围城》)|胡雪岩看她腰很粗,此刻听她说这话,猜想是有喜了。(高阳《红顶商人胡雪岩》

【有一手】yǒu//yīshǒu (~儿)有一定的手段,有一定的手法。【例】看来你伺候人倒真有一手,我若是个女人,也非被你迷死不可。(古龙《陆小凤传奇》)|他总以为有刁世贵在这儿保护着他,怎么也没有想到有这一手儿。(刘流《烈火金刚》)

【有意】yǒuyì 男女间有爱慕之心。【例】魏女士既有意于你,你为何不“就棍打腿”和她拉拢拉拢?(老舍《赵子曰》)|杜丽琳拿定许彦成是怕羞而骄傲,虽然对她有意也不敢亲近。(杨绛《洗澡》)

【有意思】yǒu yì·si 男女间有爱慕之心。【例】几个年轻人可能都是对她有意思的,也坐在近处。(杨绛《洗澡》)|小芳向汪百龄笑笑,有点儿意思了,这交际的第二步便是喝咖啡,男女双方进一步交谈,观察对方待人接物的表现。(陆文夫《清高》)

【窬桶】yútǒng 马桶。【例】(蔡礼斋)最喜在窬桶上看书,乡试十余科不第,以援例作江西县丞,候补南昌……([清]钱泳《履园丛话》)

【与世长辞】yǔshì-chángcí 永久辞别人世,人死亡。【例】一九五五年三月,林徽因教授终因久病医治无效而与世长辞了,终年只有五十一岁。(郁进《可贵的是探索精神》,《读书》1983年第2期)|可是没活了五天,小孩不知为了什么,竟自一声没出,神不知鬼不觉的与世长辞了。(老舍《抱孙》)

【雨散云收】yǔsàn-yúnshōu 男女性爱已毕。【例】左手搭于背上,右手解衣,就床边椅上云雨起来。有两个时辰,方得雨散云收,扣衣出房。([清]汪寄《海国春秋》)|桂姐两个,在雪洞内足干够一个时辰,吃了一枚红枣儿,才得了事,雨散云收。([明]兰陵笑笑生《金瓶梅词话》)

【玉茎】yùjīng 男性生殖器。【例】慧娘真个也去解了他的裤来摸时,只见一条玉茎,铁硬的挺着!([明]冯梦龙《醒世恒言》)|西门庆吐舌头,那小郎口里噙着凤香饼儿递与他,下边又替他弄玉茎。([明]兰陵笑笑生《金瓶梅词话》)

【欲火】yùhuǒ 强烈的性欲。【例】我按住欲火,吻吻她,将枕头、被子抱到客厅的沙发上。(莫怀戚《透支时

代》)|只差一点没和那漂亮女人做成一回好事。他强压欲火,宽容地让她走出了深幽的芦苇丛。(廉声《月色狰狞》)

【**遇难**】yù//nàn 遭受意外或受迫害而死。【**例**】1973年,一架载有100多名乘客的利比亚客机被以色列击落,机上人员全部遇难。(唐师曾《把国土顶在头上的元首》)|十一月二十一日下午,文学院几个比较相熟的朋友,正在校长杨振声先生家吃茶谈天,忽然接到北平一个急电。电中只说志摩在济南不幸遇难。(沈从文《友情》)

【**遇人不淑**】yùrén-bùshū ㊀女子嫁的丈夫不好。【**例**】不要像你母亲,遇人不淑,再叫你母亲伤心,你母亲禁不起了啊!(张爱玲《花凋》)|凡人生为女子身,已大不幸,况又遇人不淑,至于衔恨以没,其志亦可哀矣。([清]百一居士《壶天录》) ㊁所结交的人不好。【**例**】这次失败只能说是他遇人不淑。([日]田中芳树著,陈惠莉译《银河英雄传说》)|他命途多舛,遇人不淑,终遭屈抑。([清]褚人获《隋唐演义》)

【**遇喜**】yùxǐ 怀孕。【**例**】后妃怀孕叫"遇喜",在《钦定宫中现行则例》中,对此有专门的规定。(《〈故宫〉解说词》)|你大爷现在出外,你二位大奶奶同时遇喜,不便坐车远行。([清]文康《儿女英雄传》)

【**冤大头**】yuāndàtóu 枉费钱财的人。【**例**】显而易见,如不是背后有某种交易,凭边乐来的精明,绝不会做冤大头的傻事。(袁一强《硕鼠》)|不过随着这位冤大头出门,茶房取走那二十块钱再没往回送。(邓友梅《那五》)

【**元参**】yuánshēn 中药名,即玄参,内服,具有清热凉血、养阴清热、泻火解毒、软坚散结的功效。【**例**】舌绛暮热,甚燥,邪初入营,加元参二钱、犀角一钱。(《历代古方验案按》)|元参(蒸)、牡蛎(醋煅,研)、贝母(去心,蒸)各四两。共为末,炼蜜为丸。每服三钱,开水下,日二服。([清]程国彭《医学心悟》)【**说明**】玄参,为避康熙玄烨的字,改"玄"为"元",称元参。

【**元阳**】yuányáng 男子的精气。【**例**】这次讨论的文化原来就是一种操守,叫人不要受物欲玷污,如同唐僧不要与蝎子精睡觉失了元阳。(王蒙《难得明白》)|盖久泻皆由肾命火衰,不能专责脾胃,故大补下焦元阳,使火旺土强,则能制水而不复妄行矣。(《历代古方验案按》)

【**圆房**】yuán//fáng 新婚夫妻开始同房。【**例**】花狗,你少坏点。人家是十三岁黄花女,还要等十年才圆房!(沈从文《萧萧》)|她有很长一段时间,等待着新郎从喜宴上回来"圆房"。(琼瑶《烟

锁重楼》)

【圆寂】yuánjì 僧尼死亡。【例】一九六三年以前曾有过几篇文章,都是纪念鉴真圆寂一千二百周年用的。(吴葆璋《山川异域,风月同天》,《读书》1979年第8期)|后来就死在少林寺,也有一个说法死在龙门附近。说达摩死了,达摩圆寂了。(马明达《千年少林——历史篇》)

【圆脸】yuán//liǎn (~儿)为保全面子而做一些事。【例】叔父你老人家有不知,皆因是有我拜弟李平所约,是给他圆脸。([清]郭小亭《济公全传》)

【援交】yuánjiāo 学生卖春。【例】香港女警卧底扮援交女,同袍警员寻欢被拘。(中新网2013年2月7日据香港《星岛日报》报道)|她通过这部电影了解到许多与援交有关的故事,也从另一个角度看到了自己的性格。(《比诺什新片关注援交》,《京华时报》2012年2月12日)【说明】"援交"是"援助交际"的简称。源自日本语,最初指少女为获得金钱而答应与男士约会,但不一定伴有性行为。

【月候】yuèhòu 月经。【例】女子十四而天癸至,任脉通放,月候按时而行,常以三旬一见则无病。([明]兰陵笑笑生《金瓶梅词话》)

【月客】yuèkè 月经。【例】天癸,月客、姅变、月事也。([明]朱谋㙔《骈雅》)|阴丹,妇人乳汁也,妇人十五已上,下为月客,有孕,月客绝,上为乳汁。([明]方以智《通雅》)

【月事】yuèshì 月经。【例】今天大概是肚子因月事而胀痛,竟然失灵,一直昏昏沉沉睡至六时四十分,才惊醒过来。(梁凤仪《风云变》)|陶逸初问:"不是月事来了吧?"(梁凤仪《弄雪》)

【月水】yuèshuǐ 月经。【例】妇女最多肝郁,气郁日久,肝病及血胁肋胀痛,月水不调者,正气天香散、延胡索汤两方,量其轻重而用也。(《历代古方验案按》)|妇人以血为本,藏于肝,流于脏,上则为乳汁,下则为月水,合精而成胎气。([明]兰陵笑笑生《金瓶梅词话》)

【月下老人】yuèxià lǎorén 媒人。【例】他们信教的不供神,和不供子孙娘娘,月下老人一样。(老舍《老张的哲学》)|自古道:"千里姻缘一线牵。"管姻缘的有一位月下老人,预先注定,暗里只用一根红丝,把这两个人的脚绊住。([清]曹雪芹、高鹗《红楼梦》)

【月信】yuèxìn 月经。【例】肝家血亏气滞者,必然肋下疼胀,月信过期,心中发热。([清]曹雪芹、高鹗《红楼梦》)|却说白氏女叫做个白牡丹,得了纯阳的至宝,月信愆期,身怀六甲,怀了二十个整月,方才分娩。([明]罗

懋登《三宝太监西洋记》）

【月子病】yuè·zibìng　产妇在产后6~8周内发生的产道感染。【例】产妇从怀孕到生产全身筋骨都松懈了，元气大伤；若不养好，落下月子病，那什么药也治不了，女人这辈子就算病痨鬼了。（池莉《太阳出世》）|他那得了月子病一整年没下地的媳妇，裸着白身子，躺在一堆余烬未灭的火堆旁。（刘醒龙《十八婶》）

【乐妇】yuèfù　歌妓，妓女。【例】王少无子，所幸乐妇生子置外舍。久之，王有痿病，度终无子，乃取外舍儿内宫中，时儿已八岁，诈曰宫人某氏子，欲以闻于朝。（［清］方浚师《蕉轩随录》）|常在娼楼包占乐妇，是个酒色之徒。（［明］兰陵笑笑生《金瓶梅词话》）

【乐户】yuèhù　妓院。【例】他是个和尚……总不能去弄几千两银子来替一乐户女赎身。（古龙《陆小凤传奇》）|在乐户中长大的女孩子，十五岁就已经是个发育得很好的女人了。（古龙《圆月弯刀》）

【越轨】yuè//guǐ　（言语、行为）超出规章制度、道德所允许的范围。【例】他开始享受部门一位年轻美丽的女助理对自己崇拜和关心，慢慢他开始把心里话都跟女同事讲，然后，他们越轨了。（白芍《保持心灵的连接》，《经济日报》2013年10月19日）|整合、完善社会教育资源，促进青少年全面发展，引导青少年行为，预防越轨失范和违法犯罪。（陈勇、李宁、谢灏《青少年社会教育迫在眉睫》，《湖南日报》2013年1月31日）

【越界】yuèjiè　（言语、行为）超出规章制度、道德所允许的范围。【例】艺术不是荒唐行为的“挡箭牌”，裸体本是社会浮躁的一种表现，其目的是借助“越界”的行为达到炒作功利。（堂吉伟德《裸画一越界就会变淫秽》）|婚姻之外的爱情，沉重往往大于幸福。现代人不想要太沉重的感情。于是，有好感，不越界。（张凌、李春梅《网络“亚情人”　都市人的隐秘情感》）

【云情雨意】yúnqíng-yǔyì　男女性爱之事。【例】戚女年已及笄，已解云情雨意，且终身得侍汉王，可望富贵，不如曲意顺承，由他宽衣解带，拥入衾中。（蔡东藩《秦汉演义》）|当晚与西门庆云情雨意，不消说得。（［明］兰陵笑笑生《金瓶梅词话》）

【云雨】yúnyǔ　男女间的性爱行为。【例】桑塔纳里的那对狗男女，男的能做了女的爷爷，却他妈的在车里行云雨之事，干那种勾当！（张平《十面埋伏》）|突然，听见公园假山后面有响动，原来是一对狗男女云雨鬼混。（吴晓平《荧屏一裸后的厄运》）

【云雨乡】yúnyǔxiāng　妓院。【例】这里的“云雨乡”“风月所”“烟花阵”，便都带了“颜色”。（李建永《船载的金银填不满烟花寨》，《杂文选刊》2010年第10期）｜决不到云雨乡中，常子在神仙会里。（［明］朱有燉《风月牡丹仙》）

【云驭】yúnyù　人死亡。**【例】**共拟雪帆趋大府，忽惊云驭向高天。（［清］孙枝蔚《挽丁彼云》）

【陨世】yǔnshì　人死亡。**【例】**基亡之后，孙廌实嗣，太祖召谕再三，铁券丹书，誓言世禄。晶嗣未几，旋即陨世，褫圭裳于末裔，委带砺于空言。（［清］张廷玉《明史》）｜呜呼！江陵权势薰天，一旦无禄陨世，泡影灭而冰山摧，皆由一女子致之。（［清］严有禧《漱华随笔》）

Z

【在疚】zàijiù　居丧（因丧守孝）。**【例】**生心大疑，彼非茕茕在疚者邪？胡朝伏苫块，暮即赴宴会？世风凉薄，一何无忌惮至此？（［清］佚名《骨董祸》）｜洪武中，高丽来朝。赐宴乐作，使者以国丧辞……使者之辞，亦不失人臣在疚之正法。（［明］严从简《殊域周咨录》）

【在一起了】zài yīqǐ·le　（男女二人）已经发生性关系了。**【例】**他要是真的对你一见钟情，他认识你几年啦，你们早就在一起了。（岑凯伦《还你前生缘》）

【脏病】zāngbìng　不干净的病，多指性病。**【例】**女儿跟妈妈偷偷地说：“妈，我过上了他的脏病。”（汪曾祺《岁寒三友》）｜买了张假护照跑到东南亚逛窑子，花光了钱才回来，还染了身脏病……（王朔《浮出海面》）

【遭艰】zāo//jiān　父母死亡。**【例】**昔某公遭艰归，于轿顶之中，为一小龛，奉纸位一，载而行。（［清］刘献廷《广阳杂记》）｜君旋遭艰归，服终补部曹。高庙知君直，更擢为御史，使直军机处。（［清］梁章钜、朱智《枢垣记略》）

【遭忧】zāo//yōu　父母死亡。**【例】**张子虞夫子……光绪癸未进士，由编修官至江苏徐州府知府，遭忧去职，服阕，以道员候补，宣统二年卒，年七十一。（［清］朱彭寿《安乐康平室随笔》）｜呀！商弦哀声凄切，吾弟必遭忧在家。（［明］冯梦龙《警世通言》）

【糟蹋】zāo·tà　女子被奸污。**【例】**鬼子糟蹋我娘时，我娘肚子里怀着我妹。（冯骥才《石头说话》）｜我不回家，我要去抓罪犯，两个罪犯糟蹋了我，我不能饶了他俩。（徐熠《查找恶人一年半》）

【早世】zǎoshì　人过早死亡。【例】阮玲玉……幼年因父亲早世,便随母亲在一个姓张的大户人家帮佣。(淳子《一代影星——阮玲玉》)丨启功先生曾在《成容若手札卷跋》中写道:“先生高才早世,遗墨流传,稀如星凤……”(《新书录》,《读书》1991年第4期)

【怎么】zěn·me　㊀表示某种不便直接明说的方式。【例】在2002年取得个人护照前出国,他们总是命令我怎样怎样做,现在他们与我协商怎么怎么做。(姚明《我的世界我的梦》)丨各衙门……硬说哥假借赈灾之名,煽动饥民叛乱,又说哥同红娘子怎么怎么……”(姚雪垠《李自成》)㊁用于反问,婉言不能采用这样的方式。【例】您怎么能这样说,您得好好活下去,您手术做得这么好,还得活好长时间呢。(张洁《世界上最疼我的那个人去了》)丨你那么苦,我怎么能接受你的礼物。(余华《在细雨中呼喊》)

【怎么样】zěn·meyàng　㊀用于提问,征询意见,婉言应该如何做。【例】我们先不画画了,找个地方聊聊怎么样?(卞庆奎《中国北漂艺人生存实录》)丨太好了太好了,兄弟借我200块钱怎么样?(卞庆奎《中国北漂艺人生存实录》)㊁表示某种不明说的方式。【例】我故意写了许多吓人的东西,我把我的猜想全写了进去,没想到你们做贼心虚,真的会沉不住气,真的以为我要怎么样怎么样了。(张平《十面埋伏》)丨你们俩甭害怕,我不怎么样你们,你们也许知道我,我的名字叫单打一。(刘流《烈火金刚》)

【怎么着】zěn·me·zhe　㊀虚指,表示某种不明说的方式或结果。【例】倒是那位女导演……一副盛气凌人的架势,甚至威胁若不配合,就怎么着怎么着。(陆步轩《屠夫看世界》)丨阿姨,我没有怎么着他!(王海鸰《中国式离婚》)㊁反问语气,委婉地表示肯定。【例】你这算什么道理,我要是不让她见乔致庸,她又能怎么着?(朱秀海《乔家大院》)丨你个闺女家能怎么着。(雪克《战斗的青春》)

【沾染】zhānrǎn　发生性行为(多指不正当的)。【例】凡婢年稍大,妇恐夫沾染,即行鬻卖,另买小者供用。([清]梁绍壬《两般秋雨盦随笔》)丨朱赚夫人宝带房,扃闭之,洪终夜无所沾染。([清]蒲松龄《聊斋志异》)

【占有】zhànyǒu　与女性发生了性关系。【例】她丈夫回家后,认为老爷已经占有了她……她越分辩,他骂得越凶。(老舍《鼓书艺人》)丨哪些男人占有过她的身体,这在我看来是那样无足轻重……([法]马塞尔·普鲁斯特著,徐和瑾译《追忆似水年华》)

【站街女】zhànjiēnǚ　站在大街上招嫖的卖淫女。【例】"站街女"们透露,使馆区附近二十多个站街女中有4个是男人,这些男人被称为"妖儿"。(《北京使馆区旁"站街女"调查:不乏男扮女装者》,《京华时报》2013年11月24日)|对于这条街,附近老百姓已有所闻,一帮站街女强行拉客招嫖,背后有"鱼叉帮"撑腰。(《鱼叉帮覆灭》,《京华时报》2006年9月8日)

【章台】zhāngtái　妓院。【例】我以世上有情种多在章台,故不惜千金以买一笑。([清]钮琇《觚剩》)|吾走尽章台,未尝遇此娇丽。([明]李渔《闲情偶寄》)【说明】汉朝长安有章台街,是妓女居住的地方。后来"章台"便成为妓女住所的代称。

【招蜂引蝶】zhāofēng-yǐndié　勾引异性。【例】像你这样的美人坯子生来就是个招蜂引蝶的祸胎!(钱林森、廉声《大宋提刑官》)|白芙蓉走了出来,少不得又去招蜂引蝶,所以这种私娼,实是脏得异常……(陈莲痕《同治嫖院》)

【朝露】zhāolù　年纪很小而死去,生命短暂无常。【例】同游七度,今竟溘先朝露,不复得至此,感怆不已。(黄裳《关于安桂坡》,《读书》1993年第1期)|一日,友人王应乾寓书于予,中有"青楼惜玉,才子多情;黄土埋香,佳人薄命"数语,反复批阅,犹未知秀英,溘然朝露也。(缪艮《陈秀英传》)

【朝云暮雨】zhāoyún-mùyǔ　男女性行为。【例】予谓承公曰:"昔日柏台跪诉,饮泣含愁;今日兰闺养娇,朝云暮雨。作朱门之新宠,定不思白下之旧居矣。"([清]陈恒庆《谏书稀庵笔记》)|巫山神女朝云暮雨之说,向来词赋家多用之,艳矣,然而亵甚。([清]况周颐《眉庐丛话》)

【找不顺序】zhǎo bùshùnxù　找别扭,找麻烦。【例】管家说:"九爷这两天正乏,你现在来回事不是找不顺序吗?"(邓友梅《烟壶》)

【找不着北】zhǎo bù zháo běi　高兴或悲伤过头,而不知所以。【例】觉得自己很大,又像是全卖给了谁。这感觉我管它叫找不着北。(王朔《看上去很美》)|陈佳佳这还是头一回演喜剧,有点"找不着北",她连声说,不敢相信自己能演喜剧,因为生活中的她不是爱耍宝的人。(刘筠、王茜《"打女"搞笑找不着北》,《厦门日报》2009年4月11日)

【找不自在】zhǎo bùzì·zai　自寻烦恼,自找麻烦。【例】这不结啦!甭找不自在!(老舍《骆驼祥子》)|夏老头子是自找不自在。(老舍《柳屯的》)

【赵公元帅】zhàogōng yuánshuài　财神。【例】家家供着赵公元帅,仿佛到了

赵公元帅的故乡。(熊广琴《走进新加坡》)|从某种程度上讲,徐松就是黎伟的赵公元帅……(汉风《两线战争》)

【这是怎么话儿说的】zhè shì zěn·me huàr shuō·de 不应该是这样的,没有想到的。**【例】**哟,别别别,这是怎么话儿说的?(王朔《一点正经没有》)|这是怎么话儿说的?我跟你刚刚……(王朔《编辑部的故事》)

【枕席】zhěnxí 过性生活。**【例】**实际上我们中国古代有很多佳人都是"自荐枕席"的。(李玲《男权视角下的女性形象》)|她已经不是一个处女了,她已经领略过枕席上的风情;她的脸红是因为罪恶,不是因为羞涩。([英]莎士比亚著,朱生豪译《无事生非》)

【枕席之爱】zhěnxízhī'ai 过性生活。**【例】**张老板想起平时的鱼水之欢、枕席之爱,只好拿出钱来。(沈海清《与刁民较量》)|一日,嫂戏素秋曰:"今得新婿,从前枕席之爱犹忆之否?"素秋笑顾婢曰:"忆之否?"([清]蒲松龄《聊斋志异》)

【枕席之欢】zhěnxízhīhuān 过性生活。**【例】**情妇大多貌若天仙,有人欲求枕席之欢,而她们自己水性杨花,行为不检,极易丢东忘西。(《贪官情妇流行写日记 记录风流史与腐败活动》,《检察日报》2000年1月27日)|一旦破人姻缘,断人恩爱,乃我之仇人,使死而有知,必当诉之神明,尚妄想枕席之欢乎?([明]冯梦龙《警世通言》)

【枕席之事】zhěnxízhīshì 过性生活。**【例】**以闱闹枕席之事为裁驿之动机,似乎过分个人化也太卑琐,治史者多不取。(李庆西《一个历史个案》,《读书》1994年第6期)|富贵之人,必是中年上下,取的姬妾,必是花枝也似一般的后生,枕席之事,三分四路,怎能够满得他们的意,尽得他们的兴?([明]凌濛初《二刻拍案惊奇》)

【正法】zhèngfǎ 执行死刑。**【例】**方氏族人,若仍留在本处,则为乱阶矣。将伊等或入八旗,或即正法,始为允当。(黄裳《禁本小记》,《读书》1987年第4期)|他们抢完烧完,再出来就地正法别人;什么玩艺呢?(老舍《我这一辈子》)

【正房】zhèngfáng 正妻,大老婆。**【例】**说他"夫人早亡",丧妻后可以续娶嘛,正房不育,还可纳妾;难道是他本人无生育能力?(刘心武《秦可卿出身未必寒微》)|当初若我是想纳她为正房的,倒不能就此了断。([日]紫式部著,林文月译《源氏物语》)

【正命】zhèngmìng 人死亡。**【例】**公苟正命,仆必为公营敛,如谢皋羽之于文信国故事。(许指严《十叶野闻》)|我年逾六十,贵居一品,子孙

绕膝，得终正命，侥天之幸，至此极矣！（[清]夏敬渠《野叟曝言》）

【正终】zhèngzhōng 老人正常死在家里。【例】怪的我，飘零不作他乡梦，却原来枯骸仍向家边送。先保个孤首他年得正终。（[清]李渔《巧团圆》）今谓先帝为王金所害，诬以不得正终，天下后世视先帝为何如主？（[清]张廷玉《明史》）

【之乎者也】zhīhūzhěyě 说话或文章不文不白，迂腐。【例】说起话满嘴之乎者也。他老婆骂他："晚饭米都没得一颗，还你妈的之乎——者也！"徐呆子全然不顾，朗吟道："之乎者也矣焉哉，七字安排好秀才！"（汪曾祺《徙》）|孔乙己立刻显出颓唐不安模样，脸上笼上了一层灰色，嘴里说些话；这回可是全是之乎者也之类，一些不懂了。（鲁迅《孔乙己》）

【肢障】zhīzhàng 肢体残疾。【例】建议大剧院借此大修之际给肢障人设置轮椅席位。（高毅果《大剧院整修莫忘增设轮椅席位》，《新民晚报》2013年3月31日）|在出访法国的前一个星期，包括肢障、听障、视障人士在内共27个演员，从浙江省各地聚集到杭州，进行出发前的集训。（郑娜《挣扎生命中的坚强绽放！》，《人民日报（海外版）》2008年9月5日）

【直筒子】zhítǒng·zi 说话直来直去，不会拐弯，不注意方式。【例】她是直筒子脾气。（老舍《四世同堂》）|你呀！……脑袋瓜子里就一个直筒子，连一个弯弯也没有。（李晓明《平原枪声》）

【制中】zhìzhōng 居丧。【例】姑娘因在制中，不过年节，安老爷、安太太也给他送了许多的吃食果品糖食之类。（[清]文康《儿女英雄传》）|那位甄老爷一见，便悲喜交集，因在制中不便行礼，便拉着了手叙了些阔别思念的话，然后分宾主坐下。（[清]曹雪芹、高鹗《红楼梦》）

【智残人】zhìcánrén 由于大脑生理缺陷或伤残而导致智力伤残的人。【例】1998年7月22日，智利第六届暨国际第二届智残人问题研讨会在智利首都圣地亚哥举行。（韩晓华《智利举行第六届暨国际第二届智残人问题研讨会》，《光明日报》1998年7月25日）|眼前这些训练有素、动作整齐划一的腰鼓队员，竟然是一群智残人。（谈燕《倪震和智残人腰鼓队》，《解放日报》2005年3月10日）【说明】也说"智残人士""智残人员"：智残人士的赔偿标准是否与常人相同，成了庭上双方最大的争议点。（《道交案件的新特点及其价值取向》，《人民法院报》2012年11月12日）|要做好智残人员的护理工作，并非一件易事。（周立权《张丽娟：真爱献给智残人》，《解放军报》

2006年11月1日)

【智障】zhìzhàng 由于大脑生理缺陷或伤残而导致的智力障碍。【例】智障人士是社会上最需要关怀和爱护的人群之一……(姚明《我的世界我的梦》)|一个智障者失踪3年后,家属突然接到监狱通知,称此人服刑期将满,让家属前来接人。(叶铁桥《一名智障者的服刑疑云》,《中国青年报》2011年9月7日)

【终身】zhōngshēn 婚姻大事。【例】如果罗四姐对她的终身,真的有什么打算,一定也急于想跟你商量。(高阳《红顶商人胡雪岩》)|乔家要是败了,像你说的那样连老宅都要顶出去还债,致庸绝对不会耽误雪瑛的终身……(朱秀海《乔家大院》)【说明】见"终身大事"。

【终身大事】zhōngshēn dàshì 男女的婚姻。【例】一个女孩子怎么可能把终身大事随随便便交给一个陌生人做主。(冯骥才《一百个人的十年》)|曼倩的女伴们也说曼倩聪明一世,何以碰到终身大事,反而这样糊涂。(钱钟书《纪念》)【说明】见"终身"。

【钟鸣漏尽】zhōngmíng-lòujìn 晚年,暮年。【例】因年已日近钟鸣漏尽,有些琐碎的细节,是记忆不周全了。(徐铸成《徐铸成回忆录》)|这个至关重要的创作理念,可惜我受悔过迟,等到它擦亮我的眼睛,我已接近钟鸣漏尽了。(刘晓瑜《妙化浪迹缀美文——老作家唐萍踪小小说作品研讨会随记》)

【钟徐邱】zhōngxúqiū 暗中侵吞经手的财物。【例】喜得狄希陈不大会得算账,两三年里边,他也"钟徐邱"了好几两银。但这样人得了这样利,原得的不难,看得也便容易。([清]西周生《醒世姻缘传》)【说明】《百家姓》有"钟徐邱骆"四姓的排列,"钟徐邱"则"落"了末一个姓,婉言被克扣。

【种种原因】zhǒngzhǒng yuányīn 笼统指出多种原因,而婉转地回避明确的、具体的原因。【例】尽管赛珍珠对中国民间的了解有独到之处,过去因种种原因,对赛珍珠是有意忽略的。(葛佳渊、罗厚立《形象与文化:换个视角看中国》,《读书》1993年第12期)|令人遗憾的是,有的人坚持抗清终至以身殉国,却因种种原因,不但忠烈未显,反而招致物议乃至诽谤,令人扼腕。(曲冠杰《毁誉于今判伪真》,《读书》1991年第10期)

【中酒】zhòngjiǔ 因醉酒而身体不舒服。【例】身子东摇西摆,恍如中酒,一时之间难以宁定。(金庸《神雕侠侣》)|情种王生仿佛中酒欲醉,完全被迷住了。(姜德明《我国古典文学和莎士比亚》,《读书》1980年第8期)

【众所周知的原因】zhòngsuǒzhōuzhī·de yuányīn 人们普遍知道但不便明说的原

因,婉转地回避明确的、具体的原因。【例】由于众所周知的原因,我们无法有效获得行政处罚类信用信息,所以我们诚信排名榜的象征意义和监督意义,大于实际意义。(《2011 年度中国信用报告》)|在新中国,由于众所周知的原因,现在 40 岁以上的识字国民中,大都接受过“革命文艺作品”(或者说红色经典作品)的教育和洗礼。(杨泽文《杨沫的真实人生》,《科学时报》2011 年 7 月 21 日)

【重气】zhòngqì 气郁结阻塞。【例】你丈夫教头和陆谦吃酒,一时重气,闷倒在楼上。叫娘子快去看哩。([明]施耐庵《水浒传》)|这李瓶儿一者思念孩儿,二者着了重气,把旧病又发起来。([明]兰陵笑笑生《金瓶梅词话》)

【重身子】zhòngshēn · zi ㊀怀孕。【例】大凤已经是重身子了,二奶奶成天就知道宠闺女,眼巴巴盼着来个胖小子。(老舍《鼓书艺人》)【说明】也说“身子重”:王柬芝倒是真的又惊又疑,“哦!又是肚子痛啦!唉,娟子,她身子重了,常害肚子痛。”(冯德英《苦菜花》)㊁怀孕妇女的身材。【例】那阵玉秀快生了,是她拖着那重身子,到处给俺寻方取药,端着碗一口一口喂俺吃饭……(李存葆《高山下的花环》)

【重听】zhòngtīng 听觉不灵敏,轻度耳聋。【例】看上去,爸爸的精神和以往没有太大的差别,但耳朵显得重听了。(董良《忆我的爸爸董必武》)|他的耳朵重听,说话的声音很高,好似他觉得别人的听觉也和他一样似的。(臧克家《老哥哥》)

【周公之礼】Zhōugōngzhīlǐ 过性生活。【例】遵着清室列宗列祖的成法,大概已将皇上须与皇后行那周公之礼的事情教会,自然十分美满。(徐哲身《大清三杰》)|镜子中间,都映出两对赤条条的男女,在那里行那周公之礼。([清]无垢道人《八仙得道》)

【周吴郑王】zhōuwúzhèngwáng 格式、礼节齐全,做得像个样子。【例】养母指责养父衣冠不整,养父辩解道:“这是在家里,我还穿得周吴郑王的?”(王宪《“周吴郑王”别解》,《咬文嚼字》2011 年第 6 期)|一场演习,至于搞得周吴郑王的!我们有特别通行证,不是什么间谍!(柳建伟《突出重围》)【说明】多从否定方面说,格式、礼节不必过于齐全。

【珠沉玉碎】zhūchén-yùsuì 女子死亡。【例】漫说天飞六月霜,珠沉玉碎不须伤。已拼侠骨成孤注,赢得英名震万方。(柳亚子《吊鉴湖秋女士》)|便要绰起那把刀来,就想往项下一横,拼这副月貌花容,作一团珠沉玉碎!([清]文康《儿女英雄传》)

【祝融】zhùróng 火灾。【例】因为那时候镇上多是板壁、

棚屋，住户常遭祝融之灾。（陈世旭《将军镇》）| 常怪藏书家何多不肖子，先辈心血往往为后人饮博之需，射覆之用，或赵公不保，而有祝融之顾。（金香《新书录》，《读书》1990 年第 6 期）**【说明】**“祝融”为火神。

【转身】 zhuǎn//shēn ㊀寡妇改嫁。**【例】**人家花烛夫妻，还常常千拣万拣拣着了头珠瞎眼。若是晚转身，越发不好拣精拣肥。（［清］张南庄《何典》）| 父亲王老员外劝他转身，大娘子说道："不要说起三年之久，也须到小祥之后。"（［明］冯梦龙《醒世恒言》）㊁人死亡。**【例】**那沈庆既多为不善，发他转身为畜类，多受刀俎之苦。（［明］安遇时《包公案》）

【转着弯】 zhuǎn·zhewān （～儿）用委婉的、隐晦的方式表达本意。**【例】**我旁推侧引地转着弯问了半天，他只说些革命的道理，不说出他们的根底在什么地方。（梁斌《红旗谱》）| 朱老明隔着窗户，一句一句地转着弯、捡着柔和话，跟涛他娘把大贵和春兰的事说了说。（梁斌《红旗谱》）

【壮阳】 zhuàngyáng 增强男子性功能。**【例】**中国人怎么爱吃补药，叫壮阳吧，中国男人为何对自己的性能力不自信，他们不能做吗。（马兰《阅读和对话》）| 最不该的是说犀牛角壮阳——连想一想都不应该。（王小波《红拂夜奔》）

【子孙桶】 zǐsūntǒng 陪嫁用的马桶。**【例】**说着，张年大就操起了推刨，坐上箍桶凳，两三下就把一个子孙桶的侧面刨光了。（秦军等《张年大：箍桶三十年》，《浙江日报》2011 年 12 月 12 日）

【子虚乌有】 zǐxū-wūyǒu 不真实的或虚构的事物。**【例】**此事真的是子虚乌有吗？也不尽然。（牧歌《国防部长竟是一名老间谍》）| 假如苏小姐也不跟他讲话，鸿渐真要觉得自己子虚乌有，像五更鸡啼时的鬼影，或道家“视之不见，抟之不得”的真理。（钱钟书《围城》）

【姊妹人家】 zǐmèi rén·jia 妓院。**【例】**入得门时，谁知月梅不在家，说是到姊妹人家吃喜酒去了。（［清］吴趼人《近世社会龌龊史》）| 他二人也有时破些钱钞，请沈将仕到平康里中好姊妹家里，摆个还席。吃得高兴，就在姊妹人家宿了。（［明］凌濛初《二刻拍案惊奇》）

【梓宫】 zǐgōng 皇帝或皇后的棺材。**【例】**此时在热河叩谒咸丰帝梓宫，随时会有跪安以及回京的消息需要通报。（董守义《太史公笔法应如是》，《读书》1994 年第 2 期）| 乾隆死了，大内要办丧事，当天就把乾隆小殓，然后就在乾清宫放上梓宫……（阎崇年《清十二帝疑案》）

【紫河车】zǐhéchē　中药名,人的胎盘,内服,具有补气、养血、益精的功效。【例】我们采用抗痨药并用中药紫河车,治疗肺结核病取得了较好的临床效果。(杨顺祥、李志钢《抗痨药并紫河车治疗肺结核临床分析》,《中医药学报》1997年第4期)|紫河车禀受精血结孕之余液,得母之气血居多,故能峻补营血。([清]张璐《本经逢原》)【说明】见"人胞"。

【紫葡萄】zǐpú·tao　女子乳头。【例】壁间悬《美人新浴图》一幅。予戏题《巫山一段云》词曰:"彳亍莲生步,轻盈柳作腰。酥胸半褪裹冰绡,一捻紫葡萄。密意回眸软,柔情结想遥。杨妃出浴者般娇,泚笔也魂消。"([清]支机生《珠江名花小传》)

【自便】zìbiàn　随自己的方便行动,按自己的意愿行事,婉言请人离开。【例】我正在晨读。愿等就等,不愿等了请他们自便。(陈忠实《白鹿原》)|如果你还有事,也尽管请自便罢。(茅盾《蚀》)

【自裁】zìcái　自杀。【例】倘若虏骑南下,东照誓用胡虏鲜血洗此宝刀,万一不胜,亦以此刀自裁!(姚雪垠《李自成》)|可当胡适向原配江冬秀坦陈此事并提出离婚时,江氏怒不可遏,竟持菜刀以母子三人自裁相胁,胡适只得无奈退避离家,借宿于西山友人处。(时萌《为胡适改诗》)

【自残】zìcán　残害自己的身体。【例】那戮手自残,不讨老婆的人大概已经结婚了吧……(陆文夫《越来越窄的文学小道》)|别人可以自虐,可以自残,可以自杀!但是他不能!(梁晓声《表弟》)

【自沉】zìchén　投河自杀。【例】虽说当年王氏自沉昆明湖所激起的轩然大波在社会上早已平息,但学界近七十年来却一直不能忘怀。(方守金《生死苦魂》,《读书》1996年第4期)|我是无论如何,不至投水自沉的,请你安心。(郁达夫《茑萝行》)

【自宫】zìgōng　男子自己割掉生殖器。【例】因不堪重压而产生极端行为的案例不少,但以"自宫"宣泄的十分罕见。(曹斯等《青年男子网吧自宫》,《南方日报》2010年4月7日)|近日,"安溪17岁男孩小军(化名)挥刀自宫"的新闻被多家媒体转载。(张彬楠《少年自宫悲剧缘何发生》,《河北青年报》2012年11月13日)

【自尽】zìjìn　自杀。【例】玛丽娜的一位女邻居在遭受了同样不幸后,感到羞辱难堪,愤然自尽了。然而,玛丽娜却顽强地活了下来。(戴雪松《德国妈妈和"俄国崽子"》)|早在阮玲玉自尽前一年,已经有一位颇具才华

的女影星走了相同的道路。(艾以《中国影坛第一位自杀的作家影星》)

【自经】zìjīng 上吊自杀。【例】夫病革,谓氏曰:“老母在,毋殉我。”既殓,扃户自缢。姑救之曰:“尔毋忘尔夫言。”乃止。二年,姑殁,又自经。母救之曰:“姑与夫未葬,汝不得死。”(张中行《难矣哉如释重负》,《读书》1991年第9期)|至山林,望天地悠悠,不觉怆然涕下,乃解带自经。适一妇人至,救之。(陈四益、丁聪《圣人》,《读书》1993年第8期)

【自刭】zìjǐng 用刀割脖子,自杀。【例】李广……最后竟因期会失道,不堪再受刀笔吏之辱,引刀自刭。(李零《汉奸发生学》,《读书》1995年第10期)|(史记)也记述了汉宣帝时诛戮直臣,有盖宽饶的自刭,杨恽的被腰斩等案。(卞东流《“金杯”与“白刃”》,《读书》1993年第3期)

【自慰】zìwèi 用手或其他物体刺激性器官而获得快感。【例】自慰的害处并不在其行为本身,“自慰后的负罪感”才是最大危害。(樊江涛、周聪聪《“中国反色情网”被指误导青少年》,《中国青年报》2012年9月14日)|很多已婚者仍然自慰,就像伴侣有时也需要独处空间,性也一样。(刘利波《破除自慰的谣言(专家提示)》,《生命时报》2014年6月3日)

【自刎】zìwěn 用刀割脖子,自杀。【例】临分手时她曾对他说过,到不得已时她宁拔剑自刎,决不落入官军之手,献俘北京。(姚雪垠《李自成》)|读到他垓下被围,乌江自刎,心里就堵得慌。(李零《侠与武士遗风》,《读书》1993年第1期)

【自缢】zìyì 上吊自杀。【例】是的,刘传新的确自杀了,他是自缢而死的。(蔡明忠《为“四人帮”殉葬的公安局长》)|他死了。他并没有躺在床上死去,而在离床一公尺处自缢身亡。(余华《往事与刑罚》)【说明】缢:勒死,吊死。

【走低】zǒudī (价格等)往下降。【例】酒足饭饱,花了不过区区三十几元,是老板算账有误,无意之中,让我等外乡之人拣得便宜?还是石家庄市场物价走低,作为吸引外地人投资、旅游的手段?(陆步轩《屠夫看世界》)|根据兰格钢铁的统计,上周国内钢价小幅走低,其中,建筑钢材价格走低态势明显。(黄烨《上周国内钢价小幅走低》,《国际金融报》2010年4月26日)

【走光】zǒu//guāng 不小心把身体隐私部位暴露出来(多指女性)。【例】尤其是超短裙,你两个腿就得并拢,否则会出现严重的技术性问题,走光。(金正昆《金正昆谈礼仪之仪表礼仪》)|我不喜欢穿裙子打比赛,动作如果太大,就会走光。

(《着裙装怕走光》,《湖北日报》2011年4月21日)

【走后门】zǒu hòumén (~儿)通过送礼、说情或利用各种关系,采用不正当方式办事,以达到某种目的。【例】陈奂生叹气道:"现在都反走后门,他是个正派人,倒去开?"(高晓声《陈奂生包产》)|烧香就是走后门,蹚路子,就是进贡表忠心。(张承志《北方的河》)

【走门路】zǒu ménlù 通过送礼、说情或利用各种关系,采用不正当方式办事,以达到某种目的。【例】听说新上任的人事局长住院,想走门路的人不知从哪儿打听到宋局长的病房,准备了红包礼品前来看望。(郭为《住院》,《法制日报》2013年12月8日)|教育经费支出数额大,但日常审批和监管的职责都在冯哲所在的处。这种"同出一门"的权力,导致相关管理制度形同虚设,给一些找关系、走门路的人以可乘之机,同时埋下了腐败的隐患。(《河南教育厅处长受贿千万 拥有9套房4个假身份证》,《河南日报》2013年8月21日)

【走内线】zǒu nèixiàn 通过借助有权势的亲眷来进行某种利己的活动。【例】他还有一个偏方,是走内线。不找团长,却找"团太"。(汪曾祺《云致秋行状》)|她既自信自己的本领,又知道运动官职地位是须走内线的。(老舍《四世同堂》)

【走水】zǒu//shuǐ 失火。【例】这样的房屋结构,最怕的就是火。要是再碰上有风助势,更是一烧一大片。人们于是很忌讳说"火",而将失火称为"走水"。(刘吉芳《救火的过去式》)|一有人家走水,李三就拿起他的更锣,用一个锣棒使劲地敲着,没命地飞跑,嘴里还大声地嚷叫:"××巷×家走水啦!××巷×家走水啦!"(汪曾祺《故里杂记》)

【走阳】zǒu//yáng 中医病名,精泄不止。【例】连泄两次,伏在身上,气喘不休……竟是走阳而死了。([清]夏敬渠《野叟曝言》)|张南轩,老年来患了走阳的病,昼夜无度,也还活了三年方死,入殓的时节,通身透明,脏腑筋骨,历历可数,通是水晶一般。([清]西周生《醒世姻缘传》)

【走野】zǒuyě 发生不正当的男女关系。【例】后来娶下一房奇丑的媳妇,十亲九眷面前,出来相见,做公婆的好没意思。又且丈夫心下不喜,未免私房走野。([明]冯梦龙《喻世明言》)

【钻狗洞】zuān gǒudòng 偷情,搞不正当男女关系。【例】恐怕这厮知识开了,在外没脊骨钻狗洞,淘渌坏了身子。([清]吴敬梓《儒林外史》)|孙寄安贩药上四川,沈恶棍贪淫钻狗洞。([清]唐芸洲《七剑十三侠》)

【钻土】zuāntǔ 人死亡。【例】我这把年纪,快要钻土了,哪也不想去,还是在自己屋里住好些。(梅大春《九旬孤寡老人住进福利院:还想活十年》,《三峡晚报》2012年7月9日)

【嘴笨】zuǐ//bèn 口头表达能力差,不善于表达。【例】我这个人有三笨:一是嘴笨,不会说话;二是手笨,不会写字;三是脑子笨,不会用心机。(吴强《红日》)|姥姥嘴笨不会说什么,她有时急了说些话不对,这是病态,我们应该原谅她。(张洁《世界上最疼我的那个人去了》)

【嘴紧】zuǐ//jǐn 说话谨慎,不说不该说的话。【例】跟我出来的人,个个都是嘴紧的人。(高阳《红顶商人胡雪岩》)|不是她嘴紧,年青人入党也好,厂里工作也好,都是他们自家的事体,我们不要去讨问,也不该去过问。(周而复《上海的早晨》)

【嘴欠】zuǐ//qiàn 说挖苦损人的话、令人讨厌的话。【例】就因为“嘴欠”,林晓有时惹来外班学生找麻烦,有时骂几句,有时也动手。(王硕《一个“问题”少年的求学路》,《京华时报》2008年1月7日)|他自己说自己喝高了腿软,谁领他都跟谁走,实际上只是说说。嘴欠心软是真的!(阿弋《酒与作家不解的情缘》)

【嘴软】zuǐ//ruǎn 说话不理直气壮,不硬气。【例】吃人家的嘴软,可不要说人家……(柳建伟《突出重围》)|他们都吃过咱的贿,说话嘴软,也不想同咱闹翻。(姚雪垠《李自成》)

【嘴松】zuǐ//sōng 说话不谨慎,容易说出不该说的话。【例】可能他们觉得我嘴松,怕我不小心透露出去吧。(《陈奕迅控诉“锋芝”隐婚》,《京华时报》2011年4月6日)

【嘴碎】zuǐ//suì 说话啰唆,絮烦。【例】别嫌我嘴碎,凡事,那怕是一个尖针那么小,全要思想一番啊。(老舍《赵子曰》)|别的倒没什么,就是你大娘嘴碎一点……(孙犁《风云初记》)

【嘴损】zuǐ//sǔn 说话尖酸刻薄。【例】蓝队长,这个人嘴太损啦,你们带他回去,给我狠狠地整治他。(李英儒《野火春风斗古城》)|点完饭,伙计嘴损,不说荤烩、素烩,“来一碗穷烩!”所谓穷烩,就是只用葱炝锅,连鸡蛋都不给搁一个。(石岩《马志明的悲喜剧》,《南方周末》2012年10月11日)

【嘴直】zuǐ//zhí 说话直爽,不知隐晦。【例】文博士,你不怪我嘴直?(老舍《文博士》)|宝钗笑道:“说你没心,却又有心;虽然有心,到底嘴太直了……”([清]曹雪芹、高鹗《红楼梦》)

【最不发达国家】zuì bù fādá guójiā 社会、经济等发展水

平最低的国家,最落后的国家。【例】1971 年,联合国大会通过了正式把“最不发达国家”作为国家类别的相关决议,制订了衡量“最不发达国家”的经济和社会标准,并对之多次进行修改和调整。(《2013 年最不发达国家报告》,2013 年 11 月 26 日)|最不发达国家实现经济迅速增长和大幅度脱贫的目标还是大有希望的。(《最不发达国家经济状况亦喜亦忧》,《光明日报》2006 年 7 月 24 日)

【醉翁之意不在酒】zuìwēng zhī yì bù zài jiǔ 本意不在此而在别的方面,别有用心。【例】当报纸上一开始批判邵荃麟,我们就觉得醉翁之意不在酒。(韦韬、陈小曼《茅盾任文化部长始末》)|办事处主任火眼金睛,早已发现他醉翁之意不在酒,便婉言推辞。(乐融融《戴小华:不甘只做“颜太太”》)

【左边的】zuǒbiān·de 即下边的,男性生殖器。【例】郓哥道:“我笑你只会扯我,却不咬下他左边的来。”([明]施耐庵《水浒传》)【说明】古代以右为上,左为下。

【左迁】zuǒqiān 降低官职。【例】这一年,减宣从左内史被调去做右扶风。虽然同在京畿“三辅”之内,却有那么一小点儿“左迁”的意思。(苏晨《古老的世事》,《读书》1985 年第 2 期)|徐守治梓,眼花卧酒,岁修尽废。河工之赀,尽入私囊。而有司以“清慎勤谨”“才情敏练”保举,任未满而左迁矣。(陈四益《颠倒》,《读书》1995 年第 6 期)

【左性子】zuǒxìng·zi ㊀性情执拗怪僻。【例】如今又听说如此的话,便知他又弄左性子,劝也不中用了,连忙陪笑说道:“太太这话说的极是……”([清]曹雪芹、高鹗《红楼梦》)㊁性情执拗怪僻的人。【例】再后来发现孙子性子随和大气,遇到谁都一脸讨喜的笑容,不像儿子小时候似的见到严肃的长辈就畏畏缩缩,结果就被他娘一味护着,弄出那么一个左性子,毫无大家风范。(凌云凤歌《红楼奋斗生涯》)

【作风问题】zuòfēng wèntí 行为不正,做事不磊落;有时专指乱搞男女关系。【例】动手动脚的越轨行为倒从来没有过,甚至连黄色笑话都听不得,更没有作风问题,白白地给我背后骂作老色鬼。(姜丰《爱情错觉》)|你爸是不是为作风问题降过级?(王朔《动物凶猛》)

【作古】zuò//gǔ 人死亡。【例】孙先生于一九八六年作古,确切时日,是直到不久前,由师母温芳云夫人那里要来一些介绍和纪念文章才知道的。(张中行《孙楷第先生》,《读书》1989 年第 4 期)|他们为什么要跟一个早已作了古的人过不去呢?(牧歌《国防部长竟是一名老间谍》)

【坐房】zuò//fáng 行房,过

性生活。【例】西门庆见间壁有人,也不敢久坐,吃了几钟酒,与老婆坐了回房,见马来接,就起身家去了。([明]兰陵笑笑生《金瓶梅词话》)

【坐化】zuòhuà　僧徒安坐而死亡。【例】去年,有一天他正给一位圆寂了的和尚念经,他忽然闭上了眼,就坐化了。(老舍《宗月大师》)|不只藏舍利或僧人肉身,国人都是信徒,亲王、大臣多为得道之身,坐化后也可葬于寺,筑塔藏之。(邓友梅《漫忆老挝》)

【坐蓐】zuòrù　分娩(坐月子)。【例】临盆以前,李氏复梦一神人,送给一儿……李氏向神接受,忽觉一阵腹痛,遂致惊醒,当下起床坐蓐,立即产出一儿,呱呱坠地。(蔡东藩《两晋演义》)|原来姜氏夫人分娩之时,不曾坐蓐,在睡梦中产下,醒觉方知。([明]冯梦龙、[清]蔡元放《东周列国志》)

【坐胎】zuò//tāi　怀孕。【例】刚请郎中看过,说腹中小儿坐胎不太稳当,最好用上好鹿茸安胎呢。(钱林森、廉声《大宋提刑官》)|一旦发现"坐胎"——胎位不正,就必须与医师讨论何种生产方式是最佳的选择。(《胎位不正产妇应该怎样面对?》,《扬子晚报》2008年8月14日)

【做爱】zuò//ài　男女过性生活。【例】您曾说"做爱,就是一种革命",为什么这么说?(许一凡《性爱,就是一种革命》,《生命时报》2014年6月6日)|不要去规定做爱的具体时间……双方应该在互相理解,达成共识的情况下做自己喜欢做的事情,这样才能真正达到圆满快乐。(张真宏《"做爱计划"不如无计划》,《大众卫生报》2005年10月18日)

【做不是的】zuò bùshì·de　窃贼。【例】二郎叫道:"哥哥,狗子叫得一声,便不叫了,却不作怪!莫不有甚做不是的在这里?起去看一看。"哥哥道:"那做不是的来偷我甚么?"([明]冯梦龙《醒世恒言》)|不想却有一个做不是的,日间赌输了钱,没处出豁,夜间出来掏摸些东西。([明]冯梦龙《醒世恒言》)

【做光】zuòguāng　男女调情或发生性行为。【例】吕使君越来候问殷勤,晓夜无间。趁此就与董孺人眉目送情,两下做光,已此有好几分了。([明]凌濛初《二刻拍案惊奇》)

【做那种事情】zuò nàzhǒng shìqíng　发生性行为。【例】没有一点儿感情就可以做那种事情——你是人,还是野兽?(王海鸰《中国式离婚》)|【说明】也说成"做那种事":是柳若松的骗术太高了,谁会想到他会肯拿老婆来做那种事的。(古龙《圆月弯刀》)

【做牵头】zuòqiāntóu　拉拢男女双方搞不正当性关系。【例】倒看你不出,很像一个

积祖做牵头的，这般老到。（不肖生《留东外史续集》）|贼囚根子们，别要说嘴，打伙儿替你爹做牵头，勾引上了道……（[明]兰陵笑笑生《金瓶梅词话》）

【做手脚】zuò shǒujiǎo 为达到某种目的而暗地里进行某种活动，暗中作弊。**【例】**你做手脚的时候还是避过她的眼睛妥当些。（茅盾《子夜》）|这种赌法似乎公平合理，庄家无法做手脚，全凭运气。（尤凤伟《金龟》）

【做文章】zuò wénzhāng 别有意图地借题发挥，抓住一件事大发议论，或在上面打主意。**【例】**你们想一想，看是不是能在她身上做点文章？（张平《十面埋伏》）|我们有些同志，抓住人家的一个漏洞，大做文章，上纲上线，名为尖锐，实质打人。（汉楚《"文明棍子"论》，《读书》1979年第6期）**【说明】**也可以说"有文章可做"：她的卖身契还在咱手里，这就大有文章可做。（欧阳山《苦斗》）

【做兄弟】zuòxiōngdì （～儿）做男宠。**【例】**初时跟着人家做兄弟儿来；次后投入大人家做家人，把人家奶子拐出来做了浑家。（[明]兰陵笑笑生《金瓶梅词话》）**【说明】**见"兄弟"。

【做夜作】zuòyèzuò 过性生活。**【例】**你黑夜做夜作使乏了也怎的？（[明]兰陵笑笑生《金瓶梅词话》）

图书在版编目（CIP）数据

通用委婉语词典 / 朱景松主编. — 北京 ：语文出版社，2018.4
（通用语言文字系列工具书）
ISBN 978-7-5187-0106-3

Ⅰ. ①通… Ⅱ. ①朱… Ⅲ. ①汉语—社会习惯语—词典 Ⅳ. ①H136.4-61

中国版本图书馆CIP数据核字(2016)第215127号

责任编辑 金春梅
装帧设计 李建章
出　　版 语文出版社
地　　址 北京市东城区朝阳门内南小街51号　100010
电子信箱 ywcbsywp@163.com
排　　版 大有图文信息有限公司
印刷装订 河北新华第一印刷有限责任公司
发　　行 语文出版社　新华书店经销
规　　格 787mm × 960mm
开　　本 1 / 32
印　　张 11
字　　数 399千字
版　　次 2018年4月第1版
印　　次 2018年4月第1次印刷
印　　数 1-3,000
定　　价 35.00元

010-65253954（咨询）010-65251033（购书）010-65250075（印装质量）